U0862134

科学出版社“十四五”普通高等教育本科规划教材

临床营养学

主 编 杨胜兰 侯晓华

科 学 出 版 社
北 京

内 容 简 介

《临床营养学》是一本全面阐述营养科学在医学实践中的应用的教材。本教材结合最新的研究成果和临床经验，深入探讨了营养素代谢、营养评估、营养支持，以及特殊人群的营养管理等核心内容。它不仅介绍了基础的营养学原理，还详细描述了如何将这些理论应用于各种疾病的预防、管理和治疗中。“药膳”“中医食疗”部分是本教材的特色，将传统中医药理论与现代营养学有机结合。通过易于理解的食材分类、配伍方法和经典药膳配方，本教材为读者提供了科学的膳食调理建议；不论是疾病预防，还是病后康复，都提供了实用、有效的饮食方案。

本教材可作为医学生、营养学专业人士和临床医生的参考书籍。

图书在版编目（CIP）数据

临床营养学 / 杨胜兰，侯晓华主编. -- 北京：科学出版社，2025. 8.
（科学出版社“十四五”普通高等教育本科规划教材）. -- ISBN 978-7-03-081971-0

Ⅰ. R459. 3

中国国家版本馆 CIP 数据核字第 2025NT6716 号

责任编辑：朱 华 / 责任校对：宁辉彩
责任印制：张 伟 / 封面设计：陈 敬

科学出版社 出版
北京东黄城根北街 16 号
邮政编码：100717
http://www.sciencep.com
三河市骏杰印刷有限公司印刷
科学出版社发行 各地新华书店经销
*
2025 年 8 月第 一 版 开本：787×1092 1/16
2025 年 8 月第一次印刷 印张：35 1/2
字数：1 092 000

定价：198.00 元

（如有印装质量问题，我社负责调换）

《临床营养学》编写委员会

主　　审　刘烈刚

主　　编　杨胜兰　侯晓华

副 主 编　杨坤禹　楚慧款　单志磊

编　　者　（按姓氏汉语拼音排序）

白　涛　华中科技大学同济医学院附属协和医院
蔡红琳　华中科技大学同济医学院附属协和医院
陈柳莹　华中科技大学同济医学院附属协和医院
楚慧款　华中科技大学同济医学院附属协和医院
顾劲扬　华中科技大学同济医学院附属协和医院
贺若杭　华中科技大学同济医学院附属协和医院
侯晓华　华中科技大学同济医学院附属协和医院
胡　珊　华中科技大学同济医学院附属协和医院
黄　坤　华中科技大学同济医学院附属协和医院
金　玉　华中科技大学同济医学院附属协和医院
靳冠楠　华中科技大学同济医学院附属协和医院
李刚平　华中科技大学同济医学院附属协和医院
李挥力　华中科技大学同济医学院附属协和医院
刘晓晶　华中科技大学同济医学院附属协和医院
单志磊　华中科技大学同济医学院公共卫生学院营养与食品卫生学系
石立雅　华中科技大学同济医学院附属协和医院
宋　军　华中科技大学同济医学院附属协和医院
涂　蕾　华中科技大学同济医学院附属协和医院
王　刚　武汉市精神卫生中心
吴　珺　华中科技大学同济医学院附属协和医院
吴　艳　华中科技大学同济医学院附属协和医院
吴远珏　广州医科大学公共卫生学院
谢　天　华中科技大学同济医学院附属协和医院
熊　婷　广州医科大学公共卫生学院
徐秋梅　华中科技大学同济医学院附属协和医院
许娟娟　华中科技大学同济医学院附属协和医院
杨　歌　华中科技大学同济医学院附属协和医院
杨坤禹　华中科技大学同济医学院附属协和医院
杨胜兰　华中科技大学同济医学院附属协和医院
殷中伟　华中科技大学同济医学院附属同济医院
张　波　华中科技大学同济医学院附属协和医院
张　磊　华中科技大学同济医学院附属协和医院
张振华　安徽医科大学第二附属医院

编写秘书　陈柳莹

前　　言

营养学是探讨食物与人体健康之间复杂关系的科学领域，而临床营养学则是将这些知识应用于疾病预防、管理和治疗的关键学科。在现代医学中，营养不仅被视为维持生命和健康的基础要素，还被赋予了更深远的治疗意义。随着慢性病、代谢综合征、癌症和老年病等健康问题的日益突出，营养管理正成为医学实践中不可或缺的一部分。

本教材旨在为医学生、营养学专业的学生及临床医生提供一个全面而系统的临床营养学知识框架。我们不仅注重基本理论的阐述，更强调这些理论在临床实践中的具体应用。本教材涵盖了从基本营养素的代谢机制，到针对不同疾病状态的营养治疗策略，内容涉及临床营养评估、营养支持、特殊人群的营养管理等各个方面。在本教材中，我们还探讨了肠道微生物群与营养、个体化营养等临床营养学的新兴领域。这些内容代表了营养学研究的前沿，以帮助读者紧跟学科发展的步伐。

临床营养学的发展在很大程度上决定了未来医学实践的方向。随着人们对健康的重视以及精准医学的崛起，营养干预将越来越多地融入个体化医疗方案中。我们希望通过本书，培养一批具备深厚营养学知识和临床实践能力的专业人才，为推动健康管理和疾病治疗作出贡献。

本教材的编写得到了众多专家学者的支持与贡献。在此，我们向所有参与本教材撰写、审校和编辑工作的同仁表示诚挚的感谢。希望本教材能够成为您在临床营养学领域探索与实践中的良师益友，为您在医学事业中的进步与发展提供助力。

编　者

2024 年 10 月

目　　录

第一篇　临床营养相关理论基础

第二篇　营养风险筛查与营养评估

第三篇 临床营养治疗方法

第四篇 专科疾病的营养治疗

第一篇　临床营养相关理论基础

第一章　临床营养发展史

一、临床营养学

营养学是研究食物中对人体有益的成分及人体摄取和利用这些成分以维持、促进健康的规律和机制的学科。

营养科学研究的核心是探索食物、营养素和人体健康之间的关系。从理论和应用发展的角度来说，营养学的研究概括为4个方面，一是研究食物、营养素及功能，包括食物组成、膳食结构和功能的研究，探讨在人类生命孕育、生长发育和老年等不同生命阶段，对健康和身体素质基础的维持、保健和保障。二是研究营养缺乏和疾病预防，包括发现疾病病因，寻找营养干预、治疗和促进健康的措施及内容。三是营养相关性疾病预防和治疗，如食物或营养素与慢性病的关系，营养评估和诊断，膳食调理、营养支持或治疗措施，康复和功能改善等临床应用新技术和新方法。四是公共营养和健康生活方式改善，包括营养教育、行为改善、食品标准、政策研究和健康促进等。

临床营养学（clinical nutrition）被定义为研究人体在疾病状态下的营养需求与供给的科学，即根据不同疾病病理生理状态和代谢变化以及循证医学的证据，通过个体化的营养干预措施，制订和调整能量及营养素摄入方案，以满足病人的营养需求，达到促进健康和治疗疾病的目的。其既有自身的理论体系，又与营养学和临床医学密切相关，通过提高病人营养状况、增强体质、提高机体抵抗力和耐受力，来降低病人发病率和死亡率、提高治愈率、延长病人寿命、提高病人生活质量等。因此，临床营养治疗是临床综合治疗工作中不可缺少的一部分，与医疗、护理并称“综合治疗”的三大手段。

临床营养与麻醉技术、抗生素、微创手术、器官移植技术已成为20世纪国内外公认的、现代外科的五大进展。临床营养支持治疗技术如肠外营养和肠内营养，已经应用50多年，挽救了无数胃肠功能衰竭或障碍的危重患者的生命。世界卫生组织（World Health Organization）发布的《2016—2025年营养愿景和行动》指出，营养是人类健康和发展的基础，而临床营养学则是实施该计划的关键领域之一。该计划强调通过优化饮食和增加营养素摄入来降低发病率，并突出其在管理慢性病和提供个性化营养建议中的重要性。

经过数十年的发展，人们对临床营养的研究越来越深入，认识到营养风险在临床上广泛存在，且与多种疾病的发展、进展和治疗结果密切相关。因此，营养支持治疗有很强的必要性，特别是对于危重病救治和慢性病伴有胃肠功能衰竭或严重障碍的患者，肠外营养和肠内营养凸显了其他疗法不可替代的支持治疗作用。

如今，临床营养学的角色已经从辅助的“支持”角色逐步转变为更加积极的“治疗”角色，这一转变反映了对营养作用深层次认识的演进。在此期间，我国逐渐搭建了较为完善的临床营养治疗体系，培养了较为成熟的营养支持团队，为疾病治疗提供了新的视角和策略。

二、临床营养学的发展

营养科学的演化经历了从公元前4世纪希波克拉底时的临床研究，到如今以分子生物学和遗传学为先导的独特的漫长历程。

古希腊医学家希波克拉底认为饮食是维持健康的重要因素，提出了“让食物成为你的药物，让药物成为你的食物”的观点。古罗马医学家盖伦认为食物的选择应该根据个体化的体质和疾病性质来进行，提出个体化的饮食建议。古代的营养知识和实践为现代临床营养学的发展奠定了基础。

在 18 世纪和 19 世纪，内科医生开始认识到维生素和氨基酸缺乏症的影响，而 20 世纪的病因学研究进一步推进了这一领域的发展。20 世纪初期，科学家探索了通过静脉途径提供营养的可能性，这一时期的研究主要聚焦于了解人体对营养的基本需求及静脉输液的安全性方面。1911 年，随着致热原的发现，静脉补液的安全性显著提高，为后续的静脉营养输注技术奠定了基础。在接下来的几十年里，随着输液技术的安全性提高和营养配方的不断优化，肠外营养治疗开始得到广泛的研究和应用。“静脉高营养”一词曾在历史上引发广泛关注，但随着对临床营养认识的不断深化，医学界意识到营养过度与营养缺乏都可能对机体代谢产生不利影响。因此，原有的“静脉高营养”概念被废弃，转而使用“肠外营养”这一术语，以更准确地描述这种营养支持方式。

20 世纪 60 年代，尽管医学界已经认识到营养在患者管理中的重要性，但在胃肠功能受损的情况下，有效的营养支持仍然难以实现。当时，虽然已经存在葡萄糖、氨基酸和脂肪乳剂等静脉注射剂，但周围静脉难以耐受这些高渗透性和低 pH 液体，限制了营养输注的使用。1968 年，美国外科医生杜德瑞克（Dudrick）和威尔莫尔（Wilmore）通过锁骨下中心静脉置管成功实施肠外营养（parenteral nutrition，PN），在动物模型和患有短肠综合征的婴儿中证明了其安全性和有效性，开创了肠外营养的新纪元。这一突破不仅促进了婴幼儿的生长发育，还确立了肠外营养在临床营养学中的重要地位，被誉为“人工胃肠”。在 70 年代，选择营养支持的“金标准”是“当病人需要营养时，优先考虑肠外营养”，当病人不能经口进食时，即开始给予腔静脉置管输注肠外营养制剂。

然而，随着腔静脉置管相关并发症如静脉栓塞、空气栓塞和脓毒症的发生率增加，医疗界开始探索使用周围静脉营养以减少这些风险。通过采用等渗氨基酸溶液、高浓度脂肪乳剂，以及经外周静脉穿刺的中心静脉导管（peripherally inserted central venous catheter，PICC）技术，周围静脉营养逐渐成为首选的营养支持方法。

进入 20 世纪 80 年代，人们对危重症和高应激患者的营养支持问题进行了更深入的研究。尽管人们尝试从营养液的量与质以及代谢干预措施两个方面寻求解决方案，但未能从根本上改善患者的营养状况。随着免疫学的发展，人们逐渐认识到肠黏膜屏障功能的重要性，以及肠内营养（enteral nutrition，EN）在维持肠黏膜健康和免疫功能中的作用。1991 年《新英格兰医学杂志》（*New England Journal of Medicine*）的一项随机对照试验显示，术前无营养不良的患者接受肠外营养后，其临床结局并无改善，反而可能面临更高的感染风险。因此，营养支持的策略再次转变，肠外营养与肠内营养使用比例从 20 世纪 70 年代的 9∶1 变为 90 年代的 1∶9，强调在肠道功能存在且可安全使用时优先考虑肠内营养。

后来，人们发现肠黏膜功能的维护并不需要提供按机体预计的全部营养量，达到 40%～60%即可达到这一效果。并且，过量营养供给不仅无法被机体充分利用，还可能进一步导致代谢问题。因此，人们提出了低热量营养供给的概念。随着对这一理念的深入研究与实践，营养支持途径的“金标准”进一步演进为“全营养支持，首选肠内营养，必要时肠内营养与肠外营养联合应用”。营养支持途径的选择和应用经历了从初步的静脉营养到肠外营养，再到重视肠内营养和肠内外联合营养的逐步演变，这一过程不仅体现了医学技术的进步，也反映了对患者生理和代谢需求理解的深化。

21 世纪，随着分子生物学和营养代谢学的发展，肠外营养开始向更加个体化和精准化的方向发展，研究重点包括优化营养液的配方、减少并发症、提高患者生活质量等。同时，家庭肠外营养（home parenteral nutrition，HPN）的概念和实践逐渐发展，使患者可以在家中继续接受营养支持，提高生活质量。

经过 40 余年的临床实践，人们对临床营养的认识有了明显的深化。初期，供给营养仅仅是为了给病人提供能量、蛋白质，而如今，营养支持除能维护氮平衡、保存去脂体重外，还具有免疫调控、减轻氧化应激、维护胃肠功能与结构、降低炎症反应的作用，从而维护细胞、组织器官的功能，促进患者康复，大大提高了患者的生存率。未来的研究和实践应继续探索如何更有效地结合肠内营养和肠外营养，继续探索营养支持在各种疾病状态下的应用，最大限度地满足不同患者群体的营养需求（图 1-1）。

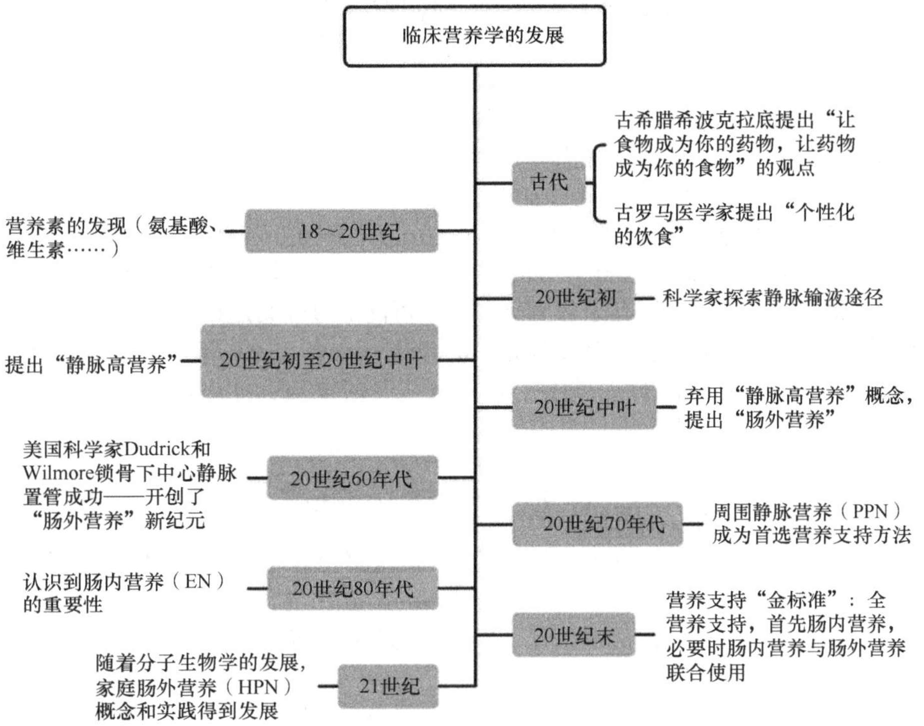

图 1-1　临床营养学的发展史

三、临床营养治疗体系的发展

1. 营养风险筛查、营养评价　营养状态直接影响患者的疾病预后、治疗响应及康复效率。因此，准确的营养风险筛查和营养评价是实施有效营养治疗的首要步骤。

营养风险筛查（nutritional risk screening）是指运用一系列的量表工具，快速确定患者是否存在营养风险。对于存在营养风险的患者，需实施进一步的营养评估，以尽早发现营养不良，制订营养干预方案，从而指导临床治疗、改善临床结局。

营养评价（nutritional assessment）是通过膳食调查、人体测量、临床检查、实验室检查及多项综合营养评价方法等手段，判定人体营养状况，确定营养不良的类型及程度，估计营养不良后果的危险性，并监测营养治疗的疗效。营养评价是一个多维度的过程，其中既有主观检查，也有客观检查，但还没有任何单一的检查指标能够准确地反映患者的整体营养状况。营养医师通过综合应用多种营养评价方法，对患者进行全面的营养评估与诊断，旨在制定个性化、科学的营养治疗方案。加强营养评价与诊断的研究和实践，对于提升医疗服务质量、促进患者康复具有重要意义。

2. 肠内营养　是针对那些无法通过正常饮食摄入足够营养的个体，通过口服或管饲途径直接向胃肠道提供必需营养素的一种关键营养干预措施。该方法涉及使用特定的营养配方，只需经过有限的化学消化或无须消化就能被肠道黏膜有效吸收，从而满足患者的营养需求。原则上，只要病人存在胃肠道功能，就应该首选肠内营养。

肠内营养不仅为无法经口摄食的患者提供了必要的营养支持，更关键的是，在疾病代谢过程中，它能有效调整肠道微生物群落、改善肠道黏膜的结构与功能完整性。这种调控作用对维持机体内环境稳定（内稳态）及预防器官衰竭具有重要意义。肠内营养既可作为短期的营养支持，从辅助患者过渡到能够通过口服摄入全部或部分营养；也可作为长期的营养维持，特别是对于那些长期无法通过口服满足营养需求的患者。此种营养干预的选择和持续时间需基于个体患者的具体情况和营养状态，以及其康复过程中的营养需求变化进行个性化考量和调整。

3. 肠外营养 是经静脉途径（非胃肠道途径）供应患者所需要的营养要素，包括碳水化合物、脂肪乳剂、必需氨基酸和非必需氨基酸、维生素、水和电解质及微量元素，目的是使患者在无法正常进食的状况下仍可以维持营养状况、体重增加和创伤愈合，幼儿可以继续生长、发育。肠外营养不仅能够有效救治外科手术、创伤、烧伤、肠功能障碍或衰竭危重症患者，在许多肿瘤、慢性病、老年共病等疑难病治疗中将发挥越来越重要的作用。

根据患者营养需要的满足程度，可将肠外营养分为完全肠外营养（total parenteral nutrition，TPN）和部分肠外营养（partial parenteral nutrition）。前者是指患者需要的所有营养物质都由静脉途径输入；后者则只是部分输入，其余部分营养物质可能通过经肠途径（口服或管饲）补充。根据置管方式还可将肠外营养分为中心静脉营养（central venous nutrition，CVN）和周围静脉营养（peripheral parenteral nutrition，PPN）两种。前者多从上腔静脉穿刺置管，后者多从外周静脉穿刺置管。

四、营养支持团队的发展

营养支持团队（nutrition support team，NST）在提供综合性营养护理及促进患者健康复原方面发挥着不可替代的作用。这些团队通过跨学科的合作与知识共享，显著提升了医疗机构的运营效率及服务质量。专业的营养支持团队能够优化工作流程和资源配置，从而提高工作效率，缩短患者住院时间，并显著降低并发症的风险。

营养支持团队的历史可追溯至二战期间，当时因战争导致的广泛伤病和普遍饥饿问题，迫切需要营养支持服务。随着科学技术的飞速发展和营养学研究的深入，营养支持团队逐步成型。至20世纪70年代到80年代初期，营养支持团队开始在医疗领域得到广泛认可和推广。

随着肠内外营养技术的发展，营养支持团队承担着提供个性化营养方案、专业营养指导、全面检测支持及教育培训的重任，以确保患者得到全方位的营养支持，促进健康恢复。这不仅对健康工作者提出了更高的专业要求，同时也推动了临床营养实践方法的专业化发展。随着医学研究的深入和临床实践的不断完善，营养支持团队在提升患者治疗效果和生活质量方面的作用愈发凸显，成为现代医疗体系中不可或缺的一部分。

营养支持团队是由跨学科专业人员组成的多学科团队，包括但不限于营养师、医生、护士、药师和其他专业健康护理人员，他们共同致力于评估患者的营养状况，满足其营养需求，并通过综合性护理促进患者的快速康复。

（一）临床营养师

临床营养师是营养支持团队的核心成员，负责评估患者的营养状况，并根据患者的特定需求制订个性化的营养方案。他们监测患者的进食情况和营养摄入，确保患者获得必要的营养支持。此外，营养师参与制定营养治疗方案，包括治疗膳食、肠内营养、肠外营养的选择和配制，以及对患者进行营养教育和宣教工作。

（二）临床医生

临床医生与营养师紧密合作，负责诊断和治疗患者的基础疾病。他们根据患者的病情和营养状况，制订并实施营养治疗计划，选择适宜的肠内营养或肠外营养支持治疗途径，并监测患者的病情进展，根据需要进行治疗方案的调整。

（三）药剂师

药剂师在营养支持团队中负责评估患者的药物治疗方案，并提供药物管理和咨询服务。他们与医生和营养师合作，确保药物治疗与营养方案的协调一致性，监测患者的药物副作用和相互作用，以保证患者的用药安全和药物的疗效。

（四）临床护士

临床护士负责直接监测和观察肠内营养或肠外营养治疗实施过程中患者的反应。他们汇总和录入营养治疗医嘱，确保营养治疗医嘱的有效执行，监测患者的病情和营养摄入情况，提供必要的护理和支持，并参与科室的医院感染预防与控制工作。

（五）营养技师

营养技师在临床营养科中扮演着重要角色，负责营养治疗的具体操作，如体格测量、实验室生化指标检测、营养素摄入量的计算、营养食谱编制等。他们负责根据营养治疗医嘱配制肠内营养制剂及编制治疗膳食食谱，完成对营养治疗产品及食材的加工处理，并确保营养治疗的质量控制。

营养支持团队的核心目标是通过协同工作，确保患者获得科学、个性化且连续的营养支持。临床营养科的有效运作依赖于团队成员之间的沟通与协调，以及对患者和医务人员的持续教育和培训。这种跨学科合作模式不仅有助于提高患者的治疗效果，还为医疗机构带来了更高的服务效率和质量。

五、中国临床营养的发展

中国的临床营养有着悠久的历史，古代医学文献中包含了丰富的营养知识和饮食指导。例如《黄帝内经》详细记载了饮食调理的原则，《本草纲目》也对各种食物的药用价值和功效进行了系统介绍。这些经典著作反映了古代中国人对于营养与健康关系的深刻理解和应用，为现代临床营养学的进步提供了宝贵的知识基础。

中国现代临床营养学起源于 20 世纪 20 年代初期，最初仅在少数教会医院开展。新中国成立后，我国在 20 世纪 50 年代培养了一批临床营养专业人才，为学科发展奠定了坚实的基础。80 年代中期，随着卫生部《关于加强临床营养工作的意见》的发布，临床营养在部分地区获得发展，数所部属重点医科大学成立了医学营养系，专业人才培养体系逐渐建立。到了 90 年代中期，随着医院等级评审的实施，三级医院设置临床营养科成为标准，进一步促进了学科的发展。

进入 21 世纪，中国的临床营养学进入了高质量发展时期。2007 年，中国医师协会营养医师专业委员会成立，2009 年卫生部印发了《卫生部医政司关于开展临床营养科设置试点工作的通知》和《临床营养科建设与管理指南》（已撤销），要求三级医院和具备条件的二级医院设立临床营养科，从此拉开全国临床营养科高速发展的序幕。继天津、上海建立临床营养质控中心之后，2010 年各省市质控中心相继成立，组织开展规范化临床营养诊疗路径。

2011 年，卫生部颁布《三级综合医院评审标准实施细则（2011 年版）》，丰富了临床营养学科的各项质量评价指标，促进科室向“以医疗型为主”的规范发展。2016 年，中共中央、国务院印发《“健康中国 2030”规划纲要》，营养成为全面健康的重要课题，促进健康的制度体系更加完善。2017 年《国民营养计划（2017—2030 年）》的出台，更是有力推动了临床营养行动的实施。2022 年，国家卫生健康委颁布《临床营养科建设与管理指南（试行）》，明确科室为医疗机构内独立开展临床营养诊疗服务的临床科室，名称统一为临床营养科，正式开启临床营养高质量发展的新时代。

目前，经过几代人的共同努力，临床营养已经形成了一个完整的学科体系，并建立了相应专业的医师队伍。随着临床营养质控中心的成立，临床营养的规范化建设得到了更好的推进。临床营养已逐步融入临床各专科领域，成为不可或缺的治疗手段，显著提升了治疗效果。临床营养的发展之路是漫长而曲折的，但是其发展空间巨大。相信在政策的支持、临床营养人员的共同努力下，临床营养学必将继续壮大和完善，形成一个可持续发展的学科体系（图 1-2）。

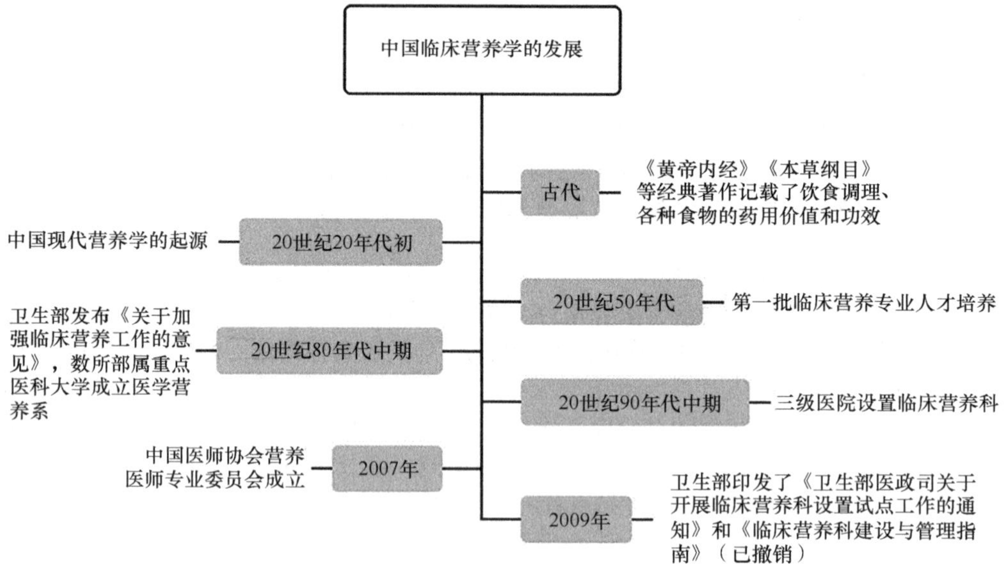

图 1-2　中国临床营养学的发展

（涂　蕾）

第二章　营养物质消化吸收与代谢

第一节　食物的消化与吸收

食物摄入后，需要在消化道内被加工处理，形成小分子物质后才能够被人体吸收，这个过程称为消化，由消化道、消化腺等共同完成。根据消化过程的进行方式，可以分为机械消化和化学消化。其中，机械消化是食物由大块变成小块、与消化液充分混匀的过程。化学消化是在消化酶的作用下，大分子变成小分子的过程。经过消化的食物变成了小分子物质，由消化道进入血液或者淋巴系统，这一过程称为吸收。

一、消化系统的构成

消化系统的构成见图 2-1。

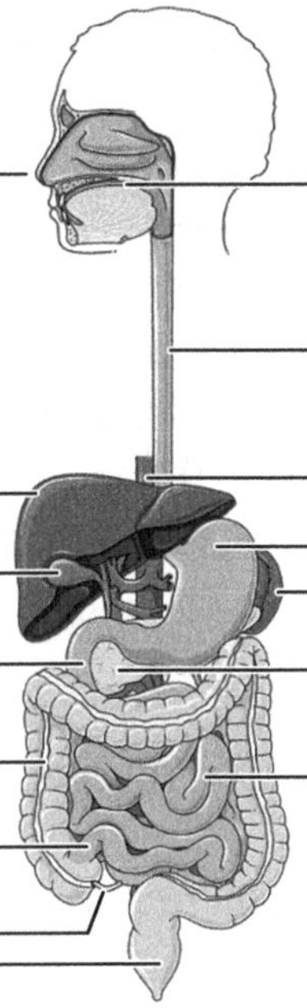

图 2-1　消化系统的构成及消化酶

（一）口腔

口腔位于消化道的起点，包括牙齿、舌、唾液腺参与消化过程。

1. 牙齿　咀嚼是食物消化的第一步，可以将食物有效地从大块变为小块。

2. 舌　进食时舌的搅拌有效地促进食物与唾液混合，将食物从口腔向咽部推进，与此同时感受食物的味道。

3. 唾液腺　包括腮腺、舌下腺、下颌下腺及散在的小唾液腺。唾液腺分泌唾液，其中水分约占 99%以上，还含有黏蛋白、唾液淀粉酶、溶菌酶、无机盐等。

唾液的作用：①与食物混合，溶解食物中部分物质引起味觉；②湿润食物，便于吞咽；③唾液中的淀粉酶可以在口腔内初步对淀粉进行分解，尽管作用很弱，但为后续消化吸收过程提供重要准备；④清洁口腔，提供保护功能。

（二）咽和食管

咽位于口腔、鼻腔、喉与气管、食管的连接处，是食物进入食管、空气进入气管的“十字路口”。吞咽食物时，咽部肌肉运动封闭气管开口，使食物顺利进入食管，避免呛咳。食物进入食管后，推进运输至胃以进一步消化。

（三）胃

胃上端通过贲门与食管相连，下端通过幽门与十二指肠相接。胃具有丰富的肌性结构，具有较强的动力功能。胃内的黏膜层可以分泌胃液帮助消化。

1. 胃的动力

（1）容受性舒张：胃在空腹与充盈状态下，体积变化较大，是消化道膨胀比例最大的器官，充盈时可达 1～1.5L。胃的容受性舒张功能便于进食时食物大量涌入储存。

（2）紧张性收缩：食物进入胃后，胃的紧张性收缩有利于研磨食物，使胃液与食团充分混匀。

（3）蠕动：帮助胃液与食物充分混匀、协助胃内消化的同时，以最适合小肠消化吸收的速度向小肠推进食物。

2. 胃液　呈酸性，pH 为 1.0～1.5，包含胃酸、胃蛋白酶、黏液和内因子。胃酸是由胃黏膜壁细胞分泌的 HCl，可以激活胃蛋白酶原，将其转化为具有消化功能的胃蛋白酶。胃酸的酸性环境可以促进蛋白质变性，是胃蛋白酶最适宜的 pH 水平，使蛋白质容易消化；有利于钙、铁等元素的解离与吸收；尽可能杀灭进入消化道的微生物。

胃蛋白酶在酸性环境下由胃黏膜主细胞分泌的胃蛋白酶原转化而成，在酸性环境下具备最高的消化效率，将蛋白质初步分解成多肽，在进入小肠弱碱性环境后失活。

黏液是覆盖着胃黏膜表面的凝胶层，主要成分是糖蛋白，呈中性或偏碱性。胃黏液在胃内形成有效的保护，在胃黏膜表面形成物理阻隔，隔绝胃酸对胃黏膜的损伤。同时，其较高的 pH 使黏液部分的胃蛋白酶失活，阻止了胃蛋白酶对胃自身的损伤。

内因子是胃黏膜壁细胞分泌，与维生素 B_{12} 形成复合体，促进回肠上皮细胞吸收维生素 B_{12}。

（四）小肠

小肠是食物消化和吸收最主要的器官，由上到下分为十二指肠、空肠和回肠，长达 5～7m。在十二指肠有胆总管的开口，肝脏分泌的胆汁和胰腺分泌的胰液由此进入小肠。小肠内的消化液包括胰液、胆汁和肠液。

1. 胰液　是胰腺分泌的弱碱性消化液，pH 为 7.8～8.4，包括胰淀粉酶、脂肪酶和蛋白酶，是营养物质消化的最重要消化酶来源之一。

2. 胆汁　由肝脏合成分泌，储存于胆囊，含有胆盐、胆色素、脂肪酸、胆固醇和无机盐等。其中胆盐可以激活胰脂肪酶，使胰液充分发挥脂肪消化分解作用。胆汁成分还可以乳化脂肪，使之形成分散的小微粒，促进脂肪的消化与吸收，并间接促进脂溶性维生素的吸收。

3. 肠液　小肠中散在分泌肠液的腺体，pH 约为 7.6，包含可以激活胰蛋白酶原的肠致活酶，还包括氨基肽酶、麦芽糖酶、乳糖酶、蔗糖酶和碳酸氢盐等。

（五）大肠

一般来说，大肠不进行消化，主要作用为吸收水分和无机盐，暂时储存消化后的食物残渣。

二、食物的吸收

（一）食物的吸收部位

小肠上端（包括十二指肠和空肠）是食物吸收的主要部位，回肠可以作为重要的代偿部位。大肠主要吸收水分和无机盐。在小肠内壁，形成环状褶皱，黏膜表面存在发达的绒毛和微绒毛结构，使得小肠的吸收面积高达 200m^2。

（二）食物的吸收形式

1. 被动扩散　物质透过细胞膜的被动扩散依赖于浓度梯度，既不借助载体，也不消耗能量。由于细胞膜为磷脂双分子层，脂溶性物质更容易顺浓度梯度进入细胞内，分子越小、溶解度越高、浓度梯度越大越容易吸收。

2. 易化扩散　一些非脂溶性物质，包括钠、钾、葡萄糖、氨基酸等，不能自行透过脂质双分子层。在小肠黏膜细胞表面，存在一类膜蛋白作为载体，可以帮助上述物质顺浓度梯度进入细胞内，完成吸收过程。

3. 主动运输　有些营养物质不一定是顺浓度梯度，但仍然需要完成吸收过程。在细胞膜上特异性载体的帮助下，可以逆浓度梯度完成的营养物质运输过程，称为主动运输。主动运输过程中，需要有酶的催化，消耗能量。

第二节　蛋　白　质

蛋白质是一切生命的物质基础，没有蛋白质就没有生命，可见蛋白质是人体最重要的营养素之一。

正常人体内，16%～19%是蛋白质。人体内的蛋白质始终处于不断分解与合成的动态平衡过程中，总体来说，人体内，每天约有 3%的蛋白质被更新。

一、蛋白质的组成

蛋白质的初步水解产物是肽，完全水解产物是氨基酸，主要构成元素包括碳、氢、氧、氮、硫等。由于碳水化合物和脂肪中不含氮，所以蛋白质是人体氮的唯一来源。大多数蛋白质含氮量基本接近，平均为 16%，可以据此通过样品中氮含量估计蛋白质含量。

根据蛋白质的营养价值可以分为完全蛋白质、半完全蛋白质和不完全蛋白质三类。

（一）完全蛋白质

完全蛋白质所含必需氨基酸种类齐全、数量足够、比例适当，能够充分维持机体健康、满足儿童生长发育，如酪蛋白、乳清蛋白、卵白蛋白、白蛋白、大豆蛋白、麦谷蛋白等。

（二）半完全蛋白质

半完全蛋白质所含必需氨基酸种类齐全，但部分氨基酸数量不足，比例不当，可以维持生命，但不能满足儿童生长发育需求，如麦胶蛋白等。

（三）不完全蛋白质

不完全蛋白质所含必需氨基酸种类不全，单独摄入不能维持生命，如玉米胶蛋白、胶原蛋白等。

二、氨 基 酸

蛋白质是由氨基酸以肽键的形式连接在一起所组成的具有空间结构的大分子。由于其氨基酸的种类、数量、排列层次和空间结构千差万别，蛋白质的功能也各有不同。对于最基本的组成——氨基酸而言，构成人体蛋白质的约有 20 种。蛋白质水解的次级结构称为肽，其中 10 个以上氨基酸的肽称为多肽，含有 3 个或 2 个氨基酸的肽分别称为三肽和二肽，10 个以下氨基酸组成的肽称为寡肽。

（一）氨基酸的化学结构

氨基酸是组成蛋白质的最基本单位，具有共同的基本结构。构成人体蛋白质的氨基酸同时具备氨基和羧基，其中羧酸分子的 α 碳原子上的一个氢被氨基取代，所以又被称为 *α*-氨基酸。

根据构成人体蛋白质的氨基酸分子侧链结构的不同，分为脂肪族氨基酸、芳香族氨基酸和杂环氨基酸。

1. 脂肪族氨基酸 包括甘氨酸、丙氨酸、缬氨酸、亮氨酸、异亮氨酸、丝氨酸、苏氨酸、半胱氨酸、甲硫氨酸、天冬酰胺、谷氨酰胺、天冬氨酸、谷氨酸、精氨酸、赖氨酸。

2. 芳香族氨基酸 包括苯丙氨酸、酪氨酸。

3. 杂环氨基酸 包括脯氨酸、组氨酸、色氨酸。

其中，天冬氨酸和谷氨酸具备两个酸性的羧基，称为酸性氨基酸；精氨酸和赖氨酸具备两个碱性的氨基，组氨酸的含氮杂环具有微碱性，三者称为碱性氨基酸。其他氨基酸通常称为中性氨基酸。

（二）必需氨基酸

必需氨基酸是指人体不能合成或合成速度不能满足机体需要，必须从食物中获得的氨基酸。在构成人体蛋白质的 20 种氨基酸中，9 种为必需氨基酸，包括异亮氨酸、亮氨酸、赖氨酸、甲硫氨酸、苯丙氨酸、苏氨酸、色氨酸、缬氨酸和组氨酸，其中组氨酸是婴幼儿必需氨基酸。半胱氨酸和酪氨酸在体内分别由甲硫氨酸和苯丙氨酸转变而成，如果膳食中能直接提供这两种氨基酸，则人体对甲硫氨酸和苯丙氨酸的需要可分别减少 30%和 50%。所以半胱氨酸和酪氨酸这类可减少人体对某些必需氨基酸需要量的氨基酸，称为条件必需氨基酸或半必需氨基酸。在计算食物必需氨基酸组成时，往往将半胱氨酸和甲硫氨酸、苯丙氨酸和酪氨酸合并计算。

（三）氨基酸模式和限制氨基酸

1. 氨基酸模式 人体蛋白质及各种食物蛋白质，在必需氨基酸的种类和含量上存在着差异，在营养学上是用氨基酸模式来反映这种差异，即某种蛋白质中，各种必需氨基酸的构成比例。其计算方法是将该种蛋白质中的色氨酸含量（作为分母）定为 1，分别计算出其他必需氨基酸的相应比值。

2. 限制氨基酸 当食物蛋白质的氨基酸模式与人体蛋白质的氨基酸模式越接近时，必需氨基酸被人体利用的程度就越高，食物蛋白质的营养价值也就越高。例如，动物蛋白中蛋、奶、肉、鱼以及大豆蛋白，被称为优质蛋白。其中，鸡蛋蛋白质与人体蛋白质氨基酸模式最为接近，在实验中常以此作为参考蛋白（可以用来测定其他蛋白质质量的标准蛋白）。反之，食物中蛋白质如果一种或者几种必需氨基酸相对含量较低，则会导致其他必需氨基酸在体内不能被充分利用而浪费，造成营养价值的降低。其中，含量最低的称为第一限制氨基酸，其余依此类推。

植物蛋白中赖氨酸、甲硫氨酸、苏氨酸和色氨酸含量相对较低，往往将两种或多种食物混合食用，起到互相补充的作用。这种不同食物间必需氨基酸相互补充不足的作用称为蛋白质的互补作用。

三、蛋白质的功能

（一）构成和修复组织

蛋白质是构成人体组织和器官的物质基础，任何人体的组织和器官，都离不开蛋白质。人体的组织和器官中，如肌肉、心、肝、肾等含有大量蛋白质；骨骼和牙齿中含有大量的胶原蛋白；指甲、趾甲中含有角蛋白；细胞中从细胞膜到细胞内的各种结构，都含有蛋白质。人体生长发育的过程，就伴随着蛋白质的不断积累，因此，蛋白质对于生长发育期的儿童至关重要。

（二）调节生理功能

人体生命活动有条不紊地进行，依赖于诸多生理功能的调节，蛋白质是人体生理功能调节的重要物质基础和活性物质成分。例如，酶能催化体内一切物质的分解和合成；抗体可以抵御外来有害物质的入侵；细胞膜和血液中的蛋白质负责物质的运输和交换；体液内的蛋白质维持体液的渗透压和酸碱度平衡。此外，血液的凝固、视觉的形成、人体的运动、一些重要的激素都与蛋白质及其衍生物息息相关。因此，从功能水平来讲，蛋白质也是生命的基础。

（三）提供能量供给

蛋白质含有碳、氢、氧等元素，可在机体需要时被代谢分解，从而为机体提供能量。1g 食物蛋白质在体内可产生约 16.7kJ（4kcal）的热能。

四、蛋白质的消化吸收与代谢

（一）蛋白质的消化

食物中蛋白质的消化始于胃。胃内的消化液含有胃蛋白酶，这种酶是由胃黏膜主细胞合成并分泌胃蛋白酶原在酸性环境中被激活为胃蛋白酶。胃蛋白酶的活性在 pH 1.5 ~ 2.5 时达到最高，能够将蛋白质初步分解为多肽。

小肠是蛋白质主要的消化场所，食物蛋白质和胃中初步消化的多肽受到胰腺分泌的胰液和小肠黏膜细胞分泌的多种蛋白酶和肽酶共同作用，深度水解为氨基酸和部分二肽、三肽。小肠黏膜细胞刷状缘还存在一些寡肽酶，进入黏膜细胞的二肽和三肽进一步分解为氨基酸单体。

（二）蛋白质的吸收

氨基酸通过小肠黏膜细胞以主动运输的方式被吸收，具有相似结构的氨基酸在共同使用载体时具备竞争性，这种竞争使浓度较高的氨基酸被吸收的数量更多，从而保证了肠道对氨基酸的吸收按照相应比例进行。因此，食物中如果某种氨基酸含量过高，则会影响其他同类氨基酸的吸收，从而降低食物的总体营养价值。

（三）蛋白质的代谢

蛋白质除从食物中摄入外，还可以从消化道细胞脱落和消化液中获取。此部分蛋白质多可被消化和重吸收，未被吸收的由粪便排出体外，称为粪代谢氮。

吸收入人体的氨基酸一部分用于合成含氮物质，另一部分未被利用的氨基酸，经过代谢转化为尿素、氨和肌酐等，由尿排出体外，或转化为糖原和脂肪。

人体每天由于皮肤、毛发、黏膜脱落，女性月经失血等不可避免的蛋白质消耗，称为必要的氮损失。当食物中碳水化合物和脂肪不能满足机体能量需求，或蛋白质摄入过多时，蛋白质才被利用作为能量来源或者转化为碳水化合物和脂肪。

因此，营养学把反映机体摄入氮和排出氮的代谢关系称为氮平衡，其关系式如下：

氮平衡=摄入氮−（尿氮+粪氮+氮损失）

如摄入氮多于排出氮，则为正氮平衡；如摄入氮少于排出氮，则称为负氮平衡。在儿童生长发育阶段、妇女受孕阶段、疾病恢复阶段和运动消耗阶段，需要保证适量的正氮平衡。而在饥饿、疾病和老年时，一般容易处于负氮平衡，应予以避免。

（四）食物蛋白质的营养评价

不同食物由于蛋白质含量和氨基酸种类不同，在蛋白质的营养价值方面不完全相同。评价食物蛋白质的营养价值，应该从“量”和“质”两个方面评估，即食物蛋白质的含量和被消化吸收利用的程度。

1. 食物蛋白质的含量 是评估食物蛋白质营养价值的重要指标，主要以含氮量来测定。一般使用微量凯氏定氮法，测定食物中的含氮量，再乘以换算系数，即得到食物蛋白质的总量。一般来说，食物蛋白质含氮量约为16%，换算系数即16%的倒数，为6.25。

2. 食物蛋白质的消化率 指消化道内被吸收的蛋白质占摄入蛋白质的百分数，是评价食物蛋白质营养价值的另一个重要指标。蛋白质的消化率不仅反映了食物蛋白质在消化道内分解的程度，还反映了消化分解后，氨基酸和寡肽被吸收的程度。

在蛋白质消化率的实验测量中，测定实验对象的食物氮（摄入氮）和粪便中排出的氮（粪氮），然后依据下列公式进行计算获得蛋白质的表观消化率，即

蛋白质的表观消化率（%）=（食物氮–粪氮）/食物氮×100%

但实际上，粪氮中包括两个来源，一个是食物摄入的蛋白质未被消化吸收的部分；另一个是粪代谢氮。因此，粪氮中除去粪代谢氮的部分，才是蛋白质的真消化率，即

蛋白质的真消化率（%）=[食物氮–（粪氮–粪代谢氮）]/食物氮×100%

然而，实际应用中，粪代谢氮测定烦琐，相对含量较少，往往不考虑使用蛋白质的表观消化率评估。

3. 食物蛋白质的利用率 评价蛋白质的利用率有多种指标，下面介绍几种常用的指标。

（1）蛋白质生物价：指被机体利用的蛋白质量与消化吸收食物蛋白质量的比值乘以100，反映了食物蛋白质消化吸收后的利用程度。

生物价=储留氮/吸收氮×100%

其中，吸收氮 = 食物氮–（粪氮–粪代谢氮）；储留氮= 吸收氮–（尿氮–尿内源性氮）。

尿氮和尿内源性氮检测原理与粪氮、粪代谢氮类似。

生物价越高，代表食物中蛋白质利用率越高，蛋白质的营养价值越高。

（2）蛋白质的净利用率：指机体利用的蛋白质占食物中蛋白质的百分比，同时反映了食物蛋白质消化和利用两个方面。

蛋白质净利用率=消化率×生物价=储留氮/食物氮×100%

（3）蛋白质的功效比值：是以体重增加为基础的测定方法，指在实验期内，实验对象体重增加和摄入蛋白质的量的比值。

蛋白质功效比值=动物体重增加（g）/摄入食物蛋白质（g）

由于蛋白质功效比值测定的蛋白质主要用于生长发育，因此该指标广泛用于婴幼儿食品的蛋白质营养评价。

同一种食物在不同条件下所测功效比值往往差异明显，实验时，为了使结果具有可比性，使用标化酪蛋白作为参考蛋白设置对照组，即无论酪蛋白组的功效比值为多少，均应换算为2.5，所以被测蛋白质的功效比值按照下列公式计算，即

被测蛋白质功效比值=实验组功效比值/对照组功效比值×2.5

（4）氨基酸评分（amino acid score，AAS）：亦称为蛋白质化学比分（chemical score，CS），是用被测食物蛋白质的必需氨基酸评分模式和推荐的理想模式或参考蛋白质氨基酸模式进行比较，并按照下式计算：

氨基酸评分=被测食物蛋白质中每克氮或蛋白质中氨基酸含量（mg）/理想模式或参考蛋白质中每克氮或蛋白质中氨基酸含量（mg）

在计算某种食物蛋白质氨基酸评分时，首先计算被测蛋白质每种必需氨基酸的评分值，再找出

第一限制氨基酸评分值，即为该蛋白质的氨基酸评分。

氨基酸评分评估的方法简单，但没有考虑到蛋白质的消化率，因此美国食品药品监督管理局（FDA）通过了一种新的方法——经消化率校正的氨基酸评分（protein digestibility corrected amino acid score，PDCAAS），这种方法可以替代蛋白质功效比值，对除孕妇和1岁以下婴儿以外的所有人群食物蛋白质进行评价，其计算公式为

$$PDCAAS=\text{氨基酸评分}\times\text{真消化率}$$

第三节　脂　　类

脂类是人体必需的宏量营养素，包括脂肪、磷脂和固醇类物质。脂肪是人体的主要能量来源，也是人体重要的成分和能量储存形式。食物中的脂类中，95%为脂肪，5%是其他脂类。人体储存的脂类中，99%是脂肪。磷脂和固醇类合称为类脂。其中磷脂是生物膜脂质双分子层的基本骨架结构。胆固醇是合成维生素 D_3、胆汁酸、固醇类激素的前体。

一、脂类的组成

（一）脂肪

脂肪，是1分子甘油与3分子的脂肪酸酯化而成，脂肪可以水解为甘油和脂肪酸。

（二）类脂

1. 磷脂　可以分为磷酸甘油酯和神经鞘脂。前者包括磷脂酸、卵磷脂（磷脂酰胆碱）、脑磷脂（磷脂酰乙醇胺）、磷脂酰丝氨酸和磷脂酰肌醇。

2. 固醇类　是一类含有多个环状结构的脂类化合物，包括动物固醇和植物固醇，其中动物固醇中最重要的是胆固醇。

（1）胆固醇：是细胞膜的重要组成成分，人体中 90%的胆固醇存在于细胞内。此外，人体内的一些活性物质，包括胆汁、性激素、肾上腺素和维生素D等都是以胆固醇为原料合成的。

（2）植物固醇：植物固醇是存在于植物性食品中分子结构与胆固醇类似的化合物，仅侧链有所不同。因此，植物固醇可以干扰饮食中和胆汁中胆固醇的吸收，具有降低血清胆固醇的作用。

二、脂　肪　酸

（一）脂肪酸的分类

1. 按照脂肪酸碳链的长短分类　脂肪酸碳链的碳原子数目不同，根据碳原子数量，脂肪酸可分为三类：14～26个碳原子的脂肪酸称为长链脂肪酸，6～12个碳原子的脂肪酸称为中链脂肪酸，6个碳原子以下的脂肪酸称为短链脂肪酸（short-chain fatty acid，SCFA）。

（1）长链脂肪酸：亚油酸和花生四烯酸是 ω-6 系列长链脂肪酸的代表，广泛存在于植物油中。亚油酸具有降低血液胆固醇和低密度脂蛋白胆固醇的作用，作用与油酸相近，但大剂量亚油酸会同时降低高密度脂蛋白胆固醇；ω-6 多不饱和脂肪酸是特殊脂类（磷脂）的组成部分，维持生物膜结构的完整；花生四烯酸是形成类花生酸的重要前体物质，花生四烯酸缺乏时，皮肤易感染、伤口愈合慢；花生四烯酸及其衍生物前列腺素具有促进生长发育的作用。

α-亚麻酸是 ω-3 系列脂肪酸的母体，其碳链延长为更长链的多不饱和脂肪酸，如二十碳五烯酸（EPA）和二十二碳六烯酸（DHA）。鱼油和少数的植物油是 ω-3 系列脂肪酸的主要食物来源。ω-3 系列脂肪酸可以进行免疫调节和抗炎作用；流行病学和实验研究都显示其具有抑制肿瘤细胞生长、

控制肿瘤转移、增强抗癌药物疗效的抗癌作用；参与脑和视网膜的发育；ω-3 不饱和脂肪酸通过双向调节血脂代谢，在降低血液总胆固醇和低密度脂蛋白胆固醇水平的同时，能升高高密度脂蛋白胆固醇，通过阻碍甘油三酯向肝脏的极低密度脂蛋白转运而起到降脂作用。

（2）中链脂肪酸：中链脂肪酸油脂具有水溶性好，不需要胆汁乳化，可直接被吸收，吸收后无须乳糜微粒可进入垂体门脉系统的特点，在细胞内可快速氧化产能，极少再次合成甘油三酯和胆固醇，不在体内蓄积，不引起胆固醇升高。因此，此类产品在特殊食品生产（如运动员食品）和临床应用（用来治疗高脂蛋白血症等）中开始受到重视。然而，中链脂肪酸氧化产生酮体较多，过多使用可以引起恶心、面部潮红、血栓静脉炎等，一般来说，适量，并与长链脂肪酸同时使用较好。

（3）短链脂肪酸：主要包括乙酸、丙酸、丁酸等，其中丁酸作用最重要。人体的短链脂肪酸主要来源于膳食纤维、抗性淀粉、低聚糖等成分在结肠中被肠道微生物发酵后的产物。目前研究发现，短链脂肪酸在提供机体能量、促进细胞膜脂类物质合成、肠道微生态维持、预防结肠肿瘤、抑制内源性胆固醇合成等方面有积极作用。

2. 按照脂肪酸的饱和程度分类 脂肪酸碳链不包含双键的称为饱和脂肪酸；含有一个双键的称为单不饱和脂肪酸，如油酸；含有两个或两个以上双键的称为多不饱和脂肪酸，如亚油酸、亚麻酸等。饱和脂肪酸多存在于动物脂肪和乳脂中，这些食物同时富含胆固醇。研究发现，进食大量饱和脂肪酸后肝脏的羟甲基戊二酰辅酶 A 还原酶的活性增高，使胆固醇合成增加。因此，饱和脂肪酸被认为是食物中升高胆固醇的主要脂肪酸。但是，小于 10 个碳原子和大于 18 个碳原子的饱和脂肪酸几乎不会升高血液胆固醇，一定量的饱和脂肪酸还有利于高密度脂蛋白的形成，因此，人体不应完全限制饱和脂肪酸的摄入。

油酸是单不饱和脂肪酸的代表，茶油和橄榄油中油酸含量高达 80%以上，棕榈油含量也较高。研究报道，单不饱和脂肪酸降低血胆固醇、甘油三酯和低密度脂蛋白胆固醇的作用与多不饱和脂肪酸相近。但大量摄入亚油酸在降低低密度脂蛋白胆固醇的同时，高密度脂蛋白胆固醇也降低，但大量摄入油酸无此类情况。单不饱和脂肪酸还没有多不饱和脂肪酸的潜在不良作用，如促进机体脂质过氧化、促进化学致癌作用、抑制免疫功能等。因此，单不饱和脂肪酸取代饱和脂肪酸具有重要意义。

3. 按照空间结构分类 脂肪酸按照空间结构分为顺式脂肪酸和反式脂肪酸，两者互为异构体。其中，顺式脂肪酸的氢原子在碳碳双键的同侧，反式脂肪酸的氢原子在碳碳双键的异侧。自然状态下，大多数的脂肪酸是顺式脂肪酸。在油脂氢化和高温加热状态下，一些不饱和脂肪酸由顺式转化为反式。

4. 按照第一个双键距离甲基端的位置分类 脂肪酸是一个含有不等碳原子数目的脂肪族羧酸，其中一侧为甲基端，另一侧为羧基端。按照第一个双键距离甲基端的位置，分为 ω-3 族、ω-6 族和 ω-9 族等。

5. 按照人体需要分类 人体不能合成的脂肪酸或含量不能满足自身需要的脂肪酸称为必需脂肪酸，其他的脂肪酸称为非必需脂肪酸。

人体可以利用糖、脂肪和蛋白质合成所需的绝大部分脂肪酸，但有两个脂肪酸例外：ω-6 系列中的亚油酸和 ω-3 系列中的亚麻酸是必需脂肪酸。必需脂肪酸的功能包括合成生物活性物质、合成类脂和参与生物膜结构的组成。

（1）必需脂肪酸可以合成前列腺素、血栓素、白三烯等，参与炎症发生、平滑肌收缩调节、血小板凝集、免疫反应等多过程。必需脂肪酸的缺乏可导致皮肤湿疹样病变、脱发、婴儿生长发育迟缓等。

（2）必需脂肪酸是合成磷脂与胆固醇的必需原料，有利于脂质的利用和代谢。

（3）参与生物膜结构的组成：必需脂肪酸是膜磷脂具有流动特性的物质基础，对膜的生物功能具有重要意义。

（二）反式脂肪酸

自然状态下，大多数的脂肪酸是顺式脂肪酸。在油脂氢化和高温加热（＞220℃）状态下，一些不饱和脂肪酸由顺式转化为反式。反式脂肪酸摄入过多可使血液中的低密度脂蛋白胆固醇上升，高密度脂蛋白胆固醇下降，增加动脉粥样硬化和冠状动脉粥样硬化性心脏病的风险。

人造奶油（黄油）是植物油经过氢化饱和所得，其中仍有一些未被充分饱和的不饱和脂肪酸，可以由顺式变为反式结构，可占总脂肪的5%～45%。含有人造奶油的食品包括西式糕点、巧克力派、咖啡伴侣、热巧克力等。一般在商品包装上标注为人工黄油（奶油）、人造植物黄油（奶油）、人造脂肪、氢化油、起酥油或植脂末等不同名称。

三、脂类的功能

（一）供能与储能

脂肪的供能显著高于碳水化合物和蛋白质。1g脂肪在体内彻底氧化可以产生37.7kJ的能量，比1g蛋白质或1g碳水化合物高出1倍多。据研究，安静状态下的空腹成年人，维持能量的25%来源于游离脂肪酸，15%来源于葡萄糖代谢，其余均由内源性脂肪提供。

体内的脂肪可以储存在脂肪细胞中，多分布于腹腔和皮下，称为储存脂肪。储存脂肪受到营养状况和机体活动的影响而增减，至今没有发现脂肪细胞储存脂肪的上限，因此肥胖者脂肪细胞可能比瘦者大很多倍。成年人脂肪占体重的14%～20%，而肥胖者可达30%～60%。

（二）构成人体成分

储存脂肪存在于皮下和深处。位于皮下的因含不饱和脂肪酸较多，熔点较低，在较冷的体表温度下仍保持液态或半液态，参与代谢活动。在机体深处的脂肪熔点较高，常处于半固态，有利于内脏器官的保护。

类脂是组成组织结构的重要成分，受到营养状况和机体活动影响较小，构成生物膜系统。

（三）提供必需脂肪酸

必需脂肪酸是磷脂的重要组成部分，与细胞的结构与功能息息相关。此外，必需脂肪酸还与胆固醇代谢相关。

（四）其他

脂质作为代谢前体，参与合成人体内的一些活性物质，如胆汁、性激素、肾上腺素和维生素D等，维持机体正常生理功能调节。

脂质还可以促进脂溶性维生素的吸收，增加膳食的美味和饱腹感。近年来研究发现，脂肪具有内分泌作用，可以促进分泌一系列因子，如瘦素、肿瘤坏死因子、白细胞介素、雌激素、脂联素等参与机体代谢、免疫和生长发育等生理过程。

四、脂类的消化、吸收、转运与利用

（一）脂类的消化

食物中的脂类主要是脂肪，只有少量的磷脂和胆固醇。机体每天从胃肠道吸收的脂肪为50～100g，而磷脂只有4～8g，胆固醇只有300～450mg。

胃液中酸性较强，脂肪在人体胃内几乎不能消化。但胃的蠕动可以促进脂肪被磷脂乳化，形成分散在水相中的细小油珠。进入小肠后，与肝脏分泌的磷脂、胆固醇复合体结合成胆汁酸盐微团，在小肠蠕动下进一步乳化成脂肪小滴，增加脂肪酶与脂肪分子的接触面。激活的胰脂肪酶将脂肪水解为甘油和脂肪酸，其中约 70%的脂肪被水解为单酰甘油和 2 分子脂肪酸，约 20%的脂肪被小肠黏膜细胞分泌的肠脂肪酶继续水解为甘油和脂肪酸。部分未被消化的少量脂肪随着胆汁酸盐由粪便排出。

（二）脂类的吸收

一般来说，食物中的脂肪为长链脂肪酸组成的甘油三酯，主要为 16 个碳原子的脂肪酸和 18 个碳原子的脂肪酸。16 个碳原子和 18 个碳原子以及其他长链脂肪酸必须在小肠黏膜细胞内重新合成甘油三酯，然后以乳糜微粒的形式从淋巴系统进入血液循环。8～12 个碳原子的中链脂肪酸组成的甘油三酯可以在不经消化、不需要胆盐的基础上由小肠绒毛上皮进入细胞，在细胞内被脂酶催化分解。分解后，中链脂肪酸以脂肪酸的形式直接扩散进入门静脉，与血浆清蛋白结合，进入门脉循环。

（三）脂类的转运与利用

脂类是不溶于水，或者微溶于水的。因此，脂质在血液循环中的转运，需要与溶解度较大的蛋白结合形成脂蛋白复合体。脂蛋白复合体包括乳糜微粒、极低密度脂蛋白、低密度脂蛋白和高密度脂蛋白。其中，乳糜微粒是将饮食中甘油三酯运送到肝脏和其他组织中的转运体，极低密度脂蛋白可以将肝脏合成的甘油三酯与其他脂类物质运输到体细胞以供其利用。当极低密度脂蛋白将大部分甘油三酯转运给体细胞后，会转变为低密度脂蛋白。高密度脂蛋白则负责将胆固醇从体细胞运输回肝脏进行代谢和降解。

五、食物脂质的营养评价

（一）脂肪的消化率

食物脂肪的消化率与其熔点密切相关，而熔点取决于脂肪酸碳链长度及饱和程度。含不饱和脂肪酸和短链脂肪酸越多的脂肪，熔点越低，越容易消化。顺反构型对熔点也有一定影响，如顺式油酸熔点为 14℃，反式油酸则为 44℃。一般植物脂肪的消化率要高于动物脂肪。

（二）必需脂肪酸的含量

一般植物油中亚油酸和 α-亚麻酸含量高于动物脂肪，其营养价值优于动物脂肪。但椰子油例外，亚油酸、不饱和脂肪酸含量均较低。

（三）膳食脂肪提供的各种脂肪酸的比例

机体对脂肪酸的需求不仅要有一定的数量，而且各种脂肪酸之间还需要有适当的比例。目前，饱和脂肪酸、单不饱和脂肪酸和多不饱和脂肪酸的推荐摄入比值为 1∶1∶1，ω-3 对 ω-6 脂肪酸摄入比为 1∶（4～6）。一般植物油中不饱和脂肪酸的含量高于动物脂肪。

（四）脂溶性维生素的含量

食物脂肪是维生素 A、D、E、K 等各类脂溶性维生素的食物来源，一般脂溶性维生素含量高的脂肪营养价值也高。如鱼肝油和奶油富含维生素 A、D，许多植物油富含维生素 E，特别是谷类种子的胚芽油（如麦胚油）。

（五）某些有特殊生理功能的脂肪酸含量

如鱼类脂肪，尤其是鱼油中含有丰富的二十二碳六烯酸和二十碳五烯酸，具有重要的营养价值。

第四节 碳水化合物

一、碳水化合物的组成与分类

碳水化合物，也称糖类，由碳、氢、氧 3 种元素组成。碳水化合物是一个大家族，按照聚合度，可以分为糖、寡糖和多糖三类。

（一）糖

糖是聚合度为 1～2 的碳水化合物，包括单糖、双糖和糖醇，其中糖醇是糖的水解产物。

1. 单糖 是不能被水解的最简单的碳水化合物，是构成双糖、寡糖和多糖的基本单位，主要包括葡萄糖、果糖和半乳糖。其中，葡萄糖、果糖在水果、蔬菜和蜂蜜中有少量存在，而半乳糖则几乎全部以结合形式存在于复合糖中。

2. 双糖 双糖的分子式都是 $C_{12}H_{22}O_{11}$，但其结构式有所不同，双糖的代表包括蔗糖、麦芽糖和乳糖。蔗糖是 1 分子葡萄糖和 1 分子果糖以 α-1,2-糖苷键相连，普遍存在于植物的叶、花、根、种子及果实中，尤其在甜菜、甘蔗、蜂蜜中分布丰富。麦芽糖是由 2 分子葡萄糖以 α-1,4-糖苷键相连的，是淀粉的水解产物，用于食品工业。乳糖是 1 分子葡萄糖和 1 分子半乳糖以 β-1,4-糖苷键相连的，存在于哺乳动物的乳汁中，占奶类供给热量的 30%～50%。

3. 糖醇 糖醇类由单糖衍生而来，在体内消化吸收慢，供能少，属于特殊的食品原料。常见的糖醇包括山梨醇、木糖醇、甘露醇等。其中山梨醇的水溶液可以在临床上用于周围组织和脑组织脱水。

（二）寡糖

寡糖，又称低聚糖，是 3～9 个单糖构成的聚合物，甜度通常只有蔗糖的 30%～60%。常见的寡糖包括棉籽糖、水苏糖、异麦芽低聚糖、低聚果糖、低聚甘露糖、大豆低聚糖等。寡糖可以被肠道益生菌利用，调节肠道菌群。其发酵产生的产物，如短链脂肪酸，对肠道环境有重要的调控作用。

（三）多糖

由 10 个及以上的单糖分子脱水缩合并借糖苷键彼此连接而成的高分子聚合物称为多糖。多糖在理化性质上与单糖、寡糖有显著差别，一般不溶于水、无甜味、不形成结晶、无还原性。多糖可以在特定条件（如酸和酶的作用）下水解为单糖。一般来说，我们将多糖分为淀粉和非淀粉多糖，其中非淀粉多糖又称为膳食纤维。

1. 淀粉 是成百上千的葡萄糖聚合而成的大分子碳水化合物，大量存在于谷物、植物根茎等，是分布丰富、价格低廉的能量来源。

（1）直链淀粉：又称为糖淀粉，由几十个至几百个葡萄糖残基以 α-1,4-糖苷键形式相连（称为直链），进一步卷曲形成螺旋状的二级结构。直链淀粉分子量为 1 万～10 万，在天然食品中占淀粉总量的 19%～35%，含量较少。直链淀粉对于血糖升高的幅度较支链淀粉低，因此培育富含直链淀粉的谷类作物对健康有积极作用。

（2）支链淀粉：又称胶淀粉，由上千个葡萄糖残基组成，其中多个葡萄糖连接成支链，许多支链形成树冠状的复杂结构。支链淀粉分子量较大，是食物中淀粉的主要类型。

2. 膳食纤维 详见本章第九节“膳食纤维”。

二、体内碳水化合物的功能

（一）储能供能

碳水化合物是人类获取能量最经济、最主要的来源。1g 葡萄糖在体内完全氧化可以产生 16.7kJ（4kcal）能量，供给人体所需能量的 55%～65%。碳水化合物在人体内可以糖原的形式储存，主要储存于肝脏和肌肉。当机体代谢需要能量时，肝脏中的糖原迅速分解为葡萄糖并释放入血液，为机体的主要器官供能。红细胞、脑组织和心肌等依赖糖代谢来产能。

（二）构成机体成分

碳水化合物是构成机体成分的重要组分之一，细胞中碳水化合物的含量占 2%～10%，主要以糖脂、糖蛋白、蛋白多糖的形式存在，分布于生物膜系统及细胞质中。其中 DNA 和 RNA 中都含有 *D*-核糖，是遗传信息传递的重要载体。

（三）节约蛋白质

尽管葡萄糖能够转化为脂肪，但脂肪不能转变为葡萄糖以供应大脑需要。当机体缺少葡萄糖时，需要分解蛋白质来合成葡萄糖（糖异生）以保障重要组织器官功能，这样可能消耗机体组织（如肌肉、肝脏、肾脏等）的部分蛋白质。碳水化合物补充后，可防止体内蛋白质消耗供能，起到节约蛋白质的作用。

（四）抗生酮作用

脂肪氧化的过程需要葡萄糖的参与，当机体糖含量不足时，脂肪不能通过正常途径利用脂肪，仅对脂肪进行不完全氧化，产生酮体。酮体的积累可引起酮血症和酮尿症，影响机体酸碱平衡稳态。因此，补充充足的碳水化合物可以有效防止上述现象的发生，这就是碳水化合物的抗生酮作用。

（五）解毒作用

葡萄糖经过糖醛酸途径生成葡萄糖醛酸，是体内一种重要的结合解毒方式。葡萄糖醛酸在肝脏可以与许多有害物质（如细菌毒素、乙醇、砷等）结合，起到解毒效果。

三、碳水化合物的消化吸收与代谢

（一）碳水化合物的消化

1. 口腔消化　碳水化合物的消化在口腔中已经开始。口腔分泌的唾液中含有 *α*-淀粉酶，又称为唾液淀粉酶。pH 6～7 的口腔是唾液淀粉酶的最适环境，唾液淀粉酶能够对直链淀粉、支链淀粉及糖原分子中的 α-1,4-糖苷键水解，生成葡萄糖、麦芽糖、异麦芽糖等混合物。唾液淀粉酶对 α-1,6-糖苷键及紧邻的两个 α-1,6-糖苷键不能水解，因此，碳水化合物在口腔的消化是消化过程的初始阶段。

2. 胃内消化　在食团进入胃后，胃内 pH 1～2，唾液淀粉酶在该环境失活。由于胃液中不包括碳水化合物消化的酶，因此在胃内，碳水化合物几乎没有进行消化。

3. 小肠内消化　小肠是碳水化合物消化的主要场所，包括肠腔中的消化过程和小肠黏膜上皮细胞表面的消化。

肠腔内消化主要依赖来自胰液的胰淀粉酶。胰淀粉酶作用和性质与唾液淀粉酶类似，对末端 α-1,4-糖苷键和邻近 α-1,6-糖苷键的 α-1,4-糖苷键不能水解，对其他 α-1,4-糖苷键可以随意水解。因此，胰淀粉酶消化后，淀粉变成麦芽糖、麦芽三糖、异麦芽糖及少量葡萄糖等。

小肠黏膜上皮细胞的表面进一步对口腔和肠腔内消化产生的中间产物进行彻底消化。小肠黏膜上皮细胞的刷状缘富含 α-糊精酶、糖淀粉酶、麦芽糖酶、异麦芽糖酶、蔗糖酶、乳糖酶等，这些酶将多糖和寡糖完全分解为单糖，随后单糖被小肠黏膜上皮细胞吸收。

4. 结肠内消化 进入结肠后，在小肠内没有消化的碳水化合物被肠道菌群分解，产生甲烷、氢气、二氧化碳、短链脂肪酸等产物。所产生的气体经过循环系统呼出体外或肠道排出体外，生成的短链脂肪酸在肠道环境（包括肠道菌群组成与功能、肠上皮细胞功能、肠道免疫等）调控中有重要作用。其中，一些不消化的碳水化合物发酵产物对肠道有良好的健康调控作用，如益生元可促进肠道特定益生菌的生长繁殖等。

（二）碳水化合物的吸收

碳水化合物经过消化后形成单糖，主要在空肠被吸收。单糖首先进入小肠黏膜上皮细胞，再吸收入毛细血管，通过门脉系统进入体循环。在吸收过程中，可能有少量单糖经过淋巴回流进入体循环。

单糖的吸收可以通过被动扩散，还包括主动运输形式。小肠黏膜上皮细胞刷状缘存在多种载体蛋白，这些载体蛋白能够与不同类型的单糖结合，并通过主动运输的方式完成吸收过程，该过程不依赖浓度梯度。

（三）碳水化合物的利用

1. 直接利用 细胞在血液循环中摄取葡萄糖，氧化分解为二氧化碳和水，释放能量，这是葡萄糖吸收后的直接利用方式。

其中，葡萄糖在体内分解有两种方式，一种是有氧氧化，另一种是无氧氧化，也叫作糖酵解。

无氧氧化是葡萄糖分解为丙酮酸，在无氧条件下净生成 2 个 ATP 的过程。重体力劳动、剧烈运动时，肌肉组织氧供应不足而处于无氧环境状态可启动无氧氧化功能状态，无氧氧化可以补充急需的能量。

在氧气充足时，葡萄糖进行有氧氧化，包括 3 个阶段。第一阶段为葡萄糖分解为丙酮酸，这一阶段与无氧氧化途径一致；第二阶段为丙酮酸转化为乙酰辅酶 A；第三阶段为乙酰辅酶 A 进入三羧酸循环彻底氧化成水和二氧化碳并释放能量。1 分子葡萄糖彻底有氧氧化可以净生成 36～38 分子 ATP，是无氧氧化的 18～19 倍。因此，有氧氧化是机体获取能量的主要形式。

2. 合成糖原 葡萄糖进入肝脏和肌肉后，可以合成肝糖原和肌糖原。其中肌糖原约占机体糖原的 2/3，仅供肌肉组织使用。肝糖原约占机体糖原的 1/3，可以在血糖不足时分解供能，保障重要组织器官（如心脏和脑）的能量供给。

肝糖原分子具有丰富的支链，与只能线性降解的淀粉不同，其结构包含大量分支，每个分子都拥有上百个末端。这种独特的分子结构使其能够在需要时快速释放葡萄糖，非常适合能量的快速供应。当血糖降低时，胰腺分泌胰高血糖素，肝细胞中上千个酶就可以结合于糖原的上百个末端，批量释放葡萄糖入血。

3. 转化为脂肪 当食物提供的葡萄糖多于组织需要时，过量的部分转化为脂肪，储存于体内的脂肪组织中。

4. 食物碳水化合物的营养评价

（1）血糖指数（GI）、血糖负荷（GL）是帮助 2 型糖尿病患者选择碳水化合物食物和血糖管理的重要参考。

（2）膳食纤维和游离糖的含量可用于评估谷物类食物的营养质量，但是不适用于其他含有碳水的食物，如豆类、水果等。膳食纤维重量大于 10%且游离糖重量小于 10%是高质量谷类碳水。

（3）有研究提出了一种量化碳水食物质量的创新方法——新碳水化合物食品质量评分系统（carbohydrate food quality scoring system，CFQS）。它通过评估限制性营养成分和推荐性营养成分来给食物打分。膳食纤维、钾、全谷物含量高，且糖和钠含量低的为高质量碳水。

第五节 常量元素

人体内含有 60 多种元素，其中维持生命不可缺少的，机体如缺乏常可导致相应功能失调的化学元素，称为必需元素，计有 20 多种。体内含量较多的有氢、碳、氧、氮、磷、硫、氯、钠、镁、钾、钙等，约占体重的 99.95%。这些生命必需元素中、除碳、氢、氧、氮主要以有机物形式存在外，其余各元素均以无机物形式存在。在这些无机矿物质中，含量大于体重的 0.01%的称为常量元素，包括钙、磷、钾、钠、氯、镁、硫 7 种。

一、钙

钙是构成人体的重要成分。成年人钙的含量为 1000～1200g，占体重的 1.5%～2.2%，是人体内含量最多的矿物元素。人体中 99%的钙集中于骨骼和牙齿中，其他则以游离或结合的形式存在于体液和软组织中。血清钙的正常浓度为 2.25～2.75mmol/L，其中离子钙占 47.5%，蛋白结合钙占 46%，柠檬酸钙占 1.7%，磷酸钙占 1.6%。钙不仅是构成机体完整性不可缺少的组成部分，而且在机体的生长发育和生理生化过程中，对维持生命发挥着非常重要的作用。

（一）代谢

1. 吸收 机体对钙的摄入，主要在小肠近端，一般大部分为被动吸收，小部分为主动吸收。当机体对钙的需求量较高或摄入量较低时，肠道对钙的主动吸收最活跃，此时需要有关酶（如 ATP 酶）及 $1,25(OH)_2D_3$ 的参与。每日食物中的钙含量并不恒定，通常为 0.5～1.0g，吸收率的变化幅度在 20%～60%。成人每天可吸收的钙为 0.1～0.4g。钙的吸收率随着年龄的增长而下降，婴儿的钙吸收率可达 60%～70%，儿童为 40%，成人可降至 20%，老年人更低。

血钙水平的维持是机体内环境稳定的一个重要内容，甲状旁腺激素（PTH）、降钙素（CT）和维生素 D 的活性代谢产物 $1，25(OH)_2D_3$ 是调节钙代谢的重要激素。$1,25(OH)_2D_3$ 对促进钙的吸收有着重要作用。

降低肠道 pH 或增加钙溶解度的膳食均能促进钙吸收。赖氨酸、色氨酸、精氨酸等也可与钙形成可溶性钙盐而利于其吸收。而在肠道中与钙形成不可溶性物质则会干扰钙的吸收，如谷类中的植酸，菠菜、苋菜、竹笋中的酸性物质等都会与钙形成植酸钙和草酸钙而不能吸收。此外，膳食纤维中的糖醛酸残基、脂肪酸等都会与钙结合而影响其吸收。使胃肠道 pH 升高的药物（如四环素等）都会使钙吸收减少。

2. 分布 人体内 99%的钙主要以磷酸钙或羟磷灰石的形式沉积在这些钙化的硬组织中，使骨骼和牙齿具有特定的硬度、强度及机械性能。虽然在人体骨外组织中以结合或游离形式存在的钙仅占总体钙的 1%左右，但其生物学作用却是最活跃的一部分。在人的一生中，钙在血液与骨之间进行交换以使骨的形成与重吸收不断进行，这在维持机体钙稳态及血钙水平稳定方面起着重要作用。在正常状态下，一般有少于 1%的骨骼钙可与细胞外液进行自由的离子交换。

3. 排泄 钙的排泄主要通过肠道与泌尿系统，也从汗液中少量排出，一般为每日 200mg，高温时可达 1g。肠道排出的钙每日为 100～150mg，一部分是未被吸收的膳食钙；另一部分为内消化液分泌至肠道而未被吸收的钙，称为内源性钙。肾是钙排出的主要途径，每日从肾小球滤过的钙总量可达 10g，其中约有 2/3 的肾小球滤出钙在肾近曲小管被再吸收，肾远曲小管调节尿钙的最终排出量。正常人每日从尿中排出 160～200mg，最多能达 500mg。补液、酸中毒、高蛋白或高镁膳食，以及肾上腺皮质激素、甲状腺素或维生素 D 水平过高等，均可使钙排出增多。

（二）生理功能

1. 形成和维持骨骼及牙齿的结构　钙是骨骼和牙齿的重要成分。骨骼中的钙在破骨细胞作用下不断地更新。成人每日骨骼更新约 700mg 钙，在骨骼生长停止以后，每年骨骼中的钙更新率为 2%～4%，40～50 岁以后骨钙的溶出速度大于生成速度，导致骨组织中的钙逐渐减少，其减少速率约为每年 0.7%，且饮食习惯或饮食中钙的质与量并不影响其下降速率。这种现象女性发生早于男性，且可能出现骨质疏松症，但长期的体力活动可减缓此过程。

2. 维持神经和肌肉活动　神经递质的释放、神经冲动的传导、肌肉的收缩及心脏的正常搏动等生理活动都需有钙的参与。Ca^{2+}可与肌钙蛋白、钙调蛋白等大分子化合物结合参与肌肉收缩的调节，在肌肉收缩过程中钙起着关键性作用。红细胞、心肌、肝和神经等细胞膜上，有钙的结合部分，当钙离子从这些部位释放时，细胞膜的结构与功能发生变化，如对钾、钠等离子的通透性改变。血清钙离子浓度降低时，神经肌肉兴奋性增加，可引起手足抽搐；而钙离子浓度过高时，则可损害肌肉的收缩功能，引起心力衰竭和呼吸衰竭。

3. 其他生理功能　血钙在血液凝固、细胞功能维持、酶反应激活以及激素分泌等多个生理过程中都发挥着重要作用。

（三）食物来源

奶和奶制品因其含量和吸收率均高，因此是理想的钙来源。小虾皮、鱼、坚果类、芝麻酱等含钙量也很高，豆类、绿色蔬菜如甘蓝、花椰菜、荠菜等因含钙丰富也是钙的较好来源。如膳食摄入不能满足需要，必要时可补充钙剂。

二、磷

成年人磷的含量为 600～900g，仅次于钙，占体重的 0.8%～1.2%。80%～85%的磷以磷酸钙或羟磷灰石的形式沉积在骨骼和牙齿中，使骨骼具有特定的硬度、强度和机械性能。磷对机体的重要性不仅限于磷酸盐的成骨作用，磷还是软组织细胞结构及细胞外液的重要组成部分。

（一）代谢

机体对磷的吸收主要在空肠，大部分为逆浓度梯度的主动吸收，磷的吸收率高于钙，平均约为 70%。80%以上被吸收的磷经肾脏排出体外。与钙相同，磷的吸收也受甲状旁腺激素、$1,25(OH)_2D_3$ 等激素调节。正常膳食不会缺磷，高磷低钙膳食是大家普遍关注的问题，一般认为钙磷比值（质量比）超过 1∶3 即为高磷膳食，高磷摄入使肠钙吸收降低，血钙水平主要依靠食物钙的供给和骨钙的释放来维持。

对仅用母乳喂养的早产儿和静脉输入不含磷营养液的营养不良患者，机体会处于缺磷状态。此时肾小管对磷的重吸收增加，尿磷排出量迅速大量减少并持续维持，从而延缓磷的负平衡。服用大量氢氧化铝抗酸药物会影响磷的吸收。

（二）生理功能

1. 形成和维持骨骼及牙齿的结构　钙以磷酸钙或羟磷灰石的形式沉积在骨骼和牙齿中，使骨骼具有特定的硬度、强度和机械性能。

2. 调节机体对能量的有效利用　磷酸盐（ATP、ADP）和磷酸肌酸是机体能量代谢的重要储存库，以高能磷酸键（～P）的形式储存及释放代谢能量，从而调节机体在能量代谢过程中对能量的有效利用。

3. 调节机体糖类、脂肪及蛋白质代谢　磷是多种酶的构成成分或调节因子，在糖类、脂肪和蛋白质代谢中起重要作用。

4. 调节酸碱平衡 磷是体内重要的碱性缓冲对（HPO_4^{2-}和 Na_2HPO_4）的组成成分，维持着体内的酸碱平衡。

5. 其他 血清磷浓度对维生素 D 代谢，对机体钙稳态的维持起调节作用；磷脂是构成细胞膜的主要成分，维持细胞膜的通透性，是血浆脂蛋白的重要组分。在代谢过程中，磷脂能促进脂肪及脂肪酸的分解代谢，促进激素分泌，有利于高级中枢神经系统的功能活动。

（三）食物来源

人们对膳食钙磷比例进行研究，认为 1∶（1～2）为适宜范围，1 岁以下应为 1.5∶1。钙磷比较适中的食物有豆腐、黑木耳等。

三、钾

正常成人体内钾总量约为 50mmol/kg。体内钾主要存于细胞内，约占总量的 98%，其他存在于细胞外。

（一）代谢

人体的钾主要来自食物，成人每日从膳食中摄入的钾为 60～100mmol，儿童为 0.5～3.0mmol/kg，摄入的钾大部分由小肠吸收。摄入的钾约 90%经肾脏排出，因此，肾是维持钾平衡的主要调节器官。肾脏每日滤过钾有 600～700mmol，但几乎所有这些都被近端肾小管及髓袢所吸收。除肾脏外，经粪和汗也可排出少量的钾。

当体内钾过多，血钾浓度高于 5.5mmol/L 时，可出现毒性反应，称为高钾血症。钾过多可使细胞外 K^+上升，心肌自律性、传导性和兴奋性受抑制。主要表现在神经肌肉和心血管方面，神经肌肉表现为极度疲乏软弱，四肢无力，下肢沉重。心血管系统表现为心率缓慢，心音减弱。

当人体内钾缺乏时，可引起钾缺乏症，可在神经肌肉系统、消化系统、心血管系统、泌尿中枢系统等发生功能性改变，主要表现为肌肉无力或瘫痪、心律失常、肾功能障碍等。

正常进食的人一般不易发生摄入不足，但由于疾病或其他原因需长期禁食或少食，而静脉补液内少钾或无钾时，易发生摄入不足。损失过多的原因比较多，可经消化道损失，如频繁的呕吐、腹泻、胃肠引流、长期用缓泻剂或轻泻剂等；经肾损失，如各种以肾小管功能障碍为主的肾脏疾病，可使钾从尿中大量丢失；经汗丢失，见于高温作业或重体力劳动者，因大量出汗而使钾大量丢失。

（二）生理功能

1. 参与碳水化合物、蛋白质的代谢。

2. 葡萄糖和氨基酸经过细胞膜进入细胞合成糖原和蛋白质时，需要钾离子的参与，ATP 生成过程中也需要钾。

3. 维持细胞内正常渗透压。

4. 钾主要存在于细胞内，在细胞内渗透压维持中具有重要作用。

5. 维持神经肌肉的应激性和正常功能 钾离子是产生动作电位的重要电信号来源。当血钾降低时，膜电位上升，细胞膜极化过度，应激性降低，发生松弛性瘫痪。当血钾过高时，可使膜电位降低，而致细胞不能复极而应激性丧失。

6. 维持心肌的正常功能 心肌细胞内外的钾浓度对维持心肌自律性、传导性和兴奋性有重要的意义。钾缺乏时，心肌兴奋性增高；钾过高时，心肌自律性、传导性和兴奋性又受到抑制。钾过高或者过低都会引起心律失常。

7. 维持细胞内外正常的酸碱平衡 当细胞失钾时，细胞外液中钠离子与氢离子可进入细胞内，引起细胞内酸中毒和细胞外碱中毒，反之，细胞外钾离子内移，氢离子外移，可引起细胞内碱中毒与细胞外酸中毒。

（三）食物来源

大部分食物都含有钾，其中蔬菜和水果是钾元素最好的来源。

四、钠

钠是人体中一种重要无机元素，一般情况下，成人体内钠含量为3200（女）～4170（男）mmol，约占体重的0.15%。

（一）代谢

人体钠的主要来源为食物。钠在小肠上段吸收，吸收率极高，几乎可全部被吸收，故粪便中含钠量很少。钠在空肠的吸收大多是被动性的，主要是与糖和氨基酸的主动运输相偶联进行的。在回肠则大部分是主动吸收。

从食物中摄入的钠以及由肠分泌的钠，均可很快被吸收，据估计，每日从肠道中吸收的氯化钠总量在4400mg左右。

在正常情况下，钠主要从肾脏排出，如果出汗不多，也无腹泻，98%以上摄入的钠自尿中排出，排出量在2300～3220mg。钠与钙在肾小管内的重吸收过程发生竞争，故钠摄入量高时，会相应减少钙的重吸收而增加尿钙排泄。故高钠膳食对骨丢失有很大影响。

钠还可以从汗中排出，不同个体汗中钠的浓度变化较大。在热环境下，中等强度劳动4小时，可使人体丢失钠盐7～12g。

（二）生理功能

1. 调节体内水分与渗透压 钠主要存在于细胞外液，是细胞外液的主要阳离子，维持细胞外液渗透压。此外，钠离子在细胞内液中也构成渗透压，与钾离子形成含量上的平衡。

2. 维持酸碱平衡 钠在肾小管重吸收时与H^+交换，清除体内酸性代谢产物，维持酸碱平衡。同时，钠离子总量影响着缓冲系统中碳酸氢盐的比例，对体液酸碱平衡也有重要作用。

3. 钠泵 钠钾离子的主动转运，由Na^+-K^+-ATP酶驱动，使钠离子主动从细胞内排出，以维持细胞内外液渗透压平衡。钠与ATP的生成和利用、肌肉运动、心血管功能、糖代谢和氧的利用都有关系。

4. 增强神经肌肉兴奋性 钠、钾、钙、镁等离子的浓度平衡，对于维护神经肌肉的应激性都是必需的。

（三）食物来源

钠普遍存在于各种食物中，一般动物性食物钠含量高于植物性食物，但人体钠离子主要为食盐（钠），以及加工、制备食物过程中加入的钠或含钠的复合物（如碳酸氢钠等），以及酱油、盐渍或腌制肉或烟熏食品、酱咸菜类、发酵豆制品、咸味休闲食品等。

五、氯

氯是人体必需常量元素之一，是维持体液和电解质平衡中所必需的，也是胃液的一种必需成分。氯在人体含量平均为1.17g/kg，占体重的0.15%，广泛分布于全身。主要以氯离子形式与钠、钾化合存在。

（一）代谢

饮食中的氯多以氯化钠形式被摄入，并在胃肠道被吸收。胃肠道中有多种机制促进氯的吸收。

胃黏膜处吸收受 HCO_3^-浓度和 pH 影响，空肠中色氨酸刺激氯离子的分布，增加单向氯离子的流量，回肠中有“氯泵”参与正常膳食中氯离子的吸收及胃液中氯离子的重吸收。吸收的氯离子经血液和淋巴液运输至各种组织中。

氯化物主要从肾脏排出，但经肾小球滤过的氯，约有 80%在近曲小管被重吸收，10%在远曲小管被重吸收，只有小部分经尿排出体外。除从肾排出体外，氯也可从皮肤排出，在高温、剧烈运动、大量排汗时，也会相应促使氯的排出。

（二）生理功能

1. 维持细胞外液的容量与渗透压 氯离子和钠离子是维持细胞外液渗透压的主要离子。

2. 维持体液酸碱平衡 氯离子是细胞外液的主要阴离子，当氯离子发生变化时，细胞外液的 HCO_3^-也发生变化，在维持细胞外液阴、阳离子平衡的基础上，维持体液酸碱平衡。

3. 参与血液 CO_2 运输 当 CO_2 进入红细胞后，即在红细胞内与水结合成碳酸，再解离为 H^+ 与 HCO_3^-，被移出红细胞进入血浆，但阳离子不能同样扩散出红细胞，血浆中的氯离子即进入红细胞内，以保持阴阳离子平衡。

4. 其他 氯离子还参与胃液中胃酸形成，胃酸促进维生素 B_{12} 和铁的吸收，促进食物消化。氯离子还可以刺激肝脏功能，促使肝中代谢废物排出，还可以稳定神经细胞膜电位等。

（三）食物来源

膳食氯几乎完全来源于氯化钠，仅少量来自氯化钾。因此食盐及其加工食品酱油盐渍、腌制食品、酱咸菜及咸味食品等都富含氯化物。

六、镁

镁在人体内的含量为 26g 左右，有 60%～65%存在于骨骼、牙齿中，约 27%存在于软组织中，镁广泛分布于组织细胞内，并作为体内多种酶的激活因子发挥重要作用。

（一）代谢

每日摄入的镁，1/3 被空肠回肠和结肠吸收，高钙高磷则抑制镁的吸收。约 95%的镁会在肾脏被重吸收，维持了血镁水平的稳定。镁经尿液和汗液排泄，肾小球每天滤过的镁约为 1800mg，3%～5%出现在尿中，汗液中排出的镁约为 15mg/d，高温时可达镁总排出量的 10%～25%。高盐摄入、甲状旁腺激素、渗透性利尿等促进镁的排泄。

（二）生理功能

镁至少参与体内 300 种的酶促反应。糖酵解、脂肪酸氧化、蛋白质合成及核酸代谢中都需要镁离子的参与，镁与钙离子、钾离子、钠离子一起维持肌肉神经的兴奋性，参与细胞内能量代谢，调节脂肪酸和胆固醇的体内代谢，参与骨形成和骨骼重建，对维持骨骼和牙齿的强度和密度以及正常的呼吸功能有着重要作用。

（三）食物来源

富含镁的食物有小米、荞麦、燕麦、绿叶菜等，肉、蛋、鱼和动物内脏含镁也很丰富。正常条件下很少发生镁缺乏，但在慢性腹泻、蛋白质供给不良等情况下会导致镁缺乏，出现低钙束臂征和低钙击面征，表现为肌肉自发性收缩、厌食、骨质疏松、骨生长缓慢等，肾功能不全和使用含镁的药物时血镁浓度会升高，浓度达 1.5～4.5mmol/L 时可发生中毒，主要表现为恶心、呕吐、低血压等，浓度进一步升高甚至可发生呼吸抑制及中枢神经系统抑制。输入钙可对抗镁的毒性。

七、硫

人体内含硫总量约为 200g，主要存在于含硫氨基酸——胱氨酸、半胱氨酸和甲硫氨酸，含硫维生素——硫胺素（即维生素 B_1）、生物素及胰岛素中，少量呈无机状态。

硫的生理功能就是含硫氨基酸、维生素和激素的功能，参与构成人体的必需氨基酸或条件必需氨基酸，维持人体的正氮平衡，维护皮肤、指甲和毛发健康。

当硫缺乏时，会引起相应的含硫氨基酸和维生素缺乏，从而导致一系列疾病症状，如皮肤粗糙，毛发无光泽、易断裂，对称性周围神经炎，运动感觉障碍，脚气性心脏病等，严重情况下，可能会出现心力衰竭，并伴随膈神经和喉返神经麻痹的症状。

第六节　微量元素

微量元素是人体内的生理活性物质、有机结构中的必需成分。微量元素必须通过食物摄入，当饮食中摄入的量减少到某一低限值时，可导致某一种或某些重要生理功能的损伤。

1990 年的联合国粮食及农业组织/国际原子能机构/世界卫生组织（FAO/IAEA/WHO）的专家委员会将以往确定的“必需微量元素”重新进行分析归类，共分为三类：第一类为人体必需的微量元素，有铁、碘、锌、硒、铜、钼、铬、钴 8 种；第二类为人体可能必需的微量元素，有锰、硅、镍、硼、钒 5 种；第三类具有潜在毒性，但在低剂量时对人体可能有必需功能的微量元素，有氟、铅、镉、汞、砷、铝、锂、锡。本章对其中临床常见营养相关的微量元素予以介绍。

一、铁

铁是人体最重要的营养素之一，是血液的重要组成成分，也是人体中必需微量元素含量最多的一种。

正常的人体随年龄、性别、体重、营养状况和健康状况等差异，体内的铁含量也会有所不同，但男性平均铁含量约为 3.8g，女性约为 2.3g。体内的铁可分为功能性和储存性两种，功能性铁约占 2/3，存在于血红蛋白、肌红蛋白、血红素酶类（细胞色素、细胞色素氧化酶等）辅助因子和运输铁中，主要参与体内氧的运送和组织呼吸过程。

（一）代谢

按铁吸收的机制分为血红素铁和非血红素铁。铁的吸收主要在小肠上段，在肠黏膜上有血红素和非血红素两种不同受体，健康人的吸收率一般都低于 10%，但铁缺乏者其吸收率可达 16%～20%。血红素铁经铁特异受体进入小肠黏膜细胞后，卟啉环被血红素加氧酶破坏，铁被释放出来，此后与吸收的非血红素铁成为同一形式的铁而进入血浆。血红素铁主要来自肉、禽、鱼的肌红蛋白，非血红素铁主要存在于植物和乳制品中，占膳食铁的绝大部分。膳食中铁的吸收率差异很大，与机体铁营养状况、膳食中铁的含量和存在形式，以及影响铁吸收的食物成分和含量有密切关系。

可促进铁吸收的因素有抗坏血酸、动物肉类等。有研究表明，当铁与维生素 C 重量为 1∶5 或 1∶10 时可使铁吸收率提高 3～6 倍。动物肉类、肝脏均可促进铁吸收，核黄素对铁的吸收转运与储存均有良好的影响。

食物中的铁主要以三价铁的形式存在，少数为二价铁形式，但只有二价铁才能在小肠黏膜被吸收。与血红素铁相比，非血红素铁受膳食的影响较大，膳食中抑制非血红素铁吸收的物质有植酸、草酸、多酚、钙等。

粮食、蔬菜、坚果、水果中的植酸盐、草酸盐，以及茶叶和咖啡的多酚类物质均可影响铁的吸收，胃酸缺乏和抗酸药物的服用，既影响二价铁的形成也阻碍铁的吸收。钙盐或乳制品的钙对血红素和非血红素铁的抑制作用基本相同，一杯牛奶（165ml）可使铁吸收降低 50%。有研究表明，一餐中先摄入 40mg 钙对铁吸收无影响，但摄入达 300～600mg 钙时，其抑制作用可高达 60%，铁和钙的吸收存在着竞争性抑制。

肠道内使铁吸收下降的因素有食物通过时间太快，胃酸缺乏，吸收不良综合征，碱性条件下铁的沉淀，植酸、磷酸、草酸等的摄入等。

（二）生理功能

铁是血红蛋白、肌红蛋白、细胞色素酶以及某些呼吸酶的主要成分，在体内参与氧和二氧化碳的转运、交换和组织呼吸过程。

铁与红细胞的形成和成熟有关，铁在骨骼造血组织中进入幼红细胞内，与原卟啉结合形成正铁血红素，后者再与珠蛋白合成血红蛋白。缺铁时，新生的红细胞中血红蛋白量不足，可以影响 DNA 的合成及幼红细胞的分裂增殖，还可以使红细胞复制能力降低、寿命缩短、自身溶解增加。

此外，铁还有许多重要功能，如催化 β-胡萝卜素转化为维生素 A、合成嘌呤和胶原、产生抗体、从血液中转运脂类以及在肝脏中参与药物的解毒等。铁与免疫的关系也比较密切，可以提高机体的免疫力，增加中性粒细胞和巨噬细胞的吞噬功能，同时也可使机体的抗感染能力增强。

（三）缺乏

铁缺乏是一种很常见的营养素缺乏病，特别是在婴幼儿、孕妇和乳母中更易发生。婴幼儿因生长发育快，需要量相对增加，且平日膳食含铁量少，故易造成铁缺乏，青春期少女因发育快及月经失血，易处于铁缺乏状态。

缺铁性贫血造成的严重后果可导致儿童的死亡率增加，贫血能引起机体工作能力的明显下降。儿童铁缺乏可引起心理活动和智力发育的损害及行为改变，铁缺乏导致的儿童认知能力的损害，即便以后补充铁也难以恢复。此外，患者还可能出现自觉心慌、气短、头晕眼花、精力不集中等症状。儿童则可能表现为烦躁不安、注意力不集中、学习能力下降等，这些症状也与缺铁性贫血有关。

（四）食物来源

铁的主要食物来源：肝脏、大豆、黑豆、黑木耳、紫菜、芝麻等。

二、碘

碘是人体所必需的微量元素，它被甲状腺摄取后合成甲状腺激素，成人体内的碘总量为 20～50mg。甲状腺具有很强的浓集碘的能力，其碘含量为 8～15mg，是体内碘含量最高的腺体。其中甲状腺素（T_4）为 16.2%，三碘甲状腺原氨酸（T_3）占 7.6%。

（一）代谢

人体所吸收的碘 80%～90%来源于食物，10%～20%来自饮用水，<5%来自空气，消化道、皮肤、呼吸道、黏膜等均可吸收碘。食物中的碘分为无机碘和有机碘两种形式。无机碘在胃肠道可100%吸收，有机碘在消化道被消化、脱碘以后，以无机碘形式被吸收。同脂肪酸结合的有机碘可不经过肝脏由乳糜管直接吸收。碘的吸收在食物进入肠道的 1～3 小时内完成，吸收后碘迅速到达血浆并分布到各组织中，如肾脏、唾液腺、胃黏膜、乳腺、脉络膜和甲状腺等。

在碘供应稳定和充足的条件下，人体碘的排出与摄入相当。体内碘的排出：80%～85%经尿排出，10%经粪便排出，约 5%通过汗、毛发及肺排出。粪中的碘主要来自吸收的有机碘，占总排出量的 10%左右。哺乳的妇女从乳汁中可排出一定量的碘，因此哺乳妇女易发生甲状腺肿可能与此有关。体内碘的储存量仅能维持 2～3 个月，一旦缺碘，则甲状腺首先受到影响。

（二）生理功能

碘的生理功能都是通过甲状腺素来完成的，甲状腺素是人体内重要的激素。其在体内的生理功能如下：

1. 在蛋白质、脂肪、糖代谢中促进三羧酸循环生物氧化，协调生物氧化和磷酸化的偶联，调节能量的转换，促进物质的分解代谢，加强产热作用。

2. 促进蛋白质合成，调节蛋白质合成和分解。当蛋白质摄入不足时，甲状腺素促进蛋白质合成，但当摄入蛋白质充足时，甲状腺素可促进蛋白质分解。

3. 促进糖和脂肪代谢。甲状腺素能促进糖的吸收，加速肝糖原分解，促进周围组织对糖的利用，通过肾上腺素促进脂肪的分解和氧化等作用。

4. 调节组织中的水盐代谢。甲状腺素缺乏时可引起组织内水盐潴留，在组织间隙出现含有大量黏液的组织液，从而使皮肤产生黏液性水肿的症状。

5. 促进维生素的吸收和利用。

6. 甲状腺素能促进烟酸的吸收和利用，促进 β-胡萝卜素转变为维生素 A，促进核黄素合成黄素腺嘌呤二核苷酸（flavin adenine dinucleotide，FAD）。

（三）缺乏及过量

碘过量常会导致甲状腺轻度肿大，多呈弥漫型。此外，还可诱发甲状腺功能亢进，常出现心动过速，气短，急躁不安，失眠，手、舌、眼睑及全身震颤，怕热多汗，代谢和食欲亢进，并伴有突眼性甲状腺肿。

碘缺乏造成甲状腺素合成不足，引起垂体促甲状腺激素代偿性合成增多，刺激甲状腺增生、肥大。孕妇严重缺碘，可使胎儿发育受损，尤其是神经、肌肉组织受到影响。儿童长期碘缺乏，也会导致发育障碍和智力下降等。

（四）食物来源

海产品的碘含量大于陆地食物，包括海带、海鱼等。动物性食物含量大于植物性食物，水果和蔬菜中的碘含量最低。

三、锌

锌是人体必需微量元素，成年人机体中平均含锌量为 1.4～2.3g，主要存在于骨骼，其次在皮肤、肌肉、牙齿等组织或器官中。有研究发现，不同种属动物中有大约 70 种酶必须有锌的参与才能发挥作用。

（一）代谢

锌在小肠各部位均能吸收，大部分可能在空肠吸收，胃和大肠内吸收很少。锌的吸收是一种耗能的主动吸收。一部分锌通过肠黏膜细胞转运、在血浆同蛋白结合后分布于各器官，另一部分则储存在黏膜细胞内缓慢释放。人类摄入锌平均为 10～15mg/d，其吸收率为 20%～30%，锌的吸收率受摄入量的影响，锌缺乏时吸收增多；锌的摄入量＜1mg/d 时，锌的吸收率可提高至 40%～60%。无机化合物和镉、铜、钙及亚铁离子能抑制锌的吸收，有机化合物如植酸纤维素也会干扰其吸收。粪便是锌排泄的主要途径，约 90%的锌由粪便排出，其余则由尿、汗、头发中排出或丢失。

（二）生理功能

1. 酶的组成部分 目前所发现含锌酶或其他含锌蛋白已超过 200 多种，锌在金属酶中的功能包括催化和调节作用等。

2. 促进生长发育和组织再生 锌参与胶原蛋白、DNA、RNA 及蛋白质的合成，不仅对蛋白质和核酸的合成至关重要，而且在细胞的生长、分裂和分化过程中也发挥着不可或缺的作用。因此，锌对于生长发育旺盛期婴幼儿、儿童、青少年，以及伤口愈合的患者都是非常重要的微量元素。

3. 促进性器官和性功能发育正常 正常的锌摄入可保证男性第二性征和女性生殖期的发育。动物实验表明，锌缺乏会导致精子萎缩、睾丸发育减缓等。在精子成熟过程中，锌大量进入精子，不仅对精子的生成和成熟起到关键作用，还维持了精原细胞和生精上皮的正常功能。

4. 促进食欲 缺锌时，食欲会下降，且锌缺乏会对味觉系统产生不良影响，导致味觉迟钝。这可能是因为锌参与构成一种含锌的唾液蛋白，而这种蛋白对味觉和食欲具有促进作用。

5. 促进维生素的代谢和生理作用 锌在维生素 A 的代谢中既参与视黄醛的合成和变构，也能促进肝脏中维生素 A 的动员以维持血浆中维生素 A 的正常浓度，适当的补锌可以防止出现皮肤粗糙、干燥等现象。

（三）缺乏与过量

锌不同程度地存在于各种自然食物中，一般情况下完全可以满足人体对锌的基本需求而不会引起缺乏。发生锌缺乏的原因如下：①当饮食以富含植酸和纤维素的食物为主时，这些成分会干扰锌的吸收，从而导致锌缺乏；②生长发育期的儿童青少年及孕妇和哺乳期妇女对锌的需求量显著增加，若摄入不足，容易导致锌缺乏；③手术患者和使用锌螯合剂的人群可能出现锌缺乏；④慢性肾病患者可因尿中锌排出增多而引起锌缺乏。急性锌缺乏可出现食欲缺乏、嗅觉功能不全和中枢神经功能异常等现象。慢性锌缺乏则会有恶心、呕吐、急性腹痛、腹泻、发热等症状。

动物实验给予大量的锌，可致实验动物突然死亡。

（四）食物来源

锌的主要食物来源：鲜扇贝、牡蛎、蘑菇等。

四、硒

硒是人体必需的微量元素，硒在人体内总量为 14～20mg，广泛分布于所有的组织和器官中，其浓度依次为肝、胰、肾、心、脾、牙釉质和指甲，脂肪组织中的浓度为最低。

（一）代谢

硒主要是在十二指肠和回肠中被吸收，硒化合物极易被人体吸收，吸收率大于 60%。硒的吸收率取决于其存在的化学结构的形式、化合物溶解度的大小等，有机硒更容易吸收。被吸收的硒主要进入血浆，然后运输至各组织，如骨骼、头发及白细胞。硒主要由尿排出，占总量的 50%～60%，摄入高膳食硒时，尿硒排出量会增加，反之减少。粪硒排出量总是恒定在 40%～50%，硒从呼出气和汗液中排出极少。

（二）生理功能

1. 抗氧化作用 硒是谷胱甘肽过氧化物酶（GSH-Px）的组成成分，每摩尔的 GSH-Px 中含 4g 原子硒，该酶的作用是能催化过氧化氢还原为水，阻断活性氧和自由基的致病作用，保护细胞膜和细胞以防过多的过氧化物损害机体的代谢和危害机体的健康。硒与机体的免疫作用也有着密切的关系。

2. 促进生长、保护视觉器官及抗肿瘤 研究表明硒是生长和繁衍必需的微量元素，补硒可减少视网膜氧化损伤，并提高视力。人群流行病学调查研究表明，低硒可使机体对致癌物质的敏感性增加，硒缺乏地区肿瘤发病率明显升高。

3. 保护心血管和心肌作用 克山病与缺硒有密切的关系。有研究表明硒和维生素 E 对多种动物的心肌纤维、小动脉及微血管的结构及功能均有重要作用，含硒高的地区人群其心血管发病率低。

4. 解除体内重金属的毒性作用 硒同金属有很强的亲和力，是一种天然的对抗重金属的解毒剂，硒在体内可同汞、甲基汞、镉及铅等结合而形成金属硒蛋白复合物而解毒，并将其排出体外。有报道硒还可以降低黄曲霉毒素 B_1 的毒性，减少实验动物肝小叶坏死的程度及死亡率。

（三）缺乏与过量

克山病和大骨节病的发生与缺硒有关，临床上可见其主要症状为心肌扩大、心功能失代偿、心力衰竭或心源性休克、心律失常、心动过速或过缓，严重时可见房室传导阻滞、期前收缩等。由于血硒和 GSH-Px 活性下降，机体抗氧化能力减弱，从而对人体健康造成危害。

硒过量会导致中毒，有报道硒摄入量达 38mg/d 时，3～4 天内头发全部脱落。慢性中毒者平均摄入硒 4.99mg/d，中毒体征主要是指甲变形和头发脱落，严重者会出现麻痹症状，开始时肢端麻木，然后抽搐麻痹，甚至偏瘫或死亡。

（四）食物来源

硒的食物来源：海产品、鸡蛋、瘦肉、坚果类、黄豆等。

五、铜

铜是人体必需的微量元素，广泛存在于各种食物中，贝壳类食物及坚果类等是铜的良好来源，其次是动物的肝脏、胃、谷类发芽部分等。据估计，正常成人体内含铜总量为 50～120mg。主要以蛋白结合状态存在于肌肉和骨骼（50%～70%）、肝脏和血液中，其中肝脏中铜的浓度最高。正常成人铜的每日需要量为 2～3mg，膳食中的铜基本上能满足人体的需要。

（一）代谢

铜主要在十二指肠吸收。铜在人体内的吸收率为 55%～75%，铜的吸收受机体对铜的需要所调节。铜被吸收后，会与白蛋白、转铜蛋白及低分子配合体结合，并通过门静脉转运到肝脏。在肝脏中，铜迅速与铜蓝蛋白结合，过量的铜在谷胱甘肽的促进下，以碎片形式被转运至胆汁，这些胆汁中的铜与随唾液、胃液、肠液进入胃肠道的铜，以及少量来自小肠细菌的铜一起，最终通过粪便排出体外。健康人每日经尿排泄 10～30μg 铜，经皮肤及汗液丢失的铜在 50μg 以内。

（二）生理功能

（1）参与构成超氧化物歧化酶（superoxide dismutase，SOD），催化超氧阴离子转变为过氧化物，进而在过氧化氢酶或 GSH-Px 的作用下转变为水，保护机体免受氧化损伤。

（2）参与构成铜蓝蛋白，参与铁的代谢和红细胞生成。铜蓝蛋白和氧化铁离子，使亚铁氧化成高价铁。生成运铁蛋白后，促进血红蛋白的形成。

（3）参与构成赖氨酰氧化酶，促进胶原组织的形成，维持心血管结缔组织的韧性和弹性。铜缺乏时，心脏和动脉结缔组织强度降低甚至引起破裂。

（4）参与构成酪氨酸酶、赖氨酰氧化酶等含铜酶及儿茶酚胺的合成，维持中枢神经的功能，与酪氨酸转化为黑色素及维护毛发的正常结构防止角化密切相关。

（5）诱导合成金属硫蛋白，具有清除自由基和拮抗有毒金属元素的功能。

（三）缺乏与过量

一般情况下人体不会发生铜缺乏症。但在某些情况下如中长期肠外营养、早产和某些疾病时也可能发生。其主要表现为不同程度的贫血（小细胞低色素性贫血），厌食，生长发育停滞，消化功能障碍，毛发脱色，神经、骨骼改变等。

铜对大多数哺乳动物是相对无毒的，长期大量摄入含铜高的食品，尚未见有中毒报道。

（四）食物来源

铜的食物来源：贝壳类海产品食物及坚果是铜的良好来源，动物的肝、肾，谷类胚芽部分及豆类等次之，植物性食物铜含量受土壤中铜含量及加工方法的影响。

六、铬

铬是必需微量元素，在人体中含量甚微。铬在化合物中主要有二价铬（Cr^{2+}）、三价铬（Cr^{3+}）、六价铬（Cr^{6+}）3 种价态。三价铬是最稳定的价态，六价铬对血红蛋白有亲和力、可穿过红细胞膜并牢固地系在血红蛋白上，毒性明显高于三价铬。肉类、全谷类食品是铬的最好来源，主要形式是 Cr^{3+}，葡萄糖耐量因子（GTF）是铬在人体中生物活性的形式。铁可抑制铬吸收，维生素 C 可增加铬吸收。大部分铬经过肾脏排泄，少部分通过胆汁排泄。

铬的生理功能主要有：①作为胰岛素辅助因子：铬是胰岛素的辅助因子，能够帮助胰岛素更好地结合到细胞膜上，从而增强胰岛素的作用，从而影响糖、脂质和蛋白质的代谢。②参与形成葡萄糖耐量因子：三价铬可以与烟酸、氨基酸等结合形成 GTF，这种复合物能够增加机体对葡萄糖的耐受能力，提高胰岛素的敏感性。③调节细胞生长和免疫功能：铬能够与核酸相互作用，调节细胞的生长和增殖。此外，它还可以增加血清中免疫球蛋白的含量，从而增强机体特异性免疫功能。

铬缺乏时会出现对葡萄糖不耐受或血糖升高，对胰岛素不敏感。正常膳食未见铬中毒情况，铬中毒多发生在制革工业。

七、钼

钼是人体必需的微量元素，谷类、豆类、乳类及动物肝肾中含钼最为丰富。钼的吸收在胃及小肠，经肾和胆汁排泄。钼的生理功能也是 3 种钼金属酶的功能。黄嘌呤氧化酶能催化次黄嘌呤转化成黄嘌呤，进而转化成尿酸。有报道发现，高钼浓度地区的居民痛风发生率特别高。亚硫酸盐氧化酶催化亚硫酸盐向硫酸盐转化，维持正常的硫代谢，该酶缺乏时会导致先天性半胱氨酸（含硫氨基酸）代谢紊乱症，表现为精神发育迟缓、严重的脑损害等。醛氧化酶可以将体内有毒的醛类化合物转化为无毒物质。

机体对钼有较强的内稳定机制，正常膳食或经口摄入钼化合物都不会引起钼缺乏或中毒。在全胃肠外营养的患者中可能出现钼缺乏。当发生实验性“钼中毒”时，过量的钼会干扰机体对铜的利用，因而在临床上会使用四硫钼酸盐治疗威尔逊病。

八、氟

正常成人体内含氟总量为 2～3g，以氟化物的形式广泛存在。茶叶、海产品中氟含量较高。氟主要在十二指肠及回肠末端吸收，此外，呼吸道也可吸收空气中少量的氟化物，99%的氟蓄积在骨骼和牙齿中，氟经肾排泄。

氟参与骨骼中磷酸钙矿物磷灰石的转化过程，有助于钙和磷形成羟基磷灰石，维持机体正常钙磷代谢和生长发育。目前尚无诊断氟缺乏的临床表现和生化指标，但是低氟人群适当补充氟化物可有效降低龋齿的发病率。

急性氟中毒可表现为恶心、呕吐及呼吸紊乱，甚至昏迷。慢性氟中毒表现为氟斑牙和氟骨症。氟斑牙由于小儿在牙齿发育期，过多的氟化物引起釉质矿化不全，牙齿表面出现白垩状斑点，质地松脆；氟骨症由长时间摄入高水平氟化物干扰了正常的骨代谢所致，临床表现为关节疼痛僵硬、脊柱及四肢畸形等。

九、钴

钴是人体必需的微量元素，动物性食品如肉类、海产品中含钴量较高，主要在十二指肠及回肠末端吸收。人体内含钴总量 1.1～1.5mg，其中肝、肾及骨骼含量最高。膳食中的钴仅以维生素 B_{12} 的形式存在以利于人体吸收，或在肠道中被细菌合成维生素 B_{12} 才能被人体吸收利用。钴主要的生理功能是参与构成维生素 B_{12} 从而促进红细胞的成熟；此外，钴还可影响甲状腺代谢。钴可能是某些酶的组分或催化活性的辅助因子，并可调节铁、铜、硒等其他微量元素的代谢。

十、锰

正常成人体内含锰约 20mg，每日需要量为 2～5mg，以二价或三价化合物的形式广泛分布于各种组织中，骨骼、肝脏、胰、肾脏等中含量较高。咖啡、豆类、绿叶菜中锰含量较丰富。在正常膳食中，极少发生锰缺乏或中毒情况。

锰主要是在小肠吸收，被吸收的锰大部分在红细胞，以二价锰离子形式经门静脉到达肝脏，小部分进入体循环被氧化成三价锰离子在血中转运。在肝内的锰大部分经溶酶体排入胆管，与胆汁一起进入肠道，由粪便排出体外。

锰在体内作为金属酶的成分或作为一些酶的激活剂而发挥其生理功能，构成参与脂质和维持正常的糖类和脂质代谢，参与蛋白质、DNA 和 RNA 合成。锰缺乏可能会引起生长缓慢、骨骼发育异常、内分泌失调等疾病。

长期职业性接触锰的作业人群好发锰中毒，首先可见中枢神经系统的严重异常，接着产生高度精神病症状的综合征（高激惹性、暴力行为、幻觉、共济失调），最终发展为锥体外系的永久性损害。也有研究表明锰中毒可能是引起帕金森病的原因之一。

十一、硅

硅在人体内的总量约为 1.8g，广泛分布于骨骼、肺、淋巴结、胰腺等组织中，主要在胃和小肠黏膜吸收，呼吸道也可吸收少量空气中的硅。正常膳食条件下未见有硅缺乏的报道。硅是脯氨酸羟化酶的组成成分，可促进其发挥最大活性，促进骨骼中氨基葡聚糖和胶原的合成。硅也是糖胺聚糖的构成成分，参与磷蛋白的糖胺聚糖大分子与胶原之间的联系，通过影响软骨成分及最终的软骨钙化来影响骨的生成，保证人体正常生长发育。

十二、镍

成人体内镍的含量为 6～10mg，主要分布于皮肤、结缔组织等。巧克力、果仁、干豆等食品富含镍。正常膳食情况下，尚未发现镍缺乏症的报道。摄入的镍在小肠吸收，主要在肠道排泄。人体对过量镍摄入有极好的调节功能，口服镍盐不会引起全身中毒。研究发现，镍有以下生理功能：促进红细胞再生，刺激造血；参与构成胰岛素，相当于胰岛素的辅基；参与多种酶蛋白的组成，激活或抑制一系列酶等。

第七节 维 生 素

维生素是维持机体正常生理功能和细胞代谢反应的一类必需低分子有机化合物。尽管在体内含量极低，每日的需要量很少（仅以毫克或微克计算），但在调节物质代谢和机体生理过程中具有重要作用。

尽管多种维生素的化学结构和理化性质各有不同，但总体而言具备以下共同特点：①以维生素本身或者前体化合物（维生素原）的形式直接存在于食物中；②不供能，不参与结构成分，但有重要的代谢调节作用；③一般不在体内合成（维生素 D 除外）或合成量太少，必须从食物中获取；④虽然人体需要量少，但不可缺少，当维生素缺少到一定程度后，可能导致维生素缺乏症。

根据维生素的溶解性，可以分为水溶性维生素和脂溶性维生素。脂溶性维生素包括维生素 A、D、E、K。这些维生素不溶于水而溶于脂肪和有机溶剂，其吸收与肠道中的脂类密切相关。水溶性维生素包括 B 族维生素和维生素 C，可溶于水但不溶于有机溶剂和脂肪。

水溶性维生素摄入过多时，常以尿的形式排出体外，几乎无毒性；脂溶性维生素摄入过多时，由于排出较少，可能在体内储存超负荷而中毒。因此，补充维生素不能盲目加大剂量。

一、维生素 A

维生素 A 是指含有视黄醇的结构，并具备其生物活性的一大类物质。维生素 A 和维生素 A 原都对热和碱稳定，一般的烹饪和加工过程中不会导致其大量破坏。但是维生素 A 容易被氧化及受到紫外线破坏，因此维生素 A 建议避光保存。如果可能，隔绝氧气保存效果更好。当食物中同时含有磷脂、维生素 E 和维生素 C 等其他抗氧化剂时，有利于维生素 A 的稳定。

（一）生理功能

1. 维持正常视觉。视网膜上的感光物质视紫红质是由 11-顺式视黄醛与视蛋白结合而成的，是暗视觉的功能必需物质。

2. 维持上皮生长分化。

3. 维生素 A 参与合成糖蛋白，可以稳定上皮细胞膜结构，对皮肤、消化道、呼吸道及泌尿生殖道等上皮组织的正常形态功能维持有重要意义。

4. 促进生长发育。

5. 维生素 A 参与 RNA 和 DNA 的合成，对细胞分裂分化、组织更新的机体生长有影响。

6. 抑制肿瘤。

7. 维生素 A 有抑癌作用，在促进上皮细胞正常生长分化的同时，阻止肿瘤细胞抗启动基因的活性。

8. 维持免疫功能。

9. 维生素 A 可以调节机体细胞免疫和体液免疫功能，通过维持正常上皮组织功能建立完善的固有免疫系统。

（二）缺乏与过量

维生素 A 缺乏最早的症状是暗适应力下降，严重者可患夜盲症。如果缺乏明显，可出现眼部上皮干燥症状，包括结膜和角膜上皮组织变性、泪腺分泌减少，可发生结膜褶皱、混浊，角膜基质水肿、表面粗糙混浊；患者常常感到眼睛干燥、怕光、流泪、发炎疼痛，严重时可发展至失明。

维生素 A 缺乏除引起眼部症状外，机体不同组织的上皮还会出现干燥、增生和角化，如皮脂腺和汗腺角化所致皮肤干燥、毛囊角化所致脱发丘疹、呼吸消化泌尿生殖上皮细胞角化变性等。

当维生素 A 摄入过量时，可引起中毒。急性中毒一般是一次或多次连续摄入大量的维生素 A，表现为嗜睡或者兴奋、头痛、呕吐等颅内高压症状。慢性中毒可出现食欲降低、肝大、肌肉疼痛、呕吐等。孕期维生素 A 摄入过多可导致胚胎吸收、流产和婴儿出生缺陷。

（三）营养评估

1. 血清维生素 A 水平 成人正常范围为 1.5～3μmol/L。但维生素 A 储存降低时血清水平可能正常，因此不推荐作为维生素 A 营养评估的充足标准。

2. 改进的相对剂量反应试验 受试者按照每千克体重 0.35μmol 剂量口服 3，4-二脱氢醋酸视黄酯油剂，服用 5 小时取血检测脱氢视黄醇和血清视黄醇的比例，大于 0.06 提示维生素 A 缺乏，小于 0.03 提示维生素 A 充足。

3. 血浆视黄醇结合蛋白测定 血浆视黄醇结合蛋白水平能比较敏感地反映体内维生素 A 的营养状态，正常值为 23.1mg/L。

4. 眼部症状检测 世界卫生组织将维生素 A 缺乏的眼部症状予以分类，其中角膜干燥、溃疡、角化定为诊断维生素 A 缺乏的有效体征。

（四）食物来源

维生素 A 以动物性食物来源为主，如动物内脏（猪肝、鸡肝）、蛋类、乳类中含量丰富。植物来源的胡萝卜素也具有丰富的维生素 A，尤其在深色蔬菜中，如西蓝花、胡萝卜、菠菜、苋菜、油菜等。在水果中芒果、橘子和枇杷等含量较丰富。

二、维生素 D

维生素 D 是指含有环戊氢烯菲环结构，并具有钙化醇生物活性的一大类物质，以维生素 D_2 和维生素 D_3 最常见。维生素 D_3 具有脂溶性，可溶于脂肪和有机溶剂，在中性和碱性液体中稳定性高、耐热、不易被氧化，但在酸性溶液中，维生素 D 容易被分解。因此，一般的烹饪方式不会破坏维生素 D，但脂肪酸败可以破坏维生素 D。

（一）生理功能

1. 维持机体钙、磷平衡 维生素 D 主要以 $1,25(OH)_2D$ 的形式在小肠、骨、肾等靶器官起作用，维持细胞内、外钙浓度，调节钙、磷代谢。$1,25(OH)_2D$ 与甲状旁腺激素共同作用维持血钙水平稳定。当血钙浓度降低时，甲状旁腺激素分泌增加，刺激肾脏中的 α-羟化酶，增加 $1,25(OH)_2D$ 的合成，促进肠道钙磷的重吸收及肾小管钙的重吸收；$1,25(OH)_2D$ 还直接作用于成骨细胞，并通过成骨细胞间接作用于破骨细胞，从而影响骨形成和骨吸收，维持骨组织与血液循环中钙、磷的平衡。

2. 参加体内免疫调节 随着在体内很多组织、细胞上发现 $1,25(OH)_2D$ 的受体，包括单核细胞、巨噬细胞，以及活化的 T 细胞、B 细胞等，研究人员提出了 $1,25(OH)_2D$ 能诱导巨噬细胞的混合和分化、调节 T 细胞的功能以及影响细胞因子的分泌等观点，在对单核巨噬细胞功能调节的研究中发现，维生素 D 展现出的激素样作用可能在机体的免疫调节过程中扮演着关键角色。

3. 其他 近期的研究发现，维生素 D 在维持肠道上皮功能、预防代谢性疾病（如 2 型糖尿病、心血管疾病）以及在自身免疫性疾病和肿瘤中具有积极作用。

（二）缺乏与过量

维生素 D 缺乏时，由于骨骼不能正常钙化，可引起儿童佝偻病。佝偻病临床表现为生长迟缓、肢体弯曲变形，例如刚学会走路时，身体重量将下肢骨压成 X 形或 O 形；胸骨外凸形成鸡胸；肋软骨与肋骨连接处形成肋骨串珠；囟门闭合延迟；骨盆变窄、脊柱弯曲等。

对成人而言，维生素 D 的缺乏可致成熟骨骼脱钙而出现骨质软化与骨质疏松，其中骨质疏松及其引起的骨折是威胁老年人健康的主要疾病之一。

目前维生素 D 的中毒剂量尚不清楚，但有报道摄入维生素 D 过多时可出现食欲缺乏、体重减轻、恶心呕吐、腹泻头痛等。血清中钙磷水平增加，甚至可发展为心肌、肾、气管等软组织转移性钙化和肾结石。

（三）营养评估

使用高效液相色谱法测定血浆中的25-OH-D，正常值为20～150nmol/L。

（四）食物来源

维生素D主要存在于海鱼、肝脏、蛋黄等动物性食品及鱼肝油制剂中。

三、维生素E

维生素E是指含有苯并二氢吡喃结构，具有α-生育酚活性的一类物质。α-生育酚是黄色油状液体，对热和酸稳定，对碱不稳定，对氧十分敏感。油脂的酸败增加了维生素E的破坏。

（一）生理功能

1. 抗氧化作用 维生素E作为一种生理必需的抗氧化剂，与超氧化物歧化酶、谷胱甘肽过氧化物酶一起构成体内抗氧化系统，保护生物膜上的多不饱和脂肪酸、细胞骨架和其他蛋白质的巯基免受自由基攻击。

2. 促进蛋白质更新合成 维生素E可以促进某些酶蛋白的合成，降低分解代谢酶（如DNA酶、RNA酶、肌酸激酶等）的活性。

3. 预防衰老 脂褐质是细胞内某些成分被氧化分解后的沉积物，随着年龄的增长在体内增加。补充维生素E可减少脂褐质形成，改善皮肤弹性，使性腺萎缩减轻，提高免疫功能。

4. 参与调节动物生殖功能和精子形成 维生素E是哺乳动物维持生育必不可少的营养物质。它可促进男女双方的性激素分泌，既可以增强男性精子活力，又能促进女性雌激素的分泌。

5. 调节血小板的黏附力和聚集作用 维生素E可以有效降低血浆胆固醇水平、抑制血小板粘连和聚集、防止血管内的血液凝固、抑制平滑肌细胞增殖、减少白三烯的合成、强化前列腺素的释放等多种功能，使血液循环良好，预防胆固醇及中性脂肪阻塞血管，预防动脉粥样硬化，其中包括冠状动脉硬化和脑动脉硬化等，避免脑卒中和心脏病。

（二）缺乏与过量

长期缺乏维生素E后，血浆维生素E浓度降低，红细胞膜受损，出现溶血性贫血。动物实验发现维生素E缺乏时，出现氧化磷酸化障碍，耗氧量增加，氧利用效率减低，肌肉中乳酸脱氢酶、谷草转氨酶、磷酸化酶激酶活性降低，而血浆中却增加，可出现肌肉营养障碍、组织发生退行性病变、心血管系统损伤、中枢神经系统变性。

在脂溶性维生素中，维生素E的毒性相对较小，长期摄入大量维生素E可出现视物模糊、头痛、极度疲乏等中毒症状。

（三）营养评估

1. 血清维生素E水平 用血清（浆）α-生育酚浓度可直接反映人体维生素E的储存情况。由于血浆生育酚浓度与血浆总脂浓度密切相关，有人建议使用总血脂中的α-生育酚水平予以衡量。

2. 红细胞溶解试验 当红细胞与2%～2.4%的过氧化氢溶液在一起保温后，如果出现溶血现象，可以通过测定此时释放的血红蛋白量（记为H_1），并将其与红细胞在蒸馏水中保温后释放的血红蛋白量（记为H_2）进行比较，所得的百分比可以作为评估维生素E营养状况的一个指标。

（四）食物来源

维生素E广泛存在于动植物组织中，其中植物性食物（如植物油、坚果、麦胚、种子类、豆类等）含量尤为丰富，动物性食物（如蛋类、鱼类和动物肝脏）中也有一定含量。

四、维生素K

天然维生素 K 有两种类型，植物来源的维生素 K 为维生素 K_1，又称叶绿醌。维生素 K_2 可以由细菌在肠道合成，又称甲萘醌。维生素 K 对热稳定，但在酸、碱、氧化剂和紫外线下都容易受到破坏。

（一）生理功能

维生素 K 参与蛋白质中谷氨酸 γ 位置的羧化作用，这些 γ-羧基谷氨酸（γ-carboxyl glutamic acid，Gla）参与钙离子结合。人体内，维生素 K 可调节 Gla 蛋白质的合成与功能。

1. 调节凝血蛋白质合成　维生素 K 是 4 种凝血因子（Ⅱ/Ⅶ/Ⅸ/Ⅹ）以及蛋白 C/S/Z 在肝内合成必不可少的物质，参与凝血过程。

2. 调节骨组织钙化和形成　成骨细胞合成的一种蛋白质——骨钙素，是依赖维生素 K 的 Gla 蛋白，可调节骨骼的钙化过程。

3. 其他　钙化的动脉粥样硬化组织中发现了一种 Gla 蛋白，称为动脉粥样硬化蛋白，与动脉粥样硬化有关。

（二）缺乏与过量

维生素 K 分布广泛，且在肠道细菌中可以发酵产生，因此成人缺少十分少见。但由于维生素 K 不能透过胎盘转运、新生儿肠道未建立正常菌群不能合成、母乳中含量低等原因，新生儿是维生素 K 缺乏的敏感人群。维生素 K 缺乏影响凝血酶原合成，表现为凝血缺陷性出血，如果凝血酶原低于 10%，即可表现为新生儿出血病。新生儿出血病一般见于产后 1～7 天，表现为皮肤、胃肠道、胸腔内出血，严重时可见颅内出血。迟发性出血见于产后 1～3 个月，除上述表现外，还通常伴有吸收不良和肝脏疾病。

天然形式的维生素 K 一般不会引起中毒，但维生素 K 前体 2-甲基-1,4-萘醌可引起婴儿溶血性贫血、高胆红素血症等，故不推荐用于治疗维生素 K 缺乏症。

（三）营养评估

可以通过测定机体的凝血功能来评价维生素 K 的营养状况，也可以用高效液相色谱直接测定血浆中的叶绿醌水平。另外，血浆和尿液未羧化骨钙素和未羧化凝血酶原测定是评价维生素 K 营养状况的灵敏指标。

（四）食物来源

维生素 K 广泛分布于各种动物性和植物性食物中，奶酪、鱼肝油、动物肝脏、蛋黄、海藻、菠菜、莴苣、豌豆、豆油中含量丰富。

五、维生素 B_1

维生素 B_1 又称硫胺素或抗脚气病的维生素，易溶于水，微溶于乙醇。盐酸硫胺素为白色结晶，有特殊香味，在水中溶解度较大，碱性溶液中加热易分解破坏，但在酸性溶液中对热稳定。氧化剂和还原剂均可使其失去作用。

（一）生理功能

维生素以硫胺素焦磷酸的形式作为体内 α-酮酸氧化脱羧反应和磷酸戊糖循环中转酮醇酶的辅酶参与碳水化合物和能量代谢。此外，维生素 B_1 可直接激活神经细胞的氯离子通道，控制神经传导的启动，抑制胆碱酯酶等非辅酶功能。所以，维生素 B_1 在维持神经、肌肉正常功能，维持正常食欲和胃肠运动、消化液分泌方面有重要作用。

（二）缺乏与过量

缺少维生素 B_1 可出现脚气病，成人和婴幼儿皆可出现。多余的维生素 B_1 可以通过尿液等排出体外，当每日服用过量时，偶尔会出现发抖、疱疹、浮肿、心跳加快等症状。

1. 成人脚气病 初期症状表现为疲劳、淡漠、食欲减低、恶心、忧郁、急躁、腿麻木及心电图异常。根据临床症状可以分为以下几种类型。

（1）干性脚气病：以多发性神经炎症为主，出现上行性周围神经炎，表现为指趾麻木、肌肉酸痛。

（2）湿性脚气病：以心血管系统障碍为主，表现为下肢水肿和心脏症状。

（3）混合型脚气病：严重缺乏者同时出现神经和心血管系统症状。少数患者在慢性缺乏（如长期酗酒）的基础上发生急性严重缺乏可引起精神障碍，即科尔萨科夫综合征。

2. 婴幼儿脚气病 多发生于出生后 2～5 个月，发病急，早期表现为食欲降低、腹泻或便秘、心跳加快、呼吸急促，晚期可出现发绀、水肿、心力衰竭和强直性痉挛，患儿常在症状出现 1～2 天后突然死亡。

（三）营养评估

1. 负荷试验 成人一次口服 5mg 硫胺素后，收集测定 4 小时尿中排出总量，小于 100μg 为缺乏，100～199μg 为不足，200μg 以上为正常。

2. 尿硫胺素与肌酐排出量的比值（μg/g） 用相当于含 1g 肌酐的尿中硫胺素排出量的多少反映机体的硫胺素营养状况，以尿硫胺素/肌酐表示。成人小于 27 为缺乏，27～65 为不足，66～129 为正常。

3. 红细胞转酮醇酶活性系数或 TPP 效应 采用红细胞体外实验，测定加硫胺素焦磷酸（thiamine pyrophosphate，TPP）和不加 TPP 时红细胞转酮醇酶活力，两者之差占基础活性的百分比，即红细胞转酮醇酶活性系数或 TPP 效应，以此表示硫胺素的营养状况。TPP 大于 16%为不足，大于 25%为缺乏。

（四）食物来源

维生素 B_1 的食物来源主要为两个方面，一是谷类的谷皮和胚芽、豆类、坚果、干酵母，其中糙米和带麸皮的面粉比精米白面中含量高；二是动物内脏、瘦肉和蛋黄。

六、维生素 B_2

维生素 B_2 又称核黄素，是黄素单核苷酸（FMN）和黄素腺嘌呤二核苷酸（FAD）的前体，呈黄色针状结晶，微溶于水，在酸性溶液中对热稳定，碱性环境中容易分解。

（一）生理功能

维生素 B_2 在体内可转化为活性磷酸化代谢物黄素单核苷酸（flavin mononucleotide，FMN）和黄素腺嘌呤二核苷酸。脂肪酰辅酶 A 脱氢酶、L-氨基酸氧化酶、琥珀酸脱氢酶、黄嘌呤氧化酶都属于黄素酶。除在呼吸链能量产生中发挥重要作用外，还在氨基酸和脂肪氧化、嘌呤碱化成尿酸、芳香族化合物的羟化、蛋白质与某些激素的合成及体内铁的转运过程中有重要作用。

黄素腺嘌呤二核苷酸是谷胱甘肽过氧化物酶的辅酶，因此也是体内抗氧化系统的成员。核黄素还参与了叶酸转化为各种辅酶的过程，并有助于这些辅酶在人体内的储存。

（二）缺乏与过量

维生素 B_2 缺乏主要表现为唇、舌、口腔黏膜和会阴皮肤的症状，被称为“口腔-生殖综合征”。

患者首先出现咽喉炎和口角炎，继而为舌炎、唇炎、面部脂溢性皮炎、躯干四肢皮炎，随后出现贫血和神经系统症状。有些患者有明显的角膜血管增生和白内障形成，以及阴囊炎、阴道炎等。孕期缺少维生素 B_2 也可出现唇裂、白内障等先天畸形。

维生素 B_2 在肾功能正常的情况下几乎无毒性，随尿排出。当摄入过多维生素 B_2 时，尿呈黄色。

（三）营养评估

1. 负荷试验 口服维生素 B_2 5mg，收集测定 4 小时尿中排出总量，以小于 400μg 为缺乏，400～799μg 为不足，800～1300μg 为正常，超过 1300μg 为营养状况良好。

2. 尿核黄素与肌酐排出量的比值（μg/g） 小于 27 为缺乏，27～79 为不足，80～269 为正常，大于 270 为充足。

3. 全血谷胱甘肽还原酶活力系数 在饱和的辅酶 A（coenzyme A，CoA）溶液中，加入一定量的谷胱甘肽，并测定在有无黄素腺嘌呤二核苷酸存在的情况下还原型谷胱甘肽的生成量，通过比较这两个条件下的生成量比值来评估个体的维生素 B_2 营养状况。当全血谷胱甘肽还原酶活力系数小于 1.2 时为正常，1.2～1.4 为不足，超过 1.4 则为缺乏。

（四）食物来源

维生素 B_2 的主要来源为动物性食物，包括蛋黄、乳类、动物内脏。绿叶蔬菜及豆类中含量较多，但粮谷类含量较低。

七、维生素 B_6

维生素 B_6 在体内的活性形式是磷酸吡哆醛和磷酸吡哆胺，在酸性溶液中对光和热稳定，但在碱性溶液中容易受到光和热破坏。

（一）生理功能

由维生素 B_6 构成的 5′-磷酸吡哆醛和 5′-磷酸吡哆胺是很多酶的辅酶，参与重要的氨基酸代谢、血红蛋白合成、烟酸形成、同型半胱氨酸分解等，与蛋白质和脂质能量代谢密切相关。

（二）缺乏与过量

维生素 B_6 缺乏主要表现在皮肤和神经系统。眼、鼻、口部皮肤出现脂溢样皮损，伴有舌炎和口腔炎；神经系统主要表现为周围神经炎。维生素 B_6 缺乏还可引起体液和细胞介导的免疫功能受阻，迟发型超敏反应减低；维生素 B_6 作为胱硫醚 β-合酶的辅酶，其缺乏会阻碍同型半胱氨酸代谢，出现高同型半胱氨酸血症和高尿酸血症，偶可见小细胞性贫血。

肾功能正常时，维生素 B_6 几乎不产生过量服用毒性。长期大量服用可能导致严重的周围神经炎、神经感觉功能异常。

（三）营养评估

1. 含量测定 可以通过测量血浆中维生素 B_6 和尿中维生素 B_6 代谢产物浓度判断其是否缺乏。

2. 色氨酸负荷试验 按 0.1g/kg 体重口服色氨酸，测定 24 小时尿中黄尿酸排出量，计算黄尿酸指数[24 小时尿中黄尿酸排出量（mg）/色氨酸给予量（mg）]。维生素 B_6 营养正常者为 0～1.5，不足者可大于 12。

（四）食物来源

肉类、动物肝、黄豆、鹰嘴豆、葵花籽与核桃中含有丰富的维生素 B_6。

八、烟　酸

烟酸，又称尼克酸、维生素 PP、抗癞皮病因子等，是吡啶-3-羧酸及其衍生物的总称，对酸、碱和光热都稳定。

（一）生理功能

烟酸以烟酰胺的形式在体内构成辅酶Ⅰ和辅酶Ⅱ，后者是组织中极其重要的递氢体，在糖类、脂质、氨基酸、类固醇及核酸等物质代谢过程中起重要作用。

烟酸作为葡萄糖耐量因子的重要组成部分，以非辅酶的形式存在，能够增强胰岛素的效能。

（二）缺乏与过量

烟酸缺乏症又称癞皮病，临床上主要以皮肤、胃肠道和神经系统为主要表现。典型表现有皮炎、腹泻、痴呆。本病常与脚气病、维生素 B_2 缺乏症及其他营养缺乏症同时存在。由于玉米中的烟酸为结合型，不能被人体吸收利用，因此以玉米为主食的人群容易发生癞皮病。

烟酸过量摄入可以有皮肤发红、眼部感觉异常、高尿酸血症等，偶见高血糖。

（三）营养评估

1. 负荷试验　口服 50mg 烟酰胺，测定 4 小时尿中 *N'*-甲基烟酰胺排出量，以小于 2mg 为缺乏，2～2.9mg 为不足，3～3.9mg 为正常。

2. 测定 2-吡啶酮/*N'*-甲基烟酰胺　一般认为 2-吡啶酮/*N'*-甲基烟酰胺在 1.3～4.0 之间为正常，小于 1.3 表明有潜在危险。这个指标受蛋白质营养状况影响较大，故应用时应该谨慎。

3. 测定尿中 *N'*-甲基烟酰胺含量　使用任意一次尿中 *N'*-甲基烟酰胺/肌酐（mg/g）作为评价指标，以小于 0.5 为缺乏，0.5～1.59 为不足，1.6～4.2 为正常，大于 4.3 为充足。

（四）食物来源

烟酸广泛存在于动植物食品中，肝、肾、瘦肉、花生、茶叶、口蘑等含量较高，全谷类、绿叶蔬菜中也含有一定的烟酸。烟酸除食物中直接摄取外，还可以在体内由色氨酸转化而来，奶、干酪、蛋中含有丰富的色氨酸。

九、叶　酸

叶酸是由蝶啶、对氨基苯甲酸及 *L*-谷氨酸残基结合而成，微溶于水，不溶于乙醇及其他有机溶剂。叶酸的钠盐易溶于水，但在水中易受光照分解。在酸性溶液中叶酸对热不稳定，在中性和碱性溶液中稳定。

（一）生理功能

叶酸在体内转变为四氢叶酸发挥生理作用。四氢叶酸是一碳基团转移酶系统的辅酶，参与重要化合物的生产与代谢，主要包括参与嘌呤和胸腺嘧啶的合成与 DNA/RNA 的合成，参与氨基酸的相互转化，参与血红蛋白及重要甲基化合物合成（肾上腺素、胆碱、肌酸等）。

（二）缺乏与过量

体内叶酸缺乏时，“一碳基团”转移发生障碍，核苷酸特别是胸腺嘧啶脱氧核苷酸的合成减少，更新速率较快的造血系统首先受累，典型症状为巨幼细胞贫血。白细胞分裂可同样受到影响，周围血液中粒细胞减少、体积偏大、分叶增多。

孕期叶酸缺乏是胎儿神经管畸形的主要病因之一。叶酸缺乏会引起尿嘧啶错误地嵌入人类

DNA 中导致染色体断裂，这可能是致癌危险性和智力障碍性疾病增加的原因。叶酸缺乏还可致同型半胱氨酸向甲硫氨酸的转化受阻，从而引起高同型半胱氨酸血症，高同型半胱氨酸血症可能是动脉粥样硬化及心血管疾病的重要致病因素。

肾功能正常者，长期大量服用很少发生中毒，偶尔可见过敏反应。个别患者出现厌食、恶心、腹胀等胃肠道症状。大量服用叶酸可能会干扰抗惊厥药的效果，促使患者发生惊厥发作，同时也可能掩盖维生素 B_{12} 缺乏的早期迹象。

（三）营养评估

可测定血清叶酸水平，但受到叶酸摄入量及代谢因素的干扰。红细胞中的叶酸水平是血清中的10倍，一定程度上可以反映叶酸的储备水平。维生素 B_{12} 对这两个指标都有影响，因此最好同时测定血清、红细胞中叶酸含量及反映维生素 B_{12} 的营养状况指标综合分析。

（四）食物来源

人体需要叶酸主要来源于食物，深色绿叶蔬菜、胡萝卜、肝脏、蛋黄、豆类、南瓜、杏等都富含叶酸。

十、维生素 B_{12}

维生素 B_{12}，又称钴胺素（cobalamine）、氰钴胺素（cyanocobalamin），是一组含钴的类卟啉化合物。维生素 B_{12} 可溶于水，在弱酸条件下最稳定，在强酸和碱性溶液中易分解，强光和紫外线容易破坏，遇热会有一定程度的破坏。

（一）生理功能

维生素 B_{12} 作为甲硫氨酸合成酶的辅酶参与同型半胱氨酸甲基化转变为甲硫氨酸，还可以作为甲基丙二酸单酰辅酶 A 变位酶的辅酶参与甲基丙二酸-琥珀酸的异构化反应。

（二）缺乏与过量

维生素 B_{12} 在饮食中缺少非常少见，多数由吸收不良所致。素食主义者因不吃肉类，容易出现维生素 B_{12} 缺乏；而老年人和胃切除患者由于胃酸分泌不足，也会导致维生素 B_{12} 吸收不良。维生素 B_{12} 缺乏主要表现为巨幼细胞贫血和高同型半胱氨酸血症。

（三）营养评估

可以测定血清转钴胺素Ⅱ、血清全结合咕啉、血清维生素 B_{12} 浓度等。

（四）食物来源

膳食中维生素 B_{12} 主要来源于动物性食物，如肉、动物肝脏、鱼、蛋类等，乳制品含量较少，植物性食物基本不含维生素 B_{12}。

十一、维生素 C

维生素 C 又称抗坏血酸，是含有内酯结构的多元醇类。维生素 C 在酸性水溶液中较为稳定，在中性溶液和碱性溶液中易被破坏，有微量金属离子（如铜离子、铁离子等）存在时，更易被氧化分解。

（一）生理功能

1. 参与体内的羟化反应

（1）胶原合成：参与胶原蛋白合成过程中脯氨酸和赖氨酸的羟化作用，当维生素 C 缺乏时，血管和骨骼等组织的胶原合成障碍。

（2）胆固醇的羟化：参与胆固醇羟化为胆汁酸的过程，维生素 C 缺乏时，可导致胆固醇在肝内蓄积，血中胆固醇浓度升高。

（3）芳香族氨基酸的羟化：苯丙氨酸羟化为酪氨酸，酪氨酸转变为儿茶酚胺或分解为尿黑酸，色氨酸转变为 5-羟色胺时也需要维生素 C 的参与。

（4）有机药物或毒物的羟化：羟化过程是药物或毒物在体内生物转化和解毒的重要过程，维生素 C 可增强混合功能氧化酶的活性，增强解毒过程。

2. 还原作用 维生素 C 作为体内重要的还原剂，可以使许多含巯基的酶分子中的-SH 基维持在还原状态，使酶保持活性，保护巯基和使巯基再生；还可以三价铁离子还原为二价亚铁离子，促进铁元素的吸收，作为缺铁性贫血的辅助治疗。

3. 增强机体免疫功能 维生素 C 通过促进抗体合成、增强白细胞对流感病毒的反应性、促进过氧化氢在粒细胞中的杀菌作用来增强机体免疫功能。

（二）缺乏与过量

维生素 C 严重摄入不足可导致坏血病。临床早期表现为疲劳、倦怠、皮肤瘀点、毛囊角化，其中毛囊周围轮状出血具有特异性，出现在臀部或下肢，继而出现牙龈出血、球结膜出血、机体抵抗力下降、伤口愈合迟缓、关节疼痛，可伴有轻度贫血、多疑、忧郁等精神症状，还可以伴有干燥综合征，表现为口眼干燥。

大剂量服用维生素 C，如每日 1g 以上时，尿酸排出明显增加；2～8g 以上时，可出现恶心、腹部不适，甚至有痉挛、腹泻、削弱粒细胞杀菌能力、破坏红细胞，以及出现尿路结石等。

（三）营养评估

1. 血浆中维生素 C 含量 可以显示近期摄入情况，但不能反映机体储备情况。

2. 白细胞中维生素 C 含量 一般以白细胞中抗坏血酸浓度＞$20\mu g/10^8$ 为维生素 C 营养充足的指标，可以反映机体维生素 C 储备情况，不受维生素 C 暂时摄入量的影响。

3. 负荷试验 口服 500mg 维生素 C，收集 4 小时尿液以测定尿中还原型维生素 C 含量。4 小时排出大于 10mg 为正常，小于 3mg 为维生素 C 缺乏。

（四）食物来源

维生素 C 主要分布在蔬菜水果中，如蔬菜中的柿子椒、番茄、菜花、各种深色蔬菜，水果中的柑橘、柠檬、青枣、山楂、猕猴桃等。

十二、生 物 素

生物素又称维生素 B_7、维生素 H 和辅酶 R（旧称），现已知有 8 种异构体，天然存在并具有生物活性的是 *D*-生物素。生物素对空气、光和热稳定，在强酸溶液和强碱溶液中易降解。

（一）生理功能

生物素在体内是 4 种生物素依赖羧化酶（乙酰辅酶 A 羧化酶、丙酮酸羧化酶、丙酰辅酶 A 羧化酶及甲基巴豆酰辅酶 A 羧化酶）的辅酶，在脂类、碳水化合物、氨基酸和能量代谢中有重要作用。此外，生物素还影响了细胞生长、葡萄糖的代谢平衡、DNA 的生物合成及唾液酸糖蛋白的受体表达。

（二）缺乏与过量

生物素食物来源广泛，亦可通过肠道细菌合成，较少出现缺乏的情况。由于生鸡蛋清中含抗生物素蛋白，能结合并阻止生物素吸收，因此生物素缺乏主要见于长期吃生鸡蛋者、没有补充生物素的肠外营养患者、胃肠道吸收障碍者。表现为毛发变细失去光泽、皮肤鳞片状和红色皮疹。成年患者大多有抑郁、嗜睡、幻觉和感觉异常等神经系统症状。儿童在全静脉营养3～6个月后可出现生物素缺乏症状，并有蛋白质-能量营养不良、生长发育迟缓。婴儿肠外营养6～9个月出现面部脂肪分布异常，毛发稀少甚至脱落，称为生物素缺乏面容。严重可引起狂躁、嗜睡和发育迟缓及婴儿猝死综合征。

大剂量生物素摄入未发现明显毒性。

（三）营养评估

测定血尿生物素含量、尿中有关代谢产物以及血浆奇数链饱和脂肪酸浓度可用于评价生物素的营养状况。

（四）食物来源

生物素食物来源广泛，蜂蜜、啤酒酵母、奶类、鸡蛋黄、动物肝肾、菠菜、黄豆、燕麦、高粱等中含量丰富。

第八节　水

水是人体内含量最大的营养素，水不仅构成了人体成分，还参与生理功能调节，是维持生命最重要的营养素之一。

一、水的分布

水在体内的分布因年龄、性别、体形等存在个体差异。总体而言，新生儿体液总量最多，约占80%，随着年龄的增长，总体水分逐渐减少。

水分布于细胞内液和细胞外液中，一般来说，细胞内液约占2/3，细胞外液约占1/3。不同组织器官的含水量相差很大，其中血液中含水量最多，达80%以上；肌肉组织约为70%；而脂肪组织中含水量较少，仅为25%～30%。女性体内因脂肪较多，所以总体含水量低于男性。

二、水的功能

（一）构成细胞和体液成分

在成年男性体内，总水量约占体重的60%，女性为50%～55%。水广泛分布于组织细胞内外，构成人体的内环境。

（二）参与物质代谢

水是良好的溶剂，可以溶解单糖、氨基酸、脂蛋白、维生素和矿物质等营养素，水溶性物质还可以溶解状态和电解质离子状态存在。许多生化反应需要水的参与，包括营养物质的水解等。在强大的流动循环过程中，水将各类物质输送到机体各个组织细胞发挥生理功能，促进新陈代谢和生化反应，同时将代谢废物运输排泄至体外。

（三）调节体温

水的比热容大、蒸发热大，使体温不因机体内外环境温度改变而明显变化。其流动性大，使代谢热能得以迅速均匀地分布。当温度较高时，水分蒸发可以带走较多热量，以维持体温稳定。

（四）润滑

水分布于眼球、关节腔、胸腔、腹腔等部位，对组织起到较好的缓冲、润滑和保护作用。

（五）其他

体内部分水与蛋白质、糖胺聚糖、磷脂等结合，以结合水的形式存在，使得这些组织具有不同的坚硬程度。

三、水的代谢

（一）水的出入量

成人每天约需要2500ml水，包括饮用水1200ml、各种食物中水约1000ml（如汤、饭、粥等）、体内生理代谢产生水约300ml。

每人每天排出的水量也约为2500ml，包括尿液约1500ml、肺呼吸排出约400ml、正常情况下的汗液排泄约500ml、粪便排出约100ml。

水的需要量受到代谢情况、年龄、体力活动、温度、饮食等因素的影响，变化较大。在热环境及进行体力劳动时，每日需水量应按照气温和劳动强度换算，方能保持平衡。

（二）水缺乏

体液丢失称为脱水或失水。根据水和电解质丧失比例的不同，可以分为高渗性脱水、低渗性脱水和等渗性脱水。

1. 高渗性脱水 以水的丢失为主，电解质丢失相对较少。当失水量占体重2%～4%时，为轻度脱水，临床上可以表现为口渴、尿量减少；当失水量占体重的4%～8%时，为中度脱水，可进一步出现皮肤黏膜干燥、声音嘶哑等；如果失水量超过8%，则为重度脱水，可以出现高热、精神恍惚、烦躁不安等症状；若失水量超过10%，可危及生命。

2. 低渗性脱水 以电解质丢失为主，水的丢失较少。临床表现为循环血量下降，细胞外液低渗，引起组织水肿。低渗性脱水早期多尿，晚期尿少甚至无尿，尿比重降低，尿中钠离子、氯离子浓度减少。

3. 等渗性脱水 水和电解质按比例丢失，体液渗透压不变。一般是细胞外液减少，临床上兼有上述两类脱水特点。

（三）水过多

人体如摄入过多水分而又未能及时排出，可在体内潴留，导致细胞外液渗透压降低、细胞肿胀。严重时可对中枢系统造成严重损伤，形成脑组织肿胀、颅内压增高。临床上可表现为头痛、恶心、呕吐、行为异常、神志不清、嗜睡、昏迷等症状。

第九节 膳食纤维

膳食纤维是碳水化合物中的一类多糖，包括纤维素、半纤维素、果胶、树胶等，是由五碳糖、六碳糖及醛糖类组成的支链和直链的多糖混合物。人体淀粉酶不能对膳食纤维进行消化，因其有与其他碳水化合物不同的特征和营养学意义，在此单独进行介绍。

一、膳食纤维的来源

食物中的膳食纤维主要来源于植物性食物，如蔬菜、水果、豆类、谷类等。由于蔬菜和水果中水含量高，因此膳食纤维量较少。谷物是膳食纤维的重要来源，全谷和全麦中含有丰富的膳食纤维，但精加工后的谷物则含量较少。根据中国营养学会《中国居民膳食营养素参考摄入量（2023版）》

给出的推荐，膳食纤维适宜摄入量为25～30g/d。

二、膳食纤维的分类

根据化学分析的方法，可以将膳食纤维分为总膳食纤维、可溶性膳食纤维和不溶性膳食纤维。

1. 总膳食纤维　包括传统意义的膳食纤维，如非淀粉多糖和抗性淀粉、美拉德反应产物等。

2. 可溶性膳食纤维　主要包括果胶、树胶、黏胶和部分半纤维素等。

（1）果胶：果胶是由 *D*-半乳糖醛酸聚合成的复合多糖，通常存在于水果和蔬菜中。柑橘、苹果中含量丰富，其中柑橘皮中约30%、苹果中约15%。果胶分解后产生甲醇和果胶酸，腐烂的水果和果酒中甲醇含量较高。果胶在食品加工中常被用作增稠剂生产果冻、色拉、冰激凌等。

（2）树胶和黏胶：由不同的单糖及其衍生物组成，在食品加工过程中可作为增稠剂。

3. 不溶性膳食纤维　主要包括纤维素、不溶性半纤维素和木质素。

（1）纤维素：是细胞壁的主要成分，是多个葡萄糖以β-1,4-糖苷键聚合而成。在燕麦、全豆中含量多。纤维素具有吸水性，可以增加肠内容物的体积。

（2）不溶性半纤维素：由戊糖和己糖聚合而成的杂多糖。谷类中的可溶性半纤维素称为戊聚糖，可以形成黏稠的水溶液，有降低胆固醇的作用。

（3）木质素：是由酚类单体聚合而成的高分子聚合物，不能被人体消化吸收。主要存在于蔬菜的木质化部分和种子中，如草莓籽、老化的胡萝卜、花茎甘蓝中。

三、膳食纤维的功能

1. 促进排便　大多数膳食纤维可作为肠道内容物吸水膨胀、促进肠道蠕动。粪便也因此而含水较多，性状变软，易于排出。

2. 改善代谢　可溶性膳食纤维可以减少小肠对糖的吸收，使血糖在餐后升高速度下降，继而减少体内胰岛素释放。由于胰岛素释放可以刺激肝脏合成胆固醇，因此这一类膳食纤维可以间接降低血胆固醇合成。

纤维素可以吸附胆汁酸、脂肪等降低其吸收率，可以起到降血脂的作用。

一些可溶性膳食纤维在肠道被细菌分解代谢产生短链脂肪酸，如乙酸、丙酸、丁酸等，对肠道局部代谢稳态维持和机体代谢有积极作用。

3. 控制体重　可溶性膳食纤维可以减缓食物由胃进入小肠的速度，易使人产生饱腹感，减少能量摄入。

4. 预防肿瘤　膳食纤维在结肠内发酵产生的短链脂肪酸，对肠道上皮细胞的营养和功能调节具有重要作用，动物实验表明，丁酸等短链脂肪酸可能通过调控组蛋白去乙酰化酶抑制癌变，从而发挥预防结肠癌的作用。

（白　涛　侯晓华）

第三章 肠道微生态与营养

人体肠道内存在大量微生物群落，包括细菌、真菌、病毒等微生物，这些微生物与人体之间相互作用而共同构成一个生态系统，各种微生物相互制约、相互依赖达成动态平衡，共同维持人体的健康。肠道菌群是肠道微生态系统中的一部分，它参与调节营养物质的消化吸收、维持肠道黏膜屏障功能、影响免疫系统的发育和功能等。随着肠道菌群结构及功能研究的不断加深，其在营养物质代谢吸收及营养代谢相关疾病的作用也愈发得到关注。通过调节肠道菌群及合理应用临床营养支持治疗，可明显纠正患者菌群紊乱及营养状况，改善疾病预后和转归，是极具前景的临床治疗策略。为合理指导临床营养支持治疗，改善疾病预后和转归，本章节将着重从肠道菌群构成及功能、肠道菌群与营养物质的代谢吸收、营养物质与肠道菌群、肠道菌群与营养相关疾病、肠道菌群的干预方式、肠道菌群对营养学发展的意义及其挑战和展望等方面进行讲述。

第一节 肠道菌群构成及功能

肠道菌群是一个庞大复杂的生态系统，含有 10^{13}～10^{14} 数量的菌群，种类超过 1000 种，占全身菌群总数的 80%左右，其基因总数超过 500 万，是人类基因总数的 150 倍。主要包括厚壁菌门、拟杆菌门、变形菌门、放线菌门及疣微菌门五大类和一类古生菌门。由于肠道蠕动及消化液影响，小肠近端菌群量很少且以需氧菌居多，而盲肠菌群量明显增多，达到 10^9CFU/ml（CFU：colony-forming unit，集落形成单位），结肠菌群量则进一步增多，可达 10^{14}CFU/ml（图 3-1）。其中以厚壁菌门和拟杆菌门为优势菌，占人结肠细菌总数的 99%，而变形菌门、放线菌门及疣微菌门数量则相对较少。

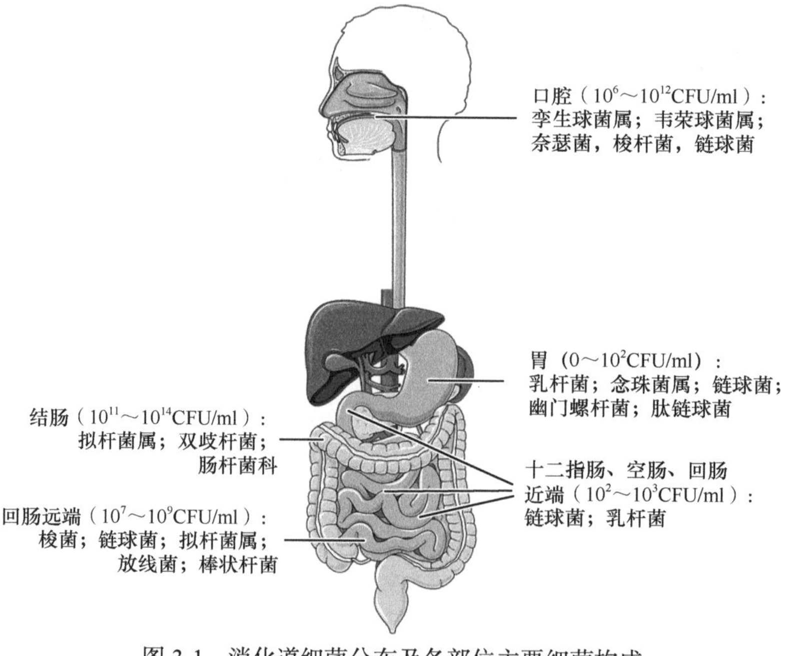

图 3-1 消化道细菌分布及各部位主要细菌构成

健康受试者口腔和唾液微生物群包含数以百万计的微生物，这些微生物每天与我们的食物一起被吞食，它们在肠道中的存活受到许多因素的阻碍，如胃酸、胆汁酸（BAs）、消化酶和十二指肠内的抗菌蛋白。还有一些因素会影响微生物的定植，如化学因素（包括 pH、氧浓度和氧化还原电位、黏液、胆汁和抗体）和物理因素（包括肠道结构、蠕动和转运时间）。因此，沿肠道存在微生物的浓度梯度分布。尽管在十二指肠抽吸物中微生物类群与口腔样本组成有些相似，但是其微生物的丰度约占口腔样本的 0.1%。小肠中每克内容物含有数千到数亿个细胞，其中部分最主要的是耐氧的厚壁菌门（Firmicutes）和变形菌门（Proteobacteria）。内容物在结肠中的转运时间比在小肠中的转运时间要长十几倍，因此，结肠微生物群以厌氧细菌为主，包括数千种细菌和数百万个基因，主要分布在厚壁菌门[主要是瘤胃球菌科（Ruminococcaceae）和毛螺菌科（Lachnospiraceae）]、拟杆菌门（Bacteroidetes）、放线菌门（Actinobacteria）、变形菌门和疣微菌门[Verrucomicrobia，阿克曼氏菌属（*Akkermansia*）]中。小肠具有身体最大的黏膜表面，食物被进一步消化和吸收，含有大部分肠道受体、免疫细胞和神经细胞，研究人员研究了从回肠造口术中获得的小肠排出物，发现每克（湿重）含有多达 1 亿个微生物，这些微生物形成了个性化的群落。对这些样本的功能（转录组学和靶向代谢组学）与宏基因组学分析显示，定植的链球菌（*Streptococcus*）和乳杆菌（*Lactobacillus* spp.）表达了一个巨大的高效运输系统库，这些系统与宿主竞争糖的摄取和利用，产生乳酸盐和乙酸盐，它们是韦荣球菌（*Veillonella*）的底物，并随后转化为丙酸盐。最近的研究揭示了与空肠相比，十二指肠微生物群表现出更高的与 pH 相关的组成动态，空肠是小肠中最长的一段，负责大部分糖、蛋白质和脂质的消化和吸收。尽管十二指肠和空肠是连续的解剖结构，但在回肠的近端存在一层较厚的黏液，其中定植着多种厌氧菌，如拟杆菌门中的拟杆菌纲（Bacteroidia），以及厚壁菌门中的瘤胃球菌科（Ruminococcaceae）和毛螺菌科（Lachnospiraceae）的细菌，这些细菌群落参与了胆汁酸（Bile acids，BAs）的代谢转化过程。菌群在肠道中存在明显的垂直梯度，但也存在水平梯度，这在结肠中的研究最为广泛。重要的是，存在氧气、氧化还原和黏液梯度，这些梯度从黏膜表面开始，延伸到腔内，从而形成微生物群落的结构。从广义上讲，这些微生物群落始于黏液降解菌群，通常由分解黏液菌和微需氧菌——嗜黏蛋白阿克曼菌（*Akkermansia muciniphila*）主导，随后，群落过渡到由严格厌氧菌组成的阶段，这些严格厌氧菌包括产生丁酸和丙酸的细菌，以及能够将氢气和二氧化碳转化为乙酸的同型产乙酸菌，还有将氢气转化为甲烷的产甲烷菌。微生物群现在被认为是人体的一个虚拟器官，微生物组编码超过 300 万个基因，产生数千种代谢物，这些代谢物取代了宿主的许多功能，从而担负着机体营养消化吸收、维生素合成、胆固醇降解免疫刺激及抑制病原体增殖等生理作用，其相对稳态对肠道功能正常发挥及机体稳态维持至关重要。许多大型研究已在特定胃肠道疾病中探讨了肠道微生物群及其相关性，如肠道疾病、乳糜泻、肠易激综合征、结直肠癌、慢性肝病或胰腺病变。在肠道外相关疾病肥胖和肥胖相关疾病如 2 型糖尿病和非酒精性脂肪性肝病中肠道微生物群已得到了广泛研究。

第二节　肠道菌群与营养物质的代谢吸收

（一）肠道菌群与蛋白质代谢吸收

饮食中的蛋白质是人体蛋白质和氨基酸的主要来源。从食物蛋白质中获取氨基酸是人体蛋白质的主要来源。小肠是食物中蛋白质消化的主要场所，无论是摄入的外源性蛋白质还是人体自身的内源性蛋白质，经过消化过程分解成氨基酸后，绝大部分都能被小肠吸收，然而，并非所有的蛋白质都能被完全消化和彻底吸收。肠道细菌的蛋白酶可将残留的蛋白质水解成氨基酸，并可利用这些氨基酸进行代谢。

蛋白质转化主要发生在大肠，结肠细菌在降解内源性或外源性蛋白质方面效率很高。拟杆菌、梭状芽孢杆菌、丙酸杆菌、梭杆菌、乳杆菌和链球菌被鉴定为具有蛋白质水解作用的菌种。粪便微生物群与结肠微生物群具有不同的蛋白质水解活性。粪便微生物的活性仅在球形蛋白的蛋白质水解方面很高。一项针对纯肠道微生物培养以及接种了人类粪便样本的肠道微生物培养的研究表明，可发酵的碳水化合物与氨基酸的发酵过程之间存在相互作用。发现随着 pH 升高，蛋白质发酵水平增加。天冬氨酸、丙氨酸、苏氨酸和甲硫氨酸经发酵生成丙酸盐，谷氨酸、赖氨酸、组氨酸、半胱氨酸、丝氨酸和甲硫氨酸发酵生成丁酸盐。除蛋白质的外源性来源外，黏液、脱落的上皮细胞及胰腺酶也作为人类结肠中的蛋白质来源，这些蛋白质经转化后生成的短链脂肪酸（short chain fatty acid，SCFA）、支链氨基酸吲哚、酚、氨和胺等代谢产物，可进一步参与肠道屏障完整性维持和刺激机体免疫应答。宏基因组技术显示肠道微生物有着丰富氨基酸代谢能力，能合成苯丙氨酸、色氨酸、赖氨酸、亮氨酸、异亮氨酸等机体必需氨基酸。其中机体所需赖氨酸来源中，肠道菌群合成贡献占比为 2%～20%，亮氨酸甚至高达 20%。肠道菌群通过对不同种类氨基酸进行脱氨基、转氨基作用产生结构各异的 *α*-酮酸或 *α*-羟基酸，再经过氧化还原反应生成短支链脂肪酸，最后同短链脂肪酸一起发挥生物学效应。

（二）肠道菌群与脂类代谢吸收

膳食中的脂类是人体脂肪的主要来源，根据其来源，脂肪可分为动物性脂肪和植物性脂肪。动物性脂肪又可分为两大类：一类来源于鱼、虾等水产品，其中的脂肪酸大部分是不饱和脂肪酸；另一类是动物脂肪，其中含有大量饱和脂肪酸和少量不饱和脂肪酸。植物性脂肪多来源于豆油、棉籽油、花生油、菜籽油、橄榄油等，其脂肪中多数主要含有多不饱和脂肪酸，橄榄油为单不饱和脂肪酸，椰子油中则主要为饱和脂肪酸。

研究表明，肠道微生物群影响宿主脂质代谢。与常规饲养小鼠相比，无菌小鼠不受饮食诱导的肥胖影响，这归因于多种机制，如提高脂肪酸的氧化率和减少脂肪细胞内甘油三酯的沉积。此外，脂质组学分析显示，肠道微生物群影响宿主组织和血清中的脂质组成，并增加循环中甘油三酯的清除率。相反，在高脂肪饮食的小鼠中，肠道微生物群增加了循环甘油三酯、高密度脂蛋白和总胆固醇水平。肠道菌群可能通过代谢产物（如短链脂肪酸）和胆汁酸修饰，间接调节肝脏单不饱和脂肪酸的合成；肠道菌群产生的乙酸被用作肝脂肪酸合成的前体。

粪便微生物群也与人类的脂质代谢有关。肥胖和瘦弱受试者的细菌分类和功能特征不同，在肥胖患者中，总微生物基因丰度的降低与血清总胆固醇和血清甘油三酯的增加有关。此外，通过对普通人群队列研究的粪便微生物群、生物统计学和代谢测量数据进行交叉验证分析，6%的血清甘油三酯变异和 4%的高密度脂蛋白（high density lipoprotein，HDL）变异归因于肠道微生物群组成。在与血脂异常和异位脂肪沉积（如动脉粥样硬化和脂肪肝）相关的病理生理状况的个体中，粪便微生物群组成也存在变化。通过分析症状性颈动脉狭窄患者的动脉粥样硬化斑块、粪便样本和口腔微生物组成，观察到这三个部位之间存在共同的运算分类单元（operational taxonomic unit，OTU），这一发现与口腔及胃肠道微生物群可能参与引发动脉粥样硬化的炎症过程的假设相吻合。口腔梭杆菌的 OTU 与血清总胆固醇和低密度脂蛋白（low density lipoprotein，LDL）水平相关，链球菌的 OTU 与 HDL 水平相关。

在功能上，患者肠道微生物群的肽聚糖合成能力增加，这可能导致动脉粥样硬化和动脉壁的慢性炎症。另一项研究发现冠状动脉疾病（coronary artery disease，CAD）与肠道微生物群组成之间存在关联，表明与有冠状动脉危险因素但没有 CAD 的受试者和健康对照组相比，CAD 患者的拟杆菌门减少，乳杆菌目增加。

多项研究表明，非酒精性脂肪肝患者的粪便微生物群组成与健康对照组和无脂肪性肝病的肥胖患者不同。最近的研究表明，脂肪变性患者的微生物基因丰度降低，包括膳食脂质加工在内的几种功能的遗传潜力发生改变。此外，粪便微生物群组成的变化已被证明与非酒精性脂肪性肝病的严重程度及其向纤维化和非酒精性脂肪性肝炎（non-alcoholic steatohepatitis，NASH）的进展有关。在这些研究中最一致的发现是，纤维化或非酒精性脂肪性肝炎患者中拟杆菌群的丰度增加。

研究表明，使用益生菌治疗小鼠时，在喂食高脂肪高胆固醇饮食的小鼠中，弯曲乳杆菌单独或与植物乳杆菌联合使用，可以降低血浆和肝脏中的胆固醇，两种菌株在降低肝脏甘油三酯方面存在协同作用。同样，在高脂肪饮食下的肥胖大鼠中，双歧杆菌能够降低循环中的甘油三酯和低密度脂蛋白水平，同时提高高密度脂蛋白水平。总体来看，这些在小鼠模型中的研究表明，肠道微生物群与饮食共同调节宿主的脂质代谢以及血清和组织中的脂质水平。

（三）肠道菌群与碳水化合物

糖类物质是人类食物的主要成分，糖在生命活动中的主要作用是提供能源和碳源。食物中的糖是机体的一种重要的能量来源，人体所需的能量 50%～70%来自糖。糖不仅是机体的主要供能物质，它还是机体重要的碳源，糖代谢的中间产物可转变成其他的含碳化合物，如氨基酸、脂肪酸、核苷等。此外，葡萄糖的某些代谢产物可为机体其他代谢途径提供必需的物质，如还原型烟酰胺腺嘌呤二核苷酸磷酸（reduced nicotinamide adenine dinucleotide phosphate，NADPH）、磷酸核糖等；另外，糖也是组成人体组织结构的重要成分。

人类没有能力降解复杂的多糖和不可消化的碳水化合物，如抗性淀粉、不可消化的多糖和低聚糖、植物纤维、从宿主获得的聚糖（黏蛋白）。这些未消化的物质进入结肠并被结肠微生物群处理。正常情况下，饮食中要摄入 10～60g 碳水化合物。这些碳水化合物中的大多数是抗性淀粉（抵抗人类淀粉酶的作用）、非淀粉多糖、低聚糖和未吸收的糖，如棉籽糖、乳糖和水苏糖等。结肠微生物通过产生不同的水解酶来降解这些具有各自大分子复杂结构的底物而发挥重要作用。复合碳水化合物通过初级降解转化为多糖，然后转化为低聚糖。不溶性碳水化合物的初始降解是由结肠微生物拟杆菌进行的，如瘤胃球菌、双歧杆菌和乳杆菌负责低聚糖（低聚果糖和低聚葡萄糖）、多糖（菊糖）的发酵。在各种短链脂肪酸生产者中，梭菌群（*Clostridium cluster*）ⅩⅣa 的成员是丁酸盐生产者。梭菌群ⅩⅣa 通过辅酶 A 转移酶或相对不太常见的丁酸激酶活性途径介导丁酸盐的产生。此外，丁酸盐也由厚壁菌门如普氏栖粪杆菌（*Faecalibacterium prausnitzii*）和毛螺菌科的细菌产生。丁酸盐可以由许多其他细菌群合成，在家族基因组中没有一致性。同样，丙酸也可以通过 3 种途径合成，即拟杆菌门介导的琥珀酸途径和玫瑰花菌介导的丙二醇途径和厚壁菌纲（Negativicutes）使用的琥珀酸途径（韦荣球菌属 *Veillonella* spp.）和丙烯酸酯途径（埃氏巨球型菌 *Megasphaera elsdenii*）。丙酸盐和丁酸盐是拟杆菌门和厚壁菌门发酵通过发酵氨基酸和肽类产生的代谢产物。研究表明，特定的细菌群体倾向于专门产生丙酸盐或丁酸盐中的一种，而很少能同时生成这两种短链脂肪酸。

糖解发酵产生有益的代谢物，然而，如果碳水化合物缺乏，细菌会转向替代能源，通常会产生对人类有害的产物。碳水化合物发酵通常与气体的演化有关，即氢气、二氧化碳、H_2S 和甲烷；而氨、臭鼬碱、吲哚和挥发性胺等微量气体通常来自蛋白质的腐败发酵，占比不足总气体的 1%。氧气仅占总气体的 1%，氧和氮的总含量仅为 26%。二氧化碳是微生物产生的主要气体之一，通常通过丙酮生成和甲烷生成在体内循环。它不仅可以通过发酵产生，还可以通过其他方式产生，如碳酸氢盐酸化和血液中的运动。它主要由梭状芽孢杆菌拟杆菌产生。放屁中氢气的唯一来源是微生物发酵。此外，参与硫酸盐还原的细菌是脱硫弧菌属（*Desulfovibrio*），它使用硫酸盐作为底物去除氢。

（四）肠道菌群与维生素

人体肠道内的细菌可以合成多种维生素，这些维生素对它们自身的新陈代谢以及维持宿主的生理都很重要。对啮齿动物和哺乳动物的研究表明，微生物在维生素 B、维生素 K、泛酸、核黄素、硫胺素、吡哆醇、烟酸、叶酸等的合成中起着重要作用。人体试验表明，影响凝血酶原水平的不是饮食中维生素 K 的缺乏，而是抗生素治疗减少了微生物群。对人类肠道微生物基因组的分析已经揭示了 8 种维生素合成途径，这些途径可能由肠道微生物群落产生。维生素 B 组的这 8 种维生素是烟酸、生物素、核黄素、硫胺素、泛酸、叶酸、吡哆醇和钴胺。在常见的合成维生素中，核黄素是最重要的一种，由 166 个微生物群产生，其次是烟酸，由另外 162 个微生物群产生。核黄素和生物素主要由变形菌门、梭杆菌门和拟杆菌门合成，其次是放线菌门和厚壁菌门。在维生素合成过程中也发现了互补，表明细菌之间存在交叉喂养。除膳食来源外，肠道细菌还提供了大量维生素。尽管目前已经有证据表明肠道菌群参与维生素的代谢，但肠道菌群在此过程中的作用及机制仍需要更多的研究。

（五）肠道菌群与微量元素

1. 钙 是人体内最丰富的矿物质，占人体总重量的 1.5%～2%。成年人体内大约有 1200g 钙，其中 99%以上存在于骨骼中。肠道对 Ca^{2+}的吸收对于保持骨骼健康和钙平衡至关重要。肠道微生物群可以增加 Ca^{2+}的吸收并调节肠道血清素的产生，肠道血清素被认为与骨细胞相互作用并调节骨代谢。研究发现，肠道微生物群的改变与青少年部分钙吸收的增加以及动物模型中骨密度和强度的增加呈正相关。Whisner 发现，当儿童食用可溶性玉米纤维时，在肠道微生物群中检测到较低丰度的厚壁菌门和较高丰度的拟杆菌门。此外，钙离子的吸收与拟杆菌属、丁酸球菌属（*Butyricicoccus*）、颤杆菌属（*Oscillibacter*）和戴阿利斯特杆菌属（*Dialister*）的活性呈正相关。同时，可溶性玉米纤维经过细菌发酵产生短链脂肪酸，这会降低肠道内 pH，进而提高钙离子的溶解度，并促进其跨细胞吸收。

目前的分子数据表明，微生物组可能在肠道中调控跨细胞 Ca^{2+}吸收相关转运蛋白方面发挥作用。发酵乳制品（如酸奶或软奶酪）已有数千年的历史，用于保存牛奶、延长保质期，并通过发酵过程中的乳糖分解提高消化率，因此它们是益生菌的重要来源。证据表明，益生菌的作用依赖于肠道微生物组的组成和代谢，它们通过调节破骨细胞的骨吸收和成骨细胞的骨形成来改善骨骼健康。在培养的人类肠道样 Caco-2 细胞中，唾液乳杆菌能够增加 Ca^{2+}的摄取。

2. 镁 是细胞内第二主要的阳离子，对多种酶的功能和神经肌肉传递都至关重要。除维持正常的神经和肌肉功能、心律、血管舒张、血压、免疫系统、骨完整性和血糖水平外，Mg^{2+}（电离 Mg）还能拮抗 Ca^{2+}的吸收，因此 Mg^{2+}会影响钙平衡。肠道细菌可能在镁的生物利用度中起重要作用。Aljewitz 等发现，与益生菌结合后，奶酪中镁和其他矿物质的生物可及性更高。与荷兰干酪一起食用的乳酸杆菌培养物在体外可提高镁（18%）和钙（2.5%）的利用率。同样，与商品发酵羊奶相比，含有植物乳杆菌的发酵羊奶提高了镁的生物利用度。益生菌还能提高植物奶中矿物质的生物利用度。豆浆发酵降低了植酸（一种抑制矿物质吸收的抗营养素）等的含量，从而提高了镁和其他矿物质的生物利用度。

动物研究证明膳食镁的有效性与肠道微生物组成之间存在关联。Jørgensen 等的研究发现，经过 6 周的缺镁饮食，小鼠的肠道菌群发生了改变，且这些变化与类焦虑行为的改变有关。García-Legorreta 等的研究表明，低镁和高镁饮食对雄性 Wistar 大鼠的肠道菌群具有调节作用，研究进一步证实，对于没有镁缺乏的小鼠，补充超过推荐摄入量的镁会导致肠道生态失调。推荐的镁摄入量可能积极影响肠道微生物群的组成，从而影响宿主的代谢，并有助于预防与代谢综合征和 2 型糖尿病发展相关的代谢改变。然而，为了更深入地理解膳食镁含量对人类肠道微生物群的影响，我们需要开展更多的临床研究。

3. 铁 是人体内含量最多的微量金属，具有多种功能。铁缺乏和贫血的原因通常是铁流失增加和炎症导致铁在肠道中的吸收和输送减少。研究表明，在贫血妇女中粪便乳酸杆菌的丰度较低。在补充铁时，应考虑使用益生元和益生菌来减轻铁对肠道的副作用。报道表明，益生菌植物乳杆菌显著增加了非血红素膳食铁的吸收。

摄入铁补充剂会增加大肠内的铁含量，这可能会通过降低乳酸菌（如双歧杆菌和乳酸杆菌）的数量，同时增加与肠道炎症相关的内生性致病菌（如某些大肠杆菌）的数量，从而改变肠道微生物群的组成。体内和体外研究表明，对于慢性肾病患者而言，口服铁补充剂可能会对肠道微生物群的组成、肠道代谢组及肠道健康产生不良影响，这反过来可能会进一步导致尿毒症毒素的生成增多。

肠道细菌组成的变化与炎症性肠病患者口服铁补充剂替代治疗相关。双歧杆菌科能够结合大肠中的铁，并通过限制与铁相关的自由基的形成来降低结直肠癌的风险。参与结直肠癌发生的细菌酶的活性可能会因高肉类摄入的西式饮食习惯而升高。

4. 锌　是人体中含量第二丰富的微量元素，它是一种必需的微量金属，在生长、发育和免疫功能维持中起着至关重要的作用，并在多种细胞过程中发挥着催化、结构和信号转导等重要作用。其主要存在于骨骼肌和骨骼中，由于人体没有锌的组织储存库，因此需要通过膳食摄入来预防缺锌。肠道微生物群的组成可能影响锌的吸收。体外研究表明，蔬菜中锌的生物利用度主要受结肠微生物群的影响。任何未被健康人小肠吸收的锌或铁到达结肠并被结肠细胞和（或）共生细菌利用。共生细菌可能增加锌和铁的生物利用度，并将其提供给宿主。在炎症条件下，病原体与共生细菌竞争这些金属，从而降低铁和锌的水平。摄入金合欢（一种益生元纤维）与 Wistar 大鼠肠道中较高水平的乳酸杆菌和双歧杆菌以及股骨中较高的锌浓度有关。相反，研究表明，在小鼠模型中过量摄入锌会改变肠道微生物群的组成，并降低对艰难梭菌感染的抵抗力。这些发现揭示了肠道菌群与锌含量之间的相互作用。

5. 硒　是人体必需的矿物质，它具有抗氧化、抗炎和免疫功能，硒作为硒蛋白的组成部分，参与甲状腺激素的代谢（影响脱碘酶活性）；并作为几种硒蛋白的辅助因子。胃肠道微生物群已被证明会影响小鼠体内硒的状态和硒蛋白的表达，并能够隔离硒并限制其对宿主的可用性。当可用性受到限制时，细菌可能会与宿主竞争硒。食物来源含有多种化学形式的生物硒化合物，这些化合物可能被宿主的肠道菌群转化为硒代甲硫氨酸（SeMet），从而使宿主能够接受这种必需的微量营养素。人类粪便中的富硒长双歧杆菌能有效地将无机硒（Na_2SeO_3）转化为更具生物活性的有机硒（如 SeMet）。因此，富含硒和锌的益生菌可能在未来作为有前途的功能性食品配料得到应用。与无机形式的益生菌相比，富含硒和锌的益生菌可能会提高生物利用度和吸收率，从而开辟益生菌的另一个应用领域。

肠道微生态对人体营养具有重要作用，两者关系密切（表 3-1）。

表 3-1　肠道微生态与人体营养

人体营养	肠道细菌	细菌作用
蛋白质	拟杆菌、梭状芽孢杆菌、丙酸杆菌、梭杆菌、乳杆菌和链球菌	蛋白质水解作用、合成必需氨基酸
脂类	拟杆菌门、乳酸杆菌、双歧杆菌	总胆固醇和甘油三酯代谢
碳水化合物	瘤胃球菌菌株、双歧杆菌菌株、乳杆菌属、普拉梭菌	水解酶降解复杂多糖和碳水化合物
维生素	变形杆菌门、梭杆菌门和拟杆菌门	合成多种维生素
微量元素-钙	拟杆菌属、丁酸球菌属、颤杆菌属和戴阿利斯特杆菌属	促进钙的溶解度提高及跨细胞吸收
微量元素-铁	乳酸杆菌、双歧杆菌	结合肠道中铁，提高铁的生物利用度
微量元素-锌	乳酸杆菌、双歧杆菌	提高锌的生物利用度
微量元素-硒	长双歧杆菌等	提高生物利用度和吸收率

第三节　营养物质与肠道菌群

膳食结构不仅是决定肠道菌群组成的最重要因素，并能影响其代谢产物；肠道菌群与许多疾病密切相关。直接改变人类自身基因以治疗和预防疾病极其困难，但通过膳食干预改变肠道微生物的组成及其活性表达，进而预防和辅助治疗肥胖、糖尿病、冠状动脉粥样硬化性心脏病等疾病，则更具可行性和现实意义。利用膳食干预调整肠道菌群，达到预防和治疗疾病的目的。饮食因素可以在衰老的早期和晚期影响肠道微生物群的组成，因此在生命的每个阶段操纵肠道微生物群来增强免疫系统是一个有希望的目标。

（一）膳食纤维与肠道菌群

膳食纤维按化学结构和聚合度分为非淀粉多糖（non-starch polysaccharide，NSP）、抗性淀粉（resistant starch，RS）和抗性寡糖（resistant oligosaccharide，RO），抗性寡糖是低聚糖（非多糖），结构更简单。根据其在水中的溶解性分为不溶性和可溶性两种形式，大多数为不溶性形式，如纤维素和半纤维素，当它们到达结肠时，不会或只能缓慢地被肠道细菌消化，从而产生粪便膨胀效应。大多数可溶性纤维不会导致粪便膨胀，但由肠道细菌发酵，从而产生代谢物，如短链脂肪酸。与RO相反，大多数可溶性NSP，特别是高分子量聚合物，如瓜尔胶、某些果胶、β-葡聚糖和洋车前子，都是黏性的，这意味着它们能够在肠道中形成凝胶结构，从而延迟葡萄糖和影响餐后代谢的脂质吸收。可溶性纤维和不可溶性纤维存在于不同的食物来源中，如豆类、蔬菜、坚果、种子、水果和谷物，比例不同。然而，并不是所有类型的纤维都存在于相同的食物类别中。RS只能在淀粉类食物中找到，如谷物、豆类、块茎和未成熟的水果如绿香蕉，而果胶在水果和一些蔬菜中含量更高，而 β-葡聚糖和阿拉伯木聚糖则存在于谷物中。尽管纤维广泛存在于植物性食物来源中，但西方国家的人们往往摄入不足。因此，在食品中添加提取或合成的不易消化的碳水化合物或将其用作膳食补充剂是增加纤维摄入量的一种策略。这些碳水化合物聚合物和低聚糖在商业上得到了广泛应用。特别是，其中一些化合物被视作“益生元”，因为它们能够选择性地促进肠道中有益菌群的生长，从而带来健康益处。

膳食纤维通过为微生物生长提供基质来改变肠道内的生态位环境，使微生物物种能够利用这些基质来扩大其种群。肠道微生物群包含130种糖苷水解酶、22种多糖裂解酶和16种碳水化合物酯酶。这些酶的多样性使得微生物能够灵活地在不同能量来源之间切换，而纤维的来源则取决于其可用性。属于厚壁菌门和放线菌门的物种是对膳食纤维的主要反应者，尽管它们每个生物体含有相对较少的纤维代谢酶。然而，它们通常具有更专业的作用，如启动复杂的底物降解。例如，在依赖RS的个体亚群中，RS的使用已被证明可使青少年双歧杆菌、瘤胃球菌、直肠真杆菌和副芽孢杆菌丰度提高。相比之下，低半乳糖的消耗主要诱导双歧杆菌物种，它们具有有效利用这种底物的酶机制。决定微生物从膳食纤维中获益的不仅是酶的能力（作为初级纤维降解剂），还有其“黏附”底物的能力，耐受纤维改变的环境条件的能力（如通过发酵增加酸度），以及从碳水化合物分解产物（二级纤维降解剂）和代谢物（通过交叉喂养）中获益的能力。因此，初级纤维降解者可以作为“关键”物种，例如，*R. bromii* 被认为是RS降解的关键物种，并对结肠中丁酸盐的产生有重要贡献，尽管该物种本身不产生丁酸盐。类似的关键物种可能存在于其他膳食纤维类型中，但尚未被确定。

用低膳食纤维食物喂养小鼠，会致其肠道菌群多样性下降，但给予小鼠富含膳食纤维的食物后，其肠道菌群的变化可以得到较好的逆转。肠道菌群具有高效地水解利用体内多糖的能力，碳水化合物（主要是膳食纤维）在肠道经肠道菌群发酵消化后，生成大量的短链脂肪酸，如丙酸、乙酸和丁酸等，是其主要的碳源和能量来源。同时，短链脂肪酸的量和种类对降低肠道pH和维持肠道菌群的多样性十分重要。非淀粉类多糖，简单的单糖和低聚糖，多酚类、儿茶酚、木质素、鞣酸类，以及菊粉和其他的膳食纤维类型等经发酵后，同样生成短链脂肪酸，起到滋养肠道菌群，增加肠道菌群种类和活性的作用。如果膳食中缺乏膳食纤维，肠道中有益菌没有能量来源，会转而吸收宿主肠黏膜，导致肠黏膜变薄，宿主失去保护，病原体易侵入，进而引起疾病。肠道菌群的多样性与摄入碳水化合物的多样性和肠道短链脂肪酸的高合成量是一致的。跟踪完全素食者6个月或高膳食纤维低脂膳食10天发现，增多的糖苷水解酶对高摄入的碳水化合物进行水解，增加了肠道短链脂肪酸的含量和肠道菌群的多样性。综上所述，膳食纤维是肠道菌群的结构和功能的调控者，也是主要供能物质，对肠道菌群的健康起着重要作用。

膳食纤维对微生物群组成的影响表现出几个一致的特征。第一，观察到的由人类不可消化的碳水化合物引起的变化，无论它们是否为可接受的益生元，都仅限于有限数量的分类群。第二，诱导变化的幅度可能很大，特定物种占粪便微生物群扩增子测序获得的总序列的30%以上。然而，这些变化只有在底物被消耗时才会保持。第三，微生物对膳食纤维的反应是高度个性化的。这种个性的原因尚不清楚。个体可能缺乏关键物种或缺乏具有利用特定底物的酶能力的菌株。这表明在利用膳食来调节肠道菌群时也需要考虑个性化。

（二）脂肪与肠道菌群

高脂肪饮食和抗生素治疗均足以深刻影响肠道菌群组成。当两者同时存在时，效果更加明显。更清楚的是，经抗生素治疗 4 周的周饲动物和 0 周周饲动物之间的肠道微生物群相似性百分比估计为 44%，而经抗生素治疗 4 周的高脂肪喂养动物和 0 周高脂肪喂养动物之间的肠道微生物群相似性百分比降低至 22%，特别是高脂肪饮食，降低了乳酸菌、双歧杆菌的含量。此外，与野生型（wild type，WT）小鼠相比，瘦素缺乏（ob/ob）小鼠（肥胖和糖尿病的遗传模型）在盲肠微生物群中显示出相对较高的厚壁菌门含量和较低的拟杆菌门含量。总体而言，肥胖会动态改变拟杆菌和普氏菌的含量；卡路里摄入量越高，拟杆菌和普氏菌的含量越低。

高脂饮食通过提高肠道的通透性，引发血浆中脂多糖水平的增加，从而导致代谢性内毒素血症。这一现象指的是，高脂饮食增加了血浆内脂多糖的浓度。代谢性内毒素血症反过来会介导与高脂肪饮食相关的脂肪细胞肥大。此外，高脂饮食增加了内脏脂肪组织中促炎因子 IL-1 和 TNF-α 的表达。因此，高脂饮食饲喂会导致小鼠出现以下代谢异常：葡萄糖耐量降低、葡萄糖诱导的胰岛素分泌增加、胰岛素抵抗指数升高、体重增长加速、总能量摄入增多以及内脏和皮下脂肪沉积增加。

（三）添加剂与肠道菌群

饲粮中添加乳化剂、羧甲基纤维素（carboxymethyl cellulose，CMC）和聚山梨酸酯-80（polysorbate 80，P80）后，小鼠的微生物群组成发生了变化，拟杆菌属（*Bacteroidales*）的含量增加，而瘤胃球菌（*Ruminococcus gnavus*）等解黏细菌的含量减少。研究表明，野生型（WT）小鼠和突变型小鼠在不同遗传背景下对饮食乳化剂的反应各异，导致结肠炎的严重程度不同。WT 小鼠表现出较轻的结肠炎，而 IL-$10^{-/-}$和 TLR$5^{-/-}$小鼠则出现较重的结肠炎。特别是 IL-$10^{-/-}$小鼠，其结肠炎症状较为严重，同时嗜酸乳杆菌和幽门螺杆菌的相对丰度也较高。此外，这两种乳化剂可能会加速代谢综合征的发展，其特征包括血糖控制恶化、食物摄入量增加、体重增长和肥胖。这种变化可能至少部分是由于肠道微生物群组成的变化，这反映在短链脂肪酸水平的变化上，而短链脂肪酸已被认为具有抗炎特性。

（四）硫酸铁与肠道菌群

在遗传性炎症易感小鼠（$TNF^{\Delta ARE}$/WT 模型，因 TNF 基因 ARE 缺失导致 TNF-α 过度表达）中，喂食含硫酸铁的饮食可引发回肠远端严重炎症；而野生型小鼠在相同条件下未出现类似表型。这表明膳食铁的促炎效应可能依赖于宿主的遗传背景，尤其是 TNF-α 调控通路异常。硫酸铁的作用机制在于触发肠上皮细胞内的内质网应激反应，这一过程使得这些细胞对 $CD8^+$ T 细胞介导的凋亡作用变得更加敏感。相反，当饮食中不含铁时，$TNF^{\Delta ARE}$/WT 小鼠没有显示回肠炎症的证据。这可能是由肠道微生物组成的改变介导的。在室内环境中缺乏硫酸铁的情况下，双歧杆菌属、琥珀酸弧菌属、苏黎世杆菌属和梭菌属的细菌数量相对增多，而脱硫弧菌属和拟杆菌属的细菌数量则有所减少。

（五）食物多样性与肠道菌群

食物多样性对于维持和滋养肠道菌群的多样性至关重要，尤其是在膳食纤维之外，蔬菜和水果等多样化的食品种类也扮演着关键角色。荷兰格罗宁根大学的生命线队列研究与比利时鲁汶大学的弗兰德肠道菌群计划这两项大型人体肠道微生物研究发现，膳食多样性与肠道菌群的多样性之间，以及肠道菌群多样性与机体健康之间呈正相关：膳食种类越丰富，肠道菌群的多样性越高，机体健康状况也就越好（表 3-2）。研究结果发现，对于大多数人而言，水果、蔬菜、咖啡、绿茶、酸奶和红酒对保持肠道微生物多样性是有利的；高脂、高糖食物和全脂牛奶则不利于肠道微生物的平衡发展。以上结果显示对维持肠道菌群多样性有益的膳食，与膳食指南推荐的饮食结构非常符合。

表 3-2　食物对肠道菌群的影响

名称	功能	对菌群的影响
膳食纤维	诱导肠道中有益的细菌种群、提供能量来源、提高微生物多样性	提高益生菌（如乳酸杆菌）比例、菌群增殖与定植
脂肪	抑制益生菌的生长	乳酸菌、双歧杆菌比例下降
添加剂	改变肠道环境、促进肠道炎症	拟杆菌属增多、瘤胃球菌下降
硫酸铁	诱导内质网（ER）应激	双歧杆菌属、琥珀酸弧菌属、苏黎世杆菌属和梭菌属的细菌数量相对增多，而脱硫弧菌属和拟杆菌属的细菌数量则有所减少
食物多样性	与肠道菌群的多样性相关	肠道菌群多样性

第四节　肠道菌群与营养相关疾病

（一）肠道菌群与肥胖

肥胖的发展是一个多因素的过程，涉及遗传易感性和环境因素，如生活方式和不适当的饮食。肥胖的根源仍然是食物摄入和能量消耗之间的不平衡。最近，肠道微生物群被认为是代谢性疾病，特别是肥胖发病机制的驱动力。继 2006 年发现可转移的肥胖相关微生物群可诱导瘦小鼠体重增加后，随后的流行病学研究显示肥胖个体和瘦个体的肠道微生物群存在差异。在物种水平上，双胞胎研究表明，短链脂肪酸产生菌的丰度，如腹真杆菌和肠罗斯氏菌属与肥胖有关，而丁酸产生菌，如颤螺菌属和产甲烷古菌——史密氏甲烷古菌可能与肥胖有关。另一项针对瘦子个体和肥胖个体的宏基因组相关性研究表明，肥胖个体中谷氨酸发酵共生体——多形拟杆菌的丰度显著降低，并与血清谷氨酸浓度呈负相关。

此外，用多形拟杆菌给小鼠喂食可以防止小鼠肥胖，这指出了未来可能通过潜在的益生菌或微生物化合物来针对肠道微生物群进行肥胖干预的模式。对肠道微生物途径和基因家族的分析表明，肥胖与单向偶联能力的下降有关，单向偶联能力在细菌间传递遗传物质，同时超氧化物还原酶的减少可能导致肠道氧化应激。一项粪便微生物群移植研究进一步支持了观察性研究的发现，表明将肥胖不一致双胞胎的粪便移植到无菌小鼠中，可以通过饮食的方式将人类供体的表型转移到受体动物。这项里程碑式的研究为目前关于肠道微生物信使的研究提供了理论基础，这些信使将肠道微生物群与整体能量代谢联系起来。然而，在研究肠道微生物群变化对包括肥胖在内的慢性病发展的潜在影响时，必须注意各种药物可能会对肠道微生物群造成影响。例如，他汀类药物（一种广泛用于预防动脉硬化的降胆固醇药物）的使用与促进肠道健康的菌群有关。

我们可能需要更多的研究来识别与肥胖相关的重要微生物基因，而不仅仅是描述肠道微生物群的组成。这将有助于更全面地了解与肥胖相关的微生物群，并评估其对治疗的反应。此外，为了明确特定肠道微生物在宿主体内的功能，并更好地了解它们与环境因素（如饮食）的相互作用，进一步研究微生物的具体功能是十分重要的，这将有助于防治与肥胖相关的疾病。

（二）肠道菌群与糖尿病

2 型糖尿病约占所有糖尿病病例的 90%，与肥胖一样，其发病率和患病率也在不断上升，影响了 5%～15%的成年人口，使其成为最常见的内分泌疾病。2 型糖尿病的病因学涉及数百种基因的组合变异和一系列环境因素，都与肥胖有关。大多数个体超重或肥胖，这些病例早期的病理生理特征主要是骨骼肌、肝脏和脂肪组织的胰岛素抵抗，以及代偿性的胰岛素合成和分泌增加。在持续胰岛素抵抗的情况下，胰岛素生物合成下降，随后高血糖病情加重。除高血糖外，2 型糖尿病表型常表现为血脂异常血症，伴有甘油三酯和低密度脂蛋白胆固醇循环水平升高、高血压和血小板聚集倾向增加。

2 型糖尿病和前驱糖尿病与肠道微生物群的改变有关。间接证据表明，肠道微生物群和远端肠道的激素分泌能力可能参与葡萄糖调节，来自大规模流行病学研究的证据表明，与未进行结肠切除术的个体相比，全结肠切除术患者发生 2 型糖尿病的风险增加。此外，啮齿动物研究表明，高血糖可通过易化葡萄糖转运载体 2(GLUT2)依赖性肠上皮细胞的转录重编程和紧密连接完整性的改变，增加肠屏障的通透性，从而导致黏膜渗漏。因此，异常的肠道微生物群是否参与触发或维持 2 型糖尿病及其前体状态的血糖升高成为该领域的研究热门之一。

妊娠糖尿病作为一种糖尿病前期的状态，通常在妊娠晚期出现，据估计影响 7%到 10%的孕妇。与其他形式的糖尿病相比，妊娠糖尿病的血糖诊断标准更为严格，因为即使是轻微的血糖升高也会对胎儿的发育造成不良影响。值得注意的是，与同一孕期血糖正常的孕妇相比，妊娠糖尿病妇女的肠道微生物群组成出现了失衡，并且在受孕 8 个月后，两组妇女之间的肠道微生物群仍然存在差异。妊娠期间和妊娠后，妊娠糖尿病的肠道微生物群与非妊娠的 2 型糖尿病患者中观察到的异常微生物群组成相似，2 型糖尿病中，除细菌丰度经常减少和机会性病原体增加外，还持续发现产生丁酸盐的细菌丰度降低。在功能潜能方面，2 型糖尿病患者的肠道微生物群通过多种机制表现出富集现象。

由于药物混杂因素，对正在接受多种药物治疗的 2 型糖尿病患者的肠道微生物群谱的解释存在问题。在 2 型糖尿病常用的药物中，降糖药物二甲双胍似乎对肠道微生物群的改变最大，对大肠杆菌等多个属和种的相对丰度有影响，并增强了几种微生物群的功能潜力，如诱导肠道糖异生的丙酸和丁酸盐的产生。事实上，肠道微生物群已被认为可以介导二甲双胍的一些抗高血糖作用，其途径是通过增强短链脂肪酸和非共轭胆汁酸的产生，从而激活肠道糖异生，肠道糖异生的增加导致血糖的降低。然而，二甲双胍引起的肠道菌群变化对整体葡萄糖调节的影响可能是温和的。有报道称，在无菌或抗生素治疗的小鼠中，二甲双胍对代谢障碍的影响与野生型小鼠相比基本没有差异。二甲双胍治疗还会导致大约 1/3 的个体出现短暂或持续的肠道不适，这在一定程度上可能是由某些大肠杆菌的产气量增加和各种毒力因子的分泌增多所致。

（三）肠道菌群与心血管疾病

动脉硬化是西方世界发病率和死亡率的主要原因之一。患有动脉硬化的人通常会有多年的临床沉默的代谢功能障碍，除胰岛素抵抗和低度炎症外，还包括葡萄糖、胰岛素和脂质循环浓度升高。一项针对冠状动脉微血管功能障碍（coronary microvascular dysfunction，CMD）患者粪便样本的全基因组关联研究报告称，与健康对照受试者相比，这些个体的肠道微生物组在不考虑发病前或共发病的情况下，表现出丰富的肠杆菌科菌群，包括大肠杆菌、克雷伯菌和产气肠杆菌，以及口腔菌群的丰度增加。患有 CMD 的个体中拟杆菌和抗炎的粪杆菌属丰度降低。

在功能水平上，一些发酵能力下降，但磷酸转移酶系统、氨基酸转运蛋白和参与合成脂多糖和三甲胺（trimethylamine，TMA）的酶也增加。最近有研究表明，缺血性心力衰竭与肠道菌群失调有关，其中瘤胃球菌属、不动杆菌属和韦荣球菌属的丰度增加，而另枝菌属、粪杆菌属和颤杆菌属的丰度减少。在功能水平上，这些患者的微生物组富含参与脂多糖和三甲胺氧化物（trimethylamine oxide，TMAO）生物合成的基因。以上这些关于 CMD 的研究表明，肠道微生物群的哪些成分参与了早期代谢障碍，哪些成分与更远的动脉粥样硬化阶段有关，但这些研究表明，CMD 的微生物群具有更强的炎症性和更少的发酵性。研究发现，肠道微生物群氧化三甲胺途径与缺血性血管疾病相关。TMA 是由肠道菌群从膳食中的磷脂酰胆碱、卵磷脂和左旋肉碱合成的，这些物质不仅存在于四足动物的肉中，也存在于家禽、海鲜和蛋类中。TMA 进入门静脉循环，在肝脏被氧化为 TMAO。啮齿类动物实验表明，饮食中添加氧化三甲胺或其前体可加速动脉硬化，诱导血小板聚集并增加血栓形成的可能性。此外，用 3，3-二甲基-1-丁醇（一种 TMA 裂解酶抑制剂）抑制肠道细菌 TMA

的产生可以减轻动脉硬化和血栓形成。流行病学研究揭示，血浆中三甲胺氧化物（TMAO）水平的升高与卒中、心肌梗死的发病率增加，以及稳定性冠状动脉疾病患者的过早死亡风险上升呈正相关。这些发现与TMAO作为动脉硬化生物标志物的实验研究结果相一致。

研究发现，他们发现胆碱化学结构类似物3，3-二甲基-1-丁醇能降低食用添加有胆碱饲料的小鼠血中的氧化三甲胺浓度，从而降低胆碱对动脉粥样硬化的促进效应，并且没有毒副作用。一些冷压特级初榨橄榄油、香醋和葡萄籽油天然就富含3，3-二甲基-1-丁醇，这也就可以解释，为什么地中海饮食者、喝葡萄酒者具有较低的心血管疾病发生率。红酒中含有一种称为白藜芦醇的化合物，我国学者发现白藜芦醇可以增加小鼠肠道中拟杆菌门/厚壁菌门的比例，抑制普雷沃菌属的生长，增加拟杆菌、乳酸杆菌、双歧杆菌和阿克曼菌属菌群的数量，通过肠道菌群的改变抑制三甲胺的生成，进而降低氧化三甲胺的水平，降低心血管疾病的发病风险。

（四）肠道菌群与非酒精性脂肪性肝病

非酒精性脂肪性肝病通常被认为是代谢综合征的肝脏表现，在许多国家发生，患病率为成人人口的20%～40%。非酒精性脂肪性肝病包括多种疾病，从单纯脂肪变性到非酒精性脂肪性肝炎，非酒精性脂肪性肝炎是非酒精性脂肪性肝病的炎症性、侵袭性形式。越来越多的人认识到，肠道微生物群的破坏可能是非酒精性脂肪性肝病和非酒精性脂肪性肝炎病理生理的几个关键因素之一。非酒精性脂肪性肝病患者体内梭状芽孢杆菌、厌氧菌、链球菌、大肠杆菌和乳酸杆菌的丰度增加，而颤杆菌属、黄酮因子、臭杆菌属和另枝菌属的丰度增加少了很多。相比之下，在非酒精性脂肪性肝炎患者中，变形菌门、肠杆菌科和埃希氏菌的丰度升高。与此一致的是，与对照组相比，患有脂肪变性或非酒精性脂肪性肝炎的儿童在颤螺旋菌属中减少，同时伴有较多的毛螺菌科和瘤胃球菌属。微生物群的改变与较高的粪便中2-丁酮和4-甲基-2-戊酮引起代谢性肝病患者与健康对照者的肝细胞毒性。

此外，在非酒精性脂肪性肝病患者中，其肠道微生物群往往富含能够产生乙醇的细菌，例如大肠杆菌。基于这一现象，人们推测非酒精性脂肪性肝病患者的肠道微生物群相较于健康个体，可能产生更多的乙醇。这一假设得到了相关研究的支持，研究发现非酒精性脂肪性肝病患者体内血液循环和呼吸中内源性乙醇浓度的升高，这为肠道微生物群在非酒精性脂肪性肝病发病机制中可能发挥的作用提供了有力证据。乙醇激活核因子-κB（nuclear factor kappa-B，NF-κB）信号通路，并通过损害肠道屏障功能和促进门静脉内毒素血症导致组织损伤。在非酒精性脂肪性肝病患者的肝脏中，解毒途径被削弱，提供了一个持续的活性氧来源，可能导致肝细胞氧化损伤，进而可能诱发肝脏炎症和脂肪性肝炎。同样，肝硬化患者的微生物群也发生了很大的变化，包括变形菌门和梭菌门的富集。与健康人相比，肝硬化和肝衰竭患者肠道微生物群的功能潜力发生了巨大变化。这些变化包括硝酸盐对氨的同化和异化的显著富集，这是肝性脑病的特征。反硝化能力的增加可能与更高的氮产量有关，而γ-氨基丁酸（γ-aminobutyric acid，GABA）生物合成和GABA分流功能的增加与肝衰竭时的流体动力静脉分流有关。由于原卟啉的毒性，微生物血红素生物合成的增加可能导致肝损伤；而磷酸转移酶系统的活性增加可能提示肝组织损伤后对蛋白质的需求增加。除上述观察结果外，这些结果表明肠道微生物组成和功能与代谢性肝脏疾病之间存在联系，人类和动物粪便移植研究表明，肠道中大量产生酒精的细菌肺炎克雷伯菌加速了非酒精性脂肪性肝病的发病。此外，一项针对无糖尿病肥胖女性的综合多组学方法发现，乙酸苯酯是一种微生物代谢物，有助于肝脏中脂质的积累，从而导致非酒精性脂肪性肝炎。

（五）肠道菌群与营养不良

在全球范围内，营养不良影响约1.6亿人，是5岁以下儿童死亡的主要原因。母乳喂养、食物和水安全是防止营养不良的主要保护因素，也是健康肠道微生物群成熟的关键因素，其特征是在婴儿后期厌氧菌增加之前出现短暂的双歧杆菌繁殖。母乳中的核心双歧杆菌主要包括长双歧杆菌（*B.*

longum）、短双歧杆菌（*B. breve*）和两歧双歧杆菌（*B. bifidum*），它们在婴儿肠道中的早期缺乏可能是严重急性营养不良（severe acute malnutrition，SAM）导致肠道微生态失衡的早期迹象之一。在此之后，SAM 失调主要伴随着厌氧菌与兼性厌氧菌比例的异常反转。这种倒置可能在适当的饮食处理下得到纠正，最终导致厌氧微生物群落富集。然而，在营养不良持续的情况下，健康成熟的厌氧肠道微生物群的丧失逐渐导致能量收集、免疫反应和维生素合成的缺乏，并与慢性吸收不良、腹泻和致病菌的全身入侵有关。目前，针对严重急性营养不良（SAM）患者的饮食治疗计划尚未充分考虑肠道微生物群的发育生物学。不过，最近一项研究通过在猪和小鼠模型上进行实验，设计了一种饮食方案，旨在促进肠道微生物群在断奶后达到成熟状态。这种方法有可能推动 SAM 患儿的肠道微生物群向成熟发展，并帮助他们的代谢和生长轨迹回归至更健康的状态。迫切需要对这种饮食方案开展长期随机临床试验，以评估其对患儿体重增长和整体生理机能的具体影响。

第五节　肠道菌群的干预方式

（一）补充益生菌及益生元

双歧杆菌、乳酸菌和酵母菌作为安全的益生菌已有很长的历史（表 3-3）。此外，尚未上市的潜在下一代益生菌包括普拉氏梭杆菌、嗜黏蛋白阿克曼氏菌对健康个体进行的短期随机对照试验的系统评价显示，益生菌对肠道微生物组成没有一致的影响。然而，可能有些益生菌，如嗜黏杆菌菌株，甚至不需要在肠道中定植就能提供有益的代谢健康效果。一些被称为益生元的不可消化的多糖改变了啮齿动物结肠中发酵微生物群的相对丰度，改善了肠道屏障功能，在某些情况下改善了代谢。值得注意的是，测试各种益生元的随机对照试验表明，菊粉型果聚糖改变了成年肥胖女性的肠道微生物群组成，导致宿主代谢发生适度变化。据报道，在超重或肥胖的儿童中，富含低聚果糖的菊糖益生元可以改变肠道微生物群，并适度减轻体重、肥胖和炎症标志物。这同样适用于各种益生菌菌株和益生元的组合，通常被称为合成菌。后益生菌是指经过巴氏消毒的益生菌或具有促进健康作用的微生物菌株的一部分。经过巴氏灭菌处理的嗜黏蛋白阿克曼氏菌及其膜蛋白 Amuc_1100 对人类代谢标志物具有积极作用。

表 3-3　不同益生菌的特点及功能

名称	菌株	功能
乳酸菌	*Lactobacillus acidophilus*，*Lactobacillus casei*，*Lactobacillus rhamnosus*，*Lactobacillus helveticus*	抑制有害细菌、改善胃肠道屏障功能、抑制结肠组织中的促炎细胞因子、抑制结肠炎相关的 IL-23/Th17 轴反应、预防癌症
双歧杆菌	*Bifidobacterium bifidum*，*Bifidobacterium breve*，*Bifidobacterium longum*	抑制有害细菌、改善胃肠道屏障功能并抑制促炎细胞因子、改变树突状细胞的功能、增加短链脂肪酸的产生、肠-脑微生物组织中的激素信号转导
肠球菌	*Enterococcus faecium*	调节免疫系统抗肿瘤、增加促炎细胞因子和抗炎细胞因子的表达、诱导 Th17 发挥肠道上皮屏障功能
普拉氏梭杆菌	*Faecalibacterium prausnitzii*	产生丁酸盐，为上皮细胞提供能量、抑制 NF-κB 转录因子激活、上调 PPARγ 和抑制干扰素 γ 来减轻肠黏膜炎症
嗜黏蛋白阿克曼氏菌	*Akkermansia muciniphila*	抗菌肽产生、免疫调节、增加肠道黏液层厚度，调节紧密连接蛋白，恢复肠黏膜通透性来改善肠道屏障功能

（二）粪菌移植

目前尚不清楚异源粪便微生物群移植是否会成为预防或治疗代谢功能障碍的一种选择。面临的挑战包括缺乏关于饮食对粪便移植物定植和存活的重要性、供体粪便的最佳厌氧处理、供者和受体之间的免疫相容性，以及噬菌体和真菌在粪便微生物群移植成功中的作用的相关知识。与此同时，有必要检查在代谢性疾病（即儿童或青少年时期的粪便样本生物库）发生前储存的复杂性较低的自体粪便微生物菌群移植的可行性和功效。粪菌移植途径可分为3种：经上消化道移植、经中消化道移植、经下消化道移植；经过上消化道进行的菌群移植，即通过口服粪菌胶囊的方式将菌群引入体内，具有操作简单、使用方便的优点，然而，这种治疗方法的效果可能会受到菌群在冻存状态下活性的影响，同时也可能受到胆汁盐的干扰。此外，还存在小肠细菌过度生长（small intestinal bacterial overgrowth，SIBO）的风险。经中消化道移植包括经胃镜孔道、经皮胃造口术及经鼻胃管移植，其优点包括操作方便、易于维持，不足之处包括可能受胆汁盐、SIBO的潜在影响，特别是经内镜管道进行移植时需借助内窥镜，存在反流和误吸风险，重复给药相对复杂。经下消化道移植包括经肠镜喷洒、灌肠、回结肠造口及经肠镜下置管，优点在于操作方便、不受胆汁等影响、无SIBO潜在风险等，但是经肠镜给药及肠镜下置管需要依赖肠镜，而经造瘘口移植则只能在少许有造口患者中使用，灌肠则只能到达乙状结肠部分，难以全结肠进行给药。总之，不同途径的移植方法各有优缺点，需要根据情况进行选择。

（三）靶向干预生物工程改造的共生菌和药物

对小鼠进行生物工程改造，给药过量表达饱腹感因子 ω-酰基磷脂酰乙醇胺的工程大肠杆菌可减轻高脂肪饮食引起的肥胖、胰岛素抵抗和肝骨病；在糖尿病大鼠中，一种基因修饰的乳酸杆菌菌株具有表达和分泌胰高血糖素样肽-1（glucagon-like peptide-1，GLP-1）的能力，增加了胰岛素的释放，降低了高血糖。食品和药物管理机构或消费者是否可以接受携带微生物基因的转基因生物进入人体肠道，目前尚无定论。开发针对特定微生物代谢产物的个性化药物，以优化代谢过程，是当前一个新兴的潜在研究领域。其中的一个关键实例是，通过特异性药物来阻断微生物中的三甲胺代谢途径。

（四）噬菌体治疗与 CRISPR-Cas9 编辑

由于大多数噬菌体和古细菌病毒分别对细菌和古细菌菌株具有特异性，因此它们可能会在未来的实验中应用于代谢紊乱患者中针对微生物组的营养不良部分。同样，目前尚不清楚是否可以将CRISPR-Cas用于编辑和重置人类肠道微生物组的营养不良部分而不会对宿主产生不良影响。

第六节　肠道菌群对营养学发展的意义及其挑战和展望

（一）对营养学发展的意义

肠道菌群与营养素代谢及营养相关疾病密切相关，不仅能帮助我们详细了解膳食与肠道菌群种类和结构对应的关系，有利于了解营养素在体内如何消化吸收和利用，而且对我们了解肠道菌群与营养相关疾病的关系、发病和预防，进行个体化膳食或其他方式的干预，维护正常肠道菌群和人体健康同样十分重要。

（二）挑战与展望

1. 肠道菌群组成与营养素之间的对应关系还不明确　虽然现在有关肠道菌群与膳食之间的研究有很多，但是具体某种肠道菌群与营养素对应改变尚不清楚，这对于制定个体化的干预策略造成障碍。此外，我们了解营养素与肠道菌群之间的对应关系，但是还不清楚每个细菌具体的功能是什么，如何参与和影响各个营养素的吸收代谢，对机体有何影响。

2. 营养素与肠道菌群之间的因果关系　我们目前还无法确定是膳食改变导致肠道菌群的变化，

还是肠道菌群的变化导致机体对某些营养素的特殊偏好摄取，进而形成某种营养素的增加或减少。

3. 肠道菌群与多种营养相关疾病密切相关 人体肠道菌群复杂多样，尽管已经证实了肠道菌群与肥胖、心血管疾病之间的相关性，但是与人体健康相关的具体菌种及发挥作用的机制及因果关系尚不清楚。了解肠道菌群与营养素之间的关系以及营养相关疾病的关系，不仅可增加对肠道菌群的认识，同时对膳食与肠道菌群相互作用的理解也会更加透彻。我们就可能知道和明白，什么是正常的健康肠道菌群，每个肠道微生物的功能和作用，哪些菌群对人体健康有益，哪些有害；进而通过各种方式干预来维护正常的肠道菌群，达到机体健康的目的。为了解决以上问题，依靠单一的组学技术不能解决这一问题，而应联合利用多组学技术，并与其他生物技术、菌群分离培养技术和临床验证相结合，研究人体肠道菌群与营养素及营养相关疾病的详细关系。

（李刚平）

第四章　营养与免疫

营养影响人体所有的生理过程，其中包括与免疫系统发育和功能相关的生理过程。针对营养与免疫的研究最早可追溯至 19 世纪早期，1810 年 Jackson 和 Menkel 率先发现营养不良的患者容易发生胸腺萎缩，至此人们意识到营养与免疫系统的发育密切相关。之后营养学研究进入“维生素时代”，人们发现维生素的营养状况与机体对疾病抵抗力相关，这表明营养对于维持免疫系统正常生理功能也至关重要。随着分子生物学的发展，人们对于免疫活动的生理机制有了更深入的研究，对于单个营养素在其中所发挥的作用有了更丰富的认识，针对性的营养治疗也成为调整机体免疫反应、治疗免疫系统相关疾病的备选方案。随着工业化进程的不断推进，生产力发展促使了人类营养结构较之前发生重大变化，营养过剩和抗生素的使用导致了生理、营养和体内微生物群之间的不协调，这也被认为是自身免疫性疾病增加的原因之一。同时越来越多研究发现，控制饮食或者限制相关营养素摄入可以显著改善免疫功能，自此，“限制”成为营养学研究新的关键词，引起了广大临床工作者的兴趣与重视。目前，营养与免疫研究已经发展为一门新兴的交叉学科——营养免疫学，成为营养学研究中比较活跃的领域。

合理营养是维持正常免疫功能的重要条件。进入 20 世纪 60 年代之后，营养对免疫功能影响的研究受到越来越多的重视，单个营养素对免疫功能的调节作用得到了进一步的肯定。随着分子生物学技术的不断进步，人们能够在分子层面深入探究机体的营养代谢过程。同时，免疫调节和相关细胞因子的研究推动了营养学与免疫学的交叉融合，催生了营养免疫学这一新兴的跨学科研究领域。

营养和免疫系统间的密切关系为制定特定的治疗策略以预防和治疗疾病提供了机会。人们越来越了解免疫轨迹是在生命早期建立的，包括在子宫内时期。研究在特定发育窗口改变营养是否会长期影响宿主免疫力将是非常有意义的。营养素对免疫功能有显著影响，而其影响大小不仅取决于营养素的种类及缺乏或过量的程度，还与机体所处的状态有关。正常免疫系统对一些营养素的需要量可能高于另外一些营养素，而衰老、创伤、感染等情况下，机体代谢发生显著变化，免疫功能低下，一些营养素的需要量也随之变化。因此，通过营养对免疫功能影响的研究，可以为制定正常或特殊情况下营养素供给量提供依据。营养深刻影响生理学的各个方面，这需要在实验模型和对人类高度受控饮食的干预研究基础上，继续对营养如何调节免疫力建立深入的机制理解。

第一节　免疫系统概况

免疫是机体免疫系统对外源性异物和内源性异常细胞的反应，是机体识别“自己”与“非己”物质，并对“非己”物质加以排斥和清除，以维持体内环境平衡稳定的一种生理性防御反应。机体的免疫系统由免疫器官、免疫细胞和免疫分子组成，是一个极其复杂而又重要的系统。

（一）免疫器官

免疫器官分为中枢免疫器官与外周免疫器官。中枢免疫器官包括胸腺、骨髓。其中胸腺为 T 细胞分化、成熟的场所，骨髓则为各种免疫细胞的发源地和 B 细胞成熟场所。外周免疫器官包括脾脏、扁桃体，以及遍布全身的淋巴结、淋巴小结和弥散性淋巴组织，它们是免疫细胞定居和识别外来抗原，发生免疫应答的部位。

（二）免疫细胞

免疫细胞泛指所有参与免疫应答或与免疫应答有关的细胞及其前身，具体包括造血干细胞、淋巴细胞、吞噬细胞（单核巨噬细胞和多形核粒细胞）、红细胞、肥大细胞、血小板等。在免疫应答中起核心作用的是 T、B 细胞，参与捕捉、加工、处理并提呈抗原给 T、B 细胞的是辅佐细胞，又称为抗原提呈细胞（antigen presenting cell，APC）。T、B 细胞由骨髓多能干细胞中的淋巴祖细胞分化而来，后者分化为前 T 细胞，前 B 细胞。前 T 细胞进入胸腺内分化、成熟为 T 细胞。成熟的 T 细胞经血流分布至外周免疫器官的胸腺依赖区，发挥细胞免疫与免疫调节作用。T 细胞都带有 CD3 标志，可分为至少两个亚群。其中一群还带有 CD4 标志，称为辅助亚群。Ⅰ型辅助亚群（Th1）作用于单核巨噬细胞，协助其清除胞内病原体，Ⅱ型辅助亚群（Th2）则作用于 B 细胞，协助其分裂、分化并产生抗体；另外一群带有 CD8 标志的则称为细胞毒亚群（Tc），负责杀伤感染病原体的宿主细胞。B 细胞在骨髓中分化成熟，之后在外周淋巴组织中发挥体液免疫功能。在体液免疫应答中，B 细胞增殖分化为浆细胞，分泌免疫球蛋白 IgM、IgG、IgA、IgD、IgE。此外，体内还有一类免疫细胞称为自然杀伤细胞（NK 细胞），负责识别和杀伤病毒感染的细胞及某些肿瘤细胞。

（三）免疫分子

免疫分子包括免疫球蛋白、补体和细胞因子等，它们在抗感染、抗炎、清除病原体、调节免疫细胞功能及自身免疫性疾病过程中起着十分重要的作用。细胞因子分为干扰素（interferon，IFN）、白细胞介素（interleukin，IL）、集落刺激因子（colony stimulating factor，CSF）、肿瘤坏死因子（tumor necrosis factor，TNF）和生长因子（growth factor）五大类，它们的生物学作用参见有关专业书籍。近来的研究表明，细胞因子还直接或间接地参与调节机体的营养代谢。

（四）免疫机制

当病原体侵入人体时，固有免疫（非特异性免疫）首先引起快速反应，保护机体免受病原体的侵害，维持机体内环境稳定。参与固有免疫的有皮肤、黏膜、吞噬细胞、NK 细胞、补体、溶菌酶、黏液、纤毛等。适应性免疫（特异性免疫）产生较慢但更有针对性的反应。正常的免疫应答反应需要固有免疫和适应性免疫协同配合，如果免疫应答过程发生异常，将导致免疫缺陷、超敏反应或自身免疫性疾病。在不同物种（植物、果蝇和哺乳动物）中可以观察到相似的固有免疫识别机制，证明固有免疫机制在整个进化过程中高度保守，而适应性免疫仅局限于脊椎动物。因此，固有免疫被称为古老的守门人，而适应性免疫则是一种相对现代的免疫机制。

（五）免疫反应应答

免疫反应应答的前提是区分“自己”与“非己”。固有免疫通过微生物共享的相同病原体相关分子模式（pathogen associated molecular pattern，PAMP）与包括 Toll 样受体在内的模式识别受体（pattern recognition receptor，PRR）的相互作用识别非己成分，一旦被 PRR 识别，多形核白细胞连同肥大细胞、巨噬细胞和自然杀伤细胞会发展成效应细胞，从而促进炎症反应的启动。当固有免疫不能有效地解决感染时，机体会启动适应性免疫。抗原提呈细胞负责将感染性因子展示给适应性免疫系统。这与固有免疫系统不同，后者使用其基因组中固定编码的受体来识别病原体。适应性免疫系统对非自身成分的识别依赖于基因的重排过程。因此，适应性免疫系统装备了由随机基因片段重排构建的完整抗原受体库。通过将这些受体分布到效应细胞，即产生抗体的细胞和活化的 T 细胞，适应性免疫可以特异性地识别病原体和相关的蛋白质、碳水化合物、脂质和核酸，从而形成免疫记忆。

（六）免疫系统的可训练性

免疫系统是可以训练的。通常认为免疫记忆是适应性免疫的特权。最近研究则表明先天免疫及适应性免疫都可以接受训练，使其能够对再感染产生抵抗力。免疫稳态是由遗传因素和非遗传因素共同塑造的。值得注意的是，对健康双胞胎的研究指出，非遗传因素特别是营养因素、病原体和疫苗对细胞表型、血清蛋白浓度和细胞因子敏感性等免疫调节具有重要作用。

（七）营养平衡是免疫稳态的关键

免疫细胞在内的所有细胞都需要营养来帮助维持体内平衡。因此，缺乏足够的营养是免疫功能低下的一个重要原因。相反营养过剩则意味着长期处理营养与能量压力，随之而来的炎症则不停地冲击包括脂肪组织、大脑、肝脏、气管和胰岛在内的全身多个组织器官，这种广泛的炎症过程统称为“元炎症”（meta-inflammation），会导致包括糖尿病、心血管疾病、哮喘、神经退化疾病和癌症在内的多种免疫代谢疾病。因此能量平衡带来的免疫稳态是保持健康的重要保障。

第二节　营养素与免疫功能

人们从食物中获取足量必需营养素。研究发现免疫系统的正常运作除需要宏量营养素外，还需要一些微量营养素，如维生素和矿物质。体内营养素含量的变化往往对应着免疫活动的改变。

（一）蛋白质

发展中国家人群及临床患者中常见的营养不良为蛋白质-能量营养不良，以蛋白质、能量不足为主一般伴有其他微量营养素的缺乏。大量研究表明，蛋白质-能量营养不良对免疫系统各个方面均有显著影响，其中以细胞免疫功能受损为主要特征。重度蛋白质缺乏后细胞免疫功能明显低下，而体液免疫则受影响较小。水肿型蛋白质-能量营养不良病人免疫功能受损尤为明显，干瘦型蛋白质-能量营养不良病人在未发生并发症时，免疫功能受损表现不明显，一旦发生并发症，免疫功能将迅速下降。有趣的是，动物实验研究发现，当中等程度蛋白质缺乏时，如果不伴随能量摄入不足，细胞免疫功能反而有所增强，对细菌感染的抵抗力也有所增强。这表明，蛋白质摄入量的变化可能对免疫系统存在双向调节作用。

临床上，尽快、尽早地对创伤、手术等病人采取有效恰当的营养支持措施可以预防蛋白质-能量营养不良的产生。对于已经发生蛋白质-能量营养不良的病人，适当的营养治疗措施有助于改善病人的营养状况与免疫功能，促进病人早日康复。

（二）氨基酸

作为蛋白质组成基本单位的氨基酸对免疫功能也有显著影响。单个必需氨基酸缺乏，或者必需氨基酸平衡被打破均可直接影响免疫器官组织的生长发育，影响固有免疫功能和适应性免疫功能。精氨酸、谷氨酰胺在正常情况下为非必需氨基酸，但是，大量研究表明，在一定条件下大剂量补充精氨酸和谷氨酰胺可产生显著的免疫增强作用。

1. 精氨酸（arginine）　是尿素循环中的重要中间产物，具有防止氨中毒的作用。精氨酸还可以刺激生长激素、胰岛素、胰高血糖素等激素的分泌代谢。1976 年，Seifter 等发现精氨酸具有改善氮平衡、促进创伤愈合的作用，Barbul 等随后发现补充精氨酸后，大鼠创伤后胸腺萎缩减轻。通过肠内、肠外途径补充精氨酸的动物实验证明精氨酸具有显著的免疫增强作用，包括增加胸腺淋巴细胞数目、改善 NK 细胞活性、增强有丝分裂原[如伴刀豆球蛋白 A（concanavalin A，Con A）、植物血凝素（phytohemagglutinin，PHA）]诱导的胸腺淋巴细胞转化反应和移植排斥反应或皮试反应等。在创伤或烧伤情况下，精氨酸的免疫增强作用受蛋白质-能量营养状况的影响，如有蛋白质-能量营养不良情况，精氨酸的免疫增强作用显著减弱或消失。此外在临床应用中，研究发现补充精氨酸可以改善危重病人、肿瘤术后病人以及烧创伤病人的免疫功能，缩短其住院周期。

虽然精氨酸已被证实对某些肿瘤具有显著的抑制生长作用，但同时也存在一些研究显示其效果不显著或相反。进一步的研究发现，精氨酸对于免疫原性较强的肿瘤生长有显著的抑制作用，而对抗原性较弱的肿瘤生长无抑制作用，提示精氨酸抑制肿瘤生长的作用是通过增强肿瘤免疫力的途径来实现的。

2. 谷氨酰胺 早在 1949 年，Ehrensvard 等发现体外细胞生长需要谷氨酰胺（glutamine）。此后研究证明大鼠和人类淋巴细胞体外增殖也依赖于谷氨酰胺的存在，动物实验或人体试验补充谷氨酰胺后免疫功能也有显著增强。例如，补充谷氨酰胺可以促进小鼠吞噬细胞吞噬功能，在烧伤患者中增强中性粒细胞杀菌能力，增强猪、大鼠与小鼠 T 细胞增殖反应等。此外，谷氨酰胺还具有调节 IL-12、TNF-α、IFN-γ 等细胞因子分泌的作用。吞噬细胞体外 MHC1 类抗原表达也依赖于谷氨酰胺的存在。值得注意的是，谷氨酰胺与肠道黏膜屏障完整性密切相关，补充谷氨酰胺可以部分逆转传统肠外营养所导致的肠道黏膜萎缩，从而减少细菌移位的发生。动物感染实验证明，通过肠内外营养途径补充谷氨酰胺可以显著增加动物的存活率。

3. 其他氨基酸及其衍生物 牛磺酸属于含硫氨基酸，在心脏、视网膜、骨骼肌和白细胞中含量十分丰富。牛磺酸具有抗氧化作用，其作用机制是与吞噬过程中产生的次氯酸（HClO）结合，形成毒性较小的牛磺酸氯胺，从而保护细胞免受氧化损伤。最近的研究表明，牛磺酸氯胺还具有下调炎症介质（如 IL-1、IL-6、TNF-α）合成和分泌的作用。此外，茶叶中所含的茶氨酸（theanine）据报道也具有改善免疫功能的作用。

（三）脂类

脂类对免疫功能的影响不仅取决于脂类的摄入量，还取决于摄入脂类的组成，如摄入脂类中饱和脂肪酸与不饱和脂肪酸比例、不饱和脂肪酸中 ω-3 与 ω-6 脂肪酸之间的比例等。早期一些动物实验结果表明，高甘油三酯、高胆固醇饲料使动物对一些细菌、病毒、寄生虫感染的抵抗力下降；以后的研究又发现，必需脂肪酸缺乏也使动物的免疫功能减弱。此外，摄入脂类的组成不同可能影响免疫细胞细胞膜组成及其流动性、细胞膜受体数量及其分布，从而引起细胞功能的改变。一些流行病学调查发现摄入富含不饱和脂肪酸膳食的人群，自身免疫性疾病的发病率较低，此现象可能与不饱和脂肪酸的免疫调节作用有关。有报道显示，肾移植患者服用富含 ω-3 不饱和脂肪酸的鱼油制剂后，移植排斥反应减轻，肾功能得到改善；其他一些研究尝试采用不饱和脂肪酸制剂治疗自身免疫性疾病，如类风湿关节炎、系统性红斑狼疮等。

（四）维生素

1. 维生素 A 维生素 A 及其代谢产物视黄醇能够促进多种免疫反应，如抗体产生，细胞因子产生，淋巴细胞增殖反应，T 细胞效应功能，巨噬细胞、NK 细胞和 T 细胞的抗肿瘤活化，以及黏膜免疫。维生素 A 被认为是主要的抗感染维生素，其缺乏被认为会导致严重的免疫功能缺陷。此外，母体维生素 A 缺乏会增加人类免疫缺陷病毒 1 型（HIV-1）母婴传播的风险。维生素 A 代谢产物也有重要的免疫调节功能，比如研究发现，视黄醇能调节 IgA 转换和促进肠道定向免疫细胞的生成。

2. 维生素 B 研究发现，维生素 B_1（硫胺素）能够调节 B 细胞代谢并促进肠道 IgA 产生，同时可以激活巨噬细胞和炎症反应，从而限制结核分枝杆菌的生长。硫胺素还在三羧酸循环（tricarboxylic acid cycle，TCA）中起辅酶作用，为原始 B 细胞提供能量。因此，其缺乏会导致原始 B 细胞数量减少。

维生素 B_2（核黄素）缺乏会降低抗微生物肽的 mRNA 表达和抗炎介质的含量，并增加促炎介质的表达，这些共同导致促炎状态。相反，研究已经证明给小鼠补充维生素 B_2 会增加中性粒细胞和单核细胞的数量及巨噬细胞的活性，从而使动物对大肠杆菌感染更具抵抗力。此外，维生素 B_2 作为 NADPH 氧化酶 2（NOX2）的辅因子，介导巨噬细胞对李斯特菌的吞噬，其缺乏会导致对李斯特菌的免疫功能受损。

维生素 B_3（烟酸）是一种必需维生素，烟酸和丁酸盐通过结合到一种名为 GPR109A 的结肠受体，从而产生免疫调节作用，进而可以促进调节性 T 细胞的生成和结肠中抗炎细胞因子 IL-10 的产生。烟酸缺乏和膳食纤维限制都可能导致结肠炎症。此外，烟酸是一种降脂维生素，可以降低总胆固醇、甘油三酯、极低密度脂蛋白、低密度脂蛋白（LDL）和脂蛋白的浓度。它也是目前最有效的提高高密度脂蛋白水平的药物。

维生素 B_5（泛酸）不足可能会导致肠道炎症。值得注意的是，泛酸缺乏对炎症的促进作用也与体内维生素 D 含量变化相关。

维生素 B_6（吡哆醇）在脂质、氨基酸和核酸代谢中发挥着关键作用。因此，维生素 B_6 是细胞生长的关键调节因子。在危重症患者中，补充维生素 B_6 可以增加 T 淋巴细胞、T 辅助细胞和 T 抑制细胞的数量/百分比，这种效应对艾滋病患者尤为重要。

维生素 B_9（叶酸）有助于蛋白质和核酸的合成。其缺乏已被认为是贫血、肝病、心血管疾病、先天缺陷和癌症的病因之一。叶酸已被证明可以支持抗凋亡蛋白 Bcl-2 的表达，从而帮助 T 细胞作为调节性 T 细胞存活。维生素 B_9 的缺乏会减少小肠和大肠中调节性 T 细胞的数量，增加对肠道炎症的敏感性。此外，叶酸对细胞毒性 $CD8^+$ T 细胞的增殖反应也很重要，其缺乏会导致细胞毒性 $CD8^+$ T 细胞的增殖减少，免疫学上表现为 $CD4^+/CD8^+$ T 细胞比例降低。叶酸缺乏除导致巨幼细胞贫血外，还可能导致细胞周期在 S 期受到阻碍，增加 DNA 中尿嘧啶的含量，并最终导致细胞凋亡的发生。

维生素 B_{12} 与维生素 B_9 都更倾向于与细胞免疫而非体液免疫相关。患有维生素 B_{12} 缺乏性贫血的个体，其免疫系统的异常表现包括淋巴细胞数量减少，$CD8^+$ T 细胞数量下降，$CD4^+$ T 细胞比例减少，$CD4^+/CD8^+$ T 细胞比例增加，以及自然杀伤（NK）细胞的功能减弱。

3. 维生素 C 既是免疫刺激剂，也是免疫调节剂。补充维生素 C 可以增强先天免疫功能，如溶酶体功能、呼吸爆发活性和补体激活。它还可以通过加强 T 细胞增殖反应来改善细胞介导免疫，同时减少脂多糖诱导单核细胞中促炎细胞因子（IL-6 和 TNF-α）的产生。它可以作为一种增强免疫力抵抗感染的手段。

4. 维生素 D 由于维生素 D 受体在淋巴细胞、树突状细胞和单核细胞等免疫细胞中表达，因此其具有影响不同免疫过程的能力。对于患有自身免疫性疾病如多发性硬化症、类风湿关节炎和系统性红斑狼疮的患者而言，维生素 D 在调节适应性免疫系统方面的功能显得尤为重要和有益。此外，补充维生素 D 可以增强干扰素 γ 信号通路，从而增强巨噬细胞的吞噬能力，这有助于免疫系统更有效地控制结核分枝杆菌。维生素 D 缺乏或不足是一个全球性的重大健康问题，在欧洲的患病率超过 40%。除膳食补充品外，阳光对于提供维生素 D 也非常重要。

5. 维生素 E 血浆中维生素 E 的浓度对于维持 B 细胞和 T 细胞对促有丝分裂原的反应是必要的，这点在老年人群中尤为明显。补充维生素 E 可以减少前列腺素 E_2（prostaglandin E 2，PGE_2）的合成和脂质过氧化产物，从而增强细胞介导的免疫反应，表现为老年人和动物中迟发型超敏反应（delayed hypersensitivity，DTH）的增加。此外，补充维生素 E 还可以增强体液免疫反应，如抗体产生、巨噬细胞活性和吞噬作用。一项针对老年人的研究显示，血浆中 *α*-生育酚（一种维生素 E）水平越高，感染风险越低（表 4-1）。

表 4-1 维生素与免疫功能

名称	免疫功能	摄入不足时的影响
维生素 A	抗感染，调节 IgA 转换，促进肠道定向免疫细胞的生成等	严重免疫功能缺陷，增加 HIV-1 母婴传播的风险
维生素 B		
维生素 B_1	调节 B 细胞代谢，促进肠道 IgA 产生，激活巨噬细胞和炎症反应，为原始 B 细胞提供能量	原始 B 细胞数量减少

续表

名称	免疫功能	摄入不足时的影响
维生素 B_2	对增加中性粒细胞和单核细胞的数量及巨噬细胞活性具有重要作用	导致促炎状态，并影响机体对包括李斯特菌在内的致病菌的免疫防御能力
维生素 B_3	和丁酸盐共同作用促进调节性 T 细胞的生成和结肠 IL-10 的产生，可以降低总胆固醇、甘油三酯、极低密度脂蛋白、低密度脂蛋白（LDL）的浓度，是目前最有效的提高高密度脂蛋白水平的药物	结肠炎症
维生素 B_5	抑制炎症反应	肠道炎症
维生素 B_6	细胞生长的关键调节因子，补充维生素 B_6 可以增加 T 淋巴细胞、T 辅助细胞和 T 抑制细胞的数量/百分比，这种效应对 HIV 患者尤为重要	抑制细胞免疫
维生素 B_7	维持机体的体液免疫、细胞免疫并影响一系列细胞因子的分泌。大剂量可促进胸腺增生	以皮肤、黏膜和神经系统损害为主，可引起细胞免疫和体液免疫功能下降，增加对念珠菌、细菌易感性
维生素 B_9	有助于蛋白质和核酸的合成，维持调节性 T 细胞正常生理功能	巨幼细胞贫血，诱导细胞凋亡，减少小肠和大肠中调节性 T 细胞的数量，增加对肠道炎症的敏感性，$CD4^+/CD8^+$ T 细胞比例降低
维生素 B_{12}	维持细胞免疫正常进行	淋巴细胞和 $CD8^+$T 细胞数量减少，$CD4^+$T 细胞比例降低，$CD4^+/CD8^+$ T 细胞比值增高，以及自然杀伤细胞活性降低
维生素 C	既是免疫刺激剂，也是免疫调节剂，可以增强先天免疫参数，通过加强 T 细胞增殖反应来改善细胞介导免疫，减少促炎细胞因子（IL-6 和 TNF-α）的产生	免疫力下降，易发呼吸道感染，如反复出现感冒、支气管炎，甚至肺炎，也可诱发贫血，如缺铁性贫血
维生素 D	对自身免疫性疾病治疗有益，另可增强干扰素 γ 信号通路，从而增强巨噬细胞的吞噬能力	免疫力下降，易发感染
维生素 E	增强细胞免疫，体液免疫反应，降低老年人群感染风险	结核病风险增高，易发感染
维生素 K	对凝血过程至关重要，参与骨代谢	凝血时间延长，出血不止，诱发感染

（五）矿物质

一般来说，硒对先天免疫和适应性免疫都有重要的作用。特别是，它对淋巴细胞增殖反应、中性粒细胞功能和抗体的产生非常重要。这种必需元素以硒代半胱氨酸的形式积极参与硒蛋白的结构。谷胱甘肽过氧化物酶是一类硒蛋白，特别参与从氧化应激到免疫反应的许多关联环节。

锌作为一种过渡金属，因其能直接参与许多蛋白质的构象形成，成为人体必需的微量元素。入侵的病原体，如细菌和病毒，利用锌促进其代谢，从而在宿主内繁殖。锌缺乏严重损害了免疫功能。对锌缺乏特别敏感的免疫细胞是 T 细胞、初始 B 细胞、NK 细胞、单核细胞和巨噬细胞、肥大细胞、中性粒细胞和树突状细胞。因此，锌缺乏可导致抗体产生减少，杀伤活性降低，吞噬作用减少，Fc 受体依赖性肥大细胞活化减少，中性粒细胞数量和招募减少，以及脂多糖诱导的树突状细胞活化减少。补充锌则有助于治疗和预防包括感染在内的多种疾病。值得一提的是，锌补充剂的效果可以发生在生命的任何阶段，也可以发生在医疗环境中。例如，研究表明，老年人和镰状细胞病患者补充锌可以减少感染率，同样在儿童中，补充锌对减少呼吸道感染也是有效的。

第三节　其他有关物质的免疫调节作用

（一）核酸

一般研究认为嘌呤、嘧啶核苷和核苷酸作为 DNA、RNA 合成的前体可以在体内合成，因此，它们的免疫调节作用一直未受到足够的重视。近来的一些研究证明，处于生长期和衰老期以及感染、创伤等应激情况下的机体，体内核苷酸自我合成能力不足，此外，一些免疫细胞在免疫应答反应过程中迅速分化增殖，核酸的需要量增加，而通过本身自我合成不能满足需要，因此需要补充外源性核酸。在这些情况下，核酸就成为迅速分化增殖免疫细胞的必需营养素之一。小鼠限制核酸摄入后，表现为对感染的抵抗力下降，移植排斥反应延迟，淋巴细胞转化反应减弱，IL-2 产生减少，而补充外源性核酸可以促进造血干细胞的生长繁殖，增加外周血白细胞数，增强机体对感染的抵抗力，提高淋巴细胞转化反应及增加 IFN-γ 的生成，对肠黏膜屏障功能也有加强作用。人体观察也有类似结果报道，例如喂养含有核酸配方乳的婴儿，其体内 NK 细胞活性明显高于食用不含有核酸配方乳的婴儿。另外，一些临床试验结果证明，含有核酸的肠内营养制剂可以显著提高病人的免疫功能，降低感染率和并发症的发生率，缩短住院时间。

（二）活性多糖

大批研究发现，一些真菌、海洋生物及植物中的多糖成分具有显著的免疫调节作用，被称为活性多糖，如灵芝多糖、猴菇多糖、香菇多糖、猪苓多糖、海藻多糖、茶多糖、黄芪多糖等。这些多糖是不同的单糖通过 α-糖苷键和 β-糖苷键连接组成的高分子化合物，目前已分离获得的多糖超过了 100 种。大多数多糖为广谱免疫刺激剂，通过激活吞噬细胞、促进淋巴细胞增殖与分化、诱导细胞因子和抗体产生等途径来实现对机体免疫系统功能的调节。

（三）益生菌与益生元

益生菌主要有乳酸杆菌、双歧杆菌和粪链球菌，它们进入人体后能存活于胃肠道不同部位，是胃肠道黏膜屏障中重要组成成分之一。其作用机制是调理肠道微生态、拮抗致病菌的生长、中和有毒成分、促进损伤上皮修复、提高营养物质的消化吸收率，从而发挥增强肠道免疫功能的作用。益生元是具有选择性促进肠内益生菌生长的营养物质，如低聚果糖等。目前，临床上已出现了肠内生态营养疗法，采用益生菌加益生元的合生元制剂在改善病人免疫功能方面已经取得了显著疗效。

（四）类黄酮物质

类黄酮物质是广泛存在于植物中的多酚类化合物。人类每天从蔬菜、水果、豆制品、茶叶等摄入大量此类化合物。一些研究发现此类化合物具有免疫调节、抗过敏、消炎、抑制病毒和细菌生长繁殖、抗突变等作用，对于一些酶活性也有特异性影响。已有多项研究探讨了茶叶内黄酮类化合物的生物学效应。例如，茶叶中的关键成分之一——表没食子儿茶素没食子酸酯（EGCG），已被证实能够促进小鼠脾脏 B 细胞的增殖，并能增强荷瘤小鼠中 T 细胞和自然杀伤（NK）细胞的功能。茶叶具有消炎功效，这与其活性成分调节细胞因子分泌的能力密切相关。动物实验结果表明，表没食子儿茶素没食子酸酯能够在体内外减少由脂多糖刺激引发的巨噬细胞分泌 TNF-α，并有助于缓解炎症反应。

目前已分离的类黄酮物质超过 5000 种，由于种类繁多，各种物质结构与作用均有一定差异，它们在体内的代谢、分布、排泄过程也不是十分清楚。因此，它们在人类健康与疾病中的作用尚有待进一步研究。

第四节　营养、免疫与疾病

（一）肥胖和糖尿病

肥胖是成年人群中普遍存在的营养失衡问题。在美国，超过 30%的成年人口被归类为肥胖。研究表明，炎症与肥胖的发展密切相关。具体来说，随着个体从偏瘦转变为肥胖，其体内的促炎风险逐渐增加，特别是在巨噬细胞、肥大细胞、$CD4^+$ T 辅助 1 型（TH1）细胞和 $CD8^+$效应性 T 细胞中表现明显。相对地，这一过程抑制了嗜酸性粒细胞、TH2 细胞和调节性 T 细胞的抗炎作用。总体而言，与肥胖相关的炎症反应会触发一系列代谢变化，这些变化往往会在其他免疫代谢疾病出现之前发生。

（二）肿瘤

最近的研究强调了致癌过程中环境因素的重要性。环境因素，特别是膳食因素，通过表观遗传修饰可以引起炎症反应，从而使组织微环境产生癌症，甚至肥胖引起的轻微慢性炎症也会使身体更容易患癌症。膳食因素，不仅影响肿瘤的发生，还可以调控肿瘤的进展和转移。比如包括维生素 A 和维生素 C、锌、硒、益生菌和多不饱和脂肪酸在内的具有抗氧化和免疫调节特性的营养素可以干预癌症发生，降低癌症进展的速度。

（三）神经退化和衰老

慢性亚临床炎症通过上调相关细胞因子浓度加速神经退化和衰老，从而削弱大脑的正常功能。在老年人群中，尤其是服用多种维生素补充剂的个体中，基本营养素的缺乏，尤其是维生素 D、维生素 B_6、维生素 C、维生素 B_1、维生素 B_2 和铁等，是一种常见现象。这种营养素的缺乏可能会增加老年人感染的风险，并可能导致相关的死亡率和发病率升高。流行病学研究的结果表明，多种微量营养素和常量营养素对于保护大脑、预防认知功能损害具有重要作用。其中一种可能的作用机制是抑制血管炎症，这对于延缓衰老过程以及预防相关疾病具有重要意义。

（金　玉　侯晓华）

第五章　食物与药物的相互作用

食物与药物相互作用是指药物与食物或营养素共同摄入后所发生物理、化学或生理作用后的结果。这种相互作用在临床上表现为药物与食物不相容性、药代动力学（pharmacokinetics，PK）或药效动力学（pharmacodynamics，PD）改变而引起的健康状况受损。同时摄入食物和药物会干扰药物释放、吸收、分布、代谢和清除等过程，对药物的药用、药代动力学和药效动力学特性产生影响，从而影响药物的疗效和安全性。如果患者在遵循药物说明书指导，并进行了剂量调整后，治疗效果依旧不理想，同时伴随着副作用的增加、疗效的减退或新副作用的出现，那么应当考虑可能存在食物与药物之间的相互作用，并对此保持警觉。食物-药物相互作用发生率目前尚无确切数据，在ICU行肠内营养的成人患者中发生率达6.3%，公共初级保健医疗机构服务的老年患者中发生率高达58.5%。

为了能够预测和避免这种相互作用，准确了解不同的食物和饮料如何影响药物吸收、分布、代谢和（或）清除过程非常重要。对可能存在食物-药物相互作用的患者，需要对其饮食史、基础实验室指标、药物浓度和用药史进行充分评估。最常见的食物-药物相互作用存在于水果（尤其是葡萄柚）、乳制品、维生素K、含酪胺的食物，以及含酒精饮料等。近年来随着越来越多的食品添加剂和功能性食品的出现，迫切需要关注口服药物治疗中引起的食物-药物相互作用。

一、食物-药物相互作用对药物的影响

食物-药物相互作用主要影响药物的生物利用度，可能导致以下几种情况：

1. 增加副作用的风险　某些食物成分可以增强药物的生物利用度，使药物在体内的浓度升高，从而增加可能出现的副作用风险。

2. 降低疗效　另一些食物可能降低药物的生物利用度，延缓或减少药物的吸收或代谢，从而降低药物的疗效。

3. 产生新的副作用　特定食物可能与药物发生化学反应，产生新的化合物或减少药物的活性，导致新的不良反应出现。

二、食物-药物相互作用的类型

食物与药物相互作用有以下3种类型：

1. 对药物的影响　胃肠营养管喂养或肠内营养产品可与药物相互作用，如环丙沙星口服溶液为油性，会黏附在胃肠营养管上，导致其吸收减少。苯妥英钠可与肠内营养中的蛋白质组分结合，降低其疗效。药物分子和食物成分结合在一起，产生不溶性化合物，可阻碍药物的生物利用度，如含钙乳制品会抑制四环素的吸收。

2. 对药代动力学的影响　摄入食物会引起人体胃肠道生理条件变化。这些生理学改变主要包括：①胃肠道管腔内液体的量及其动力学改变，胃肠道管腔内液体的可溶性是口服药物释放和吸收的先决条件。用于药物溶解的液体体积决定药物消化道管腔内浓度，影响药物在人体胃肠道内的溶解量。②胃肠道不同部位动力增加，会影响药物溶解和吸收。③胃肠道pH改变，消化道管腔pH是药物溶解和吸收最重要的影响因素，溶解药物在高于或低于特定pH时都是电离状态，药物的强电离能力通常会促进药物溶解过程。因此，消化道管腔内pH的变化可以直接影响药物溶解度，进而改变口服药物的生物利用度。④食物摄入会产生生理反应，导致消化道管腔内容物的物理化学性

质发生变化，如腔内黏稠度、胃蛋白酶活化、胆汁盐增加、胰酶分泌增加、渗透压增加等，从而影响管腔内药物性能。⑤食物与肠道菌群相互作用，菌群代谢产物如短链脂肪酸，改善上皮屏障功能，影响药物生物利用度、药代动力学、疗效和副作用。

摄入的食物会影响药物吸收：①食物影响与药物吸收相关的摄取和外排转运体，如有机阴离子转运多肽、寡肽转运蛋白、P-糖蛋白等；②食物增加肠道单细胞膜流动性，从而增加药物扩散速度；③影响肠道与药物代谢相关酶的活性，如 CYP3A 和 CYP2C9。

摄入的食物会影响药物分布：①影响药物经淋巴转运的途径，如高亲脂性药物经肠淋巴转运可能因摄入食物中脂质的类型和数量而异，当药物与长链富含脂质的膳食同时服用时，这种转运将明显增加；②与脂蛋白结合，可能会减少游离药物分布到组织；③与血浆蛋白结合，营养不良和恶病质会降低白蛋白和 α_1-酸性糖蛋白浓度，而高蛋白饮食可能会增加血浆蛋白浓度，食物成分和代谢产物可能影响药物与血浆蛋白的结合。

摄入的食物会影响药物代谢和清除：大量研究表明，食物成分可以调节药物代谢酶和药物转运蛋白的活性，从而影响药物代谢和清除。

3. 对药效动力学的影响　由药物和食物成分之间的特定相互作用引起，这种相互作用会产生特定的药理作用，包括口服的药物及非口服给药的药物。某些食物能增加药物的效果和毒性，导致副作用发生。例如，华法林是维生素 K 环氧化物还原酶复合物 1（vitamin K epoxide reductase complex subunit 1，VKORC1）的竞争性抑制剂，当华法林与富含维生素 K 的食物（如甘蓝和菠菜）一起服用时，华法林会通过竞争性抑制 VKORC1 来消耗维生素 K 储备。因此，华法林减少了凝血因子如凝血因子Ⅱ、Ⅶ、Ⅸ和Ⅹ，以及凝血调节因子蛋白 C 和蛋白 S 的合成。高维生素 K 饮食会对抗华法林的治疗效果，导致患者血栓风险增加。

三、临床评估

表 5-1 是常见的食物-药物相互作用的发生情景。

表 5-1　食物-药物相互作用：症状、体征及相关食物

症状与体征	可能相关的食物
副作用增加（嗜睡、肌肉疼痛、排尿困难等）	细胞色素 P450 抑制剂如葡萄柚汁；高脂饮食可能增加生物利用度，如酒精
疗效降低（亚治疗水平、癫痫发作增加等）	含二价阳离子的食物（钙、镁或铁）；细胞色素 P450 诱导剂
低国际标准化比值/血栓增加	含维生素 K 的食物
高血压	含酪胺的食物
恶心/呕吐（双硫仑反应）	酒精

1. 饮食史　为了了解是否存在食物与药物的相互作用，对患者/护理人员访谈十分重要。了解患者目前饮食及膳食和药物的给药时间非常关键。询问细节包括喂养方法（口服、管饲喂养或全胃肠外给药）、喂养频率（间歇性或连续性）和饮食组成（全食物或肠内营养配方）。临床医生应确保询问患者是否食用/饮用与某些食物-药物相互作用相关的高风险食物，如全葡萄柚汁/葡萄柚汁、绿叶蔬菜、乳制品或含酪胺的食物（如陈奶酪、腌制食品）。同时注意患者是否有始终如一地饮食或服用维生素/矿物质。

2. 基础实验室检查　如果能进行相关检查，基础实验室检查结果有助于评估食品与药物的相互作用。临床医生应对关注的药物选择相关的实验室检查。与所用药物相关的不良反应和代谢可以指导临床医生进行相关的实验室检查。许多因素，如细胞色素 P450、肝肾功能障碍，在药物代谢中发挥作用，因此，获得基线肝肾功能可能有帮助。如果实验室值与基线相比发生变化，可能会提示食物与药物存在相互作用。

3. 药物浓度监测 为了监测药物的疗效或毒性，建议使用药物浓度监测。药物浓度水平、峰值、波谷及与给药有关的测量时间可向药剂师进行咨询，尤其在评估食物与药物如他克莫司、西罗莫司、苯妥英钠、卡马西平、环孢素 A 和巴比妥类药物的相互作用时，药物浓度可能有很大帮助。

4. 处方史审查 处方史是评估何时可能发生食物与药物相互作用非常有用的工具。重要细节包括首次开药的时间及增加/减少剂量的时间，以及配方，配方修改可能有助于减轻食品与药物的相互作用。例如，可以为服用甲硝唑的患者开具酒精含量较低的口服溶液，以避免双硫仑反应。

四、处 理

针对引起食物-药物相互作用的常见食物，临床处理建议如下（表 5-2）：

1.果汁 会引起许多食物与药物的相互作用，包括常见的水果，如葡萄柚、橙子、橘子、葡萄、芒果、苹果和木瓜。葡萄柚汁是最常见的引起食物与药物相互作用的果汁。果汁可能通过以下途径影响药物的作用：①葡萄柚汁抑制 CYP3A4 和 P-糖蛋白。②葡萄柚汁通过减少/增加新陈代谢，在许多方面与不同的药物相互作用。③葡萄柚汁可能会增加许多药物的曲线下面积，随着时间推移，葡萄柚汁会增加这些药物在体内的总暴露量。④其他水果，如橙子、柠檬和草莓，可能增加需要酸性环境的药物吸收。例如，含抗坏血酸的水果可以通过创造一个更酸性胃肠道环境促进铁充分溶解，从而增加铁吸收。⑤患者的基因也会影响果汁-药物相互作用。例如，对于 *SLCO2B1* c.1457C＞T 等位基因患者，苹果汁更显著地降低非索非那定药效。因此，在果汁与药物存在相互作用时，建议如下：①葡萄柚汁与他汀类药物同时服用时，葡萄柚汁会增加部分他汀类药物（如辛伐他汀）的毒性，导致肌肉疼痛、肌酸激酶水平升高，还会导致横纹肌溶解症。对于他汀类药物，建议患者在服用前避免同时摄入大量葡萄柚汁（每天＞1.2L）。②当与葡萄柚汁一起服用时，左甲状腺素吸收也会减少，因此，左甲状腺素的推荐服用时间为早餐前至少 30 分钟空腹服用，以确保最佳吸收。③葡萄柚汁可能增加胺碘酮、卡马西平、环孢素 A、羟考酮在体内的暴露量，应避免同时服用。④葡萄柚汁可能会增加血液中他克莫司和西罗莫司水平，导致肾毒性增加，建议患者在服用前避免同时摄入葡萄柚汁。总之，当向患者提供水果与药物相互作用的用药指导时，需要注意大多数水果与药物之间相互作用，取决于患者摄入的果汁或水果的量。如果存在水果与药物相互作用，患者应减少或停止果汁摄入，特别是葡萄柚汁，将葡萄柚摄入时间与药物摄入分开并不一定能防止与药物相互作用，建议患者完全避免摄入葡萄柚汁和新鲜葡萄柚。

2. 乳制品 含有二价金属离子，如铁、钙和镁，与药物一起服用时，可能存在以下副作用：①当与某些药物一起服用时，阳离子与药物形成复合物，成为不溶性沉淀物或不被吸收的可溶性复合物；②乳制品会螯合药物，导致药物吸收减少。因此，与药物存在相互作用时，建议如下：①与乳制品联合使用时，环丙沙星生物利用度可能会降低 27%～67%，应在酸奶、奶酪和牛奶等乳制品之前或之后 2 小时服用氟喹诺酮类抗生素和四环素，以防止螯合作用。②乳制品可能会影响双膦酸盐类药物（如阿仑膦酸钠、利塞膦酸钠或帕米膦酸钠）的吸收。为了确保药效，双膦酸盐类药物应在早晨空腹时立即服用。服用这些药物时，应避免与乳制品同时摄入，并在服药后至少等待 1 小时再进食。③乳制品中存在的二价阳离子也会减少左甲状腺素的吸收，左甲状腺素不应与乳制品一起服用。当就乳制品与药物的相互作用向患者提供咨询建议时，建议患者阅读产品标签，因为包括肠内营养在内的许多食品可能含有乳制品。无乳制品可能有助于消除乳制品与药物的相互作用。临床医生应与药剂师和营养师合作，确定用药时间与乳制品服用时间分开，以避免乳制品与药物相互作用。

3. 维生素 K 绿叶蔬菜中维生素 K 含量最高，包括西蓝花、卷心菜、甘蓝和菠菜，也存在于蓝莓、胡萝卜汁、金枪鱼、梅干和番茄等食物中，可抑制 CYP1A1 和 CYP3A4 酶。维生素 K 是合成凝血因子（凝血因子Ⅱ、Ⅶ、Ⅸ和Ⅹ以及蛋白质 C、S 和 Z）所必需的。华法林是 VKORC1 的竞争性抑制剂，可激活体内的维生素 K。维生素 K 的隐性来源可能会降低或逆转华法林活性，降低国际标准化比值水平，并导致华法林疗效不佳。因此，为了避免维生素 K 与药物的相互作用，建议如下：①患者咨询至关重要，在开始华法林治疗之前，最好让患者记下食物日记，以估计他们通常摄入的维生素 K 总量。以此为指导，患者可以保持一定量维生素 K 的持续摄入。②服用华法林的患者应避免服用多种维生素、天然产品和添加维生素 K 的膳食补充剂。③在开始服用新的多种维生素、天然产品和膳食补充剂之前，患者应咨询临床医生、药剂师和营养师。

4. 酪胺　来源于食物中分解的蛋白质。它可以存在于经过陈化、发酵或长期储存的食物中，如陈化奶酪、肉类、葡萄酒、啤酒和巧克力。酪胺与某些药物一起服用时，可能会增加药物副作用。因此，建议如下：①为了避免摄入酪胺，患者应多食用新鲜食物。剩菜应在 24～48 小时内处理完毕。加工肉类每天应限制在 110g，豆腐/豆豉每天应限制在 280g 以内。②酪胺与利奈唑胺、异烟肼和单胺氧化酶抑制剂如雷沙吉兰、司来吉兰和苯乙肼相互作用，这些药物和酪胺一起服用时，会增加高血压危象风险。高血压危象表现为严重头痛、流鼻血、严重焦虑、胸痛、视物模糊和意识模糊等症状。③患者在服用单胺氧化酶抑制剂时应避免食用含有酪胺的食物，利奈唑胺可以在摄入含有酪胺的食物之前或之后 6 小时给药。

5. 酒精　一些酒精与药物的相互作用可能会导致不良反应和（或）镇静作用增加，因此，建议如下：①最常见的酒精-药物相互作用发生在甲硝唑中，称为双硫仑反应，表现为头痛、恶心/呕吐、胸痛、眩晕、口渴和虚弱，服用甲硝唑时，应避免饮用酒精；②与酒精一起服用时，巴比妥类和地西泮可能会增加认知障碍和镇静作用，因此，服用此类药物，应避免饮用酒精；③当酒精与对乙酰氨基酚、酮康唑或利福霉素等肝毒性药物一起服用时，可能会产生额外的肝毒性，因此，尽量避免酒精的服用，并监测肝功能；④当患者开始服用口服溶液或某些药物时，检查药物的酒精含量可能会有所帮助，如苯巴比妥、地高辛、地西泮和大麻二酚等药物的酒精含量超过 10%，在可能的情况下，应避免使用含有大量酒精的口服制剂。

6. 普通食物　食物通过改变胃肠道 pH、延迟胃排空时间、增加内脏血流量、刺激胆汁分泌或通过与药物的药理相互作用来影响药物吸收。合适的用餐时间对于预防食物与药物的相互作用至关重要。食物可能会增加或降低生物利用度，并可能有助于减少药物对胃肠道的不良影响。因此，普通食物与药物可能存在相互作用时，建议如下：①某些药物需要空腹服用，如非索非那定和异烟肼空腹服用，以确保充分吸收；质子泵抑制剂奥美拉唑和泮托拉唑等最好在进食前 30～60 分钟服用，以提高疗效；苯妥英钠和双膦酸盐的浓度会因食物而降低，因此应在一天的第一顿饭前 30 分钟或最后一顿饭后 4 小时服用；食物中的许多成分会降低左甲状腺素的吸收，包括大豆、浓缩咖啡、核桃、钙、铁和膳食纤维。因此，左甲状腺素应在早上空腹服用，至少在进食前 30 分钟，或在晚上最后一顿饭后 3～4 小时服用；食物可能会提高卡马西平的浓度水平，导致毒性增加。②某些药物与食物同时服用能够减轻副作用并提高吸收率。例如，硫酸亚铁在空腹时服用效果最佳，但为减少胃肠不适，通常建议与食物一同服用，尤其是富含维生素 C 的食物，因为维生素 C 能增强其吸收。大麻二酚和齐拉西酮等药物在与高脂肪食物一起服用时吸收效果更佳，这是因为高脂肪食物提供了一个有利于药物溶解的亲脂环境。为预防直立性低血压，建议卡维地洛与食物同服。此外，呋喃妥因、非甾体抗炎药、皮质类固醇、氯化钾和二甲双胍等药物也最好与食物一起服用，以预防胃肠道不适。③某些药物需要餐后服用，减少其副作用，如坦索罗辛应在餐后 30 分钟服用，以确保其吸收不会过快，因为食物会增加坦索罗辛的吸收。④环孢素胶囊和口服溶液应根据膳食和一天中的时间按一致的时间表服用，以防止药物浓度升高。掌握药物与食物相互作用的最佳服药时间对于确保药物发挥预期疗效且不引起毒性等不良反应极为重要。患者应当获得关于何时进食以配合药物反应的适当指导和建议。

7. 肠内营养　肠内营养物可能引起药代动力学和药效动力学相互作用，因此，进行肠内营养时，服用药物时建议如下：①患者服用四环素类药物、抗组胺药、氟喹诺酮、苯妥英钠、左甲状腺素和卡马西平等时，持续给予肠内营养的患者需要注意会影响药物的吸收，导致疗效降低。②对于最好空腹服用的四环素类药物和抗组胺药，建议在给药前或给药后 1 小时再进行肠内营养，以防止吸收减少。③苯妥英钠可能与肠内营养中的蛋白质成分结合，显著降低其药物浓度，从而增加癫痫发作的风险。因此，在给药前后 2 小时内，建议不要同时给予肠内营养。部分临床医生还将苯妥英钠的给药方案调整为每天两次。采用这种方法时，肠内营养需要在给药前后保持 1 小时的间隔，每天仅允许 4 小时的间断营养。④当左甲状腺素与肠内营养同时给药时，左甲状腺素的生物利用度和血清甲状腺水平可能会降低，应监测患者甲状腺功能减退的症状和体征。若需通过胃肠营养管给药，临床医生应该考虑增加剂量。左甲状腺素不应在服用含钙或含铁食物 4 小时内给药。⑤肠内营养产品有可能与华法林和维生素 K 发生相互作用，因为肠内营养制品中维生素 K 含量在 0～125mg/1000kcal。为了保持足够的抗凝作用，应密切监测肠内营养产品和管饲率。肠内营养物任何变化都有必要改变华法林剂量。此外，应使用冲洗方案来避免配方奶粉与药物的相互作用并防止堵塞。

8. 功能性食品 可以是天然全食品，添加了生物活性物质（如矿物质、维生素或其他生物活性化合物）的加工食品（强化食品），以及天然生物活性水平已被改变的食品。功能性食品可能通过以下几个方面与药物发生相互作用：①多酚类化合物：其含量较普通食物更高，增加了功能性食物-药物相互作用的可能性，主要影响药物代谢相关的酶和转运蛋白。多酚经过广泛的生物转化，对肠道中外排转运蛋白表现出高亲和力，多数情况下抑制 CYP3A4 活性并增加药物实际剂量。②有机硫化合物：大蒜和洋葱[含有 S-烷基（烯基）-L-半胱氨酸亚砜]以及卷心菜、花椰菜和甘蓝（含有 S-甲基-L-半胱氨酸亚砜）两大类。由于具有抗血小板、降血糖和抗高血压的特性，大蒜和洋葱可能会增强抗凝血剂、抗糖尿病和降压药的不良作用。大蒜提取物抑制 CYP2E1 酶及 CYP3A4 酶活化，在服用经这些酶代谢的药物（对乙酰氨基酚、氯唑嗪和麻醉剂、钙通道阻滞剂、化疗药物、抗真菌药物、糖皮质激素等）的患者应谨慎使用。体内研究证据表明，食用西蓝花会诱导 CYP1A2 和 CYP2A6 酶，因此西蓝花可能会增加新陈代谢并降低某些药物的水平。③非淀粉和硫酸多糖：药用蘑菇和一些海藻中含有非淀粉和硫酸多糖，如褐藻糖胶。临床研究表明，服用麦豆豉多糖理论上可以降低血糖，麦豆豉与抗糖尿病药物联合使用可能会增加低血糖风险。④益生菌：可改变药物生物利用度，越来越多数据表明，肠道内的药物代谢可能会显著改变药物的药效学和毒性特征，而益生菌对这一代谢过程可能产生影响。由益生菌引起的宿主微生物群变化，可能成为与药物相互作用的一个重要潜在因素，这在未来的研究中需要进一步的探索和分析。

五、随　　访

对于每一次患者护理，医疗团队的所有成员都必须问诊患者，了解他们饮食和当前药物服用情况。如果需要，应对治疗药物进行监测，了解其疗效或毒性。临床医生可以与药剂师合作，合理安排用药时间，以防食物与药物相互作用。患者咨询和医疗团队（护士、医生、药剂师和营养师）之间的合作有助于避免食物与药物的相互作用，从而优化药物治疗，并且可以避免不良反应。在线数据库如 Lexicomp 和 Micromedex 等，可以提供许多关于特殊饮食与药物相互作用的资源，包括低酪胺或维生素 K 等。打印的用药日历或智能手机应用程序等工具也可以帮助家庭成员记住用药时间，避免食物与药物的相互作用。医疗保健团队可以共同确保对患者和家庭成员进行适当的教育，了解食物与药物相互作用的类型、药物和食物给药的时间，以及避免食用某些食物，努力确保患者用药安全并预防不良事件。

总之，对疑似存在食物与药物相互作用（表 5-2）的患者，建议评估其饮食史、实验室检查基线值、药物浓度和处方史。根据目前系统综述和实践指南，最常见食品与药物相互作用发生在葡萄柚汁、乳制品、维生素 K、酪胺和酒精中。根据目前的临床实践和专家意见，许多策略可被用于防止食物与药物的相互作用，包括避免进食特殊的食物、在进食之前/之后重新安排药物、限制与药物反应相关的食物量等。医疗保健团队包括临床医生、药剂师和营养师在内可以通过对患者及护理人员进行教育，以及精确规划用餐和服药的时间，来降低或预防食物与药物间可能发生的相互作用。

表 5-2　常见食物-药物相互作用建议要点

食物	药物	相互作用	建议要点
葡萄柚	他汀类	增加肌肉痛/横纹肌溶解症	避免同时大量摄入（每天＞1.2L）
	胺碘酮、卡马西平、环孢素 A 和羟考酮	增加曲线下面积	避免所有葡萄柚汁和水果
	他克莫司和西罗莫司	增加肾毒性	避免所有葡萄柚汁和水果
乳制品	左甲状腺素	吸收降低	第一顿饭前 30 分钟或最后一顿饭后 4 小时服用
	四环素类、氟喹诺酮类和双膦酸盐类	吸收降低	在摄入乳制品之前或之后 2 小时服用
维生素 K	华法林	过多维生素 K 降低国际标准化比值并抑制抗凝作用	每天摄入适量的维生素 K。开始服用多种维生素、天然产品和膳食补充剂之前，一定要咨询医生或药剂师
酪胺	利奈唑胺	高血压危象的风险增加	在摄入含有酪胺的食物之前或之后 6 小时服用
酒精	甲硝唑	双硫仑反应	避免食用任何含有酒精或丙二醇的食物 3 天
	巴比妥类和地西泮	增加认知障碍和镇静作用	避免组合服用。检查口服溶液的酒精含量
	对乙酰氨基酚、酮康唑和利福霉素	肝毒性增加	避免组合服用。检查口服溶液的酒精含量
食物	非索非那定和异烟肼	吸收降低	空腹服用
	质子泵抑制剂如奥美拉唑	降低疗效	餐前 0.5～1 小时服用
	左甲状腺素、苯妥英钠和双膦酸盐	降低疗效	在一天的第一顿饭前 30 分钟服用
	卡维地洛	预防直立性低血压	随食物服用
	呋喃妥因、非甾体抗炎药、皮质类固醇、氯化钾和二甲双胍	防止胃肠道不适	随食物服用
	硫酸亚铁	防止胃肠道不适，但也会减少吸收，除非食物中含有维生素 C	最好空腹。如果吸收率低，可与含维生素 C 的食物一起服用。如果胃肠道不适，随餐服用
	大麻二酚和齐拉西酮	高脂肪食物增加吸收	随餐服用≥500kcal
	坦索罗辛	防止吸收过快	随食物服用
	卡马西平	增加卡马西平水平	监测增加的毒性作用
肠内营养	四环素类药物和抗组胺药	吸收降低	给药前 1 小时或给药后 1 小时行肠内营养
	苯妥英钠	吸收降低	给药前后 2 小时不要同时进行肠内营养
	华法林	维生素 K 降低国际标准化比值	为了保持足够的抗凝作用，应密切监测肠内营养产品和管饲率
	左甲状腺素	降低生物利用度和甲状腺水平	如果与肠管喂养一起服用，可以考虑增加剂量。不要在摄入含钙或含铁食物后 4 小时内服用

（宋　军）

第二篇　营养风险筛查与营养评估

规范的营养治疗流程依次是营养筛查与营养评估、营养干预、营养监测。其中营养筛查与营养评估是营养治疗的第一步，是为了找出需要营养治疗的对象，明确营养不良的程度及原因，从而为个性化营养治疗提供依据。临床上严重的营养不良显而易见，不需要借助任何评估工具即可诊断，但是对于那些潜在的和隐性的营养不良、营养不良前期、营养不良风险者则需要借助营养筛查和（或）营养评估工具才能发现，这类患者占住院患者的大多数，如果不评估，此类患者的营养状况会被忽视，同时其营养干预效果优于重度营养不良者。所以营养筛查与营养评估非常重要，可助力取得更好的综合治疗效果。

第六章　营养筛查

Kondrup J 等认为，筛查是一个快速识别需要营养支持的患者的过程。一个良好的营养筛查工具要求既简便快速，又高效经济，从而使患者乐意配合，医务人员易于掌握，方便操作。

不同的营养学会对于营养筛查的定义不完全一致。欧洲肠外肠内营养学会（European Society for Parenteral and Enteral Nutrition，ESPEN）认为，营养风险筛查是一个快速而简单的过程，通过营养筛查如果发现患者存在营养风险，即可制订营养计划。美国营养与饮食学会（Academy of Nutrition and Dietetics，AND）指出，“营养风险筛查是发现患者是否存在营养问题和是否需要进一步进行全面营养评估的过程”。美国肠外肠内营养学会（American Society for Parenteral and Enteral Nutrition，ASPEN）的定义，“营养风险筛查是识别与营养问题相关特点的过程，目的是发现个体是否存在营养不足和有营养不足的危险”。

可见欧美对于营养筛查的定义有显著差异，ESPEN 认为是发现营养风险的过程，美国学会（AND、ASPEN）认为是发现营养不足的过程。所以营养筛查包括两个方面的筛查：营养风险筛查、营养不良筛查，前者主要的筛查工具是营养风险筛查 2002（nutritional risk screening 2002，NRS 2002），后者主要的筛查工具是营养不良通用筛查工具（malnutrition universal screening tool，MUST）。

第一节　营养风险筛查 2002

一、概　　述

2003 年，ESPEN 以 Kondrup 为首的专家组，在 128 个随机对照试验（randomized controlled trial，RCT）的基础上，提出了“营养风险”的定义，为“现存的或潜在的与营养因素相关的导致患者出现不利临床结局的风险”。所以营养风险是指与营养因素有关的、出现临床并发症的风险，而不是指出现营养不良的风险。ESPEN 提出的营养风险概念与临床结局相关，是通过及时发现患者的营养风险，来预测患者可能的临床结局，以及监测患者对临床营养支持的效果。

常见的营养风险筛查工具为NRS 2002，此工具由ESPEN等特别工作小组开发，于2002年正式发布。该方法的开发设想是，营养支持的指征是严重疾病合并营养需求增加的患者或严重营养不良的患者或较轻程度的疾病合并较轻程度的营养不良患者，同时包括目前没有营养不良，但是具有由于疾病和（或）治疗（如严重创伤、手术、化疗等）而出现营养不良风险的患者。这一开发设想将营养支持的适应证扩大到预防营养不良的发生。

中华医学会肠外肠内营养学分会（Chinese Society of Parenteral and Enteral Nutrition，CSPEN）推荐使用，认为NRS 2002筛查方法建立在循证医学的基础上，简便易行，适用于中国住院患者的营养风险筛查。经过多年中国数据及研究资料的积累，NRS 2002已在中国得到广泛运用，中国的医保政策里也提到了NRS 2002的重要性，认为经NRS 2002筛查具有营养风险者才是开具肠外肠内营养制剂处方的必备条件，也是医保支付的基础条件。中国于2013年发布了NRS 2002的国家标准，全称为《临床营养风险筛查》（WS/T 427-2013）。

二、操作与标准

（一）适用对象

NRS 2002既适用于住院患者也适用于门诊患者，主要适用对象为18岁以上的成年住院患者，参考ESPEN的建议，结合中国人群实际，适用对象：①年龄18～90岁的患者；②住院过夜者；③入院次日8时未进行急诊手术者；④神志清楚者；⑤愿意接受筛查者。

NRS 2002应及时进行，在入院后24小时内完成。实施筛查的人员为经过培训的医师、营养师和护士，第一责任人为首诊医师。

不论是住院患者还是门诊患者，在筛查前要向筛查对象介绍筛查的目的和内容，获得其知情同意。

（二）筛查内容及评分标准

NRS 2002筛查包括三部分内容，即营养状况受损、疾病严重程度和年龄三部分评分相加为最后评分。

1. 营养状况受损评分（0～3分），见表6-1。

表6-1 营养状况受损内容及评分标准

内容	评分	评分标准
没有受损	0分	正常营养状态。BMI≥18.5kg/m^2，近1～3个月体重无变化，近1周进食量无变化
轻度受损	1分	3个月内体重丢失＞5%，或近1周食物摄入比正常需要量低25%～50%
中度受损	2分	一般情况差，或2个月内体重丢失＞5%，或近1周食物摄入比正常需要量低50%～75%
重度受损	3分	BMI＜18.5kg/m^{2}且一般情况差，或1个月内体重丢失＞5%（或3个月体重下降15%），或近1周食物摄入比正常需要量低75%～100%

2. 疾病严重程度评分（0～3分），见表6-2。

表6-2 疾病严重程度内容及评分标准

内容	评分	评分标准
没有	0分	正常营养需要量
轻度	1分	需要量轻度提高：髋关节骨折，慢性疾病有急性并发症者，肝硬化，慢性阻塞性肺疾病，血液透析，糖尿病，一般肿瘤患者
中度	2分	需要量中度增加：腹部手术，脑梗死，重度肺炎，血液恶性肿瘤患者
重度	3分	需求量明显增加：颅脑损伤，骨髓移植，ICU患者

疾病严重程度的定义：

1 分：慢性疾病患者因出现并发症而住院治疗。病人虚弱但不需要卧床。蛋白质需要量略有增加，但可通过口服和补充来弥补。

2 分：患者需要卧床，如腹部大手术后。蛋白质需要量相应增加，但大多数人仍可以通过人工营养得到恢复。

3 分：患者在重症病房中靠机械通气支持，蛋白质需要量增加而且不能被人工营养支持所弥补，但是通过人工营养可以使蛋白质分解和氮丢失明显减少。

3. 年龄评分（0～1 分），0 分：年龄<70 岁；1 分：年龄≥70 岁。

（三）结果判定及处理

总分＜3 分，表明目前没有营养风险，应每周重复进行营养风险筛查。

总分≥3 分，表明有营养风险，应该结合患者的临床状况，制订营养支持治疗计划。

下列所有 NRS 2002 评分≥3 分的患者应制订营养支持计划，包括：严重营养状态受损（≥3 分）；严重疾病（≥3 分）；中度营养状态受损+轻度疾病（2+1 分）；轻度营养状态受损+中度疾病（1+2 分）；中度营养状态受损+70 岁以上（2+1 分）；重度疾病+70 岁以上（3+1 分）；轻度营养状态受损+轻度疾病+70 岁以上（1+1+1 分）。

各医院可根据自己的具体情况，来制订适合自己医院的营养风险筛查量表，建议利用好信息化手段，将评分表科学设置并培训相关人员操作，单独有一个临床营养诊疗信息化系统来实施，并与医院信息系统对接。

NRS 2002 总分≥3 分，提示有营养风险存在，而不是提示营养不良。营养风险的存在说明需要制订营养支持计划，但并不是实施营养支持的指征。是否需要营养支持及如何营养支持应该进行进一步的营养评估。

三、质 量 控 制

1. 对患者身高、体重测量方法的精确把握。

2. 疾病严重程度评分中提及的疾病种类仅有 12 类，无法涵盖所有疾病，根据疾病严重程度的定义无法确定“挂靠”位置的疾病，推荐“营养支持小组”的护师（士）、营养师、药师与组内临床医师合作，按照患者疾病严重程度结合其对营养素，尤其是对蛋白质需求的情况，研讨“挂靠”已经存在的疾病严重程度评分。

3. 患者近期饮食及体重变化均由患者本人叙述，患者家属意见仅供参考。与患者沟通过程中，要注意问诊技巧及提问顺序。如针对体重下降，首先询问患者近期内体重有无变化，如回答为下降，再询问下降了多少，如下降＞5%，再询问是在最近几个月内出现的。这样能最大程度上减少问诊过程中对患者的语言暗示，降低偏倚。

第二节　营养不良通用筛查工具

一、概　　述

除 NRS 2002 筛查方法外，其他的营养风险筛查都是营养不良的风险筛查。常见的筛查工具为营养不良通用筛查工具（MUST）。MUST 由英国肠外肠内营养学会营养不良咨询组 2003 年推荐用于社区的营养不良筛查，于 2004 年正式发布。

MUST 是适用于不同医疗机构的营养筛查工具，并且适合不同专业人员如护士、医生、营养师、社会工作者和学生等使用。

该工具主要用于蛋白质热能营养不良及发生风险的筛查，主要评估内容包括3个方面：体重指数（BMI）、体重改变及急性疾病所致进食量减少，三部分的评分相加得出总分，分为低风险、中等风险和高风险。

MUST 有很好的表面效度和内容效度，其预测效度也得到了证实。可以预测老年住院患者的死亡率和住院时间，即使是无法测量体重的卧床老年患者，也可进行筛查。但是 MUST 是新近发展的营养筛查工具，还有待于更多的临床干预研究证实其预测性和有效性。

二、操作与标准

获得患者知情同意后，做好相关记录，重点询问患者基础资料，特别是患者入院前1周饮食情况（饮食量是否有减少及减少程度），最近1～3个月内体重变化、疾病是否有急性发作情况，并在患者入院次日晨起（上午6～8时），测量患者体重（空腹、赤脚、穿轻质病员服状态）和身高值，其中体重测量值精确到0.1kg，身高测量值精确到0.1cm，由评估人员对测量仪器进行刻度值归零校正（表6-3）。

表6-3 MUST 评分标准

评分项目		分值
BMI	＞$20kg/m^2$	0分
	18.5～$20kg/m^2$	1分
	＜$18.5kg/m^2$	2分
体重下降程度	过去3～6个月体重下降＜5%	0分
	过去3～6个月体重下降5%～10%	1分
	过去3～6个月体重下降＞10%	2分
疾病原因导致的近期禁食时间	≥5天	2分
将以上分数加起来，得出总分 0分：低营养风险状态，需定期进行重复筛查 1分：中等营养风险状态 2分：高营养风险状态，需要由专业营养医生制定营养治疗方案		

MUST 评估主要由三部分组成：BMI、最近体质量丢失情况和疾病对进食状态的影响，前两部分都与体质量有关，如老年患者卧床不起、神志不清等无法获得准确的体质量资料，而这部分患者群体往往营养不良风险发生率较高，这些限制会低估患者的风险发生率；另外组织水肿或腹水及胸腔积液等也是影响体质量的一个重要方面，也会影响评估结果。

三、质量控制

1. 对患者身高、体重测量方法的精确把握。

2. 患者体重变化均由患者本人叙述，患者家属意见仅供参考。与患者沟通过程中，要注意问诊技巧及提问顺序。

（蔡红琳）

第七章 营养评估

通过营养风险筛查，若确定患者存在营养风险，且伴有代谢或功能方面的障碍，或者筛查结果无法确定患者是否存在营养风险，应对患者实施进一步的营养评估。

第一节 概 述

患者的营养状况直接影响到临床治疗的效果与疾病的转归。住院患者常见的营养问题是营养不良，不仅发生率高，而且知晓率低，患者常因没有及时得到正确的营养管理而影响治疗效果、延长病程，治疗后效果不佳甚至死亡。美国的一项调查发现，约有 1/3 的患者不是死于疾病本身，而是死于营养不良。因此，对患者进行营养评估是非常必要的，是对患者进行合理营养治疗的前提和基础，通过评估找到营养不良的原因，从而有的放矢地进行营养治疗，是临床营养工作的重要内容。

营养评估是一个非常具体且费时的工作，应该由受过培训的或者有临床营养经验的医务人员如营养（医）师、营养护士或者专科医师来完成。

临床上一般根据患者的疾病情况，结合与营养相关的一些指标进行营养评估。营养评估包括下列原则：①衡量营养素平衡；②测量身体成分；③测量炎症反应活性；④测量身体功能。

一、营养素平衡

要找出各种可能导致营养不良的致病因素，并评估患者的预后。体重丢失、胃口好坏、食物摄入量、食物摄入形态、体液平衡、胃肠道症状、发热、排泄导致的营养素丢失、临床各种治疗和药物史等都需要评估。

准确和详细的食物摄入信息在营养评估中具有关键作用，体液平衡是营养评估的重要部分，单独的营养素缺乏还应该采用实验室方法测定。

二、身体成分

体重、身高和 BMI 是最基本的检查，其他体格检查如腰围、臀围、头围、胸围、小腿围、上臂围、上臂肌围、皮褶厚度等也可测量，目前身体成分分析已从科研进入临床，获取如去脂体重、上臂肌围等数据。

三、疾病状态和炎症状态

患者的疾病状态不仅根据病史、临床检查，以及测量生命体征如体温、脉搏、血压、心率等，还需要进行实验室检查，包括血红蛋白、全血计数、血浆白蛋白和 C 反应蛋白等，这些指标能够反映疾病的炎症反应程度。

四、功能评价

与营养不良相关的机体功能障碍可以通过床旁检查以明确。如测量骨骼肌功能很有意义，因为骨骼肌功能对肌肉组织和营养素摄入的变化非常敏感。在开始营养支持治疗的 2～3 天内，肌肉力量就能够得到改善，早于肌肉组织开始增加的时间。相反，在饥饿开始的几日内肌肉力量就开始变差。肌肉功能的改变可以根据病史，以及日常活动、功能和握力的降低来评价。

免疫功能不是很容易检测，临床上主要测量炎症反应活性，而不是给免疫功能评分。

五、儿童的评价

儿童的身高体重比例非常重要，因为生长速度对营养状况、并发症和炎症反应高度敏感。

下面从营养评价技术和营养状况综合评定两个方面来描述营养评估的具体内容。

第二节 营养评价技术

营养评价技术主要包括膳食调查、人体测量、临床检查和实验室检验 4 个方面内容，其中既有主观检查也有客观检测。

一、膳 食 调 查

膳食调查是营养评估的基础。通过膳食调查可了解被调查者膳食能量和营养素摄入的数量和质量，评定其营养需要的满足程度，为改进膳食结构和合理营养提供依据。膳食调查的内容主要包括每日摄入食物的品种、数量；分析其摄入营养素的数量、来源及比例是否合理；能量是否充足，供能营养素比例是否合理；饮食结构和餐次分配是否合理等。

膳食调查的方法有定量和定性两大类。定量调查包括询问法、记录法和化学分析法等。其中询问法包括 24 小时膳食回顾法和饮食史法；记录法包括称重法、记账法等。定性调查主要指食物频率法，该法是询问法的一种，也可半定量地调查膳食摄入情况。不同的膳食调查方法有各自的特点，需要根据具体情况进行选择。如对住院患者和门诊患者常用 24 小时膳食回顾法和食物频率法。

（一）询问法

通过询问患者每日摄入食物的种类、饮食习惯等了解其食物的消耗量，可分为以下两种方法。

1. 24 小时膳食回顾法（24-hour dietary recall） 是由调查对象回顾调查前 24 小时内的食物消耗情况的一种调查方法。24 小时是指从最后一餐进食向前推 24 小时。常选用连续 3 天的 24 小时膳食回顾，即每天对调查对象进行询问，回顾 24 小时的进餐情况，连续 3 天。

24 小时膳食回顾法操作简便，一般 5～10 分钟可完成，在调查期间可以多次进行，在临床和科研工作中常用于评估个体的膳食摄入量。由于调查主要依靠调查对象的回忆，不适用于 7 岁以下儿童及 75 岁以上老人。另外，对调查员的要求较高，需要调查员掌握一定的调查技巧和专业技能，要熟悉常见食物的价格以及食物生重、熟重和体积之间的关系等。

2. 饮食史法（dietary history） 人体的生长发育受到长期饮食习惯的影响，通过询问饮食史可了解调查对象的饮食构成或饮食模式。要求调查对象保存 3 天食物记录，了解饮食习惯，据此估计出常吃食物的量。此法的优点是饮食内容由调查对象随时记录，故结果比 24 小时膳食回顾法的准确度要高。但要求调查对象熟练掌握食物生熟比和体积之间的关系。

（二）记录法

1. 称重法（weighing method） 是运用日常的各种测量工具对进食量进行称重或估计，从而了解调查对象目前食物消耗情况的一种调查方法。通常由调查对象或其看护者完成。使用称重法时，要求调查对象在每次进食前对食物进行称重，扣除进食后剩余或废弃部分，即得出个体的食物摄入量。在外就餐消耗的食物进行估计后也应记录在内。

称重法既可用于个体的膳食调查，也可用于团体和家庭。调查时间应不少于3天，但也不宜过长，一般不超过1周，可在不同季节分别进行以了解全年膳食摄入情况。

此法优点在于可以获得可靠的个体食物摄入量。缺点是此种调查可能影响调查对象的食物选择，从而出现应答偏倚，容易发生低报（如肥胖人群）、漏报（如饮料、零食）等现象。由于入户称重操作较为烦琐，导致调查对象的依从性较差。

2. 记账法 是最早、最常用的膳食调查方法。由调查对象或调查员称量、记录一定时期内的食物消耗总量，并统计同时期内进餐人数，计算出每人每日各种食物平均摄入量。此法多用于就餐人数和场所比较固定的集体对象，如家庭、学校、部队和机关食堂等。

记账法简便易行，适用于大样本调查，且无须每日单独称重，只要记录各种食物在调查开始时的库存量，调查期间的购进量、废弃量及调查结束时的残余量即可。如果账目可靠、用餐人数固定，调查结果准确度较好，信息偏倚也小。优点是可以调查较长时期的膳食摄入情况，缺点是只能获得人均摄入量信息，难以分析个体膳食摄入情况。

（三）化学分析法

化学分析法（chemical analysis）是收集调查对象全天所进食物，在实验中进行化学分析，测定其中能量和各种营养素含量的方法。化学分析法可准确地获得个体各种营养素的实际摄入量，但操作复杂，成本高，很少在临床营养工作中使用。

（四）食物频率法

食物频率法（food frequency questionnaire，FFQ）是估计调查对象在一定时期内摄入某种食物频率的方法。该法多以问卷形式进行，在调查表中包括拟调查食物的名单和进食频率。如果调查表还收集了食物的量或份额（如每周吃几次，每次吃多少），则可进行半定量的膳食调查。

食物频率法现已广泛用于各种规模人群的营养调查、营养流行病学研究等领域。常采用封闭式的问卷，因此减轻了调查员和调查对象的负担，减小了应答偏倚，也易于资料的后期整理、录入。可收集短至几天、长达1年的进食频率，快速获得调查对象日常食物摄入情况及长期的膳食模式。在研究膳食结构与慢性非传染性疾病的发病率关系时常采用食物频率法。

食物频率法的缺点在于存在应答偏倚。另外，调查表的编制、食物份额的量化、调查对象对调查表的认知等都可能影响调查结果的准确性，甚至导致调查结果不能满足研究需要。

每一种调查方法都有各自的特点，没有一种方法能够满足所有的调查需要，因此调查者需要根据调查目的、调查对象、调查期长短、调查员能力及经费等多种因素选择适宜的调查方法。实际工作中常采用几种方法相结合的方式进行调查。对临床个体多采用连续2～3天的24小时膳食回顾法与食物频率法相结合，对科研项目多采用连续3天24小时膳食回顾法、称重法、记账法与食物频率法相结合。

（五）膳食评价

膳食调查完毕，所获得的调查结果都要从以下几个方面评价其膳食是否满足患者的营养需要。

1. 能量和营养素摄入量 将每个个体每日能量及各营养素的摄入量与相对应的膳食营养素参考摄入量（或疾病状态下营养需要）相比较，评价该摄入量满足其营养需要的程度。

2. 能量分配 计算三大供能营养素提供能量的百分比，并与膳食营养素参考摄入量（或疾病状态下供能比）相比较。

3. 膳食模式分析 分析调查对象的膳食模式，以及该膳食模式与疾病可能存在的相关性。

4. 蛋白质的食物来源 分别计算每个个体每日动物蛋白和植物蛋白以及优质蛋白的摄入量，得出动物蛋白或植物蛋白比例及优质蛋白的比例。

5. 脂类的食物来源 分别计算动物油和植物油的摄入量，以及饱和脂肪、单不饱和脂肪和多不饱和脂肪之间的比例。

6. 矿物质和维生素的食物来源 分析几种主要矿物质和维生素（如钙、铁、锌、硒、维生素A、维生素 B_1、维生素 B_2 等）的食物来源，根据该营养素消化、吸收、代谢的特点，预测较长时间从某类食物中摄入该营养素可能带来的营养不良的风险。

7. 餐次分配 计算全天餐次、每餐摄入的能量及占全天能量的百分比，评价其与疾病的关系。

8. 其他 如食物的加工、烹调方法等。

二、人体测量

人体测量是评价人体营养状况的主要方法之一，可以反映患者的营养状况，发现是否为营养不良尤其是蛋白质-能量营养不良，并评价营养治疗的效果。

人体测量包括体格测量、体能测试和人体成分分析等，这些指标不但受遗传、环境因素的影响，而且与营养状况、体育锻炼有着密切的关系。体能测试主要指标包括握力、6m 步速等。人体测量指标变化并不特别灵敏，但其操作简便、无创，所以广泛用于营养评估。

（一）体格测量

体格测量有两大范畴，一是生长发育测量，包括头围、体重及身高（长）等的测量；二是机体组成测量，如皮褶厚度、上臂围、腰围及臀围等的测量。

1. 体重、身高 是人体测量中最基础的数据，也是临床常用的营养状况评价指标，可以从生长发育的角度反映整体的营养状况。体重可以反映或长或短时间内营养状况的变化，而身高则反映长期的营养状况。短期的体重变化主要反映体液平衡的改变，较长期的体重变化则代表组织重要的变化。

体重（body weight，BW）：不仅反映人体骨骼、肌肉、脂肪及脏器的发育状况，还可以间接反映机体营养状况。监测体重变化是营养评价中最重要也是最简便的方法。体重的测量可受进食、排泄、衣着、测量时间及疾病等多种因素的影响。

1）使用仪器：符合国家标准的电子体重计或杠杆秤，使用前须校正仪器。

2）测量方法：清晨空腹，排空大小便，仅着内衣裤，赤足，自然站立在体重计踏板中央，保持身体平稳；测量 2 次取平均值。记录数据以千克（kg）为单位，精确到 0.1kg。

3）体重的评价

A. 按标准体重评价：标准体重也称理想体重（ideal body weight，IBW），是最有利于健康的体重状态。根据不同的生长发育阶段、身高、年龄、性别等不同采用不同的公式计算。以下是两种成年人常用的公式。

国外常用 Broca 公式：标准体重（kg）=身高（cm）−100

我国常用 Broca 改良公式：标准体重（kg）=身高（cm）−105

我国也用平田公式：标准体重（kg）= [身高（cm）−100]×0.9

一般按实际体重占理想体重的百分比来评价营养状况。

评价标准：80%～90%为轻度营养不良；70%～79%为中度营养不良；＜70%为重度营养不良；110%～120%为超重；＞120%为肥胖。

B. 按体重改变评价：公式如下。

体重改变（%）=[（通常体重−实测体重）/通常体重]×100%

常将体重改变程度和时间结合起来评估，可反映能量与蛋白质的代谢情况，提示是否存在蛋白质-能量营养不良，其评价见表 7-1。

表 7-1 体重改变的评价标准

时间	中度体重减少	重度体重减少
1 周	1%～2%	＞2%
1 个月	5%	＞5%
3 个月	7.5%	＞7.5%
6 个月	10%	＞10%

如果短期内体重出现无其他原因的下降 10%以上，且血浆白蛋白＜30g/L，则可判定为严重的蛋白质-能量营养不良。

C. 体重指数（BMI）：是目前公认的反映肥胖程度及营养状况的可靠指标。

计算公式：BMI=体重（kg）/[身高（m）]^2

BMI 的评价标准有多种，这里只介绍世界卫生组织成人标准和我国成人标准。

世界卫生组织成人标准见表 7-2。

表 7-2 世界卫生组织发布的成人 BMI 评定标准

BMI（kg/m^2）	等级
BMI＜18.5	营养不良
18.5≤BMI＜25.0	体重正常
25.0≤BMI＜30.0	肥胖前状态
30.0≤BMI＜35.0	一级肥胖
35.0≤BMI＜40.0	二级肥胖
BMI≥40.0	三级肥胖

世界卫生组织成人标准是以西方人群的研究数据制定的，并不适合亚洲人群。

我国成人标准：针对亚洲人群的体质特点，2002 年国际生命科学学会中国办事处中国肥胖问题工作组提出了 18 岁以上中国成人 BMI 标准，见表 7-3。

表 7-3 中国成人 BMI 判定标准

BMI（kg/m^2）	等级
BMI＜16.0	重度营养不良
16.0≤BMI＜17.0	中度营养不良
17.0≤BMI＜18.5	轻度营养不良
BMI＜18.5	体重过低
18.5≤BMI＜24.0	体重正常
24.0≤BMI＜28.0	超重
BMI≥28.0	肥胖

18 岁以下青少年 BMI 的参考值如下：

11～13 岁：BMI＜15.0 时存在蛋白质-能量营养不良，＜13.0 时为重度营养不良。

14～17 岁：BMI＜16.5 时存在蛋白质-能量营养不良，＜14.5 时为重度营养不良。

此外，还有测量方法，如按年龄的身高、按年龄的体重、按身高的体重等。按年龄的身高如果偏低会提示较长时期的慢性营养不良；按身高的体重如果偏低会提示较急性的营养不良。不同年龄和性别的人群有不同的评价方法，各国的评价标准也不一致。目前大多数国家采用的是世界卫生组织推荐的身高、体重标准，我国多用此标准评价儿童的生长发育。

2. 机体组成测量

（1）三头肌皮褶厚度（triceps skinfold thickness，TSF）：皮褶厚度是通过测定皮下脂肪的厚度来推算体脂储备和消耗的情况，间接反映能量的变化，评价能量摄入是否合适的指标。其中三头肌皮褶厚度是临床上最常用的指标。

1）使用仪器：专用的压力为 $10g/mm^2$ 的皮褶厚度计，使用前须校正，指针调至“0”位。

2）测量方法：测定点位于上臂背侧中点，即肩峰至尺骨鹰嘴连线中点上约 2cm 处。被测者上臂自然下垂，测量者用拇指和食指将被测部位皮肤连同皮下脂肪捏起（勿夹提肌肉），捏起处两侧皮褶的皮肤须对称，然后用皮褶厚度计在距离手指捏起部位 1cm 处测量其厚度，松开皮褶厚度计卡钳钳柄，使钳尖部充分夹住皮褶，在皮褶厚度计指针快速回落后读数并记录，以毫米（mm）为单位，精确到 0.1mm，同一部位反复测量 3 次取平均值。注意皮褶厚度计应与上臂垂直。

3）三头肌皮褶厚度的评价：正常参考值为成年男性 8.3mm，成年女性 15.3mm。

计算实测值占正常值的百分比，测量值为正常值的 90%以上为正常；80%～90%为体脂轻度减少；60%～80%为体脂中度减少；60%以下为体脂重度减少；120%以上为体脂过多。

若＜5mm 表示体脂消耗殆尽。

（2）上臂围和上臂肌围：上臂围可反映营养状况，与体重密切相关，还可以通过上臂围计算上臂肌围和上臂肌面积。这两个指标都是反映肌蛋白储存和消耗程度的营养评估指标。

1）测量方法：上臂围（mid-upper arm circumference，MAC）被测者立位，上臂自然下垂，在上臂背侧中点处（肩峰至鹰嘴突连线中点）作记号，用软尺上缘在记号处轻贴皮肤（不可使皮肤变形）测量臂围，其平面与上臂纵轴垂直，测量 2 次取平均值。

上臂肌围（mid-arm muscle circumference，MAMC）和上臂肌区（mid-arm muscle area，AMA）可通过测量 TSF 和 MAC 后计算，公式如下：

$$MAMC（mm）=MAC（mm）-3.14\times TSF（mm）$$

$$AMA（mm^2）=[MAC（mm）-3.14\times TSF（mm）]^2/（4\times 3.14）$$

2）上臂围和上臂肌围的评价：我国成年男性平均 MAC 为 27.5cm，女性为 25.8cm。测量值＞标准值 90%为营养正常，80%～90%为轻度营养不良，60%～80%为中度营养不良，＜60%为严重营养不良。

MAMC 是反映肌蛋白消耗程度的简易评价指标，广泛应用于营养调查或住院病人的营养状况评价。目前我国 MAC 评价标准的报道较少，但测量值在患者治疗前后可作为营养状况好转或恶化的参考值。

AMA 国内正常参考值为≥$44.9cm^2$，＜$44.9cm^2$ 则为缺乏，常用于患者自身对照，判断一段时间内肌蛋白的变化。而蛋白质-能量营养不良患者可能在正常范围。

（3）腰围和腰臀比：腰臀比（waist-to- hip ratio，WHR）是腰围（waist circumference，WC）和臀围（hip circumference，HC）的比值，是判定向心性肥胖的重要指标。

1）测量方法：腰围是取被测者髂前上棘和第 12 肋下缘连线中点，水平位绕腹一周，皮尺应紧贴软组织，但不压迫，测量值精确到 0.1cm。臀围为经臀部最隆起部位测的身体水平周径。

腰臀比的计算公式：腰臀比=腰围（cm）/臀围（cm）

当男性 WHR＞0.9，女性 WHR＞0.8，可诊断为向心性肥胖。

2）腰围和腰臀比的评价：从公共卫生人群预防的角度综合考虑，研究者提出以腰围为腹部肥胖指标，男性腰围≥85cm，女性腰围≥80cm 为诊断界值。

（二）人体成分分析

1. 概述 生物电阻抗法（bioelectric impedance analysis，BIA）是一种通过电学方法进行人体组成成分分析的技术。经众多研究证实，此法能客观、准确地测定人体组成，因此成为目前常用身体成分分析的方法之一。

BIA 可用于测定机体中体脂量和去脂肪身体质量，细胞内、外液的变化情况等多项内容。测定原理是利用人体去脂体重（lean body weight，LBW）和体脂（body fat，BF）的电流导电性差异对身体组成成分进行估测。

测量人体成分具有重要的价值。了解人体组成不仅有助于评价机体的营养状况，而且与某些疾病的发生及预后有关。BIA 特别适用于大规模的筛查，应用于少数特殊人群及精确诊断仍然有待进一步研究和观察。

2. 操作与标准

（1）测量方法：分段阻抗法将人体分为三段，即上肢、躯干与下肢，分别测各段的阻抗及人体参数，准确性较高。

（2）适应证与禁忌证

1）适应证：适用于病人或健康人群，了解疾病治疗效果及健康检查。

2）禁忌证：①体重少于 20kg 的学龄前儿童（因不在标准范围内）；②如果受试者是儿童，手、脚太小，不能合适地接触电极，也不能测量；③受试者太重，体重测量的高限是 150kg，超过此重量界限易损坏仪器；④自主活动受限或肢体残疾难以进行测量；⑤不建议带有植入物的人进行此项检查，因电流会使电子植入物如起搏器功能紊乱。

（3）操作方法：目前国内外很多公司都推出了不同型号的人体成分分析仪，均可实现对人体成分的常规性测试和分析。

1）测量前准备工作：①校正生物电阻抗仪；②所有受检者不能携带钥匙等金属制品，并确定体内无植入式电子设备、金属或非金属植入物（对生物阻抗测量值有干扰）；③体力活动和体育运动将导致身体成分的暂时性变化，因此受试者测量前不能进行体育运动或体力活动；④确保受试者测量前 2 小时未进食，未饮大量液体；⑤测试前要排空大小便，未出汗，赤足；⑥在常温（25℃）下进行。

2）测量方法：具体测量时依据所用型号的使用说明操作。

根据人体成分分析仪电脑程序要求，在操作面板上输入被测人员相关信息。

被测人员手持电极，手掌与手指均匀用力与电极接触，维持轻压直到测试结束。

被测人员足底与足电极相连，如其皮肤干燥或变硬，分析时可使用电解液棉纸（湿纸巾）对足底稍微湿润一段时间。分析测量时必须赤足，前脚板合适地踩在前电极上，脚后跟安放在后电极上。

身体姿势：将手臂和身体分开，大腿分开，使腘窝处松开，尽量少地与身体接触，手部不要接触胯部，分析过程中手臂外展 15°以上。受试者身体保持放松，分析过程中身体不要过于紧张。

保持上述姿势，1～2 分钟即可完成全部测量，再打印出结果报告单。

3. 常见测量指标及临床意义　人体成分分析仪可提供多样性的分析指标，并提出建议值，可供临床参考。

（1）常见测量项目：主要测量项目包括体重、体重指数、去脂体重、体脂、体脂百分比、身体总水分、腰臀比、基础代谢率、矿物质等。

（2）临床意义

1）体重及体重指数：体重及体重指数是营养评估中最简单、最直接的指标，并可反映机体蛋白质-能量营养不良及肥胖等情况。

2）体脂及体脂百分比：目前国际标准，男性体脂百分比为（15±5）%，>20%为肥胖；女性体脂百分比为（23±5）%，>30%为肥胖。

3）腰臀比：我国成年男性以 0.75～0.85 为宜，女性以 0.70～0.80 为宜。

4）矿物质：以无机质占体重的比率来评价，若<3.5%，可判断为缺乏无机质。

5）细胞内外液：对人体细胞内外液的测量不仅可反映人体组织的功能状况，还可显示人体细胞的生理状况。

6）蛋白质和肌肉量：当肌肉量较大时，蛋白质含量相对较高；在缺乏营养时，产生类似水肿的蛋白质消耗，因身体水分增加，体重几乎没有变化。

（3）BIA 进行人体成分分析的准确性：近年来，生物电阻抗法迅速发展，BIA 反映人体成分的准确性日渐提高。BIA 法与其他体成分测量方法，如水下称重法或双能 X 射线吸收法（dual-energy X-ray absorptiometry，DEXA）高度相关，这两种方法通常作为参考方法，有学者认为不能相互替代。

1）BIA 在疾病监测中的作用：近年来，BIA 在疾病监测中备受重视，在多领域多病种中均有研究成果。例如：①研究发现老年 2 型糖尿病患者去脂肪身体质量与病程呈负相关，表明随糖尿病病程的延长，瘦体组织有减少的趋势。②用于分析病人颅内压升高代偿期的变化。因颅内的各种病变会引起病变区域的电阻率发生变化。③用于分析血液透析病人体液分布异常及其对血压的影响。④用于检测和评价胃动力功能。在胃排空或胃收缩、蠕动时，由于胃的形态、容积及其内容物组成改变较大，电特性变化非常明显。⑤用于研究人体体脂成分的测定与肾功能关系。人体体脂成分与血肌酐水平具有良好相关性。⑥用于检测乳腺癌。癌组织的电阻率低于皮下脂肪组织和结缔组织，高于纤维腺瘤，正常乳腺组织和良性病变组织的电阻率无显著性差异。

2）BIA 在监测营养不良中的作用：BIA 测定癌性恶病质病人机体组成成分，有助于早期诊断营养不良或癌性恶病质。生物电阻抗尤其是多频节段电阻抗测定人体组成，对肝病病人能克服因水肿、腹水而造成的体重结果的影响，还可判断水肿时水分分布的情况，有助于客观评价机体的营养状况和能量消耗。对于严重烧伤病人，用 BIA 可评估其营养代谢，尽管给予充足能量，但瘦体组织的下降仍很明显。

3）BIA 在预测健康和疾病相关性中的作用：有学者用 BIA 分析人体脂肪成分与心血管病危险因素的相关性，发现体脂肪率与心血管风险因子相关，且相关程度高于 BMI 和腰臀比。

研究母体 BIA 与新生儿出生体质量关系发现，母体质量的增加与母亲人体成分的组成和改变有关，且能影响胎儿的生长发育和出生体质量。

4）BIA 在临床使用中的局限：BIA 在某些疾病测量方面存在局限性。如在肿瘤伴有胸腔积液或腹水、肝硬化腹水的病人中，全身水量被低估。对脑卒中患者的脱水状况也存在明显差异。所以，对有胸腔积液、腹水及脱水的病人，并不适合采用 BIA。在肾疾病患者中，疾病异常本身会影响测量的真实性。

BIA 会受环境、月经周期及潜在的医疗条件差异的影响。因此，不适用于不同人种人群大规模的临床流行病学调查。这种高精确数据的测量，适合长期的动态监测。

三、临床检查

临床检查包括询问病史、主诉症状及寻找与营养状况改变有关的体征，营养异常的临床表现缺乏特异性，需要我们细致询问与观察。常规项目包括：①自觉症状，如食欲改变、视力改变、恶心、呕吐及厌食等；②客观体征，包括整体外观如肥胖、消瘦、恶病质等及各专项检查。

（一）体征检查

检查时通常注意头发、面色、眼、唇、舌、齿、龈、面（水肿）、皮肤、指甲、心血管系统、消化系统及神经系统等方面。

1. 总体情况　检查生命体征（体温、脉搏、呼吸、血压）是否平稳。常见病变：体重减轻，肌肉体积减小，脂肪储备减少；肥胖症，脂肪储存过多；贫血，疲惫。

2. 皮肤　是人体的第一道防线，应温暖、干燥平滑、呈淡粉色、无颜色改变和损伤、挫伤、皮疹等。应检查肤色变化、色素沉着、损伤、挫伤、质地、湿度、温度、弹性，外伤或溃疡的大小、颜色、渗出物、气味和热度。常见病变：伤口愈合差，有压疮；皮肤红肿和（或）有损伤；皮疹、糙皮病、皮炎；出血、皮肤弹性差；干燥脱屑，毛囊角化过度（皮肤刺斑，臀、股、肘、膝部触之如砂纸），边缘不整，左右不对称，大小、颜色和宽度不均衡（一般与营养因素有关）。

3. 指（趾）甲　表面应平滑，甲面呈半透明状，平坦或有轻度弯曲，按压变白，放松后恢复本色，甲床呈粉红色（黑人呈淡蓝色）。应检查颜色、形状、轮廓、角度、损伤及循环情况。常见的病变：

匙状甲（形状像汤匙，凹甲）；暗无光泽，板面有横向垄埂；淤血；苍白、紫绀、不规则外形。

4. 头发 颜色应一致，发质及数量统一，有自然光泽。常见病变：缺少光泽，分布稀疏，脱发；色素沉着异常；头发易拔掉；头发的颜色深浅呈条状交替；弯曲卷发。

5. 面部 各处颜色应一致，温暖、干燥、呈粉红色、平滑无损伤。重点检查三叉神经、面神经。常见病变：弥散性色素沉着；肿胀；满月脸；感觉异常；颞部肌肉消瘦；上颌肌肉消瘦。

6. 眼睛 正常人应眼周围皮肤温暖干燥、颜色一致、结膜无渗出分泌物、巩膜白色无黄染、角膜透明无浑浊。应检查眼周围皮肤颜色，眼睛的湿润度，结膜、巩膜及角膜情况。常见病变：视力改变；比托斑；结膜干燥症；角膜软化；结膜苍白；睑缘炎；角膜脂环；黄斑瘤。

7. 鼻 应检查鼻子的形状、分泌物、通畅程度、鼻中隔是否偏斜及鼻黏膜（正常应呈粉红色）情况；注意观察鼻内排出物的颜色和组成。观察鼻腔通畅程度，判断是否可使鼻饲管正常通过。常见病变：鼻翼两侧皮脂溢出；阻塞；鼻中隔偏斜；鼻黏膜发炎。

8. 颌 检查下颌开合、左右运动及腮腺的情况。观察有无上下错颌、耳前腮腺有无肿大。

9. 唇 正常人的唇为粉红色、对称、无损伤。检查唇的颜色、是否对称、有无损伤。常见病变有口唇干燥、口角炎等。

10. 舌 舌质应淡红色，外观湿润。舌质因有味蕾存在而稍显粗糙。检查舌的均匀性、颜色、湿度和质地。让患者将舌伸出口外观察，如舌体居中无偏斜或震颤则为均匀舌。常见病变：偏斜；丝状乳头萎缩；舌炎；舌呈品红色或猩红色；舌上有裂纹。

11. 口腔黏膜 正常口腔黏膜为粉红或红色，外观平滑湿润、无损伤。应检查口腔黏膜颜色、湿度、有无损害，查咽反射。常见病变有口腔黏膜苍白损伤。

12. 牙齿 应呈白色、修整状态良好、无杂斑和无炎症。检查牙齿颜色、修治状态、有无缺牙及炎症。常见病变：牙斑、腐蚀齿、龋齿、缺牙、修整不佳和发炎。

13. 牙龈 应呈粉红色、湿润无损伤、无牙石。检查牙龈颜色、湿度及损伤。常见病变：牙石、牙龈萎缩、牙龈出血及损伤。

14. 颈部 颈静脉应平直无扩张。检查有无颈静脉扩张、甲状腺、颌下腺及有无喂饲装置。常见病变：颈静脉怒张、甲状腺增大。

15. 胸部 应肌肉饱满、有脂肪储备，呼吸频率正常，节律幅度匀齐，呼吸音应清晰。查胸肌的丰盈及呼吸的频率、节律、幅度和听呼吸音。常见病变：胸部肌肉体积减小、肌力下降、气短、疲惫、肺功能下降。

16. 心脏 应有足够的脂肪储备和肌肉。检查肌肉、脂肪的消耗，血管和周围的皮肤情况。听诊心脏的正常与异常心音、心率节律。常见病变：心力衰竭、心肌炎及其他疾病，容量负荷过大及高脂血症。

17. 腹部 应呈粉红色，温暖干燥，两侧对称，外形可呈平坦或饱满膨隆，肚脐应在正中线且凹陷。查腹部颜色、湿度、温度、对称与否、轮廓形状、肌肉丰盈程度、肚脐位置、有无任何喂饲装置及其活动度，有无造瘘、引流物，有无发炎肿胀等。进行腹部听诊、叩诊、触诊。常见病变：厌食、恶心、呕吐、腹泻、便秘、肠鸣音消失（或减弱、亢进）、伤口愈合差、舟状腹（皮下脂肪丢失）、腹膨隆（肥胖、胀气）、腹水及腹痛。

18. 肾脏 检查尿的颜色浑浊与否。正常尿色为黄色或褐黄色，外观清亮。常见病变：尿色深为浓缩尿，尿色浅为稀释尿；血尿。

19. 骨骼肌 检查肌肉与脂肪储备、运动幅度、关节活动，有无肿胀、疼痛、压痛等。另外，查腹肌与三角肌，看肌肉容积、手指、手腕、手肘及肩关节的运动幅度可帮助确定是否需应用设备以帮助进食。肌肉应有一定张力。常见病变：佝偻病；颅骨软化；骨骺增大；骨软化；骨质疏松；肌肉消耗；脂肪储备消耗；关节肿痛；活动范围受限。

20. 神经系统 检查精神反应的灵敏性、定向力、运动姿势、协调性、衰弱情况和反射活动。通过一般对话可观察其反应性及定向力。观察其步态及运用工具的能力，了解其运动姿势。患者吃饭时可观察其手口协调能力，应注意任何可能的衰弱情况。通过检查反射以了解中枢神经系统的功能。常见病变：萎靡、淡漠；精神错乱；痴呆；手足感觉异常、共济失调；抽搐、反射亢进、反射减弱。

（二）营养素缺乏体征

营养素缺乏可能会有一些较为典型的体征，表 7-4 是部分营养素缺乏时的典型症状、体征。

表 7-4 部分营养素缺乏的临床表现

部位	临床症状	所缺乏的营养素
全身	消瘦、营养不良	能量、蛋白质、维生素、锌
	贫血	蛋白质、铁、叶酸、维生素 B_{12}、维生素 C
头发	易脱、脆、干燥	蛋白质、能量
	稀疏、色素少	生物素、蛋白质、能量
	头发竖立	蛋白质
皮肤	干燥	维生素 A、必需氨基酸
	毛囊角化过度	维生素 A、必需氨基酸
	毛囊周围淤血	维生素 C、维生素 K
	皮炎	维生素 PP
	鼻唇沟皮脂溢出	维生素 PP、维生素 B_2、维生素 B_6
眼	干眼症，比托斑，夜盲	维生素 A
	眼睑炎	维生素 B_2
唇	干裂	维生素 B_6、维生素 B_2、维生素 PP
	口角炎	维生素 B_6、维生素 B_2、铁
牙龈	出血，肿胀	维生素 C
舌	品红色	维生素 B_2
	乳头萎缩	铁、维生素 PP、叶酸、维生素 B_6
	舌炎	铁、维生素 PP、叶酸、维生素 B_6、维生素 B_{12}
指甲	反甲	铁
皮下组织	水肿	蛋白质、能量、维生素 B_1
肌肉骨骼	肌肉消耗	蛋白质、能量
	弓形腿	维生素 D、钙
	肋骨串珠	维生素 D、蛋白质-能量
循环系统	水肿	维生素 B_1、蛋白质
	右心肥大	维生素 B_1
	舒张压下降	
其他	甲状腺肿	碘
	肥胖症，高脂血症，动脉硬化、糖尿病、饥饿	各种营养素

四、实验室检验

实验室检验是借助生理、生化实验手段评价营养状况的临床常用方法，还可用于营养治疗效果的评价。由于营养不良在临床症状出现之前会先有生理、生化改变，因此选择正确的实验室检验方法可以及时地制定合理的治疗方案，预防营养不良的发生。

实验室检验一般包括营养状况指标检验和免疫功能指标检验。常见的检验内容包括血液中营养素或其标志物含量的测定；血液、尿液中营养素代谢产物含量的测定；与营养素有关的血液成分或酶活性的测定。

（一）营养状况指标

1. 白蛋白（albumin，ALB） 人血清白蛋白是判断蛋白质营养不良的可靠指标，正常值为 35～

55g/L，白蛋白/球蛋白比值的正常范围是1.5～2.5。

由于白蛋白在体内的半衰期较长（20天），急性蛋白质丢失或短期内蛋白质摄入不足时白蛋白仍可以维持正常，因此白蛋白主要用于评价机体较长期内的蛋白质营养状况，不宜用于评价短期营养治疗效果。如果白蛋白下降说明摄入量不足以维持较长时间，而持久性降低说明蛋白质摄入量不足。

2. 前白蛋白（prealbumin，PAB） 血清前白蛋白又称甲状腺素结合蛋白或维生素A转运蛋白，半衰期较短（1.9天），能比较敏感地反映近期蛋白质营养状况。正常值为250～400mg/L。但前白蛋白的含量易受多种疾病的影响，如不伴营养不良的感染状态下含量可能下降，肾衰竭时可能升高等。因此前白蛋白不宜作为高应激状态下的营养评价指标。

3. 转铁蛋白（transferrin，TFN） 血清转铁蛋白的正常值为2.0～4.0g/L，在肝脏合成。半衰期为8.8天，能及时反映内脏蛋白质的急剧变化，但其含量易受多种疾病与体内铁含量的影响。

4. 视黄醇结合蛋白（retinol-binding protein，RBP） 血清视黄醇结合蛋白的半衰期非常短（10～12小时），又称快速反应蛋白，常用于评价近期营养支持效果。缺点是易受机体其他非营养因素的干扰，缺乏特异性。正常值为40～70mg/L。

几种血浆蛋白质的评价标准见表7-5。

表7-5 血浆蛋白质评价标准

蛋白质	正常值	轻度缺乏	中度缺乏	重度缺乏
白蛋白（g/L）	35～55	28～34	21～27	<21
前白蛋白（mg/L）	250～400	150～250	100～150	<50
转铁蛋白（g/L）	2.0～4.0	1.5～2.0	1.0～1.5	<1.0

5. 肌酐身高指数（creatinine-height index，CHI） 肌酐是肌肉组织中肌酸的代谢产物，因此肌酐的排出水平与肌肉组织密切相关。常用指标是肌酐/身高指数，即尿肌酐（Ucr）含量与其身高标准体重Ucr的比值。计算公式为：

CHI=[Ucr排出量（mmol/24h）/相同性别身高标准体重Ucr（mmol/24h）]×100

正常情况下，成人24小时Ucr排出量基本恒定（男性1000～1500mg，女性700～1000mg），且不易受其他因素干扰，但在肿瘤、肾衰竭及肝衰竭等疾病状态下肌酐排出量会减少。

CHI的判定标准为：90～110为正常，80～90为轻度营养不良，60～80为中度营养不良，<60为重度营养不良。

（二）免疫功能指标

营养不良常伴免疫功能的损害，因此可以通过免疫功能的测定反映机体营养状况。临床常用的免疫功能测定主要有总淋巴细胞计数（total lymphocyte count，TLC）和迟发型皮肤超敏试验（delayed cutaneous hypersensitivity test）两种方法。

1. 总淋巴细胞计数 白细胞检测是住院患者的常规检查，而淋巴细胞占白细胞检测问题的20%～40%，因此淋巴细胞计数是一种非常简便、可行的免疫功能检测方法。已知营养不良时TLC值下降，如检测值>20×10^8/L为营养正常，（12～20）×10^8/L为轻度营养不良，（8～11）×10^8/L为中度营养不良，<8×10^8/L为重度营养不良。

2. 迟发型皮肤超敏试验 在被检者前臂屈侧皮内注射0.1ml抗原后24～48小时测量接种处硬结直径，如>5mm为正常，≤5mm则为免疫功能下降，提示有中度以上蛋白质营养不良。

由于免疫指标都易受到多种因素的影响，如疾病和药物等，因此在营养评价时缺乏特异性，还需结合其他检测才能做出正确的判断。

（蔡红琳）

第八章　营养诊断

第一节　概　　述

营养诊断是由营养医师根据患者由于膳食、疾病等原因而引起的营养不良或潜在营养风险而进行的诊断。

1. 病因分类

（1）营养缺乏

1）原发性营养缺乏病：因膳食中某种营养素量不足或结构不合理所致。原因之一是食物种类供应不足；原因之二是不良饮食习惯，如偏食、挑食等；原因之三是食物加工过于精细或烹调方法不合理，使某些营养素破坏或流失。如米面加工过度，可损失大部分B族维生素。

2）继发性营养缺乏病：因某种原因导致营养素摄取、吸收和利用障碍，或各种应激等因素，或特殊生理阶段等，导致某些营养素需要量增加。原因之一是食物摄取功能障碍，如胃肠疾病、神经精神疾病、食欲减退、食物过敏反应、牙齿脱落、早期妊娠等；原因之二是营养吸收功能障碍，如胃大部切除、炎性肠疾病、短肠综合征、胆道疾病等；原因之三是营养素代谢和利用障碍，如肝功能异常、糖尿病、甲状腺功能障碍、癌症、放射治疗，或长期服用磺胺类药物等；原因之四是某些生理因素或体力活动所需营养需要量增加，如生长发育时期、妊娠期、哺乳期、重体力劳动、特殊气候条件、特种作业等。

（2）营养过剩：主要指由于能量摄入大于消耗所造成的超重、肥胖。

2. 临床分类

（1）营养不足：短期内营养素摄入不足，体内营养素储备量下降，但功能和形态正常。营养素持续摄入不足将发生隐性营养缺乏症，功能和形态已发生异常的变化，但尚未形成明显的营养缺乏症。进一步恶化就导致临床营养缺乏症的发生，功能和形态受损。

（2）营养过剩：通过机体代谢负荷，造成机体一系列代谢改变。

（3）营养正常：营养素摄入合适，体内营养素储备与需要量相适应，机体组织的功能和形态正常。

第二节　营养不良的诊断

营养诊断是对营养状况做出诊断，主要指营养不良的诊断。

一、营养不良的定义

营养不良（malnutrition）是指营养物质摄入不足、过量或比例异常，与机体的营养需求不协调，从而对机体细胞、组织、形态、组成与功能造成不良影响的一种综合征。其不良影响包括生理和心理两个方面，临床上表现为不良临床结局。

恶病质（cachexia）、肌少症（sarcopenia）是营养不良的一种特殊表现，是一种严重的营养不良。恶病质常伴随肌少症，而大部分肌少症并不属于恶病质。原发性肌少症并非全部存在营养不良，肌肉老化减少是一种生理过程。营养不良患者也并非全部合并肌肉减少及恶病质。

二、营养不良的分类

营养不良包括营养不足和营养过度两种状态，根据病因可分为原发性和继发性两类，与摄入失衡、利用障碍、消耗增加、排泄异常等有关。营养过度主要指的是超重肥胖，在后面的内分泌代谢性疾病里会详述，此处的营养不良主要指的是营养不足。

营养不足又称为蛋白质-能量营养不良，是一种以机体组织消耗、生长发育停滞、免疫功能低下、器官萎缩为特征的营养缺乏症。

根据营养素摄入情况，可将营养不足分为以下三型：

1. 能量缺乏型 以能量缺乏为主，表现为皮下脂肪和骨骼肌显著消耗和内脏器官萎缩，称为消瘦型营养不足，又称 Marasmus 综合征。多数为慢性过程，是由长时间营养素摄入不足所致，为了保存能量和蛋白质储备，机体经历了一个渐进的适应过程以降低代谢率。临床特征为人体测量数据下降。

2. 蛋白质缺乏型 蛋白质缺乏而能量尚属正常者称为水肿型营养不足，又称 Kwashiorkor 综合征，恶性（蛋白质）营养不良。临床特征为血浆蛋白质水平下降、水肿、脂肪肝、生长障碍、毛发色素减退、皮肤病等，后期可发生心、肝、肾等重要器官功能不全，并可合并神经系统症状。

3. 混合型 能量与蛋白质均缺乏者称为混合型营养不良，又称为 Kwashiorkor-Marasmus 综合征，是最常见的一种类型，即通常所说的营养不良，是因能量、蛋白质及其他营养素缺乏所致的需求与摄入不平衡，造成机体功能和（或）组织器官受损，最终导致不良临床结局。

三、肌　少　症

随着中国老龄化程度不断加剧，肌少症值得我们更多关注。

1. 定义 2010 年，欧洲老年人肌少症工作组（The European Working Group on Sarcopenia in Older People，EWGSOP）提出了肌少症的定义，认为肌少症是进行性、广泛性的骨骼肌质量及力量下降，以及由此导致的身体残疾、生活质量下降及死亡等不良后果的综合征。

2. 分类 根据发病原因，肌少症可以分为原发性肌少症和继发性肌少症，前者特指年龄相关性肌少症，后者包括活动相关性肌少症、疾病相关性肌少症及营养相关性肌少症。肌少症最常见的诱因是老化、肿瘤、营养不良，其中以老化最为重要。老化过程及体力活动减少导致肌肉块丢失。临床表现主要包括骨骼肌肌力减退、骨骼肌质量下降，以及由此导致的其他表现如疲劳、代谢紊乱、骨折、基础代谢率下降、营养摄入障碍、自主活动能力下降、呼吸困难等。

3. 分期 EWGSOP 建议将肌少症分为 3 期：肌少症前期、肌少症期、严重肌少症期（表 8-1）。前期以肌肉质量减少为特征，肌肉力量及身体活动能力未受影响，此期没有临床表现。肌少症期以肌肉质量减少、肌肉力量下降或身体活动能力下降为特征。严重肌少症期表现为骨骼肌质量、骨骼肌力量及身体活动能力三者均下降。

表 8-1 肌少症的分期

分期	骨骼肌质量	骨骼肌力量	身体活动能力
肌少症前期	↓	—	—
肌少症期	↓	↓	或↓
严重肌少症期	↓	↓	↓

第三节 GLIM 标准

一、概 述

营养不良是个广义的定义，不仅包括蛋白质-能量营养不良（营养不足或营养过剩），也包括其他营养素（如维生素或微量元素）的失衡；不仅可由饥饿或食物短缺引起，也可由急慢性疾病或炎症反应引发。2012 年，美国肠外肠内营养学会（ASPEN）将营养不良定义为："一种急性、亚急性或慢性的不同程度营养过剩或营养不足状态，伴或不伴炎性活动，导致机体成分变化和功能减退。" 2015 年，欧洲临床营养与代谢学会（European Society for Clinical Nutrition and Metabolism）将营养不良定义为："营养不良是因为营养物质摄入或吸收缺乏导致机体组成成分发生改变，引起身体和精神功能减退，疾病的临床结局受影响。"

临床上，营养物质的供给不足并非营养不良的唯一原因，疾病状况、创伤应激及炎症反应等均可引起机体分解代谢增加，导致机体代谢紊乱及机体自身组织消耗增加。由于营养物质摄入不足引起的营养不良很容易通过营养支持得以逆转和纠正，但是在疾病分解代谢旺盛期，能量负平衡及负氮平衡却无法单独通过营养支持得以逆转，即使是摄入大量营养物质也无法纠正，只有在有效地控制原发病症，当炎症反应结束，机体进入合成代谢阶段时，才能有效地恢复消耗的机体组成。

迄今为止尚无公认的营养不良诊断标准，许多国际权威机构一直在修正、补充和调整营养不良的诊断标准。2018 年全球营养领导层倡议营养不良（global leadership initiative on malnutrition，GLIM）最新评定标准，简称 GLIM 标准，旨在形成一个全球统一的成人住院患者营养不良评定标准。

二、GLIM 的评定内容和标准

2016 年美国肠外肠内营养学会、欧洲肠外肠内营养学会、亚洲肠外肠内营养学会及拉丁美洲肠外肠内营养学会组成工作组，探讨统一营养不良的诊断标准，形成了营养不良的诊断标准，即全球营养领导层倡议（GLIM），并于 2018 年 9 月正式对外发布。

（一）GLIM 评定内容

GLIM 标准主要内容是将营养不良评定分为"营养筛查"和"诊断评定"两个步骤。

第一步是营养筛查，强调应用经过临床有效性验证的营养筛查工具对患者进行营养筛查，主要列出了 3 种筛查工具：营养风险筛查工具（NRS 2002）、营养不良通用筛查工具（MUST）和微型营养评定简表（MNA-SF）。

第二步是在筛查阳性的基础上，对患者进行营养不良评定及严重程度分级。营养不良评定标准内容有 5 项，3 项属于表观型指标（phenotypic criteria）范畴：非自主性体重丢失、低 BMI、肌肉量降低；2 项属于病因型指标（etiologic criteria）范畴：降低的食物摄入或吸收、疾病负担/炎症。

至少符合 1 项表观型诊断标准和 1 项病因型诊断标准，就可做出营养不良的评定，利用 3 个表观型指标进行等级划分，就是营养不良的分级。

（二）GLIM 评定标准

1. 营养不良评定标准 见表 8-2、表 8-3。

表 8-2 营养不良的表观型评定标准

体重丢失（比例）	低体重指数（kg/m^2）	肌肉质量减轻
6 个月＞5%， 或 6 个月以上＞10%	＜20（＜70 岁） ＜22（≥70 岁） 亚洲：＜18.5（＜70 岁） ＜20（≥70 岁）	低于各种机体组成测定方法的正常值

表 8-3 营养不良的病因型评定标准

食物摄入或吸收减少	炎症
食物摄入减少 50%超过 1 周， 或摄入减少超过 2 周， 或慢性胃肠道功能障碍影响食物消化吸收	急性疾病 或创伤相关 或慢性疾病相关

2. 营养不良严重程度等级划分 见表 8-4。

表 8-4 营养不良严重程度分级标准

等级	体重丢失（比例）	低体重指数（kg/m^2）	肌肉质量减轻
1 级/中度营养不良	6 个月 5%～10%， 或 6 个月以上 10%～20%	＜20（＜70 岁） ＜22（≥70 岁）	轻-中度降低
2 级/重度营养不良	6 个月＞10%， 或 6 个月以上＞20%	＜18.5（＜70 岁） ＜20（≥70 岁）	重度降低

三、GLIM 营养不良表观型标准

GLIM 标准提出后，已在临床得到广泛应用，其准确性、可靠性以及对临床结局的预测能力已通过大量研究验证。但在我国临床运用过程中，存在指标评价标准缺失或不统一的问题，如低 BMI 中国评价标准、肌肉减少评价方法及对应切点值、炎症评价指标及对应切点值等。因为不同地区、国家及人种的 BMI 及肌肉量正常值不同，所以诊断营养不良的切点值也会不同。欧美人总体上的 BMI 及肌肉量最高，非洲人总体上的 BMI 及肌肉量最低，亚洲人介于两者之间，所以其切点值也会如此。

（一）BMI 切点值

GLIM 原文中，对表观型标准的低 BMI 切点值提出了亚洲标准：70 岁以下＜$18.5kg/m^2$，70 岁以上＜$20kg/m^2$。但是原文中对于重度营养不良的低 BMI 切点值无亚洲标准值推荐，对此，有两种处理方式：第一种是引用日本学者 Maeda 等的研究数据，研究发现 70 岁以下及 70 岁以上患者诊断重度营养不良的理想 BMI 切点值分别为 $17kg/m^2$、$17.8kg/m^2$；第二种是我国学者蒋朱明等提出的“BMI＜$18.5kg/m^2$ 伴一般情况差”。

（二）肌肉减少切点值

1. 测量方法及其优缺点 目前国内缺乏肌肉量指标正常值和有临床研究支持的切点值。GLIM、ESPEN 和 ASPEN 均推荐使用双能 X 射线吸收法（DXA）、计算机断层扫描（CT）和磁共振成像（MRI）测定肌肉质量。GLIM 标准也推荐其他方法，如生物电阻抗分析（BIA）、超声等获得人体成分参数。GLIM 标准还指出，当条件有限时可以使用人体测量如上臂围、小腿围等作为评定肌肉量的替代指标，握力等肌肉功能的评价可以协助评定肌肉量。

2. 评价指标及对应切点值 肌肉质量的正常值和切割点标准有种族和性别的差异，目前中国缺乏正常值和有临床研究支持的切割点。

在 GLIM 原文中，只有四肢骨骼肌指数（ASMI）有亚洲参考数据，见表 8-5。

表 8-5 四肢骨骼肌指数切点值的亚洲参考数据

测量方法	男性值（kg/m^2）	女性值（kg/m^2）
DXA	＜7	＜5.4
BIA	＜7	＜5.7

亚洲肌少症工作组（AWGS）的切点值更贴合我国人群特征。一般认为在研究人群中测量结果＜P_5（第五百分位数）为重度减少，＜P_{15}（第十五百分位数）为中度减少。或者低于同族群同性别青年人平均值的 2 个标准差及以上，即可诊断为肌肉减少；低于 4 个标准差则可诊断为重度减少。还有 SGA 和 PG-SGA 量表中的主观评估，也可以作为辅助评价指标。

此外，不进行肌肉质量评估，仅使用非自主体重减轻和低体重指数作为表观型标准也可进行 GLIM 营养不良诊断。

四、GLIM 营养不良病因型标准

1. 摄食减少或消化吸收障碍 包括进食量减少、任何导致患者吸收不足或吸收障碍的慢性胃肠道症状和有关疾病。

2. 炎症或疾病负担 包括急性疾病/损伤或慢性疾病相关性炎症。急性疾病/损伤导致的炎症往往存在于大手术后及重症患者中，影响临床结局，如严重感染、烧伤、创伤、闭合性头部损伤，可合并炎症。多数慢性疾病如充血性心力衰竭、慢性阻塞性肺疾病、类风湿关节炎、慢性肾脏或肝脏疾病及癌症等都与轻度至中度炎症有关。

病因型指标及其标准具体内容见表 8-6。

表 8-6 病因型指标及其标准

指标	标准	
食物摄入减少或营养素吸收利用障碍	摄入量≤能量需要量的 50%超过 1 周（ ） 或者摄入量＜能量需要量超过 2 周（ ） 或者任何导致患者吸收不足或吸收障碍的慢性胃肠道症状，如： 吞咽困难（ ） 恶心、呕吐（ ） 腹泻（ ） 便秘（ ） 腹痛（ ） 其他（ ）	相关疾病，如： 短肠综合征（ ） 胰腺功能不全（ ） 减肥手术后（ ） 食管狭窄（ ） 胃轻瘫（ ） 肠梗阻（ ） 腹泻或脂肪泻（ ） 排出量较大的造口患者（ ） 其他（ ）
炎症	急性疾病/损伤有关： 严重感染（ ） 烧伤（ ） 创伤（ ） 闭合性脑损伤（ ）	慢性或反复发作性疾病，如： 恶性肿瘤（癌症）具体部位（ ） 列出癌症分期（早、中、晚、终末期）（ ） 具体分析此癌症，是否是疾病相关性营养不良的病因（ ） 慢性阻塞性肺疾病（ ） 心力衰竭（ ） 慢性肾脏疾病（ ） 慢性肝病（肝硬化、肝源性腹水等）（ ） 类风湿关节炎（ ）
	炎症状态指标（轻度、短暂的升高不纳入） 实验室辅助指标（C 反应蛋白、白蛋白），填具体值（ ）	

3. 改良德尔菲法 最初的 GLIM 描述在炎症评估方面提供的指导有限，这阻碍了 GLIM 标准

的进一步实施。2023 年 11 月 28 日，ESPEN 的 GLIM 研究小组在线发布了《GLIM 营养不良诊断的炎症病因标准评估指南：改良德尔菲法》，目的是提供有关支持炎症病因标准的炎症评估的实际指导建议。

该指南指出，确认炎症应该根据基础诊断或状况、临床体征或 C 反应蛋白来进行临床判断。与炎症活动相关的急性或慢性疾病、感染或损伤的存在即可满足 GLIM 疾病负担/炎症标准，无须进行实验室确认。在炎症成分不确定的情况下，可检测 C 反应蛋白来确认与炎症常见相关的潜在医疗状况。C 反应蛋白是临床常用的炎症指标，也是 GLIM 病因型指标表格中炎症参考指标之一。轻度短暂的炎症不作为病因型指标。

（1）以下列出的病况作为具有严重急性炎症标准的示例，包括危重病、严重感染/败血症、急性呼吸窘迫综合征、严重烧伤、重大腹部手术、多重创伤、严重闭合性头部损伤及严重急性胰腺炎。

（2）中度炎症病况也可以急性发作，并按照上述描述予以认可。例如，慢性疾病并发急性中度恶化，或与克罗恩病、风湿性疾病、慢性阻塞性肺疾病、胰腺炎、糖尿病、感染、伤口等相关的急性新病症都可能伴随中度炎症。

（3）下面列出的情况作为具有轻度到中度慢性炎症成分的示例，包括充血性心力衰竭、囊性纤维化、慢性阻塞性肺疾病、克罗恩病、乳糜泻、类风湿关节炎、糖尿病、腹部肥胖、代谢综合征、恶性肿瘤、结核病、艾滋病、压疮、牙周病、慢性肾病、肝硬化、轻度/中度胰腺炎、器官衰竭/移植等。

（4）没有明显或可察觉的炎症成分的疾病情况，除非经实验室分析确认，不满足疾病负担/炎症标准。导致营养不良的典型病况，包括精神诊断，如厌食症和抑郁症；一些吸收不良、梗阻或动力障碍病症，如食管狭窄、短肠综合征；肠道假性梗阻；脑血管事故后的吞咽困难等神经系统疾病。还有一些与有限资源或环境有关的非疾病情况，会损害食物的安全性、获取性或摄入性，包括贫困、饥荒和战争。这些情况缺乏炎症成分，通常导致营养不良。饥饿也可能会因反复感染而加重营养不良。没有明显或可察觉的炎症成分的疾病的营养不良个体，可以根据 GLIM 表观型标准和摄食减少或吸收不良作为病因学来诊断营养不良。

（5）在不确定炎症成分的情况下，测量 C 反应蛋白来支持与炎症相关的病况。急性疾病，C 反应蛋白水平应大于等于上限参考值的 10 倍，以支持中度至重度急性炎症的存在。慢性疾病，连续多次测量 C 反应蛋白高于上限参考值支持慢性炎症的存在。

该指南提议 C 反应蛋白水平在 3.0～9.9mg/L 内表示轻度炎症，10～50mg/L 的水平表示中度炎症，而大于 50mg/L 的水平表示严重炎症。

临床炎症症状和体征的存在，如发热和白细胞增多，可以支持炎症活动的存在。

GLIM 标准在一定程度上统一了营养不良评定标准，但在中国的落地和实施还存在指标评价标准缺失或不统一的问题，需更多的研究来建立或验证有效的表观型指标和病因型指标的评价方法及其对应的切点值，关于炎症评价指标的选择也有待更多的研究探讨。

（蔡红琳）

第三篇　临床营养治疗方法

第九章　临床营养治疗

第一节　概　　述

一、基本概念

营养相关疾病（nutrition-related diseases）指因体内某种或多种营养素缺乏或过量，导致不能满足生理需要，或营养素比例失衡进而影响健康的一类疾病，常以营养因素为主要病因、营养疗法为主要治疗手段。在发展中国家，主要表现为营养不足，如各种营养素缺乏病（如缺铁性贫血、佝偻病、维生素和矿物质缺乏症等）。而在发达国家则以营养过剩和营养失调性疾病为主，如糖尿病、肥胖、高脂血症、高胆固醇血症、痛风、心脑血管疾病、肿瘤等。我国存在营养不良及营养过剩相关的双重负担。

营养治疗（nutritional therapy）指根据患者机体营养状况及病理生理特点，调整膳食性状、营养组成和（或）供给途径，以满足机体对营养的特殊需求，促进受损细胞修复，增强机体自愈能力。营养治疗属于非药物治疗，是临床疾病综合治疗的重要组成部分。

二、营养治疗的目的及意义

（一）消除病因

营养性疾病的发生、发展、预防、治疗都与营养直接相关，合理营养可预防疾病的发生，例如通过纠正不良饮食习惯，补充富含铁、维生素 C 和蛋白质的膳食可治愈营养性贫血；在补充富含钙和维生素 D 的膳食基础上，充分晒太阳，可消除佝偻病症状；营养治疗是糖尿病综合管理的重要组成部分，需结合药物治疗和生活方式干预。

（二）改善症状

根据疾病情况下机体的营养代谢特点给予针对性营养治疗可有效改善患者的症状，如低脂肪膳食可减轻或消除胆囊炎的症状，高纤维膳食可减轻或消除便秘的症状，低苯丙氨酸的饮食可控制苯丙酮尿症病情的发展，低嘌呤膳食可减轻或消除痛风的症状。

（三）诊断疾病

在临床诊断或治疗过程中，试验膳食可辅助诊断疾病，如胆囊造影检查膳食可辅助检查胆囊浓缩功能，葡萄糖耐量试验膳食可辅助诊断糖尿病，隐血试验膳食可辅助判定消化道是否出血，纤维肠镜检查膳食可减少食物残渣以利于肠镜检查。

（四）辅助治疗

药物治疗、手术治疗、放射治疗等疗法都离不开营养治疗的密切配合。对于胃肠道疾病，除使用药物治疗外，基于膳食的营养治疗也十分重要。手术前通过膳食营养调整可增加体内营养素储备，增强机体抵抗能力，提高手术成功率，降低术后并发症风险，减少医疗成本，缩短住院时间。

（五）提供营养支持

在疾病治疗中，营养治疗是一种基本的支持疗法，可为机体提供能量和营养素，全面调节代谢功能，增强机体免疫力。

三、临床营养治疗方法

广义上，临床营养治疗方法涵盖肠内营养（enteral nutrition，EN）、肠外营养（parenteral nutrition，PN）及营养教育（nutrition education）3个方面，肠内营养又包括经口服或管饲途径给予医院膳食（hospital patient diet）或肠内营养制剂。狭义上，临床营养治疗或称医学营养治疗仅特指口服营养补充（oral nutritional supplements，ONS）、管饲营养（tube feeding）和肠外营养。

（一）肠内营养

肠内营养是一种采用口服或管饲途径经胃肠道提供能量及营养素的营养支持方式。只要胃肠道有功能，应首选肠内营养支持；只要能进食者，应尽可能采取经口营养。

1. 医院膳食 是根据人体的基本营养需要和各种疾病的治疗需要而制定的医院患者膳食，以治疗疾病和促进康复为目的，是营养治疗的主要方法和手段，也是临床综合诊治的基础和手段之一。医院膳食可分为基本膳食、治疗膳食、诊断及代谢膳食等，各类膳食均应经过膳食计算，按照机体对能量和各种营养素的生理需要、疾病代谢特点、病情需要、饮食习惯等进行配餐，以保证病人的营养需要。

2. 口服营养补充 以增加口服营养摄入为目的，将能够提供多种宏量营养素和微量营养素的肠内营养制剂（液体、半固体或粉剂）加入饮品或食物中经口服用。后特指除正常食物外，用特殊医学用途配方食品（food for special medical purpose，FSMP）经口摄入以补充日常膳食不足的一种人工肠内营养治疗手段。形式包括餐间补充、小口啜服或作为全代餐（固体食物进食困难患者），以满足机体营养需求，维持或改善患者的营养状况。口服营养补充的适用人群十分广泛，包括存在营养不良或营养风险的各类住院患者、能量及蛋白质摄入量较低的患者、一些慢性疾病患者、需要高能量饮食的患者、存在咀嚼吞咽障碍的患者、虚弱或食欲不振的老年人、部分接受手术或放/化疗的恶性肿瘤患者。

3. 管饲营养 指对于无法经口正常进食者，经鼻-胃、鼻-十二指肠、鼻-空肠置管，或经胃、空肠造口置管，输注肠内营养制剂的营养支持方法。

（二）肠外营养

肠外营养是经静脉途径（周围静脉或中心静脉）供应患者所需要的营养要素，包括碳水化合物、脂肪乳剂、氨基酸、维生素、微量元素、电解质及水，可分为全肠外营养（total parenteral nutrition，TPN）、部分肠外营养（partial parenteral nutrition，PPN）或补充性肠外营养（supplementary parenteral nutrition，SPN）。实施肠外营养旨在使患者在无法正常进食的状况下仍可以维持营养状况、体重增长和创伤愈合，幼儿可继续生长和发育。肠外营养的成功使用是20世纪临床营养领域的一项重大突破，对危重患者的抢救发挥了极其重要的作用。

（三）营养教育

营养教育是营养干预的一种有效手段，包括营养咨询、饮食指导及饮食调整，具有容易实施、成本低、效益高、受益面广等特点。通过营养教育，让患者及其家属了解膳食、营养与疾病的基本知识，增强营养意识，学会简单治疗膳食制作的方法，对疾病持正确态度，纠正不良饮食行为，树立健康的生活方式。这不仅有助于缩短住院时间，而且有利于促进患者康复且防止疾病复发。

不同疾病的营养代谢特点不同，营养需求也存在差异。随着研究的深入，国内外已制定了许多疾病特异性的膳食指南和膳食原则，如糖尿病、高血压、血脂异常等膳食指南。在精准营养研究助推下，未来可望形成疾病特异性膳食营养参考摄入量，极大助力临床营养治疗的发展。

四、规范化临床营养诊疗

（一）营养支持治疗团队

营养支持治疗团队是由临床医师、营养（医）师、康复医师、临床药师及专科护师（士）等组成的多学科团队，由临床专家担任负责人，提供规范的筛查、评估、诊断、干预及监测等营养诊疗工作。临床专家发挥协助组建和管理的作用，营养（医）师、临床药师、物理康复医师和专科护师（士）作为团队的主要成员，外科、口腔科、神经科和心理医学科等临床专科医师为管理团队提供技术保障。

营养支持治疗团队的主要工作目标是为患者提供合理的营养支持治疗，包括：①识别是否存在营养不良或营养风险；②制订合理的营养支持治疗方案；③提供安全、合理和有效的营养支持治疗；④监测和评价营养支持治疗的效果。已有研究显示，营养支持治疗团队能优化医疗资源利用，提升治疗效果与成本效益，尤其在降低并发症及医疗费用等方面更为明显。

（二）住院患者规范化营养诊疗流程

规范化营养诊疗流程应包括营养筛查、营养评估、营养诊断、营养干预及营养监测等关键步骤，并应形成连续的诊疗模式（图 9-1）。医疗机构应加强院级营养筛查、评估及诊断管理，并列入医院医疗管理内容进行监管和制定相应的工作制度和流程。此外，应当按照有关规定规范书写及保存病历，将营养风险及营养不良及时记录在病案首页上，并加强相关诊疗信息的统计分析。研究证实按照规范化营养诊疗标准实施营养诊疗方案，能满足患者能量和蛋白质的供给并改善临床结局，还可产生良好的卫生经济学效益。

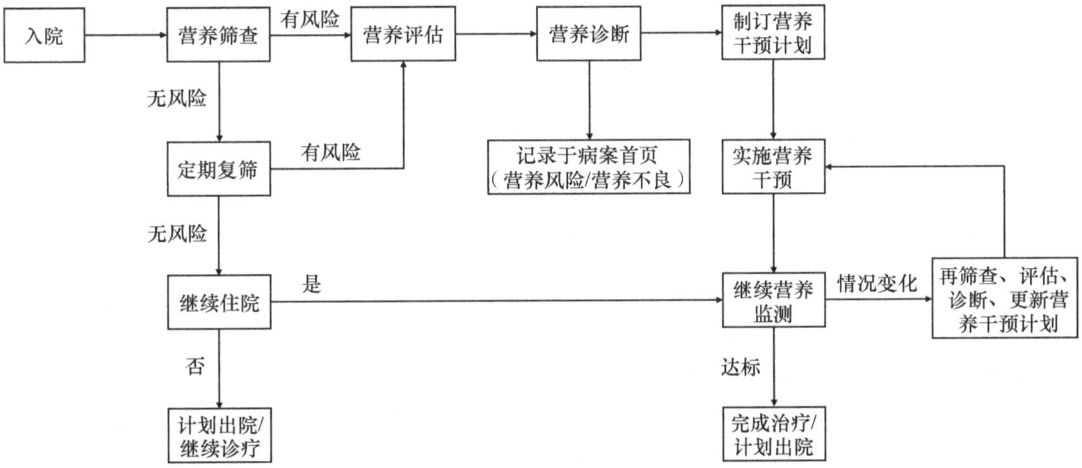

图 9-1　住院患者规范化营养诊疗流程图

第二节　临床营养治疗途径选择一般原则

一、肠内营养与肠外营养选择

在临床营养治疗方式上，应首选肠内营养，在无法应用肠内营养的情况下，再考虑应用肠外营养或联合应用肠内营养与肠外营养。

肠内营养是一种比较符合生理的供给途径，简便安全、经济高效，既避免了中心静脉置管可能带来的风险，又有助于肠道功能的恢复。营养物质经门静脉系统吸收输送至肝脏，有利于内脏蛋白质合成和代谢调节，同时可改善和维持肠道黏膜结构及功能的完整性，从而有效防止肠道细菌易位的发生。肠外营养是一种提供营养的可靠途径，可较快达到所需的能量、蛋白质量及比例，可在短时间内纠正营养不良状况，经补液方案调整可纠正体液丢失、电解质紊乱，避免可能出现肠内营养并发症，其实施相对方便，患者易于接受。

临床实践中选择肠内营养、肠外营养或两者联合应用，很大程度上取决于患者的胃肠道功能及其对营养供给方式的耐受程度，通常基于疾病性质、患者状态及主管医生的判断而定。若患者的心、肺功能不稳定，胃肠道吸收功能大部分丧失或营养代谢失衡而急需纠正时，应选择肠外营养；若患者胃肠道有功能或有部分功能，则应选用肠内营养。然而，对胃肠道疾病患者而言，选择合适的时间、安全可靠的途径给予肠内营养并不十分容易，且有潜在加剧原发病的可能。存在恶心、饱胀感、腹痛、腹泻、肠鸣音减弱、腹胀等临床症状或体征，患者无法容忍鼻胃管置入，置管不顺利或食管胃吻合术后原解剖位置变化而无法置管等均会限制肠内营养的应用。同时，还要注意肠内营养相关并发症的发生，包括误吸、恶心、腹泻及肠管血供障碍等。因此，当患者心功能处于边缘状态或血流动力学不稳定时，不应给予肠内营养。对于肠内营养效果不佳的患者，应及时更换营养补给的方式，以免延误营养治疗。总之，肠内营养最关键的原则是严格控制适应证，精确计算营养治疗的量和持续时间，合理选择营养治疗的途径。

肠外营养对因消化系统疾病导致的经口摄食不足或无法摄食的患者提供了有效的辅助治疗，极大地改善了营养不良和胃肠道功能障碍等问题，给这些患者带来了显著的益处。由于肠外营养能产生饱感综合征而抑制胃蠕动，故主张在向肠内营养过渡前，先使之轻度饥饿数天，静脉仅输注水、电解质平衡的液体，以便刺激胃肠蠕动，同时借助菜肴的色、香、味以引起食欲，或与家人共餐以获得愉悦感等。通过管饲与经口摄食的适当配合，有助于从肠外营养过渡至肠内营养。从长期管饲过渡至经口摄食正常的肠内营养，也应遵循这个原则。

长期进行全肠外营养，可导致胃肠道功能衰退。因此，从全肠外营养过渡至肠内营养需逐步进行，避免因肠道功能未完全恢复导致耐受不良。这种过渡大致可分为 4 个阶段：①肠外营养与管饲结合；②单纯管饲；③管饲与经口摄食结合；④从医院基本膳食过渡至正常膳食，或因病情需要长期使用治疗膳食，即宜逐渐过渡至肠内营养以使肠道细胞得到适应。当能开始耐受肠内营养时，从低浓度开始，缓慢输注预消化型或整蛋白型肠内营养制剂，监测水、电解质平衡及营养素摄入量（包括肠内途径和肠外途径），之后逐渐增加肠内供给量而降低肠外供给量，直至肠内营养可满足代谢需要时，则可撤除肠外营养，进而将管饲与经口摄食相结合，最后过渡至正常饮食。随着病情和胃肠道功能的恢复，患者可逐渐增加经口摄入的营养物质，一般由流食开始，经半流食、软食过渡至普通膳食。通常患者在过渡至半流食时已可拔除鼻饲管，完全经口摄入食物。对于仍存在较高营养风险或营养不良未纠正的患者，出院后需实施家庭肠内营养。

营养治疗途径、方法的选择应根据患者的具体情况而定，一般情况下参见图 9-2 内容。肠内营养和肠外营养各具优缺点，不同时期适用不同的营养支持方式。从肠外营养过渡至肠内营养应经历一定转变过程，以减少胃肠道负担，促进康复。

二、营养不良的五阶梯治疗

营养不良是一项全球性的公共卫生问题。各国医院患者及社区居民中营养不良的患病率及发生率均较高，尤其是高龄、消化系统疾病、呼吸系统疾病、神经系统疾病和恶性肿瘤患者，发生营养不良的风险更高。营养不良不仅会对疾病临床结局造成不良影响，还会增加医疗经济成本。因此，应采取积极措施进行有效防治。

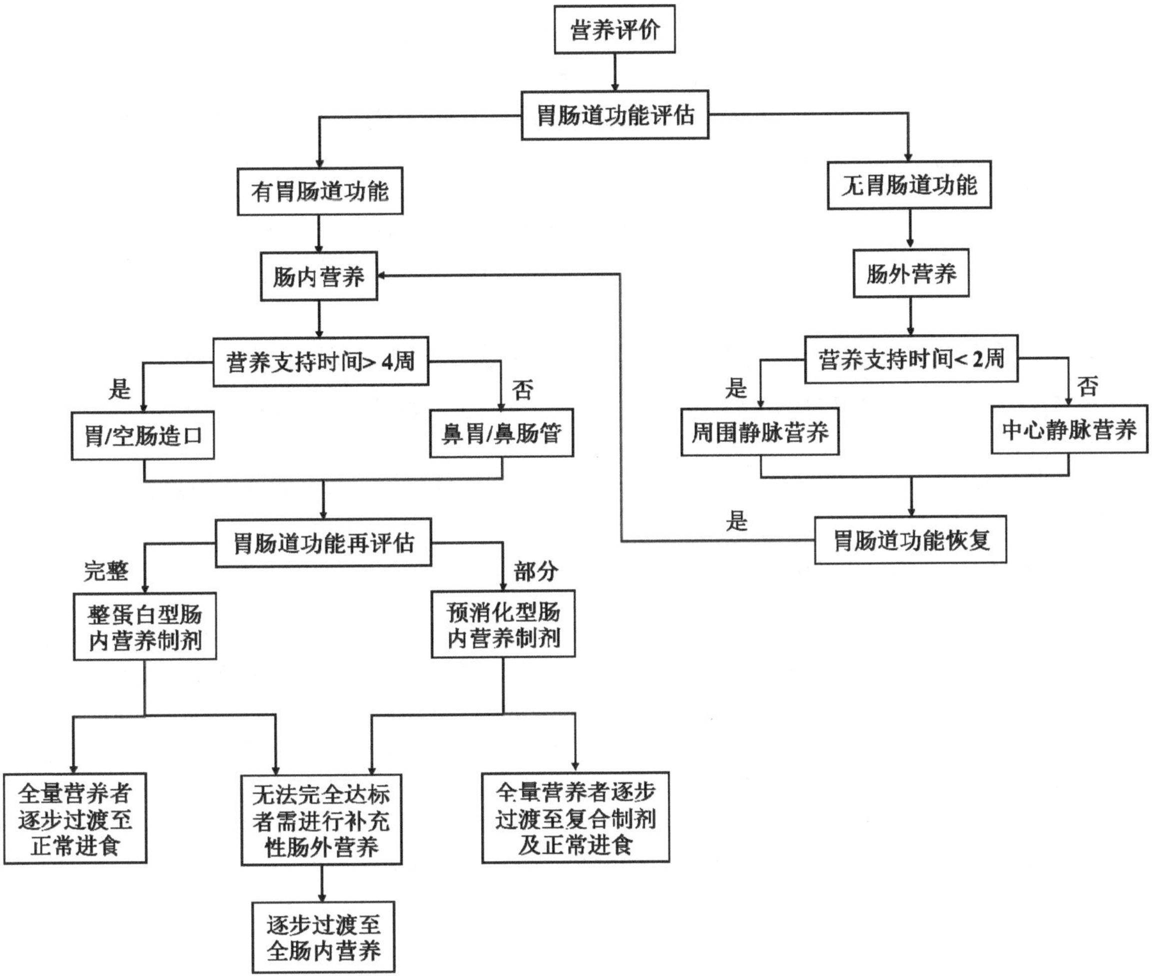

图 9-2　营养治疗途径的选择

营养不良治疗的基本要求为满足能量、蛋白质、液体及微量营养素的目标需要量，最高目标是调节异常代谢、提高免疫功能、控制疾病、提高生活质量且延长生存时间。营养不良的规范治疗应遵循五阶梯治疗原则（图 9-3），首选营养教育，然后依次向上选择口服营养补充、全肠内营养（total enteral nutrition，TEN）、部分肠外营养、全肠外营养。当下一阶梯无法满足 60% 目标能量需求 3～5 天时，应选择上一阶梯。

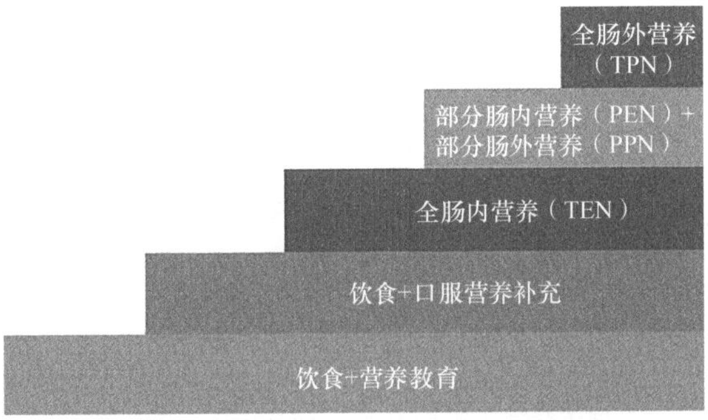

图 9-3　营养不良患者营养干预五阶梯模式

（一）第一阶梯：饮食+营养教育

"饮食+营养教育"是营养不良患者的首选治疗方法，经济、实用且有效，是营养不良治疗的基础。基于营养综合评定，在详细了解患者营养不良严重程度、类别及原因的基础上，提出针对性、个体化的营养宣教、饮食指导及饮食调整建议，如调整饮食结构、增加饮食频次、优化食物加工制作、改善就餐环境等。轻度营养不良患者使用第一阶梯治疗即可完全治愈。

（二）第二阶梯：饮食+口服营养补充

根据 2006 年 ESPEN 肠内营养指南，口服营养补充是指经口摄入特殊医学用途配方食品以补充日常饮食的不足。研究显示，每日通过口服营养补充提供的能量应达到 400～600kcal 才能更好地发挥口服营养补充的作用。当第一阶梯无法满足目标需要量时，则应选择饮食联合口服营养补充。

（三）第三阶梯：全肠内营养（TEN）

全肠内营养特指在完全无经口进食情况下，所有的营养素完全由肠内营养制剂提供。在第二阶梯无法满足目标需要量或一些完全无法进食的条件下（如食管完全梗阻、吞咽障碍、严重胃轻瘫），全肠内营养是理想选择。

（四）第四阶梯：部分肠内营养（PEN）+部分肠外营养（PPN）

在全肠内营养无法满足目标需要量的条件下，应该选择"部分肠内营养+部分肠外营养"，即在肠内营养的基础上进行补充性肠外营养。部分肠内营养和部分肠外营养两者提供的能量比例无固定值，主要取决于患者对肠内营养的耐受性，肠内营养耐受性越好，需要部分肠外营养提供的能量就越少，反之则越多。

（五）第五阶梯：全肠外营养（TPN）

在完全无法实施肠内营养的情况下，全肠外营养是患者的唯一营养来源。除肠外营养适应证外，选择全肠外营养还应考虑患者的实际营养状况。在实施全肠外营养时，应加强监测，预防相关肠外营养相关并发症。

治疗营养不良患者，一般情况下应遵循阶梯治疗的原则，由下至上依次进行，但不同阶梯间并非不可逾越，而且不同阶梯常同时使用。在临床营养工作实践中，应根据患者的具体情况实施个体化的营养治疗，同时综合患者的年龄、活动水平、营养不良严重程度、应激状况等因素调整确定个体化能量需求。需要注意的是，营养不良程度越重、持续时间越长，则起始能量供给量应越低，应预防再喂养综合征。

第十章 医院膳食

医院膳食是根据人体的基本营养需要和各种疾病的治疗需要而制定的医院患者膳食，以治疗疾病和促进康复为目的，是医学营养治疗的主要方法和手段，也是临床综合诊治的基础和手段之一。医院膳食可分为基本膳食（basic diet）、治疗膳食（therapeutic diet）、试验膳食（pilot diet）、代谢膳食（metabolic diet）等，各类膳食的食谱应按膳食常规要求进行设计与配制。

第一节 基本膳食

根据食物质地和烹调加工方式的不同，医院基本膳食可分为普通膳食、软食、半流质膳食和流质膳食。

一、普通膳食

普通膳食（general diet），是医院膳食中应用比例最大的膳食种类，膳食接近正常人饮食，膳食结构符合平衡膳食的原则。

（一）适用范围

普通膳食适用于咀嚼吞咽或消化吸收功能正常、体温正常或接近正常、无特殊膳食要求，无须限制任何营养素的住院患者或疾病恢复期患者。

（二）膳食原则

普通膳食的膳食结构参照《中国居民膳食指南（2022）》，膳食配制应以平衡膳食和接近正常膳食为原则，要求食物种类齐全、数量充足、比例适当，满足能量和各种营养素需要的同时又要防止过量。

普通膳食提供的能量和营养素应达到或接近《中国居民膳食营养素参考摄入量（2023 版）》中低强度身体活动水平对应的推荐摄入量标准。蛋白质供能占总能量的 10%～20%，其中优质蛋白占 1/3 以上；脂肪供能占总能量的 20%～30%；碳水化合物供能占总能量的 50%～65%。

每日供应早、午、晚三餐，每餐间隔 4～6 小时。餐次分配应合理，按能量分配比例通常为早餐 30%、午餐 40%、晚餐 30%。食物要求有适当体积，以满足患者的饱腹感。同时注意食物种类多样化，科学加工烹调以增加食欲、促进消化。

（三）食物选择

1. 宜用食物 食材应新鲜卫生、多样化，种类囊括谷类、蔬菜、鱼虾类、蛋类、乳类、畜禽肉、豆类及适量烹调油和少量调味品。普通膳食参考食谱见表 10-1。

2. 忌（少）用食物 忌用易引发食物过敏或不耐受反应的食物，或辛辣刺激性食物及调味品，如辣椒、大蒜、胡椒、芥末、咖喱等。少用油腻、难消化、过分坚硬、易胀气的食物，如油炸食物、韭菜、干豆类等。尽量不用含防腐剂和色素的调味品。

表 10-1 普通膳食一日参考食谱

	食物种类及摄入量
早餐	花卷（面粉 50g），煮鸡蛋 50g，黄瓜 150g，纯牛奶 250ml
午餐	米饭（稻米 75g），莴笋肉片（莴笋 150g，瘦猪肉 75g），清炒南瓜（南瓜 150g）
晚餐	米饭（稻米 75g），甜椒鸡丝（甜椒 150g，鸡胸脯肉 50g），肉末冬瓜（冬瓜 150g，瘦猪肉 25g）
加餐	苹果 200g
烹调油盐	烹调油 25g，食盐 5g
能量及三大营养素	能量 1586.6kcal，蛋白质 71.9g（供能占比 18%），脂肪 49.2g（供能占比 27%），碳水化合物 221.2g（供能占比 55%）

二、软　　食

软食（soft diet）是介于普通膳食与半流质膳食之间的过渡膳食，具有质地软、易咀嚼、少渣、易消化的特点。

（一）适用范围

软食适用于低热、咀嚼不便而不能进食大块食物、消化吸收能力稍差的患者，以及老年人和婴幼儿患者，也可用于疾病恢复期患者。

（二）膳食原则

软食也是一种平衡膳食，膳食结构同样参照《中国居民膳食指南（2022）》，膳食构成应合理，满足患者对能量和营养素的基本需要。

能量和营养素根据年龄、身高等具体需求达到或略低于膳食推荐摄入量标准，通常软食每日提供的总能量为 1800～2200kcal，碳水化合物、脂肪和蛋白质的供能比例与普通膳食相同。长期采用软食的患者因蔬菜切碎、煮软流失较多维生素，应注意适当补充。

每日餐次分配可在普通膳食的基础上，合理安排加餐（1～2 餐），通常参照早餐 20%～30%、午餐 30%、晚餐 20%～30%，加餐 10%进行设计。餐间间隔 3～5 小时。食物烹调应清淡，注意将食材切碎，多采用蒸、煮、炖、焖的方法，达到易咀嚼、易消化、较清淡、少油腻的标准。

（三）食物选择

1. 宜用食物　食物种类宜多样化，选择含粗植物纤维及较硬肌肉纤维少的品种，或经切碎、煮烂等烹调加工方式以达到软化目的。主食可选软米饭、馒头、粥、面条、包子、饺子、馄饨等；肉类应选择肌纤维较细且短的瘦肉，如鱼虾肉、鸡肉，也可制作成肉丸、肉末等；鱼应选择刺少的品种；蛋类除油煎炸外，其他烹调方法均可选用；乳类和豆制品（如豆腐、豆浆等）均可选用；蔬菜类可用含粗纤维少的种类，如冬瓜、黄瓜、番茄、南瓜、菜花等，叶菜类蔬菜应选择嫩菜叶，切成小段后进行烹调，可煮烂或制成菜泥；水果类如香蕉、橘子、苹果等，去皮食用或制成水果羹食用。软食参考食谱见表 10-2。

2. 忌（少）用食物　忌选煎炸、过于油腻的食物；忌选生冷及含粗纤维多的蔬菜，如芹菜、韭菜、竹笋、洋葱等；忌选整粒的豆类、粗杂粮；不宜直接在菜肴中使用硬果类食物如杏仁、核桃、花生等，但制成杏仁酪、核桃酪、花生酱后可食用；少用难消化、易胀气的食物，如韭菜、洋葱、大豆等；忌选辛辣刺激性食物及调味品，如辣椒、芥末、胡椒粉、咖喱等。尽量不用含防腐剂和色素的调味品。

表 10-2 软食一日参考食谱

	食物种类及摄入量
早餐	花卷（面粉 50g），蛋羹（鸡蛋 50g），纯牛奶 250ml
加餐	香蕉 150g
午餐	软米饭（稻米 75g），上汤白菜（大白菜 150g，绿豆淀粉 10g），乌鱼片汤（乌鱼 75g）
加餐	肉末稀饭（稻米 50g，瘦猪肉 25g）
晚餐	鸡丝面（鸡胸脯肉 75g，挂面 75g），焖丝瓜（丝瓜 150g）
烹调油盐	烹调油 30g，食盐 5g
能量及三大营养素	能量 1828.1kcal，蛋白质 76.8g（供能占比 17%），脂肪 54.6g（供能占比 27%），碳水化合物 257.1g（供能占比 56%）

三、半流质膳食

半流质膳食（semi-liquid diet），简称半流食，是介于软食与流质膳食之间的过渡膳食，外观呈半流体状态，相较于软食质地稀软、更易咀嚼吞咽和消化。

（一）适用范围

半流质膳食适用于食欲差、发热、急性重症或身体虚弱、无力咀嚼或咀嚼吞咽困难以及消化道疾病（如腹泻、消化不良、急性炎症）的患者，还可作为部分外科手术术前肠道准备阶段和术后过渡阶段的饮食。

（二）膳食原则

半流质膳食仍符合平衡膳食原则，但能量、蛋白质及其他营养素相对不足，提供总能量一般为1500～1800kcal，蛋白质 50～60g，维生素和矿物质易摄入不足，应尽量保持营养供给及结构合理，可根据临床实际情况选择性进行口服营养补充。

限量多餐次，通常每日供应 5～6 餐，餐间间隔 2～3 小时，以保证能量及营养素摄入。食物应采用蒸、煮、炖、焖等方式，不用煎、炸、烧、烤等方式。

（三）食物选择

1. 宜用食物 主食可选粥、软面条、软面片、馄饨、芝麻糊、藕粉等；肉类可选瘦嫩猪肉、鸡肉、鱼虾肉制成的肉泥；蛋类除油煎炸外，其他烹饪方法均可选择，如蒸鸡蛋、蛋花汤等；乳类宜选择发酵制品，如奶酪、酸奶等；豆类宜制成豆腐脑、豆腐等食用；蔬菜宜制成菜泥、菜汁等食用，也可将少量碎嫩菜叶加入面条或粥中进行烹饪；水果宜制成果冻、果汁等食用。半流质膳食参考食谱见表 10-3。

2. 忌（少）用食物 忌选质硬、难消化的食物，如粗杂粮、蒸米饭、煎饼等；忌选油炸食物和含膳食纤维较多的食物；忌选气味浓烈、辛辣刺激性食物或调味品。慎用易胀气食物，如牛奶、豆浆、过甜食物。

表 10-3 半流质膳食一日参考食谱

	食物种类及摄入量
早餐	青菜瘦肉粥（小白菜 50g，瘦猪肉 25g，稻米 50g），蒸鸡蛋（鸡蛋 50g）
加餐	藕粉 25g
午餐	馄饨（小麦粉 100g，瘦猪肉 75g）
加餐	苹果汁（苹果 200g）
晚餐	肉丝面（瘦猪肉 50g，莴苣 100g，挂面 100g）

续表

	食物种类及摄入量
加餐	酸奶 200g
烹调油盐	烹调油 25g，食盐 5g
能量及三大营养素	能量 1789.3kcal，蛋白质 75.7g（供能占比 17%），脂肪 46.7g（供能占比 23%），碳水化合物 266.6g（供能占比 60%）

四、流质膳食

流质膳食（liquid diet），简称流食，呈液体状或进入口腔后即溶化为液体的食物，具有易吞咽、易消化、少渣、少油腻、不胀气的特点。常用流质膳食可分为普通流质、浓流质、清流质、冷流质和不胀气流质膳食。

（一）适用范围

流质膳食适用于高热、急性传染病、极度衰弱、咀嚼吞咽极度困难患者；大手术后第 1 次进食患者；肠道手术的术前准备。浓流质膳食适用于口腔、面部、颈部术后患者；清流质膳食适用于急性腹泻、严重衰弱患者恢复肠内营养的最初阶段，还可用作肠外营养向流质或半流质膳食的过渡膳食；冷流质膳食可用于喉咽部术后恢复经口进食的 1～2 天。

（二）膳食原则

流质膳食是一种不平衡膳食，所提供的能量及营养素均不足，不宜长期食用。若需长期食用，应辅以口服营养补充肠内营养制剂或制作营养平衡、成分丰富的匀浆膳，必要时给予补充性肠外营养。

流质膳食能量供给需根据类型调整：清流质为 800～1000kcal/d，浓流质可达 1200～1600kcal/d，其中浓流质能量最高，清流质能量最低。在病情允许的情况下，可选择少量易消化的脂肪来源，如芝麻油、花生油等，以增加膳食能量。

少量多餐，每日 6～7 餐，每餐液体量 200～250ml，餐间间隔 2～3 小时。部分固体食物可先用高速搅拌机将其研碎、过筛，再用液体冲匀和制熟。肉汤、蔬菜汤、果汁等也应过滤去渣，达到无渣、易吞咽、易消化的目的，同时食物口感应适宜，以增进食欲。

（三）食物选择

1. 宜用食物

（1）普通流质膳食：可选择米汤、米糊、藕粉、各种肉汤、蒸蛋羹、蛋花汤、牛奶、奶酪、酸奶、豆腐脑、豆浆、去壳过箩绿豆汤、蔬果汁、果汁胶冻等。若患者需要高能量，应选择浓缩食品，如奶粉、鸡茸汤等，或进行特别制备。参考食谱见表 10-4。

表 10-4 普通流质膳食一日参考食谱

	食物种类及摄入量
早餐	浓米汤加糖（浓米汤 150ml，红糖 30g）
加餐	牛奶加糖（牛奶 200ml，白砂糖 20g）
午餐	蛋花汤（鸡蛋 100g）
加餐	藕粉加糖（藕粉 50g，白砂糖 25g）
晚餐	烂肉豆腐脑（肉泥 30g，豆腐脑 150g）
加餐	藕粉加糖（藕粉 50g，白砂糖 20g）
烹调油盐	烹调油 10g，食盐 3g
能量及三大营养素	能量 1136kcal，蛋白质 28.7g（供能占比 10%），脂肪 28.2g（供能占比 22.4%），碳水化合物 191.9g（供能占比 67.6%）

（2）浓流质膳食：宜选用无渣较浓稠的食物，其多以吸管吸吮，如较稠藕粉、米糊、面糊、牛奶芝麻糊、可可乳等。参考食谱见表 10-5。

（3）清流质膳食：限制较严格，不含产气食物且残渣最少，是流质膳食中最为清淡的液体食物，可选用过箩米汤、过滤蔬果汁、过箩肉汤、稀藕粉、杏仁露、淡茶等。参考食谱见表 10-6。

（4）冷流质膳食：冷的、无刺激性的流质食物，一般选用冷米汤、冷藕粉、冷豆浆、冷牛奶、冷蛋羹、冰激凌、冰棍、冷果汁、冷果汁胶冻等。

（5）不胀气流质膳食：应忌用蔗糖、牛奶、豆浆等产气食物，其他同流质。

2. 忌（少）用食物　不宜选用一切非流质的固体食物、多膳食纤维食物，以及过于油腻、强烈气味或辛辣刺激性食物与调味品。

表 10-5　浓流质膳食一日参考食谱

	食物种类及摄入量
早餐	酸奶 250ml
加餐	鸡蛋薄面糊（面粉 15g，鸡蛋 50g）
午餐	鸡肝泥（鸡肝 25g，面粉 25g）
加餐	豆浆冲麦乳精（豆浆 200ml，麦乳精 30g，白砂糖 10g）
晚餐	浓藕粉（藕粉 30g，面粉 20g）
加餐	牛奶冲藕粉（牛奶 200ml，藕粉 30g，白砂糖 15g）
烹调油盐	烹调油 3g，食盐 2g
能量及三大营养素	能量 1053.3kcal，蛋白质 33.6g（供能占比 12.8%），脂肪 26.3g（供能占比 22.5%），碳水化合物 170.6g（供能占比 64.7%）

表 10-6　清流质膳食一日参考食谱

	食物种类及摄入量
早餐	米汤（米汤 150ml，红糖 10g）
加餐	萝卜汁（萝卜 200g）
午餐	冲米粉（米粉 15g，白砂糖 10g）
加餐	苹果汁（苹果 200g）
晚餐	稀藕粉（藕粉 20g，白砂糖 10g）
加餐	杏仁露（杏仁露 100ml，鸡蛋白 50g）
烹调油盐	食盐 3g
能量及三大营养素	能量 269.3kcal，蛋白质 6.81g（供能占比 10.2%），脂肪 1.15g（供能占比 3.8%），碳水化合物 57.9g（供能占比 86%）

第二节　治疗膳食

治疗膳食是指根据不同的病理生理状况调整膳食的营养成分和性状，以治疗或辅助治疗疾病、促进患者康复的膳食。治疗膳食以平衡膳食为基本原则，根据病种调整某种营养素的摄入量，并考虑各营养素间的关系，其他营养素供给齐全，配比合理。膳食的制备应考虑患者的消化、吸收及胃肠耐受性，同时兼顾其饮食习惯。

一、高能量膳食

高能量膳食（high calorie diet）指能量供给量高于正常膳食标准的膳食。在疾病状态下，患者的基础代谢率升高、机体组织修复需求增加以及体力消耗增大，导致能量消耗显著增加。因此，需要通过饮食补充更多的能量。

（一）适用对象

代谢亢进者，如严重烧伤、创伤、甲状腺功能亢进、恶性肿瘤、结核病、伤寒、高热、消瘦或体重不足、营养不良、吸收不良综合征患者；体力消耗增加者，如运动员、重体力劳动者等。

（二）膳食原则

1. 根据病情调整能量供给量 病情不同对能量的需要量也不同，如成年烧伤患者需要4000kcal/d，远高于正常人的膳食推荐摄入量。一般患者以每日增加300kcal左右为宜。

2. 平衡膳食 为保证能量充足，膳食应提供足量的碳水化合物、蛋白质和适量的脂肪，同时满足机体对矿物质和维生素的需要，尤其注意提高与能量代谢密切相关的B族维生素的供给量。由于膳食中蛋白质的供给量增加，易出现负钙平衡，故应及时补充钙。为防止血脂升高，应尽可能降低膳食中饱和脂肪酸、胆固醇和精制糖的摄入量。

（三）食物选择

1. 宜用食物 各类食物均可食用，加餐以面包、馒头、蛋糕、藕粉、坚果等含能量高的食物为佳。

2. 忌（少）用食物 无特殊禁忌，但多选择高能量食物，少选择低能量食物。

二、低能量膳食

低能量膳食（energy-restricted diet）指能量供给量低于正常需要量的一种膳食，旨在减少体内脂肪储存，降低体重，或者减轻机体能量代谢负担以控制病情。

（一）适用对象

需减轻体重的患者，如单纯性肥胖；需减少机体代谢负担而控制病情的患者，如糖尿病、高血压、高脂血症、冠状动脉粥样硬化性心脏病等。

（二）膳食原则

总体原则为限制能量供给，而保证其他营养素满足机体的需要。能量供给应适当地逐步减少，以利于机体动用脂肪、消耗储存的体脂，并减少不良反应。

1. 平衡膳食 膳食结构应合理。适当限制膳食中碳水化合物供给量，供能占总能量的50%～60%，同时应减少精制糖供给；由于限制总能量，膳食中蛋白质供能比应适当提高，至少为总能量的15%，保证蛋白质供给量不低于1g/（kg・d），而且优质蛋白应占50%以上；膳食脂肪供能占总能量的20%～30%，胆固醇摄入量应控制在300mg/d以内。

2. 控制膳食总能量 成年患者每日能量摄入量比平时减少500～1000kcal，根据患者具体情况而定，但每日总能量摄入不应低于1000kcal，以防体脂动员太快，引起酮症酸中毒。

3. 矿物质和维生素充足 由于进食量减少，易出现矿物质（如钙、铁）和维生素（如维生素B_1）供给不足，必要时可使用相应营养补充剂。

4. 膳食纤维适当增加 多采用富含膳食纤维的蔬菜和低糖的水果，必要时可选用琼脂类食品，以满足患者的饱腹感。

5. 食盐适当减少 患者体重减轻后可能出现水钠潴留，故应适当减少食盐摄入量，控制在5g/d以内。

（三）食物选择

1. 宜用食物 水产品、禽类、瘦肉、蛋、奶及奶制品（脱脂）和低脂肪富含蛋白质的食物等，应限量选用。宜多选择粗粮、豆制品、蔬菜和低糖的水果等，尤其是叶菜类。烹调方法宜用蒸、煮、拌、炖等无油的做法，各种菜肴应清淡可口。

2. 忌（少）用食物 肥腻食物和甜食，如肥肉、动物油脂（猪油、牛油、奶油等）、糖果、甜点心、精制糖、蜂蜜等。忌用油煎、炸等烹调方法。

三、高蛋白膳食

高蛋白膳食（high protein diet）是蛋白质含量高于正常人标准的膳食。因疾病（感染、创伤或其他原因）导致机体蛋白质消耗增加，或机体处于康复期需要更多的蛋白质用于组织的再生、修复时，需在原有膳食的基础上额外增加蛋白质供给量。为了使蛋白质更好地被机体利用，通常更需要同时适当增加总能量，以防蛋白质分解供能。

（一）适用对象

明显消瘦、营养不良、烧伤、创伤、围手术期、肾病综合征、慢性消耗性疾病（如结核病、恶性肿瘤、贫血、溃疡性结肠炎）患者以及其他消化系统炎症的恢复期患者。此外，孕妇、乳母和生长发育期儿童也需要高蛋白膳食。

（二）膳食原则

高蛋白膳食一般无须单独制作，在原有膳食基础上添加富含蛋白质的食物即可，如在午餐和晚餐中增加一个全荤菜，或者在正餐外加餐，以增加高蛋白质食物的摄入量。

1. 能量充足，逐渐加量 每日能量供给量达 3000kcal 左右，循序渐进并根据患者病情及时调整，也可与其他治疗膳食联合使用，如高能量高蛋白质膳食。推荐膳食热氮比为（100～200）kcal：1g，平均为 150kcal：1g，以减少蛋白质分解供能，防止负氮平衡。

2. 增加蛋白质摄入量 蛋白质供给量可达 1.5～2.0g/（kg·d），其中优质蛋白应占 1/2～2/3，但应排除肝肾功能不全情况。对于经口进食不足的患者，可补充应用特殊医学用途配方食品。

3. 碳水化合物和脂肪比例适宜 碳水化合物宜适当增加，以保证蛋白质的充分利用，400～500g/d。脂肪适量，以防血脂升高，一般为 60～80g/d。

4. 足量维生素 长期的高蛋白膳食，维生素 A 的需要量也随之增多，且营养不良者一般肝脏中维生素 A 储存量也下降，故应及时补充。与能量代谢关系密切的 B 族维生素供给量应充足，贫血患者还应注意补充富含维生素 C、维生素 K、维生素 B_{12}、叶酸、铁、铜等的食物。

5. 增加钙摄入量 高蛋白质膳食会增加尿钙排出，长期采用易导致负钙平衡。故膳食中应增加钙的供给量，如选用富含钙的乳类及乳制品、豆制品。

（三）食物选择

1. 宜用食物 可多选用富含蛋白质的食物如瘦肉、鱼类、蛋类、乳类及乳制品、豆类及豆制品，以及富含碳水化合物的食物如谷类、薯类、藕等，并选择新鲜蔬菜和水果。

2. 忌（少）用食物 肥腻食物和纯甜食。

四、低蛋白膳食

低蛋白膳食（low protein diet）指蛋白质含量较正常膳食低的膳食。蛋白质和氨基酸在肝脏分解产生的含氮代谢产物需经肾脏排出体外。肝、肾等代谢器官功能受损时，出现排泄障碍，代谢废物在体内堆积会造成损害，故应限制膳食中蛋白质含量，尽量减少体内含氮代谢废物，减轻肝、肾代谢负担。

（一）适用对象

急性肾炎、急/慢性肾功能不全、慢性肾衰竭、尿毒症、肝性脑病或肝性脑病前期患者。

（二）膳食原则

总体原则为以低水平蛋白质摄入量维持机体接近正常生理功能的需要，防止过多的含氮化合物在体内积聚，其他营养素供给尽量满足机体的需要。

1. 能量充足 能量供给充足才能减少蛋白质的消耗，减少机体瘦组织分解。可采用含蛋白质较少的食物作为主食，如麦淀粉、低蛋白大米、马铃薯、芋头、山药、藕等代替部分主食以减少非优质蛋白的摄入。能量供给量应根据病情决定，经口摄入不足时可应用特殊医学用途配方食品。

2. 蛋白质总量和种类适宜 根据肝、肾功能确定膳食蛋白质供给量，尽量选用富含优质蛋白的食物。对于正在接受血液或腹膜透析的患者，无须严格限制蛋白质摄入量。肾功能不全患者建议选择蛋、奶、瘦肉类，以增加必需氨基酸含量，避免负氮平衡；肝病患者应以含高支链氨基酸、低芳香族氨基酸的豆类蛋白为主，少用产氨多的肉类等动物性食物。限制蛋白质供给量应根据病情随时调整，病情好转后需逐渐增加蛋白质摄入量，否则不利于疾病康复，对生长发育期的患儿尤为重要。

3. 适量矿物质和维生素 供给充足的蔬菜和水果，以满足机体对矿物质和维生素的需要。另外，矿物质的供给应根据病种和病情进行调整，合并水肿患者还应限制膳食钠的供给。

4. 科学烹调 应用低蛋白膳食的患者往往食欲较差，加之患者病情和患病心理影响，患者食欲普遍较差，故应注意烹调的色、香、味、形和食物多样性，以提高食欲。

（三）食物选择

1. 宜用食物 蔬菜类、水果类、植物油、食糖及麦淀粉、藕粉、马铃薯、芋头等低蛋白质的食物。谷类食物蛋白质含量为6%～11%，且为非优质蛋白，根据蛋白质供给标准应适当限量使用。

2. 少用食物 含蛋白质丰富的食物，如豆类及豆制品、蛋类、乳类、肉类、坚果等。但为了适当供给优质蛋白，可在蛋白质限量范围内，适当选用蛋类、乳类、瘦肉及鱼类。

五、限碳水化合物膳食

限碳水化合物膳食（carbohydrate-restricted diet）指限制碳水化合物含量的膳食，也称低碳膳食。胃大部分切除后胃容量减少，大量食物过快排入空肠上段，又未经胃肠液混合稀释而呈高渗性，大量细胞外液进入肠腔，易引起循环血容量骤然降低，出现倾倒综合征。典型症状多在术后进食半流质膳食（尤其是甜流质）时出现，表现为上腹胀满、恶心、呕吐、腹绞痛、肠鸣音亢进、腹泻、头晕、心悸、乏力等，故需要限制每次进食量及膳食碳水化合物含量。

（一）适用对象

胃全切或部分切除的患者；血清甘油三酯升高的患者；因膳食中碳水化合物过多致胰岛素分泌过量引起的肥胖症患者；糖尿病患者。

（二）膳食原则

1. 调整膳食构成 采用低碳水化合物、高蛋白质、适量脂肪的膳食结构。碳水化合物以多糖为主，忌用富含精制糖的甜食，如甜点心、甜饮料、糖果、巧克力等。

2. 膳食由稀至稠，少食多餐 术后初期只能进食无精制糖、低碳水化合物的流质膳食，进餐时及进餐后20～30分钟内应平卧，以减缓食物进入肠道的速度。适应数日后，若无不适症状，膳食可过渡至以固态食物为主，少食多餐，循序渐进，细嚼慢咽，主餐避免液体类食物，进餐30～

60 分钟后再饮水，每次进食时及进餐后仍需平卧 20～30 分钟，以减轻症状。

3. 根据病情及时调整膳食 由于手术创伤、机体分解代谢增加，应注意补充优质蛋白和充足能量以促进机体组织的修复。根据患者康复情况逐渐增加膳食中碳水化合物含量。但合并心血管疾病、高脂血症、肾病或尿毒症的患者，其膳食中的蛋白质、脂肪含量和食物选择应慎重。术后应注意避免含高胆固醇、高饱和脂肪酸的食物，以避免出现高脂血症。

（三）食物选择

1. 宜用食物 蛋类、鱼、禽类和畜肉类，不加糖的乳制品，新鲜蔬菜和水果，适量不加糖的谷类食物，坚果及各种油脂类。

2. 忌（少）用食物 各种加糖的甜食、果汁、饮料、酒类、蜂蜜、果酱等。

六、限脂肪膳食

限脂肪膳食（fat-restricted diet）指限制脂肪摄入量的膳食，又称低脂肪膳食或少油膳食。

（一）适用对象

胆囊、胆道、胰腺疾病（如急慢性胰腺炎、胆囊炎、胆结石）患者；急慢性肝炎、肝硬化患者；脂肪消化吸收不良，表现为脂肪泻（或脂肪痢）患者，如肠黏膜疾病、胃切除和短肠综合征等所致的脂肪泻患者；高脂血症、肥胖症、高血压、冠状动脉粥样硬化性心脏病患者等。

（二）膳食原则

1. 限制膳食脂肪摄入量 根据我国实际情况，建议将脂肪限量程度分为以下 3 种：

（1）轻度限制脂肪膳食：膳食脂肪供能不超过总能量的 25%，脂肪总量不超过 50g/d。

（2）中度限制脂肪膳食：膳食脂肪供能控制在总能量的 20%以下，脂肪总量不超过 40g/d。

（3）严格限制脂肪膳食：膳食脂肪供能占总能量的 10%以下，脂肪总量不超过 20g/d，必要时采用完全不含脂肪的纯碳水化合物膳食。

2. 其他营养素供给均衡 可适当增加豆类及豆制品、新鲜蔬菜和水果的摄入量。限制脂肪摄入可能导致必需脂肪酸、脂溶性维生素（如维生素 A、D、E、K）以及某些矿物质（如钙、铁、锌、镁、铜等）的缺乏，因为这些营养素通常与脂肪共同吸收或随脂肪排出体外。因此，应在膳食中注意及时补充这些营养素。

3. 合理烹调 除选择含脂肪少的食物外，应减少烹调用油。禁用油煎、炸或爆炒食物，可选择蒸、煮、炖、煲、熬、烩等。

（三）食物选择

1. 宜用食物 根据病情、脂肪限制程度选择食物，包括谷类、不用油煎或炸的瘦肉类、禽类、鱼类、脱脂乳制品、蛋类、豆类、薯类、各种蔬菜和水果。

2. 忌（少）用食物 含脂肪多的食物，如肥肉、肥瘦肉、全脂乳及其制品、花生、芝麻、松子、核桃、蛋黄、油酥点心及各种油煎、炸食物等。脂肪含量大于 20g/100g 的食物忌用，15～20g/100g 的食物少用。

七、低饱和脂肪酸低胆固醇膳食

低饱和脂肪酸低胆固醇膳食（low saturated fatty acid and cholesterol diet）指将膳食中的饱和脂肪酸和胆固醇均限制在较低水平的膳食，旨在降低血清胆固醇、甘油三酯和低密度脂蛋白胆固醇水平。

（一）适用对象

高胆固醇血症、高甘油三酯血症、高脂蛋白血症、高血压、动脉粥样硬化、冠状动脉粥样硬化性心脏病、肥胖症、胆结石等患者。

（二）膳食原则

1. 控制总能量 应控制膳食总能量，以达到或维持理想体重。但成年人能量供给量应不低于1000kcal/d，这是能较长时间坚持的最低水平，否则有害健康。碳水化合物供能占总能量的60%～70%，并以复合碳水化合物为主，少用精制糖，因为精制糖会升高血脂（尤其是甘油三酯）。

2. 限制脂肪摄入量并调整脂肪酸构成 限制脂肪总量，脂肪供能应占总能量的 20%～25%，一般不超过 50g/d。减少膳食中饱和脂肪酸的含量，供能应不超过总能量的 10%。少选用富含饱和脂肪酸的动物性食物，尤其忌猪油、牛油、肥肉、奶油等。单不饱和脂肪酸（mono-unsaturated fatty acid，MUFA）能降低甘油三酯和低密度脂蛋白胆固醇，但不影响高密度脂蛋白胆固醇，且含不饱和双键少，对氧化作用的敏感性远低于多不饱和脂肪酸，应占总能量的 10%。多不饱和脂肪酸供能占总能量的 10%左右。

3. 限制膳食胆固醇摄入量 胆固醇摄入量控制在 300mg/d 以下。食物中的胆固醇全部来源于动物性食物，因此在限制胆固醇时应注意保证优质蛋白的供给，可选择一些生物价值高的植物蛋白（如大豆及豆制品）代替部分动物性食物。

4. 充足的维生素、矿物质和膳食纤维 适当选用粗杂粮、新鲜蔬菜和水果，以满足充足维生素、矿物质和膳食纤维的供给量。同时可给予适量的脱脂奶和豆制品以供给足量的钙。因膳食中多不饱和脂肪酸增加，故应相应增加供给维生素 E、维生素 C、胡萝卜素和硒等抗氧化营养素的供给。伴高血压的患者，食盐用量应减少。

（三）食物选择

1. 宜用食物 谷类、薯类、脱脂乳制品、蛋类（蛋黄每周限 3 个）、瘦畜肉类、鸡、鱼、豆类、蔬菜类、水果类、硬果（限量使用）、植物油（限量使用）、鱼油。

2. 忌（少）用食物 油脂类制作的主食、全脂乳及其制品、蛋黄、烤鸭、烧鹅、鱼子、咸猪肉、肥肉、动物内脏和脑组织、动物性油脂（海洋生物油脂除外）、香肠等。

八、中链甘油三酯膳食

中链甘油三酯膳食（medium-chain triglyceride diet，MCT）指以 MCT 代替部分长链甘油三酯（long-chain triglyceride，LCT）的膳食。目前临床使用的 MCT 多以油的形式在烹调食物时加入。与 LCT 相比，MCT 有以下特点：①分子量小，相对能溶于水，在生物体内溶解度高，脂肪酶对其的作用效率更高，易于吸收；②大部分能以甘油三酯的形式吸收，胰脂肪酶和胆盐缺乏对其吸收影响不大，不会刺激胰液分泌；③在肠黏膜上皮细胞内不明显地结合到乳糜微粒中，也不易与蛋白质结合，可直接经门静脉进入肝脏；④在肝内不合成脂类，不易形成脂肪肝；⑤不依赖肉碱转运，可很快通过线粒体膜，迅速而有效地被氧化供能；⑥轻度降低胆固醇吸收，并减慢在肝内合成的速度。

（一）适用对象

消化、吸收与运输普通脂肪存在障碍的患者，如胃大部分或全部切除、大部分肠切除术后、胆道闭锁、阻塞性黄疸、胰腺炎、胰脂肪酶和胆盐缺乏、肠源性脂肪代谢障碍、局限性肠炎伴脂肪痢、惠普尔病、克罗恩病、乳糜胸、乳糜尿、乳糜性腹水、高乳糜微粒血症、高脂血症的患者。

（二）膳食原则

1. MCT 代替部分 LCT 供能 膳食中的脂肪不宜全部由 MCT 供给，长期使用 MCT 易缺乏必需脂肪酸。一般 MCT 提供能量占脂肪供能的 65%，占膳食总能量的 20%，其余的 35%由 LCT 提供。在应用 MCT 膳食时，除利用 MCT 代替部分 LCT 外，还需结合不同病情安排不同的膳食内容，如存在脂肪痢的患者，其饮食应为低脂肪、低纤维的 MCT 软食或半流食，而不能以普通膳食的要求供给。

2. 适量供给双糖 MCT 氧化较快，其生酮性远大于 LCT，蔗糖等双糖可降低其生酮作用。

3. 少量多餐 由于 MCT 水解速度快，若一次大量摄入，会使肠腔内液体呈高渗状态。此外，其分解产生的游离脂肪酸过多，会刺激肠道，引起腹胀、腹绞痛、恶心、腹泻等胃肠道症状。因此，进食要慢，采用少量多餐的方法，或用 MCT 制备的食物作为加餐，以避免症状出现。

4. 合理烹调 MCT 可作为调味汁、色拉油等用于蔬菜、点心等的配料，也可作为烹调油用于肉、鱼、禽、蔬菜等食物的烹调，但应将 MCT 吸入食物中，才能保证患者摄入。

（三）食物选择

1. 宜用食物 含脂肪较少的食物，如未加油脂制作的谷类、点心、豆类及豆制品、蔬菜、水果、脱脂乳类和蛋清。精瘦肉类、鸡、鱼、虾等可限量使用，用量不超过 150g/d。蛋黄每周少于 3 个。烹调油在规定用量范围内，部分用 MCT 代替。

2. 忌（少）用食物 含饱和脂肪酸高的食物，如肥肉、鹅、鸭、全脂乳类、奶油、市售油脂糕点和油煎、炸食物等。

九、限钠（盐）膳食

限钠膳食（sodium-restricted diet）指限制钠含量的膳食，旨在减轻因水、电解质代谢紊乱而出现的水钠潴留。临床上分为低盐膳食（钠≤2000mg/d）、无盐膳食（钠≤1000mg/d）和低钠膳食（钠≤500mg/d）。钠是细胞外的主要阳离子，参与调节水、电解质平衡和酸碱平衡、渗透压和神经肌肉兴奋性。肝、肾、心等器官病变或使用某些药物会引起水、钠平衡失调，出现水钠潴留或丢失过多。限钠摄入是纠正水钠潴留的一项重要治疗措施。

（一）适用对象

心功能不全、急慢性肾炎、肝硬化腹水、高血压、水肿、先兆子痫、各种原因引起的水钠潴留、用肾上腺皮质激素治疗的患者。

（二）膳食原则

1. 视病情变化及时调整钠盐限量 对于肝硬化腹水患者，开始时可用无盐或低钠膳食，然后逐渐改为低盐膳食，待腹水消失后，可恢复正常饮食。对高血压、合并水肿的肾小球肾炎、肾病综合征、妊娠子痫患者，使用利尿剂时可用低盐膳食，不使用利尿剂而水肿严重患者应采用无盐或低钠膳食。不伴高血压或水肿及尿钠增多者不宜限制钠摄入量。最好根据 24 小时尿钠排出量、血钠和血压等指标确定是否需要限钠及限制程度。

2. 根据食量合理选择食物 有时为增加患者食欲或改善营养状况，对食量少者可适当放宽食物选择范围。

3. 改进烹调方法 食盐是最重要的调味品，限钠（盐）膳食比较乏味，应合理烹调以提高患者食欲。对于一些钠含量高的食物，如芹菜、菜心、豆腐干等，可用水煮或浸泡去汤的方法减少其含钠量，用酵母代替食碱或发酵粉制作馒头也可减少含钠量，如此节省下来的钠量可用食盐或酱油补充调味。此外，也可选择番茄汁、芝麻酱、糖、醋等调味。烹调时注意色、香、味、形，尽量增加食欲。必要时可适当选用低钠盐或无盐酱油，这类调味剂是以氯化钾代替氯化钠，因此高血钾患者不宜使用。

（三）食物选择

1. 宜用食物 无添加盐或酱油制作的谷类、畜禽肉、鱼类和豆类及豆制品、乳类、蔬菜和水果（低钠膳食不宜食用含钠量大于100mg/100g的蔬果）。

2. 忌（少）用食物 各种盐或酱油制作或腌制的食品、盐制调味品（如豆瓣酱、火锅调料、酱油等）。

十、低嘌呤膳食

低嘌呤膳食（low purine diet）是指限制膳食嘌呤摄入量，以降低血清尿酸水平，增加尿酸排泄的一种膳食。嘌呤在体内参与遗传物质核酸的代谢，其最终产物是尿酸。若嘌呤代谢发生紊乱，血清尿酸水平升高或尿酸经肾脏排泄减少，可引起高尿酸血症，严重时出现痛风症状，此类患者必须限制膳食嘌呤摄入量。

（一）适用对象

痛风、尿酸结石、无症状高尿酸血症患者。

（二）膳食原则

1. 限制嘌呤摄入量 选用嘌呤含量低于150mg/100g的食物。

2. 限制总能量和脂肪摄入 总能量摄入应以达到并维持理想体重为宜，根据患者性别、年龄、身高、体重和体力活动等估计能量需求。若合并高脂血症或肥胖症，体内脂肪堆积可减少尿酸排泄，故应限制脂肪的摄入量，脂肪供能占总能量的20%～25%，且饱和脂肪酸供能占比应小于总能量的10%，反式脂肪酸供能应小于全天总能量的1%，单不饱和脂肪酸供能应占总能量的10%～15%。

3. 适当限制蛋白质摄入量 蛋白质摄入量为50～70g/d，供能占总能量的10%～15%。蛋白质食物来源应以嘌呤含量少的谷类、蔬菜类为主，也可适量选择含蛋白较少的乳类、蛋类、动物血和海参等动物蛋白。

4. 保证合理碳水化合物供给 碳水化合物供能占总能量的50%～60%，以增强机体抗生酮作用，并可促进尿酸的排出。因果糖可促进核酸分解，增加尿酸生成，应减少果糖含量高的食物摄入，如含糖饮料、鲜榨果汁等。膳食纤维摄入量应达到25～30g/d。

5. 保证蔬菜的摄入量 尿酸及尿酸盐在碱性环境中易被中和、溶解，因此应保证充足的蔬菜摄入。

6. 足量饮水 无肾功能不全时宜多饮水，每日饮水量保持在2000～3000ml，以增加尿酸的排泄，可选择白开水、淡茶水、矿泉水，不选浓茶水、浓咖啡、含糖饮料等。

7. 科学烹调，培养良好的饮食习惯 改进烹调方法，多采用蒸、煮、烩、炖、焯等清淡烹调方法，少用胡椒、辣椒等辛辣刺激性调味品，肉类煮后应弃汤食用。建议一日三餐或少食多餐，避免暴饮暴食或一次进食大量肉类及其内脏，以减少痛风急性发作。

（三）食物选择

1. 宜用食物 严格限制嘌呤者宜用嘌呤含量低于25mg/100g的食物，中等限制的可用嘌呤含量为25～150mg/100g的食物。常见食物的嘌呤含量总结见表10-7。

2. 忌（少）用食物 不论病情如何，应忌用高嘌呤（＞150mg/100g）食物。限制饮酒，男性每天不宜超过2个酒精单位，女性每天不宜超过1个酒精单位（1个酒精单位约合14g纯酒精）。对于急性痛风发作、药物控制不佳或慢性痛风石性关节炎患者，应禁用含酒精饮料。此外，浓茶、咖啡、辣椒、胡椒、芥末等辛辣刺激性食物容易使神经系统兴奋，诱使痛风急性发作，应尽量避免食用。

表 10-7 不同嘌呤含量的常见食物

分类	嘌呤含量（mg/100g）	常见食物
高嘌呤	150～1000	干豆类；动物内脏中的肝、脑、肾、肠、肚、胰脏等；水产品中的鲭鱼、凤尾鱼、鲅鱼、鲇鱼、海鲈鱼、鱼子、虾、贝壳类；干菌藻类如香菇、茶树菇、木耳等；浓肉汤、鸡精、酵母粉等
较高嘌呤	75～150	畜禽类中的猪肉、牛肉、羊肉、叉烧肉、火腿、牛肉干、鸡肉、驴肉、烧鸭、烧鹅等；水产品中的草鱼、鲈鱼（河）、鲢鱼、武昌鱼、鳝鱼、鳗鱼、鳜鱼、甲鱼、鲍鱼、海螺、罗非鱼、鲟鱼、鱿鱼丝等；内酯豆腐
较低嘌呤	30～75	谷类制品中的大米、面包、花卷、燕麦、荞麦、糙米、黑米；蔬菜类中的豆角、菜花、西蓝花、茴香；菌藻类中的香菇（鲜）、金针菇（鲜）、口蘑（鲜）、木耳（发后）、白玉菇（鲜）、茶树菇（鲜）、鸡腿蘑（干）等；坚果种子类中的开心果、杏仁、榛子、核桃、栗子、碧根果、南瓜子等；水豆腐；畜禽肉类中的血制品、牛肉松、牛蹄筋；多宝鱼、鳕鱼
低嘌呤	<30	奶及奶制品；蛋类、海参、海蜇皮、银鱼；蔬菜类中的根甜菜、卷心菜、胡萝卜、芹菜、黄瓜、茄子、冬瓜、苦瓜、丝瓜、莴笋、番茄、蕹菜、莴苣、油菜、芥蓝、菜心、油麦菜、青椒、白菜、南瓜、莲藕、菠菜、竹笋等；薯类如地瓜、马铃薯、芋头等；水果类；豆浆、果汁饮料；谷类如挂面、面粉、馒头、小米、高粱米、玉米面、玉米

十一、限酪胺、多巴胺膳食

限酪胺、多巴胺膳食指限制酪胺、多巴胺含量的膳食。单胺类物质（如酪胺、多巴胺、5-羟色胺）能使血管收缩、血压升高。在正常情况下，这类物质被肝脏内的单胺氧化酶（monoamine oxidase，MAO）分解后排出体外，不会引起血压急剧升高。但若因治疗需要而服用呋喃唑酮、苯乙肼、苯丙胺等抑制 MAO 的药物，则会使 MAO 的活性明显下降。如果同时摄入富含酪胺和多巴胺的食物，单胺类物质更容易进入血液循环，从而导致血管收缩和血压升高，可能引发剧烈头痛、恶心、呕吐、心动过速，甚至是高血压危象如抽搐等。严重时，这种情况可能导致致命的内出血。因此，必须限制膳食中酪胺、多巴胺的摄入量。

（一）适用对象

因治疗需要使用单胺氧化酶抑制剂的患者。

（二）膳食原则

停服单胺氧化酶抑制剂 2 周后体内的酶活性才逐渐恢复正常，故患者在服药期间及停药 2 周内应避免摄入富含单胺类食物。食物经发酵或存放时间过长，易受微生物的作用，蛋白质发生分解，氨基酸脱羧基产生单胺类物质，如酪氨酸变为酪胺、色氨酸变为 5-羟色胺。因此，应尽量避免选择这些食物。

（三）食物选择

1. 宜用食物 各种新鲜食物、非发酵食品、咖啡和茶等。

2. 忌（少）用食物 ①加入碱或酵母制成的馒头、面包及其他面制品；②酒酿及其制品，如啤酒、葡萄酒等；③干奶酪及其制品；④用发酵法酿制的酱油、黄酱、面酱、豆瓣酱、豆豉、豆腐乳、臭豆腐；⑤盐腌、熏制的各种肉类和海产品；⑥腐败变质的各种动物性食物及其熟制品；⑦富含蛋白质的各种陈旧、不新鲜食品。此外，香蕉、鳄梨、无花果、葡萄干、梅子、蚕豆等也应少食用。

十二、少渣膳食

少渣膳食或称低纤维膳食（low-fiber diet）是一种膳食纤维（植物性食物）和结缔组织（动物

性食物）含量极少、易于消化的膳食，旨在尽量减少膳食纤维对胃肠道的刺激和梗阻，减慢肠蠕动，减少粪便量。

（一）适用对象

消化道狭窄且有梗阻风险的患者（如食管或肠管狭窄、食管静脉曲张），以及结肠憩室病，各种急、慢性肠炎，痢疾，伤寒，肠道肿瘤，肠道手术前后，痔瘘等患者；由流质膳食过渡至半流质膳食或软食的患者。

（二）膳食原则

1. 限制膳食纤维 选用的食物应细软、少渣、易于咀嚼和吞咽，如肉类应选用嫩的瘦肉部分，蔬菜选用嫩叶、花果部分，瓜类应去皮和核，水果类应过滤取汁。尽量少用富含膳食纤维的食物，如粗粮、蔬菜、水果、整粒豆类、坚果以及含结缔组织多的动物跟腱、老的畜肉等。

2. 控制膳食脂肪 腹泻患者对脂肪的消化吸收能力减弱，易致脂肪泻，故应控制膳食脂肪量。

3. 充足的维生素和矿物质 由于食物限制，尤其是蔬菜和水果摄入不足，容易导致维生素 C 和部分矿物质（如钙、铁、锌等）缺乏。必要时，可补充维生素和矿物制剂。

4. 合理烹调 将食物切碎煮烂，做成泥状或去渣食用，忌用油煎、炸的烹饪方法。

5. 限制食用时间 长期缺乏膳食纤维，易导致便秘、痔疮、肠憩室及结肠肿瘤等的发生，也易导致高脂血症、动脉粥样硬化和糖尿病等，故此膳食不宜长期食用，待病情好转后应及时调整。

（三）食物选择

1. 宜用食物 精细米面制作的粥、烂饭、软面条、面包、饺子；含结缔组织少的嫩肉、鸡、鱼等；豆浆、豆腐脑；乳类及制品；蛋类；去皮质软的瓜茄类、胡萝卜、马铃薯、菜汁；去皮水果、果汁等。

2. 忌（少）用食物 各种粗粮、整粒豆类、坚果、富含膳食纤维的蔬果类、油煎或炸食物；辣椒、胡椒、咖喱等浓烈刺激性调味品。

十三、高纤维膳食

高纤维膳食（high fiber diet，HFD）是一种富含膳食纤维的膳食，其主要目的及作用在于：①增加肠道蠕动，促进粪便排出；②产生短链脂肪酸，对于维持大肠的正常功能和结肠上皮细胞的形态和功能具有重要作用；③吸收水分，使粪便软化利于排出；④减轻结肠管腔内压力，改善憩室病症状；⑤与胆汁酸结合，增加粪便中胆汁酸的排出，降低血脂，减轻体重。

（一）适用对象

无力性便秘、无并发症憩室病、肛门手术后恢复期患者，以及高脂血症、糖尿病、冠状动脉粥样硬化性心脏病、肥胖症患者。

（二）膳食原则

1. 选择膳食纤维丰富的食物，多粗细搭配、粮豆搭配、荤素搭配、蔬果搭配，更易达到 35～40g/d 的目标量。如果膳食供给的量有限，也可辅助应用非全营养配方的特殊医学用途配方食品。

2. 膳食中可添加有润肠通便作用的食物，如蜂蜜等。适当增加植物油用量，也有利于排便。

3. 不宜长期过多食用膳食纤维，因为可能引发腹泻和胃肠胀气，还会影响食物中部分维生素和矿物质（如钙、镁、铁、锌）的吸收利用。

4. 膳食纤维吸水性较强，应足量饮水，每日 6～8 杯，以发挥此膳食的最佳作用。

5. 食物加工中，大颗粒或整颗粒的食物保留的纤维相对较多，多选择大块的食物，少选择碎小或糊状的食物。

（三）食物选择

1. 宜用食物 含膳食纤维丰富的食物，如糙米、燕麦、荞麦、黑米、玉米等粗杂粮，干豆类，韭菜、芹菜等蔬菜，菌藻类，石榴、桑椹、梨、香蕉、番石榴等水果，魔芋制品，琼脂、果胶等。

2. 忌（少）用食物 少用精细食物，忌用辛辣调味品。

十四、高钾和低钾膳食

根据患者不同血钾浓度给予适当调整钾含量的膳食。钾是人体细胞内液中的主要阳离子，具有维持体内水电解质平衡、渗透压，以及加强肌肉兴奋性和调节心律等方面的生理功能。当发生低钾血症（血清钾低于3.5mmol/L）时，会出现四肢苍白、寒冷、疼痛、面舌手足感觉异常等症状。

（一）适用对象

服用利尿剂而引起的低钾血症；肾脏排钾功能障碍而引起的高钾血症。

（二）膳食原则

1. 高钾膳食 每日膳食中钾摄入量应超过100mmol/L（3950mg/L）。多选择富含蛋白质的瘦肉、鱼、虾和豆制品（低蛋白膳食除外）；粗粮、新鲜蔬菜和水果，用马铃薯、芋头代替部分主食；浓肉汤、菜汤和鲜果汁饮料。

2. 低钾膳食 每日膳食中钾的摄入量应低于40～60mmol/L（1560～2340mg/L）。应少用富含蛋白质的瘦肉、鱼、虾、豆制品和浓汤汁、果汁；尽量选用钾含量250mg/g以下的食物；将食物在水中浸泡或水煮去汤以减少钾含量。

（三）食物选择

食物中的钾多集中在谷皮、果皮和肌肉中，且钾易溶于水。细粮钾的含量低于粗粮，去皮水果含量低于带皮水果，肥肉的钾含量低于瘦肉，罐头水果或煮后水果的钾含量低于新鲜水果。浓菜汤、果汁和肉汤中均含有较多的钾。应根据血钾水平及食物钾含量选择适宜食物。

十五、免除麦胶膳食

免除麦胶膳食指不含麦胶的膳食。对含有麦胶（即面筋）食物异常敏感者，麦类的麸质成分中麦醇溶蛋白能破坏肠黏膜，或机体本身缺乏消化麸质的肽酶，使对肠黏膜有毒的多肽在肠黏膜累积，破坏黏膜。此时食用含麦胶的食物会出现腹泻，腹胀，大便次数多、量多、稀烂恶臭、油腻多泡的乳糜泻，各种营养吸收障碍乃至严重营养不良。膳食中禁用麦胶及其制品时，症状就会消失。

（一）适用对象

小肠吸收不良综合征、乳糜泻患者。

（二）膳食原则

1. 严格禁食一切含麦类及其制品 如小麦、大麦、黑麦、燕麦、面筋、烤麸及面制糕点。

2. 在高能量前提下供给适量的优质蛋白 成人35～45kcal/(kg·d)，幼儿100～125kcal/(kg·d)；蛋白质供给量，成人从0.5g/（kg·d）开始逐渐增加至2g/（kg·d），幼儿3～4g/（kg·d）。

3. 限制脂肪供给量 特别在腹泻期，成人脂肪供给量应低于30g/d，烹调宜采用蒸、煮、烩、卤、炖、焖等，不用或少用烹调油。

4. 充足维生素和适量矿物质 腹泻导致维生素大量丢失，必要时可补充维生素B_1、维生素B_2、维生素 C、叶酸和脂溶性维生素。结合腹泻次数、血生化检查结果，必要时适当补充钾、钠、钙、镁等。合并缺铁性贫血时应补充铁剂。

（三）食物选择

1. 宜用食物 无麸质食物，如大米、豆类、玉米、小米、高粱、米粉及米粉制作的糕点；蛋类、瘦肉类、禽类（去皮）、鱼类、虾、低脂乳类及其制品；果蔬类宜用白薯、马铃薯、南瓜、胡萝卜、山药等根茎类。

2. 忌（少）用食物 含麦胶的食物，如小麦、大麦、黑麦、燕麦、麦芽等及其制品，如啤酒、面筋、糕点、饼干、面酱、酒类等，用面粉和面包渣等制作的菜肴均不可食用。

十六、低铜膳食

低铜膳食指限制铜含量的膳食。肝豆状核变性又称威尔逊病，是好发于青少年的常染色体隐性遗传疾病。该病因铜代谢缺陷，导致铜转运、胆道排铜及铜蓝蛋白合成障碍，进而使过量铜沉积于肝细胞、脑、肾、角膜等全身多处，引起多系统、多脏器受累。低铜膳食可以减少铜的摄入，降低胃肠道吸收铜，促进铜的排出，保护肝功能，减轻症状，防止病情发展。

（一）适用范围

肝豆状核变性患者。

（二）膳食原则

1. 限制铜摄入量 不应超过 1～1.5mg/d，禁用或少吃铜含量高的食物。

2. 充足能量和蛋白质 肝豆状核变性常伴有肝硬化，高蛋白有利于肝细胞的修复，蛋白质分解产物氨基酸与铜结合可促进铜的排泄，蛋白质供给量以 1.5g/（kg · d）为宜，可选用蛋清、乳类及乳制品等优质蛋白。

3. 禁止使用铜制炊具、器皿烧煮食物和饮用水。

4. 适量选用锌、锰含量高的食物 锌、锰可抑制铜在肠道的吸收。铜盐的沉积可以继发钙、磷代谢障碍，必要时应补充钙剂，对儿童同时应给予维生素 D。

（三）食物选择

1. 宜用食物 精白米面、瘦猪肉、鸡肉、鸭肉、马铃薯、小白菜、萝卜、藕、苹果、牛奶。

2. 忌（少）用食物 铜含量高的食物有肥猪肉、动物内脏和血、各种豆类、坚果类、干菌类、贝类、虾蟹类，以及巧克力、可可等。

第三节 试验膳食和代谢膳食

试验膳食是通过调整膳食成分协助临床诊断，即在短期的试验期间，在患者的膳食中限制或增添某种营养素，并结合临床检验和检查的结果，以达到明确诊断的目的。代谢膳食是临床上用于诊断疾病、观察疗效或研究机体代谢反应等情况的一种方法，是一种严格的称重膳食。

一、葡萄糖耐量试验膳食

（一）目的及原理

葡萄糖耐量试验（glucose tolerance test）主要用于协助诊断糖尿病。正常人口服一定量葡萄糖后，血糖先升高，待人体将其合成糖原储存后，血糖又逐渐恢复至空腹水平。因此可用口服葡萄糖耐量试验（oral glucose tolerance test，OGTT）观察血糖的变化及有无糖尿，从而辅助诊断糖尿病。

（二）适用对象

疑似糖尿病患者（如存在糖尿病家族史，屡发疮疖痈肿及 40 岁以上的肥胖者等）；糖耐量异常和空腹血糖受损者。

（三）膳食要求

试验前数日，可正常饮食；试验前一天晚餐后禁食，忌饮咖啡和茶；试验当日早晨采空腹血，同时留尿标本，然后口服 75g 葡萄糖（溶入 200～400ml 水中），从第一口开始计时，于 30 分钟、60 分钟、120 分钟和 180 分钟各采血一次，同时留尿标本，做血糖定量和尿糖定性测定。

二、胆囊造影检查膳食

（一）目的及原理

胆囊造影检查膳食（cholecystography diet）主要用于辅助胆囊造影术检查胆囊和胆管病变。首先口服造影剂，部分造影剂经小肠吸收进入肝脏，与胆汁一起进入胆管和胆囊，经 X 线显影可见胆囊、胆管的大小和形态，再进食高脂膳食，观察摄入脂肪后胆囊收缩和排空的状况。

（二）适用对象

慢性胆囊炎、胆石症、疑有胆囊疾病者、检查胆囊及胆管功能者。

（三）膳食要求

检查前一天的午餐摄入高脂膳食，脂肪含量不少于 50g，如油炒蛋或煎蛋 2 个、肥肉大于 60g 等，以促使胆囊排空陈旧的胆汁，便于新分泌的含造影剂的胆汁进入胆囊；晚餐则禁食无脂肪、高碳水化合物的少渣膳食，即除主食外，不食用烹调油和含蛋白质的食物，以免刺激胆汁分泌和排泄；晚餐后口服造影剂，随后禁食和禁止抽烟。检查当日早晨禁食，服造影剂 14 小时后开始摄片。检查过程中按指定时间进食高脂膳食。

三、肌酐试验膳食

（一）目的及原理

肌酐试验膳食（creatinine assay diet）主要用于检查内生肌酐清除率以评价患者的肾小球滤过功能，也用于测定肌酐系数以了解肌无力患者的肌肉功能。肌酐是体内蛋白质和含氮物质代谢的终产物，随尿液经肾脏排出体外。内生肌酐主要由肌肉肌酸转化而来，在机体内有较恒定的内生量，在血浆中的浓度较稳定，由肾小球滤过后排出体外，肾小管既不重吸收又不进行外分泌，因此其清除率是反映肾小球滤过功能十分灵敏的指标，也是检测早期肾损害的简便有效的方法。受试者进食低蛋白膳食 3 天，以清除体内外源性肌酐，然后测定 24 小时尿中肌酐含量和血浆肌酐浓度，计算内生肌酐清除率。

（二）适用对象

肌酐试验膳食适用于肾盂肾炎、肾小球肾炎、尿毒症、重症肌无力等检查尿中肌酐含量的患者。

（三）膳食要求

试验分为前 2 日的准备期和 1 日试验期，其间均采用低蛋白质膳食，限制蛋白质总量在 40g/d

以内，避免食用肉类，在蛋白质限量范围内可选用乳类、鸡蛋和豆类及其制品，烹调用水及饮用水均采用蒸馏水。全天主食不超过 300g，以免蛋白质超量。若饥饿感强，可添加马铃薯、甘薯、藕粉、甜点心、果汁等低蛋白质食物。试验当天忌饮茶和咖啡，停用利尿剂，避免剧烈运动。

四、潜血试验膳食

（一）目的及原理

潜血试验膳食（occult blood examination diet）主要用于协助了解消化道出血情况。粪便中混有肉眼或显微镜下不可见的血称为潜血，常用联苯胺法检测。血红蛋白中的铁色素能催化过氧化氢分解并释放出氧，进而将联苯胺氧化为蓝色的联苯胺蓝。根据蓝色的深浅可判断潜血程度。铁会干扰试验结果，故试验期间应禁食富含铁的食物。

（二）适用对象

各种原因引起的消化道出血、胃癌、疑有消化性溃疡出血、伤寒症肠出血、原因不明的贫血患者。

（三）膳食要求

试验期 3 日，前 2 日为预备期，第 3 日检查粪便有无潜血。试验期间禁食含铁丰富的食物，如动物肝脏、血制品、肉类、蛋黄、绿叶蔬菜等，以及含铁丰富的药物；可选用含铁少的食物，如牛奶、蛋清、豆制品、胡萝卜、大白菜、花菜、冬瓜、豆芽菜、去皮马铃薯、去皮藕、粉丝、米、面、梨、苹果等。

五、脂肪吸收试验膳食

（一）目的及原理

脂肪吸收试验膳食用于协助判断脂肪的消化吸收功能。粪便脂质主要来源是食物，小部分来源于胃肠道分泌及细胞脱落和细菌的代谢产物。当机体消化或吸收脂肪的能力减退时，粪便中的总脂量会大大增加。测定每日膳食和粪便中的脂肪量可以计算脂肪吸收率，用于判定脂肪吸收功能。脂肪吸收率（%）=（膳食总脂量–粪脂量）÷膳食总脂量×100%。24 小时粪脂量＞6g，脂肪吸收率＜95%为脂肪吸收不良。

（二）适用对象

乳糜泻、功能性消化不良、肠吸收不良综合征、获得性免疫缺陷综合征的消化系统损害、慢性腹泻患者。

（三）膳食要求

预备期为 2～3 日，试验期 3 日，预备期每日给予含 100g 脂肪的标准膳食，能量及宏量营养素尽可能恒定，含脂肪的食物及烹调油尽可能分配到三餐中（如全脂乳类、煎鸡蛋、肥肉等）。试验期连续 3 日继续给予脂肪含量 100g 的标准膳食，每日收集 24 小时粪便测定粪脂量。

六、甲状腺摄碘-131 试验膳食

（一）特点

甲状腺有浓集碘的功能，碘-131 进入甲状腺后能放射出 γ 射线，在不同时间测定其放射活性，测出甲状腺对碘-131 的摄取率，可了解甲状腺的功能。但食物、药物中的碘会影响检查结果，故需要控制食物中碘的摄入量，以辅助甲状腺功能检查。试验期 2 周，其间忌食含碘食物以及其他影响甲状腺功能的药物和食物，使体内避免过多地贮存碘。

（二）适用对象

甲状腺功能亢进，需接受甲状腺摄碘-131 试验检查的患者。

（三）膳食要求

试验期 2 周，其间忌食各种海产品，如海鱼、海虾、海蜇、虾皮、虾仁、发菜、紫菜、海参、海带、海藻等，选用无碘食盐。凡烹调过海产品的锅勺等用具不能做免碘膳食。可以选择米面等谷类食物、薯类、水果、豆类及豆制品、蔬菜、淡水水产品、肉、禽、蛋、乳制品。

七、纤维肠镜检查用膳食

（一）特点

限制膳食纤维和脂肪的摄入，给予患者少渣和无渣膳食，以减少粪便量，为结肠镜检查做肠道准备。

（二）适用对象

原因不明的便血、疑有肠道肿瘤、结肠术后复查、结肠息肉等需行肠镜检查的患者。

（三）膳食要求

检查前 3 日，进食少渣的软食和半流质膳食，检查前 1 日，进食低脂肪、低蛋白的流质膳食。检查前 6～8 小时禁食，检查后 2 小时，待麻醉作用消失后方可进食，当日宜进少渣半流质膳食。若行活检者，最好在检查 2 小时后进食温牛奶，之后改为少渣半流质膳食 1～2 日。

八、钙、磷代谢试验膳食

（一）目的及原理

钙、磷代谢试验膳食（calcium and phosphorus metabolism diet）主要用于辅助诊断甲状旁腺功能亢进症。甲状旁腺素分泌过多可作用于骨骼引起溶骨，释放骨钙、骨磷，引起血钙升高，尿钙排出增多；同时甲状旁腺素作用于肾小管抑制磷的重吸收，尿磷增加，血磷随之降低。蛋白质的摄入量也影响尿钙的排出，通过调整膳食钙、磷和蛋白质供给量，测定患者血和尿中钙、磷和肌酐等含量及肾小管对磷的重吸收率，有助于诊断甲状旁腺功能亢进症。

（二）适用对象

诊断甲状旁腺功能亢进、骨质疏松等代谢病患者。

（三）膳食要求

临床上常用以下 3 种钙、磷代谢膳食。

1. 低钙、正常磷代谢膳食 试验期为 5 日，分为前 3 日适应期和后 2 日代谢试验期。膳食含钙量应少于 150mg/d，磷 600～800mg/d，收集最后一天 24 小时尿液，测定尿钙排出量。正常人进食这种膳食后，尿钙排出量减少，不超过 150mg/d，如果超过 200mg/d，则可辅助诊断甲状旁腺功能亢进症。膳食宜选择低钙、高磷的食物，如米、面、山药、马铃薯、芦笋、黄瓜、冬瓜等，也可少量食用蛋、肉和豆类食物，不选择乳制品。食盐选用精盐，不用酱油。

2. 低蛋白、正常钙磷代谢膳食 试验期 5 日，分为前 3 日适应期和后 2 日代谢试验期。膳食蛋白质含量不超过 40g/d，忌用肉类，钙 500～800mg/d，磷 600～800mg/d，最后 1 日测定空腹血钙和血肌酐含量，并留 24 小时尿样以测定尿磷和尿肌酐，计算肾小管磷重吸收率。膳食宜选用含蛋白质少的谷类，含钙多的蔬菜（如油菜、小白菜、芹菜等），在蛋白质限量范围内可适量选用牛奶、鸡蛋和豆制品。

3. 限磷代谢膳食 试验期 6 日，膳食磷供给量低于 350mg/d、钙 700mg/d；或者进正常膳食，口服氢氧化铝 40ml，3 次/日。在限磷代谢膳食前 1 日、第 3 日和第 6 日，收集 24 小时尿样测定尿钙和尿磷，同时于清晨采集空腹血以测定总血钙和血磷。若能量不足，应以糖类为主补充能量，适当增加脂肪。要选择含磷少的精白米及含钙多磷少的食物，如油菜、芹菜、蛋清、小白菜等。食盐要称重，不主张烹调加酱油。采用捞米饭，以降低米中含磷量。

九、钾、钠代谢膳食

（一）目的及原理

钾、钠代谢膳食主要用于协助诊断原发性醛固酮增多症。原发性醛固酮增多症的临床表现为低血钾、高血钠、血氯稍低，血 CO_2 结合力及 pH 升高，呈碱血症。若为原发性醛固酮增多症患者，进食试验膳食后，尿钾排出量仍高，血钾低于 3mmol/L，尿钠排出少，血钠增高，血 CO_2 结合力偏高，尿呈碱性 pH。

（二）适用对象

疑似原发性醛固酮增多症患者。

（三）膳食要求

试验周期 10 日，前 3～5 日为适应期，后 5～7 日为试验期。试验膳食中供给钾 1950mg/d、钠 3450mg/d。在计划食谱时，应先选用含钾多的食物，并进行计算，然后再计算钠的含量，不足的部分可以用食盐补充。可以选用豆类、藕、白菜、黄瓜、番茄、茄子、荷兰豆、马铃薯、鸡肉、瘦肉、草鱼、鲳鱼等，忌用含碱和发酵粉的面食、盐腌食物；味精也要严格限量，最好不用。烹调应采用蒸馏水，并严格称重，密切观察患者进餐情况。此外，兼顾患者饮食习惯，以确保每餐能吃完，达到预期要求。试验期内停用一切中药和茶叶。

第四节 医院膳食管理

随着经济的迅猛发展和医疗需求的急剧变化，国内医院膳食管理体系也在不断地完善，以适应社会需求。但仍存在着一些问题，其中包括：①营养科的工作模式不固定；②食堂管理体制不统一；③膳食医嘱和营养食谱落实不规范；④餐饮工作人员业务培训不系统；⑤住院患者医院食堂就餐率低。针对以上问题，医院强化了营养科在整体医疗中的作用，许多医院也采取现代化评价系统。原国家卫生计生委也发布了《关于印发进一步改善医疗服务行动计划（2018—2020 年）的通知》，要求医疗机构以后勤服务为突破，全面提升患者满意度。医疗机构需不断改善设施环境，标识清晰，布局合理。加强后勤服务管理，重点提升膳食质量和卫生间洁净状况，为有需要的住院患者提供健康指导和治疗饮食。

一、医院膳食质量安全

医院膳食管理工作，需要营养师、医师、护士等通力合作。从膳食医嘱下达到设计营养治疗方案和食谱，采购食品原料到加工烹调，直至分发至病区患者，各个程序要环环相扣，紧密连接。保证医院膳食质量，是提高医院综合服务质量的重要内容。加强医院膳食的全面质量安全管理，是现代综合性医院的必然要求。

医院膳食质量应满足两个方面的要求。第一，保证患者食用的医院膳食是卫生安全的，不会引起食源性疾病；第二，患者在住院期间所摄入的膳食必须符合临床治疗要求，满足患者的疾病和健康需求。纵观国内医院膳食质量的管理，两者完美结合的模式并不多见。对于糖尿病患者等某些特殊患者群体，可能在某种程度上得到了营养师的指导和营养配餐，但是大多数患者无法享受真正意义上的既安全又营养的医院膳食配餐。

既安全又营养是医院膳食配餐管理所追求的目标。然而在实际工作中要真正实现相当有难度。尽管如此，营养师一直在摸索、实践，以期达到完善的医院膳食安全质量要求。目前已经开展的工作包括卫生安全控制和营养安全控制。在卫生安全控制方面，引入危害分析的临界控制点理论。根据我国医院膳食的特性，分析整个营养配餐过程中最危险的环节，并找出关键控制点进行控制。真正做到膳食卫生安全，重点应放在一线职工，做好教育培训，明确如何防止交叉污染，如何从合格的供应商进货，并进行人员培训等。在营养安全控制方面，首先，医院营养师需要了解医院的整体病种，制定出相应的食谱种类，在会诊过程中再针对特殊情况的患者调整食谱，使得膳食配方能满足患者的病情和健康需要；其次，对直接面对患者的配餐人员进行营养知识培训，订餐应基于患者的病情，特殊病情下应咨询营养师后方可订餐；再次，培训膳食烹饪工作人员，严格按照食谱标准配方进行生产加工；最后，烹饪后的成品菜必须通过营养师的严格尝检后方可送餐至病房，分送给患者。

二、医院膳食管理模式

（一）医院内部管理模式

部分医院自行管理患者食堂，为患者进行营养配餐。营养科安排营养师组成营养治疗组，负责设计各种治疗膳食，开具膳食营养处方，计算营养素含量，制定每日膳食制作计划并配制食谱等。由厨师、厨工组成烹调组，由配餐员组成配餐组，按规定收取患者饮食变更通知单，预订膳食，汇总份数并负责配送至病区等。由管理员、会计、采购员等组成管理组，负责计算成本、管理账务、掌握资金收入支出情况等工作。为完成这一系列工作，医院需要配备大量相关工作人员。工作接触面广，任务复杂，患者流动性大，治疗膳食种类繁多，对于医院管理者及营养科实施人员而言都是一个巨大的挑战。

（二）外包管理模式

部分医院将膳食管理工作逐渐社会化，将膳食管理承包给社会单位。而承包单位以营利为目的，减少操作步骤，降低膳食质量，导致患者的利益受到侵害，影响临床营养治疗效果。故医院膳食必须以解决患者的膳食需要为前提，以为临床服务为宗旨，建立与之相配套的管理机构及质量监督机制，这样才能保持其专业功能，保证为患者提供安全、卫生、有效的营养膳食。

（三）信息化管理模式

据 2023 年《中国医院营养科发展报告》，二级及以上医院中信息化膳食管理系统的应用率为 15%～20%，但仍存在提升空间。使用信息化进行医院膳食管理，建立基于医院信息系统、实验室信息系统的医院营养膳食管理系统。其优势是可建立标准化的膳食管理流程，利用系统，营养师根据患者的疾病特征、饮食医嘱特征配制不同食谱，系统也可对已配制的食谱进行全面营养分析，以确保食谱配置合理。传统的配餐方式只是普通的膳食配餐，缺乏治疗膳食的合理制定与分析。利用配餐系统，营养师不仅可以根据不同的疾病和饮食医嘱制定不同的治疗食谱，还可根据患者的自身情况进行食谱设计，使得营养师配餐更加专业化。信息化膳食管理模式构建了营养配餐、点餐、备餐、分餐、退餐、采购、收费等完整的膳食管理体系，提高了效率，创造了效益。在确保信息安全的基础上，更加专业、有效率、经济和人性化，有助于提升患者满意度和医院整体形象。

（四）医院膳食的未来发展模式

应遵循“八化”原则，具体为食物制作规范化、岗位职责流程化、卫生安全落实化、管理体制实用化、质量控制严格化、服务水准人性化、运营体制信息化、营养知识专业化。

三、医院膳食供应标准

医院膳食是疾病综合治疗的重要手段，医院膳食治疗的制作目标为满足患者营养需求，促进疾病康复，改善营养不良，增强患者免疫力，减少平均住院日，减轻患者及社会总体医疗费用和经济负担。

国内目前尚无统一的医院膳食供应标准，各地区、各医院开展的医院膳食供应水平和适用患者也参差不齐，住院患者对营养的需求和临床实际迫切需要医院膳食的良好规范供应。因此，医院营养科应重点推进医院膳食供应标准的制定及实施工作。这也是响应国家《“健康中国 2030”规划纲要》《中国防治慢性病中长期规划（2017—2025 年）》等文件及政策的精神，全方位、多维度保障人民群众生命健康的需要。

第十一章　肠内营养

第一节　肠内营养的概述与发展历程

一、基本概念

肠内营养是指具有胃肠道消化吸收功能的患者，因机体病理、生理改变或一些治疗的特殊要求，需利用口服或管饲等方式提供代谢所需的能量及营养基质的营养治疗方式。肠内营养能维持消化道功能，减少肠道黏膜失用性萎缩对全身免疫及营养代谢造成的损害。原则上只要胃肠道有功能，应尽早开始肠内营养支持。

肠内营养的有效实施有赖于临床医师或营养（医）师对肠内营养的适应证和禁忌证、各种制剂的组分和特点、输注系统的使用和维护，以及在实施过程中可能发生的并发症的预防和处理等充分了解，才能使那些无法正常摄食患者的营养状况得以维持和改善。

二、肠内营养的历史与发展

关于肠内营养途径，管饲食物与药物进入胃中的报道始于 1790 年，Hunter 经鼻胃途径喂养吞咽肌麻痹患者获得成功。1901 年，Einhorn 设计了一种在管的远端附有金属小囊的十二指肠橡胶管，经胃置入十二指肠后即可喂养。1973 年，Delany 等提出了腹部手术后作导管针空肠造口术。1980 年，Hoover 等证实术后早期空肠喂养的营养效益。目前除经口的肠内营养补充外，经鼻胃管、经鼻十二指肠管、经皮胃造口、经皮回肠造口等技术已成熟，并广泛应用于临床。

肠内营养制剂的发展始于 1957 年，Greenstein 等为宇航员研制了一种化学成分明确的制剂（或称要素肠内营养），其成分是不需消化即可吸收的单体物质（氨基酸、单糖、必需脂肪酸、维生素及矿物质等），是世界上第一个肠内营养制剂。1965 年，Winitz 等将其应用于健康人，发现可维持 19 周的身体组成及体重正常。而后，陆续出现了其他的肠内营养制剂。1980 年，研究报道指出，以水解蛋白为氮源的二肽、三肽和氨基酸构成的肠内营养制剂可通过肠道吸收。以完全蛋白为氮源的肠内营养制剂则需经过消化后才能吸收，但其渗透压较低，口感较好，已成为现代肠内营养的主要氮源。1973 年，肠内营养制剂 Vivonex S 引入中国，随后各种不同用途的肠内营养制剂陆续进入我国市场。目前，市场上制剂种类日益增加，国际上已有超过 100 种商品化的肠内营养制剂。同时，针对特定疾病的营养制剂以及包含各种成分的特殊医学用途配方食品也相继研发并投入市场，相关政策和使用规范也在不断制定和更新。

临床营养作为一门新兴技术，历经了数次变革。20 世纪 60 年代，肠内营养、肠外营养相继应用于临床。20 世纪 70 年代，临床上以肠外营养应用为主，主张“当患者需要营养支持时，首选静脉营养”；到 80 年代，主张“当患者需要营养支持时，首选外周静脉营养”；到 90 年代，随着对肠道功能等更深入的研究，为维护肠道黏膜的屏障功能，临床营养的理念发生了巨大变化，逐渐提出“当肠道有功能且能安全使用时，则使用它”。随着临床及基础研究的深入，建议“应用全营养支持，首选肠内营养，必要时肠内营养与肠外营养联合应用”。相比肠外营养，肠内营养治疗的安全性表现在免疫调控、减轻氧化应激、维护胃肠结构和屏障功能等方面，强调肠内营养的重要性和必要性。我国于 1978 年就提出“以肠道为主，静脉为辅”的原则，并据此逐渐形成了目前的营养支持路径。

第二节 肠内营养的适应证与禁忌证

一、肠内营养的适应证

肠内营养的可行性主要取决于胃肠道的蠕动功能及消化吸收功能是否正常。肠内营养有利于肠道的代偿性增生与适应，可以防止肠道黏膜萎缩、改善肠黏膜屏障功能、防止菌群易位。只要胃肠道功能允许，应首选肠内营养。

（一）进食量不足

1. 经口进食困难 由炎症、手术、神经系统疾病、肿瘤等引起的咀嚼或吞咽障碍，或由严重恶心、呕吐、神经性厌食等引起的无法正常进食。

2. 经口进食量无法满足营养需求 因疾病导致营养素需要量增加，但进食量不足，如大面积烧伤、创伤、脓毒血症、甲状腺功能亢进等情况，也需要进行肠内营养支持。

（二）消化吸收功能受损

即使消化道存在结构或功能上的病变，如炎症性肠病、短肠综合征、肠瘘、吸收不良综合征、胃轻瘫、急性胰腺炎恢复期、肝病等，也可通过选择合理的途径以给部分有功能的肠道提供营养支持。

（三）围手术期营养支持

肠内营养适用于肠道手术的术前准备阶段，预防或改善营养不良。

（四）其他

其他可引起营养风险或常伴营养不良的疾病，如肿瘤放疗和化疗、慢性肾衰竭、慢性阻塞性肺疾病、心力衰竭等。凡是预期3～5日内经口进食量无法满足60%目标需要量时，只要肠道能够耐受，均应首选肠内营养支持。

二、肠内营养的禁忌证

肠内营养的绝对禁忌证是完全性肠梗阻。下列情况也不宜使用肠内营养：

①严重应激状态、麻痹性肠梗阻、上消化道活动性出血且出血量大、顽固性呕吐、严重腹泻或腹膜炎、重症胰腺炎早期等；②小肠广泛切除4～6周以内；③高流量的小肠瘘；④年龄小于3个月的婴儿。

下列情况应慎用肠内营养：①严重吸收不良综合征及长期少食衰弱者；②小肠缺乏足够吸收面积的空肠瘘患者；③昏迷患者。

第三节 肠内营养的实施方法

一、肠内营养的实施途径

肠内营养的途径包括口服与管饲两大类，其中管饲又可分为无创置管（鼻胃管、鼻肠管）和有创置管（经胃造口、空肠造口置管）（图 11-1）。按照造口方式，胃造口分为经皮内镜下胃造口术（percutaneous endoscopic gastrostomy，PEG）、透视下胃穿刺造口术（radiologically inserted gastrostomy，RIG）和外科胃穿刺造口术；空肠造口分为经皮内镜下空肠造口术（percutaneous endoscopic jejunostomy，PEJ）和外科空肠穿刺造口术。这些途径各有特点，具有相应的适应证和禁忌证（表 11-1），临床上应综合患者病情、有无胃反流及消化道梗阻、预计肠内营养持续时间等因素，同时参考患者意愿选择最适合患者的途径。

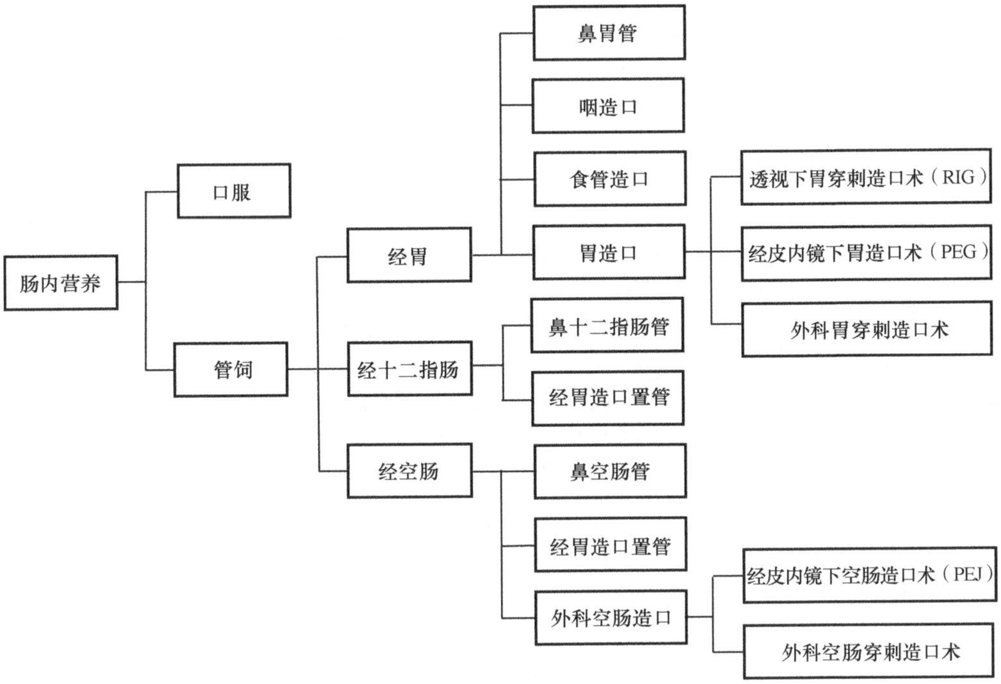

图 11-1　肠内营养途径

表 11-1　不同肠内营养途径的特点、适应证和禁忌证

途径	特点	适应证	禁忌证
口服	可刺激唾液分泌，利于消化且具有一定的抗菌作用，是营养支持的首选途径	可经口进食且无消化道梗阻，但进食量无法满足目标需要量的患者	①无法经口进食，如吞咽障碍患者 ②消化道梗阻者
鼻胃管	具有无创、简便、经济等优点，是应用最多的管饲途径。但管道易脱出和堵塞，长期使用可导致鼻咽部不适、感染、食管溃疡、胃食管反流等并发症	①短期（<4 周）的肠内营养支持患者 ②胃肠道完整，不能主动经口进食或经口进食不足者 ③因神经或精神障碍所致的进食不足及因口咽部、食管疾病无法进食的患者 ④全肠外营养到肠内营养的过渡 ⑤大面积烧伤、某些消化系统疾病、接受放化疗的患者等 ⑥早产儿、低体重儿	①严重腐蚀性食管炎、胃炎，有食管穿孔、胃穿孔、食管狭窄或梗阻倾向者 ②严重胃排空障碍者 ③头面部严重创伤，疑有颅底骨折者 ④有高误吸风险
鼻肠管	幽门后置管喂养，可避免因胃排空障碍导致的呛咳、严重肺部感染、反流、误吸等并发症	①短期（<4 周）的肠内营养支持患者 ②误吸风险高或经胃喂养后不耐受、胃动力障碍者 ③因某些消化系统疾病（如幽门或十二指肠不全梗阻、胰腺炎、严重食管反流等）无法进行经胃喂养者	①肠梗阻、肠坏死、肠道穿孔等严重的肠道疾病者 ②严重腹胀，无法耐受肠内营养者

续表

途径	特点	适应证	禁忌证
经胃造口置管	在内镜辅助下使用非手术方式建立经皮进入胃腔的通路。操作相对简便，恢复快，并发症少	①胃肠功能正常而经口进食障碍者 ②预计肠内营养支持时间>4周者 ③中枢神经系统疾病导致吞咽障碍者 ④食管闭锁、狭窄、癌肿患者；头颈部肿瘤放疗或手术前后 ⑤正常吞咽功能正常，但摄入不足者 ⑥慢性疾病，如囊性纤维化、先天性心脏病，肺部并发症危险性大而无法耐受经鼻置管者 ⑦胃扭转的治疗	①完全性口咽或食管梗阻，无法通过胃镜者 ②预计生存时间不超过数天或数周者 ③各种原因导致的胃前壁与腹壁无法贴近者 ④严重而无法纠正的凝血功能障碍者 ⑤疾病急性期 ⑥大量腹水、重度肥胖症、胃次全切除术后、腹膜透析、肝大、门静脉高压引起的食管静脉曲张、胃壁肿瘤或受肿瘤侵犯、巨大裂孔疝、腹壁皮肤有感染、心肺功能衰竭等
经皮内镜下空肠造口术	主要经PEG完成，经胃造口管的外口置入一根导丝，再在内镜辅助下将导丝送入空肠内的置管方法。无须手术，恢复快，并发症少	①预计肠内营养支持时间>4周，无法直接通过胃造口营养或存在胃动力障碍的患者，如胃幽门梗阻、十二指肠梗阻等 ②重度食管反流，反复出现因反流所致的吸入性肺炎者 ③急性胰腺炎、假性胰腺囊肿；发生胰瘘、胆瘘或胃肠吻合口瘘者	①凝血功能障碍者 ②急腹症、腹膜炎患者 ③高位肠梗阻者 ④大量腹水患者 ⑤腹腔肿瘤广泛转移者 ⑥败血症患者 ⑦严重吸收不良综合征患者
术中空肠穿刺造口术	在腹部手术术中于十二指肠悬韧带远端或吻合口远端40cm处经空肠穿刺放置空肠造口管	①在行消化道或消化器官手术时，考虑短时间内不能进食或进食量无法满足目标需求量者 ②防止术后出现严重并发症而无法正常进食的患者造口置管，如术后发生胃轻瘫、胰瘘、吻合口瘘风险者 ③术后需进一步治疗而影响正常摄入者可进行造口，如恶性肿瘤术后需行放化疗患者 ④腹部手术后家庭内较长时间需要额外补充营养患者	①凝血功能障碍者 ②伤口愈合障碍者 ③败血症患者 ④腹膜炎患者 ⑤免疫抑制患者 ⑥腹水患者 ⑦腹膜肿瘤患者 ⑧肠梗阻者 ⑨急腹症患者 ⑩克罗恩病患者

（一）口服营养

口服营养（oral nutritional）是指在非自然条件下，口服由极易吸收的中小分子营养素配制的营养液。口服营养能刺激具有抗菌作用的唾液分泌，是肠内营养支持的首选途径。当经口进食不足造成营养不足时，应考虑口服营养制剂。是否采用口服途径取决于患者的吞咽能力以及有无消化道梗阻。临床上，口服营养常以加餐或少量多次啜饮的方式摄入肠内营养制剂。

（二）管饲营养

管饲营养是指对于无法经口正常进食者，经鼻-胃、鼻-十二指肠、鼻-空肠置管，或经胃、空肠造口置管，输注肠内营养制剂的营养支持方法。

1. 管饲营养输注途径

（1）鼻胃管：是最常用的管饲营养输注途径。

1）鼻胃管的种类：理想的鼻胃管应该由柔软、不溶的材料制成，其强度应能承受肠内营养泵的压力，其内径能输注各种黏度的营养制剂，其远端尖头应平滑而利于通过胃肠道，内壁也应光滑，以便使用导引钢丝时能顺利抽出。聚氨酯和具有弹性的硅树脂材料制成的胃管柔软且外壁光滑，留置时间较长，患者耐受性好。

2）鼻胃管置入长度：鼻胃管置入长度的准确测量、确保鼻胃管尖端位置合适十分重要，有利于监测胃残余量（gastric retention volume，GRV），减少反流、误吸等并发症的发生。目前鼻胃管置入长度有以下几种测量方法：①[（鼻尖至耳垂至剑突距离−50cm）/2]＋50cm；②29.38＋4.53×性别＋0.34×平卧时鼻尖至脐部距离−0.06×体重（性别：男=1，女=0，距离单位cm，体重单位kg）；③鼻尖至耳垂至剑突距离 ＋10cm；④耳垂至剑突至脐的距离−鼻尖至耳垂的距离；⑤借助X线、超声、胃镜等设备进行测量。近年来研究证实，鼻尖至耳垂至剑突距离再加上10cm是能够确保胃管尖端在胃体部的有效测量方法。

3）床旁插管：患者取半卧位，以液体石蜡润滑导管头端后自鼻腔缓慢插入，置入15cm左右时嘱患者做吞咽动作，在患者吞咽时顺势将胃管插入，直至到达预设深度。检查口腔内有无盘绕，观察患者有无恶心、呕吐表现，然后用胶布将胃管固定于鼻翼部。

（2）鼻肠管：是将鼻饲管置入十二指肠或空肠给予肠内营养的方法。

1）鼻肠管的种类：包括螺旋形鼻肠管、带有重力头的鼻肠管及双腔鼻肠管。①螺旋形鼻肠管远端呈螺旋形，具有记忆功能，有利于通过幽门，对机体无明显刺激，患者耐受性好且广泛应用于临床。②带有重力头的鼻肠管头端带有金属颗粒，具有材质软、管腔细、刺激性小、患者耐受性好等特点，在重力作用下随肠道蠕动，置管成功率较高。③双腔鼻肠管由一根双腔的空肠导管和一根特制的胃管组成，其优势在于既可进行胃肠减压，又建立了空肠通道，可实施肠内营养支持及其他治疗，但置管难度增大，导管易脱出或置入过深。

2）置管方法：可分为透视下或内镜下鼻肠管置入及床旁盲插。盲插法具有操作侵袭性小、经济、无须其他辅助设备等优点，在临床中应用广泛。

A. 盲插法：常采用侧卧位注气法，置管成功率较高，患者耐受性好。具体操作方法是先将鼻肠管置入胃内，然后协助患者取右侧卧位，向胃内注入10ml/kg的气体，最多不超过500ml，继续将鼻肠管缓慢送至幽门标记处，判断其尖端位置，空肠营养导管尖端应到达十二指肠悬韧带以下30～60cm。此法的优点在于向胃内注气后，气体作为胃内容物诱导反射，促进胃排空，使管端顺利通过幽门，注气还可以避免鼻肠管在放置过程中发生反折。对于具有一定胃动力的患者，可采用促进胃蠕动等方法进行置管，此法简单、安全、经济且易耐受，缺点是费时费力。置管后，为确认导管位置，可采用听诊、回抽肠液测pH、拍摄腹部X线平片等方法。

B. 透视下鼻肠管置入：可在X线辅助下操作，X线下鼻-十二指肠或空肠置管，患者耐受性较好，成功率高于盲插法，但不及胃镜下置管成功率高。

C. 内镜下鼻肠管置入：经胃镜辅助进行空肠营养管置入术属于定点管路置放技术，成功率最高，是最可靠的置放技术，但此法对内镜操作技术要求较高，需要有经验的内镜医师完成。置管过程中患者不适感较强，且费用较高。

（3）胃造口置管

1）经皮内镜下胃造口术（PEG）置管：在内镜辅助下使用非手术方法建立经皮进入胃腔的通路，利用胃造口进行肠内营养输注。置管方法包括拖出法、推入法和插入法，以拖出法最常用。PEG的并发症并不常见，病死率为0.3%～1%，发生率为3%～5.9%。PEG的严重并发症包括出血、误吸、腹膜炎、内垫包埋综合征，发生率约为3%。轻微并发症发生率为4%～16%，包括切口感染、导管移位、造口旁渗漏、导管堵塞、切口疼痛和血肿等。由于行PEG的患者原本病情较重，常无法耐受并发症，因此并发症的早发现和及时治疗尤为重要。

2）透视下胃穿刺造口术（RIG）置管：因头颈部肿瘤或食管梗阻等原因内镜无法通过时，可通过RIG为患者建立长期营养支持途径。在透视下向胃内置入鼻胃管并注入500～1000ml空气，观察胃的位置，在X线引导下，沿左肋缘下经腹壁穿刺胃体前壁入胃腔，抽到空气后注入少量造影剂确认进入胃腔内。分别置入2个锚钉将胃壁固定于腹壁，间距2cm。在锚钉的中间用细针穿刺入胃腔，在透视下将可剥离式扩张管置入胃腔，造影证实后去除扩张导管，沿外鞘管置入胃造口管，去除外鞘，造影证实导管位置正确后缝线固定。固定的锚钉缝线术后2～3周待窦道成熟后剪断，锚钉可以通过胃肠蠕动排出。此种方式的并发症类似于PEG。

3）外科胃造口术置管：通过手术或腹腔镜技术置入胃管，一端引出体外，固定于皮肤为患者建立长期营养支持的途径，通常采用 Stamm 胃造口术或 Witzel 胃造口术。外科胃造口术可采用较粗的喂养管，置管成功率较高，且操作相关死亡率低。但手术患者需要更长时间恢复，且费用更高，一般不推荐。

（4）空肠造口置管

1）经皮内镜下空肠造口术（PEJ）置管：主要经 PEG 完成，在内镜辅助下经 PEG 管插入一根长、细且带导丝的导管，通过幽门置于十二指肠远端或空肠。将 PEJ 导管通过 PEG 放入胃腔，再次插入胃镜，用异物钳夹住 PEJ 导管头端，交替轻柔推送胃镜及异物钳，将空肠营养管送至十二指肠悬韧带以下，固定空肠营养管，缓慢后退胃镜至胃腔后，再轻轻松开异物钳退出，轻轻缓慢拔出导管内导丝，观察空肠营养管是否从十二指肠降部滑出或有无反折，确认无异常后退出胃镜，剪去导管过长部分，连接 PEJ 和 PEG 导管各相应扣件，用少量生理盐水冲洗 PEJ 管腔，确认通畅后穿刺部位用无菌纱布覆盖，手术结束。PEJ 术后行腹部 X 线检查，再次确定导管位置良好后可行肠内营养输注。

2）术中空肠穿刺造口置管：在开腹或腹腔镜手术术中经空肠穿刺放置可裂式空肠造口管。在左中上腹选择腹壁穿刺点，位置选择十二指肠悬韧带远端或吻合口远端 40cm 处。

2. 管饲营养输注方式 按照供给次数和动力方式划分，管饲营养可分为一次性推注（bolus injection with syringe）、间歇性重力滴注（intermittent gravity drainage with roller clamp）、连续性泵输入（continuous feeding with pump）3 种方式。采用何种方式取决于肠内营养液的性质、喂养量、喂养管的类型与大小以及管端的位置。

（1）一次性推注：将配制的肠内营养液置于注射器中，缓慢推注入鼻饲管，推注速度宜低于 30ml/min，200～300ml/次，4～6 次/日。部分患者初期不耐受，可出现恶心、呕吐、腹胀、腹痛及腹泻等症状，应用一段时间后，一般均能逐渐适应。每次鼻饲前后需推注 20～30ml 温水冲洗管道，以避免管道堵塞。此种方法也适用于 PEG、PEJ、可活动或不想使用输注泵的患者。

（2）间歇性重力滴注：将肠内营养液置于塑料袋或其他容器中，输注管与喂养管相连，营养液在重力作用下经鼻饲管缓慢注入胃内。250～400ml/次，4～6 次/日，滴速一般为 30ml/min。此方法的优点在于简便，不会人为增加胃肠道压力，患者有较多可下床活动的时间，且保证胃肠道可得到休息，类似于正常进食间隔，大多数患者可耐受此种喂养方式。缺点在于可能发生胃排空延迟，而且长时间重力作用导致瓶内营养液浓度不均匀，进入胃肠道可刺激肠蠕动，增加并发症发生风险。

（3）连续性泵输入：将肠内营养液置于密封袋或瓶中，经硅胶管嵌入输液泵内，在泵的动力作用下连续输入，一般每天可持续输注 12～24 小时，适用于危重患者、十二指肠或空肠近端喂养者。ASPEN 制定的《成人及儿童患者肠外肠内营养应用指南》、ESPEN 发布的《肠内营养-经皮内镜下胃造口术（PEG）》中均建议长期（>2 周）接受肠内营养的患者应用肠内营养泵。此外，美国重症医学会（Society of Critical Care Medicine，SCCM）和 ASPEN 联合发布的《成人危重症患者营养支持治疗实施与评价指南》指出，对于误吸风险高的患者或不能耐受经胃单次输注营养液的患者、糖尿病或应激性高血压患者、血糖波动较大者，建议采用持续输注的方式。输注速度应根据病情予以调整，初期宜缓慢，以使患者适应，一般需要 3～4 日适应期。若肠道旷置 2 周以上，适应期还应适当延长。连续性泵输入的优点是输注速度慢，能最大限度地减轻胃肠道负担，利于营养物质的充分吸收。缺点是患者不易离床活动，可能加重患者焦虑、烦躁的情绪。

无论采用何种胃内管饲方式，患者应采取半卧位（床头抬高 30°～45°），尤其是年老、体弱、痴呆和昏迷的患者，以免发生反流或误吸。管饲营养的原则包括：①输注系统必须尽量减少被污染的机会，在规定时间内使用营养液，操作前后洗手，输注管应定时冲洗。②肠内营养液的浓度、输注速度及输入量必须由低到高逐渐增加，直至达到目标需要量，以免引起不良反应。在调整过程中，输入量和浓度不可同时增加。③肠内营养液应温度适宜（38～42℃），尤其对于老年人、胃肠耐受性差的患者，以避免引起患者胃肠不适。④若要通过喂养管输注药物，必须征得药师的许可，警惕可能出现喂养管堵塞、药物与营养素的相互作用。⑤输注过程中要关注患者的胃肠耐受性，预防并发症发生。

二、肠内营养液的输注

（一）输注方式

根据患者的营养需要及胃肠耐受程度而定。一般使用间歇输注法，这种方式给予患者较大的活动度，适用于胃肠道功能较好的患者。对于胃肠道功能差、严重营养不良、高应激状态或躁动、并发症多的患者，可以进行连续性输注，一般采用连续输注 20 小时、间歇 4 小时的方式，让消化系统有充足的时间休息。对于消化吸收功能非常差或使用抑酸剂的患者，甚至可以进行 24 小时持续喂养。

（二）输注速度

对于胃肠道长时间旷置的患者，重新耐受肠内营养需要一段时间，因此刚开始输注营养液时应遵循低渗、少量、慢速的原则。一般间歇性输注患者开始接受肠内营养时，滴速宜控制在 25～50ml/h。若患者耐受，可每 8 小时增加 25～50ml，16 小时后可增加 100ml/h，24 小时可增加 150ml/h 左右。若患者不耐受，滴速增加的幅度应减慢。采用输液泵进行连续性输注的患者可匀速输注，最初滴速为 25～50ml/h，每 8 小时增加 25～50ml，最终平均滴速宜为 100ml/h，最高可至 200ml/h。过程中应基于胃残余量监测结果调整滴速。

第四节　肠内营养制剂

不同于日常经口摄入的膳食食物，肠内营养制剂是一类比普通食物更易消化或不需消化即可被肠道吸收的经过加工处理的食品。发展至今，品类繁多，从广义上涵盖药字号营养制剂、特殊医学用途配方食品（FSMP）、健字号食品及食字号食品（普通食品），按剂型可分为粉剂、混悬液和乳剂。其中，特殊医学用途配方食品是在食品中逐步发展起来的一类特殊肠内营养制剂（可简称“特医食品”），是指为满足进食受限、消化吸收障碍、代谢紊乱或者特定疾病状态人群对营养素或者膳食的特殊需要，专门加工配制而成的配方食品，不同于普通食品、保健品和药品，需要在医生或者临床营养师的指导下，单独食用或与其他食品配合食用。随着产品研发的深入及相关法规政策的完善，特医食品在临床上的应用已越来越广泛。

与肠外营养相比，临床上应用肠内营养制剂相对便利、安全且效果显著，已经成为临床营养治疗中不可缺少的重要组成部分。不管应用何种制剂，均需根据患者的具体病情等情况进行选择。

一、肠内营养制剂的分类

按照组分不同，可将肠内营养制剂分为非要素型制剂、要素型制剂、疾病特异型制剂及组件型制剂四大类。

（一）非要素型制剂

非要素型制剂也称多聚体膳，以整蛋白作为氮源，广义上包括匀浆膳、混合奶和半要素膳。需要经胃肠道部分或全部消化后吸收，渗透压接近等渗，口感较好，适合口服，亦可管饲。具有使用方便、患者耐受性好等优点，适用于胃肠功能基本正常的患者。

1. 匀浆膳　是用天然食品配制的流体状膳食，可通过鼻胃管或鼻空肠管输注。其营养成分与正常膳食相似，可制成能量充足、营养素种类齐全的平衡膳食，渗透压较低，对胃肠刺激小。匀浆膳可分为商品匀浆与自制匀浆，商品匀浆是无菌的，市售有各种稠度的液体或粉剂形式，以全脂乳（粉）、脱脂乳（粉）、鸡蛋、各种肉类为主要氮源，其成分明确，可通过细孔径鼻饲管，使用较为方便，缺点是营养成分不易调整，价格较高。后者由多种食物混合、搅拌后制成，其优点在于：①三大营养素及液体量明确；②可根据实际情况调整营养素成分；③价格较低、制备方便且灵活。每天食谱中应包括米面主食、肉类、奶、蛋、豆、菜、糖、油、盐等，在保证每日所需各种营养素摄入量的同时，注意营养素的食物来源及其比例。然而，自制匀浆膳也存在其缺点：①维生素和矿物质的含量不明确或差异较大；②性质不稳定，固体成分易于沉降且浓度较高，不易通过细孔径鼻饲管。

（1）宜用食物：米饭、粥、面条、馒头、鸡蛋、鸡肉、瘦肉、猪肝、鱼、虾、白菜、花菜、胡萝卜等，适量牛奶、豆浆、豆腐、豆干和蔗糖等食物。

（2）配制方法：根据配方要求选择食物称量备用，经洗净、去骨、去皮、去刺后切成小块煮熟。馒头剥去外皮，鸡蛋煮熟去壳分成块，莲子、红枣煮熟后去皮去核，牛奶、豆浆煮沸后加糖。然后将每餐所需的食物全部混合，加适量水一起装入电动搅拌器内磨碎、搅拌成无颗粒糊状即可。每餐再加盐 1～2g。

（3）注意事项：①食物先煮熟：因生品捣碎后再煮易凝结成块、不利于输注，所有食物均应先煮熟后再捣碎。若捣碎后仍显粗糙则需过筛。②食材要新鲜：保证所用食物新鲜卫生，最好每餐烹制后即用，如需放置几小时则必须装瓶后用高压蒸汽或置锅内蒸 20～30 分钟，也可在输注前重新煮沸消毒。③不能把过量的膳食纤维混合在配方中，否则会使配方变得稠厚，易导致喂养管阻塞，如果需要，膳食纤维应用水稀释后单独给予。④按规程操作：使用高速组织捣碎机时，通常机器转动每 2～3 分钟需稍停片刻，然后再开机。⑤家庭制作的匀浆膳只能用于胃造口术或鼻胃管喂养，若喂养管被置于十二指肠或空肠内，必须选择无菌配方。⑥危重患者的肠内营养支持必须遵循相关的无菌操作制度来预防胃肠道感染，尤其当营养物质直接注入幽门以下的小肠内，此时缺少胃酸抗感染的屏障作用。⑦由于家庭制作的匀浆膳热能密度较低，很难完全满足患者的营养需要，因而必须严密监测患者的摄入量、排出量、体重和症状变化。

2. 混合奶　是一种不平衡的高营养饮食，能量主要取自牛乳、鸡蛋和白糖，以全脂乳（粉）、脱脂乳（粉）、鸡蛋作为主要氮源。常用的混合奶有两种：①普通混合奶，把奶、蛋、糖、油、盐按比例做成流质状。②高能量高蛋白混合奶，在普通混合奶基础上增加蛋白质和能量。每日供给蛋白质 90～100g、脂肪 100g、碳水化合物 300g、总能量 2500kcal，液体量约 2600ml。混合奶全日的营养素中偏重动物蛋白质，缺乏植物蛋白，偏重单糖、双糖而缺乏多糖，且对矿物质和维生素考虑得不全面。应用这种高营养的管饲饮食，患者易出现腹胀、腹泻及营养不良等情况。因此，应注意蛋白质质量，配方应增加一定量植物蛋白质，如大米、面粉、豆粉等，不但含有高生物价值的动物蛋白质食品，也含有植物蛋白质食品，使动、植物蛋白质比例适当，符合人体生理需要。长时间应用混合奶可能会造成维生素和矿物质缺乏，应额外补充，可将菜汁或果汁用细筛过滤后使用，也可在原配方中加入一定比例的蔬菜和谷物，以提高维生素和矿物质的含量。此外，普通混合奶的膳食纤维很低，可适量增加富含膳食纤维的食物，但对吸收不良综合征和严重腹泻者，应采用低渣膳食。

（1）宜用食物：牛奶、米汤、豆浆、米粉、面粉、代乳粉、豆粉、鸡蛋、蔗糖、植物油、巧克力、可可粉、麦芽糖、葡萄糖、菜汁、肉汤、番茄汁、鲜果汁等。随着能量的增加，可增添浓缩食品，如酪蛋白粉、蛋粉、鱼粉、肉粉、鸡粉等。高能量高蛋白混合奶需结合病情而定。

（2）注意事项：①酸味果汁不宜与乳类同煮，以防凝块。②食盐少量无影响，过多也会使混合奶凝结成块，食盐用量应以 0.2%～0.3%为宜，可将部分食盐与菜汁、肉汤同煮。③橘子汁、番茄汁在加入混合奶后应立即使用，不宜久放。④食具严格消毒，剩余混合奶应放冰箱内保存。

3. 半要素膳　以水解蛋白为氮源的非要素型制剂，包括含乳糖类和不含乳糖类。前者以酪蛋白为主要氮源，后者以可溶性酪蛋白盐、大豆分离蛋白或鸡蛋清固体为主要氮源，适用于乳糖不耐受患者。

（二）要素型制剂

要素型制剂也称单体膳，是一种营养素齐全、无须消化或稍加消化即可吸收且不含残渣的营养制剂，主要为低聚和单体配方，以氨基酸或短肽为氮源，不含乳糖和麸质，适用于胃肠道消化吸收功能部分受损的患者。因含有氨基酸和（或）多肽，口感较差，更常用于管饲，口服时可掺入饮料、冰激凌或改变溶液温度以调节口感。此外，要素型制剂的渗透压相对较高，输注时易发生腹泻，可通过适当稀释及减慢输注速度等方式避免。

1. 营养组成

（1）氮源：L-氨基酸、蛋白质完全水解或部分水解产物。氨基酸组成直接影响其营养价值，必需氨基酸的组成模式应与参考模式相近。按照含氮量高低，可以分为标准含氮量型和高含氮量型，供能占总能量的比例分别为 8%、17%。

（2）碳水化合物：一般采用单糖、双糖、低聚糖、糊精等。

（3）脂肪：主要来源于红花油、葵花籽油、玉米油、大豆油或花生油，根据脂肪含量可分为低脂肪型和高脂肪型，前者脂肪供能占比仅 0.9%～2%，目的是供给必需脂肪酸，还可作为脂溶性维生素溶剂。现认为脂肪比例占 3%～4%可满足必需脂肪酸需要，含脂肪量过低甚至不含脂肪的要素膳食应考虑此问题。后者供能占比为 9%～31%，除供给必需脂肪酸外，还可供给部分能量，含脂肪量高时，应人工加以乳化。此外，对于脂肪消化吸收不良的患者，可用 MCT 替代 LCT。有的配方以 MCT 作为脂肪唯一来源，也有配方将 LCT 与 MCT 联合使用。

（4）维生素和矿物质：由多种维生素和矿物质组成，按膳食推荐摄入量要求添加。国产要素型制剂除个别产品外，不含生物素与胆碱。

2. 注意事项 由于要素型制剂的口感差，渗透压较高，应根据患者的具体病情和营养评估结果，经临床医师、责任护士和营养（医）师共同研究决定。应用时一般应遵循循序渐进的原则，由低浓度、少量、慢速开始，逐步增加。多数患者开始使用时应稀释 1 倍，以避免胃肠道不耐受，浓度由 10%逐步提高至 25%；对于管饲，输注速度与总容量也应逐步提高。长期应用要素型制剂者需补充维生素和矿物质。

（三）疾病特异型制剂

按功能用途划分，非要素型肠内营养制剂可分为糖尿病专用型制剂、肿瘤适用型制剂、免疫增强型制剂、肺病专用型制剂、肾病专用型制剂、肝病专用型制剂、低蛋白专用型制剂等，适用于不同疾病的营养支持。

1. 糖尿病专用型制剂 配方符合国际糖尿病协会的推荐和要求，提供的营养物质符合糖尿病患者的代谢特点，主要特点在于碳水化合物来源于木薯淀粉和谷物淀粉，可改善糖耐量异常患者的血糖曲线下面积及胰岛素曲线下面积，因此可降低糖尿病患者与糖耐受不良患者的葡萄糖负荷。适用于糖尿病老年患者，或合并营养不良的一过性血糖升高者，具备肠道功能但无法正常进食的老年患者。

2. 肿瘤适用型制剂 是一种高脂肪、高能量、低碳水化合物含量的肠内全营养制剂，特别适用于癌症患者的代谢需要。其中所含的 ω-3 脂肪酸及维生素 A、维生素 C 和维生素 E 能够改善免疫功能、增强机体抵抗力。此外，配方所含的膳食纤维有助于维持胃肠道功能。

3. 免疫增强型制剂 富含精氨酸、ω-3 多不饱和脂肪酸和核糖核酸的高蛋白，不含乳糖和蔗糖。用于满足危重患者在应激状态下的特殊营养和代谢需要。

4. 肺病专用型制剂 是一种高脂肪、低碳水化合物的肠内营养配方，可减少 CO_2 的产生，从而减少慢性阻塞性肺疾病或急性呼吸衰竭引起的 CO_2 潴留，适用于慢性阻塞性肺疾病、呼吸衰竭、呼吸机依赖、囊性纤维化等肺部疾病。

5. 肾病专用型制剂 急性肾衰竭患者通常处于高分解状态，肠内营养的主要目标在于改善机体营养状况，同时尽可能降低血浆尿素氮水平，减少毒性产物蓄积，维持水和电解质平衡。透析前期的患者需要低蛋白质能量密度且富含必需氨基酸的配方。透析后，即需要提供富含必需氨基酸的较高蛋白质能量密度的配方。由于需严密监测水和电解质平衡，肾病专用配方高能量密度的特点便于液体管理。

6. 肝病专用型制剂 配方中支链氨基酸（branched chain amino acid，BCAA）含量较高而芳香族氨基酸（aromatic amino acid，AAA）和甲硫氨酸含量较低，以纠正肝病和肝性脑病患者血浆氨基酸比例的异常。大多数此类制剂的蛋白质和电解质含量偏低，能量密度稍高。这些配方只能用于肠道功能正常、存在肝性脑病且对标准配方无反应的患者。

7. 低蛋白专用型制剂 是一种高分子量、易于代谢的肠内营养制剂，适用于高分解代谢而液体入量受限患者的均衡营养治疗，可以满足患者的能量需求和增加的蛋白质需要量，减少氮丢失、促进蛋白质合成，适用于需要高蛋白、高能量、易于消化的脂肪且液体入量受限的患者，如低蛋白血症患者、代谢应激患者（尤其是烧伤）以及心功能不全的患者。

（四）组件型制剂

组件型制剂是以某种或某类营养素为主的肠内营养制剂，不属于均衡膳食，可对全营养制剂进行补充或强化，以弥补全营养制剂在适应个体差异方面欠缺灵活的不足，亦可采用两种或两种以上的组件型制剂构成组件配方，以满足患者的特殊需要，不适用于作为单一营养来源。组件型制剂主要包括蛋白质组件、肽类组件、脂肪酸组件、糖组件、多糖组件、膳食纤维组件、维生素组件和矿物质组件，各种组件的来源与要素型制剂类似。

组件型制剂适用于需要补充单一或部分营养素，或对某种物质代谢障碍或有特殊要求，或对食品形态有要求的人群。临床应用需遵循以下原则：根据营养评价评估患者能量与各种营养素的消耗量及需要量，分析从其他途径（包括静脉、经肠道普通食品或其他特医食品）获取的营养素总量，判断是否满足患者目标需求，据此确定是否应用组件型制剂及其用量。实际应用过程中，应根据进食情况，动态调整配方，使从各个途径摄取的营养素达到需要量且比例适宜。

二、特殊医学用途配方食品

（一）概述

特殊医学用途配方食品（简称“特医食品”）是指为满足进食受限、消化吸收障碍、代谢紊乱或者特定疾病状态人群对营养素或者膳食的特殊需要，专门加工配制而成的配方食品，包括适用于0～12月龄的特殊医学用途婴儿配方食品以及适用于1岁以上人群的特殊医学用途配方食品。该类食品需要在医生或者临床营养师的指导下，单独食用或与其他食品配合食用。当目标人群无法进食普通膳食或无法用日常膳食满足其营养需求时，特医食品可以作为一种营养补充途径，起到营养支持的作用。研究和临床实践表明，特医食品在增强临床治疗效果、促进康复、缩短住院时间、降低医疗成本、提高患者生活质量方面具有重要意义。但需要注意的是，特医食品不是药品，不能代替药物的治疗作用，产品不得声称对疾病有预防和治疗功能。

早在20世纪80年代，特医食品就已在国外广泛使用，而且国际组织和许多发达国家均制定了相应的管理措施和（或）标准，如国际食品法典委员会在1991年就制定了《特殊医学用途配方食品标签和声称法典标准》（CODEX STAN 180-1991），欧盟、美国、澳大利亚、新西兰、日本等也发布了相应的法规或标准。2010年以前，我国一直将特医食品作为药品管理，但从法规归类和产品属性角度而言并不完全合适。由于缺乏相应国家标准，国内特医食品长期以来依赖于进口。为满足临床使用需求，保障人民健康，同时规范特医食品的注册与管理，我国陆续发布了系列法规和标准（表11-2）。我国有特殊营养需求的人群数量庞大，特医食品在临床上的应用越来越受关注，配套法规政策的逐渐完善，将极大推动其在临床的规范化合理应用，实现其营养治疗价值的最大化。

表 11-2 我国特殊医学用途配方食品相关法规和标准

时间	颁布机构	相关法规/标准
2010 年	卫生部	《食品安全国家标准 特殊医学用途婴儿配方食品通则》（GB 25596—2010）
2013 年	卫生计生委	《食品安全国家标准 特殊医学用途配方食品通则》（GB 29922—2013）
2015 年	中华人民共和国第十二届全国人民代表大会常务委员会第十四次会议通过	《中华人民共和国食品安全法》修订版，明确特医食品纳入法制管理
2016 年	国家市场监督管理总局（原国家食品药品监督管理总局）	《特殊医学用途配方食品注册管理办法》（药监局令第 24 号）
2016 年	国家市场监督管理总局（原国家食品药品监督管理总局）	《特殊医学用途配方食品临床试验质量管理规范（试行）》
2022 年	国家市场监督管理总局	《特殊医学用途配方食品标识指南》
2023 年	国家市场监督管理总局	《特殊医学用途配方食品注册管理办法》修订版（市监局令第 85 号）

（二）分类及临床应用

根据不同临床需求和食用人群，《食品安全国家标准 特殊医学用途配方食品通则》（GB 29922—2013）将适用于 1 岁以上人群的特医食品分为全营养配方食品、特定全营养配方食品和非全营养配方食品。《食品安全国家标准 特殊医学用途婴儿配方食品通则》（GB 25596—2010）将适用于 0～12 月龄的特医食品分为无乳糖配方食品或者低乳糖配方食品、乳蛋白部分水解配方食品、乳蛋白深度水解配方食品或者氨基酸配方食品、早产或者低出生体重婴儿配方食品、氨基酸代谢障碍配方食品和母乳营养补充剂等。

2017 年，第一款特殊医学用途婴儿配方食品注册成功。截至 2024 年 1 月底，已获批准注册的特医食品达 172 款。注册产品均具有相应注册号，编码规则为“国食注字 TY＋4 位年代号 ＋4 位产品号”，其中 TY 代表特殊医学用途配方食品，如国食注字 TY2023XXXX。根据国家市场监督管理总局于 2022 年发布的《特殊医学用途配方食品标识指南》，特医食品最小销售包装应标注特医食品专属标识“小蓝花”。“小蓝花”图案由四叶草和两片手托叶组成，寓意传递爱心、守护健康、凝聚力量，突出特医食品营养支持特殊疾病状态人群的特性，为特医食品的定位、使用、认识提供了“身份标识”。

1. 全营养配方食品 指可以作为单一营养来源满足目标人群营养需求的特医食品，按照氮基原料的聚合程度分为整蛋白型、氨基酸/短肽型，适用于需对营养素进行全面补充且对特定营养素无特殊需求的人群。《食品安全国家标准 特殊医学用途配方食品通则》（GB 29922—2013）对全营养配方食品的能量及营养素含量作出了具体要求。

（1）整蛋白型：氮来源于整蛋白原料，如酪蛋白、分离大豆蛋白、乳清蛋白、牛奶蛋白。适用于胃肠道结构和功能基本正常而不能或不愿进食足够常规食物以满足机体营养需求的患者、体弱及营养不良患者，也可用于围手术期营养补充及需要管饲的患者。但是，不应用于存在肠内营养应用禁忌证、对产品组分具有代谢障碍或者过敏、患有半乳糖血症以及其他不适用肠内营养的人群（如严重腹腔内感染、顽固性呕吐、严重腹泻、严重吸收不良综合征患者）。

（2）氨基酸/短肽型：采用预消化肠内营养配方，氮源为蛋白质水解短肽类和（或）氨基酸，无须消化即可吸收，且脂肪含量相对较低（含 MCT），不含膳食纤维和乳糖，部分产品还添加了谷氨酰胺、乳铁蛋白。此类配方食品适用于胃肠道功能部分受损且常规食物无法满足目标营养需求的患者，如胰腺炎、感染性肠道疾病、放射性肠炎、短肠综合征、肠瘘等胃肠功能障碍患者；严重烧伤、创伤、感染等应激患者；术后胃肠功能不全患者。禁忌证与整蛋白型特医食品基本一致，严重糖代谢异常和接受大量类固醇药物治疗的患者亦不建议使用此类产品。

2. 特定全营养配方食品 指可以作为单一营养来源满足目标人群在特定疾病或者医学状况下

营养需求的特医食品。其食品的能量和营养成分含量以全营养配方食品为基础，根据不同疾病或医学状况对营养素的特殊要求进行适当调整，从而满足目标人群的营养需求。常见特定全营养配方食品有糖尿病全营养配方食品，呼吸系统疾病全营养配方食品，肾病全营养配方食品，肿瘤全营养配方食品，肝病全营养配方食品，炎症性肠病全营养配方食品，食物蛋白过敏全营养配方食品，难治性癫痫全营养配方食品等。

（1）糖尿病全营养配方食品：是为满足糖尿病患者对营养素或膳食的特殊需要，调整营养素构成以改善血糖及营养代谢相关指标，经专门加工配制而成的配方食品。基于糖尿病的病理生理特点，该类产品采用低血糖指数碳水化合物来源、调整脂肪酸比例及来源，可添加抗氧化营养素、膳食纤维、微量元素等成分，单独食用即可满足目标人群的营养需求，适用于各种类型的糖尿病患者、应激性糖尿病患者及其他原因导致的血糖偏高患者。产品技术要求包括：①低血糖指数配方（血糖指数≤55）；②饱和脂肪酸的供能比不超过 10%；③碳水化合物的供能比为 30%～60%，膳食纤维的含量不低于 0.3g/100kJ（1.4g/100kcal）；④钠的含量不低于 7mg/100kJ（30mg/100kcal），且不高于 42mg/100kJ（175mg/100kcal）。

（2）呼吸系统疾病全营养配方食品：采用高脂肪、低碳水化合物的配方，调整脂肪供能比及来源，以减少肺部 CO_2 潴留，同时满足机体的营养需求，适用于慢性阻塞性肺疾病、呼吸衰竭、呼吸机依赖以及具有囊性纤维化的肺部表现患者。产品技术要求包括：①脂肪供能比为 30%～55%，当脂肪供能比超过 40%时，中链甘油三酯提供的能量应占总能量的 10%～20%；②若添加 ω-3 脂肪酸，在配方中的供能比应为 1%～6%，对亚油酸和 α-亚麻酸的供能比不作相应要求。

（3）肾病全营养配方食品：是为满足肾病患者对营养素或膳食的特殊需要，通过调整蛋白质及电解质的水平，专门加工配制而成的食品，适用于肾功能不全及急、慢性肾衰竭患者。对于非透析慢性肾脏病患者，产品技术要求包括：①蛋白质含量应不高于 0.65g/100kJ（2.7g/100kcal）；②钾含量≤32mg/100kJ（133mg/100kcal），且≥5mg/100kJ（20mg/100kcal）；③钠含量≤40mg/100kJ（168mg/100kcal），且≥5mg/100kJ（20mg/100kcal）；④磷含量≤16.0mg/100kJ（67mg/100kcal），且≥3.3mg/100kJ（14mg/100kcal）；⑤镁含量≤6mg/100kJ（25mg/100kcal），且≥1mg/100kJ（4mg/100kcal）；⑥钙含量≤30mg/100kJ（127mg/100kcal），且≥7mg/100kJ（30mg/100kcal）；⑦维生素 A 含量≤53.8μg RE/100kJ（225μg RE/100kcal），下限值未特别说明。对于透析的慢性肾脏病患者，产品技术要求包括：①蛋白质含量应不低于 0.8g/100kJ（3.3g/100kcal）；②钾含量≤64mg/100kJ（267mg/100kcal），且≥10mg/100kJ（41mg/100kcal）；③钠含量≤40mg/100kJ（168mg/100kcal），且≥7mg/100kJ（30mg/100kcal）；④磷含量≤16.0mg/100kJ（67mg/100kcal），且≥6mg/100kJ（26mg/100kcal）；⑤镁含量≥1.8mg/100kJ（7.5mg/100kcal），上限值未特别说明；⑥钙含量≤32mg/100kJ（133mg/100kcal），且≥8mg/100kJ（35mg/100kcal）；⑦维生素 A 含量≤53.8μg RE/100kJ（225μg RE/100kcal），下限值未特别说明。

（4）肿瘤全营养配方食品：是为满足肿瘤患者对营养素或膳食的特殊需要，专门加工配制而成的食品。依据肿瘤患者高分解代谢特点及肿瘤细胞的 Warburg 效应，适当提高脂肪、蛋白质供能比而降低碳水化合物供能比，且调整与机体免疫功能相关的营养素含量，可作为单一营养来源满足患者的营养需求，适用于不同阶段的肿瘤患者，也可用于创伤、应激患者。产品技术要求包括：①蛋白质含量应不低于 0.8g/100kJ（3.3g/100kcal）。②ω-3 脂肪酸（以二十碳五烯酸和二十二碳六烯酸计）在配方中的供能比应为 1%～6%，对亚油酸和 α-亚麻酸的供能比不作相应要求。③可选择添加精氨酸、谷氨酰胺、亮氨酸。如果添加精氨酸，其含量应不低于 0.12g/100kJ（0.5g/100kcal）；如果添加谷氨酰胺，其含量应为 0.04～0.53g/100kJ（0.15～2.22g/100kcal）；如果添加亮氨酸，其含量应不低于 0.03g/100kJ（0.13g/100kcal）。

（5）肝病全营养配方食品：采用低脂肪、碳水化合物适中配方，富含 BCAA，且 LCT 和 MCT 合理配比（1∶1），以满足肝病患者特殊的营养需求，适用于肝功能不全（如急慢性重症肝炎、慢性活动性肝炎、酒精性肝病、脂肪肝、胆汁淤积性肝病、肝硬化等）及肝性脑病患者，也可用于肝胆外科术前和术后的营养支持。

（6）炎症性肠病全营养配方食品：由于患者肠道消化吸收功能受损，配方使用易消化的蛋白质和脂肪来源，以改善患者的营养状况和临床症状。产品技术要求包括：①蛋白质可以来源于整蛋白、食物蛋白质水解物、肽类和（或）氨基酸；②脂肪供能比不超过 40%，其中 MCT 含量应不低于总脂肪的 40%。

（7）食物蛋白过敏全营养配方食品：为食物蛋白深度水解配方或氨基酸配方，即采用一定工艺将引起过敏反应的食物蛋白质水解成短肽和游离氨基酸，或者直接采用单体氨基酸代替蛋白质。

（8）难治性癫痫全营养配方食品：采用高脂肪、低碳水化合物和适量蛋白质的配方（即生酮饮食配方），在提供营养的同时为大脑提供必要的能量，缓解癫痫的发作。配方中脂肪与蛋白质+碳水化合物的质量比范围应为（1～5）：1。

3. 非全营养配方食品 指可以满足目标人群部分营养需求的特医食品，适用于需要补充单一或部分营养素的人群，但不适合作为单一营养来源，需与其他食品配合使用，《食品安全国家标准 特殊医学用途配方食品通则》（GB 29922—2013）对此类产品的营养素含量未作要求。常见非全营养配方食品有营养素组件（蛋白质组件、脂肪组件、碳水化合物组件）、电解质配方、增稠组件、流质配方和氨基酸代谢障碍配方。各类产品配方技术要求见表 11-3。

表 11-3 常见非全营养配方食品的主要技术要求

产品类别		配方技术要求
营养素组件	蛋白质（氨基酸）组件	①由蛋白质和（或）氨基酸构成 ②蛋白质来源可选择一种或多种氨基酸、蛋白质水解物、肽类或优质的整蛋白
	脂肪（脂肪酸）组件	①由脂肪和（或）脂肪酸构成 ②可选用 LCT、MCT 或其他法律法规批准的脂肪（酸）来源
	碳水化合物组件	①由碳水化合物构成 ②碳水化合物来源可选用单糖、双糖、低聚糖或多糖、麦芽糊精、葡萄糖聚合物或其他法律法规批准的原料
电解质配方组件		①以碳水化合物为基础 ②添加适量电解质
增稠组件		①以碳水化合物为基础 ②添加一种或多种增稠剂 ③可添加膳食纤维
流质配方组件		①以碳水化合物和蛋白质为基础 ②可添加多种维生素和矿物质 ③可添加膳食纤维
氨基酸代谢障碍配方组件		①以氨基酸为主要原料，但不含或仅含少量与代谢障碍有关的氨基酸（具体要求参见 GB 29922—2013 标准） ②添加适量的脂肪、碳水化合物、维生素、矿物质和（或）其他成分 ③满足患者部分蛋白质（氨基酸）需求的同时，应满足患者对部分维生素及矿物质的需求

（1）营养素组件：即以宏量营养素为基础的非全营养配方食品。

1）蛋白质组件：适用于特定疾病或医学状况下需要补充蛋白质的人群，如创伤、烧伤、围手术期、肿瘤、营养不良、各种原因所致蛋白质丢失过多患者，以及体弱、孕产期妇女、老年人等因膳食蛋白质摄入不足而需要额外补充者。

2）脂肪组件：适用于体内脂肪酸或胆汁酸缺乏、黏膜脂肪吸收不全、淋巴脂肪运输不全的患者，以及肠内营养支持中需要额外添加多不饱和脂肪酸的患者。LCT 适用于必需脂肪酸缺乏患者；MCT 用于脂肪消化或吸收障碍患者，因其不含必需脂肪酸，不可单独使用，而且糖尿病酮症酸中毒期不宜使用。

3）碳水化合物组件：适用于特定疾病或医学状况下需要补充碳水化合物的人群。不同碳水化合物组件的功能和作用不同，如膳食纤维组件适用于膳食纤维摄入不足以及高膳食纤维需求人群（如高血糖、肥胖、高血压、高脂血症、便秘等）；即食状态下 12.5% 的碳水化合物溶液适用于术前需要补充碳水化合物的患者。

（2）电解质配方组件：适用于因呕吐、腹泻等原因导致脱水症状需要补充水和电解质的患者。

（3）增稠组件：增加液态食物的黏稠度，以延迟气道保护机制的启动时间，防止或减少吞咽过程中误吸的发生，适用于吞咽障碍和（或）存在误吸风险的患者。

（4）流质配方组件：不含脂肪，适用于需要限制脂肪摄入、神经性厌食、吞咽困难、肠道功能紊乱和围手术期等患者。

（5）氨基酸代谢障碍配方组件：适用于氨基酸代谢障碍人群。常见种类包括苯丙酮尿症配方、枫糖尿病配方、丙酸血症/甲基丙二酸血症配方、酪氨酸血症配方、高胱氨酸尿症配方、戊二酸血症Ⅰ型配方、异戊酸血症配方和尿素循环障碍配方。临床上通过监测患者血液中与代谢障碍有关的氨基酸浓度，进而指导患者食用相应配方食品并配合低蛋白饮食。

三、肠内营养制剂的评价与选择

（一）肠内营养制剂的评价参数

1. 主要评价参数

（1）能量密度：肠内营养制剂的能量密度与营养物质的含量有关，与液体量成反比。临床常用制剂的能量密度从 0.75kcal/ml、0.9kcal/ml、1.0kcal/ml、1.3kcal/ml、1.4kcal/ml 至 1.5kcal/ml 不等。

（2）蛋白质含量：以蛋白质供能占总能量的百分比表示，标准制剂的蛋白质含量≤标准值，高氮制剂的蛋白质含量＞20%。

（3）蛋白质来源：包括整蛋白、水解蛋白和氨基酸混合物。

（4）喂养途径：分为口服和管饲。

2. 次要评价参数

（1）渗透压：肠内营养制剂的渗透压取决于组成成分的分子和离子浓度，主要受氨基酸、双肽、单糖、蔗糖、离子等的影响。根据渗透压的高低，可将肠内营养制剂分为等渗（200～350mOsm/kg H_2O）制剂、中等高渗（350～550mOsm/kg H_2O）制剂和显著高渗（＞550mOsm/kg H_2O）制剂 3 种。渗透压的高低与胃肠道耐受性密切相关，等渗制剂一般耐受性良好，而高渗制剂容易引起腹泻或其他胃肠反应。

（2）脂肪含量：脂肪含量以脂肪供能占总能量的百分比表示。据此可将肠内营养制剂分为标准型（＞20%）、低脂肪型（5%～20%）和极低脂肪型（＜5%）。

（3）脂肪来源：包括 LCT、MCT 或两者的混合物。

（4）膳食纤维含量：氨基酸和短肽型制剂不含膳食纤维，而部分整蛋白型制剂含膳食纤维。膳食纤维在保护肠黏膜屏障功能、调节肠道功能、预防腹泻和便秘方面具有重要作用。

（5）乳糖含量：乳糖不耐受患者宜选用不含乳糖的制剂。

（6）维生素、矿物质和电解质含量：多数肠内营养制剂按每日能量需求全量供给时，其维生素、矿物质可满足膳食推荐摄入量。

（7）剂型和价格。

（二）影响肠内营养制剂选择的因素

临床上在选择肠内营养制剂时，需综合考虑以下因素选择合适的制剂：①患者病情，根据疾病选择相应专用型制剂，如糖尿病患者选择糖尿病专用配方；②营养状况，应准确评估患者营养需求，高代谢状态的患者应选择高能量密度的制剂；③年龄，1 岁以下婴儿应选用婴儿配方食品；④胃肠道功能，功能完好者选择整蛋白型（非要素型）配方制剂，而消化功能受损或吸收功能障碍患者则需选择短肽或氨基酸型配方制剂；⑤脂肪吸收能力，脂肪吸收能力差的患者选择低脂配方，可应用MCT组件或MCT与LCT的混合组件；⑥蛋白质变应性，对牛奶有变应性反应的患者，可采用大豆蛋白来源的制剂；⑦乳糖耐受情况，乳糖不耐受患者选择无乳糖配方；⑧喂养途径，直接输注至小肠的肠内营养液应选用等渗配方。

四、肠内营养液配制

临床上，除液体型的肠内营养制剂可以直接用于口服或管饲外，多数肠内营养液需根据治疗要求和个体化肠内营养处方进行配制。肠内营养液的质量是保证肠内营养治疗有效和安全的重要环节，应在规范的肠内营养配制室中进行配制，且在配制过程中严格执行相关的标准、流程、制度和操作规范。

（一）肠内营养配制室

1. 肠内营养配制室的基本条件 肠内营养配制室应与医疗机构级别和规模相适应，具有与功能和任务相匹配的场所、设备、设施和人员，以保障配制工作正常有效地开展。配制室内部布局划分、环境和基本设备应符合配制流程、消毒隔离和食品安全要求。

配制区域通常为组合式C级或D级洁净环境，符合《药品生产质量管理规范》规定的动态粒子限值要求。条件允许的情况下可建立十万级净化区。人流、物流和室内环境应达到医疗机构相应等级净化要求。消毒灭菌设备配置、清洁消毒操作、室内空气质量等应符合《医疗机构消毒技术规范》《医院空气净化管理规范》等有关规定。

（1）场地面积：配制室的面积应与医疗机构的肠内营养治疗患者需求及治疗工作量相适应。根据国家卫生健康委员会办公厅发布的《临床营养科建设与管理指南（试行）》文件，三级医院的肠内营养配制室面积应不低于60m^2，二级医院不低于30m^2。配制室应与污染源隔离，坐落于医疗区域，与医疗膳食操作间邻近，方便食物原料取材和营养液配送。

（2）区域布局：应按配制流程要求进行合理布局，主要包括准备区域、配制区域、分装分放区域等。准备区域应至少保证配制人员、制剂和物品完成必要的清洁消毒，配备人员洗手装置、二次更衣用品、配制用具和营养液包装的刷洗消毒装置等。配制区域可根据肠内营养液的种类和配制要求进行合理分区，并达到相应的清洁标准。配制完成后，在专门区域进行分装、贴标并发放出室，送达病区。所有区域分布设计应满足清洁要求和工作人员人流、物流动线等要求，可根据需要安装传递窗，保证工作流程通畅，避免工作干扰和交叉污染。

（3）设备设施：主要包括用于清洁消毒、称重、配制、加热制熟、存储、运输等设备，同时配制室应安装空调系统和空气消毒净化装置。清洁消毒设备应配备紫外线消毒灯、臭氧物品消毒柜。称重设备包括不同称量范围天平、量筒、量杯等。配制设备应根据肠内营养液种类配备不同所需的层流净化工作台、组织捣碎机、匀浆机（胶体磨）、搅拌器、分装机等。其他辅助设施包括操作台、药品柜、冰箱、微波炉、蒸锅、专用治疗车、各种配制容器。有条件的医疗机构可配备肠内处方传输、标签打印等信息系统。

（4）配制人员：由接受过专门培训的技术人员或配制护士担任，需掌握肠内营养液配制方法、无菌技术操作、配伍禁忌与质量安全要求等理论和技能。应明确责任配制和辅助配制人员，建立人员岗位职责。

2. 肠内营养配制室的工作制度 应在配制室总体工作制度框架内，建立专门完善的清洁消毒制度，检查核对制度，设备使用保养维修制度，药品、制剂、食物、器械管理制度，肠内营养液质控管理制度与不良事件报告制度等，并结合具体工作制定各环节和技术操作规范，通过岗位培训、考核等机制保证制度落实。

（二）肠内营养液配制要求

肠内营养液的配制种类较多，主要可分为食物匀浆膳、管饲营养液及口服营养补充剂的配制。由于此项工作专业技术性较强、要求高，配制时须遵循严格的标准和要求。配制前应做好清洁消毒工作，并准备配制工具、用品、容器、食物、药物、肠内营养制剂等所需物品。

1. 食物匀浆膳的配制 食物匀浆膳的组成和营养成分接近正常饮食，能根据患者病情变化或胃肠道状况灵活调整食物原料、能量、营养素配比及供给量，其中也可以添加全营养配方和（或）组件型制剂以弥补营养成分的不足，从而达到肠内营养治疗的目的。

配制环境及配制用具清洁消毒后，配制人员按规范更衣、手部清洁，按照开具的食物匀浆膳处方进行原料准备，包括所需使用的新鲜食材（经煮熟、切碎、去骨刺等初加工）、药品、制剂等，按照从食物、营养制剂的顺序称量，依次添加至匀浆机中，使用量杯加水匀浆，灌装至消毒后的容器内，经加热制熟后密封，核对后粘贴标签、分发，并留样备检。

2. 管饲营养液的配制 目前国内外已有多种工业化生产的即用型无菌营养粉剂，在经肠内营养通路输注前需根据肠内营养治疗所需浓度和能量密度，与净化饮用水按照一定比例进行混合配制成混悬液。一些肠内营养制剂在营养组分方面无法完全满足临床治疗的要求，需要通过额外添加组件型制剂以进行优化和改善。肠内营养液浓度应根据患者耐受情况、液体摄入量限制情况等决定，范围可为5%～25%。

管饲营养液推荐在百级净化工作台中进行配制。在配制环境、工作台、配制用具清洁消毒后，配制人员按操作规范进行更衣、手部清洁，准备肠内营养制剂、配制量具等，按照开具的肠内营养处方准确称量所需制剂，再用量杯量取一定量温开水倒入灭菌不锈钢容器内，充分搅拌、混匀，按照处方要求加水稀释制成相应体积和浓度的混悬液，均匀灌装至消毒容器内，核对后贴标分发，并留样备检。目前市场上已有相应的自动灌装机可完成配制混匀及分装过程。

3. 口服营养补充剂的配制 可通过餐间补充、配合餐食服用或者完全代餐的形式提供口服营养补充剂（如特医食品）。应根据不同临床目的和需要确定补充剂量、服用次数，并进行准确分装配制。

口服营养补充剂（粉剂）可在经清洁消毒的配制环境或专门区域进行。配制人员按规范更衣、手部清洁后，准备肠内营养制剂及称量工具等，按照开具的口服营养补充剂处方，准确称量所需粉剂，装入专用小袋中并密封，核对后贴标分发，并留样备检。目前市场上也有专门的自动化设备可完成分装过程。

（三）肠内营养液配制的质量管理

肠内营养液配制的质量管理与医疗安全密切相关，应建立必要的工作制度、流程、规范和标准以保证该项工作的质量与安全。

1. 清洁消毒制度 清洁消毒工作内容主要包括环境消毒、人员清洁消毒、物品消毒、原料处理等。

（1）环境消毒：应参照《医疗机构消毒技术规范》和《医院空气净化管理规范》等标准进行，主要涉及地面及墙面的清洁、操作台与设备表面消毒、室内空气消毒。配制设备、操作台、净化工作台等关键区域应使用医用消毒剂进行消毒。每日开始配制前，应规范使用紫外线对配制室内空气和净化工作台进行有效照射。

（2）人员清洁消毒：进入配制间区域及进行操作前，工作人员需按照“六步洗手法”清洁双手并使用消毒凝胶进行手部消毒，有条件的可戴无菌手套或一次性手套进行配制。更衣需包括二次更衣过程，进入配制区域应戴好帽子、口罩，穿好鞋套或工作拖鞋。

（3）物品消毒：主要包括称量工具、配制工具、营养液包装容器的消毒。每日应对使用的称量和配制用具例行消毒和干燥处理，可采用煮沸、蒸汽、高压、臭氧等消毒方法。每日应按操作规范刷洗清洁所用容器，并应用蒸汽消毒或高压消毒方法进行输液瓶的处理，有条件的可配备大型干燥设备。

（4）原料处理：主要包括肠内营养制剂的有效期检查、打开包装后的保存方法。对于食物匀浆膳的配制则涉及食物原材料的新鲜卫生度检查，以及清洗干净、煮熟切碎等操作过程的卫生保证。

2. 核对制度　是医疗行业中主要的工作制度，是临床核心制度之一。配制人员应严格执行“三查七对”制度，以防差错事故发生。

（1）肠内营养处方的审查核对：主要内容包括患者基本信息、食物原料或肠内营养制剂的种类和剂量、液体总量、治疗频率等，有经验的责任配制人员还可从营养素种类是否齐全、能量密度、三大营养素比例、电解质浓度、是否为临时医嘱等方面进行审查。若发现问题，及时与开具处方的医生沟通确认。

（2）配制过程的核对：在原料称重、配制、分装3个环节操作前应进行核对。

（3）营养标签及填写：营养液密封后，再次核对以确保处方与标签信息一致。

（4）发放过程的核对：包括配制室与配送人员、配送人员与病区、责任护士与患者3个环节。

3. 质量控制

（1）清洁消毒的质量控制：主要指对环境、人员、设备、用品清洁消毒后的质量效果进行监控，以保证医疗安全和食品安全。常用方法包括定期对配制室内和净化工作台内空气进行细菌培养，以及对配制人员手部、配制设备、用具、容器等的涂抹培养等，同时建立监测记录和留档制度。

（2）称重配制的质量控制：称重是准确落实肠内营养治疗医嘱最重要的环节，无论是食物匀浆膳、管饲营养液还是口服营养补充剂，精确称重量化才能体现临床营养治疗的规范性，达到预期的临床效果。

（3）营养液的质量控制：配制好的食物匀浆膳和用于管饲输注的营养液于分装时应留取5～10ml，盛入专门的容器，留样冷藏保存，以备出现食品安全等问题时进行确认和鉴别。此外，可根据需要建立定期的营养液细菌学监测和档案管理制度。

第五节　肠内营养并发症及其防治

肠内营养作为一种营养疗法，是一种相对安全的过程，其并发症有限而且常常是可以避免和控制的。并发症通常是由不恰当的配方选择和（或）使用的途径及速度不当引起的，也可由疾病本身或治疗间接引起，主要包括胃肠道并发症、机械性并发症、感染性并发症和代谢性并发症。

一、胃肠道并发症

胃肠道并发症是肠内营养最常见的并发症，主要表现为腹泻、恶心、呕吐、腹胀、便秘等。

（一）腹泻

腹泻可能是肠内营养中最常见的并发症，其发生率范围较广（2%～63%）。腹泻并不是肠内营养本身固有的并发症，通过合理应用可以有效避免，如根据输注途径、患者耐受性选择合适的配方输注速度。然而，即便采用这些预防措施，腹泻仍有可能发生，可能与抗生素应用或菌群失调相关。肠内营养过程中发生腹泻的常见原因及防治措施如下。若已采取相应措施，腹泻问题仍未改善，则应考虑肠外营养支持。

（1）营养制剂选择不当：不同营养制剂中脂肪含量相差较大，低脂肪型供能占比仅0.9%～2%，主要提供必需脂肪酸；而高脂肪型可达9%～31%，除提供必需脂肪酸外，还提供能量。对于脂肪吸收不良的患者，脂肪含量高较易引起腹泻。因此，选择肠内营养制剂时应熟悉各品种的营养素配比，对某种制剂不耐受者可更换另一种。

（2）营养液高渗且滴速过快：要素型制剂（或短肽/氨基酸配方）大多是高渗的，按标准配制时渗透压均在300mOsm/L以上，高渗营养液进入肠腔后，肠黏膜吸收水分障碍，反向肠腔内分泌水分而引起腹泻。预防措施为第1天给予半量营养液且稀释至等渗，起始速度控制在40～50ml/h，24小时后再逐渐增量直至满足目标量。

（3）营养液温度过低：营养液温度应维持在37～40℃，当低于室温时易发生腹泻，尤其对于体弱的老年人。营养液一般应复温至室温后再予输注，尤其是冷藏保存的营养液。应用肠内营养输液泵时，应在输液器近导管口端夹上保温夹，可保持输注液体温度在38℃左右。

（4）低蛋白血症：循环内胶体渗透压降低导致组织水肿，会影响小肠黏膜上皮对营养物质的吸收，同时与肠道内的渗透压差使大量液体进入肠腔引起腹泻。此时应静脉输注白蛋白以纠正血浆白蛋白。同时，肠内营养应从低浓度、小剂量开始，使患者逐渐耐受，有的需1～2周才可达到完全肠内营养的需要。

（5）乳糖酶缺乏：由于年龄的增长或某些药物（如抗生素）的应用，体内乳糖酶的分泌减少、活性降低，营养液中大量未水解的乳糖进入肠腔，会造成肠腔内渗透压骤然增高而引起腹泻。目前商用肠内营养制剂中乳糖含量均极低，使用这类营养制剂时一般不会出现腹泻。必要时，也可应用乳糖酶制剂。

（6）肠道菌群失调：危重症患者长期应用抗生素可引起肠炎性腹泻，此时若应用肠内营养会加重腹泻，应针对病因处理或改用肠外营养，待全身情况稳定后再启动肠内营养。此外，营养液受到细菌污染、肿瘤化疗或放疗等治疗均可引起腹泻，也应引起注意。

（7）胰腺疾病、胃部手术、肠道梗阻、回肠切除或广泛性肠炎的患者，肠道内可能缺乏足够的脂肪酶，易发生脂肪吸收不良。若肠内营养液脂肪含量过高，易引发腹泻。可选择低脂肪含量的肠内营养制剂逐步建立耐受性。

（二）恶心、呕吐

接受肠内营养的患者，约20%可能发生恶心和呕吐，后者会增加吸入性肺炎的风险。导致呕吐最常见的原因为各种原因引起的胃排空延迟。若清醒患者出现腹部不适和（或）腹胀感，应引起关注。若怀疑胃排空延迟，需考虑减少镇静剂的使用、换用低脂配方、减慢输注速度或给予促胃肠动力药。

（三）腹胀

营养素吸收不良、过快输注冷的营养液、间歇输注营养液过量或推注过多均可导致腹胀，尤其对于存在胃肠动力障碍（疾病或药物所致）、便秘（单纯性或药物所致）的患者，接受管饲营养时易出现腹胀。更换预消化配方制剂或减慢输注速度有助于缓解营养素吸收不良的症状。冷藏的营养液在输注前应先复温。若源于间歇输注营养液过量或注射器推注，应减慢输注速度或更换喂养计划。对于胃肠动力障碍患者，可考虑给予胃肠动力药物、降低输注速度、采用肠内营养输液泵。对于便秘患者，可选用含可溶性膳食纤维配方并保证充足水分摄入，必要时应用软化剂或灌肠通便。

（四）便秘

便秘的发生与长时间卧床不活动、肠道动力降低、水分摄入不足、缺乏膳食纤维有关。便秘必须与肠道梗阻相鉴别，肠道动力缺乏和脱水可导致粪便阻塞和腹胀。充分饮水和应用含膳食纤维的配方常可解决便秘问题。若持续存在，可能需要应用大便软化剂或肠道蠕动刺激剂。

二、机械性并发症

肠内营养置管可能发生机械性并发症（表 11-4），过程中应加强护理，积极预防。

表 11-4　肠内营养相关机械性并发症

管饲途径	并发症
鼻胃管	鼻、咽及食管黏膜损伤；反流；吸入性肺炎
鼻肠管	鼻、咽及食管黏膜损伤；倾倒综合征；腹胀、腹痛、腹泻或肠痉挛；导管移位
胃造口术	反流、吸入性肺炎；造口出血、造口旁皮肤感染；导管堵塞或脱出；胃内容物漏出
空肠造口术	导管堵塞或脱出，导管拔出困难；造口出血、造口旁皮肤感染；肠液外漏；倾倒综合征；肠痉挛或腹胀、腹痛、腹泻

三、感染性并发症

常见原因有肠道菌群易位、吸入性肺炎，营养液配制或输注过程中的污染也可引发感染性并发症。

（一）吸入性肺炎

吸入是将口咽或胃内容物吸入喉部、气管、支气管等。肺部吸入是一个极其严重且可能危及生命的并发症，发生率为 1%～4%。症状包括呼吸困难、呼吸急促、喘息、心动过速和发绀。肠内营养患者出现发热可能是由于少量营养液吸入后引起吸入性肺炎的晚期症状。相关高风险因素包括：①呼吸道防御下降；②机械通气患者；③年龄＞70 岁；④意识不清，吞咽功能障碍；⑤口腔护理不佳；⑥长期卧床（仰卧位）；⑦神经系统受损（颅脑外伤、脑出血、高位截瘫）；⑧胃肠反流或严重胃潴留（胃残余量＞500ml/6h）；⑨使用间歇注入式间断肠内营养；⑩术后胃肠功能障碍。目前国内已有研究针对危重症患者建立了肠内营养误吸风险评估表。

防止胃内容物潴留及反流是预防吸入性肺炎的基础,肠内喂养中可采取系列措施预防误吸发生（表 11-5）。对于高误吸风险患者，推荐行幽门后喂养。

表 11-5　肠内营养过程中预防误吸常见措施

预防措施	具体内容
采取半卧位	滴注营养液时床头抬高 30°～45°
控制营养液滴速和浓度	高渗营养液易在胃内潴留，开始时应稀释营养液，逐渐加量至全量，或输注速度从 40ml/h 开始逐渐增加至 80～100ml/h 以满足机体需要。不要同时增加滴速和浓度，应逐步调整
及时检查及调整鼻饲管管端位置	鼻胃管有时可因咳嗽、呃逆等反应而卷曲，管端可返入食管，从而导致呕吐。应经常检查并确定管端位置是否合适，尽量使鼻饲管管端通过幽门进入十二指肠或空肠上端；高危患者应采取经胃或空肠造口置管，减少胃内潴留
监测胃残余量（GRV）	若 GRV 超过每小时输入量的 1.5 倍，应暂停输入，待降至正常后再以低浓度、较慢速度重新开始滴注；肠内营养支持过程中应每 2～4 小时检查 1 次胃潴留情况。对于消化道功能稳定患者，若 GRV 超过 200ml（鼻胃管）或 100ml（胃造口），应密切观察，必要时可暂停喂养，对症处理

一旦发生误吸，应立即采取以下措施：①立即停止营养液滴注，吸尽胃内容物；②立即行气管内吸引，尽可能吸出液体及误吸食物；③鼓励并帮助患者咳嗽，咳出误吸液体；④应用肠内营养且同时进食的患者，较大颗粒状食物被误吸时应尽早行支气管镜检查，清除食物颗粒；⑤静脉输注白蛋白以减轻肺水肿；⑥血气分析结果异常时，行人工呼吸；⑦应用抗生素防治肺部感染。

（二）营养液污染

营养液配制过程中未严格执行无菌操作可造成污染，营养液配制后保存不当（如室温下放置时间过长、长时间阳光照射、储液器封口不严等），可致细菌繁殖，导致细菌随输注途径进入体内。一般情况下营养液应现用现配，如未用完可在室温下密封、避光保存 12 小时。未开封的营养液如需长期保存，应放入 4℃冰箱中，在保质期内使用。

（三）滴注容器或管道污染

配液用容器应严格进行灭菌处理，输液管道也应是无菌管道系统，每日更换一次，并定期进行细菌培养监测。

四、代谢性并发症

由于营养液配方很难适应所有个体，危重、年老、意识障碍患者有可能发生代谢性并发症。肠内的代谢性并发症与肠外营养相似，但发生率和严重程度明显较低。防治的关键在于严密监测并及时纠正。

（一）水、电解质平衡紊乱

与肠外营养相比，肠内营养相关代谢性并发症（表 11-6）的发生率和严重程度较低，但仍需严密监测以减少或预防其发生。

表 11-6 常见肠内营养相关代谢性并发症

临床表现	原因	处理方法
脱水	腹泻，液体量不足	评估腹泻原因，增加自由水摄入
低钾血症	再喂养综合征，钾丢失过多	补钾，纠正钾缺乏病因
高钾血症	肾功能不全，营养液含钾高	更换配方
低钠血症	钠丢失过多、营养液含钠低、水分过多	更换配方，限制液体
高钠血症	液体摄入不足	增加自由水
低磷血症	再喂养综合征	提前补充磷，减少能量负荷
高磷血症	肾功能不全	更换配方

（二）高血糖

营养液渗透压升高可引起高血糖，此时应减慢输注速度或降低浓度，可应用胰岛素控制血糖。若上述情况未纠正，则会发生较严重的高渗性高血糖状态，甚至继续恶化导致昏迷。此时机体胰岛素储备充足以防酮症，但不足以控制血糖。高血糖会引起渗透性利尿，继而发生脱水。一旦发生此种情况，需要输入大量水分及适量胰岛素纠正。若既往无高血糖或血糖控制较稳定，在已适应某种营养液和输入量后突发高血糖，则可能源于输注速度过快和（或）过量输入营养液，应仔细检查输注速度和输注量。若既往血糖正常患者突发高血糖，则有可能发生全身感染。

第六节 肠内营养的监测

对于接受管饲营养的患者，在营养液输注过程中应做好监测工作，内容包括喂养管位置及通畅性、胃肠道耐受性、代谢变化、营养状况及肠内营养并发症。肠内营养并发症的发生率虽然较低，但仍有与肠外营养相似的并发症，不容忽视，应加强监测以最大限度地预防并发症。同时，综合评价营养支持效果，根据患者病情及代谢变化及时调整方案，以保证营养支持效果最大化。

一、喂养管位置及通畅性监测

（一）喂养管位置

可通过观察或询问患者，了解有无置管部位不适，喂养前可通过听诊法、回抽内容物法、测量pH等方法确定胃管、鼻肠管的位置，存疑时借助X线片证实。喂养时应保持床头抬高30°～45°，防止反流误吸的发生。

PEG、PEJ管道应做好刻度标记，回抽内容物，测定其pH，PEG管路的pH应<7，PEJ管路的pH应>7。为了防止包埋综合征的发生，每天应顺着管路轴方向旋转180°，并将管路向造口内推1.5cm，再将管路旋转180°，将管路从造口拉出1.5cm。

（二）喂养管通畅程度

对于接受管饲的患者，输注营养液前应了解肠内营养液的名称、量、浓度、速度、预计输注时长，营养液开封后放置时间不超过8小时。喂养过程中，应每4小时用20～30ml温水冲洗管道1次，每次中断输注或给药前后也需用温水冲洗管道。若发生管腔阻力增加，应及时进行处理，防止堵管。

二、胃肠道耐受性监测

肠内营养耐受不良（enteral nutrition intolerance）或称喂养耐受不良（feeding intolerance，FI），是指肠内营养过程中发生的一系列相关症状体征，如恶心、呕吐、胃潴留、腹胀、肠鸣音消失、腹泻等症状，需为此改变喂养方案和（或）使用止吐剂、促胃动力剂等特殊治疗。目前认为发生喂养耐受不良症状，或者经72小时喂养仍无法通过肠内营养途径满足20kcal/（kg·d）的能量供给目标，或者因任何临床原因停止肠内营养的，均需考虑胃肠道不耐受。肠内营养耐受不良会造成患者不适，反复呕吐会增加吸入性肺炎的发生风险，腹泻会加重肛周皮肤破溃的风险，延迟患者达到营养目标的时间，严重影响患者预后。有效且安全的肠内营养可减少不耐受情况的发生，与患者的恢复及预后息息相关。

ASPEN建议每日监测胃肠道耐受性，避免中断肠内营养，具体监测指标如下：

1. 实施肠内营养初期，应观察患者有无恶心、呕吐等表现；应检查喂养管路是否在位，必要时将输注速度减慢50%，给予药物治疗，及时调整营养支持方案。

2. 肠鸣音是患者胃肠道蠕动的重要表现。当肠鸣音亢进或消失时，应停止输注，进行合理用药治疗，2小时复查患者情况。

3. 腹内压的监测可反映小肠运动和吸收功能变化的基本情况，是预测胃肠道耐受性的重要指标。可通过测量腹围或膀胱内压力直接或间接反映腹内压变化情况。腹内压轻度升高（12～15mmHg）时可维持原有营养输注速度，6小时后复评；中度升高（16～25mmHg），减慢输注速度至50%，加用胃肠促动力药物；重度升高时（>25mmHg），应暂停肠内营养。

4. 当患者出现腹泻时，应继续喂养，同时查找腹泻的原因并给予适当治疗。实施肠内营养时，应逐渐增加泵入速度，减少营养制剂与管路的污染，针对乳糖不耐受、膳食纤维不足、脂肪吸收不良等情况，选择合适的营养液配方。对于长期大量应用抗生素的患者应调整抗生素用量，增加益生菌和益生元的摄入，以减少菌群失调的发生。

5. 高龄、肥胖、机械通气、镇静等是胃残留的高危因素，胃残余量（GRV）同样受到患者体位、喂养管位置、喂养管直径、喂养量、测量方法等影响。存在如下情况，可以考虑肠内营养耐受不良：连续肠内营养6小时，GRV>250ml；连续2次测定GRV介于150～500ml；一次随机测定GRV>500ml；幽门后喂养患者GRV>300ml/d，或每6小时回抽GRV>250ml。目前对如何将GRV

应用于肠内营养耐受不良的评估仍存在争论，主要在于临界值尚未统一。ASPEN 在 2016 年发布的《成人危重症营养支持治疗实施与评价指南》中指出，不必常规监测 GRV，仍在监测的单位，若一次随机 GRV＜500ml 且无其他不耐受的表现，应避免停用肠内营养。因此，是否监测应结合患者实际情况与病情选择，对于存在高度误吸风险的神经系统疾病患者，应酌情进行监测。GRV 增加时，应减慢泵入速度，加用促动力药，不能缓解的患者可采用幽门后喂养，降低反流误吸风险。

三、代谢监测

肠内营养液输注的总量及速度等可对患者的血糖、血脂、电解质、血容量产生一定影响，在营养支持期间，应定期监测患者的血糖、血脂、电解质（钠、钾、钙、镁、磷）、肌酐、尿素氮等，每天记录患者的液体出入量情况，肠内营养液与额外摄入的液体应分开记录。应根据监测结果、病情变化及临床用药情况，及时调整营养支持方案，保证营养支持效果。血糖升高患者接受强化胰岛素治疗时，应根据血糖变化调整营养液的总量及输注速度，在胰岛素使用初始阶段，应每 1～2 小时监测血糖 1 次，待稳定后可每 4 小时监测 1 次。对于血脂异常的患者，应至少每周检查 1 次血脂。

四、肠内营养并发症监测

肠内营养的常见并发症可分为机械性并发症、胃肠道并发症及代谢性并发症，以腹胀、误吸、腹泻等胃肠道并发症最为常见，应注意与胃肠道不耐受进行区别。在实施肠内营养过程中，应密切观察患者的反应，及时发现可能出现的并发症，及时记录并发症并做好相应处理。

五、营养状况监测

通过监测患者的营养状况，可以有效评价营养支持效果，同时便于及时调整方案及营养量的供给与方式，保证营养支持的最佳效果。

（一）人体测量学指标

每周测定 1 次体重、BMI、上臂中点周径、肱三头肌皮褶厚度、四肢肌力等。若条件允许，可进行人体成分分析，测定患者体内蛋白质、脂肪含量变化，精准量化营养状况。

（二）实验室指标

1. 氮平衡 营养支持开始时每日测量氮平衡，稳定后改为每周测量 1 次。

2. 血清蛋白指标 血清白蛋白、前白蛋白、总蛋白、转铁蛋白等指标应每周监测 2 次，稳定后改为每周监测 1 次，因内脏蛋白在肝脏合成，肝功能受损、应激状态时内脏蛋白的水平不能完全反映患者营养状况，应结合患者实际情况作出判断。

3. 血常规 血细胞计数、血红蛋白等指标应每周监测 1 次。

4. 微量营养素 不定期监测铁、锌、铜、B 族维生素等，以上监测指标可根据患者病情及治疗需要进行调整，稳定后可减少监测次数。

（胡　珊　单志磊）

第十二章　肠外营养

第一节　肠外营养的历史与发展

一、基本概念

肠外营养是经肠道外通路即静脉途径输注包括碳水化合物、脂肪乳剂、氨基酸、维生素、微量元素、电解质与水在内的营养素，以达到纠正或预防营养不良、维持营养平衡目的的营养治疗方法。根据患者营养需要的满足程度，可将肠外营养分为全肠外营养（TPN）和部分肠外营养（PPN）两类，部分肠外营养也称补充性肠外营养（SPN）。

二、肠外营养的历史与发展

肠外营养疗法始创于20世纪60年代初期，但追溯其发展已有近400年的历史。经静脉给予营养支持的技术起源于多种科学技术的观察与进展。1628年，William Harvey对循环系统的探索发现，确定了静脉输液的解剖学基础。1658年，Christopher Wren及其同事们报道了给犬注射麦芽酒、葡萄酒、鸦片和油的研究效果，用中空的鹅毛笔充当针/导管，用猪膀胱充当储液器，探索了热卡与输注系统。1831年，Thomas Latta通过静脉输注盐水和碱成功治疗了因霍乱引起的体液丢失过多。1923年，致热原的发现使得静脉补液的安全性得到很大提高。1939年，Rhoads将预消化的蛋白胨水解液注入一种分离的结肠套圈内，表明有25%的氮被吸收。同年，Elman和Weiner首次经静脉输入酪蛋白水解液。虽然上述两种方法均不足以满足机体对营养的需要，但由此提出了将两种方法联合使用的建议，使得今天的肠外营养成为可能。1954年由下腔静脉输入高浓度葡萄糖，开创了静脉输注高渗液体的先河。1967～1968年，美国外科医师Stanley Dudrick和Douglas Wilmore经锁骨下中心静脉置管进行肠外营养，并在动物实验和短肠综合征婴儿的临床应用中，均证明其安全性和有效性，并由此提出了“静脉高营养”的名称。自此以后，肠外营养治疗开始受到较为广泛的研究与应用，使众多垂危患者获得了新生。对创伤、败血症和其他疾病的代谢反应研究，以及在此条件下营养液和电解质的需求及其对酸碱调节的影响，促进了肠外营养的进步，最终促进了家庭肠外营养（home parenteral nutrition，HPN）的发展。1969年，美国首次报道了将动静脉分流术用作静脉输液通路实施家庭肠外营养的案例，随后加拿大也报道了家庭肠外营养的开展。1970年后，一些欧洲国家和其他国家也陆续以不同途径开展了家庭肠外营养。1970～1974年，美国外科医师Scribner及法国外科医师Solassol提出了“人工胃肠”的概念，并将其推广到欧洲各国、日本和中国等地区。

19世纪后半叶和20世纪上半叶，人们逐渐了解和发现各种营养物质的化学结构、稳定性和生物学效应，极大地促进了肠外营养制剂（包括宏量营养素和其他营养素）的研发。1961年，瑞典内科医师Arvid Wretlind研发大豆油脂肪乳剂且成功应用于临床，被视为现代肠外营养的开端。对于氨基酸，1940年，结晶氨基酸溶液即已由静脉成功输注。20世纪70年代，晶体氨基酸取代了商业蛋白水解物。至80年代，已成功研制出甘氨酸-谷氨酰胺和丙氨酸-谷氨酰胺等双肽，解决了单独添加氨基酸不稳定和溶解性差的问题，其间相关应用理论也得到了发展。1959年，美国哈佛医学院布里根医院的Francis Moore首先提出热量与氮的合适比值为150kcal：1g的理论。1977年，无糖等渗氨基酸溶液用于饥饿和手术创伤的患者，并提出“节省肌肉蛋白”的学说，促进了低浓度氨基酸的临床应用。之后的研究发现此学说并不正确，只有同时补充碳水化合物才能改善氮平衡。之后又开展了对微量元素需要量和缺乏症以及各种疾病状态时体内氨基酸组成改变等的研究，并研制了多种疾病适用型氨基酸溶液配方。20 世纪 70～80 年代，美国、欧洲各国相继成立肠外肠内营养学会，即 ASPEN（1976 年）和 ESPEN（1980 年）。现在，肠外营养无论从理论、技术，还是各种营养制剂方面均得到了很大的发展。

我国自 20 世纪 60～70 年代，在国家经济状况薄弱，临床营养知识、营养技术和产品稀缺的困难时期，一众普外科前辈医师（曾宪九教授、吴肇光教授、黎介寿院士、吴蔚然教授、蒋朱明教授、吴肇汉教授）勇于探索、研究，大胆担当和实践，率先在国内开展临床营养相关的基础研究和临床实践，最早为肠功能衰竭的外科危重症患者进行营养支持取得成功，改变了传统治疗的观念和局限性，明显改善了临床结局。20 世纪 70 年代初，复合氨基酸液、脂肪乳剂、胃肠外用维生素、复合微量元素等均依赖进口。但至 1990 年前后，国内已能制造标准肠外营养支持的全部药物。此外，从 20 世纪 70 年代起，我国在国产中心静脉导管、输液泵及三升袋研制方面作了大量工作。90 年代后，国内对经外周中心静脉插管已有研究和应用。2000 年后，国内肠外营养使用率大幅上升。2004 年，中华医学会肠外肠内营养学分会（Chinese Society of Parenteral and Enteral Nutrition，CSPEN）成立，加强了各个学科对肠外营养与肠内营养的重视。

21 世纪以来，随着工业化、现代化、城市化、老龄化的社会环境改变，疾病谱发生变化，尤其是慢性非传染性疾病患病率快速攀升，短肠综合征、肠功能障碍或衰竭已成为威胁人类健康的主要“杀手”。

第二节　肠外营养的适应证与禁忌证

一、肠外营养适应证

肠外营养的基本适应证是胃肠功能障碍或衰竭的患者。凡患者存在营养风险或营养不良，预计 1 周以上无法经肠道满足 60%目标需要量或禁食超过 3 日，均具有肠外营养治疗的指征。2023 年，《中国成人患者肠外肠内营养临床应用指南》指出：对于营养风险较高的患者[NRS 2002 评分≥5 分或危重症营养风险（NUTRIC）评分≥6 分]，若 48～72 小时内肠内营养无法满足机体需要的能量及蛋白质的 60%时，建议给予补充性肠外营养；对于低营养风险的患者（3 分≤NRS 2002 评分＜5 分或 NUTRIC 评分＜6 分），肠内营养支持治疗 7 日仍未达到 60%目标需要量时，应给予补充性肠外营养；对于胃肠功能严重障碍且不能使用肠内营养的重度营养不良患者，建议尽早启动肠外营养。

（一）消化系统疾病

存在胃肠功能障碍或衰竭时，需要肠外营养支持。

1. 胃肠道梗阻　如贲门癌、幽门梗阻、高位肠梗阻、新生儿胃肠道闭锁等。

2. 消化道瘘　高位小肠瘘因摄入食物会经瘘口排出，造成营养物质吸收障碍，而且消化液大量丢失使患者发生脱水及电解质紊乱，加之常同时伴有腹腔感染及脓肿，使机体进一步耗竭，短期内即可导致死亡。肠外营养支持在提供营养的同时可使消化道得到休息，大大减少消化液的分泌与丢失，提高组织愈合能力。

3. 短肠综合征　广泛小肠大部切除的患者很难在术后短期内经胃肠道吸收充分的营养物质，可致严重营养不良。肠外营养可显著改善患者的营养状况，并给予肠道适应术后状况及恢复功能的时间。

4. 重症急性胰腺炎　禁食可减轻患者呕吐、腹部疼痛等症状，肠外营养可满足禁食时机体的营养需要。

5. 炎症性肠病 包括溃疡性结肠炎和克罗恩病等，肠外营养可减轻腹部不适与腹泻等症状。

6. 严重营养不良伴胃肠功能障碍者。

7. 其他 一些疾病可影响胃肠蠕动与吸收功能，如长期顽固性恶心呕吐、严重腹泻、硬皮病、系统性红斑狼疮、炎性粘连性肠梗阻、食管贲门失弛缓症、多发性肠瘘、小肠黏膜萎缩、放射性肠炎、广泛且不易手术切除的克罗恩病等。这些患者可依靠肠外营养维持良好的营养状态，长期家庭肠外营养者可保持较好的生活质量。

（二）严重感染与败血症

持续高热状态下机体的能量需求与代谢率明显增加，但食欲减退，会造成营养摄入明显不足。临床上可见患者因负氮平衡和代谢亢进而日趋消瘦，出现低蛋白血症，进而导致免疫功能降低，抗感染能力下降。此类患者应注意尽早给予肠外营养支持治疗。

（三）严重烧伤与创伤

严重复合伤、烧伤、大范围手术等情况下，机体处于严重应激状态，代谢旺盛，同时消化功能受到抑制，无法经胃肠道满足营养需要。与分解代谢有关的氮、钾、磷等从渗出液中大量丢失。同时，应激状态下体内儿茶酚胺、胰高血糖素、生长激素与糖皮质激素等分泌增加，蛋白质及脂肪分解、糖异生活跃，出现水钠潴留，及时给予肠外营养可降低继发感染、低蛋白血症、多脏器损害等并发症的发生风险。

（四）急性肾衰竭

肾衰竭终末期（即尿毒症期）蛋白质分解增加且易合并感染以及透析过程中营养物质丢失等诸多因素均可导致患者迅速出现明显的营养障碍，使已损伤的肾功能更不易恢复。在严格控制体液总量、钠盐和钾盐含量等条件下给予肠外营养，有助于缩短病程，降低并发症发生的风险。

（五）神经性厌食与妊娠剧吐

神经性厌食可引起严重营养不良，特别是消化道分泌受抑制所引起的营养不良难以纠正，可应用肠外营养支持。早孕反应所致的严重恶心、妊娠剧吐超过 5～7 日时，应给予肠外营养以保护孕妇与胎儿。

（六）大手术围手术期

术后并发症的发生率及死亡率与患者术前营养状况密切相关。对于需进行大的胸腹部手术且合并营养不良的患者，应给予肠外营养支持，建议术前营养支持 7～10 日。对于存在感染并发症倾向的骨科及颅内手术等患者，也提倡加强术前营养支持，改善患者营养状况，防止病情进一步恶化，降低术后死亡风险。

（七）其他短期无法实施肠内营养的情况

神志不清、误吸风险高、腹膜炎、肿瘤放疗或化疗引起严重胃肠道反应等导致短期内无法实施肠内营养的患者。

二、肠外营养禁忌证

当患者存在严重循环衰竭、呼吸衰竭、严重水电解质或酸碱平衡紊乱、肝肾衰竭等情况，不宜进行肠外营养，建议以维持内环境稳定、治疗基础疾病为主。

下列情况需要慎用肠外营养：

（1）无明确治疗目的或已确定为不可治愈者：如恶性肿瘤终末期伴恶病质的患者，生活质量差、任何治疗方法均无明显改善作用，此时肠外营养也无明显益处，反而会增加患者的生理和经济负担。

（2）胃肠道功能正常或有肠内营养适应证者：对接受肠外营养支持的患者，应注意观察胃肠道功能的恢复情况，及时由肠外营养过渡至肠内营养。

（3）水、电解质紊乱和酸碱失衡或心血管功能紊乱需控制或纠正者。

（4）患者一般情况良好，预计肠外营养治疗时间少于 5 日。

（5）预计发生肠外营养并发症的危险性高于其可能带来的益处者。

（6）原发病需立即进行急诊手术者，术前不宜强求肠外营养。

（7）脑死亡或临终或不可逆昏迷者。

第三节　肠外营养的实施方法

一、肠外营养的输注途径

肠外营养的静脉输注途径包括经外周静脉置管和经中心静脉置管。周围静脉（外周静脉）营养是指导管位于外周静脉，通常在前臂。中心静脉营养是指导管末端位于中心静脉，通常在上腔静脉与右心房交汇处，这种营养方式包括经外周置入中心静脉导管、中心静脉置管（暂时性中心静脉置管）及输液港。

临床上选择肠外营养输注途径需考虑营养液的渗透压、预计输注时间、既往静脉置管病史、拟穿刺部位血管解剖条件、患者凝血功能、合并疾病情况、是否存在病理性体位、护理人员的导管维护技能及患者对静脉置管的主观感受和知情同意等因素。

（一）外周静脉

通过外周静脉给予肠外营养是首选的输注途径，具有静脉入路容易、护理方便、较为经济且可避免与中心静脉导管相关并发症的优点。周围静脉营养适用于较低渗透浓度（通常建议低于900mOsm/L）营养液的短期（＜14 日）治疗，以避免对静脉造成损害。但由于渗透压限制，营养液所能提供的能量及营养素有限，尤其对于需要限制液体量的患者而言，周围静脉营养可能无法满足其营养需要。

静脉应选择四肢静脉、头皮静脉中粗、直、血流量丰富的血管，避开静脉瓣及关节部位，成年人不建议下肢静脉输液。若患者只需短期肠外营养，则可直接选择前臂静脉穿刺。导管应选择质地较软、管径较细的导管。

（二）中心静脉

中心静脉营养适用于预计肠外营养治疗需持续 2 周以上的患者。因选择管径较粗、血流较快的上腔或下腔静脉作为输注途径，故可使用高渗溶液（＞900mOsm/L）和高浓度的营养液。相比周围静脉营养，可最大限度地依据患者需要调整输液量、营养液的浓度和输注速度以满足机体需要，而且可减少患者遭受反复外周静脉穿刺的痛苦，避免表浅静脉栓塞、炎症等并发症。

1. 经外周静脉穿刺的中心静脉导管（PICC）　指通过肘部静脉或上臂静脉将较细的导管置入上腔静脉。对于需要接受较长时间肠外营养支持的患者，PICC 是首选的输液途径。PICC 导管材质以硅胶为主，也有聚氨酯，管径 3～8Fr，长度多为 50～70cm，可有 1～3 个管腔。近几年开始使用末端开口的耐高压导管，其优点在于可以监测中心静脉压，用于增强 CT 造影剂推注，而且可多腔输液。PICC 的优点主要在于可以避免多数中心静脉导管置管并发症，可以较长时间留置且感染发生率较低。超声引导联合赛丁格技术置管大大提高了穿刺成功率，解决了临床中因血管条件差而影响治疗的问题。使用心电图定位导管尖端位置，降低了异位率，成功定位率可达 96%。

2. 中心静脉置管 指导管尖端位于上腔或下腔静脉的静脉导管，临床上常见的穿刺部位为锁骨下静脉、颈内静脉和股静脉。锁骨下静脉置入单腔导管的感染率较低，是肠外营养推荐的中心静脉输注途径。根据保留导管时限，中心静脉置管分为短期置管和长期置管，短期置管一般不超过 2 周，选择锁骨下静脉或颈内静脉途径。锁骨下静脉经皮穿刺易于置管和固定，而且导管相关感染的发生率低，是最常用的中心静脉置管途径。颈内静脉同样用于中心静脉置管，常被作为第二选择，其气胸发生率较锁骨下静脉低，但因颈部需要活动导致相关性感染的发生率较高。只有无法通过锁骨下静脉或颈内静脉置管时，才可以选择使用股静脉，其导管相关性感染并发症发生率最高。通过皮下隧道将导管埋于皮下使其在膝上 10cm 处穿出皮肤，可以显著降低感染的发生率。中心静脉置管的优点包括：①高渗透压或非血管相容性药物的输注；②避免多次静脉穿刺的痛苦和不适；③保护外周血管；④可较长时间留置；⑤可进行中心静脉压监测；⑥减少护理工作量等。

3. 输液港（implantable venous access port，PORT） 长期静脉通道同样可以经由手术置入的静脉输液装置完成。PORT 适用于长期间歇性静脉输注的患者，若单纯以肠外营养输注为目的，通常不用 PORT。常见植入路径包括颈内静脉、锁骨下静脉、头静脉、贵要静脉、股静脉等，置管方式首选经皮穿刺。若临床患者无明显禁忌证，颈内静脉应作为首选，其优势在于血管粗大、解剖位置变异少、操作容易及拔管后静脉恢复快等。锁骨下静脉入路实施流程虽较颈内静脉便捷，且具有较高舒适度，但导管走行时需通过第 1 肋骨和锁骨之间的解剖裂隙，容易并发夹闭综合征，引起导管狭窄、断裂的严重后果。临床上主要以颈内静脉、锁骨下静脉路径为主，应首选右侧颈内静脉，左侧颈内静脉及双侧锁骨下静脉可作为备选。置管时，需避开解剖扭曲、变异部位，局部有感染、肿瘤侵犯、放疗部位，或存在其他血管内设备（如起搏器、透析导管）部位。同时，也应结合患者的病情、医院及手术者的习惯等。PORT 的置入和拔出属于外科手术，必须由医生或者高级实践护士完成。

可植入装置由装备有自封硅胶隔膜、不锈钢或塑料 PORT 与硅胶制成的导管连接构成。导管的直径一般为 5.4～27Fr，长度为 75cm，有 1～3 个管腔。植入手术需在局部麻醉下进行，穿刺成功后需通过影像学检查确认其尖端位置是否位于上腔静脉或下腔静脉中，避免导管异位。PORT 多置于胸壁皮下，使用时可用专用无损伤针直接通过皮肤穿刺入泵体输注液体。植入后的 PORT 完全位于皮下，克服了传统外周静脉输液反复静脉穿刺的缺点，而且可减少感染并发症的发生，对患者的活动无限制。但永久性中心静脉导管仍存在一定风险，如必须通过穿刺操作、使用寿命有限、植入和撤除时需接受手术，医疗费用较高，而且留置导管过程中易导致气胸、动脉损伤、空气栓塞、血胸、心律不齐、中心静脉栓塞、神经和气管丛损伤、胸导管损伤和乳糜胸等。值得注意的是，该装置使用后需用肝素稀释液封管，长期不使用者仍需要每 4 周进行一次维护，以确保其功能和安全。

二、肠外营养处方的制定

（一）能量

1. 间接测热法（indirect calorimetry） 是基于三大产能营养素在体内氧化分解代谢过程中必须消耗 O_2 和产生 CO_2 的原理，测量受试者安静状态下一定时间内人体的 CO_2 产生量和 O_2 消耗量获得人体的基础能量消耗的方法。间接测热法测定结果准确、可信，是临床上判断患者实际能量消耗和营养素利用情况的"金标准"。

2. 简易估计法 拇指法则，即成人每日给予 25～30kcal/kg，老年人给予 20～25kcal/kg。肥胖患者应采用校正体重，透析患者应采用干体重。对于危重症患者，早期给予允许性低热量＜20kcal/（kg·d），随病情变化而逐步调整。

校正体重计算方法如下：①校正体重（kg）=理想体重（kg）+ {0.33×[实际体重（kg）−理想

体重（kg）]}；其中，理想体重=身高（cm）−105；或者，理想体重（男性）=[身高（cm）−100]×0.9（kg），理想体重（女性）=[身高（cm）−100]×0.9−2.5（kg）。②按 BMI 25kg/m^2 计算，校正体重=25×[身高（m）]^2。

3. 公式法 用 Harris-Benedict 公式计算基础能量消耗（basal energy expenditure，BEE），再乘上相应的活动指数和应激指数即可得到总能量消耗量（常见活动指数与应激指数见表 12-1）。此公式因为计算复杂，且结果与实际能量消耗值存在较大差异，故临床不常用。

男性：BEE（kcal/d）=66.47 + [13.75×实际体重（kg）] + [5.0×身高（cm）]−[6.76×年龄（y）]

女性：BEE（kcal/d）= 655.1 + [9.56×实际体重（kg）] + [1.85×身高（cm）]−[4.67×年龄（y）]

表 12-1 常见活动与应激状态下的指数变化

影响因子		指数
活动	卧床不起	1.2
	已离开床	1.3
应激	术后（无并发症）	1.0
	长骨骨折	1.15～1.30
	恶性肿瘤/慢性阻塞性肺疾病	1.10～1.30
	腹膜炎/脓毒症	1.10～1.30
	严重感染/多处创伤	1.20～1.40
	多器官功能障碍综合征	1.20～2.00
	烧伤	1.20～2.00

对于婴儿、儿童及青少年患者，国外指南推荐采用 Schofield 公式计算静息能量消耗（resting energy expenditure，REE），计算方法见表 12-2。病情稳定期肠外营养需求可通过 REE 乘以体力活动系数计算，并根据（追赶）生长和病情增加或减少 REE。

表 12-2 Schofield 公式计算静息能量消耗

年龄（岁）	静息能量消耗（kcal/d）	
	男	女
0～3	59.5×体重（kg）−30	58.3×体重（kg）−31
3～10	22.7×体重（kg）+ 504	22.3×体重（kg）+ 486
10～18	59.5×体重（kg）+ 658	13.4×体重（kg）+ 692

（二）宏量营养素

肠外营养处方包含碳水化合物、脂肪乳、复方氨基酸、维生素、微量元素和电解质制剂。根据机体代谢情况将总能量分配至三大宏量营养素，同时补充微量营养素，以保证在提供充足营养物质的同时，改善或维持机体的代谢情况，促进疾病的康复。一般情况下，建议葡萄糖、脂肪乳及氨基酸供能占比分别为 50%～60%、25%～30%和 15%～20%，实际应用时应根据患者的病情及代谢情况具体调整。

1. 氨基酸制剂 肠外营养的氮源均来自氨基酸，主要功能为维持机体的结构和生理功能。一般情况下，氨基酸的需要量为 0.8～1.2g/（kg · d），提供总热量的 15%～20%。此外，因充足的非蛋白质热量（non-protein calorie，NPC）对蛋白质的有效利用十分重要，建议热氮比为（100～150）kcal∶1g。对于处于高分解状态的老年严重营养不良患者，在肝、肾功能允许的情况下，氨基酸的供给量可提高至 1.5g/（kg · d）。目前临床上有普通的平衡型氨基酸、疾病适用型氨基酸及特殊类型氨基酸等制剂，应根据患者病情特点进行选择。合并严重肝、肾功能障碍或休克的重症患者，不建议补充谷氨酰胺双肽。

2. 碳水化合物 目前肠外营养支持中常用的碳水化合物包括葡萄糖注射液、果糖注射液、木糖醇注射液等，其中葡萄糖注射液的应用最为广泛。葡萄糖是非蛋白质热量的主要来源，可提供人体所需热量的 50%～60%，每 1g 水合葡萄糖提供 3.4kcal 能量。健康成年人每日消耗葡萄糖 4～5g/kg，过多的葡萄糖摄入会转化为脂肪储存，导致代谢紊乱。在进行肠外营养支持时，需根据患者的基础代谢情况，给予 3～3.5g/（kg · d），输注速度不应超过 4mg/（kg · min），以预防高血糖的发生。对于高血糖、糖耐量异常及危重症患者，需根据具体情况酌情减量。

3. 脂肪乳制剂 在肠外营养中的供能占比为 25%～30%，基础供给量为每日 1g/kg，不应超过 2.5g/kg。当血清甘油三酯水平高于 3mmol/L 时应减量或暂不应用，休克未纠正或供氧不足情况下不宜应用。此外，脂肪乳输注速度应慢，过快可能引发脂肪超载综合征（fat overload syndrome），出现发热、寒战等表现。目前临床上较常用的脂肪乳制剂有长链脂肪乳、中长链脂肪乳、结构脂肪乳、ω-3 鱼油脂肪乳等，应根据不同的疾病情况及代谢特点，选择适宜的脂肪乳制剂。

从非蛋白质热量供给角度考虑，碳水化合物和脂肪供能比例(即糖脂比)通常为 70/30 或 60/40，重症患者可达 50/50，且有脂肪供能达 60%的报道（一般不应超过 60%）。重症或外科术后患者急性期应避免过高的糖脂比，以免加重糖代谢紊乱，脂肪供能一般为非蛋白质热量的 30%～50%。

（三）微量营养素

1. 维生素 一般情况下，对于全肠外营养患者，按每日膳食推荐摄入量（或适宜摄入量）作为标准给予（表 12-3），每日 1 支复合维生素注射液即可。对于存在明显维生素缺乏或消耗的患者，可适当增加剂量，但不推荐在无临床证据情况下盲目大剂量补充。

表 12-3 成人膳食维生素每日推荐摄入量（或适宜摄入量）及 CDE 成人肠外营养日需要量

维生素	每日膳食推荐摄入量或适宜摄入量	CDE 肠外营养日需要量
维生素 A（视黄醇）	＜50 岁：770μgRAE（男）/660μgRAE（女） 50～65 岁：750μgRAE（男）/660μgRAE（女） 65～75 岁：730μgRAE（男）/640μgRAE（女） ≥75 岁：710μgRAE（男）/600μgRAE（女）	3300U（1U=0.3μg RAE）
维生素 D（维生素 D_2/D_3）	10μg（＜65 岁）；15μg（≥65 岁）	200U
维生素 E（α-生育酚）	14mg α-TE	10U（1U=1mg）
维生素 K（叶绿醌）	80μg	150μg
维生素 C（抗坏血酸）	100mg	200mg
维生素 B_1（硫胺素）	1.4mg（男）/1.2mg（女）	6.0mg
维生素 B_2（核黄素）	1.4mg（男）/1.2mg（女）	3.6mg
维生素 B_3（烟酸）	15mg（男）/12mg（女）	40mg
维生素 B_6（吡哆醇）	1.6mg	6.0mg
维生素 B_9（叶酸）	400μg DFE	600μg
维生素 B_{12}（钴胺素）	2.4μg	5μg
维生素 B_5（右泛醇）	5.0mg	15mg
维生素 B_7（生物素）	40μg	60μg

注：CDE，国家药品监督管理局药品评审中心；DFE，膳食叶酸当量

2. 微量元素 对于全肠外营养患者，每日 1 支复合微量元素注射液即可满足日常需求。

（四）电解质

电解质包括钠、钾、镁、钙、磷、氯等，临床上有不同浓度的相应制剂可供选择，肠外营养处方中给予生理需求量即可，正常情况下成人全肠外营养中每日电解质的需要推荐量及补充形式见表

12-4。若存在明显缺乏，在肠外营养配制规范中阳离子浓度要求范围内酌情增加，否则需要另建通道进行补充。电解质平衡的管理需动态监测患者的症状、体征、液体出入量及血电解质指标。

表 12-4　成人每日电解质需要推荐量及补充形式

项目	钠	钾	钙	镁	磷
需要推荐量（mmol）	80～100	60～150	2.5～5	8～12	15～30
补充形式	氯化钠、乙酸钠	氯化钾、乙酸钾	葡萄糖酸钙	硫酸镁	磷酸钠、磷酸钾

（五）液体量

液体量应根据患者每日情况计算供给，需综合评估患者的心、肾功能，密切关注其体重变化、出入量平衡（包括经口或经静脉补充的液体、尿量及经其他途径丢失液体等情况）、监测患者是否存在脱水、水肿或腔内液体积聚。

正常情况下成人每日需水量可用多种方法计算（表 12-5）。高热量摄入、妊娠、发热、大量出汗、腹泻、烧伤、外科引流等情况下，机体对液体的需要量增加。对于儿科患者，一般情况下按儿童 30～120ml/kg、婴儿 100～150ml/kg 供给。但若存在心、肾功能不全，常需限制液体供给，且营养液输注速度不宜过快。对于周围静脉营养的患者，液体量过多可能持续 24 小时仍无法输注完成，液体量过少则有可能因浓度过高、渗透压过高导致静脉炎等而无法输注。临床实践中一般应用不同浓度的葡萄糖液体进行液体量及渗透压的调节。

表 12-5　成人每日需水量计算方法

方法	水需要量
按年龄计算（ml/kg）	
强体力活动年轻人	40
大多数成年人	35
老年人	30
按体重计算（ml/kg）	
第 1 个 10kg	100
第 2 个 10kg	50
额外的体重	20（体重≤50kg）或 15（体重＞50kg）
按摄入热量计算（ml/kcal）	1

（六）渗透压计算

渗透压摩尔浓度指每升溶液中所含渗透活性离子（分子或离子）的数量，单位为 mOsm/L 或 mOsm/kg。正常人体血液的渗透压摩尔浓度的正常值范围为 285～310mOsm/L。经外周静脉输注高渗透压摩尔浓度的液体时，易发生血栓性静脉炎。渗透压摩尔浓度可通过冰点渗透压仪测定，也可通过公式估算。添加药品后，需重新计算多腔袋的渗透压。当无法达到渗透压要求，但又必须使用肠外营养时，建议经中心静脉置管。

ASPEN 推荐使用简便公式估算肠外营养液的渗透压摩尔浓度，即渗透压摩尔浓度（mOsm/L）=[葡萄糖（g）×5 + 氨基酸（g）×10 + 20%脂肪乳（g）×（1.3～1.5）+ 电解质（mmol/L）]/总体积（L）；丙氨酰谷氨酰胺、微量元素分别按照 5mOsm/g、19mOsm/支纳入计算。国内专家共识推荐使用更适合国内处方习惯的公式：渗透量浓度（mmol/L）=（9.66A + 7.88G + 3.52F + 36.4Na + 27.55K + 3.38P + 7.46W−250）/V；其中 A 为氨基酸（g）、G 为葡萄糖（g）、F 为脂肪乳（g）、Na 为氯化钠（g）、K 为氯化钾（g）、P 为甘油磷酸钠中的磷（g）、W 为微量元素（ml）、V 为液体总体积（L）。

三、肠外营养液的输注方法

（一）肠外营养液的输注方式

目前推荐应用“全合一”输注方式，即将机体所需的肠外营养组分按一定比例和顺序混合后进行输注，在国内外临床实践中已被证明是当前唯一正确的肠外营养输注方式。与单瓶输注相比，“全合一”营养液中各种营养成分充分混合，使之达到合理的配比，更符合病理生理需求，有利于机体的合成代谢需要，而且可减少代谢性并发症的发生。能量物质和氨基酸同时输注可避免氨基酸作为能源物质被消耗，这种输注方式也可避免某一阶段某种营养物质输入较多而另一种（些）营养物质输注较少时而产生的不良反应。充分混匀的营养物质可使各营养制剂相互稀释，降低整体渗透压，减少对静脉的刺激。“全合一”溶液中的氨基酸分子吸附在油水界面上，增强了乳糜微粒的机械屏障，可以增强脂肪乳剂的稳定性。此外，“全合一”式肠外营养可避免更换输液瓶和插入导气针，使用方便，有效降低临床操作时产生的污染和空气栓塞的风险，减少血流感染的发生。

根据输注动力的不同，肠外营养可以分为重力滴注和泵控输注。输液泵的使用是提升肠外营养治疗安全性的关键因素之一。作为一种医疗设备，它可将营养物质以可控的量和速度输送至患者体内。而且输注过程中一旦出现故障或液体即将输注完毕，仪器会自动报警，以确保输液的安全，对夜间输液的患者尤为重要。在临床上，对于危重患者多采用泵输注以精确控制输注速度和输注量。

（二）肠外营养液的输注速度和输注量

肠外营养液的输注速度及输注量与并发症的发生密切相关。对于刚开始接受全肠外营养或营养液量较大的患者，推荐采用持续输注法；而已稳定接受持续全肠外营养及需长期行全肠外营养的患者，可采用循环输注法。有条件者应用输液泵控制输注速度，速度不可过快，否则容易刺激血管内壁，并可能发生代谢紊乱。可由 1ml/min 开始低浓度、小量、慢速输注，然后根据患者的耐受程度逐渐递增。一般全天营养液在 8～12 小时内输完即可，应监测机体对葡萄糖及液体量等的耐受情况，若无法耐受此速度，可适当延长或减速。但持续输注的时间越长、肠外营养应用时间越长，静脉损伤风险越大，可能导致或加重相应并发症。

对于脂肪乳剂，因黏滞度较高，故临床使用时输注滴速不易控制，滴注过快则易引发脂肪超载综合征。《中华人民共和国药典》临床用药须知规定：开始 15 分钟，20%脂肪乳注射液的滴速应为 0.5ml/min，10%脂肪乳注射液的滴速则为 1ml/min；之后 4～6 小时，20%脂肪乳注射液输液量为 250ml，10%脂肪乳注射液输液量为 500ml；每日总量不应超过 3g/kg 体重。在营养液输注过程中，应进行相关指标的监测，发现不良反应时需及时停止输注。

实施肠外营养支持时，营养液输注速度或配方的任何改变均应十分谨慎。不能突然去除营养液中的某一成分或使营养液中某成分的浓度明显改变，也不能突然明显改变营养液滴注速度，更不能突然停止肠外营养液输注，尤其是应用肠外营养 1 周以上者。以上操作均可能导致代谢并发症，常见的是突发性血糖水平异常。整个肠外营养支持过程中，必须让患者逐渐适应浓度和渗透压的变化，开始肠外营养时要逐渐递增，拟停止时也要逐渐递减。

（三）肠外营养实施的注意事项

1. 保持肠外营养液稳定 为减少因营养液不稳定而对患者造成的不良反应，除要关注产品本身质量外，还应在临床使用过程中采取各种措施保持营养液稳定。“全合一”营养液为各种物质的混合液，不同物质混合易产生各种物理、化学变化而使营养液不稳定。为获得稳定的全营养液，溶液配制时可先将水溶性物质加入葡萄糖溶液中、氨基酸液和磷酸混合、脂溶性维生素加入脂肪乳中，并检查各混合液有无沉淀产生。然后，将 3 种混合液分别经包装容器的 3 个输入口同时加入，加入时不断轻摇使之混匀，并检查有无沉淀生成。配制好的营养液应在 24 小时内输注，若无法及时输注，应于4℃保存，但混合液不宜长时间保存，以免影响其稳定性。

2. 保持导管通畅 在营养液输注过程中，药物沉淀和脂肪沉积都有可能导致导管堵塞。导管中的沉淀物主要是因营养液不稳定而产生的不溶性钙盐和脂肪乳剂，故每次输液完毕后可用0.1%肝素盐水封管，且下次输液前先用肝素盐水冲洗导管，导管堵塞时则可直接用10U/ml的肝素盐水进行冲洗。同时，应注意药物配伍禁忌，肠外营养液中的物质种类较多，易与其他不相容药物发生作用而产生沉淀。医护人员应合理安排静脉营养液与其他药物的输注顺序，避免将肠外营养液与不相容药物配伍。

3. 实施专业护理 对于肠外营养支持实施的整个过程，相关医护人员都应经过专业的教育和培训。营养液的配制和静脉导管的穿刺置管均须采用无菌技术进行。穿插置管时，应选择合适的患者体位和插管部位，且穿刺技术熟练，避免穿刺相关机械性损伤。同时，穿刺点周围要注意消毒，在置管后应用纱布或透明敷料进行保护，防止感染的发生。治疗过程中若出现不良反应，应快速采取正确的应对措施。

4. 落实质量监测 对接受肠外营养治疗的患者，应进行系统、全面、持续的质量监测，及时发现有关并发症，尽早处理，防止引发严重后果。同时，及时了解肠外营养治疗的效果，并根据患者病情变化及时调整肠外营养配方，保证肠外营养治疗效果。

第四节 肠外营养制剂组成与配制

一、肠外营养制剂成分组成

肠外营养液的成分包括宏量营养素（碳水化合物、脂肪乳和氨基酸）、微量营养素（维生素、微量元素）、电解质和水（表12-6）。在临床应用过程中，推荐将各种营养成分配制于一个袋子后进行输注，即“全合一”或称全营养混合液（total nutrient admixture，TNA）。

表12-6 肠外营养液组成成分及来源

成分类别	上市品种
碳水化合物	葡萄糖注射液、果糖注射液等
脂肪乳	长链脂肪乳、中长链脂肪乳、橄榄油脂肪乳、结构脂肪乳、ω-3 脂肪乳、多种油脂肪乳
氨基酸	复方氨基酸注射液（3AA、6AA、9AA、15HBC、18AA、20AA等）、小儿复方氨基酸、丙氨酰谷氨酰胺
微量营养素	水溶性维生素、脂溶性维生素、复合维生素、多种微量元素
电解质	氯化钾注射液、氯化钠注射液、葡萄糖酸钙注射液、氯化钙注射液、硫酸镁注射液、门冬氨酸钾镁注射液、甘油磷酸钠注射液、复合磷酸氢钾注射液
水	灭菌注射液用水（或通过0.9%氯化钠、5%葡萄糖、葡萄糖氯化钠注射液补充）

（一）碳水化合物制剂

碳水化合物包括可溶性单糖和由多个单糖组成的大分子可溶性多聚糖，其主要生理功能是提供能量，同时还参与构成人体代谢过程中的一些重要物质，如DNA、RNA、ATP和辅酶等。

葡萄糖是目前临床肠外营养中应用最多的碳水化合物。它以糖原形式储存于肝脏和骨骼肌中，当肝糖原储备耗尽时，机体还可利用氨基酸、甘油和乳酸等通过糖异生途径合成葡萄糖。由于葡萄糖制剂来源丰富，无配伍禁忌，最符合人体生理要求，能被所有器官利用，且有显著的节氮效应，因此是临床上应用最多的能源物质。

配制肠外营养液的葡萄糖为一水葡萄糖，每1g提供3.4kcal热量。为了提供充足的能量，肠外营养配方中常应用高浓度的葡萄糖作为能量来源，但是需控制50%葡萄糖注射液的用量，因其渗透压高，可使脂肪乳剂中脂肪颗粒产生聚集，营养稳定性被破坏。

一般提供碳水化合物 200～250g/d，不宜超过 400g，供能占总能量的 60%～70%，葡萄糖和脂肪供能比值为 5∶5～7∶3。碳水化合物含量通常根据蛋白质和脂肪含量的变化进行调整，以尽可能达到热量目标。需要注意的是，葡萄糖在体内的氧化作用是有限的，与机体消耗有关，一般住院成年患者的葡萄糖最大氧化速率为 4～5mg/（kg·min）。在连续性滴注时，输注速度不应超过葡萄糖的最大氧化速率。对于存在应激性高血糖的危重症患者，应严格控制葡萄糖供给量为 2～3g/（kg·d），输注速度应低于 3mg/（kg·min），供能不足部分可由脂肪供给。葡萄糖的代谢依赖于胰岛素，对于糖尿病、手术创伤所致胰岛素不足状态下的患者，必须补充外源性胰岛素。严重感染、创伤等应激状态下，机体内存在胰岛素抵抗，即使使用外源性胰岛素，机体对葡萄糖的利用率也会下降。故应及时检测血糖，使血糖维持在 8.3～10mmol/L 范围内。鉴于“全合一”输液袋包装材料可能会吸附胰岛素，建议单独应用胰岛素，如使用胰岛素泵经静脉单独输注。

在静脉输注葡萄糖时，血浆葡萄糖浓度的变化是肠外营养时整个代谢反应调节的基础。应避免输注过量葡萄糖，否则易引起以下情况：①糖代谢紊乱，应激会导致葡萄糖氧化利用障碍、胰岛素抵抗及葡萄糖耐量下降，外源性输注大量葡萄糖会进一步加重糖代谢紊乱；②免疫抑制，持续高血糖会抑制单核细胞的趋化性和吞噬功能；③呼吸商增高，产生 CO_2 增多，加重呼吸肌负荷；④进入非氧化途径，如糖原贮存、肝脏脂肪沉积等可引起肝脏结构和功能的损害。

临床上常用的葡萄糖注射液包括 5%、10%、25%和 50%等不同浓度规格。除葡萄糖注射液外，其他碳水化合物制剂还有果糖、麦芽糖、山梨醇和木糖醇注射液等，其在体内的利用率与葡萄糖相似，但对血糖浓度的影响较葡萄糖小。目前临床上应用肠外营养时使用其他碳水化合物制剂并不普遍，主要源于这些碳水化合物的利用率个体差异大，应用于人体尚有一定的缺陷及不良反应。

（二）脂肪乳制剂

1. 脂肪乳注射液的分类 脂类广泛存在于人体内，是细胞膜的组成成分。在营养方面，脂类能提供热量和必需脂肪酸，是机体重要的能量底物和主要的能量储备，并能协助脂溶性维生素吸收。脂类在小肠经胆汁中胆汁酸盐的作用，乳化并分散成细小微团后才能被消化酶消化。在十二指肠和空肠上段以脂肪酸的形式通过肠黏膜，经淋巴及门静脉途径进入肝脏，在肝细胞线粒体内代谢。

脂肪乳注射液是油、磷脂乳化剂、等渗剂和注射用水制成的稳定的水包油型制剂，主要以小肠乳糜微粒为模型发展而成，即用乳化剂和机械力将微小的油滴均匀分散在水相中构成的两相体系，其粒径一般控制在 0.4～1μm。其主要成分是甘油三酯，理化性质和代谢特性取决于各脂肪酸成分。脂肪酸存在以下分类方法：①根据碳链长度，脂肪酸可分为短链（<6 个碳原子）、中链（8～12 个碳原子）和长链（14～24 个碳原子）脂肪酸。②根据饱和程度（即是否含有碳碳双键），可以分为饱和脂肪酸与不饱和脂肪酸。只含 1 个双键的不饱和脂肪酸为单不饱和脂肪酸，如油酸；含 2 个及以上双键则为多不饱和脂肪酸，如亚油酸、*α*-亚麻酸等。③根据第一个碳碳双键的位置（从甲基端算起），又可分为 *ω*-3、*ω*-6 和 *ω*-9 脂肪酸。鱼油中主要为 *ω*-3 脂肪酸，大豆油中主要为 *ω*-6 脂肪酸，橄榄油中主要为 *ω*-9 脂肪酸。④根据机体能否自行合成，脂肪酸分为必需脂肪酸和非必需脂肪酸。必需脂肪酸必须依靠外源性补充，主要有亚油酸、*α*-亚麻酸。脂肪酸的化学结构、代谢特点和成分组成决定了它们在临床疾病中的选择应用。

临床应用的脂肪乳注射液分类参考脂肪酸分类。根据脂肪酸碳链长短，分为长链脂肪乳和中长链脂肪乳。后者根据碳链和甘油三酯键的结合情况，分为物理混合的中长链脂肪乳和结构中长链脂肪乳。根据油的来源，包括大豆油脂肪乳、橄榄油脂肪乳、鱼油脂肪乳等。同时，随着临床需求的发展，还出现了多种油成分混合制剂。

2. 不同脂肪乳的临床药理特点及选择

（1）长链脂肪乳：1961 年，瑞士的 Wretlind 教授利用大豆油和蛋黄卵磷脂制成大豆油脂肪乳剂，其中含 20%的大豆油和 1.2%的卵磷脂，是世界上第一种长链甘油三酯（LCT）脂肪乳。其脂肪酸由 14～24 个碳原子组成，以大豆油和红花油为基质，主要为患者提供能量和必需脂肪酸（ω-6 亚油酸和 ω-3 亚麻酸，其中 ω-6/ω-3 为 7∶1）。该产品具有非常好的临床效果和安全耐受性，只要患者肝肾功能基本正常，且不处于应激状态，安全使用长达数十年的病例已不计其数。但 LCT 不溶于水，水解产生的长链脂肪酸需要依赖载脂蛋白的结合才能进入细胞内，在线粒体中氧化，还需要肉碱的携带，氧化代谢速度较慢。因此，供能慢且血浆甘油三酯较高，长期应用可能造成肝、脾内脂肪色素沉着，导致肝脏浸润和脂肪肝。另外，富含 ω-6 多不饱和脂肪酸，过多的多不饱和脂肪酸会对免疫系统、肺功能及脂质过氧化等造成一定影响。因此，对于脂肪代谢功能减退的患者，如肝肾功能不全、糖尿病酮症酸中毒、胰腺炎、甲状腺功能减退（伴高脂血症）以及败血症患者和婴幼儿应慎用。在输注过程中，应密切观察这些患者的血清甘油三酯水平。

市场上的长链脂肪乳制剂有不同浓度（10%、20%、30%）及规格（100ml/瓶、250ml/瓶）。

（2）中长链脂肪乳：中链甘油三酯（MCT）由 8～12 个碳原子组成，与 LCT 相比，具有以下生化特征和代谢优点：①水溶性较 LCT 高 100 倍，水解快速且完全，在血中分解成中链脂肪酸后不依赖肉碱转运，直接进入线粒体氧化，供能迅速；②与白蛋白结合少，不易被酯化，半衰期 16 分钟，约为 LCT 的一半，代谢和清除快而完全，不在肝脏或组织中沉积，较少发生肝脏脂肪浸润；③以乙酰辅酶 A 和代谢生成的酮体供能，具有显著的节氮作用；④MCT 代谢后不产生花生四烯酸类物质，因此对免疫系统无抑制作用。但是 MCT 也存在以下缺点：①必需脂肪酸含量少，单独使用无法满足机体需要；②代谢过程产生酮体，有引起酸中毒的风险；③可通过血脑屏障，所含的辛酸具有中枢神经系统毒性，可产生麻醉样作用甚至导致昏迷。因此，MCT 不适合作为唯一脂肪来源。

中长链脂肪乳制剂包括由 LCT 和 MCT 物理混合而成的脂肪乳制剂（MCT/LCT 脂肪乳）和通过化学合成的结构脂肪乳（structured triglyceride，STG）。1984 年，市场上成功研发了等比例混合的 MCT/LCT 脂肪乳剂，使用 50% MCT 替代了 50%的 LCT。原料主要以椰子油或棕榈油与大豆油进行物理混合而成。既能够提供人体所需的必需脂肪酸，又具有水解和氧化快速彻底、不依赖肉碱转运、对免疫系统影响小及不易在肝内及外周组织中浸润等优点。临床上，MCT/LCT 脂肪乳主要用于肝功能不全、肺功能不全、严重创伤、感染、恶性肿瘤患者及较长期使用全肠外营养的患者。市场上的 MCT/LCT 脂肪乳制剂可分为 10%和 20%浓度、100ml/瓶和 250ml/瓶规格不同的产品。

STG 于 2000 年被成功研发，是将等摩尔的 LCT 和 MCT 混合后经高温水解和酯化反应形成的混合物，其中约 75%为混合链甘油三酯，即甘油上的 3 个碳键与长链脂肪酸和中链脂肪酸随机结合，形成稳定的结构甘油三酯。相对于 MCT/LCT 脂肪乳，STG 更符合机体的生理代谢特点。STG 微粒中 MCT 和 LCT 同时水解氧化供能，水解后的中链脂肪酸和长链脂肪酸以 1∶1 的比例同时被释放，水解供能过程更均匀，其速度快于 LCT 脂肪乳和 MCT/LCT 脂肪乳。同时血浆甘油三酯和中链脂肪酸水平低于物理混合的 MCT/LCT 脂肪乳。因此，耐受性好、水解快且氧化更完全，不易发生酮症或高脂血症，对机体的肝功能影响更小。STG 的临床效果及安全性已得到验证，3 项肠外营养相关的 Meta 分析结果显示，与 LCT 或 MCT/LCT 脂肪乳相比，STG 可显著升高前白蛋白和白蛋白水平，改善氮平衡，提高肝脏耐受性，缩短住院时间，减少医疗支出。STG 对肝功能不全及重症患者有较好的临床和药物经济学效益，因而更适用于肝功能不全的患者。目前市场上的 STG 制剂为 20%浓度，包括 250ml/瓶和 500ml/瓶两种规格。

（3）橄榄油脂肪乳：1996 年研发，2007 年上市的橄榄油脂肪乳注射液是大豆油（20%）与橄榄油（80%）的混合制剂，其中含有油酸、亚油酸、α-亚麻酸、α-生育酚、角鲨烯、植物甾醇、三萜和酚类化合物，其脂肪酸的构成为 73% ω-9 单不饱和脂肪酸、11%多不饱和脂肪酸和 16%饱和脂肪酸，长期应用不会引起必需脂肪酸缺乏。橄榄油脂肪乳所含的 ω-9 单不饱和脂肪酸只有 1 个双键，与大豆油比较，不易发生脂质过氧化。其中植物甾醇的含量较低，α-生育酚含量较高，能够预防或减少脂质过氧化带来的肝功能损害。而且与大豆油脂肪乳比较，橄榄油脂肪乳的促炎效应更弱，但是两者都属于 LCT 脂肪乳，在供能和节氮作用等方面基本相同。临床试验证明，橄榄油脂肪乳能增加早产儿和婴幼儿血浆生育酚水平，患儿应用后低密度脂蛋白和非高密度脂蛋白过氧化能力降低，同时能调控糖异生和糖原分解产生葡萄糖的通路，这项发现对预防和治疗早产儿低血糖及高血糖具有一定意义。而且长期应用也没有明显的肝功能异常。因此，20%橄榄油脂肪乳在免疫抑制或免疫缺陷的患者、新生儿和烧伤患者、家庭肠外营养中均有应用。目前市场上的橄榄油脂肪乳制剂为 20%浓度，分为 100ml/瓶和 250ml/瓶两种规格。

（4）鱼油脂肪乳：1998 年研发的鱼油脂肪乳由精制鱼油、卵磷脂、甘油和油酸钠组成，富含 ω-3 多不饱和脂肪酸，其主要成分为二十碳五烯酸和二十二碳六烯酸。ω-3 多不饱和脂肪酸是抗炎因子的前体，其代谢产物可以抑制炎症介质的释放，降低感染性并发症的发生风险。鱼油脂肪乳还具有降低心血管疾病发生率、抑制血小板活化聚集、调节免疫功能、增强宿主抗肿瘤细胞的防御机制等优势。在创伤、围手术期、严重应激和重症患者中应用鱼油脂肪乳的积极作用得到了临床验证。临床试验显示其可以降低并发症的发生率、降低全身炎症反应综合征的发生率、改善肝肾功能和呼吸功能、降低再手术率、缩短 ICU 住院时间及总住院时间。因此，国内外指南中均推荐大多数需要肠外营养的手术和重症患者可以通过补充鱼油改善临床结局。

然而，鱼油脂肪乳中的 ω-6 与 ω-3 脂肪酸比值为 1∶7.6，远低于理想的人体可利用的 ω-6 与 ω-3 脂肪酸比值[（2～4）∶1]。因此，鱼油脂肪乳中缺少 ω-6 系必需脂肪酸，不能作为成人肠外营养中唯一的脂肪来源，需与其他脂肪乳联合使用。使用注意事项如下：使用剂量为 1～2ml/（kg·d），占每日脂肪输入量的 10%～20%，应与其他脂肪乳剂混合后同时输注；输注速率不超过 0.5ml/（kg·h）；连续使用不超过 4 周。因可能导致出血时间延长，抑制血小板聚集，接受抗凝治疗的患者应慎用。目前市场上的鱼油脂肪乳注射液为 10%浓度，规格为 100ml/瓶，含精制鱼油 10g 和卵磷脂 1.2g。

（5）多种油脂肪乳：多种油脂肪乳注射液是将 3 种及以上的脂肪乳按特定比例混合而成的制剂，是一种新型的均衡型脂肪乳制剂。2002 年 2 月在瑞典获批的多种油混合的平衡脂肪乳为第一个含鱼油的均衡型脂肪乳，即 SMOF 脂肪乳剂，目前已在全球 70 多个国家注册和使用。SMOF 脂肪乳剂含有 30%大豆油、30%椰子油、25%橄榄油、15%鱼油以及维生素 E（约 200mg/L）等抗氧化剂，具有良好平衡的脂肪酸模式，其中 ω-6 脂肪酸与 ω-3 脂肪酸的比例为 2.5∶1，能维持足够的抗氧化状态，避免脂质过氧化，平衡机体炎症反应，控制甘油三酯水平，保护肝功能，具有良好的安全性和耐受性。

临床研究表明多种油脂肪乳在重症、腹部大手术、儿科中应用可减轻炎症反应和氧化应激、降低升高的转氨酶水平、减少感染发生率并缩短住院时间。2016 年 ASPEN、SCCM《成人危重症营养支持治疗实施与评价指南》以及《ESPEN 重症病人营养指南（2023 版）》均推荐其用于外科手术、重症和儿科患者。目前市场上的多种油脂肪乳注射液（C6～C24）为 20%浓度，包括 100ml/瓶、250ml/瓶和 500ml/瓶 3 种规格。

综上，目前市场上的脂肪乳剂种类丰富，包括以大豆油为代表的长链脂肪乳、以大豆油和椰子油等重量物理混合的中长链脂肪乳、结构脂肪乳、橄榄油脂肪乳、鱼油脂肪乳和多种油脂肪乳。不同的脂肪乳满足了不同疾病的临床治疗需要，推动了肠外营养治疗的快速健康发展。

3. 应用脂肪乳的注意事项

（1）严格控制输注速度与剂量：脂肪乳注射液的输注速度、输注剂量均与并发症相关。输注过快可能出现急性反应，可表现为发热、畏寒、心悸、呕吐等；输注量过多可发生高脂血症或脂肪超载综合征等脂肪代谢紊乱，临床表现包括发热、呼吸窘迫、腹痛、恶心、呕吐、自发性出血，体格检查可有心动过速、黄疸、肝脾大，同时实验室检查提示血甘油三酯水平升高、肝功能异常，此外也有出现贫血、白细胞减少、血小板减少及凝血功能障碍可能。一旦发生类似症状，应立即停用脂肪乳剂。对长期应用脂肪乳剂的患者，应定期做脂肪廓清试验以了解患者对脂肪的代谢和利用能力。关于脂肪乳减量及停用标准尚无高质量研究证据，目前多数指南和共识推荐，脂肪乳输注过程中血清甘油三酯水平应＜5mmol/L，一旦超过此标准，则脂肪乳需减量；当＞11.4mmol/L 时，应停用脂肪乳。对于高胆固醇血症、凝血功能障碍或免疫功能不良者等少数特殊患者，应慎用或不用为宜。为预防相关并发症，应严格控制输注速度，LCT 脂肪乳<0.1g/（kg·h），MCT/LCT 脂肪乳<0.15g/（kg·h），而且最大输注速率不超过 2.5g/（kg·h）。对于非肠外营养脂肪乳注射液，如丙泊酚，其辅料脂肪乳也应纳入脂肪乳总量，以减少脂肪乳相关不良事件的发生。

此外，输注脂肪乳注射液及含有脂肪乳的肠外营养液时，推荐规范使用不含邻苯二甲酸二酯且带有精密滤膜的输液器，以减少静脉炎、导管相关感染等并发症发生，同时避免输液材料的毒性作用。ASPEN 肠外营养安全共识推荐使用孔径 1.2μm 终端的精密输液器，同时将输液器尽可能接近中心导管。

（2）脂肪乳应用安全性除与脂肪酸组成有关外，还与溶血磷脂、植物甾醇等有关，即不但与原料有关，还与生产工艺相关。采用相同油料制备的脂肪乳中上述物质的含量也不尽相同。磷脂水解产生的溶血磷脂，在血中会与循环的脂肪微粒、血浆白蛋白结合。如果患者体内这种结合能力下降，则“游离”的溶血磷脂将与红细胞膜结合而导致溶血。而高含量的植物甾醇会在循环系统中蓄积，造成脂肪在各种脏器沉积以及肝功能损害。

4. 应用脂肪乳的禁忌证和不良反应 脂肪乳注射液应禁用于以下情况：①严重脂质代谢紊乱引起的严重高脂血症（血清甘油三酯>3mmol/L）；②重度肝功能障碍[总胆红素>10mg/dl（171μmol/L）]和凝血功能障碍的患者；③低钾血症、低渗性脱水、代谢不稳定、酸中毒；④严重创伤后期、衰竭和休克、失代偿性糖尿病、急性心肌梗死、脑卒中、栓塞、不明原因昏迷等；⑤严重感染；⑥伴有酮症的糖尿病患者；⑦卵磷脂过敏。

主要的罕见不良反应有：①变态反应主要表现为恶心、呕吐、皮肤瘙痒、胸闷、心慌、烦躁不安、呼吸困难甚至休克；②中枢神经系统不良反应引起的中枢反应；③肝功能损害；④脂肪超载综合征；⑤弥散性血管内凝血；⑥还可见体温升高、面部潮红、水肿、嗅觉异常，偶见发冷畏寒及恶心、呕吐、腹泻、口渴、嗜睡，偶可见静脉炎、血管病等其他不良反应。

（三）氨基酸制剂

1. 氨基酸的功能和分类 氨基酸是构成人体营养所需蛋白质的基本物质，也是机体合成酶、激素、抗体、转运体等重要生理活性物质的前体，在体内参与一系列代谢反应，可转变为碳水化合物和脂肪，最终代谢为尿素、CO_2、水并产生能量，是营养治疗的三大宏量营养素之一。

组成人体蛋白质的基本氨基酸有 20 种，其中 8 种（婴儿 9 种）氨基酸人体自身无法合成，必须从外源补充，称为必需氨基酸，包括异亮氨酸、亮氨酸、赖氨酸、甲硫氨酸、苯丙氨酸、苏氨酸、色氨酸、缬氨酸，对婴儿而言还包括组氨酸。人体内能由前体物质合成，不需要从食物中获取的氨基酸，称为非必需氨基酸。此外，某些氨基酸人体虽能合成，但在特定情况下因合成能力有限或需要量增加而无法满足机体需要，称为半必需氨基酸或条件必需氨基酸，如酪氨酸对于早产儿、半胱氨酸对于早产儿及足月儿均为必需氨基酸；创伤或患病期间谷氨酰胺为必需氨基酸；肠道代谢功能异常或严重生理应激条件下，精氨酸为必需氨基酸；对于肾病患者，酪氨酸为必需氨基酸；对于肝病患者，半胱氨酸为必需氨基酸。这种分类方式仅从机体能否自行合成而言，并非从营养价值而言。对于完成代谢功能，所有氨基酸都是需要的，每一种氨基酸都具有特定的生理功能。根据侧链结构，氨基酸又可分为芳香族氨基酸（AAA）、脂肪族氨基酸和杂环氨基酸。AAA 包括苯丙氨酸、色氨酸和酪氨酸。脂肪族氨基酸中的亮氨酸、异亮氨酸和缬氨酸，其侧链只是烃链且带有支链，故称为支链氨基酸（BCAA）。

复方氨基酸注射液是肠外营养的氮源，作为机体合成蛋白质的底物。输入的复方氨基酸注射液中氨基酸的配比应该合理，缺少某种（些）氨基酸或其含量不足，则会造成氨基酸的利用率和蛋白质的合成受到限制，从而影响肠外营养的疗效。

2. 不同复方氨基酸注射液的特点与应用进展 复方氨基酸注射液均按一定模式配比而成，配比模式常以人乳、全蛋、联合国粮食及农业组织（FAO）/世界卫生组织的平衡典型配方及血浆游离氨基酸等模式为依据。随着医疗技术的发展，复方氨基酸注射液经历了四代的发展，从最初以水解蛋白为氮源的第一代产品，到以必需氨基酸为主的不平衡氨基酸为氮源的第二代产品，到现在临床普遍使用的以平衡型氨基酸注射液为氮源的第三代产品和以疾病适用型氨基酸注射液为氮源的第四代产品。目前国家药品监督管理局批准上市的复方氨基酸注射液有 20 余种，其氨基酸浓度范围为 3%～15%。

（1）平衡型氨基酸注射液：以人乳、牛奶、土豆等氨基酸配比为处方依据，一般含 13～20 种氨基酸，其中必需氨基酸和非必需氨基酸的比例一般为 1∶（1～3），适用于多数营养不良患者的营养支持。常见的有复方氨基酸注射液（18AA）、复方氨基酸注射液（18AA-Ⅰ）、复方氨基酸注射液（18AA-Ⅱ）、复方氨基酸注射液（18AA-Ⅲ）、复方氨基酸注射液（18AA-Ⅳ）、复方氨基酸注射液（18AA-Ⅴ）、复方氨基酸注射液（14AA）、复方氨基酸注射液（17AA）等。

（2）疾病适用型氨基酸注射液：是以不同疾病的氨基酸代谢特点为处方依据，主要包括肝病适用型、肾病适用型和创伤适用型复方氨基酸注射液，以及含谷氨酰胺的氨基酸注射液、儿童专用的复方氨基酸注射液、不含亚硫酸盐的复方氨基酸注射液。根据疾病特点设计必需氨基酸和非必需氨基酸的比例，主要用于特定代谢疾病状态下的蛋白补充，兼有营养支持与治疗的作用。常用不同疾病适用型氨基酸注射液见表 12-7。

表 12-7　常用不同疾病适用型氨基酸注射液

分类	市场已有产品
肝病适用型复方氨基酸注射液	复方氨基酸注射液（3AA）、复方氨基酸注射液（6AA）、复方氨基酸注射液（17AA-Ⅲ）、复方氨基酸注射液（20AA）
肾病适用型复方氨基酸注射液	复方氨基酸注射液（9AA）、复方氨基酸注射液（18AA-Ⅸ）
创伤适用型复方氨基酸注射液	复方氨基酸注射液（15HBC）、复方氨基酸注射液（18AA-Ⅶ）
含谷氨酰胺的氨基酸注射液	丙氨酰谷氨酰胺注射液、甘氨酰谷氨酰胺注射液、甘氨酰酪氨酸双肽注射液、复方氨基酸（15）双肽（2）注射液
儿童专用的复方氨基酸注射液	小儿复方氨基酸注射液（18AA-Ⅰ）、小儿复方氨基酸注射液（18AA-Ⅱ）、小儿复方氨基酸注射液（19AA-Ⅰ）
不含亚硫酸盐的复方氨基酸注射液	复方氨基酸注射液（18AA-Ⅴ-SF）、复方氨基酸注射液（14AA-SF）

1）肝病适用型复方氨基酸注射液：其特点在于通过提高 BCAA/AAA 值纠正患者血浆氨基酸谱的失调。由于严重肝功能不全患者血中 AAA（苯丙氨酸、酪氨酸和色氨酸）水平升高，可通过血脑屏障进入脑内引起肝性脑病。而 BCAA（亮氨酸、异亮氨酸和缬氨酸）可竞争性抑制 AAA 透过血脑屏障，并参与脑内蛋白质和糖代谢，改善肝性脑病患者的精神症状及肝性脑病症状。

2）肾病适用型复方氨基酸注射液：特点在于必需氨基酸比例较高。慢性肾衰竭患者的血浆氨基酸谱表现为必需氨基酸和组氨酸水平、必需氨基酸和非必需氨基酸比值下降，同时存在肌酐和尿素排泄障碍。肾病型氨基酸注射液渗透压相对较低，可不产生或极少产生氮的终末代谢产物，使尿素氮水平下降，有利于减轻尿毒症症状，同时组氨酸可改善肾性贫血。

3）创伤适用型复方氨基酸注射液：在严重创伤应激下，BCAA 的浓度下降明显，容易出现负氮平衡，致使病情恶化。因此，此类产品提高了氨基酸中 BCAA 的比例。

4）含谷氨酰胺的氨基酸注射液：谷氨酰胺是一种重要的条件必需氨基酸，可减轻氧化应激损伤，用于严重的分解代谢、肠道功能损害及免疫缺陷综合征患者。谷氨酰胺在水溶液中以及长时间保存时不稳定，并且溶解度很低（约 3g/L，20℃），故静脉用药时将其制成二肽单独添加或与其他氨基酸制成复方制剂。

5）儿童专用的复方氨基酸注射液：为满足儿童特殊的生长需要，市场上还有儿童专用的复方氨基酸注射液。

6）不含亚硫酸盐的复方氨基酸注射液：为了保证复方氨基酸注射液产品中氨基酸的稳定性，氨基酸制剂在处方中普遍添加亚硫酸盐作为抗氧化剂。然而亚硫酸盐具有潜在的毒性风险，具体表现在诱发超敏反应及损害组织与器官两个方面。近年来，随着制药工艺的进步与发展，国内已有药品生产企业自主研发了不含亚硫酸盐的复方氨基酸注射液，消除了亚硫酸盐引发的不良反应，提高了临床用药的安全性和有效性。

3. 应用复方氨基酸注射液的禁忌证和不良反应

（1）复方氨基酸注射液的禁忌证：①严重肝功能不全（血总胆红素＞175μmol/L）；②严重肾功能不全（肌酐清除率＜25ml/min）；③先天性氨基酸代谢障碍（如苯丙酮尿症）；④对产品任一组分过敏者；⑤肠外营养的一般禁忌证。

（2）复方氨基酸注射液的不良反应：①过敏样反应，如发热、寒战、静脉炎。②胃肠道反应，如恶心、呕吐、腹胀、腹泻。③电解质及酸碱平衡紊乱。④肝功能异常，如肝酶升高、胆汁淤积等。⑤肾功能损害：与所含山梨醇或木糖醇有关。山梨醇可引起肾小管液渗透压上升过快，导致肾小管上皮细胞损伤；木糖醇快速静脉滴注时，可观察到草酸钙沉积于肾、脑等器官。⑥其他不良反应，包括头晕、头痛等症状。此外，罕见过敏性休克，其发生可能与输注速度过快、患者过敏体质、患者自身处于发热中、感染急性期、体质特别虚弱、抗氧化剂焦亚硫酸钠诱发过敏反应等有关。

4. 复方氨基酸注射液的合理使用 复方氨基酸注射液是目前肠外营养中主要的蛋白质供给形式，一般成人每日基本需要量为1～1.5g/（kg·d）（肝肾功能正常），折合成氮为0.15～0.25g/（kg·d）。机体在不同疾病状态下对蛋白质的需求不同，需根据疾病状态调整剂量。为保证氨基酸得到充分利用，需要给予足够的非蛋白质热量，否则补充的氨基酸会被当作热量消耗。对于大多数病情稳定的患者，推荐热氮比为（100～150）kcal∶1g。其中含氮量可通过计算获得，含氮量（g）=氨基酸量（g）×16%。

临床中选择复方氨基酸注射液应以治疗目的、病情、年龄等因素为依据。严重分解代谢、大量肌肉丢失或严重营养不良时，患者对氨基酸的需求量相对增加，若出现肝肾衰竭时应调整氨基酸的种类和量。一般患者优先选择平衡型复方氨基酸注射液，特殊疾病如慢性肝病、慢性肾病、严重创伤患者优先选择对应疾病适用型复方氨基酸注射液。儿童患者优先选择不含亚硫酸盐的儿童专用型氨基酸注射液。长期使用肠外营养患者、重要脏器功能障碍患者、危重症患者、老年人、有高危过敏史的患者优先推荐不含亚硫酸盐或亚硫酸盐含量更低的复方氨基酸注射液。

作为静脉用药，在临床应用复方氨基酸注射液过程中应确保有效性和安全性。从有效性方面考虑，各种氨基酸比例应符合机体需求，尤其是特殊病理、生理状态下，不能经胃肠道给予营养的患者，应根据特殊人群的代谢特点，在合适的时机选择适宜的氨基酸制剂与剂量。从安全性方面考虑，不仅要关注配伍安全，避免已知的药物相互作用，还应关注复方氨基酸注射液中抗氧化剂等成分对药品本身及易感人群的不良影响，明确相应质量标准范围。此外，有些复方氨基酸注射液产品中含有电解质，应注意电解质入量。

（四）维生素制剂

1. 维生素的功能和分类 维生素是维持人体正常生理功能所必需的一类低分子有机化合物，在体内不能合成或合成量少，必须由外源性供给。其既不是构成各种组织的主要原料，也不提供能量，但是在机体物质和能量代谢过程中发挥着重要作用。人体所需的维生素包括水溶性和脂溶性两大类，前者包括维生素B族和维生素C，因在体内无储备，摄入过少可较快出现相应缺乏症状；而后者包括维生素A、维生素D、维生素E和维生素K，在体内有一定的储备，短期摄入不足不易出现缺乏症状。

因各种疾病原因所致维生素摄入不足、吸收障碍、排出增加以及机体内的营养素代谢变化均可造成不同程度的维生素缺乏，尤其是水溶性维生素。维生素缺乏可能影响疾病进程及患者的临床结局。体内维生素的耗竭（尤其是维生素B_1的缺乏）可引起再喂养综合征、乳酸酸中毒、韦尼克脑病和科尔萨科夫综合征等；维生素A、维生素C、维生素E等抗氧化维生素的补充可以改善患者的氧化应激状态，改善患者预后。维生素是临床营养支持方案的重要组成部分，是机体有效利用葡萄糖、脂肪酸进行供能及蛋白质合成的基础。国内、外临床营养相关指南均强调了补充维生素的重要性且提出了多种维生素日需要量的推荐建议。长期全肠外营养应常规补充多种维生素以预防其缺乏，一般提供生理需要量即可，烧伤、肠瘘、应激等有特殊营养需求的患者需要额外补充。应注意大剂量应用维生素（尤其是脂溶性维生素）可引起毒性反应，必须合理应用。

我国市场上注射用复合维生素制剂剂量参考国家药品监督管理局药品评审中心（CDE）推荐剂量（表 12-8）。

表 12-8 成人肠外营养处方维生素推荐剂量（CDE 推荐）

维生素	日推荐剂量
维生素 A（视黄醇）	3300U（1U=0.3μg）
维生素 D（维生素 D_2 或维生素 D_3）	200U
维生素 E（α-生育酚）	10U
维生素 K（叶绿醌）	150μg
维生素 C（抗坏血酸）	200mg
维生素 B_1（硫胺素）	6.0mg
维生素 B_2（核黄素）	3.6mg
维生素 B_3（烟酸）	40mg
维生素 B_6（吡哆醇）	6.0mg
维生素 B_9（叶酸）	600μg
维生素 B_{12}（钴胺素）	5μg
维生素原 B_5（右泛醇）	15mg
维生素 B_7（生物素）	60μg

2. 临床常用的注射用复合维生素制剂的特点

（1）注射用复合水溶性维生素：是能在水中溶解的一组维生素，包括维生素 C、维生素 B_1、维生素 B_2、维生素 B_6、维生素 B_{12}、烟酰胺、叶酸、泛酸、生物素。

（2）注射用复合脂溶性维生素：是只能在脂肪乳剂中使用的一组维生素，包含维生素 A、维生素 D、维生素 E 和维生素 K_1。市场上的脂溶性维生素注射液（Ⅰ）供 11 岁以下儿童使用，而脂溶性维生素注射液（Ⅱ）供成人和 11 岁以上儿童使用。因含维生素 K_1，可与香豆素类抗凝血药发生相互作用，不宜合用。注意脂溶性维生素蓄积问题，尤其是维生素 A 和维生素 D。

（3）注射用 12 种复合维生素：内含 10 种水溶性维生素（维生素 B_1、维生素 B_2、维生素 B_5、维生素 B_6、维生素 B_{12}、维生素 C、烟酰胺、叶酸、泛酸、生物素）和 3 种脂溶性维生素（维生素 A、维生素 D、维生素 E），采用的是专用的水溶性与脂溶性乳化技术合成冻干工艺，在同一瓶中稳定性较好。该制剂可用于成人和 11 岁以上儿童补充维生素。因不含维生素 K，如有需要应单独补充。

（4）注射用 13 种复合维生素：临床上主要用于接受肠外营养的成人和 11 岁及以上儿童维生素缺乏的预防。与注射用 12 种复合维生素相比，注射用 13 种复合维生素添加了维生素 K，因为维生素 K 在肠外营养中具有调节凝血、维持骨骼健康以及其他方面的作用。多国权威机构推荐在注射用 12 种复合维生素基础上新增生理剂量的维生素 K，并调整了维生素 C、维生素 B_1、维生素 B_6、叶酸的剂量，由此形成了注射用 13 种维生素的推荐处方配比。在复合维生素制剂中加入维生素 K_1 具有以下好处：①复合维生素制剂提供的维生素 K_1 接近生理剂量，血药浓度波动小，更符合肝脏对维生素 K 的持续需求，以支持凝血因子的产生；②可对机体多种器官功能起到促进作用；③使患者免于静脉、肌内或皮下注射维生素 K_1 的不适及可能出现的不良反应，增加患者依从性，节省药房配制和护理时间。然而，对于服用香豆素类抗凝剂的患者，使用维生素 K 时需要密切监测评估。

3. 注射用复合维生素的用量和配制 一般按生理需要量供给，无论是哪种类型的复合维生素制剂，基本 1 次/日，1 支（瓶）/次。特殊疾病状态下，复合维生素制剂无法满足临床需求，需额外补充单一的维生素制剂。

注射用多种维生素制剂配制时需参考药品说明书，忌随意应用含电解质的液体、果糖注射液等作为溶媒。必须在无菌条件且可配伍性得到保证时进行配制，边加边摇匀。配制方法如下：①注射用水溶性维生素配制，用 10ml 脂溶性维生素注射液或脂肪乳注射液或注射用水或无电解质的葡萄糖注射液溶解。②注射用脂溶性维生素配制，将 10ml 注射用脂溶性维生素加入至少 100ml 的脂肪乳注射液中，混匀；若需同时使用水溶性维生素，应先将水溶性维生素溶解后，再加入脂肪乳注射液中混合。③注射用 12 种（13 种）复合维生素配制，用 5～10ml 脂肪乳注射液或无电解质的葡萄糖注射液或 0.9%氯化钠注射液溶解。利用上述方法溶解后的溶液加入肠外营养液袋中经静脉滴注，在 24 小时内使用完毕，注意避光。

4. 注射用复合维生素的降解 氧气、包装材料的空气透过率、光照、营养液组分中的还原性物质（如某些氨基酸）等多种因素都会加速维生素的降解，尤其是一些极不稳定或极易被氧化的维生素，如维生素 A、维生素 C、维生素 E 等。其中，维生素 C 在营养液中极易被氧化降解，在混合后几分钟内损失可达 10%～30%，随时间推移其含量会持续下降。维生素 B_1 易被某些氨基酸输液产品中的还原性保护剂偏亚硫酸钠还原。光照可以加速维生素 A、维生素 D_2、维生素 K_1、维生素 B_1、维生素 B_2、维生素 B_6、叶酸的降解，其中以维生素 A 最为敏感，其次是维生素 B_2。输注过程中维生素 A 会迅速降解，6 小时内损失可达 80%，同时维生素 E 的降解作用也很明显。实验证实在黑暗条件下储存 20 日，不论是在 4℃条件下还是室温条件下，维生素 A、维生素 E、维生素 K 3 种维生素均很稳定。因此，注射用多种维生素在储存、转运、配制和使用过程中均应避光。此外，配制完成后尽量排尽营养袋中残留的空气，且在 24 小时内使用。

（五）微量元素制剂

微量元素指人体内含量小于体重 0.01%的矿物质，其中必需微量元素是人体不可缺少的元素，在体内不能合成，必须从外界摄取。1996 年世界卫生组织公布，由联合国粮食及农业组织/国际原子能机构/世界卫生组织共同讨论，其中 21 种元素被认为是构成人体组织、参与机体代谢、维持生理功能所必需的矿物质元素，共分为三类。其中，铁、铜、锌、硒、铬、碘、钴和钼被认为是必需微量元素；锰、硅、镍、硼、钒为可能必需微量元素；氟、铅、镉、汞、砷、铝、锡和锂为具有潜在毒性微量元素。对临床较具有实际意义的微量元素有铁、铜、锌、硒、铬、锰等。微量元素参与酶的组成、三大营养素代谢、上皮生长、创伤愈合等生理过程。长期应用全肠外营养应常规添加多种微量元素，以预防其缺乏。

临床上常用的成人微量元素制剂是多种微量元素注射液（Ⅱ），可以提供铁、锌、铜、锰、碘、硒、钼、铬 8 种微量元素，产品组分见表 12-9，适用于需要肠外营养治疗的患者。微量元素制剂 1 支（瓶）含量即可满足机体的每日生理需要量。特殊临床情况下需根据患者病理生理特点调整剂量，如烧伤或胃肠道瘘患者需加量、排泄异常（如梗阻性黄疸或肾衰竭）患者需减量。对以下情况患者应禁用：①严重胆汁淤积（血清总胆红素＞140μmol/L）；②对多种微量元素注射液中任何一种活性成分或辅料过敏的患者；③多种微量元素注射液中某一成分在患者血液中浓度过高。

多种微量元素注射液（Ⅱ）需要稀释后方可使用，用于配制肠外营养混合液时，应当充分验证成分间的相容性。可加入葡萄糖注射液或氨基酸制剂中，但加入葡萄糖注射液中易变成浅黄色，加入氨基酸制剂中易变为浅蓝色。禁止直接加入丙氨酰谷氨酰胺注射液或含有丙氨酰谷氨酰胺的氨基酸注射液中，谨慎加入一些复方氨基酸注射液中。应注意添加时缓慢加入，配制过程中不断振荡，以确保稳定性。不同制剂应参考相应产品说明书进行配制。多种微量元素注射液与注射用单磷酸阿糖腺苷、盐酸精氨酸注射液、注射用维生素 C 等存在配伍禁忌，不宜与维生素 C 注射液加入同一瓶溶液中，需添加至不同溶液中配制或分开使用。使用时可能引起注射部位疼痛及静脉炎，但发生频率不确定，可以通过稀释后减慢滴速或者通过应用于肠外营养混合液进行改善。

微量元素在光照下易发生降解，因此在储存、转运、配制和使用多种微量元素注射液时注意避光。

表 12-9 多种微量元素注射液（Ⅱ）组分

组分	含量/支
氯化铁（$FeCl_3 \cdot 6H_2O$）	5.4mg
氯化铜（$CuCl_2 \cdot 2H_2O$）	3.4mg
氯化锌（$ZnCl_2$）	13.6mg
亚硒酸钠（Na_2SeO_3）	69.1μg
氯化铬（$CrCl_3 \cdot 6H_2O$）	53.3μg
碘化钾（KI）	166μg
钼酸钠（$Na_2MoO_4 \cdot 2H_2O$）	48.5μg
氯化锰（$MnCl_2 \cdot 4H_2O$）	0.99mg
氟化钠（NaF）	2.1mg

（六）电解质制剂和水

1. 电解质制剂 电解质是体液和组织的重要组成部分，对维持机体水、电解质和酸碱平衡，保持内环境稳定，确保各种酶的活性和神经肌肉功能及营养代谢的正常进行均有重要作用。用于肠外营养的电解质包括 Na^+、K^+、Mg^{2+}、Ca^{2+}、PO_4^{3-}、Cl^-。在无额外丢失的情况下，可按每日生理需要量补给（表 12-4）。每日补充剂量并非固定不变，应根据临床情况进行调整，考虑机体丢失量并结合血生化检测数据，综合分析后予以调整。同时应考虑肠外营养液配制过程中，过多的电解质可能会引起脂肪乳的“破乳”和不溶性固体小颗粒（如磷酸氢钙、碳酸钙和草酸钙沉淀）的产生，会影响营养液的稳定性，导致血栓，威胁生命。因此，电解质补充应遵循平衡原则，使用量不能超过一定界限，如果加入肠外营养液中的量不足，应从其他途径予以补充。

（1）钠：是细胞外液中主要的阳离子，是维持细胞外液、调节酸碱平衡和渗透压的重要离子。在有大量引流、额外丢失时，需相应增加补充。选择钠或钾添加物时，应考虑到酸碱平衡和氯水平。对于高氯血症患者，用乙酸盐替代氯化物加入肠外营养液，可作为缓冲剂实现酸碱平衡。对持续丢失碳酸氢盐的患者，乙酸盐也可替换为碳酸氢盐。若无上述问题，应尽量降低乙酸盐含量，但在应用碳酸氢盐时，需避免产生碳酸钙沉淀。

（2）钾：是细胞内液中主要的阳离子，与细胞外液中的钠共同维持细胞外液的稳定性、调节酸碱平衡和渗透压。分解代谢旺盛时，随着骨骼肌等组织分解，大量钾离子自细胞内释放，血钾浓度升高。肾功能正常时，多余钾离子随尿排泄；但当肾功能存在障碍时，则会出现高钾血症。而进入合成代谢状态时，又有大量钾离子进入细胞，若无补充，可出现低钾血症。钾与氮的比例基本为（5～10）：1（单位 mmol），能量与钾的比例为 1000kcal：50mmol。高渗糖的代谢与蛋白质合成都需要钾的参与，故钾的供给量可大些。

（3）钙：是人体内含量最多的二价离子，有形成和维持骨骼、牙齿结构、细胞正常生理活动的功能，并参与凝血过程。短期肠外营养较少发生钙缺乏，但长期肠外营养可发生钙代谢障碍。肠外营养时，推荐每日补钙 5mmol/L。为避免产生磷酸氢钙沉淀，应选择葡萄糖酸钙而非氯化钙。当营养液中存在一定浓度的钙离子，又需要输入大剂量维生素 C 时，应单独输注维生素 C，而不是加入肠外营养液，以免产生草酸钙沉淀。需要注意的是，在低蛋白血症时，若血钙低于正常值，则血中蛋白结合钙降低，而离子钙不低，不出现临床症状，此时血钙指标需要校正，校正钙浓度（mmol/L）=血钙浓度（mmol/L）+ 0.8×[4.0–白蛋白浓度（g/L）]。

（4）磷：肠外营养时，随能量、蛋白质和胰岛素等的提供，合成代谢增强，磷进入骨骼肌和肝细胞，致使血磷水平降低，亦可因酸碱失衡等因素导致血磷水平变化。为保证合成代谢的需要，能量与磷可按 1000kcal：（10～11）mmol 的比例补充，但不要忽略钙的补充。因无机磷易与 Mg^{2+}、Ca^{2+}形成沉淀，故一般使用有机磷制剂如甘油磷酸钠注射液用于配制肠外营养液。每天 10ml 可满足成人对磷的代谢需求，但严重肾功能不全、休克和脱水患者禁用。

（5）镁：体内镁的储存量较大，短期肠外营养支持不易导致镁缺乏，但长期肠外营养不予补充时可发生镁缺乏，尤其在长期胃肠减压导致胃肠液大量丢失时，故应适当补充镁。

目前临床上常用的电解质制剂包括 10%氯化钠注射液 10ml、10%氯化钾注射液 10ml、10%葡萄糖酸钙注射液 10ml、25%硫酸镁注射液 10ml、甘油磷酸钠注射液 10ml。

2. 水 在正常情况下，成人每天需水 30ml/kg，儿童 30～120ml/kg，婴儿 100～150ml/kg。水的需要量与能量摄取有关，每提供 1kcal 热量，成人需要 1.0ml 水（1.0ml/kcal），婴儿约需要 1.5ml 水（1.5ml/kcal）。有额外丢失（发热、大量出汗、腹泻、烧伤、引流）时，需水量增加。若存在心、肺及肾疾病，则需限制水量。计算体液平衡时，还应考虑代谢营养成分产生的水量，每代谢 1g 蛋白质、碳水化合物和脂肪分别产生代谢水 0.41ml、0.60ml 和 1.0ml。需要明确的是，肠外营养总液体量需保证各营养组分稳定、液体渗透压适中，而绝不是用以维持体液平衡的，患者丢失的液体量需通过补充常规晶体液及胶体液完成。

二、肠外营养液的规范配制

临床上肠外全营养制剂包括两大类，一是工业化生产的多腔袋产品，二是在医院静脉用药调配中心（pharmacy intravenous admixture service，PIVAS）由专职配制人员利用工业化生产的脂肪乳、氨基酸、葡萄糖、复合维生素、微量元素和电解质等注射液按需配制而成的制剂。肠外营养液静脉用药应当在医疗机构设置的 PIVAS 实行调配与供应。

（一）配制环境

1. 静脉用药调配中心及相关法规 根据 2010 年卫生部办公厅发布的《静脉用药集中调配质量管理规范》，静脉用药集中调配是指医疗机构药学部门根据医师处方或用药医嘱，经药师进行适宜性审核，由药学专业技术人员按照无菌操作要求，在洁净环境下对静脉用药物进行加药混合调配，使其成为可供临床直接静脉输注的成品输液的操作过程。PIVAS 是医疗机构为患者提供静脉用药集中调配专业技术服务的部门，经医疗机构所在地设区的市级以上卫生行政部门审核与批准，根据《医疗机构药事管理规定》《处方管理办法》《静脉用药集中调配质量管理规范》《静脉用药集中调配技术操作规范》规定进行现场评价验收后批准使用，由医疗机构药学部门统一管理，为临床提供优质可直接输注的成品输液和药学服务。

2021 年，国家卫生健康委办公厅发布了《静脉用药调配中心建设与管理指南（试行）》，旨在指导医疗机构加强静脉用药调配中心的建设与管理，规范临床静脉用药集中调配行为，保障用药安全，促进合理用药。

2. 配制环境及洁净度要求 PIVAS 的功能分区应包括更衣室、药师审方区、二级药库、排药区、一次更衣室、二次更衣室、药物配制间、成品核对打包区和辅助区域等。总体区域布局、功能室设置及面积应当与工作量相适应，明确划分洁净区、辅助工作区和生活区，不同区域之间的人流、物流出入走向合理，不同洁净级别区域之间应设置相应设施以防交叉污染。

参考《药品生产质量管理规范（2010 年修订）》洁净度级别要求，各功能室的洁净级别要求如下（详情见表 12-10）：①一次更衣室、洗衣洁具间为 D 级（ISO 8，原十万级）；②二次更衣室、肠外营养液配制间为 C 级（ISO 7，原万级）；③层流洁净工作台为 B 级（ISO 5，原百级）。其他功能室应作为控制区域加强管理。此外，换气次数、新风量、静压差、洁净度、温度（18～26℃）、相对湿度（35%～75%）、噪声、照度、沉降菌等指标均应定期检测、验证且符合要求。采用沉降法可监测微生物限度，评估洁净室的洁净度，具体要求见表 12-10。

表 12-10 各功能室洁净度级别要求

功能室	GMP	ISO	悬浮粒子最大允许数（particles/m^3）	
			≥0.5μm	≥5μm
一次更衣室	D 级（静态）	8	3 520 000	29 000
洗衣洁具间	D 级（静态）	8	3 520 000	29 000
二次更衣室	C 级（静态）	7	352 000	2 900
配制间	C 级（静态）	7	352 000	2 900
层流洁净工作台	B 级（静态）	5	3 520	29

注：GMP，《药品生产质量管理规范》；ISO，国际标准化组织

表 12-11 各功能室微生物限度要求

功能室	GMP	ISO	微生物最大允许数	
			沉降菌（ψ90mm）（CFU/0.5h）	浮游菌（CFU/m^3）
一次更衣室	D 级	8	10	200
洗衣洁具间	D 级	8	10	200
二次更衣室	C 级	7	3	100
配制间	C 级	7	3	100
层流洁净工作台	B 级	5	1	10

注：GMP，《药品生产质量管理规范》；ISO，国际标准化组织

（二）操作规程

配制肠外营养液前应做好各项准备工作，配制过程中应采用安全有效的添加方法，若手工配制，建议选择经过评估或验证的配制方法；若利用自动化配液设备（automated compounding device，ACD），则要确保配液装置的稳定性和安全性。

1. 人工配制

（1）肠外营养液的配制流程

1）将磷酸盐制剂加入高浓度葡萄糖或氨基酸注射液中。

2）将其他电解质、多种微量元素加入葡萄糖或氨基酸溶液中，不能与磷酸盐加入同一稀释液。电解质注射液也可加入 0.9%氯化钠注射液或葡萄糖氯化钠注射液。

3）用脂溶性维生素溶解水溶性维生素后加入脂肪乳。若处方不含脂肪乳，可用 5%葡萄糖溶液溶解并稀释水溶性维生素。对于复合维生素制剂，可用 5%葡萄糖溶液或脂肪乳剂溶解并稀释。不同制剂的配制操作应参照说明书。

4）将配制好的氨基酸溶液先加入一次性肠外营养输液袋（简称“三升袋”）内，后将葡萄糖溶液、0.9%氯化钠溶液、葡萄糖氯化钠溶液等液体加入三升袋内混合。

5）将含钙盐的溶液加入三升袋内混合。

6）目视检查三升袋内有无浑浊、异物、变色或沉淀生成。

7）完成上述操作后，将脂肪乳剂加入三升袋。

8）过程中应一次性不间断地完成配制操作，并不断轻摇三升袋，使其混合均匀。配制完毕后，应尽可能排尽袋中残余空气，悬挂以观察是否出现开裂、渗漏、沉淀、异物、变色等异常情况。

9）配液人员签字或盖章确认后，贴好营养液标签说明，内容一般应包括病区名称、处方号、处方二维码、患者姓名、床号、病案号、身高、体重、诊断、处方总容量、营养素成分、输注途径、

配制时间、建议输注时间和有效期等。

10）出仓后，由复核人员对照处方和药品空包装逐一核对剂量，目视检查包装完整性、营养液外观性状及封口是否漏液。

（2）肠外营养液配制的注意事项

1）配制过程中禁止将电解质、微量元素直接加入脂肪乳剂。

2）磷制剂和钙制剂未经充分稀释不能直接混合。应尽量选择有机磷酸盐制剂，且在配制之初加入磷酸盐，最后在加入脂肪乳剂前加入钙盐。

3）丙氨酰谷氨酰胺注射液不得作为肠外营养液中唯一的氨基酸来源，应与复合氨基酸注射液合用。鱼油脂肪乳注射液不得作为肠外营养液中唯一的脂肪乳来源，应与脂肪乳注射液合用。若处方中不含脂肪乳，为保证稳定性，不应加入脂溶性维生素。

4）不推荐将其他药品加入肠外营养液，以免产生沉淀或破坏稳定性。

5）因脂肪乳具有遮蔽效应，故澄明度检查必须在脂肪乳加入前完成。

2. 自动化配液设备配制 ACD可按照设定顺序，将各组分药液从不同包装中定量抽取到一个输液袋，精确地完成肠外营养液的自动化配制。因缺乏大容量包装的肠外营养药品及配套导管收费较高，ACD在国内的应用受到限制。若使用，应注意下列问题：①以重力法为基础，设定合适的限量范围。②在装配和更换药品时推荐使用条码技术验证药品，且需独立的双人核对。③导管应标记且可追溯。④如果存在所需组分剂量小于ACD的精度、组分与ACD存在不相容、组分与组分之间存在相互作用无法间隔或ACD无足够接口的情形，则这些组分不可通过ACD配制。⑤严格遵守厂家操作说明书。⑥医院信息系统应直接与ACD相连，不得人工转录医嘱。若无法直接相联，需使用固定格式的医嘱模板。

3. 多腔袋的配制 工业化生产的多腔袋（multi-chamber bag，MCB）是患者更加经济与安全的选择，市售标准配方的工业化预混式产品适用于病情平稳的患者。MCB的包装分为内袋和外袋，内袋由可剥离封条分隔成独立的腔室，配制前应按说明书操作，通过挤压使封条打开，将袋子翻转使袋内液体充分混合。该操作必须在平整、洁净的平面下进行。注意事项如下：

（1）严格遵照产品说明书进行包装拆除、溶液混合、储存、输注等操作。混合或添加药品时，须将袋子轻轻翻转3次，使溶液充分混合。

（2）MCB中微量营养素不够全面、宏量营养素配比单一，使用时若需添加不同营养组分以满足临床治疗需求，应确保添加剂与MCB的相容性和稳定性。不推荐在MCB中加入肠外营养液组成成分之外的其他药品。

（3）添加药品时，应严格遵守无菌操作技术。有些MCB需将袋内液体混合均匀后再加入其他药品，而有些则需先将葡萄糖和氨基酸注射液混合后再添加其他药品，最后再与脂肪乳混合。如果MCB的加药口在葡萄糖腔室内，可将药品加入葡萄糖腔室，也可在葡萄糖和氨基酸溶液混合好后加入，最后同脂肪乳剂混合。

（4）添加少量药品可在病区完成，若添加大容量药品或同时添加多种药品时，应参照人工配制流程，推荐在PIVAS洁净工作台操作。可在袋外预混合通过一次性输液连接管加入MCB。若添加药品过多，MCB难以满足患者需求，需考虑配制TNA。

（5）添加药品时将针头自加药口正中缓慢插入，尽可能减少对MCB加药口处的穿刺操作，以免漏液，配制好的MCB应在室温下24小时内完成输注。

（6）加药量需按厂家说明书推荐加药剂量和浓度来操作。

（7）MCB包装的内袋与外袋之间放置了氧吸收剂，若发现外袋破损或氧吸收剂颜色已变黑，则不得使用。

（三）质量控制与质量保证

与普通输液相比，肠外营养液成分更为复杂，配制技术更为烦琐，配制时间也相对要长，临床输注时间也长。因此，其质量直接关乎用药安全，但鉴于目前尚无适宜的成品质量监测手段，在配制全过程中更需严格实施质量控制。

1. 质量控制 应结合各医疗机构情况开展对 TNA 配制后的成品质量检测工作。《美国药典》第 797 章中要求对配制后的 TNA 进行常规目视检查，确保稳定均匀、剂量准确。开展相关的质量检测有助于持续提高 TNA 质量安全，对于患者输注后发生不良反应以及不耐受的 TNA 应进行相关的质量检测。检测项目及内容要求见表 12-12。

表 12-12 TNA 质量控制检测项目及要求

质控项目	参考方法及标准	具体要求
成品检查	—	按照标签信息核对药品名称、规格、剂量，确认 TNA 颜色均一、无可视颗粒，确认乳剂无破乳分层现象，确认 TNA 密封无漏液
目视检查	可见异物检查法（《中国药典》2020 年版通则 0904）	在规定条件下目视可以观测到直径大于 50μm 的不溶性微粒。在加入脂肪乳前，TNA 需进行目视检查，不得有可见异物
粒径分布	光散射法测定粒径分布（《中国药典》2020 年版通则 0982）	测定前应使 TNA 分散体系呈稳定状态，保证供试品能够均匀稳定地通过检测窗口，药典注射用乳剂质量要求为直径 1μm 以下的粒子数不得少于总粒子数的 90%，不得有直径大于 5μm 的粒子
不溶性微粒	不溶性微粒检查法（《中国药典》2020 年版通则 0903）	对于光阻法测定结果，通常 100ml 以上的注射液，每 1ml 中含直径 10μm 及 10μm 以上的微粒数不得超过 25 粒，含直径 25μm 及以上的微粒数不得超过 2 粒
无菌检查	《中国药典》2020 年版通则 1101	检查全过程严格执行无菌操作，选取硫乙醇酸盐流体与胰酪大豆胨液体作为培养基，取样量为单批次的 2%或 10 个（取较少的），单一样本接入培养基的最少量为 10%但不少于 20ml
热原检查	《中国药典》2020 年版通则 1142	本法系将一定剂量的供试品经静脉注入家兔体内，在规定时间内观察家兔体温升高的情况，以判定供试品中所含热原的限度是否符合规定
细菌内毒素检查	《中国药典》2020 年版通则 1143	利用鲎试剂来监测或量化革兰氏阴性菌产生的细菌内毒素
重力分析法	—	ACD 通常采用基于重量的方法混合肠外营养制剂。ACD 在 TNA 混合后会对组分或最终混合物称重以判断是否超出限度。对于使用 ACD 的情况或安全范围较窄的药物（如氯化钾和磷酸盐等）推荐使用重力法进行质量控制，保证加药过程正确无误

2. 质量保证 指为满足质量要求而在质量体系中实施并根据需要进行证实的全部有计划和有系统的活动。与质量控制不同，质量保证主要依靠制度和流程确保 TNA 配制得以正常运行，而质量控制则是通过检测手段证实 TNA 成品符合要求。因此，应制定有效的 TNA 处方审核、配制、无菌操作、成品检查、配制环境监测等制度和流程，严格遵照执行并持续改进。

（1）制定标准操作流程：肠外营养液配制的全过程包括审方、排药、核对、配制、复核、打包、配送等诸多环节，涉及多名操作人员。为保证成品营养液的质量与稳定性，各环节均应建立相应的标准操作规程，一般可包括更衣标准操作规程、消毒清洁标准操作规程、肠外营养液配制标准操作规程、洁净工作台使用标准操作规程、环境检测及验证标准操作规程等。

（2）配液人员资质与培训：配液人员经专业技术、岗位操作、卫生知识的学习培训及考核合格后方可上岗。科室内部应定期组织专业知识继续教育培训和业务学习，不断提高工作人员的业务水平。每年至少进行 1 次年度考核，内容包括相关法律法规、标准操作规程与管理制度、无菌操作技术、净化设备使用规程、营养支持相关专业理论知识等，确保操作人员能够胜任 TNA 配制的相关工作。此外，配液人员每年至少进行 1 次健康体检，建立健康档案。对患有传染病或其他可能污染药品的疾病，或患有精神疾病等其他不宜从事药品调剂工作的，应调离工作岗位。

（3）处方审核：具有静脉用药医嘱或处方适宜性审核资质的人员，应当具有药学专业本科以上学历、5 年以上临床用药或调剂工作经验、药师以上专业技术职务任职资格。审方药师上岗前应经过专业培训与考核。每年应定期接受岗位专业知识培训与考核，定期接受药学专业继续教育。

审方药师应根据《中华人民共和国药品管理法》《处方管理办法》《病历书写基本规范》中的有关规定，逐一审核患者静脉输液医嘱，确认其正确性、合理性与完整性。审核内容包括：①书写正确、完整、清晰，无遗漏信息；②分析鉴别临床诊断与所用药品的相符性；③确认遴选药品的品种、规格、给药途径、用法、用量的正确性与适宜性，防止重复用药；④确认静脉用药配伍的适宜性，分析药物的相容性与稳定性；⑤确认选用溶媒的适宜性；⑥确认静脉用药与包装材料的适宜性；⑦确认药物皮试结果和药品严重或特殊不良反应等重要信息；⑧与医师进一步核实任何疑点或未确定的内容。所有医嘱必须经过具有复核资质的药师审核，合格后方可放行派药调配。

对处方或用药医嘱存在错误的，审方药师应对出现的问题做好及时详细的情况说明及结果记录，及时与处方医师做好沟通交流工作。因患者病情需要的超剂量等特殊用药，需由处方医师签名确认或通过医院信息系统用电子信息的方式确认并留有记录可追溯。对用药错误或不能保证成品输液质量的处方或医嘱应当拒绝调配，并作相关记录。

（4）成品营养液的存放与出库管理：出库前应对配制的成品营养液进行再次复核：①成品液应无沉淀、变色、异物等；②进行挤压试验，观察输液袋有无渗漏现象，尤其是加药处；③查封口贴，确保加药处的封口牢固、完好；④各岗位操作人员签名是否齐全，确认无误后核对者应当签名或盖章。经核对合格的成品营养液，用适宜的塑料袋包装，按病区分别整齐放置于有病区标记的密闭容器内。包装、密封好的高风险药品与普通药品应分开装入配送箱，摆放整齐，装量适宜，避免挤压破损。送至病区后，接收人验收无误后签字确认，成品输液随行登记本应包括送药时间及数量。

（5）完善检查制度：为保证配制的成品营养液的安全，须每月定期对静脉用药调配中心的各项质控指标进行检查。具体项目包括空调机组开关时间与运行情况、净化区与控制区的温湿度、洁净间压差、冰箱温度、贵重药品出账登记、处方差错、配制差错、药品报损情况、清洁卫生记录、针刺伤记录、药品有效期检查记录、设备维修记录、各洁净区与洁净台沉降菌与浮游菌检测记录、洁净台开关机记录、洁净台紫外线灯消耗时间记录、人员定期培训记录、洁净区与洁净台年度验证等，均需详细记录，责任到人。

（6）开展药物服务、用药教育、不良反应报告等临床药学实践工作。及时发现问题，解决问题，推荐运用质量管理方法对 TNA 配制工作进行持续改进。

（四）配伍禁忌

两种物质是否存在配伍禁忌主要考虑物质本身固有性质以及两者混合时的浓度两个因素，同时也受温度、湿度、光照、离子强度等因素影响。肠外营养液成分复杂，当计算其中某两种成分配伍的浓度时，要注意不能按照肠外营养液最终的体积计算各自的浓度，而应计算两者相混合时的浓度。此外，要注意配伍生成沉淀可发生在加入一种药物或多种药物之后，不一定只发生在加入的瞬间，某些药物在稳定一段时间后发生降解或产生沉淀也可能影响其疗效。产生的不溶性微粒（如磷酸钙和草酸钙沉淀），如果直径超过 5μm，会增加肺栓塞风险。

1. 钙和磷 两者无法无限相容，磷酸钙是最危险的结晶性沉淀，这种沉淀可能引发间质性肺炎、肺栓塞、肺衰竭等危及生命的严重不良事件，在使用时应特别注意。儿科肠外营养处方中钙和磷的浓度要高于成人处方，因而更应关注钙、磷沉淀的问题。推荐使用钙磷相容曲线判断是否可能生成沉淀。

磷酸钙沉淀的生成与离子浓度、溶液 pH、温度、氨基酸中的磷酸盐含量、氨基酸浓度、钙和磷添加剂的形式、混合顺序、配液者的操作等多种因素密切相关。

（1）pH 越高，越容易生成磷酸钙沉淀。降低溶液 pH 有助于磷酸钙沉淀的溶解，有些氨基酸注射液含有盐酸半胱氨酸成分，能降低溶液 pH。

（2）温度的升高会导致钙离子解离增多，会产生更多的钙离子参与磷酸钙沉淀的形成。

（3）氨基酸能与钙、磷形成可溶性复合物，减少游离的钙、磷离子，然而某些氨基酸注射液（如果糖二磷酸钠复方氨基酸注射液）含有磷酸盐成分，配制时必须考虑这部分磷酸盐。

（4）从不同的钙、磷制剂角度而言，氯化钙比葡萄糖酸钙更容易形成磷酸钙沉淀，而有机磷制剂（如甘油磷酸钠）较无机磷制剂（如磷酸氢钾注射液）不易产生沉淀。

（5）葡萄糖可与钙、磷形成可溶性复合物，因此提高葡萄糖浓度可提高磷酸钙的溶解度。

（6）应遵循规范的配制流程。美国食品药品监督管理局建议配制肠外营养液时先加入磷制剂，最后加入钙制剂，且混合过程中的振荡操作非常重要，能够在维持营养液稳定性的同时减少溶液中离子集中碰撞的机会。此外，加入钙制剂后再加入脂肪乳注射液有助于阻隔沉淀生成。

2. 草酸钙沉淀 是极不稳定的维生素 C 降解成草酸后与钙离子结合而形成的不溶性微粒，配制时需注意添加顺序。在需要给予治疗剂量的维生素 C 时，建议单独输注。

3. 胰岛素 胰岛素本身与肠外营养液不存在相容性问题，可按 1g 葡萄糖配比 0.1U 胰岛素应用于肠外营养液并混合均匀。但在实际工作中，此做法存在一定的问题，需要考虑所选用的营养液包装和输液管线的材质。常用的包装材料包括聚氯乙烯（polyvinyl chloride，PVC）、乙烯-醋酸乙烯酯共聚物（ethylene-vinylacetate copolymer，EVA）及多层袋（一般由三层聚乙烯醋酸酯/乙烯-乙烯醇共聚物材料组成）。其中，PVC 对胰岛素具有较强的吸附和洗脱双重作用，使得最初输入患者体内的胰岛素量相对较少，大量的胰岛素集中在最后少量的液体中，浓度偏高，易导致患者血糖不稳定，因此应尽量避免使用 PVC 材质的输液袋。此外，若肠外营养液长时间静置，胰岛素可能堆积，突然大量入血可能导致低血糖，输注时应每 1～2 小时轻轻晃动营养袋混匀。添加过多胰岛素后一旦患者在输注过程中出现低血糖，只能舍弃剩余的肠外营养液，不仅造成医疗资源的浪费，而且重新配制会给患者造成一定的经济负担。因此，推荐胰岛素单独输注，有条件的可应用注射泵单独泵入胰岛素。注意仅胰岛素注射液（正规胰岛素、普通胰岛素）才能加入肠外营养液，而禁止加入预混胰岛素或长效胰岛素。

4. 其他药物配伍问题 有报道门冬氨酸钾镁注射液、多种微量元素注射液、维生素 C 注射液、葡萄糖酸钙注射液两两之间混合会发生颜色变化，存在配伍禁忌。水溶性维生素、脂溶性维生素、多种微量元素等因易氧化分解，故需在加入肠外营养液后 24 小时内使用。由于脂肪乳剂具有遮蔽效应，故对维生素有一定的保护作用。

丙氨酰谷氨酰胺与鱼油脂肪乳两者因成分过于单一，无法独自承担起补充氨基酸或脂肪乳的功能，应避免单独使用。丙氨酰谷氨酰胺需与复方氨基酸注射液一起使用，而鱼油脂肪乳剂需与多种油脂肪乳注射液一起使用，尤其丙氨酰谷氨酰胺注射液渗透压高，要按说明书要求稀释后使用。这不属于化学配伍问题，而属于“合理性配伍”问题。

对其他药物，能否加入肠外营养液中，判断起来较为复杂。肠外营养液是含有多种营养物质的活性载体，不同药物（包括辅料）与肠外营养液间的相互作用不能简单地进行理论推测，其可能存在的不相容性限制了药物的添加。除少数经研究证实的药物如西咪替丁、雷尼替丁、胰岛素等外，原则上为保证乳剂稳定性应尽可能避免自行加入其他药物。如果必须在营养液中加入药物，需要仔细评估体系稳定性及各组分有效性，并在用药过程中密切监测不良反应及药物的药理活性。一般认为具有生物活性、半衰期短或性质不稳定的药物均不应加入肠外营养液中。因不同的肠外营养液中成分较为复杂，脂肪乳剂、氨基酸、电解质等制剂的类型与浓度各不相同，对于某特定的肠外营养液回答配伍问题应当慎重。

5. 配伍禁忌的检索工具 可参考美国卫生系统药师协会编写的 *Handbook of Injectable Drugs*，该书基于公开发表的实验文献数据，给出了几百种不同肠外营养液的配伍问题，但因国内制剂所用辅料和溶媒与国外制剂不尽相同，查询时应注意分辨。若在文献数据中未查到某药物的配伍问题，不能视为无问题，而应避免配伍，必要时可按临床常用配伍要求开展相关研究。

（五）稳定性

稳定性是指各种物质维持在一定浓度范围内不降解。通过配制 TNA，实现了简单、高效、省时、节约的理念，但全合一后的肠外营养液成分复杂，必须考虑在储存、运输、配制及输注过程中，各营养成分的稳定性相对单一制剂可能有所下降。肠外营养液的稳定性研究范畴很宽，包括目视外观可见溶液的稳定性，混合前制剂包装的玻璃瓶上的裂纹、负压或真空度的影响，配制后至输注过程中的避光操作及环境温度的影响等。

1. TNA 中脂肪乳的稳定性 脂肪乳剂属于热力学不稳定的非均匀相分散体系，容易发生分层、絮凝、转相、合并及破裂等变化。2020 年版《中国药典》规定静脉用乳剂中 90% 的乳滴粒径应小于 1μm，不得有粒径超过 5μm 的乳滴。《美国药典》第 729 章规定脂肪乳的平均粒径应小于 0.5μm，这一指标反映了生产厂家的生产水平；粒径大于 5μm 的百分比（PFAT5）应小于 0.05%，这一指标反映了脂肪乳的稳定性。PFAT5 能影响脂肪的廓清，人体最细的毛细血管直径约 5μm，故粒径超过 5μm 的乳滴可能堵塞肺毛细血管，进而导致呼吸衰竭。若 PFAT5 大于 0.4%，则会导致脂肪乳注射液油水两相分离或破乳，在 TNA 液面附近形成黄棕色油滴，输注可危及患者生命。

脂肪乳的浓度会影响其自身的稳定性，也会影响肠外营养液中其他脂溶性制剂的稳定性。若脂肪乳浓度过低，则无法保持乳滴之间的斥力，因此脂肪乳的最终浓度应大于 20g/L。当肠外营养液中无脂肪乳存在时，不能添加脂溶性维生素注射液。

此外，脂肪乳的稳定性受溶液 pH、葡萄糖浓度、氨基酸浓度、电解质浓度、脂肪乳种类及影响脂肪乳脂质过氧化的其他因素影响，具体因素及应对措施见表 12-13。TNA 中加入多种微量元素一般不会导致脂肪乳稳定性发生变化。

表 12-13 影响脂肪乳稳定性的因素及应对措施

影响因素	特点	应对措施
溶液 pH	溶液 pH 可影响脂肪乳油水界面双电层间的电位差，随 pH 降低，电位差逐渐缩小，乳剂趋于不稳定。脂肪乳的储存时间和 TNA 中的酸性物质可致体系 pH 降低。pH＜5.0 时，脂肪乳不稳定	需注意在配制过程中，勿将脂肪乳与酸性的葡萄糖溶液直接混合，而且 TNA 的储存时间不宜过长
葡萄糖浓度	葡萄糖注射液的 pH 为 3.2～6.5；50%葡萄糖注射液为高渗溶液，可使脂肪颗粒间空隙消失，产生凝聚	TNA 中葡萄糖终浓度在 3.3%～23% 为宜
氨基酸浓度	氨基酸浓度低时，对营养液的缓冲能力差，脂肪乳趋于不稳定	TNA 中氨基酸终浓度≥2.5%为宜
电解质浓度	阳离子可中和脂肪乳滴表面的负电荷，改变脂肪乳滴表面电位，导致乳滴表面斥力消失，乳滴聚集合并，最终破坏稳定性，严重时可引起油脂分层。阳离子浓度和价位越高对脂肪乳稳定性影响越大，三价阳离子（如 Fe^{3+}）作用强于二价阳离子（如 Ca^{2+}、Mg^{2+}），一价阳离子（如 Na^{+}、K^{+}）虽然作用较弱，但如果达到一定高的浓度，也会产生破乳	TNA 的一价阳离子浓度＜150mmol/L，二价阳离子浓度＜10mmol/L；未经稀释的浓电解质溶液不应与脂肪乳直接接触；注意氨基酸注射液中所含电解质量可能对稳定性产生的影响
脂肪乳种类	在其他条件保持一致的情况下，橄榄油 LCT 脂肪乳的稳定性稍高于大豆油 MCT/LCT 脂肪乳，这两者的稳定性远远高于大豆油 LCT 脂肪乳	综合临床情况选择适宜的脂肪乳制剂
影响脂质过氧化的因素	多不饱和脂肪酸易发生过氧化，脂质过氧化可能加剧处于应激状态患者的炎症反应与免疫功能紊乱，进而影响组织器官功能	某些脂肪乳制剂含维生素 E 等抗氧化剂或 TNA 中含抗氧化组分；应用透氧率低的多层袋、避光和应用避光输液装置等可减少输液中过氧化物的产生

2. TNA 中氨基酸的稳定性 依据国家质量标准，氨基酸注射液的外观有的是无色或几乎无色的澄明液体，有的是无色或微黄色的澄明液体，这一性状与氨基酸本身的理化性质、生产工艺和加入的抗氧化剂直接相关。从外观颜色可以判定稳定性变化，TNA 配制后溶液颜色如果从无色澄清或微黄到黄色、红色甚至棕色，则反映其稳定性发生了变化。

温度和光照是影响氨基酸稳定性的因素之一，温度升高和光照会加速降解，以精氨酸和甲硫氨酸最为明显。研究显示配制 TNA 在冷藏（4℃）及避光条件下储存 30 日，所含氨基酸浓度并未发生显著变化，而室温（25℃）及光照条件下保存的 TNA 中甲硫氨酸和精氨酸含量明显下降。此外，TNA 于 4℃环境长期保存，前 2 个月各种氨基酸的降解均小于 10%，但至第 6 个月时，除酪氨酸、赖氨酸和组氨酸外，降解均大于 10%，有些甚至超过 25%。此外，过氧化物的形成、冷冻、增塑剂游离析出等也会对氨基酸稳定性产生一定影响。

3. 维生素在肠外营养液中的稳定性 由于光降解作用的影响，维生素在夜间的稳定性优于白日。维生素 A 的降解速率和损失量受日光暴露条件影响，包括光照强度、照射时间和环境气候因素等。此外，PVC 材质输液袋及输液管可吸附维生素 A，研究发现 PVC 材质营养袋装 TNA 在 4℃条件下放置 3～14 日，其中的维生素 A 丢失 30%。维生素 A 还易受重亚硫酸盐的影响，当后者浓度为 1.5mmol/L 时，维生素 A 丢失约 50%。若阳光直射，TNA 中的维生素 B_1、维生素 B_6、维生素 C 含量会明显下降。而维生素 E 性质相对稳定，暴露于日光下 6 小时含量无明显变化。研究发现 TNA 于 2～8℃条件下避光保存 96 小时，其中的棕榈酸视黄酯、*α*-生育酚、盐酸吡哆醇、烟酰胺、叶酸、生物素、泛酸钠和维生素 B_{12} 等丢失不明显，但维生素 C 的起始浓度为标示浓度的 66%，24 小时和 96 小时后仅为标示浓度的 59%和 42%。

TNA 中维生素的降解还与包装的透氧量及溶液中的金属离子（如铜离子）有关。当溶液中存在铜离子时，室温条件下放置 2～4 小时，维生素 C 降解 150～200mg，而无铜离子时仅降解 20～30mg。因此，为减少损失，建议除去铜离子或增加维生素 C 量。

TNA 中的维生素 B_1 还受溶液 pH 和亚硫酸盐浓度的影响。维生素 B_1 在酸性环境中稳定，但可被氨基酸注射液中的亚硫酸氢钠分解。含 0.1%亚硫酸盐的 TNA 于 30℃保存 22 小时后，维生素 B_1 丢失 40%，而在亚硫酸盐浓度为 0.05%的 TNA 中含量无明显变化。

因此，应按药品说明书要求储存及添加维生素制剂。当 TNA 中添加维生素后，应避光保存且于 24 小时内输注完毕。若 24 小时内无法完成输注，则应在输注前再添加维生素。

4. TNA 中微量元素的稳定性 研究发现将微量元素电解质液加入 TNA 后于 4℃储存 8 日，对乳剂质点粒径大小无显著影响。硒的降解主要受 pH 影响，在含维生素 C 的 TNA（pH 5.3）中可稳定 24 小时以上，TNA 的缓冲作用可保护硒。铜能促进维生素 C 和维生素 B_{12} 的分解。铁在含磷酸的输液中会缓慢形成富铁胶体。应按药品说明书要求储存及添加微量元素，且 TNA 中添加微量元素后，应于 24 小时内输注。若配制 24 小时内不输注，则应在输注前再行添加。

5. pH 对 TNA 稳定性的影响 肠外营养液各组分中，葡萄糖注射液的 pH 为 3.2～6.5，氯化钠注射液的 pH 为 4.5～7.0，脂肪乳注射液的 pH 在 8 左右。氨基酸因其分子结构特点，具备缓冲能力，且氨基酸量越大，其缓冲调节 pH 的能力越强。肠外营养液 pH 偏高可使微量元素产生沉淀，葡萄糖及氨基酸产生褐变反应，还会导致水溶性维生素的结构不稳定；而 pH 偏低则会降低脂肪乳滴表面的负电位，减弱乳滴间的排斥力，对脂肪乳的稳定性产生不利影响。

人体血液的正常 pH 为 7.35～7.45，一般血液的 pH 低于 7.0 或超过 7.8 会引起酸中毒或碱中毒。应避免将过低或过高 pH 的液体输入人体，否则可导致酸碱平衡失调，影响上皮细胞吸收水分，改变血管的通透性，使局部红肿、血液循环障碍、组织缺血缺氧，严重干扰血管内膜的正常代谢和功能，导致静脉炎。

有研究将混合后 pH 5.5 的 TNA 和以碳酸氢钠调整 pH 至 6.6 的产品分别于 4℃和室温下放置观察，发现后者变质较晚，但 36 小时内出现沉淀。TNA 的酸度在患者代谢性酸中毒过程中可能是一种影响因素，但调整酸度要注意可能出现沉淀、增加液体和 Na^+含量。

6. 光对 TNA 稳定性的影响 多种维生素在 TNA 中会影响氨基酸的稳定性。新生儿肠外营养输液瓶及管线均避光安置，而保温箱中约有 20cm 管线暴露于光下，24 小时后溶液中的甲硫氨酸（40%）、色氨酸（44%）和组氨酸（22%）明显降解，而不含维生素的 TNA 中仅色氨酸降解，可能是维生素 B_2 光敏所致，因此多种维生素应避光输入。研究者进一步模拟 ICU 中的临床条件，将维生素 B_2 以 1mg/100ml 加到 TNA 中，通过 PVC 管将玻璃瓶中的 TNA 以 4ml/h 的速度输入，在室温下 8 盏灯的光照下照射 24 小时后发现维生素含量降至其初始水平的 50%，同时总氨基酸含量也下降 7%，其中甘氨酸（10%）、甲硫氨酸（24%）、脯氨酸（10%）、丝氨酸（9%）、色氨酸（35%）和酪氨酸（16%）均出现不同程度降解；而在无维生素 B_2 的 TNA 中氨基酸很少降解。此外，研究发现维生素 C 和叶酸在 PVC 材质包装 TNA 中会大量降解，日光下 24℃、避光 24℃和避光 4℃ 3 种条件下维生素 C 和叶酸的半衰期分别为 1.1 小时、2.9 小时、8.9 小时和 2.7 小时、5.4 小时、24 小时。研究利用高效液相色谱测定了脂溶性维生素在输注过程中的光解程度，发现维生素 D 和维生素 E 稳定，而维生素 A 和维生素 K 在滴注 6 小时后的浓度仅为原来的 20%～30%。若用橙色聚乙烯防光罩遮盖，则能明显提高其稳定性。

7. 包装材料对 TNA 稳定性的影响 包装材料对药品稳定性起着重要作用，间接影响用药安全。不适宜的材料可引起活性成分迁移、吸附，甚至发生化学反应，进而导致药品失效，有时还会产生严重的不良反应，因此应引起包括医务工作者的足够重视。

高分子塑料容器可以通过吸附药物、添加剂的浸出、降解产物及透气透湿性等因素影响药物的稳定性。其中，PVC 材质的输液容器对部分药物有较强的吸附性，可导致药物浓度下降。

目前用于肠外营养液包装的三升袋及输液管线的材质主要包括 PVC 和 EVA。国内普通的工业生产的输液成品已不再使用 PVC 材质，该材质通常添加增塑剂——邻苯二甲酸二（2-乙基己基）酯（DEHP）以满足柔软性、耐寒性，增进光稳定性需求。在给药过程中，输液器材中的 DEHP 遇到脂溶性成分可释放至肠外营养液中，可以导致血液、组织和男性生殖系统毒性，同时 PVC 材质对脂溶性、醇溶性药物有较强的吸附性，会影响给药量，降低疗效。国家市场监督管理总局规定以 DEHP 增塑的 PVC 作为原料的产品，不宜储存和输注脂肪乳等脂溶性液体和药物，新生儿、青春期前的男性、孕期及哺乳期妇女不宜使用本产品输注药物。

相比之下，EVA 材料可通过调节自身两种单体的比例实现材质的柔软性，不需要添加增塑剂，减少可能的药物吸附及某些游离物质的释放。在给药过程中，既不会释放有害物质，也不会发生药物吸附，不会影响肠外营养液的稳定性。

8. 其他装置对稳定性的影响 临床为保证用药安全，降低微粒入血风险，输液时会考虑选择终端滤器，需要注意滤膜材质、孔径等对肠外营养要素和稳定性的影响。对于不含脂肪乳剂的肠外营养液，建议选用 0.2μm 的滤器，含脂肪乳的 TNA 则需使用 1.2μm 的滤器。输注过程中滤器应尽可能靠近患者，保证其截留作用。输注过程中若发生滤器堵塞，可更换，但不可不用。如输注脂肪乳，所有的容器和管线应不含 DEHP。

第五节 肠外营养并发症及其防治

经过多年临床实践，肠外营养的理论、技术和营养制剂的开发都有了较大发展，但肠外营养可能导致一系列并发症，严重者甚至危及生命。了解肠外营养并发症的发生机制及其防治原则有助于提高治疗的安全性。肠外营养的并发症主要分为与输注途径有关的静脉导管相关并发症和与输液成分有关的代谢性并发症及脏器功能损害并发症（表 12-14）。

表 12-14 肠外营养并发症的类型

类型	临床表现
静脉导管相关并发症	气胸、血胸、胸腔积液、动静脉损害、神经损伤、胸导管损伤、空气栓塞、导管堵塞、导管脱出、导管扭折或折断、漏液、静脉血栓形成、血栓性静脉炎、导管性败血症、内源性败血症
代谢性并发症	高血糖、高渗性非酮性昏迷、低血糖、氮质血症、高脂血症、必需氨基酸缺乏症、维生素及微量元素缺乏、水及电解质代谢异常、酸碱平衡紊乱、再喂养综合征
脏器功能损害并发症	肝损害、胆道系统疾病、肠道结构和功能损害、代谢性骨病

一、静脉导管相关并发症

静脉导管相关并发症是肠外营养常见并发症，可以分为非感染性并发症和感染性并发症两大类，其发生与患者的病情、操作体位、操作者的技术熟练程度和导管质量等因素有关。

（一）非感染性并发症

1. 气胸 是最常见的静脉穿刺置管相关并发症之一，近年来该并发症的发生率已明显降低。由于机体皮下脂肪组织少，皮肤穿刺点与胸膜顶距离近，当置管时患者体位不当或穿刺方向不正确，就极有可能刺破胸膜而发生气胸，常发生于瘦弱、营养不良的患者。当壁层胸膜被刺破时，患者常感觉剧烈胸痛或咳嗽，此时应立即拔针。重复穿刺时应重新选择穿刺点，若患者胸痛持续或出现呼吸困难，应停止置管并拍摄胸片明确诊断。少量气胸（肺压缩＜20%）可在数天内自行吸收，常不予处理，但对于依靠机械通气的患者，即使损伤很小，也有可能引发张力性气胸，应予以重视。若患者发生呼吸困难、缺氧、发绀、低血压及胸壁疼痛加重等表现，应考虑张力性气胸，需反复穿刺抽气或放置胸腔闭式引流，经胸部 X 线摄片证实气胸已消失后方可拔除胸腔引流管。存在肺气肿的患者，应避免做锁骨下静脉穿刺。

2. 空气栓塞 可发生于置管、输液及拔管过程中。置管时，当穿刺针已进入静脉，卸下注射器准备插入导丝或插入导管退出导丝时，容易进入空气。输液过程、更换输液瓶及拔除导管时均可发生空气栓塞。少量空气进入可无症状，大量进入后患者会出现呼吸困难、发绀、血压下降、心动过速、神志不清，甚至死亡。因此，静脉置管时患者应处于头低脚高位，使上腔静脉充盈，并嘱患者平静呼吸，穿刺置管时患者需屏气。在卸下注射器时应立即堵住穿刺针接头处，导管护理时要有防止接头脱开的保险措施。一旦发生空气栓塞，立即置患者于左侧卧位。

3. 周围组织损伤 导管穿刺时穿破静脉可导致血胸；穿刺时损伤锁骨下动脉，可引起局部皮下大范围淤血及血肿形成；也可引起纵隔血肿，产生纵隔压迫症状。当穿破动脉可见鲜红色回血，应立即退出，予以局部压迫，更换穿刺部位。由于穿刺导管未置入静脉而误入胸腔且又未发现，而致使输注营养液进入胸腔可引起血胸。锁骨下静脉穿刺时可能损伤臂丛神经或其分支，可出现同侧手臂的触电样或麻刺样感觉。一旦患者有类似主诉，应立即退出穿刺针或导管。颈内静脉穿刺时可能伤及膈神经、迷走神经或喉返神经，产生一系列相应的症状和体征。左侧锁骨下静脉穿刺时，易损伤胸导管。若在穿刺部位见清亮的淋巴液渗出，应立即退针或拔除导管。偶可发生乳糜胸，一般情况下可自愈，少数需做引流或手术处理。

4. 导管堵塞 是导管相关最常见的非感染性并发症，发生率可达 36%。发生原因主要包括 3 个方面：①导管扭曲、折叠甚至被夹闭等机械性原因。②置管时导管尖端损伤血管壁，置入的导管影响局部血流动力学，以及恶性肿瘤或某些疾病引起机体凝血机制改变，均可导致静脉血栓形成，从而导致导管堵塞。③经管腔给予药物或营养液配伍不当导致某些成分少量长时间沉积在导管壁内而引起导管堵塞。可使用 1mol/L 氢氧化钠 0.5～1ml 注入导管并留置 2 小时后用针筒回抽，将沉积在管壁内的物质溶解后抽出。应注意规范化操作，每次输液前后及时用生理盐水冲管，最大限度地避免导管堵塞。只有导管堵塞经积极处理无效或合并严重感染患者，才需移除并更换导管。

5. 血栓形成 由于血流滞缓、静脉壁损伤、高凝状态或者输液结束封管时血液回流，以及经导管输血或采血而引起血栓形成，可部分或完全堵塞导管和所在的血管。临床表现为启用导管时未能回抽到血液，且轻轻推注时有阻塞感。若形成部位在锁骨下静脉，可引起同侧上肢及颈根部肿胀，静脉压升高，胸壁及颈静脉充盈，血液回流受阻。若上腔静脉形成血栓，则有生命危险。此时切忌用力推注，否则易致血栓脱落，产生严重并发症。可用有生理盐水的注射器将血栓抽入针筒。急性静脉血栓形成可用组织纤溶酶原激活剂或尿激酶做溶栓治疗，并联合应用抗凝剂，血栓可在 24～48 小时内完全或部分溶解。治疗无效者应尽快拔除导管。

6. 血栓性静脉炎 指在静脉血管腔内急性非化脓性炎症的同时易伴血栓形成，是外周静脉营养最常见的并发症。其主要与静脉内置管超过 24 小时、输注高渗营养液、静脉导管材料及血管管径、静脉血流不畅、血液凝固性增高等因素有关。单瓶输注时，由于血管内皮受到相对高的渗透压、过低或过高 pH 的刺激，较营养液“全合一”输注时产生血栓性静脉炎的风险更大。临床上表现为患肢局部红肿、疼痛，可触及痛性索状硬条或串珠样结节。一般不需要治疗，只需对症处理，局部敷或使用非类固醇抗炎药有助于缓解症状，严重者可拔除导管。应选用质地柔软且有较好抗血栓性能的导管、较大管径的静脉导管。

7. 其他 如导管尖端异位、导管裂开、导管脱出、导管扭折或导管折断、导管漏液、衔接部脱开等。在置管成功后应摄胸片以确认导管的位置。

（二）感染性并发症

感染性并发症主要指静脉导管相关感染（catheter-related infection，CRI），是肠外营养最常见、较严重的并发症。美国每年约25万患者发生CRI，感染率为2%～5%，CRI占总感染性疾病的10%～20%；日本报道的CRI发生率在5%～20%；我国CRI发生率为5%～15%。对于住院患者，常见病原体为大肠杆菌、肺炎克雷伯菌、金黄色葡萄球菌及革兰氏阴性杆菌（如铜绿假单胞菌及鲍曼不动杆菌等），白念珠菌是常见的真菌病原体。对于家庭肠外营养患者，感染病原体以革兰氏阳性菌为主，如表皮葡萄球菌、凝固酶阴性葡萄球菌、金黄色葡萄球菌、肠球菌等。表皮葡萄球菌感染主要是由皮肤污染引起，约占CRI的30%。金黄色葡萄球菌曾经是最常见的病原菌，目前约占院内血行感染的13.4%。CRI可分为局部感染和全身感染。

1. 局部感染

（1）出口部位感染：指出口部位直径2cm内的红斑、硬结或触痛，或导管出口部位的渗出物培养出微生物，可伴有其他感染征象和症状，伴或不伴有血行感染。

（2）隧道感染：指导管出口部位，沿导管隧道的触痛、红斑或直径＞2cm的硬结，伴或不伴有血行感染。

（3）皮下囊感染：指完全植入血管内装置皮下囊内有感染性积液，常有表面皮肤组织触痛、红斑或硬结、自发的破裂或引流，或表面皮肤的坏死，可伴或不伴有血行感染。

2. 全身感染 又称导管相关血流感染（catheter-associated bloodstream infection，CRBSI）。留置血管内装置的患者出现菌血症，经外周静脉抽取血液培养至少一次结果阳性，同时伴有感染的临床表现，且除导管外无其他明确的血行感染源。在Ⅲ型肠功能衰竭患者中由于感染性并发症导致死亡的比例高达30%，其中半数以上来自导管相关感染。其典型的临床表现为不明原因畏寒、寒战，继而出现高热、呼吸急促、心动过速等症状，同时血白细胞计数和C反应蛋白升高，部分患者还伴有胆红素升高或低蛋白血症，其他还可有获得性心内膜炎、骨髓炎或其他迁徙性感染等症状。严重者可致感染性休克。

（1）CRBSI的危险因素：包括导管留置部位、留置时间、导管材料、导管腔的数量及导管使用频率等。一般来说，锁骨下静脉和PICC置管的感染发生率较低且患者舒适度较高，优于颈内静脉置管，而股静脉由于不易护理且发生感染率较高，不推荐用于长期肠外营养。CRBSI发生率与导管留置时间和导管使用频率成正比，导管留置时间越长、频率越高，则发生感染的风险就越大。此外，多腔导管的感染发生率要高于单腔导管，因此除外特殊情况，一般不推荐长期肠外营养患者使用多腔管。

（2）CRBSI的诊断：当怀疑CRBSI而拔除导管时，导管培养是诊断CRBSI的“金标准”。半定量（平皿滚动法）或定量（导管搅动或超声）培养技术是目前最可靠的诊断方法。对导管尖端及皮下段进行定量或半定量法培养，若半定量培养结果≥15CFU或定量培养结果≥1000CFU，同时伴有明显的局部和全身中毒症状，即可诊断CRBSI。当怀疑导管相关血行感染又不能拔除导管时，应同时取外周静脉与中心静脉导管血进行培养，阴性结果可排除导管相关感染，若定量培养中心静脉导管血样本菌落数超过外周静脉血培养菌落数的5倍时，或由中心静脉导管和外周静脉获得的血标本培养阳性结果时间差大于2小时，可诊断为CRBSI。

3. CRI的预防和治疗 在导管置入、营养液配制、输入过程中极易发生感染，应做好以下预防措施：①置管过程的严格无菌技术；②在超净工作台内配制营养液；③采用全封闭式输液系统；④定期消毒穿刺点皮肤并更换敷料等。应持续对医护人员进行严格培训和主动教育，强化标准化的无菌操作等干预措施，可显著降低 CRBSI 的发生率和病死率。质量管理应当包括详细的操作流程、标准化的无菌操作、翔实的记录，严格血管内导管应用的管理与监测制度，定期考核，对标准执行进行评估，以及置管后随访等。

当外周静脉无功能或者出现静脉炎表现时，应当立即拔除，但是不推荐定期更换外周静脉导管作为预防静脉炎和导管相关感染的方法。若无感染或功能障碍证据，无需定期更换中心静脉导管。

由于 CRI 出现并发症风险高，无论是否拔除导管，均应静脉使用抗生素，取得病原学证据前的抗菌治疗主要是经验性治疗。血行感染病情危急且无法在短期内检出，故在血行感染临床诊断初步确立，留取血和其他相关标本送培养后即应开始经验性治疗。CRI 的经验性抗生素治疗主要依据各地区病原学流行病学资料进行，选用药物应该覆盖可能性最大的病原微生物。而一旦取得细菌药物敏感性试验结果，则应根据微生物和药敏试验结果、是否存在并发症等因素尽快从经验性治疗转变为目标性治疗。CRI 的抗生素疗程主要取决于感染的程度和性质，对可能造成严重并发症的感染必须适当延长疗程，金黄色葡萄球菌引起的导管相关感染，抗生素药物治疗至少 2 周；革兰氏阴性杆菌感染患者应根据感染严重程度，选择敏感的抗生素，必要时联合治疗，一般拔除导管后抗感染治疗 10～14 日；一旦诊断为念珠菌导管相关感染，应立即进行抗真菌治疗，疗程至临床症状消失和血培养最后一次阳性后两周。

拔除导管是治疗导管感染最直接、最有效的手段，但对于某些置管有困难而又不得不长期依赖肠外营养的患者而言，拔除导管意味着丧失营养支持的通路，因此可以酌情保留导管并采用抗生素封管治疗。中心静脉导管拔除指征包括：①短程外周静脉导管在怀疑并发感染时应立即拔除，并进行导管与血标本的培养；②中心静脉导管合并可能的感染表现，仅出现发热但没有合并脓毒血症或者脏器功能衰竭时，可以不常规拔除导管，但必须同时送检导管内和外周的两份血标本培养；③中心静脉导管合并金黄色葡萄球菌感染应该立即拔除导管，并采用必要的检查手段明确是否并发感染性心内膜炎；④并发念珠菌血症，立即拔除导管；⑤在隧道式中心静脉导管或植入装置并发感染导致脓毒血症、血流动力学障碍、持续性菌血症等情况下，应尽可能拔除导管和植入装置；⑥怀疑因中心静脉导管的发热，同时合并严重疾病状态、穿刺部位的脓肿或合并脓毒血症时，应当立即拔除导管。

中心静脉导管感染的常见原因、预防及处理措施见表 12-15。

表 12-15 中心静脉导管感染的常见原因、预防及处理

原因	预防与处理
导管原位污染，插管时导管被皮肤病原体污染	置管遵循严格无菌技术，每次接触导管应洗手，避免交叉感染
覆盖导管的敷料被周围皮肤的微生物污染	每天更换覆盖导管的敷料，如发现覆盖伤口的敷料已潮湿，应及时更换无菌的干敷料
导管周围皮肤消毒不够或采用不恰当的消毒液	每次换药时局部皮肤消毒
导管滑动	导管穿刺成功后应缝扎固定好导管，防止导管滑动将外部的微生物带入
导管穿刺部位皮肤感染，或缝扎固定部位皮肤炎症反应	皮肤穿刺口部位消毒液消毒后覆盖灭菌纱布，四周用胶布固定，或贴盖医用透明薄膜
导管材料原因引起静脉血栓形成	聚氨基甲酸乙酯及硅胶导管静脉血栓形成发生率低，可降低感染风险
中心静脉置管方式或部位选择不当	避免经大隐静脉或股静脉的下腔静脉置管。隧道式锁骨下静脉穿刺置管、皮下埋藏式植入注射盒的中心静脉置管及 PICC 可减少中心静脉导管感染发生率。宜选用单腔导管，而多腔导管因插入部分损伤增加或导管轴的频繁操作，感染风险增加
导管相关的血流感染，血源性播散	加强中心静脉导管的无菌护理；金黄色葡萄球菌或真菌感染者，应拔除导管
肠外营养输注管道污染	每天更换输注管道，应用“全合一”方法配制营养液，注意输液过程的无菌操作

二、代谢性并发症

（一）糖代谢紊乱

1. 高血糖和高渗性非酮性高血糖性昏迷 肠外营养时，由于大量葡萄糖的输入，机体无法及时利用，血糖水平骤增，易发生高血糖及高渗性并发症，患者可出现大量利尿、脱水、嗜睡，甚至昏迷。肠外营养时高血糖的发生率较高，尤其是严重应激的患者，因应激状态下机体糖异生作用增强、葡萄糖氧化利用下降及出现胰岛素抵抗，此时若提供过量葡萄糖或葡萄糖输注速度过快则易发生高血糖，甚至导致高渗性昏迷。因此，在开始实施肠外营养的第 1 天，提供 150～200g 葡萄糖为宜，且输注速度控制在 0.5～1.0g/（kg・h）；第 2 天给予目标需要量的 75%；如果血糖稳定或能控制在正常范围，之后可接受全量的营养物质，葡萄糖输注速度逐渐增加至 1.0～1.5g/（kg・h），并检测血糖和尿糖。此外，应根据具体情况添加一定量的胰岛素以控制血糖水平，预防高血糖的发生，尤其对于葡萄糖需要量较大、有隐性或明显糖尿病的患者。一旦发生高血糖或高渗性非酮性昏迷，应立即停止葡萄糖的输入，用低渗盐水（0.45%）以 95ml/h 的速度输入以纠正高渗环境，同时加用胰岛素，并根据血糖监测结果相应调节胰岛素用量，使血糖维持在正常或接近正常水平。但在纠正高血糖的同时，还需防止过量输入低渗盐水而导致脑水肿。为有效预防高血糖的发生，对于糖尿病患者或严重应激患者，葡萄糖输注速度应低于 4mg/（kg・min），并尽量减少葡萄糖在非蛋白质热量中的占比，同时注意减少糖异生和糖原消耗，防止血糖波动过于频繁。此外，客观、准确监测血糖，以及正确应用胰岛素对肠外营养时高血糖的处理十分重要，利用胰岛素控制创伤等应激状况下的高血糖，可减少各种并发症的发生，改善危重患者的预后。目前认为，创伤早期应激较强时，如果连续两次监测血糖均高于 11.1mmol/L，或血糖波动较大，可选择经静脉持续滴注胰岛素。血糖降低过程要平稳，不能过快，也不能降得太低。推荐将血糖维持在 8.0mmol/L 左右，尽量减少低血糖的发生。随着应激逐渐减轻，血糖也逐渐易于控制，此时可根据血糖水平改为皮下注射胰岛素，若患者有糖尿病病史，此时可加用口服降糖药。

2. 低血糖性休克 经过一段时间的肠外营养，体内胰岛素分泌增加，以适应外源性高浓度葡萄糖诱发的血糖变化。此时若突然中止营养液的输入，因体内血胰岛素水平仍较高，极易发生低血糖，甚至出现低血糖昏迷，患者表现为心悸、出汗、面色苍白、四肢湿冷、乏力，甚至休克、昏迷。因此，在单独输注高渗葡萄糖时，应缓慢减速直至停输，或者在输注高渗葡萄糖溶液后以等渗含糖溶液过渡。最理想的方式是选用“全合一”方式输注。在实施肠外营养支持时，不应突然中止营养液输注并避免输注中的计划外中断，切忌突然换用无糖溶液。可在高浓度糖溶液输完后，以等渗溶液维持数小时作为过渡，再改用无糖溶液，以免诱发低血糖。

（二）氨基酸代谢紊乱

严重肝、肾功能损害或婴幼儿患者在接受肠外营养时，摄入过量的氨基酸可能产生肾前性氮质血症，有时需要通过血透治疗。因此，氨基酸的浓度和供给量应根据患者病情和耐受性而定，尤其对于存在严重肝肾功能损害患者、危重患者及婴幼儿患者，应通过监测患者的内脏蛋白水平、氮平衡、血尿素氮和肌酐水平进行调节。

临床上有些情况下可发生血浆氨基酸谱紊乱现象，如肾衰竭患者接受仅含必需氨基酸的制剂时，尿素通过肠道中尿素酶的作用再吸收循环并在肝脏中转化为非必需氨基酸，造成血浆氨基酸谱失衡。严重肝功能损害患者在摄入较高剂量的氨基酸后容易诱发肝性脑病，因为此时患者血浆中 BCAA 与 AAA 比例失衡，过量的 AAA 摄入可促使假性神经递质的产生，诱发肝性脑病。因此，对于容易产生氨基酸不耐受的患者，应在短时间内改用特殊配方的氨基酸制剂，以预防相关并发症的发生。

（三）脂肪代谢紊乱

接受长期（>1 周）肠外营养支持的患者，若营养液中不含脂肪乳剂，则可能发生必需脂肪酸缺乏症。患者可出现皮肤干燥、毛发脱落、伤口延迟愈合、肝大、肝功能异常、骨骼改变、血中花生三烯酸与花生四烯酸的比值升高、红细胞渗透脆性增加、贫血及血前列腺素水平降低等表现。上述症状在成人中一般于缺少脂肪乳剂供给后的 1～3 周出现，但在婴幼儿中则于数天内发生。预防必需脂肪酸缺乏的最好方法是每天补充脂肪乳剂，每日 2%～4%的能量应由亚油酸提供，相当于每周 3 次提供 10%脂肪乳剂 500ml 或 20%脂肪乳剂 250ml，即可预防必需脂肪酸缺乏症。

脂肪乳剂输入过量或过快则可导致高甘油三酯血症，影响机体的脂肪清除能力，损害网状内皮系统功能和肺通气功能，临床上表现为头痛、发热、急性消化性溃疡、血小板减少、溶血、肝脾大等症状，即脂肪超载综合征，常见于儿童、老人、肿瘤终末期的脂肪代谢障碍患者。合理的脂肪乳剂量为 1g/（kg·d），脂肪不耐受患者适当减量，输注速度为 0.1g/（kg·h），输注时间不少于 8～10 小时。对长期应用脂肪乳剂、输注量较大或脂肪廓清能力受损的患者，应定期做血清浊度试验和监测血脂水平，以了解机体对脂肪的利用和廓清能力。若血浆呈现乳（白色）状混浊，应延迟或暂停输注脂肪乳。一旦发现脂肪超载综合征的症候，应立即停止输注脂肪乳剂。在停用脂肪乳剂时，不建议应用葡萄糖弥补脂肪乳所提供的能量，避免因高糖而引发相关并发症。

少数患者存在脂肪过敏现象，可能与作为乳化剂的磷脂酰胆碱有关。急性反应表现为高脂血症、呼吸困难、发绀、颜面潮红、出汗、头晕、头痛、胸背部疼痛、恶心、呕吐等。

肉碱是脂肪酸代谢所必需的物质，长链脂肪酸进入线粒体氧化时需要肉碱转运。健康成人肝脏和肾脏中的赖氨酸和甲硫氨酸可合成肉碱，维生素 B_6、维生素 C、盐酸和铁是其合成所必需的物质，若缺乏可造成肉碱合成障碍。肉碱缺乏可导致肝脏和肌肉中的脂肪沉积、酮体合成障碍及神经症状。肠外营养液中不含肉碱，成人无须常规补充，但是肠外营养超过 2 周的婴幼儿应注意补充肉碱。

（四）维生素及微量元素缺乏

维生素是机体代谢过程中必需的营养素，肠外营养时应注意及时补充，否则可出现各种维生素缺乏，而产生一系列症状。禁食 1 个月以上者，可出现微量元素缺乏，最常见的是锌、铜、锰、硒、铁等。因此，对于长期行肠外营养治疗的患者，应每天补充微量元素。

（五）水、电解质紊乱

体液容量、渗透压及电解质平衡是物质代谢和器官功能正常进行的基本保证。肠外营养中水及电解质的供给不当可导致体液和电解质平衡失调，表现为容量失调、低钠、高钠、低钾、高钾、低磷、低钙和低镁血症等。其中钾、磷和镁与蛋白质合成及能量代谢密切相关，肠外营养时常造成血浆钾、磷及镁浓度迅速下降。其原因在于静脉输注葡萄糖后，血浆胰岛素水平升高，促使钾、磷、镁和葡萄糖进入骨骼肌及肝脏进行相关合成代谢。因此，制定肠外营养方案时应注意及时补充上述各种电解质。

临床上导致水、电解质失衡的原因众多，表现形式也多种多样，行肠外营养治疗应做好预防、监测工作，并及时处理。肠外营养相关水、电解质异常原因及防治措施见表 12-16。

表 12-16 肠外营养相关水、电解质异常原因及防治措施

分类	原因	防治措施
低血容量	①高渗性脱水；②不适当的液体输入；③循环衰竭	①减少葡萄糖量，增加脂肪乳剂量，以避免高血糖；②肠外营养液中增加水分；③治疗感染；④纠正水、电解质紊乱

续表

分类	原因	防治措施
高血容量	①术中、术后或复苏时水摄入过多；②心脏、肾脏及肝脏疾病	在渗透压允许范围内限制肠外营养液总量
低钠血症	水分摄入过多	减少水的摄入量
高钠血症	过量的高渗或等渗液体摄入、脱水和利尿剂的应用	营养液中增加水分摄入量，减少钠的摄入量
低磷血症	摄入不足、酗酒患者	增加磷的摄入量，避免再喂养综合征
低钾血症	摄入不足、胃肠液丢失过多、过分利尿、高胰岛素血症、镁缺乏	增加钾摄入，利尿时注意补钾，持续输注胰岛素时注意补钾，注意镁的补充
高钾血症	摄入过量、代谢性酸中毒、肾功能障碍、严重分解代谢	减少外源性摄入、纠正酸中毒、调整肠外营养配方、停用引起高血钾的药物，输注葡萄糖和胰岛素，利用钠、钙制剂拮抗钾，必要时行血液透析或腹膜透析
低钙血症	在提供磷的同时未能供给足量的钙，严重吸收不良	增加钙补充
低镁血症	葡萄糖代谢需要量增加时镁的摄入量不足，肌肉组织螯合增加，利尿剂应用	增加镁补充

（六）酸碱平衡紊乱

高糖溶液的 pH 为 3.5～5.5，大量输入时可影响血液 pH。氨基酸溶液中某些氨基酸（如精氨酸、组氨酸、赖氨酸及胱氨酸）的氨基酸代谢后可产生氢离子，导致高氯性酸中毒，特别是伴有腹泻的患者，更易产生代谢性酸中毒。少数伴有先天性代谢障碍的患者，在输入果糖、山梨醇后可出现乳酸酸中毒。与成人相比，婴幼儿在快速输入大量糖溶液与水解蛋白时，因不能耐受高渗性溶液而更容易出现代谢性酸中毒。一旦发生此并发症应及时消除病因、对症治疗。关于代谢性碱中毒，除肾衰竭患者外，在肠外营养中较少出现。肠外营养时，若碳水化合物过量可使 CO_2 生成增加，导致呼吸性酸中毒。一些机械通气的患者，过高的碳水化合物摄入可导致 CO_2 产生增加，引起过度通气，导致呼吸性碱中毒的发生。

（七）再喂养综合征

再喂养综合征（refeeding syndrome）是指长期饥饿或严重营养不良的患者，开始营养支持（包括经口进食、肠内和肠外营养支持）后，特别是过快过量摄入能量底物后，出现的以低磷血症为特征的严重水、电解质紊乱、代谢障碍以及由此产生的一系列临床症候群，临床可表现为危及生命的心律失常、神经精神改变（如谵妄、癫痫发作等），严重低磷可引起呼吸肌无力、通气不足，甚至呼吸衰竭。如果不能及时诊断和处理，并发症的发生率和死亡率较高。防治再喂养综合征的第一步是识别高危患者，具体内容见表 12-17、表 12-18。在肠外营养开始前，应尽量纠正电解质缺乏，特别是钾、镁、磷，补充维生素 B_1，能量摄入应从目标需要量的 50%开始，逐渐加量。

表 12-17 成年患者再喂养综合征发生风险评估（ASPEN 共识）

	中度风险：存在以下任意两项	高度风险：存在以下任意一项
体重指数（kg/m^2）	16.0～18.5	<16.0
体重下降	5.0%（1 个月内）	7.5%（3 个月内）或>10.0%（6 个月内）
能量摄入	5～6 日内未进食或基本无进食；或在急性疾病或外伤期间，连续 7 日摄入量低于能量需求的 75%；或持续 1 个月以上摄入量低于能量需求的 75%	7 日以上未进食或基本无进食；或在急性疾病或外伤期间，连续 5 日摄入量低于能量需求的 50%；或持续 1 个月以上摄入量低于能量需求的 50%
营养支持前即存在血清电解质（钾、磷、镁）异常	电解质浓度轻度下降；或当前正常，但近期出现过电解质浓度下降，需少量或单次补充电解质	电解质浓度中、重度下降；或浓度轻度下降或正常，但近期出现过电解质浓度下降，需要大量或小剂量单次补充电解质
皮下脂肪流失	中度	重度

续表

	中度风险：存在以下任意两项	高度风险：存在以下任意一项
肌肉质量减少	轻度或中度	重度
高危合并症	中度	重度

注：与再喂养综合征风险增加相关的合并症患者包括获得性免疫缺陷综合征患者、慢性酒精或药物使用障碍患者、吞咽困难和食管运动障碍患者（如嗜酸性食管炎、贲门失弛缓症、胃动力障碍）、进食障碍患者（如神经性厌食）、粮食不安全和无家可归者、无法正常成长的患者［包括身体虐待和性虐待以及被忽视的受害者（特别是儿童）］、伴随妊娠剧吐或持续性呕吐的患者、主要应激源或手术后长时间无营养者或伴随吸收不良状态患者（如短肠综合征、克罗恩病、囊性纤维化、幽门狭窄、消化不良、胰腺功能不全）、恶性肿瘤患者、高级神经功能障碍或一般无法沟通需求的患者、减肥手术后患者、术后并发症患者、长时间禁食患者（如绝食、神经性厌食）、蛋白质营养不良患者

表 12-18　儿童患者再喂养综合征发生风险评估（ASPEN 共识）

	轻度风险：存在以下任意三项	中度风险：存在以下任意两项	高度风险：存在以下任意一项
身长别体重 Z 评分（1～24 月龄）或年龄别 BMI Z 评分（2～18 岁）	Z 评分为−1～−1.9	Z 评分为−2～−2.9	Z 评分≤−3
体重下降	低于预期体重增量的 75%	低于预期体重增量的 50%	低于预期体重增量的 25%
能量摄入	连续 3～5 日蛋白质或能量摄入量低于需求量的 75%	连续 5～7 日蛋白质或能量摄入量低于需求量的 75%	持续 7 日以上蛋白质或能量摄入量低于需求量的 75%
营养支持前即存在血清电解质（钾、磷、镁）异常	电解质浓度轻度异常或比正常浓度下限值低 25%	电解质浓度中、重度异常或比正常浓度下限值低 25%～50%	电解质浓度中、重度异常或比正常浓度下限值低 25%～50%
皮下脂肪流失	轻度流失或上臂围 Z 评分为−1～−1.9	中度流失或上臂围 Z 评分为−2～−2.9	重度流失或上臂围 Z 评分≤−3
肌肉质量减少	轻中度减少或上臂肌围 Z 评分为−2～−2.9		重度减少或上臂肌围 Z 评分≤−3
高危合并症	轻度	中度	重度

注：与再喂养综合征风险增加相关的合并症同表 12-17

在再喂养综合征的治疗过程中，密切的临床和实验室监测必不可少。由于心肌、呼吸肌等功能异常，常可引起致命性的心律失常、心力衰竭或呼吸衰竭，因此必须对此类患者实施 24 小时不间断的监测，包括心电图、呼吸节律、氧饱和度、各种血电解质、凝血功能、肝肾功能、四肢肌力以及意识状态等，发现异常需及时处理，最大限度避免意外发生。

三、脏器功能损害并发症

（一）肝损害

肝损害是肠外营养实施中最常见的并发症之一，可表现为轻微的肝酶异常、肝脂肪细胞变性、肝内胆汁淤积、肝纤维化或肝硬化，严重者可出现肝功能衰竭，统称为肠外营养相关性肝脏疾病（parenteral nutrition-associated liver disease，PNALD）。成年人发病率为 15%～40%，儿童中高达 40%～60%，尤其易发于存在肝脏疾病或其他伴发疾病（如脓毒血症、中重度营养不良、短肠综合征、放化疗相关肠道损伤）的患者。成人的病理学改变主要为肝脏脂肪浸润和胆汁淤积，而婴幼儿表现为脂肪变性、炎症细胞浸润、毛细血管淤胆、肝纤维化、肝硬化。

肠外营养导致肝功能损害的原因很多，原发疾病影响（如感染）、长期禁食造成肠道结构和功能损伤、营养素供给失衡是最主要的因素。

1. 原发疾病因素　长期应用肠外营养患者多数存在较严重的原发病。研究发现，严重感染患

者行肠外营养支持时PNALD的发生率明显高于非感染患者，且每多一次感染，发生PNALD的概率就增加3.2倍。其原因在于细菌内毒素促使肝内炎症因子（如TNF-α、IL-1）释放，造成系统性炎症反应，一方面干扰胆汁酸代谢导致胆汁淤积，另一方面反复发作的炎症使得肝汇管区纤维增生，导致肝纤维化。此外，短肠综合征患者因肠肝循环障碍和胆盐缺乏可致肝脏脂肪变性和胆汁淤积，从而引起PNALD。

2. 肠道结构和功能损伤 长期禁食时，胃肠激素和消化液分泌异常，肠蠕动减慢，胃肠激素水平降低，影响胆汁分泌、排空和肠肝循环，导致胆汁淤积和肝脏脂肪变性。此外，长期禁食时肠道黏膜结构发生改变，肠道菌群失调，易位的肠道细菌及细菌内毒素可经门静脉进入肝脏，加重肝脏损伤，同时菌群失调所致胆汁酸代谢异常也可引起胆汁淤积。以上因素均会导致PNALD。肠外营养持续时间越长，发生肝功能损害的机会就越大，长期依赖全肠外营养或家庭肠外营养的患者几乎不可避免地会发生肝功能损害。因此，应积极治疗原发病，尽早恢复肠内喂养。

3. 营养素过量 过量碳水化合物和脂肪摄入会严重影响患者肝功能。碳水化合物摄入过量超过肝脏氧化能力，会经乙酰辅酶A羧化酶和脂肪酸合成酶的作用增加甘油三酯合成，造成肝脏脂肪浸润。此外，大剂量或过快输入葡萄糖导致胰岛素分泌增加，可加速脂肪合成并且抑制线粒体内脂肪氧化，从而导致肝内脂肪沉积。采用间歇输注的方法可以降低血清胰岛素浓度，促进肝内脂肪分解，减少肝细胞脂肪变性。

过快及过量输注脂肪乳剂会加重肝脏清除脂肪乳剂残余颗粒的负担并增加肝脏的再酯化作用，均可造成肝脏功能损害。此外，脂肪乳剂类型也与肝脂肪变性的发生有关。富含大豆油的脂肪乳剂会增加脂质过氧化，增加炎症因子产生，促进中性粒细胞趋化及巨噬细胞活化，长期应用可损害肝功能，且大豆油脂肪乳剂中含有较多的植物甾醇，可竞争性抑制胆固醇吸收，影响胆汁的合成和利用。相比之下，含橄榄油的脂肪乳剂对肝功能的影响较小。含鱼油的脂肪乳剂对PNALD的发生具有一定预防作用，其可能机制在于ω-3脂肪酸可显著抑制炎症反应，降低胆红素和转氨酶水平，减少肝细胞脂肪变性，从而保护肝脏功能。临床研究显示，SMOF脂肪乳剂可有效减轻肠外营养所致的肝功能损害，预防和降低PNALD的发生。

4. 营养素缺乏 在长期接受营养支持的患者中，90%存在必需脂肪酸、胆碱、肉碱及牛磺酸等缺乏。这些营养素主要与脂肪酸的代谢有关，一旦缺乏，会引起脂质代谢障碍，肝内脂肪聚集，而添加相应的制剂后可以逆转肝内病变。

早期肝损害往往是可逆的，主要表现为血清丙氨酸转氨酶、天冬氨酸转氨酶、碱性磷酸酶等肝脏酶谱不同程度升高，部分患者同时出现总胆红素和直接胆红素增高，停用肠外营养或减少用量后肝功能多可恢复正常。但是，长期行全肠外营养治疗的患者若应用不当，可造成严重的肝损害，除脂肪肝外，还可出现肝内毛细血管胆汁淤滞、门静脉炎等，进展可形成门静脉系统的纤维化，导致肝功能不全和肝硬化，重者可导致肝功能衰竭及死亡。

对于长期接受全肠外营养且已有肝酶升高的患者，可选择周期性输注（每次间隔6～8小时）以降低脂肪变性的发生率，尽早恢复肠内营养，预防细菌过度生长，口服熊去氧胆酸逆转严重胆汁淤积，选择合适的脂肪乳剂，提供适宜的氨基酸和牛磺酸。

（二）胆道系统疾病

胆囊结石是肠外营养的另一个常见并发症。短肠综合征患者特别是依赖全肠外营养者，在小肠过短和缺乏食物刺激的双重因素影响下，胃肠道激素分泌明显减少，其中胆囊收缩素减少使得胆囊动力下降，胆囊内胆汁淤积不易排出，胆汁酸浓度及肠肝循环发生改变，导致胆汁淤积和胆囊扩张，促使胆囊或胆管系统结石形成。胆汁淤积和胆囊结石形成还可能进一步诱发急性胆囊炎、急性胰腺炎和胆道感染等并发症。有研究发现，进行全肠外营养4～6周的患者胆囊动力下降和胆泥淤积的发生率分别为50%和100%。因此，长期接受肠外营养治疗的患者应定期行腹部超声检查，及时发现问题。预防措施包括每日注射胆囊收缩素、脉冲式氨基酸输注、应用药物（如非甾体抗炎药、甲硝唑及西沙必利）等，但效果均不佳，最有效的措施是行胆囊切除，对剩余小肠＜120cm 或未保留回盲部的患者，建议在进行肠道手术的同时实施预防性胆囊切除。

（三）肠道并发症

长期肠外营养时，因胃肠道长时间缺乏食物刺激，导致肠黏膜上皮绒毛萎缩和变稀、褶皱变平、肠壁变薄、肠黏膜上皮通透性增加、肠道免疫功能障碍、肠道激素分泌及肠道动力降低、小肠黏膜细胞及营养酶系活性减退，肠道的正常结构和功能受到损害，出现细菌易位而引起肠源性感染，甚至导致肠源性败血症。因此，临床上长期接受肠外营养支持的患者，若出现持续低热而又无明确感染病灶存在，应考虑肠源性感染。肠内营养可改善和维持肠道黏膜结构和功能的完整性，所以对于长期肠外营养患者，应根据具体情况尽早开始肠内营养，补充谷氨酰胺，以防止肠道结构和功能损害并发症的发生。

（四）代谢性骨病

部分长期接受肠外营养的患者出现骨钙丢失、骨质疏松、血碱性磷酸酶增高、高钙血症、尿钙排出增加、四肢关节疼痛，甚至骨折等表现，称为代谢性骨病。肠外营养相关代谢性骨病主要与营养物质吸收不良和钙、磷代谢紊乱有关，其具体原因包括：①骨骼长期固定伴骨的脱矿质作用；②钙和维生素 D 摄入不足；③磷摄入不足和（或）镁缺乏；④肠外营养液中氨基酸过量，尤其是含硫氨基酸；⑤缺乏活动；⑥维生素 D 中毒；⑦长时间应用肝素和激素；⑧慢性代谢性酸中毒；⑨铝污染。长期应用肠外营养治疗的儿童易患佝偻病，原因在于肠外营养液提供的钙、磷含量远不能满足儿童的生长发育所需。因此，临床上需保证肠外营养液中钙、磷、镁含量充足，并根据血、尿中相应水平进行调节。此外，还应适量补充维生素 D，以防止代谢性骨病的发生。

（五）尿路结石

肠外营养本身并不会导致肾脏结石，但实施长期肠外营养的短肠综合征患者，尤其是行空肠-结肠吻合术后的患者，形成肾脏结石的风险很大，其中约 1/4 可产生临床症状。一方面，长期行肠外营养的患者容易继发脱水，而脱水是形成肾结石的高危因素；另一方面，残余小肠过短使得肠内脂肪酸吸收减少，多余的脂肪酸竞争性与钙离子结合，导致肠道内草酸盐剩余，过多的草酸盐通过结肠被重吸收入血并经肾脏排出，尿路草酸钙结石形成相应增加。预防这一并发症最简单的方法就是给予短肠综合征患者低草酸盐饮食。

肠外营养支持治疗过程中可能发生各种并发症，临床实践过程中必须密切监护，及时调整营养液配方，优化周期性营养方案。

第六节 肠外营养的监测

对接受肠外营养治疗的患者应进行系统、全面、持续的监测，减少或避免相关并发症，提高营养支持的安全性。此外，通过监测结果可以评估肠外营养治疗的效果，便于及时调整肠外营养配方，提升肠外营养治疗效果。

（一）常规监测指标

1. 生命体征 注意观察体温、血压、脉率及呼吸的变化，并做好记录。

2. 液体出入量 准确记录每天液体的出入情况。

3. 肝肾功能和血清蛋白质浓度 每周查 1～2 次。

4. 血糖和尿糖 血糖在开始应用肠外营养前 3 日，应每天测 1 次，待测定值稳定后可改为 1

周 1～2 次。尿糖每天测定 2～4 次。对于存在糖尿病或严重应激性高血糖的患者，应常规每日监测血糖。

5. 血脂 每周或每 2 周查 1 次。

6. 血清电解质 包括血清钾、钠、氯、钙、镁、磷浓度。在开始应用肠外营养治疗前 3 日，应每天测 1 次，待测定值稳定后可改为 1 周 1～2 次。

7. 血常规 每周查 1～2 次。如怀疑合并感染，应急查血细胞计数和分类。

8. 导管监测 每日观察导管皮肤出口处有无红肿感染，导管接头有无裂损，导管是否扭曲或脱出。导管插入部位应每天做局部皮肤严格消毒处理，若发现导管引起感染，应将导管头剪下，送细菌、真菌培养。

（二）特殊监测指标

1. 血清渗透压 疑有血液高渗情况，应及时用冰点渗透压测定仪测定血清渗透压，无冰点渗透压测定仪，可按公式估算：血清渗透压（mmol/L）= 2×[血清钠（mmol/L）+血清钾（mmol/L）]+血糖（mmol/L）+血清尿素氮（mmol/L）。

2. 24 小时尿钠、尿钾定量 伴明显钠、钾代谢紊乱的危重症患者，须每天测定 1 次 24 小时尿钠和尿钾的排出总量。

3. 胆囊 B 型超声检查 接受肠外营养治疗超过 2 周的患者，宜每 1～2 周用 B 超探测胆囊容积、胆汁黏稠度等情况，结合肝功能检查结果综合评定肝胆系统是否受损，以及有无胆汁淤积。

（三）营养监测指标

1. 体重 体重改变可直接反映成人近期的营养状况，可每周测量 1～2 次。

2. 人体测量学指标 测量上臂围（即上臂中点周径），可反映全身骨骼肌蛋白含量的变化；测量肱三头肌皮褶厚度，可反映全身脂肪储量变化，每周测定 1 次。

3. 氮平衡 可每天计算，并计算某段连续时间内累积氮平衡量。

4. 肌酐/身高指数 收集患者 24 小时尿液，测定肌酐排出量，除以理想肌酐值，即可得出结果。若比值低于 0.8 提示营养不良。可每 2 周测定 1 次。

5. 血清氨基酸谱分析 可每周测定 1 次，以指导调整肠外营养配方。

6. 血清微量元素和维生素 怀疑患者有微量元素和维生素缺乏时可做测定。

7. 尿 3-甲基组氨酸含量 能反映肌肉蛋白质的分解程度，其排出量增加是蛋白质分解代谢加重的可靠指标，可动态观察患者尿中该指标水平的变化。

（胡　珊）

第十三章　药　膳

一、定　义

药膳是在中医学、烹饪学和营养学的理论指导下，严格按药膳配方，将中药与某些具有药用价值的食物相配，采用我国独特的饮食烹调技术和现代科学方法制作而成的具有一定色、香、味、形的美味食品。它是中国传统的医学知识与烹调经验相结合的产物。药膳“寓医于膳”，将药物作为食物的同时，又将食物赋以药用，药借食力，食助药效，两者相辅相成，相得益彰，既具有较高的营养价值，又可防病治病、保健强身、延年益寿。

二、发展简史

1. 起源　人类的祖先为了生存，不得不在自然界到处觅食。久而久之，也就发现了某些动物、植物不但可以作为食物充饥，还具有药用价值。在人类社会的早期，人们尚未明确区分食物与药物。这种把食物与药物合二而一的现象就形成了药膳的源头和雏形。

2. 蒙昧时期　经过长期的生活实践，人们逐渐认识到哪些食物有益可以进食；哪些有害而不宜食用。同时，人们发现有许多种类的食物可以解除疾病所带来的痛苦，有些食物吃后具有强身健体的作用。于是，许多既可果腹，又可疗疾的食物被人们所重视。从原始人利用自然野火到人工制造火（燧人钻木取火），由于“火上燔肉，石上燔谷”，使人获得更丰富的营养，使食品更符合卫生要求，提高了人体素质和增强了抗病能力，对于人类保健具有重要意义。以上人们对食物的选择和加工以及保证身体健康的一些措施，都是生活中不自觉的行动，根本没有食疗药膳的概念，所以称为蒙昧时期。

3. 萌芽时期　中国药膳食疗保健起源可以追溯到夏禹时代。所谓“为此春酒，以介眉寿”，是说酒有延缓衰老、益寿强身的作用。至商代，伊尹制汤液，著《汤液经》，以烹调之法疗疾。《吕氏春秋·本味》载有“阳朴之姜，招摇之桂”，说明商代已有朴素的饮食疗法。到了周代，在统治阶级中已经建立与饮食有关的制度与官职，《周礼·天官》所载的四种医中，食医居于疾医、疮医、兽医之首。春秋末期的教育家孔子，对饮食卫生提出具体要求，如《论语·乡党》中提到“食不厌精，脍不厌细……鱼馁而肉败不食，色恶不食”，都是从保健的目的出发的。通过讲究饮食，以防止疾病的发生，达到保健食疗的目的，是明确而自觉的心理和行为。说明食疗药膳的发展，已经进入到萌芽阶段。

4. 奠基时期　经过长期实践所积累的经验，使食疗药膳的知识逐渐向理论阶段过渡。到了战国时期，终于有了有关食疗的理论，标志着食疗的飞跃发展，具体体现在《黄帝内经》的有关章节，书中提出系统的食疗学理论，对中国的食养、食疗和药膳的实践产生了深远的影响。

成书于汉代的《神农本草经》是中国最早的一部药物学专著，共收载药物 365 种，其中载药用食物 50 种左右，如酸枣、橘柚、葡萄、大枣、海蛤、干姜、赤小豆、粟米、龙眼、蟹、杏仁、桃仁等，包括米谷、菜蔬、虫鱼、禽、肉等“食药物”，并记载了这些药物有“轻身延年”的功效。

东汉著名医学家张仲景《伤寒杂病论》中不乏食疗药膳的有关内容，《金匮要略》著有“食禁”专篇，列举了治少阴咽痛的猪肤汤和治产后腹痛的当归生姜羊肉汤，以及桂枝汤、百合鸡子黄汤等，这些食疗方至今还被临床所常用。汉代以前的食疗，是理论奠基期，对于食疗药膳学的发展，具有重要影响与指导作用。

魏晋以来，食疗在一些医药著作中有充分反映。东晋著名医家葛洪著有《肘后备急方》，载有很多食疗方剂，如生梨汁治嗽；蜜水送炙鳖甲散催乳；小豆与白鸡炖汁、青雄鸭煮汁治疗水肿病；小豆汁治疗腹水；用豆豉与酒治疗脚气病等。

唐代名医孙思邈在其所著的《备急千金要方》中设有“食治”专篇，至此食疗已开始成为专门学科，其中共收载药用食物164种，分为果实、菜蔬、谷米、鸟兽四大门类。

除上述外，隋唐时还有一些食疗专著，既有理论，又有实践的食疗药膳专著，终于使食疗药膳成为一门独立的学科，并为食疗药膳的全面发展打下了更坚实的基础。

5. 全面发展时期 宋元时期为食疗药膳学全面发展时期。宋代官方修订的《太平圣惠方》专设“食治门”，记载药膳方剂160首，可以治疗28种病症，且药膳以粥、羹、饼、茶等剂型出现。元朝的统治者也重视医药理论，提倡蒙、汉医的进一步结合和吸收外域医学的成果，由饮膳太医忽思慧所编著的《饮膳正要》为中国最早的营养学专著，收载食物203种，除谈到对疾病的治疗外，首次从营养学的观点出发，强调了正常人应加强饮食、营养的摄取，用以预防疾病，并详细记载了饮食卫生、服用药食的禁忌及食物中毒的表现，颇有见解。

明清时期是中医食疗药膳学进入更加完善的阶段，几乎所有关于本草的著作都注意到了本草与食疗学的关系，对于药膳的烹调和制作也达到了极高的水平，且大多符合营养学的要求。

三、中医药膳的特点

中医药膳主要由两大类原料组成，即中药与食料。中药与食料按一定的理论与原则有机组合，产生食养、食治的作用，既是食物，又不同于普通食物。其悠远的历史，独具特色的原则与方法，以及在人类社会发展中作出的贡献，都成为药膳的重要特点。

1. 历史悠久 中医药膳起源于数千年前，历史悠久，在历史的长河中一直未被湮灭、未被淘汰，可见诸文字记载的最早医官——食医，就已存在于周代帝王宫廷中。在现存医药文献及药膳的专科文献中，可以看到药膳原料在不断地增多，临床适应证在不断扩大，药膳理论在不断完善，药膳疗效在不断增强。伴随中医学的不断发展兴盛，在中医理论指导下的这种饮食文化不但未被淘汰，反而随着历史进程愈加完善和系统，成为一门具有独特体系的学科。也正由于历史的验证，中医药膳在科学发达的今天，仍能展示出它对人类健康的卓越功绩，反映出其具有独特的本质。

2. 隐药于食 膳食是人体营养物质的主要来源，用以保证人体生长发育及生命活动；药物的重要作用，在于药品的不同性能和功效，能用于调节生命体的各种生理功能、防病治病、促进机体健康。就一般概念来说，用药是治疗疾病的手段，是在疾病状态下使用的方法。将药物的保健、治疗、预防及增强体质的这些作用融入日常膳食，使人们能在必需的膳食中享受到食物营养和药物防治调节两个方面的作用。中华民族的先人们很早就认识到了“药食同源”“食养”“食治”的道理，把膳食与药治有效地结合在一起，形成独具特色的“药膳”。这一方法的显著特点是融药物的治疗特性于日常膳饮中，既具有膳食提供机体营养的基本功能，也具有一般食物的色、香、味、形特征，独特之处即在于同时拥有防治疾病、保持健康、改善体质的重要作用。

3. 辨证配伍 辨证论治一直是中医学的重要特点之一，它强调治疗的目的是调节机体整体的阴阳气血，改善整体功能状态，而不是仅仅针对个别的病证。这一原则毫无疑问地更符合21世纪人们关于健康与疾病的新观念。药膳的配伍需遵循中医辨证论治与组方原则，在辨证的基础上配伍组方。始终注重机体阴阳气血、脏腑经脉的偏盛偏衰，用药膳以补偏救弊，使其达到平衡协调的目的。中医药膳有别于现代营养学，它不仅提供机体所需的营养物质，同时还能起到调理机体与辅助治疗的作用。它也有别于单纯药物疗法，创造了以饮食为主治疗疾病的新途径，避免了人们对药物治疗的紧张心理，于日常餐饮中即可获得疗效。这种双效作用在理论上的依托就是辨证施膳。

4. 注重调理 药物治疗的特点，一般是在机体具有疾病表现、存在不健康状态时所采取的应对措施，具有很强的针对性。药品的应用虽有补养滋润的方面，但总以保养正气、祛除病邪为目的。从总的原则上来说，是调节阴阳气血，但其重点是治疗疾病，一旦正复邪除，原则上即不再施药，而代之以饮食调理。《黄帝内经》中已提出了这一原则。药膳固然对某些疾病具有治疗作用，而其基本立足点，则是通过药物与食物的结合，对机体进行缓渐调理，尤其适用于药物治疗后的康复调理、某些慢性病的缓渐治疗、机体衰弱时的逐步改善、平常状态下的滋补强壮；它不以急功近利为务，而以持久的、日常的调理来获得康复、强壮。因而药膳既可以是药物治疗后的补充，同时更是慢性病症，或体弱之人，或机体阴阳气血偏颇时适宜的调理方法。

5. 影响广泛 药膳是在日常膳饮中对机体进行调治，且随着饮食形式的变化，又衍变出不同的药膳形式成为一类养生防病的特殊食品。它具有普通食物所不能达到的疗效，又具有一般治疗性药物所不具备的膳饮方式，成为适用于各种年龄、性别、疾病状态、生活习惯人群的养生防病方法，适应证极其广泛。在中华民族的繁衍中起到了重要作用，广泛流传于我国各民族中。即使在国外其他民族中亦具有深远影响，如今意大利仍盛行的“大黄酒”“杜松子酒”就是700年前马可·波罗从我国带回的药膳方。目前在日本、韩国，乃至欧美等国家和地区，越来越多的人开始青睐中医药膳。

四、药 膳 分 类

由于人体有脏腑气血之别，药食有四性五味之异，制膳有煎炒浸炸之殊，药膳也根据人体的不同需要、原料的不同性质、药膳的不同功效，区分为不同的类别。

药膳的分类方法很多，古代有关药膳的文献中有多种不同的分类方法。如《食医心鉴》根据疾病类分为15类，每病类又各分粥、菜、酒等不同膳型。《太平圣惠方·食治类》按病分28类各类亦含粥羹、饼、酒各种。《遵生八笺》根据药膳加工工艺分为十余类，如花泉类、汤品类、熟水类、果实面粉类等。《调疾饮食辨》按膳食原料属性分类，如谷类、茶类等。根据不同需要，一般常从以下两个方面来分。

（一）根据功效分类

由于药膳原料中有中药的成分，并且是根据中医理论进行组方配伍，因此药膳也具有功效特点和对疾病的防治作用。

1. 解表类 用于六淫之邪侵入肌表，或麻疹、疮疡初起，浮肿兼见表证者，如生姜粥、银花茶、淡豉葱白煲豆腐等。

2. 清热类 用于各种里热证，如邪热内盛，或暑热中人，或阴虚内热等证，以清解热毒，或滋阴除热，如石膏粳米汤、绿豆粥、鱼腥草饮、菊苗粥、青蒿粥等。

3. 泻下类 用于里有热结，或肠燥便结证，以攻下、峻下或润下，如蜂蜜决明茶、苏子麻仁粥等。

4. 温里祛寒类 用于里寒证，如寒邪内盛，或阳虚寒邪内生，或寒滞经脉，以温中祛寒，或温阳救逆，或温经散寒，如干姜粥、艾叶生姜煮鸡蛋等

5. 祛风散邪类 用于风寒湿诸邪留滞肌肉、经络、筋骨等处诸证，以祛风散寒化湿、通络止痛如五加皮酒、独活壮骨鸡等。

6. 利水渗湿类 用于各种水湿证、湿热蕴结诸证，以渗利水湿，或通淋利水，或利湿退黄如茯苓粥、滑石粥、茵陈粥等。

7. 化痰止咳类 用于各种咳喘证，以化痰消饮、止咳除嗽，如瓜蒌饼、蜜蒸百合、杏仁粥等。

8. 消食解酒类 用于伤食、食积或饮酒酒醉病证，以健脾和胃、导滞消食，或解酒醒醉，如山楂麦芽茶、健脾消食蛋羹、葛根枳椇子饮等。

9. 理气类 用于气滞或气逆诸证，以理气疏肝，或降气行气，如姜橘饮、良姜鸡肉炒饭等。

10. 理血类 用于瘀血阻滞，或出血诸证，以活血化瘀、止血，如三七蒸鸡、艾叶炖母鸡等。

11. 安神类 用于各种因素导致的心神不安、烦躁失眠诸症，以养心安神，或重镇安神，如人参炖乌骨鸡、朱砂煮猪心等。

12. 平肝潜阳类 用于肝阳上亢、肝风内动诸证，以滋阴养肝、潜阳息风，如天麻鱼头、菊花绿茶饮等。

13. 固涩类 用于气、血、精、津耗散或滑脱不禁诸证，以固表止汗、固肠止泻、涩精止遗、固崩止带，如浮小麦饮、乌梅粥、金樱子粥、菟丝子粥等。

14. 补益类 用于气血阴阳虚衰诸证，以补养气血阴阳，如四君蒸鸭、当归生姜羊肉汤、十全大补汤、鹿角粥、清蒸人参元鱼等。

15. 养生保健类 本类包含各种保健药膳，如减肥降脂，有荷叶减肥茶等；美发乌发，有乌发鸡蛋等；润肤养颜，有真珠拌平菇等；延年益寿，有长生固本酒、补虚正气粥等；明目增视，有芝麻羊肝、首乌肝片等；聪耳助听，有磁石粥、法制黑豆等；益智健脑，有金髓煎等；增力耐劳，有芪蒸鹌鹑等。

（二）根据形态分类

膳食具有多样化的特点，人们不仅需要各种不同的食物以满足机体营养成分的需要，也需要不同形式、不同形态的膳食以满足视觉、嗅觉和口味的需要。药膳作为特殊的膳食，同样也需不同的形态，以体现药膳的色、香、味、形。

1. 菜肴类 这是东方民族每日膳食不可或缺的部分。本类药膳主要以肉类、蛋类、水产类、蔬菜等为基本原料，配合一定的药物，以爆、炖、炒、蒸、炸、烤等制作方法加工的食物，如天麻鱼头、紫苏鱼、香椿炒蛋等。

2. 粥食类 常以大米、小米、玉米、大麦、小麦等富含淀粉的原料，配以适合的药物，经熬煮等工艺制作的半流质状食品，如山楂粥、人参粥、杜仲粥等。本类食品尤宜于老年人、病后调理、产后特殊状态的“糜粥浆养”。

3. 糖点类 这类食品属非主要膳食的点心类、零食类。常以糖为原料，加入熬制后的固体或半固体状食物，配以药物粉末或药汁与糖拌熬，或掺入熬就的糖料中；或者选用某些食物与药物，经药液或糖、蜜等煎煮制作而成，如丁香姜糖、糖渍陈皮、茯苓饼等。

4. 饮料类 属于佐餐类或日常饮用的液体类食物，是将药物与食物经浸泡、绞榨、煎煮、蒸馅等方法加工制作而成。包括鲜汁，如鲜藕汁、荷叶汁；茶，如菊花茶、决明子茶；露汁，如银花露、菊花露；药酒，如木瓜酒、枸杞酒；浓缩精汁，如虫草鸡精、人参精等。

5. 其他 能归入上述各类之外的一些品类，如葛粉、藕粉、怀山药泥、桃杷鸡卷、芝麻核桃糊、虫草鸭子罐头等。

五、应用原则

中医药膳必须包含传统中药的成分，具有药物的性能与功效，因而有辅助治疗的作用。这种有功效类食品，一般都必须具有较明确的适应证方能施用，这与药物治疗是一致的。因此药膳不同于一般膳食，施用必须遵循一定的原则。这些原则包括平衡阴阳、调理脏腑、扶正祛邪、三因制宜、勿犯禁忌等。

1. 平衡阴阳 阴阳是概括人体生理、病理的基础理论，代表相互对立统一的因素。阴阳在正常状态下处于平衡状态，即所谓“阴平阳秘”；一旦发生偏盛或偏衰的变化，出现了不平衡，就成为病理状态，表现为不同程度的病证。如阴盛则阳衰、阳盛则阴虚、阴虚则阳亢、阳虚则阴盛，分别表现为实寒证、实热证、虚热证、虚寒证等。调治的途径，须遵循《黄帝内经》所说“谨察阴阳所在而调之，以平为期”，即审清阴阳的虚实盛衰所在，恰当地施用药食，以恢复阴阳的平衡。具体原则是“有余者损之”，如阴盛的实寒证必须驱寒以泻阴，阳盛的实热证必须泄热以救阴；“不足者补之”，如阴虚的虚热证当补阴以除虚热，阳虚的虚寒证当温补阳气以祛内外之寒等。当阴阳恢复到平衡状态时，机体即表现为康复。寒热反映阴阳的基本特性，能正确识别寒热，也就能在相应的程度上辨明阴阳。因此，平衡阴阳是施膳的重要原则。

2. 调理脏腑 人体各组织器官的功能，表现为以五脏为中心的功能系统。通过相合、开窍、在体、其华等联系，把全部人体功能概括为五大系统。每一脏都代表一个功能系统，如胆、筋、爪甲、眼、肝胆经脉均属于肝系统。临床的多种病症，均以脏腑功能失调为其主要机制，表现为各脏的或虚或实，或此虚彼实，或虚实兼见。五脏之间又存在相互滋生、相互制约的生理状态及相互影响的病理变化，对脏腑功能的调治，就是消除病理状态，恢复人体的生理功能。

这种调治可能是对某一脏的或补或泻，也可能是对多个相关脏腑的调理，药膳也同样按照辨证论治理论，调治脏腑以恢复正常生理功能。药膳中以脏补脏的方法，如肝病夜盲用羊肝、鸡肝等治疗，肾虚腰痛用杜仲炒腰花，肝阳上亢头晕头痛用天麻蒸鱼头等，是临床调治脏腑功能的常见方法。

3. 扶正祛邪 中医学认为，人体所以生病，是由于病邪的侵袭，制约或损伤了正气，扰乱了人体的脏腑气血阴阳，治疗的目的就是祛除邪气，扶助正气，以正胜邪却，恢复健康。正邪的相争可能出现多种情况，表现出不同病证，基本观点是“正气存内，邪不可干”“邪之所凑，其气必虚”。故病证总与正虚邪犯相关。邪气有外来和内生的区别，正虚有虚甚和被制约的不同。施膳必须认识是正虚为主还是邪盛为主，是内生病邪还是外侵病邪，然后决定施膳方法。其基本原则是，邪气盛者当先祛邪，邪去则正自复；正气虚甚者宜以扶正为主，使正气复而邪自却。如果邪盛而补正，或正虚而攻邪，都会使病证进一步发展，甚或恶化。

4. 三因制宜 “三因”制宜是指“因人、因时、因地”制宜。人有男妇、老幼、壮衰的不同，对病邪的抵抗力、病后恢复的能力等均存在明显差异。时序有四时寒暑的变更，在时序的这些变化中，人体的阴阳气血随之变化，在病理过程中对病邪的抗御能力亦不同。地理的南北高下，环境的燥湿温凉，也对人体正气产生很多变数。由于这些差异的存在，对同一病症的施膳就不能千篇一律，必须根据各自的不同状态，制订相应的适宜措施，才能达到良好的调治效果。

5. 勿犯禁忌 禁忌，是药治与药膳应用时均需注意的问题。禁忌表现在以下几个方面：一是有些药物相互之间不能一起配伍应用，如中药配伍的传统说法“十八反”“十九畏”。二是某些特殊状态时的禁忌，如妇女妊娠时各种生理状态都发生了变化，胎儿的生长发育易受外界影响，因而有妊娠禁忌，主要包括一些药性峻猛或毒性剧烈的药物，如大戟、芫花、巴豆等；破血逐瘀类药，如水蛭、三棱、莪术等；催吐类药，如瓜蒂、常山、藜芦等；通窍攻窜类药，如麝香、穿山甲等，以防胎伤、胎动。三是用膳禁忌，俗称忌口，指在应用某些药或药膳时不宜进食某些药、食。如服用治疗感冒的药膳时，不宜进食过分油腻的食物，以防滞邪，用常山时忌葱，用地黄、首乌忌葱、蒜、萝卜。四是病症禁忌，某些病症也须禁忌某些食物，如高血压忌辛辣，糖尿病患者需控制高糖饮食，体质易过敏者当忌鱼、虾等。

六、药膳制作方法

药膳的品类繁多，根据不同的方法可制作出不同的药膳，以适应人们的不同嗜好及变换口味。常用膳饮可分为热菜类、凉菜类、药粥、药膳饮料和药膳面点。

（一）热菜类药膳的制作方法

热菜类是药膳运用最多的品种，尤其对东方民族来说，热菜是必备菜肴。热菜的制作主要有炖、蒸、爆、煮、熬、炒等方法。

1. 炖 是将药物与食物加清水，放入调料，先置武火上烧开，再改文火熬煮至熟烂，一般需文火 2～3 小时。特点是质地软烂，原汁原味，如雪花鸡汤、十全大补汤的制作法。

2. 煮 将药物与食物同置较多量的清水或汤汁中，先用武火烧开，再用文火煮至熟，时间比炖宜短。特点是味道清鲜，能突出主料滋味，色泽亦美观。

3. 熬 将药物与食物置于锅中，注入清水，武火煮沸后改用文火，熬至汤汁稠浓。烹制时间较炖更长，多需3小时以上。适用于含胶质重的原料，特点是汁稠味浓。

4. 煨 将药物与食物置煨锅内，加入清水、调料，用文火或余热进行较长时间的烹制，慢慢炖至软烂。特点是汤汁稠浓，口味醇厚。如川椒煨梨。

5. 蒸 利用水蒸气加热烹制。将原料置于盛器内，加入水或汤汁、调味品，或不加汤水，置蒸笼内蒸至熟或熟烂。因原料不同，又有粉蒸、清蒸、包蒸的不同。

6. 炒 将油锅烧热，药膳原料直接入锅，于急火上快速翻炒至熟，或断生。特点是烹制时间短，汤汁少，成菜迅速，鲜香入味，或滑嫩，或脆生，有生煸、回锅（熟炒）、滑炒、软炒、干煸的不同。芳香性的药物大多采用在临时起锅时勾汁加入，以保持其气味芬芳。

7. 爆 多用于动物性原料。将原料经初步热处理后，先用热油锅煸炒辅料，再放入主料，倒入芡汁快速翻炒至熟。特点是急火旺油，短时间内加热，迅速出锅，成菜脆嫩鲜香。

8. 熘 原料调味后经炸、煮、蒸或上浆滑油等初步加热后，再以热油煸炒辅料，加入主料然后倒入兑好的芡汁快速翻炒至熟。熘法必须勾芡，特点是成菜清亮透明，质地鲜嫩可口。有炸熘、滑熘、软熘的不同。

9. 炸 将锅中置入较多量的油加热，药膳原料直接投入热油中加热至熟或黄脆。可单独烹制，也是多种烹调法的半成品准备方法。炸是武火多油的烹调方法，一般用油量比要炸的原料多几倍。特点是清香酥脆。有清炸、干炸、软炸、酥炸、松炸、包炸等不同。

10. 烧 一般是先把食物经过煸、煎、炸的处理后，进行调味调色，然后再加入药物和汤或清水，用武火烧开，文火焖透，烧至汤汁浓稠。其特点是汁稠味鲜。注意掌握好汤或清水的用量，一次加足，避免烧干或汁多。

其他如烩、扒、卤、拔丝等烹调法也是药膳热菜的常用加工方法。

（二）凉菜类药膳的制作方法

凉菜类药膳是将药膳原料或经制熟处理，或生用原料，经加工后冷食的药膳菜类。有拌、炝、腌、卤、蒸、冻等方法。

1. 拌 将药膳原料的生料或晾凉后的熟料加工切制成一定形状，再加入调味品拌和制成。拌法简便灵活，用料广泛，易调口味。特点是清凉爽口，能理气开胃。有生拌、熟拌、温拌、凉拌的不同。

2. 炝 将原料切制成所需形状，经加热处理后，加入各种调味品拌渍，或再经过加热与花椒炮制成药膳。特点是口味或清淡，或鲜咸麻香，有普通炝与滑炝的不同制法。

3. 腌 将原料浸入调味卤汁中，或以调味品拌匀，腌制一定时间排除原料内部的水分，使原料入味。特点是清脆鲜嫩，浓郁不腻。有盐腌、酒腌、糟腌的不同制法。

4. 冻 将含胶质较多的原料投入调味品后，加热煮制达一定程度后停止加热，待其冷凝后食用。特点是晶莹剔透，清香爽口。但原料必须是含胶汁多者，否则难以成冻。

很多凉菜必须前期加工后方能制作，卤、蒸、煮为常用前期制作方法。通常用于动物类药膳原料，如凉菜卤猪心、筒子鸡等需先卤熟、蒸熟后再制成凉菜。

（三）药粥的制作方法

药粥是药物与米谷类食物共同煮熬而成。具有制法简单，服用方便，易于消化吸收的特点。药粥被古人推崇为益寿防病的重要膳食。如南宋陆游《食粥》说"世人个个学长年……只将食粥致神仙"。药粥须根据药物与米谷不同特点制作。

1. 生药饮片与米谷同煮 将形、色、味均佳，且能食用的生药与米共同煮制，如红枣、百合、怀山药、薏苡仁等，不仅增添了粥的视觉美感，还提升了其鲜美口味和疗效，如薏米莲子粥。

2. 中药研末与米谷同煮 较大的中药块或质地较硬的药物难以煮烂时，将其粉碎为细末后与米同煮，如茯苓、贝母、天花粉等，多宜研末做粥。

3. 药物提汁与米谷同煮 不能食用或感官刺激太强的药物，如川芎、当归等，不宜与米谷同煮，需煎煮取汁与米谷共煮制粥。如麦门冬粥、参苓粥。

4. 汤汁类与米谷同煮 将动物乳汁，或肉类汤汁与米谷同煮制粥，如乳粥、鸡汁粥。

（四）药膳饮料的制作方法

药膳饮料包括药酒、保健饮料、药茶等。它们以药物、水或酒为主要原料加工制作成饮料，具有保健或治疗作用。

1. 药酒配制法 以白酒、黄酒为基料，浸泡或煎煮相应的药物，滤去渣后所获得的饮料。酒是最早加工而成药品和饮料的两用品。酒有"通血脉，行药力，温肠胃，御风寒"的作用，酒与药合，可起到促进药力的作用，所以药酒是常用的保健治疗性饮料。制作有冷浸法、热浸法、煎煮法、酿造法等不同工艺。

2. 保健饮料制作法 以药物、水、糖为原料，用浸泡、煎煮、蒸馏等方法提取药液，再经沉淀、过滤、澄清，加入冰糖、蜂蜜等兑制而成。特点是能生津养阴，润燥止渴。

3. 药茶制作法 将药物与茶叶相配，置于杯内，冲以沸水，盖闷 15 分钟左右即可饮用。也可根据习惯加白糖、蜂蜜等；或将药物加水煎煮后滤汁当茶饮；或将药物加工成细末或粗末，分袋包装，临饮时以开水冲泡。特点是清香醒神，养阴润燥，生津止渴。

（五）药膳面点的制作方法

将药物添加到面点中制作而成的保健食品。这类食品既可以作为主食，也可以作为零食。通常是将药物制成粉末，或将药物提取液与面团混合揉制，按照面点的制作方法加工而成。主要制作工艺包括和面、揉面、下药、上馅等工艺流程，可以大概分为十多类，如包类、饺类、糕类、团类、卷类、饼类、酥类、条类、其他类等。

七、使用注意

1. 注意药物、食物的相互拮抗性。滋补性的药物和食物对人体都是有益的，但是并非对人体有益的物质就可以随便食用。例如人参是很好的滋补强壮药，能大补元气，补益肺脾，安神益志，生津止渴，凡以气虚为主的身体虚弱者均可应用，但却不宜与茶叶同用，因为茶叶含有鞣质，能抑制人参中的营养成分人参皂苷被人体吸收，从而降低人参的补益作用。此外，如甘草忌猪肉、地黄，何首乌忌血、葱、蒜、萝卜，茯苓忌醋等。

2. 注意药物、食物的寒温性质。一般来说，寒性食物、药物配制的药膳宜于夏季及温暖日子食用，温性食物、药物配制的药膳宜于冬季及寒凉日子食用。药膳不同于药物。药物中的方剂有时为了更好地适应病情的需要，将不同性质的药物配伍在一起应用，而药膳作为食品运用，一般不宜将性质明显相反的两种物质同用。

3. 注意药物、食物的制作特性。由于药膳兼用药物、食物，在制作方法上必须恰如其特点。例如滋补性中药熟地黄、何首乌是乌须黑发、延缓衰老的主要药物，在制作方面不能用铁锅，否则会使药材变色，药物所含的成分与铁发生化学反应。又如老母鸡炖烂后再加天麻稍炖即可，否则将失去防治头晕的作用，这是因为天麻的有效成分遇高热以后遭到破坏，炖煮的时间越长，效果越差。

4. 注意药物、食物的剂量比例。药物、食物的搭配原则是"以药配膳"，使人在不知不觉地食养中达到保健、强身、防病的目的。大补作用的药物剂量一般不宜过量，以防老年人虚不受补。影响脾胃功能的药物，食物剂量不宜过大。

5. 注意药物、食物的食用特性。具有祛邪作用的药物不宜久食，这是因为长期食用某种物质会导致体内某种物质的过剩或不足，也易产生新的不适。例如冬瓜减肥，同时又利尿，过食则乏力；山楂也能减肥，非肥胖者也不宜多吃。在食用方面某些药膳要防止矫枉过正。药膳不是万能的，还需根据自身的情况采取多种综合疗法。

八、常见疾病药膳

（一）消化性溃疡

消化性溃疡主要指胃和十二指肠球部的黏膜层被消化液与胃酸侵蚀形成的溃烂病灶，包括十二指肠溃疡和胃溃疡。临床表现为慢性胃痛，反复发作，可因不良精神情绪或服用消炎药物诱发；发作时上腹痛呈节律性。十二指肠溃疡的疼痛呈节律性，餐后 2～4 小时出现上腹痛，如不服药或进食则要持续至进餐后才缓解。胃溃疡上腹疼痛餐后出现较早，在餐后 0.5～1 小时出现，在下次餐前自行消失。其在中医内科疾病中属于胃脘痛范畴，治疗应理气和胃止痛。

1. 桃仁猪肚粥

材料：桃仁（去皮尖）、生地黄各 10g，熟猪肚片、大米各 50g，调料适量。

制法：将桃仁、生地黄切细，取两倍水煎取汁。加猪肚、大米煮为稀粥，待熟时调味服食，每日 1 剂。

功效主治：益气活血，化瘀止痛。

2. 佛手扁薏粥

材料：佛手 10g，白扁豆、薏米、山药各 30g，猪肚汤及食盐适量。

制法：将佛手水煎取汁，去渣，纳入白扁豆、薏米、山药及猪肚汤，煮为稀粥，略放食盐调味服食，每日 1 剂。

功效主治：泻热和胃，适用于胃溃疡及十二指肠溃疡，临床表现为胃脘灼热疼痛，口苦口干，心烦易怒，便秘等。

3. 鸡蛋三七炖

材料：鸡蛋 1 个，蜂蜜 30ml，三七粉 3g。

制法：将鸡蛋打入碗中搅拌，加入三七粉拌匀，隔水炖熟再加蜂蜜调匀服食，每日 1 剂。

功效主治：疏肝理气，和胃健脾，适用于上腹疼痛，呕吐、伴恶心、嗳气等。

4. 金橘根猪肚汤

材料：金橘根 30g，猪肚 200～250g，食盐适量。

制法：猪肚洗净切成小块，与金橘根一起加水 4 碗煲至 1 碗半，加盐少许调味。

功效主治：健脾开胃，行气止痛，适用于老年胃溃疡、十二指肠球部溃疡、慢性胃炎属脾胃气滞者，症见胀满疼痛等。

（二）肠易激综合征

肠易激综合征是一种以腹痛伴排便习惯改变为特征而无器质性病变的常见功能性疾病，主要表现为腹痛便秘，或腹泻，或便秘与腹泻交替出现，部分病人同时有消化不良症状和失眠、焦虑、抑郁、头晕、头痛等精神症状。中医药膳辨证分型，选用合理药膳方，常可收到良好效果。

1. 凉拌车前草蒜苗

材料：嫩车前草芽 100g，蒜苗（青蒜）100g，食盐 5g，味精、花椒粉、胡椒面、芝麻油各适量。

制作：将嫩车前草芽及蒜苗去根须和黄叶，充分洗净后，在沸水中汆一下，切成寸半节，与辅料拌匀后食用，每日 1 剂，可佐餐。

功效主治：促进胃肠正常蠕动，有一定杀（抑）菌和解毒功能，适用于肠易激综合征便秘型。

2. 红薯蒸猪排

材料：红薯300g，猪排骨（带肉）500g，大米50g，八角2粒，花椒、精盐、酱油、豆瓣、白糖、味精、姜末、葱花、绍酒各适量。开水煮透荷叶1张。

制法：将大米、八角、花椒放锅内炒香，焙干，碾成粗粉；猪排骨洗净，剁成寸半长小段；红薯洗净，削去根须，切成1寸正方小块。将排骨段和薯块放入盆内，放入部分辅料拌匀。然后将红薯放在荷叶上，再将猪排均匀摆放在薯块上，剩余辅料全部撒在排骨上。包紧并用绳扎牢蒸45分钟。

功效主治：润肠，通便，增强身体免疫力，适用于肠易激综合征便秘型，尚有抗癌功效。

3. 山药香菇鸡丝粥

材料：粳米100g，鲜山药100g，鸡胸脯肉丝100g，豌豆100g，鲜香菇150g。葱花、香菜各5g，胡椒粉、味精各1.5g，食盐2g，骨头汤2000ml，生油、酱油、湿芡粉各10g。

制法：将粳米、豌豆淘洗干净；鲜山药刮洗干净切丁；鲜香菇洗净切丝；鸡胸脯肉丝用盐、部分酱油码味，湿芡粉上浆，静置5分钟备用。热锅中倒入生油，加入山药、葱花、鸡胸脯肉丝和香菇翻炒至香味四溢，然后滴入少许酱油调味，再注入骨头汤，放入粳米和豌豆，煮至稀稠适中的粥。最后加入香菜、胡椒粉、味精和盐，搅拌均匀即可。空腹温热服之。

功效主治：补益脾胃，保健强身，适用于精神紧张、压力大所致肠易激综合征。

4. 银耳香菇鸡丝笋面

材料：银耳10g，鸡胸脯肉丝100g，鲜香菇100g，鲜竹笋100g，湿面条150g。生油、葱花各10g，酱油、味精、食盐适量，湿芡粉10g，鲜汤1000ml。

制法：将银耳泡发，洗净；鸡胸脯肉丝用盐、酱油码味，湿芡粉上浆5分钟；竹笋、香菇洗净切丝，备用。将生油热锅后，加入银耳、葱花、鸡胸脯肉丝、香菇爆炒，加入竹笋轻炒几下，再加酱油入味；加入鲜汤、湿面条，用盐、味精调味。空腹温热食之。

功效主治：补气益血，疏肝理气，保健强身，适用于肝气郁结、精神紧张、压力大所致肠易激综合征。

（三）溃疡性结肠炎

溃疡性结肠炎是一种原因不明的结肠慢性炎性疾病，主要临床表现为腹痛、腹泻、黏液脓血便。病情轻重不等，多反复发作。某些饮食的改变可能有助于控制病情和避免发病。患者除要遵循溃疡性结肠炎饮食的总原则“高蛋白、高维生素、少油少渣膳食，尽可能避免出现营养不良”外，可以选择中医药膳进行调护，能起到祛病强体的作用。

1. 健脾止泻糕

材料：鲜山药250g，赤小豆150g，芡实米30g，白扁豆20g，茯苓20g，乌梅4枚，果料及白糖适量。

制法：将赤小豆制成豆沙加适量白糖，茯苓、白扁豆、芡实米共研成粉末，加少量水蒸熟。鲜山药去皮蒸熟加入上述粉末，拌匀成泥状。在盘中铺一层鲜山药泥，一层豆沙，6～7层，上层点缀适量果料，上锅再蒸。乌梅、白糖熬成浓汁，浇在蒸熟的糕上。

功效主治：分食之有健脾止泻之功。

2. 百合粥

材料：芡实、百合各60g，米适量。

制法：上述两味与米煮成粥。

功效主治：脾虚泄泻。

3. 紫苋菜粥

材料：紫苋菜100g，大米50g。

制法：先用水煮紫苋菜，取汁去滓，用汁煮成米粥，晨起作早餐服之。

功效主治：清热止痢，适用于湿热泄泻，赤白痢疾，或虚人、老年人大便涩滞，肠燥便秘。

（四）慢性胃炎

慢性胃炎是胃黏膜的慢性炎症性病变，以淋巴细胞和浆细胞浸润为主。其病因尚未完全清楚，主要病因有幽门螺杆菌感染、十二指肠胆汁反流等。本病是一种非常多见的疾病，男性发病率略高于女性。慢性胃炎临床缺乏特异性症状，且症状轻重与黏膜的病变程度往往不一致。大多数病人常毫无症状，若有发生则多为消化不良症状，如饭后饱胀、嗳气等。少数病人可有食欲减退、恶心，或有上腹部疼痛、呕吐，甚者有吐血、消瘦、腹泻等。本病多属于中医学“呃逆”“反胃”等证。在病机上属胃气上逆。临床多见脾胃虚寒、胃阴不足两证。

1. 木瓜姜汤

材料：生姜 30g，木瓜 500g，米醋 300g。

制法：将上述几味同放瓦锅中加水煮汤。分 2～3 次服完。2～3 天 1 剂，可常服。

功效主治：健脾益气，温中和胃，适用于慢性胃炎属脾胃虚寒型，胃脘隐痛、喜暖喜按、食欲减退、饭后饱胀、神疲乏力等症。

2. 生姜大枣汤

材料：生姜 120g，大枣 500g。

制法：将生姜洗净切片，同大枣一起煮熟。每日吃 3 次，每次吃大枣 10 余枚，姜 1～2 片，吃时用原汤炖热，饭前饭后吃均可。数次后煮枣汤渐甜，服此汤更好。

功效主治：健脾温胃，适用于慢性胃炎属脾胃虚寒型。

3. 栗子竹丝鸡汤

材料：竹丝鸡 1 只（约 500g），鲜栗子 250g，党参 30g，生姜 4 片，调料适量。

制法：将竹丝鸡活宰，去毛、内脏，洗净，斩件；党参、生姜洗净；鲜栗子去壳，用开水焯过，去壳。把鸡块、党参、生姜一齐放入锅内，加清水适量，武火煮沸后，文火煮 1 小时.然后下栗子再煮半小时，调味即可。随量饮汤食肉。

功效主治：补气健脾，开胃止泻，适用于慢性胃炎、溃疡病属脾胃气虚者，症见体倦气短，饮食减少、面色萎黄、虚羸形瘦，大便溏薄。

（五）胃肠肿瘤

1. 猴头白花蛇舌草汤

材料：干猴头 50g，藤梨根 50g，白花蛇舌草 50g。

制法：将猴头用热水煮沸 30 分钟，剪去根部，用清水反复洗涤，再用温水泡发至软；藤梨根、白花蛇舌草均洗净。将上述三味一同放入锅中，加清水适量，煎煮 20 分钟，饮汤。

功效主治：有抑癌功效，适用于消化系统肿瘤如胃癌、食管癌、贲门癌、肝癌等。

2. 煮草菇猴头

材料：鲜草菇 60g，鲜猴头菇 60g，调料适量。

制法：将草菇和猴头菇洗净，切片，用食油炒，加盐少许，加适量水煮熟食。

功效主治：有抑癌功效，适用于消化道肿瘤。

3. 薏苡菱角半枝莲汤

材料：薏苡仁 30g，菱角 30g，半枝莲 30g。

制法：加水煎汤，分 2 次 1 日内服完。

功效主治：利湿解毒，对肿瘤有抑制作用，适用于胃癌、宫颈癌等。

4. 薏米粥

材料：生薏米 20g，糯米或粳米 30g。

制法：将薏米和米一起倒入小铜精锅内，加冷水约 1000ml，中火煮约半小时，离火。每日 1

次，作早餐或点心吃。

功效主治：适用于胃癌、胃肠癌患者，对预防胃溃疡癌变甚为理想。对于已发胃肠癌经手术切除者，食之可降低复发概率。

5. 鱼腥草山楂饮

材料：鱼腥草 50g，山楂 30g，蜂蜜 20g。

制法：将挖取的鱼腥草全株，去泥土洗净，切碎，与洗净后切成片的山楂同入砂锅，加水浓煎 2 次，每次 30 分钟，去渣取汁约 300ml，调入蜂蜜即成。每日 2 次，每次 150ml，温服。

功效主治：清热解毒，收敛止泻，强身抗癌，适用于肠癌及肠癌腹泻患者，对肠癌放疗所致放射性肠炎、腹泻等症也有较好的辅助治疗功效。

（六）肝癌

1. 泥鳅黑豆瘦肉汤

材料：泥鳅约 200g，黑豆 60g，猪瘦肉 100g，调料适量。

制法：泥鳅剖净去内脏，猪瘦肉切细，黑豆洗净，将三物一起加清水适量，文火炖至熟烂，加盐调味，饮汤或佐膳。

功效主治：补中健脾，滋阴祛湿，适用于肝癌患者出现口干纳呆或伴黄疸腹水者。

2. 三七芡实乌龟汤

材料：三七 30g，芡实 50g，乌龟 1 只，调料适量。

制法：将三七洗净，晒干或烘干，研成粉末；乌龟宰杀后除去内脏，洗净，将甲壳敲碎，同放入砂锅，加入洗净的芡实和适量清水。先以大火煮沸，加入葱段、料酒、姜片各适量，改以小火爆炖至龟肉熟烂，龟甲松解，加入三七粉，加精盐、五香粉适量，拌匀即可。

功效主治：滋阴润燥，消积通瘀，补虚抗癌，适用于肝癌患者食用。

3. 瘦猪肉藤梨根汤

材料：瘦猪肉 200g，藤梨根 100g，调料适量。

制法：将瘦猪肉、藤梨根及各种配料洗净。瘦猪肉、姜、蒜切片，藤梨根、葱切段，备用。将上述用料一起放入锅内，加适量清水，先用大火烧开，再改用小火慢炖至瘦猪肉熟烂时，加精盐、味精等调味，拌匀即可。

功效主治：清热化湿，解毒，适用于肝胆湿热所致的肝癌。

（七）肺癌

1. 黄芪粳米粥

材料：蜜制黄芪 50g，人参 5g，粳米 150g，调料适量。

制法：先将黄芪、人参加水煎煮 3 次，每次沸后用小火煎 20 分钟，合并 3 次药汁 1000ml，加入粳米煮粥服食。

功效主治：全方补益脾肺之气，扶正以祛邪，适合邪衰正虚，症见咳嗽、气短、乏力、神疲的肺癌患者食用。对癌性疲乏的缓解具有一定辅助作用。

2. 鱼腥草炖雪梨

材料：鱼腥草 100g，雪梨 250g，白糖适量。

制法：新鲜雪梨洗净，晾干后，连皮切成小碎块，挖去梨核。把鱼腥草拣去杂质，洗净，晾干后切成小碎段，然后放入砂锅，加水适量，煮沸后用小火煎煮 30 分钟，用纱布过滤，去渣，收集过滤液汁再放入砂锅，加入雪梨小碎块，视需要可加适量清水，调入白糖，用小火煨煮至梨块完全酥烂，即可食用。

功效主治：清热解毒、润肺化痰，适用于痰热郁肺型肺癌咳嗽吐黄稠脓痰者。对放射性肺炎咳嗽、咯痰症状的缓解具有一定辅助作用。

3. 川贝雪梨炖猪肺

材料：川贝母 15g，雪梨 1 个，猪肺 300g，调料适量。

制法：取猪肺洗净切片，放开水中煮 5 分钟，再用冷水洗净。将川贝母洗净打碎；雪梨连皮洗净，去核，切成小块。各物料全部放锅中，武火煮沸，文火煮 2 小时，调味后随量饮用。

功效主治：清肺润燥，可用于火热津伤的肺癌放疗后患者，主要表现为放疗后出现进食后胸骨后疼痛、烧灼感，伴有口干、舌红、苔黄、脉数等症状。

（八）乳腺癌

饮食在乳腺癌的流行病学中占重要地位，很多关于饮食与乳腺癌的相关研究表明：饮食习惯不健康者，乳腺癌的发病率和死亡率较高。乳腺癌与中医文献中的“乳石痈”“乳岩”相类似，中医学认为乳头属肝，乳房属胃，脾胃相连。乳腺癌的病机为恚怒忧思，肝脾气郁。饮食调理原则为疏肝解郁，健脾养血。

1. 金针木耳田鸡汤

材料：金针菜 30g，木耳 15g，田鸡约 250g，调料适量。

制法：金针菜清洗干净，木耳清水浸泡洗净，田鸡理净去皮及内脏。将以上三物一起加水煮熟，油盐和味，饮汤或佐膳。

功效主治：散结通乳，疏肝养阴，适用于乳腺癌烦闷眠差、胸胁肿痛者。

2. 玫瑰乌豆泥鳅汤

材料：玫瑰花 15g，乌豆 50g，泥鳅 250～300g，调料适量。

制法：玫瑰花去净蕊蒂，乌豆洗净，泥鳅洗净。先将乌豆及泥鳅加水同煎至乌豆熟烂，再放入玫瑰花煎 20 分钟，和油盐调味服食。

功效主治：疏肝解毒，补中和胃，适用于乳腺癌溃破渗液或手术后愈合不良者。

3. 山楂甜橙莲子糊

材料：山楂肉 15g，甜橙 1 个，石莲子肉 60g，冰糖适量。

做法：甜橙绞成汁、石莲子肉研细粉备用。先加适量水，放入山楂肉煮沸半小时后去渣，然后加入冰糖适量，再加鲜橙汁拌匀，放入石莲子粉调糊，温服。

功效主治：行气祛瘀，消食开胃，适用于乳腺癌体质虚衰、脘腹胀满不思饮食者。

4. 杞子茉莉炖乌鸡

材料：枸杞子 10g，茉莉花干品 10g，乌骨鸡 1 只约 500g，调料适量。

制法：枸杞子洗净。将乌骨鸡宰杀后去毛及内脏等，用纱布包好茉莉花放入鸡腹中，竹签缝好鸡腹切口。将枸杞子及乌骨鸡放锅内加水炖熟烂，去茉莉花及竹签，和盐调味，饮汤或佐膳。

功效主治：补血理气，滋养肝肾，适用于晚期乳腺癌消瘦虚衰、烦闷疼痛者，或乳腺癌术后之调补。

5. 百合海带乳鸽汤

材料：乳鸽 1 只 200～300g，百合 50g，海带 30g，调料适量。

制法：乳鸽去毛及内脏，洗净，切小块。百合洗净。海带洗净剪段。以上三物加水适量文火煎煮 2 小时以上，和盐调味，饮汤食鸽肉。

功效主治：解毒散结，滋肾补虚，适用于晚期乳腺癌虚弱烦闷、患处疼痛者。

（九）慢性阻塞性肺疾病

慢性阻塞性肺疾病（chronic obstructive pulmonary disease，COPD）简称慢阻肺，是一种常见的、可以预防和治疗的疾病，其特征是持续存在的呼吸系统症状和气流受限，通常与显著暴露于有害颗粒或气体引起的气道和（或）肺泡异常有关，可进一步发展为肺源性心脏病和呼吸衰竭，致残率和病死率很高，全球 40 岁以上发病率已高达 9%～10%。

《黄帝内经》中有“肺胀者，虚满而咳喘”的描述，东汉末年张仲景著述的《金匮要略》中也有“咳而上气，此为肺胀”的描述，并且对其症状也进行了详细的介绍——“其人喘，目如脱状”“咳逆倚息，气短不得卧，其形如肿”，这与现代慢性阻塞性肺疾病的症状不谋而合。

中医学认为“肺胀”与肺、脾、肾关系密切。慢性阻塞性肺疾病患者多表现为“咳、痰、喘”，当有肾不纳气时则“动辄气喘”，即活动后就出现明显气喘的症状。

1. 黄芪乌骨鸡

材料：黄芪 50g，乌骨鸡 1 只，葱、姜、盐、花椒、料酒各适量。

制法：黄芪洗净切片备用。乌骨鸡去毛及内脏，放入沸水中汆 3 分钟，捞出用凉水洗净。将黄芪及葱段、姜片、花椒塞入鸡腹内，然后将鸡放入汤盆，加入适量水、料酒、盐，将汤盆置于锅中，隔水炖至鸡肉熟烂即成。

功效主治：补中益气，益卫固表，利水消肿。

2. 陈皮茶

材料：新会陈皮 10g。

制法：陈皮撕成小块，放入茶杯中，用开水冲入，盖上杯盖焖 10 分钟左右，然后去渣，亦可放入少量白糖调味。

功效主治：行气除胀，止咳化痰。

3. 珠玉二宝粥

材料：怀山药 60g，薏苡仁 60g，柿霜饼 30g。

制法：上三味，先将怀山药、薏苡仁捣成粗渣，煮至烂熟，再将柿霜饼切碎，调入融化，随意服之。

功效主治：滋养脾肺，止咳祛痰。

4. 川贝杏仁饮

材料：川贝 6g，杏仁 3g，冰糖少许。

制法：两味加清水适量，用武火煮沸后，将冰糖放入，转用文火煮 30 分钟即成。

功效主治：清热化痰，平喘止咳。

（十）支气管哮喘

支气管哮喘（bronchial asthma）简称哮喘，是一种以慢性气道炎症和气道高反应性为特征的异质性疾病。典型症状为发作性伴有哮鸣音的呼气性呼吸困难，可伴有气促、胸闷或咳嗽。症状可在数分钟内发作，并持续数小时至数天，可经平喘药物治疗后缓解或自行缓解。夜间及凌晨发作或加重是哮喘的重要临床特征。

哮喘属中医学“哮证”范畴，其发生多因宿痰内伏于肺，再加上外感、饮食、情志、劳倦等因素，以致痰阻气道、肺气上逆，出现此类病情多与自身免疫力低下和对外界环境刺激不耐受有关。单纯的药物治疗能暂时性地控制住病情，但如果不针对病因进行治疗，是治标不治本的，若能对症配合药膳食疗，常可收到事半功倍的效果。

1. 杏仁粥

材料：杏仁 10g，粳米 50g，食盐或冰糖适量。

制法：杏仁去皮尖，放入锅中加水煮至杏仁软烂，去渣留汁，用药汁煮粳米成粥，调入食盐或冰糖。温热食，每日 2 次。

功效主治：适用于痰浊壅肺、肺气失降所致之咳嗽气喘，痰多黏腻色白，胸满窒闷，大便偏干等。

2. 加味期颐饼

材料：生芡实 180g，生山药、生薏米各 90g，400g 白面，调料适量。

制法：将材料轧细后过筛，放入盆中，用沸水浸泡约半天。然后加入芡实、山药、薏米及 400g

白面，适量白砂糖，使用浸泡后的原水和成极薄的小饼，烙至焦黄色，随意食用。

功效主治：有补肺脾肾、祛痰除湿之功效，适用于支气管哮喘缓解期患者经常服食。

3. 黄芪淮山粥

材料：黄芪 40g，山药 30g，粳米 150g。

制法：将黄芪切成薄片，冷水浸泡半小时，同入砂锅中煮沸，后文火煎成浓汁，取汁，再煎一次，去渣，二汁合并，再与粳米、山药同煮为粥，温热服食。

功效主治：健脾化痰，扶正平喘，适用于气虚痰湿型哮喘。

4. 人参麦冬炖老鸭

材料：人参 10g，麦冬 30～40g，老鸭 1 只，油盐少量。

制法：先将老鸭去毛、内脏，洗净，同人参、麦冬同放瓦煲内，加水适量，文火慢煲 1 小时以上。油盐调味。

功效主治：益气养阴，适用于气阴两虚型哮喘。

（十一）肺炎

肺炎是一种临床常见病，以 2 岁以下儿童和 65 岁以上老年人为主要发病群体，近些年随着环境、生活方式、饮食结构等改变，肺炎发病率逐年升高，影响着越来越多人的身体健康。肺炎伴随症状有寒战、发热、咳嗽、咳痰和气急等，在这一时期更应该注意饮食营养的补充，来提升身体素质，抵御病毒入侵，促进疾病的早日康复。

1. 生姜葱白粥

材料：生姜 5g，连须葱白 2 根，糯米、米醋适量。

制法：将生姜捣烂，连须葱白切碎，与糯米一起煮粥，熟时加入米醋。趁热服之。

功效主治：宣肺散寒，适宜肺炎风寒犯肺证。

2. 冬瓜荷叶汤

材料：冬瓜 300～500g，鲜荷叶 50～60g，金银花 10～15g，绿豆 50～60g，冰糖适量。

制法：将绿豆用清水浸泡半日；冬瓜洗净，去皮，切块；鲜荷叶切碎，与金银花一起用布包好。将冬瓜、绿豆与药包一同放入砂锅，加水炖沸后，取出药包，加入冰糖稍炖后即成。待温服食。

功效主治：清热宣肺，化痰止咳，适宜肺炎湿热蕴肺证。

3. 桃力补肺排骨汤

材料：五指毛桃 30g，牛大力 30g，山药 15g，太子参 5g，广陈皮 3g，大枣 3 个，排骨 500g，生姜 3 片，盐适量。

制法：将药膳食材洗净备用，广陈皮另放备用（后下）。排骨焯水后冷水洗净备用。所有材料（广陈皮先不放，最后 10 分钟放）一起投入炖盅，加水 1500～2000ml，炖盅 1.5 小时，出锅加盐调味即可食用。

功效主治：益气润肺，健脾化痰，适用于肺气不足，久咳无力咳痰及脾胃虚弱、经常觉疲倦乏力的人群。

（十二）慢性肾炎

慢性肾炎可发于任何年龄阶段，其中以青壮年居多，多数起病隐匿，无明显的表现。随着病变发展，会出现不同程度的肾功能损害，表现为血尿、蛋白尿、血肌酐升高等；部分患者发展为终末期肾病，即尿毒症。慢性肾炎在中医中称为“慢肾风”，中国古代也称为“水肿”“虚劳”“腰痛”等。本病的饮食应以优质低蛋白、低脂肪饮食为原则，控制盐的摄入，水肿明显者，应控制饮水量。

1. 党参黄芪汤

材料：党参 30～50g，黄芪 50～100g，土鸡半只，生姜适量。

制法：将鸡放入罐内，加适量水，放入党参、黄芪、姜片，炖至鸡肉熟烂入味，取出即成。

功效主治：适用于慢性肾病患者兼见乏力、易感冒咽痛、少气懒言等症状。

2. 黄芪茅根当归饮

材料：黄芪 30g，茅根 30g，当归 15g。

制法：将黄芪、茅根、当归放入保温杯中，以沸水冲泡，盖严杯盖温浸半小时后饮用。

功效主治：适用于慢性肾病患者兼见易感冒咽痒、反复尿中潜血等症状。

3. 芡实莲子粥

材料：芡实、黄芪、莲子各 20g，山药粉 30g，枸杞子 10g。

制法：加水适量，煮成两碗粥，每日分 2 次吃。

功效主治：健脾益气，补肾固精，主治肾病蛋白尿长期不消、反复浮肿、精神疲乏、怕冷、四肢不温、食欲不振、大便溏烂等脾肾阳虚证。无浮肿者加少许食盐，浮肿者加少许红糖调味。

4. 冬瓜赤豆粥

材料：冬瓜、赤小豆、粳米各 50g。

制法：将冬瓜去皮后切成块与赤小豆、粳米一并放入锅内，再加入适量的水，煮成粥即可。每日 1 剂，分两次服。

功效主治：利小便，消水肿，解热毒，止消渴，适用于伴有浮肿、少尿等症状的慢性肾炎患者。

（十三）肾病综合征

肾病综合征是一组由多种原因引起的临床综合征，以高度水肿、大量蛋白尿、血脂过高、血浆蛋白过低为其特征。肾病综合征可分为原发性和继发性两大类。其发病机制一般认为与肾小球毛细血管的通透性改变和电荷屏障受损导致体内大量蛋白质的丢失有关。引起原发性肾病综合征的主要病理类型有微小病变型肾病、系膜增生性肾小球肾炎、系膜毛细血管性肾小球肾炎、膜性肾病及局灶节段性肾小球硬化。本病中医诊断为“水肿”之“肾水”，是由多种原因损及肾脏所致，治疗上应健脾益气，利水消肿。

1. 黄芪炖鸭

材料：生黄芪 60g，鲜小鸭半只。

制法：炖熟后，喝汤吃肉，随饭量而用。

功效主治：有降低蛋白尿及利水功效。

2. 猪肚二草汤

材料：鲜猪肚 500g，车前草 60g，生侧柏叶 30g。

制法：炖熟后，喝汤吃猪肚。

功效主治：有利水消肿、降低蛋白尿及血尿的作用。

（十四）糖尿病肾病

糖尿病肾病是由长时间患糖尿病而致的蛋白尿以及肾小球滤过率（GFR）进行性降低，是糖尿病病人最重要的合并症之一，在中医学属“消渴”“肾劳”范畴。其基本病机是脾肾气虚、瘀血阻滞，治疗上主张以健脾益肾、活血化瘀为主。

1. 山药粥

材料：鲜山药 500g，荞麦面粉 50g。

制法：山药去皮切片煮熟，荞麦面粉加水调成糊状与山药一起再煮 5 分钟，待荞麦面熟后可随意食用。

功效主治：可降血糖、尿糖和尿蛋白，并可替代部分主食。

2. 芡实蒸鸡

材料：芡实 50g，山药 30g，嫩公鸡 1 只。

制法：将鸡宰杀后去净毛，剖开腹部去掉内脏，然后将芡实、山药装入鸡腹内，用棉线扎好，入锅内蒸熟。喝汤吃肉。

功效主治：有控糖及降尿蛋白的作用。

3. 南瓜粥

材料：南瓜 500g，小米 30g。

制法：南瓜切成碎块，与小米一起煮成稀粥，佐餐食用。

功效主治：有控糖及利水消肿的作用。

（十五）月经失调

月经不调是妇女的常见病症，指的是月经的周期、经期、经量、经色、经质异常者。月经不调包含的范围很广，是一组妇科病的总称。常见的有月经先期、月经后期、月经先后无定期，经期延长，以及月经过多、月经过少等。

中医学认为，本病主要是由于郁怒忧思、过食辛辣寒凉食物、经期感受寒湿，或忽视卫生，以及多病久病等内外因素，导致气血不调、脏腑功能失职、冲任两脉损伤而成。其治疗重在调经治本，根据不同的病因采取不同的治疗方法，如补肾健脾，理气活血，使气血调和，阴阳相和。

1. 两地汤

材料：鲜生地黄 50g，鲜地骨皮 50g，猪瘦肉 100g，调料适量。

制法：将猪瘦肉切片，与鲜生地黄、鲜地骨皮同放入砂锅内，加水适量，煎 30 分钟，加入调料，即可去渣饮汤食肉。

功效主治：滋阴清热。治阴虚血热引起的月经先期患者。

2. 豆豉羊肉汤

材料：豆豉 500g，羊肉 100g，生姜 15g，食盐适量。

制法：前三味共置砂锅中煮至熟烂，加盐调味。每次月经前 1 周开始服用，连服 1 周。

功效主治：温经散寒，养血调经。主治月经不调，属血寒型，月经后期，量少色暗，小腹冷痛坠胀，舌苔白。

3. 木耳红枣瘦肉汤

材料：猪瘦肉 250g，黑木耳 30g，红枣 6 个，调料适量。

制法：黑木耳用清水浸发，剪去蒂，洗净；猪瘦肉洗净，切块；红枣去核，洗净。把全部用料放入锅内，加清水适量，武火煮沸后，改文火煲 2 小时，调味即可食用。

功效主治：养血止血，适用于血虚之月经不调。症见眩晕，月经量多色淡，漏下不绝，形体虚弱，面色苍白，食欲减退，亦适用于缺铁性贫血、产后贫血、痔疮出血等。

4. 参枣当归牛肉汤

材料：牛肉 250g，当归 20g，党参 30g，红枣 6 个，调料适量。

制法：牛肉选鲜嫩者洗净，切块，当归、党参、红枣（去核）洗净。把全部用料放入锅内，清水适量，武火煮沸后，改文火煲 1～2 小时，调味供用。

功效主治：补血调经，补气健脾，适用于气血虚弱之月经病，症见月经不调，经行量少，小腹疼痛，或经闭不行，体倦乏力，食欲减少，头晕眼花，心悸失眠；也适用于血虚头晕、眼花、心悸等。

（十六）痛经

痛经，是指行经前后或月经期出现下腹部疼痛、坠胀，伴有腰酸或其他不适的情况，严重者可出现恶心呕吐、面色苍白、冷汗淋漓等症状，影响女性生活质量。根据其临床表现，应属于中医学“经行腹痛”范畴。痛经可分为原发性痛经和继发性痛经，药膳治疗主要是针对原发性痛经，通过辨证配餐，对痛经病人辨证求因治本，或在经期调经止痛治标，能够明显减轻患者疼痛发作的频率和程度。

1. 当归生姜羊肉汤（《伤寒论》）

材料：当归 20g，生姜 12g，羊肉 300g，胡椒粉 2g，花椒粉 2g，食盐适量。

制法：羊肉去骨，剔去筋膜，入沸水锅内焯去血水，捞出晾凉，切成肉块；砂锅内加适量清水，放入羊肉、当归、生姜，武火煮沸，去浮沫，文火炖 1.5 小时，至羊肉煮烂，加胡椒粉、花椒粉、食盐调味即可。每周 2～3 次，饮汤吃肉。

功效主治：温阳散寒，养血补虚，调经止痛，适用于阳虚血虚、寒凝气滞引起的脘腹冷痛，寒疝腹中痛，产后腹痛，虚劳不足及形寒畏冷阳虚等。

2. 艾叶姜煮蛋（《饮食疗法》）

材料：艾叶 10g，生姜 5g，炮姜 10g，鸡蛋 2 枚，红糖适量。

制法：艾叶、鸡蛋洗净，生姜、炮姜洗净切片，一同放入锅内，加清水适量文火煮至蛋熟后，取蛋剥壳后放入药汁内继续煮 10 分钟，灭火加入红糖溶化，饮汤吃蛋。

功效主治：温经通脉，散寒止痛，暖宫调经，适用于下焦虚寒所致的腹中冷痛，月经失调，血崩漏下，经行腹痛，带下清稀，宫寒不孕等。

3. 玄胡益母草煮鸡蛋

材料：延胡索 20g，益母草 30～50g，鸡蛋 2 枚。

制法：将上述材料加水同煮，待鸡蛋熟后去壳，再放回锅中煮，20 分钟左右去药渣，饮汤吃鸡蛋。

功效主治：经前服用，具有通经止痛、行气活血的功效。

4. 黄芪乌鸡汤

材料：乌骨鸡 250g，黄芪 60g，调料适量。

制法：乌骨鸡洗净去内脏斩件，黄芪洗净，一同放入砂锅中，加适量水，武火煮沸后再改用文火慢煮，煮至烂熟调味后服食。

功效主治：经前服用，具有益气补血止痛的功效。

（十七）年老体虚

老年人随着年龄的增加，器官功能会出现渐进性的衰退，如牙齿脱落、消化液分泌减少、消化吸收能力下降、心脑功能衰退、视觉和听觉及味觉等感官反应迟钝、肌肉萎缩、身体组织数量减少等，这些改变均可明显影响老年人食物摄取、消化和吸收的能力，增加老年人营养缺乏和慢性非传染性疾病发生的风险。

老年人年老体弱，脏腑亏虚，脾胃运化失常，气血精液无以化生，可出现气虚、血虚、阴虚、阳虚等病证；同时，脏腑亏虚，正气不固，易受邪气侵袭，可引起外感风寒、痰湿内停、瘀血内阻等，故老年人常见证为本虚标实。因此，在日常生活中应辨证施膳，本虚者，多为气、血、阴、阳亏虚等，标实者，多为风、痰、瘀血等。然而脾为后天之本，脾气健运则饮食无忧，故应先顾护脾胃。

1. 八宝饭

材料：芡实、山药、莲子肉、茯苓、党参、白术、薏苡仁、白扁豆各 5g，糯米 150g，红枣 10 个。

制法：党参、白术、茯苓加水适量煎煮取汁；糯米淘洗干净，将芡实、山药、莲子肉、茯苓、薏苡仁、白扁豆打成粗末，红枣去核，切小块，与糯米混合；加入药汁，再加适量水煮熟即成。

功效主治：补脾益气，平补脾胃，适用于老年人见腹部胀满、饭后尤甚，口不知味，甚至不思饮食，腹泻，精神不振，消瘦。

2. 四君蒸鸭

材料：党参 3g，白术 1.5g，茯苓 5g，薏苡仁 5g，鸭肉 150g，生姜、调料适量。

制法：药包稍浸泡，鸭肉切小块去皮焯水；鸭肉放入炖罐内，加适量生姜、调料，蒸 60 分钟后加入药包，继续蒸 30～60 分钟。

功效主治：益气健脾祛湿，适用于老年人见身体虚弱、面色苍白、呼吸短促、四肢乏力、头晕、动辄汗出、语声低微。

3. 益寿鸽蛋汤

材料：枸杞子 5g，龙眼肉 5g，制黄精 5g，鸽蛋 4 枚。

制法：枸杞子洗净，龙眼肉、制黄精洗净切碎，锅中加水约 750ml，加入上 3 味药物同煮，武火煮沸后改文火继续煮 20 分钟，再将鸽蛋打入锅内，煮至蛋熟即成。

功效主治：滋补肝肾，益阴养血，适用于老年人常感手足心热、午后潮热、盗汗、口燥咽干、心烦失眠、头晕耳鸣。

4. 当归生姜羊肉汤

材料：当归 3g，生姜 8g，羊肉 150g，调料适量。

制法：羊肉洗净切块，焯水备用。砂锅内加入羊肉、当归、生姜，加水没过羊肉，武火煮沸后去浮沫，文火炖 1.5～2 个小时至羊肉熟烂，出锅前加少许盐、味精、老酒调味。

功效主治：温阳散寒，养血补虚，适用于老年人畏寒肢冷，口淡不渴，自汗，小便清长，尿少，浮肿，大便溏薄。

（十八）高血压

高血压是最常见的心血管疾病之一，也是导致脑卒中、冠状动脉粥样硬化性心脏病、心力衰竭等疾病的重要危险因素。中医理论根据血压升高时的主要症状，多将其归于中医学“眩晕”范畴。眩晕病因主要是情志不遂、年高肾亏、病后体虚、饮食不节、跌仆损伤、瘀血内阻所致。病性有虚实两端，属虚者居多，虚者为髓海不足，或气血亏虚，清窍失养；实者为风、火、痰、瘀扰乱清空。治疗上多滋养肝肾，潜阳降压。

1. 天麻鱼头汤

材料：天麻 15g，鱼头 1 个，生姜 2 片、橄榄油、调料适量。

制法：将大鱼头洗净去鳃，切大块。铁锅烧热后加入橄榄油，油热后放入生姜和鱼头，转小火将鱼头两面煎至微黄，之后加入热水约 1.5L，放入洗干净的天麻。大火煮开后改小火继续煲半小时。根据个人口味酌情加入少许盐、葱花、香菜等即可饮用。

功效主治：平抑肝阳，祛风通络，常用于肝阳上亢型的高血压患者，临床表现为头晕胀痛，颜面潮红，耳鸣，口苦口干，失眠或噩梦纷纭。

2. 鲜芹菜汁

材料：鲜芹菜半斤。

制法：将洗净的鲜芹菜，用沸水烫 1～2 分钟，然后切碎榨汁。每天饮 1 杯，连服 5～7 天。

功效主治：清热平肝，祛风利湿，解毒。芹菜富含蛋白质、钾、磷、铁、钙等多种微量元素，其中含酸性的降压成分，可使血管扩张，对原发性、妊娠性及更年期高血压均有很好的降压作用。

3. 茯苓淮山薏米排骨汤

材料：排骨半斤，茯苓 20g，怀山药 15g，薏米 20g，蜜枣 2 个，陈皮 1 小块，生姜 2 片，调料适量。

制法：将排骨洗净焯水去掉浮沫，然后放入砂锅中，加入 2L 水。再将洗净的茯苓、怀山药、薏米、蜜枣、陈皮、生姜一起放入砂锅中。大火煮开，改小火煲炖 2 小时，最后 10 分钟加盐改大火让汤翻滚起来。根据个人口味酌情加入少许盐、葱花、香菜等即可饮用。

功效主治：补气健脾，祛湿化痰，适用于痰湿中阻引起的高血压，临床表现为头晕头痛，昏蒙，胸脘痞闷，恶心欲呕，食欲不振。

4. 川芎当归蚕蛹粥

材料：蚕蛹 15g，川芎 10g，当归 10g，桃仁 10g，粳米 50g。

制法：将川芎、当归、桃仁放入砂锅中，加入 2L 水，水煎 20 分钟，去渣取汁。再加蚕蛹、粳米熬粥服用。

功效主治：行气化瘀，健运脾胃，适用于瘀血阻滞型高血压，临床表现为眩晕头痛，痛有定处，健忘，心悸，失眠，精神不振，面唇紫暗。

5. 桑寄生杜仲猪腱汤

材料：桑寄生 20g，杜仲 15g，猪腱 250g，蜜枣 2 个。

制法：将桑寄生、杜仲放入瓦煲中，加入 1.2L 清水，煮沸后加入猪腱、蜜枣，武火煲滚后，改用文火煲 2 小时。

功效主治：滋养肝肾，潜阳降压，适用于高血压属肝肾亏虚引起头晕目眩、腰膝酸软、筋骨萎软无力者。

6. 陈皮薏米粥

材料：陈皮 19g，薏米、大米各 50g，白糖适量。

制法：将陈皮择净，放入锅中，加清水适量，浸泡 5～10 分钟；水煎取汁，加薏米、大米煮粥，待熟时调入白糖，再煮 1～2 沸即成，每日 1 剂。

功效主治：祛湿除痰。适用于老年高血压伴有四肢倦怠、腹胀纳差、咳嗽痰多、大便溏泄者。

（十九）高脂血症

血中脂质成分或脂质蛋白含量升高，超过正常标准，称为高脂血症，或者说高脂血症是指各种原因导致的血浆中胆固醇和甘油三酯水平升高等一系列临床症状和体征。中医认为高血脂主要是血液变黏稠，血液流通不畅，严重者形成瘀血，瘀阻体内，造成各种病理变化。其中导致血液黏稠的关键病理因素主要是痰饮湿邪阻滞或气机郁结，或是阳虚不能推动血液正常运行而瘀在体内而形成高脂血症。高血脂很容易导致中老年人患上心脑血管疾病，因此，治疗就显得非常重要。中医多采用滋阴补肾、清热化痰、健脾利湿等疗法治疗高脂血症。

1. 黄精银胡粥

材料：黄精、银柴胡各 10g，大米 100g，白糖适量。

制法：将两味药择净，同放锅中，加清水适量，浸泡 5～10 分钟；水煎取汁，加大米煮粥，待熟时，调入白糖，再煮 1～2 沸即成，每日 1 剂。

功效主治：滋阴补肾，适用于高脂血症伴有年迈体衰、腰膝酸软、耳鸣眼花者。

2. 人参桂圆粥

材料：人参 3g，龙眼肉 10g，大米 100g，红糖适量。

制法：将人参研为细末备用；先取大米、龙眼肉煮粥；等熟时调入人参末、红糖，再煮 1～2 分钟，沸腾即成，每日 1～2 剂。

功效主治：补气养血，适用于患者血脂增高伴有胸痛胸闷、痛处固定，舌质紫暗。

3. 荷叶粥

材料：鲜荷叶 1 张，粳米 50g，冰糖适量。

制法：将鲜荷叶切细，煎取浓汁约 150ml，去渣，加入粳米，冰糖适量，加水 400ml，同煮为稀粥。稍温服食，每日 2 次，夏令尤宜。

功效主治：适宜老年性高血压、高血脂患者长期服之。

（二十）糖尿病

糖尿病属中医学“消渴”范畴，《素问·奇病论》曰：“此人必数食甘美而多肥也。肥者令人内热，甘者令人中满，故其气上溢，转为消渴。”中医学认为，消渴是以气阴亏虚为本，燥热内盛为标。久病则逐渐损及元气津血、由阴损阳，发为阴阳两虚，或以阳虚为重，肾虚突出。因此，糖尿病患者的药膳食疗应注意健脾补肾，温阳驱寒。

1. 参芪鸽汤

材料：人参 5g，黄芪 20g，鸽子 1 只，盐适量，姜片适量。

制法：鸽子剖洗干净，去脏，去毛，切小块；人参、黄芪洗净。将姜片、去皮毛切块的鸽子入锅焯水。砂锅中倒入水，下入人参、黄芪、鸽肉煮至汤浓，调入盐即可。

功效主治：益气补虚，补益肝肾、健脾养血，适用于虚羸、消渴、健忘失眠、神经衰弱、营养不良者。

2. 砂仁猪肚汤

材料：猪肚 500g，砂仁 3g，陈皮 3g，黄芪 20g，白术 10g，油、盐适量。

制法：猪肚用开水烫片刻，刮除黑色黏膜，洗净切 1cm 宽的条。砂仁、陈皮、黄芪、白术洗净备用。起锅热少许油，下猪肚稍微翻炒，然后与砂仁、陈皮、黄芪、白术一起放入砂锅内，加清水，大火煮沸后改小火煮至猪肚烂，最后入盐即可。

功效主治：温中补虚，健脾益气。对糖尿病患者脾胃虚弱、食欲不振、消化不良者有效。

3. 山药燕麦粥

材料：燕麦 50g，薏苡仁 30g，山药 20g，盐适量。

制法：山药、薏苡仁、燕麦洗净，清水浸泡。燕麦放入锅中，加适量清水，大火煮至 7 成熟。放入薏苡仁、山药煮至粥将成，放入盐稍煮后调匀即可。

功效主治：健脾养胃、调脂降糖，适用于糖尿病合并脂肪肝、高血压，以及虚汗、盗汗者。

4. 玉竹猪心汤

材料：玉竹 20g，猪心 500g，荸荠 50g，精盐、植物油等适量。

制法：玉竹洗净切片，加水煎煮二次，去渣合并二次煎液，浓缩至 20ml。猪心切薄片，放在碗内用精盐、水淀粉抓一抓。韭黄择洗干净，切成寸段。荸荠切片，葱、姜、蒜分别切成细末。料酒、酱油、白糖、味精、精盐各 15g，与胡椒粉、鸡汤、水淀粉、玉竹浓缩汁调匀，兑成芡汁，备用。取锅置旺火上，倒入植物油烧热，下入猪心滑透，倒在漏勺中控油。锅内留少许油，重新上火烧热，先放蒜末，再放葱、姜末炸出香味，然后放入荸荠片煸透，倒入猪心，继而烹入兑好的芡汁，撒上韭黄段，翻炒均匀，淋醋、香油少许，离火盛装盘内。

功效主治：养阴生津。对因糖尿病胃阴不足所致的多食易饥，形体消瘦，小便量多，大便干结等有良好的作用。

5. 葛根粉粥

材料：葛根粉 30g，粳米 50g。

制法：粳米浸泡一宿，与葛根粉同入砂锅内，加水 500ml，文火煮至粥变稠即可服用。

功效主治：清热除烦，生津止渴，适用于糖尿病伴有口渴多饮，烦热，口干舌燥者。

（二十一）老年期痴呆

老年期痴呆是老年期常见的一组慢性进行性精神衰退性疾病，是由于慢性或进行性大脑结构的器质性损害引起的高级大脑功能障碍的一组综合征。患者在意识清醒的状态下出现持久全面的智力减退，表现为记忆力、计算力、判断力、注意力、抽象思维能力、语言功能减退，情感和行为障碍，独立生活和工作能力丧失。

中医学认为，本病多因先天不足，或年迈体虚，或后天失养，以及六淫、七情、饮食、劳倦、疫毒等，导致髓海不足，神机失用。治疗上通常分虚实论治，正虚为主者当补肾健脾以养髓；邪实为主者逐痰化浊、活血化瘀，或解毒通络、开窍醒神。

1. 天麻猪脑羹

材料：猪脑 1 个，天麻 10g。

制法：将猪脑、天麻放入锅内，加水适量，以文火炖煮 1 小时成稠羹汤，喝汤吃猪脑，可常服。

功效主治：本羹有补脑髓、平肝阳、滋肝肾的功效，适用于老年期痴呆的肝肾虚损型患者，症见头目昏胀，失眠多梦，腰酸耳鸣。

2. 三七蒸鸡

材料：仔母鸡胸脯肉 250g，三七粉 15g，冰糖适量。

制法：将三七粉、冰糖与鸡肉片拌匀，隔水密闭蒸熟。1 日分 3 次服用。

功效主治：适用于老年期痴呆由于外伤所致气滞血瘀者；对于本症如有头痛、胸痛、外伤处痛等症者均可食用。

3. 茯苓陈皮饼

材料：白茯苓粉 250g，米粉 250g，陈皮 30g，白糖少量。

制法：陈皮制成末，与白茯苓粉、米粉、白糖混合拌匀，加清水适量，调成糊状。以文火在平锅里摊烙成极薄煎饼。

功效主治：本品有健脾化痰行气、安心神、解抑郁之功用，适用于老年痴呆症之脾虚痰阻型，表现有精神抑郁、表情淡漠、食不下等症患者。

4. 生地百合粥

材料：生地黄 10g，百合 10g，白米 100g。

制法：将生地黄、百合洗净加水适量煎煮 1 小时去渣，药汁加入淘净的白米煮烂成粥分服。

功效主治：滋阴降火，清心安神，适用于老年痴呆症之肝肾虚损型，表现有神情呆滞、傻笑傻哭、腰膝酸软、耳鸣眼花、脉弦细数的患者。

5. 甘麦二枣粥

材料：甘草 25g，小麦 50g，大枣 10 个，酸枣仁（炒）15g，粳米 100g。

制法：将甘草、小麦、大枣、酸枣仁煎沸 20 分钟，去渣留汁，放入粳米煮熟即可食用。

功效主治：甘润滋补，养心安神，适用于老年痴呆症之肝肾虚损型，表现有忧郁伤神兼见少寐多梦患者。

（二十二）健美减肥类

健美减肥药膳是具有保持形体优美、减轻或消除肥胖功效的药膳。肥胖主要由水湿内生、痰饮停聚、脾肾阳虚所致，故本类药膳多以利水化湿、健脾消食、补气助阳等药食为主组成。常用药食有薏苡仁、茯苓、泽泻、山楂等，药膳方如荷叶减肥茶、茯苓豆腐等。

1. 荷叶减肥茶

材料：荷叶 60g，生山楂 10g，生薏苡仁 10g，橘皮 5g。

制法：将鲜嫩荷叶洗净晒干，研为细末。其余各药亦晒干研为细末，混合均匀。以上药末放入开水瓶，冲入沸水，加塞，泡约 30 分钟后即可饮用。以此代茶，日用 1 剂，水饮完后可再加开水浸泡。连服 3～4 个月。

功效主治：理气行水，消食导滞，降脂减肥，适用于脾虚湿盛型肥胖、高脂血症，症见纳呆、肢体怠动、舌苔厚腻等。

2. 茯苓豆腐

材料：茯苓粉 30g，松子仁 40g，豆腐 500g，胡萝卜、菜豆、干香菇、玉米粒、蛋清、食盐、黄酒、原汤、淀粉等适量。

制法：豆腐用干净棉纱布包好，压上重物以沥除水。干香菇用水发透，洗净，除去柄上木质物，大者撕成两半。菜豆去筋，洗净，切作两段。胡萝卜洗净切菱形薄片；蛋清打入容器，用起泡器搅起泡沫。将豆腐与茯苓粉拌和均匀，用盐、酒调味，加蛋清混合均匀，上面再放香菇、胡萝卜、菜豆、松子仁、玉米粒，入蒸笼用武火煮 8 分钟，再将原汤 200g 倒入锅内，用盐、酒、胡椒调味，以少量淀粉勾芡，淋在豆腐上即成。佐餐食用。

功效主治：健脾化湿，消食减肥，适用于脾虚所致肥胖、脘腹胀满、食欲不振、二便不畅、浮肿者。

3. 参芪鸡丝冬瓜汤

材料：鸡脯肉200g，党参6g，黄芪6g，冬瓜200g，黄酒、精盐、味精等适量。

制法：先将鸡脯肉洗净，切成丝。冬瓜削去皮，洗净切片。党参、黄芪用清水洗净。砂锅置于火上，放入鸡肉丝、党参、黄芪，加水500ml，小火炖至八成熟，再氽入冬瓜片，加精盐、黄酒、味精，仍用小火慢炖，待冬瓜炖至熟烂即成。单食或佐餐用。

功效主治：健脾补气，轻身减肥，适用于脾虚气弱型肥胖者，症见体倦懒动、嗜睡易疲、食少便溏，或见头面浮肿、四肢虚胖、脉细等。

（二十三）美发乌发类

美发乌发药膳是具有保持和促使头发黑密亮泽、防止头发折损脱落等功效的药膳。本类药膳由滋养肝肾、培补精血的药食为主组成，常用药食有何首乌、黑芝麻、黑豆等，药膳方如蟠桃果、玉柱杖粥等。

1. 蟠桃果

材料：猪腰2只，芡实60g，莲子肉（去心）60g，大枣肉30g，熟地黄30g，胡桃肉60g，大茴香10g，盐等适量。

制法：将猪腰洗净，去筋膜。大茴香为粗末，掺入猪腰内。猪腰与莲子肉、芡实、大枣肉、熟地黄、胡桃肉同入锅。加水，用大火煮开，改为文火炖，至猪腰烂熟为止。加盐及其他调味品食。饮汤，1日内服完。连用7日。

功效主治：补脾滋肾，美颜乌发，适用于脾肾亏虚所致的精气不足、须发早白、腰酸腿软、男子遗精、女子带下等。

2. 玉柱杖粥

材料：槐子10g，五加皮10g，枸杞子10g，补骨脂10g，怀熟地黄10g，胡桃肉20g，燕麦片100g，白糖适量。

制法：将槐子、补骨脂、胡桃肉炒香，研末。将五加皮、怀熟地黄加水煎煮，去滓，留取药液。再用药液和枸杞子、燕麦片共熬粥，粥成后，撒入槐子、补骨脂、胡桃肉末。随量食用。食用时可加入适量白糖调味。

功效主治：填精益肾，乌须黑发，延年益寿，适用于肾阴亏虚所致的毛发枯焦，脱发落发，皮肤干燥，大便干结者。

3. 七宝美髯蛋

材料：白茯苓60g，怀牛膝30g，当归30g，枸杞子30g，菟丝子30g，补骨脂40g，生鸡蛋10个，大茴香6g，肉桂6g，茶叶3g，葱、生姜、食盐、白糖、酱油各适量。

制法：将上述诸料一齐放入砂锅内，加适量水。用武火煮沸，再改用小火慢煮 10分钟，取出鸡蛋，剥去蛋壳，再放回汤内用小火煮20分钟即可。每日食2～3个鸡蛋。鸡蛋食完后，含药的卤水可重复使用3～4次，每次加入鸡蛋10个同煮。但卤水须冷藏防腐。

功效主治：益肝肾、乌须发、壮筋骨，适用于肝肾不足导致的白发、脱发、不育、腰膝酸软者。

（二十四）润肤养颜类

润肤养颜药膳是具有保护、滋润皮肤，改善面部气色作用的药膳。本类药膳主要由滋补阴血、养益精气、化痰祛瘀等药食组成，常用药食有当归、白芍、熟地黄、黄精等。药膳方如玫瑰五花糕、小龙团圆汤等。

1. 玫瑰五花糕

材料：干玫瑰花25g，红花、鸡冠花、凌霄花、野菊花各15g，大米粉、糯米粉各250g，白糖100g。

制法：将玫瑰花、红花、鸡冠花、凌霄花、野菊花诸干花揉碎备用。大米粉与糯米粉拌匀，糖用水溶开，再拌入诸花，迅速搅拌，徐徐加糖开水，使粉均匀受潮，并泛出半透明色，成糕粉。糕粉湿度以手捏一把成团，放开一揉则散开为度。糕粉筛后放入糕模内，用武火蒸 12～15 分钟。当点心吃，每次 30～50g，每日 1 次。

功效主治：行气解郁，凉血活血，疏风解毒，润肤养颜，适用于肝气郁结所致的情志不舒、胸中郁闷、面上雀斑、黄褐斑、脉弦等。

2. 红颜酒

材料：核桃仁、小红枣各 60g，甜杏仁、酥油各 30g，白蜜 80g，黄酒 1500ml。

制法：先将核桃仁、红枣捣碎；甜杏仁去皮尖，煮四五沸，晒干并捣碎，后以白蜜、酥油溶入酒中。随后将三味药入酒内，浸 7 天后开取。每日早、晚空腹饮用，每服 10～20ml。

功效主治：滋补肺肾，补益脾胃，滑润肌肤，悦泽容颜，适用于脾肾两虚所致的面色憔悴、未老先衰、皮肤粗糙等。

3. 真珠拌平菇

材料：真珍珠粉 4g，红花 2g，平菇 200g，豆腐 200g，芝麻粉、白糖、酱油、食盐、绍酒适量。

制法：红花置细漏勺内，用清水冲洗干净，沥干水。平菇去柄，洗净，撕成条丝，放入容器内加酱油、白糖、绍酒浸拌入味。豆腐用洁净纱布包好，压上重物，挤压干水分备用。豆腐放容器内拌碎，加入芝麻粉、白糖、酱油拌和。再将已备好之平菇加入，充分拌匀，装于盘内，撒上珍珠粉和红花即成。进食时再调拌均匀。佐餐食用。

功效主治：养血活血，滋润肌肤，泽丽容颜，祛斑美容，适用于气血虚弱所致的面色淡白无华、黄褐斑、蝴蝶斑等皮肤色素病症。对粉刺类皮疹亦有作用。

（二十五）肝移植

肝移植是指对某些患有急性肝衰竭、肝脏肿瘤或慢性良性终末期肝病的患者，在符合肝移植手术指征且无禁忌证的情况下，通过手术方式把衰竭或疾病的肝脏换成一个正常健康的肝脏。对于终末期肝病肝衰竭患者，肝移植是唯一的治愈方法。肝移植后的患者，可通过食用一些养肝护肝的药膳来改善或预防肝移植术后并发症等。但不能盲目服食，以免对肝脏代谢产生负担。

1. 桂圆红枣枸杞粥

材料：桂圆肉 15g，红枣 20g，枸杞 15g，粳米 100g。

制法：将粳米淘洗干净，用冷水浸泡发胀，然后沥干水分；桂圆去皮去核，红枣洗净去核；锅内放入约 2000ml 冷水和桂圆、红枣、枸杞，用中火煮至水分剩余 1/3；加入粳米，用大火煮沸，搅拌均匀，用小火慢煮成粥即可。

功效主治：养肝补血，宁心安神，适用于肝病患者见面色萎黄、头晕眼花症状者。

2. 天麻川芎蒸鲜鱼

材料：鲜鲤鱼 500g，天麻 15g，川芎 5g，姜、葱等适量。

制法：鲜鲤鱼洗净改刀，天麻、川芎洗净泡软，将原料都摆盘，大火蒸 15～20 分钟，熟后将鱼汤倒入锅中，淀粉勾芡重新淋至鱼上即可。每周 2～3 次，佐餐食用。

功效主治：平肝息风，健脾利水，本膳性味平和，日常食用无特殊禁忌，既可疏肝养肝，又可健脾利湿。

3. 何首乌肝片

材料：何首乌 10g，鲜猪肝 100g，青菜叶少许，淀粉 10g，姜等适量。

制法：何首乌加水煮沸，浓缩取汁 20ml。在猪肝片中放入 10ml 何首乌汁、一半的淀粉及少许盐，另加入 10ml 何首乌汁与其他原料混合成芡汁。炒锅放油，放入肝片滑透后沥去油取出。锅内留油少许，下入姜、蒜、青菜等略炒后下肝片，倒入芡汁炒熟，起锅即成。每月 1～2 次，佐餐食用。

功效主治：补肝肾，益精血。该药膳以形补形，可补养肝肾。

（二十六）肾移植

当各种肾病如肾小球肾炎、慢性肾盂肾炎、多囊肾、糖尿病肾病等发展到不可逆的肾衰竭阶段，必须靠透析治疗维持生命时，可通过肾移植手术，将健康肾脏通过血管吻合的方式植入肾衰竭患者体内，以重新发挥肾功能，达到治疗的目的。对于肾移植患者，术后可通过食用补肾固精、利水消肿类的药膳，减轻移植后排斥反应，降低肾脏负担，维护肾脏功能。

1. 西瓜翠衣茶

材料：西瓜皮 10g，少量绿茶。

方法：将西瓜皮和绿茶放入容器中，加新开水适量沏茶饮用。

功效：清热解毒，利水消肿，适用于肾移植后小便不利、浮肿患者。

2. 山药枸杞百合粥

材料：山药 50g，枸杞、百合各 15g，薏米、南瓜、莲子各 20g，大米 100g。调料适量。

制法：将上述药食洗净，山药、南瓜切块，与淘洗干净的大米一同煮成稠粥。三餐服食。

功效主治：滋肾养阴，健脾益胃，适用于肾移植后患者。

3. 芡实金樱子羹

材料：芡实 30g，金樱子 30g，调料适量。

方法：芡实和金樱子同煎去渣后加白糖或蜂蜜内服，每日 1 次。

功效：益肾固精。可减轻蛋白尿。

（二十七）心脏移植

心脏移植主要是针对晚期充血性心力衰竭和严重冠状动脉疾病进行的外科移植手术，是将已判定为脑死亡并配型成功的人类心脏完整取出，植入所需受体胸腔内的同种异体移植手术。心脏移植手术后平均生存期为 13 年。我国每年心脏移植手术 100 余例，3 年生存率大于 90%，5 年生存率大于 85%。心脏移植是作为挽救终末期心脏病病人生命和提高其生活质量的一个治疗手段，但患者术后会出现感染、心力衰竭、慢性肾衰竭、免疫排斥等并发症。饮食上需要遵循低盐、低糖、低脂、低胆固醇、高维生素和适量优质蛋白，以及清淡饮食的原则，同时患者也可以通过服用药膳提高心脏功能，提高生活质量。

1. 归参葡萄鸡

材料：当归 9g，黄芪、党参各 15g，红枣 10 枚，仔鸡 1 只，生姜 5g，葱 10g。

制法：当归洗净，党参、黄芪洗净切片，仔鸡宰杀后，去毛、内脏及爪，红枣去核，姜切片，葱切段，注入清水 2000ml，武火煮沸，再用文火炖煮 50 分钟，每日食用，吃肉喝汤。

功效主治：补中益气补血，适合气血两虚患者。

2. 栝蒌半夏炖草鱼

材料：瓜蒌 10g，半夏 6g，薤白 10g，草鱼 1 条，葱 10g，姜 5g，鸡汤 2000ml。

制法：瓜蒌、半夏、薤白洗净，草鱼去头、内脏，姜切片，葱切段，加入鸡汤，武火煮沸，再文火炖煮 45 分钟，每日佐餐，吃鱼喝汤。

功效主治：活血化瘀，祛痰通络，适用于气滞血瘀型患者。

3. 山楂桃仁茶

材料：山楂 20g，桃仁 6g，红花 6g，丹参 10g。

制法：山楂去核，与桃仁、红花、丹参洗净切片，一起放入炖杯中，加水 300ml，炖煮 15 分钟后，去渣留汁，即可饮用。

功效主治：活血化瘀，化浊降脂，适用于冠状动脉粥样硬化性心脏病、高脂血症患者。

（二十八）更年期综合征

更年期为妇女卵巢功能逐渐消退至完全消失的一个过渡时期，在更年期的过程中月经停止来潮，称为绝经。一般发生于 45～55 岁。妇女在绝经期前后，出现月经紊乱，潮热、汗出，头晕耳鸣，心悸失眠，烦躁易怒，五心烦热，失眠多梦等以自主神经功能紊乱、情感障碍为主要表现的一系列生理和心理症状，称为更年期综合征。

中医学认为，本病病因主要为绝经前后肾气渐衰，冲任二脉益弱，天癸渐竭，生殖能力降低或消失，部分妇女由于素体差异及生活环境影响，不能适应这种生理变化，使阴阳失去平衡，脏腑气血不相协调而致。

本综合征有偏肾阴虚或肾阳虚之不同，治疗总以调节阴阳和脏腑气血之平衡为原则。

1. 益母佛手鲜芹汤

材料：鲜芹菜适量，益母草 15g，佛手 10g，鸡蛋等适量。

制法：将鲜芹菜、益母草、佛手三味加水 1500ml 煮沸，去渣取汁，鸡蛋搅成蛋花兑入，调料调味后即可。每日 1 次，连服 4～5 天。

功效主治：疏肝行气，活血调经，适用于肝郁气滞型患者，症见烘热汗出，伴情志异常，乳房胀痛，口苦咽干。

2. 二仙羊肉汤

材料：仙茅 15g，淫羊藿 15g，生姜 15g，羊肉 250g，调料少许。

制法：先将羊肉洗净，切小块，放砂锅内加清水适量，再将仙茅、淫羊藿、生姜用纱布裹好，放入锅中，武火煮沸，文火煮 3 小时，再入调料即成。食用时去药包，食肉饮汤。

功效主治：温补肾阳。症见精神萎靡，面色晦暗，腰膝酸痛，畏寒肢冷。

3. 生地黄精粥

材料：生地黄 30g，黄精（制）30g，粳米 30g。

制法：先将前两味水煎去渣取汁，用药汁煮粳米为粥，早晚服。食时可加糖少许。

功效主治：滋阴清热，补气养血。凡诸因所致阴阳气血不足者，都可服食。

4. 枸杞莲心茶

材料：枸杞子 10g，白菊花 3g，莲心 1g，苦丁茶 3g。

制法：上四味同放入杯中，用沸水冲泡，加盖焖 10 分钟，即可开始当茶频频饮用。一般可冲泡 3～5 次。

功效主治：滋阴清热，养肝益肾，主治更年期综合征，月经不调，头晕失眠，腰膝酸软，五心烦热，急躁易怒，口干舌燥，舌红少苔。

（二十九）妊娠呕吐

孕妇在妊娠早期出现呕吐、头晕、厌食，甚则食入即吐，称为妊娠呕吐；如果持续性呕吐，甚至不能进食、进水，称为妊娠剧吐。轻症者呕吐、厌食、软弱无力，尿酮体阴性；重症者呕吐频作，不能进食和进水，消瘦、乏力，尿酮体阳性，伴脱水及电解质紊乱。妊娠呕吐通常在妊娠 12 周以后症状逐渐减轻。但严重的恶心、呕吐、食入即吐、滴水不进必须积极治疗，否则会发生水、电解质紊乱，特别是酸中毒，甚至危及生命。本病相当于中医学“子病”“恶阻”的范畴，治宜健脾和胃、降逆止呕。

1. 葡萄姜糖茶

材料：鲜葡萄 500g，生姜 200g，白糖 60g。

制法：将葡萄、生姜洗净，捣烂取汁，加入白糖即可。可随时服用。

功效主治：调气和胃，降逆止呕，适用于妊娠呕吐。

2. 竹茹白术山楂饮

材料：竹茹、白术各 10g，山楂 8g。

制法：上三味一起煎服。每日 1 剂，分 2 次服，连用 5～7 日。

功效主治：健脾和胃，燥湿止吐，增进食欲，适用于妊娠呕吐。

3. 银耳豉汁粥

材料：银耳 15g，大米 50g，豉汁 30g。

制法：将银耳用冷水泡发并洗净。大米洗净后加水煮粥，等粥煮至半熟时加入泡发好的银耳，然后继续煮至粥变稠，最后加入豉汁，稍微煮沸即可。可在早晚餐时食用。

功效主治：滋阴润肺，养胃止呕，适用于妊娠呕吐。

4. 芦根竹茹粥

材料：鲜芦根 100～150g，竹茹 15～20g，大米 100g，生姜 2 片

制法：将鲜芦根洗净，切成小段，与竹茹一同加水煎汁，去渣后与淘洗干净的大米一同煮粥，临熟时加入生姜稍煮即成。日服 2 次，3～5 天为一个疗程。

功效主治：清热，除烦，生津，止吐，适用于妊娠呕吐，胃寒呕吐、肺寒咳嗽者不宜服用。

（三十）产后缺乳

在正常生理情况下，产后 1～2 天，乳房即有乳汁分泌，可以哺乳。产后或哺乳期乳汁甚少或全无，称为乳汁不足。多因身体虚弱、营养不良、情绪紧张或过于劳累等造成。乳汁稀少或全无、乳房柔软或稍胀，局部无红肿。临床上除产后乳汁分泌少，甚或全无外，尚可见乳汁清稀，乳房柔软，面色少华，神疲食少；或乳房胀硬而痛，痛引两胁，甚者蒸乳发热，情志抑郁不乐，食欲减退等。产后缺乳大都与产后营养失调或情绪波动，影响催乳素的分泌有关，以致减少或抑制了乳汁的形成。其主要病机是气血虚弱及肝郁气滞。治宜健脾胃、调气血、催乳汁。

1. 通乳花生粥

材料：花生 50g，大米 100g，沙参 10g，冰糖适量。

制法：花生洗净后捣烂，大米淘洗净，一同入锅，加水煮成稀粥，至米烂汤稠时，加冰糖稍煮即成。早晚餐空腹食用，每日 1 剂，连服 3～5 日。

功效主治：健脾养胃，益气通乳，适用于脾胃虚弱所致的产后乳汁不通。

2. 鲤鱼汁粥

材料：鲤鱼 1 尾（重约 500g），大米 100g，生姜末少许，麻油少许，黄酒数滴，精盐适量。

制法：将活鲤鱼剖肚，去内脏，勿去鱼鳞，洗净后以小火煮汤，同时加入生姜末、黄酒，煮至鱼肉脱骨刺为度，去骨刺留汁备用；大米洗净煮粥，待粥汁黏稠时，加鱼汁与精盐调匀，稍煮片刻即成。食用时加入麻油及精盐。早晚餐空腹食用。

功效主治：利水消肿，下乳，适用于产后缺乳。

3. 猪蹄通草粥

材料：猪蹄 2 只，通草 5g，漏芦 15g，大米 100g，葱白 2 根，麻油、精盐各适量。

制法：猪蹄洗净，切块。通草、漏芦加水煎汤代水，与猪蹄、大米煲粥，粥成加葱白、麻油、精盐调味。分次服食，服至乳多为止。

功效主治：疏肝理气，通乳，适用于肝郁气滞所致的产后缺乳。

4. 花生大枣黑米粥

材料：大枣 5 枚，黑米 50g，红衣花生仁 15g，白糖适量。

制法：将大枣、黑米、花生仁分别洗净，一同入锅，加水适量，用大火烧开，再转用小火熬煮成稀粥，调入白糖即成。早晚餐食用。

功效主治：滋阴养肾，养血生血，适用于产后缺乳。

（杨胜兰）

第十四章 中医食疗

中医食疗，是祖国医学宝库的瑰宝之一。祖国医学认为，药食同源，医食同理。食物也是药物，如果应用合理，也可以治疗疾病。《素问·脏气法时论》指出："五谷为养，五果为助，五畜为益，五蔬为充。气味合而服之，以补精益气。"简明扼要地说明了平衡健康饮食所需的基本搭配。《备急千金要方·食治方》认为"夫为医者，当须先洞晓病源，知其所犯，以食治之。食疗不愈，然后命药"。其说明了食疗在治疗疾病中的重要地位。然而食疗亦有其局限性，随着现代科学对人体和疾病的认知和医学技术的不断发展，食疗目前主要作为辅助治疗方案服务于公众健康，在疾病的预防、治疗和康复中与现代医学相结合，以提高疾病的防治效果。

之所以提倡食疗，是因为它具有容易获得，价格低廉，毒副作用小，制作简便等优点，并可以长期服用以调养改善身体素质和亚健康状态，故其在老年性疾病、妇幼疾病，慢性疾病的调治，急性疾病和手术后的恢复以及疾病的居家预防中可以发挥独到的作用。

食疗中必须强调的是，应根据中医理论进行辨证施治，根据食物的四气五味、升降浮沉、归经进行合理配伍，选用合适的烹调方法，以期达到防病治病加速康复的疗效。

一、中医食疗的基本理论

1. 食物的四气五味 四气五味是中医药性理论的基本内容之一，四气又称四性，是指食物有寒、热、温、凉 4 种不同的药性，五味是指食物有辛、甘、酸、苦、咸 5 种药味，食物因其四气五味不同，进而具有不同的治疗效果。

四气中，寒凉和温热相互对立，其中凉与寒类同而程度次于寒，温与热类同而次于热，一般寒凉者多具清热、解毒、泻火、凉血、滋阴等作用，主治各种热证。温热者多具温中、散寒、助阳、补火等作用，主治各种寒证。

五味中，辛味能散能行，具有发散解表、行气行血的作用，常用于外感表证和气滞血瘀证；甘味能补能和能缓，具有滋补和中、调和药性和缓急止痛的作用，常用于治疗虚证，身体诸痛以及调和药性、中毒解救等；酸味能收能涩，具有收敛固涩的作用，可固表止汗、敛肺止咳、涩肠止泄、固精缩尿、固崩止带，常用于体虚多汗、肺虚久咳、久泻久痢、遗精滑精、遗尿尿频、月经过多、白带不止等病证；苦味能泄能燥能坚，具有清泄火热、泄降逆气、通泄大便、燥湿坚阴（泻火存阴）等作用，常用治热证、火证、气逆喘咳、呕吐呃逆、大便秘结、湿热蕴结、寒湿滞留等病证；咸味能下能软，具有泻下通便、软坚散结的作用，常用治大便燥结、瘰疬瘿瘤、癥瘕痞块等病证。此外咸味多入肾经，有较强的补肾作用，用治肾虚证。

实际应用时，应根据具体辨证选用适宜的食物配伍，如阳虚宜温补，阴虚宜清补；寒证忌冷食，热证忌辛燥；春宜升补，夏宜清补，秋宜平补，冬宜滋补等。

2. 食物的升降浮沉 食物进入人体之后，因食性不同而能对人体产生上升、下降、发散和内敛的不同趋向，即升降浮沉。食物的升降浮沉与四气五味、质地轻重、烹制方法均有关。

一般升浮者，其性主温热，味属辛、甘、淡，质地多为花、叶、皮、枝等质轻之品，作用趋向多主上升、向外。就其具体功效而言，多具有疏散解表、宣毒透疹、解毒消疮、宣肺止咳、温里散寒、暖肝散结、温通经脉、通痹散结、行气开郁、活血消肿、开窍醒神、升阳举陷、涌吐等作用。

一般沉降者，其性主寒凉，味属酸、苦、咸，质地多为种子、果实、骨骼、贝壳等质重之品，作用趋向多主下行向内。就其具体功效而言，多具有清热泻火、泻下通便、利水渗湿、重镇安神、平肝潜阳、息风止痉、降逆平喘、止呕止呃、消积导滞、固表止汗、敛肺止咳、涩肠止泻、固崩止带、涩精止遗、收敛止血、收湿敛疮等作用。

此外，在烹制过程中，以一些特定方式烹饪可以改变食物的升降浮沉，如以酒制或姜炒则可能升能散；以醋炒则可收敛；以盐炒则可下行等。

通过升降浮沉的配伍和烹制，可对辨证病位在上、下、表、里的病邪进行祛除，或者纠正疾病在病势上上逆或下陷，外迫或内闭的趋势，从而达到治病调养的目的。

3. 食物的归经 归，即归属，指食物药理作用的归属；经，即人体的脏腑经络。归经，即食物药理作用对机体某特定脏腑经络的选择性。一般来说，酸入肝，辛入肺、苦入心、咸入肾、甘入脾。根据阴阳五行和藏象学说，肝合筋，其荣爪；心合脉，其荣色；脾合肉，其荣唇；肺合皮，其荣毛；肾合骨，其荣发。

根据具体的疾病辨证，以四气五味、升降浮沉、归经适宜的食物进行配伍，进而对人体病证纠偏，即食疗的基本治疗流程。

4. 常用食物性味归经 具体见表 14-1。

表 14-1 常用食物的性、味、归经及功效

名称	味	性	归经	功效
冰	甘	寒	脾、胃	祛热消暑，解渴除烦
雪	甘	凉		清热解毒，解酒止渴
井水	甘	平		清热解毒，利水
泉水	甘	平		和胃止呕
粳米	甘	平	脾、胃	补中益气，健脾和胃，除烦止渴
糯米	甘	温	脾、胃、肺	补中益气，健脾止泻
小麦	甘	凉	心、脾、肾	养心益肾，除热止渴，通淋止泻
大麦	甘咸	凉	脾、胃	利尿通淋，健脾和胃
荞麦	甘	凉	脾、胃、大肠	下气消积，止带，消瘰疬
高粱	甘涩	温	脾、胃	健脾益胃
玉米	甘	平	大肠、胃	调中和胃，利尿排石，降脂，降压，降血糖
粟米	甘咸	凉	脾、胃、肾	健脾和胃
薏苡仁	甘淡	凉	脾、肺、肾	利水渗湿，健脾止泻
赤豆	甘酸	平	心、小肠	利水除湿，消肿解毒
绿豆芽	甘	寒	心、胃	清热解毒
绿豆	甘	凉	心、胃	清热解毒，消暑利水
蚕豆	甘	平	脾、胃	健脾利湿
刀豆	甘	温	肺、脾、肾	温中下气，益肾补元
豌豆	甘	平	脾、胃	补中益气，利小便
豇豆	甘	平	脾、肾	健脾和胃，补肾止带
扁豆	甘	平	脾、胃	健脾和中，化湿
黑大豆	甘	平	脾、胃	活血，利水，解毒
黄大豆	甘	平	脾、大肠	健脾宽中，益气
黄豆芽	甘	寒	脾、胃、膀胱	清热，利湿祛疣
豆腐皮	甘淡	平	肺、胃	清肺养胃，止咳消痰，敛汗
豆腐	甘	凉	脾、胃、大肠	生津润燥，清热解毒，催乳
豆浆	甘	平	肺、胃	补虚，清火化痰
豆腐乳	甘	平	脾、胃	养胃和中

续表

名称	味	性	归经	功效
水芹	甘辛	凉	肺、胃	清热利水，止血止带
苋菜	甘	凉	大肠、小肠	清热利尿，透疹
旱芹	甘苦	凉	肝	平肝清热，利湿通利
白菜	甘	平	胃、肠、肝、肾、膀胱	清热除烦，通利肠胃，利尿
包心菜	甘	平	肝、肠、胃	清热散结，健胃通络
蕹菜	微甘	寒	肠、胃	清热凉血，解毒
菠菜	甘	凉	肠、胃	清热除烦，解渴，通便
茼蒿	辛甘	平	肝、肺	消痰饮，降压
洋葱	辛	温	肺	清热化痰
金针菜	甘	凉	肝、肾	养血止血
韭菜	辛	温	肝、胃、肾	温阳下气，宣痹止痛，散血降脂
椿叶	苦	平	肝、胃、肾	清热化湿
莴苣	甘苦	凉	肠、胃	清热利水，通乳
芥菜	辛	温	肺、大肠	宣肺化痰，温胃散寒
大蒜	辛	温	脾、胃、肺	解毒杀虫，止咳化痰，宣闭通窍
茭白	甘	寒	肺、脾	清热除烦，催乳
茴香	甘辛	温	肾	行气止痛
芫荽	辛	温	肺、脾	发汗透疹，消食下气，清热利尿
油菜	辛甘	凉	肺、肝、脾	行瘀散血，消肿解毒
葱	辛	温	肺、胃	发表通阳
毛笋	甘	寒	胃、大肠	清热消痰，利尿消肿，止泻止痢
芦笋	苦甘	微温	肺	抗痨，抗肿瘤
莼菜	甘	寒	肝、脾	清热解毒，利水消肿
白萝卜	辛甘	凉	肺、胃	消食化痰，下气宽中
胡萝卜	甘	平	肺、脾	健脾化滞，润燥明目
芋艿	甘辛	平	脾、胃	软坚散结，化痰和胃
藕	甘	寒	脾、胃	清热润肺，凉血行瘀，健脾开胃，止泻固精
慈姑	苦甘	寒	心、肝、肺	润肺止咳，通淋止血
百合	甘微苦	平	心、肺	润肺止咳，清心安神
甘薯	甘	平	脾、肾	健脾益气
生姜	辛	温	脾、胃、肺	发表散寒，健脾止呕，解毒
马铃薯	甘	平	胃、大肠	益气健脾，调中和胃
山药	甘	平	肺、脾、肾	健脾，补肺，止渴，益精固肾
冬瓜	甘淡	凉	肺、大肠、膀胱	清热利水，消肿解毒，生津除烦
黄瓜	甘	寒	胃、小肠	清热止渴，利水解毒
丝瓜	甘	凉	肝、胃	清热化痰，止咳平喘，通络
苦瓜	苦	寒	心、脾、胃	消暑涤热，明目，解毒
南瓜	甘	温	脾、胃	温中平喘，杀虫解毒
番茄	甘酸	微寒	肝、脾、胃	生津止渴
茄子	甘	凉	脾、胃、大肠	清热，消肿利尿，健脾和胃
辣椒	辛	热	心、脾	温中散寒，开胃除湿
马齿苋	酸	寒	大肠、肝、脾	清热祛湿，散血消肿，利尿通淋

续表

名称	味	性	归经	功效
马兰头	辛	凉	肝、胃、肺	清热凉血，利尿消肿
枸杞菜	苦甘	凉	肝、肾	清热补虚，养肝明目，止带
苜蓿	甘	凉	胃、小肠	清热利湿，排石
荠菜	甘	凉	肝、肾、脾	和脾，利水，止血
刺儿菜	甘苦	凉	肝、脾	凉血止血，清热解毒
木耳	甘	平	胃、大肠	凉血止血，和血养荣，止泻止痢
香蕈	甘	平	胃	益胃气，祛痘疹，止血
白木耳	甘淡	平	肺、胃、肾	滋阴润肺
蘑菇	甘	凉	肠、胃、肺	补益肠胃，化痰散寒
荸荠	甘	寒	肺、胃	清热化痰，消积利湿
甘蔗	甘	寒	肺、胃	清热生津，下气润燥，和胃降逆
香蕉	甘	寒	脾、胃	清热润肠，解毒止痛
李子	甘酸	平	肝、肾	清肝涤热，生津利水
柿子	甘涩	寒	心、肺、大肠	清热润肺，止咳，消瘿
梅子	酸涩	平	肝、脾、肺、大肠	生津止咳，化痰，止泻止痢
山楂	酸甘	微温	脾、胃、肝	消食积，散瘀血，利尿，止泻
杨梅	甘酸	温	肺、胃	生津止渴，和胃消食，止痢
杏	酸甘	温	肝、肾	生津止渴，止泻
橘	甘酸	凉	肺、胃	开胃理气，止咳润肺
柚	甘酸	寒	脾、肝	消食下痰，理气平喘
梨	甘微酸	凉	肺、胃	生津润燥，清热化痰
橙子	酸	凉	肺	清热生津，理气化痰
桃子	甘酸	温	肝、大肠	生津润肠，活血止喘，降压
柠檬	酸	平	肺、胃	生津止渴，祛暑安胎，降脂消炎
桑椹	甘	寒	肝、肾	补肝益肾，息风滋阴，养血
橄榄	甘涩酸	平	肺、胃	清肺利咽，生津解毒，止咳
苹果	甘	凉	肺、心、胃	生津润肺，消暑止渴
樱桃	甘	温	心、肺	祛风湿，透疹
葡萄	甘酸	平	肺、脾、肾	补气血，强筋骨，利小便，安胎，除烦止渴
枇杷	甘酸	凉	脾、肺、肝	润肺止渴，下气止咳，化痰
龙眼肉	甘	温	心、脾	益心脾，补气血，安神，健脾止泻，利尿消肿
荔枝	甘酸	温	脾、肝	生津益血，健脾止泻，温中理气，降逆
刺梨	甘酸涩	凉	胃	健胃消食，抗肿瘤，延缓衰老
石榴	甘酸	温	大肠、肾	涩肠止血，止咳
猕猴桃	甘酸	寒	脾、胃	解热止渴，抗肿瘤，和胃降逆
罗汉果	甘	凉	肺、脾	清肺止咳，润肠
白果	甘涩苦	平	肺、肾	敛肺定喘，止带缩泉，驱虫
椰子	甘	温	心、脾	清暑解渴，强心利尿，驱虫，止呕
榧子	甘	平	肺、胃、大肠	杀虫消积，润燥止血
胡桃仁	甘	温	肾、肺	补肾固精，温肺定喘，润肠
大枣	甘	温	脾、胃	补脾和胃，益气生津，调营和卫，降血脂，抗肿瘤
菱角	甘	凉	脾	生食：清暑除烦止渴；熟食：益气健脾

续表

名称	味	性	归经	功效
栗子	甘	温	脾、胃、肾	养胃健脾，补肾强筋，活血止血，止咳化痰
向日葵	甘	平		降压，治痢，驱虫
莲子	甘涩	平	心、脾、肾	养心益肾，补脾涩肠，止血
芡实	甘涩	平	脾、肾	固肾涩精，补脾止泻，止带
松子	甘	温	肝、肺、大肠	润肺，滑肠
花生	甘	平	脾、肺	润肺和胃，止咳利尿，下乳
南瓜子	甘	平	脾、胃	驱虫，止咳
甜杏仁	甘	平	肺、大肠	润肺平喘
西瓜	甘	寒	心、胃、膀胱	清热解暑，除烦止渴，利小便，降血压
甜瓜	甘	寒	心、胃	清暑热，解烦渴，利小便
猪肉	甘咸	平	脾、胃、肾	滋阴润燥，益气
猪蹄	甘咸	平	胃	补血通乳，托疮
猪肾	咸	平	肾	补肾壮腰，补虚劳
猪肤	甘	凉	肾	滋阴清热，利咽除烦
猪肚	甘	温	脾、胃	补虚损，健脾胃，止渴
猪肝	甘苦	温	肝	补肝养血，明目，利尿
猪心	甘咸	平	心	补虚养心，安神定惊
猪肺	甘	平	肺	补肺止咳
猪髓	甘	寒	肾	补阴益髓，祛风止渴
猪肠	甘	微寒	大肠	润肠补虚
牛肉	甘	平	脾、胃	补脾胃，益气血，强筋骨
火腿	咸	温	脾、胃、肾	健脾开胃，益气血，止泄泻
羊肉	甘	温	脾、肾	益气补虚，温中暖下
狗肉	咸	温	脾、胃、肾	补中益气，温肾助阳，理气利水
兔肉	甘	凉	肝、大肠	补中益气，止渴
鹿肉	甘	温	脾、胃、命门	补五脏，调血脉，壮阳，下乳汁
驴肉	甘酸	平		补血益气
鸭肉	甘咸	平	脾、胃、肺、肾	滋阴养胃，利水消肿，健脾补虚
鸡肉	甘	温	脾、胃	温中益气，补精添髓
鹅肉	甘	平	脾、肺	益气补虚，和胃止渴
鹌鹑	甘	平	脾、肝、肾	健脾消积，滋补肝肾
鸽肉	咸	平	肝、肾	滋肾益气，祛风解毒
麻雀	甘	温	心、小肠、肾、膀胱	壮阳益精，暖腰膝，缩小便，止咳嗽
海参	咸	温	心、肾	补肾益精，养血润燥，止血，和胃，止渴
蟹	咸	寒	肝、胃	益阴补髓，清热散血，利湿
螺蛳	甘	寒	膀胱	清热利水，明目，止淋浊
蛏	甘咸	寒	心、肾、肝	清热除烦，利湿通乳，消暑止痢
蛤蜊	咸	寒	胃	滋阴利水，退黄止淋
田螺	甘咸	寒	膀胱、肠、胃	清热利水，退黄，止血
紫菜	甘咸	寒	肺	化痰软坚，清热利水，止咳
海带	咸	寒	肝、脾	清热利水，软坚消瘿，止血

续表

名称	味	性	归经	功效
海蜇	咸	平	肝、肾	化痰软坚，平肝解毒，止咳降压，养阴
乌贼鱼	咸	平	肝、肾	养血滋阴，通经，制酸
石首鱼	甘	平	胃、脾	健脾开胃，填精壮阳
银鱼	甘	平	脾、胃	补虚健胃，益肺，利水，消积
鲫鱼	甘	平	脾、胃、大肠	健脾胃，止消渴，理疝气
鲳鱼	甘淡	平	胃	补胃益血，充精，壮骨，壮阳
鲤鱼	甘	平	脾、肾	利水消肿，下气通乳，止咳，安胎
鲥鱼	甘	平	脾、肺	益气补虚，清热解毒
鳗鲡鱼	甘	平	肝、肾、脾	补虚羸，祛风湿，杀虫
鳖	甘	平	肝	滋阴补虚，止泻截疟
泥鳅	甘	平	脾、肺	补中气，祛湿邪，清热壮阳
龟肉	咸甘	平	肝、肾	滋阴补血，补肾健骨，降火止泻
青鱼	甘	平	肝、胃	益气化湿，补虚
白鱼	甘	平	肝、胃	开胃健脾，消食行水
鳜鱼	甘	平	脾、胃	补气血，益脾胃
干贝	甘咸	平	肾、脾	滋阴补肾，和胃调中
牡蛎肉	甘咸	平	心、脾、肺	滋阴养血
虾	甘	温	肝、肾	补肾壮阳，通乳，解毒，祛风痰
对虾	甘咸		肝、肾	补肾壮阳，益气开胃，祛风通络
鲍鱼	咸	温	肝	养血柔肝，滋阴清热，益精明目，下乳
蚶	甘	温	脾、胃	补血温中，壮阳
淡菜	咸	温	肝、肾	补肝肾益精血，止血壮阳
带鱼	甘	温	胃	养肝补血，和中开胃，化痰消瘿
鲢鱼	甘	温	脾、胃	温中益气，利水，止咳
鳙鱼	甘	温	胃	暖胃补虚，化痰平喘
鲩鱼	甘	温	脾、胃	暖胃祛风
鳝鱼	甘	温	肝、脾、肾	祛虚损，除风湿，强筋骨，止痔血
鲚鱼	甘	温	脾、大肠	补气活血，泻火解毒，健脾开胃
牛奶	甘	平	心、肺	补虚损，益肺胃，生津润肠
鸭蛋	甘	凉	心、肺	滋阴清肺，止咳，止痢
鸡蛋	甘	平	心、肾	滋阴润燥，养心安神
鹌鹑蛋	甘	平		补五脏，益中补气，实筋骨
鸽蛋	甘	平		补肾益气
羊奶	甘	温	心、肺	润燥补虚
雀蛋	甘咸	温	肾、命门	补肾阳，益精血，调冲任
青蛙	甘	凉	膀胱、肠、胃	补虚，利水，和胃降逆
蛇肉	甘	温		祛风，杀虫
蛤蟆油	甘咸	平	肺、肾	补肾益精，润肺养阴，安神，止血
蛤士蟆	咸	凉	肺、肾	养肺滋肾
白糖	甘	平	脾	润肺生津，补益中气
冰糖	甘	平	脾、肺	补中益气，和胃润肺，止咳化痰，养阴止汗
红糖	甘	温	脾、胃、肝	补中缓急，和血化瘀，调经，和胃降逆

续表

名称	味	性	归经	功效
食盐	咸	寒	胃、肾、大肠、小肠	清热凉血，解毒涌吐
酱油	咸	寒	胃、脾、肾	解热除烦，解毒
酒	甘苦辛	温	心、肝、肺、胃	通血脉，御寒气，行药势
醋	酸苦	温	肝、胃	活血化瘀，消食化积，消肿软坚，解毒疗疮
花椒	辛	温	脾、肺、肾	温中散寒，除湿止痛，杀虫，解毒
八角茴	辛甘	温	脾、肾	温阳散寒，理气止痛
茶叶	苦甘	凉	心、肺、胃	生津止渴，清热解毒，利尿，消食止泻，清心提神
胡椒	辛	热	胃、大肠	温中下气，消痰解毒，和胃
蜂蜜	甘	平	肺、脾、大肠	补中润燥，缓急解毒，降压通便
黑芝麻	甘	平	肝、肾	滋养肝肾，润燥滑肠
麻油	甘	凉	大肠	润肠通便，解毒生肌
花生油	甘	平	脾、肺	滑肠下积
菜籽油	辛	温	肝、肺、脾	通便，解毒
玫瑰花	甘微苦	温	肝、脾	理气解郁，和血散瘀
桂花	辛	温	胃	化痰散瘀，温中散寒，暖胃止痛
茉莉花	辛甘	温	心、肺、胃	理气开郁，辟秽和中

二、食物营养学基础

根据中国居民平衡膳食宝塔（图 14-1），我国居民所需的不同食物根据不同营养特点和需求量的由高到低的排序分别为：谷类、薯类和杂豆类；蔬菜类、水果类；禽类、畜类、水产类、蛋类；奶及奶制品、大豆及豆制品以及坚果类；油、盐、糖；调味品、酒、茶类。

（一）谷类、薯类和杂豆类

谷类、薯类和杂豆类在我国居民膳食中提供 50%～65%的碳水化合物、50%以上的蛋白质、维生素 B_1、烟酸、锌和镁，以及 40%的维生素 B_2、铁，30%的钙。谷类是膳食营养之本，其种子结构基本相似，仅形态大小有所不同，从外到内包括占谷粒重量 13%～15%的谷皮、6%～7%的糊粉层、83%～87%的胚乳、2%～3%的胚芽。其中谷皮主要含有纤维素和半纤维素；糊粉层含有丰富的 B 族维生素和无机盐，以及较多的蛋白质、脂肪；胚乳含有大量淀粉和一定量的蛋白质；胚芽富含优质脂肪、蛋白质、无机盐、维生素和纤维素，尤其是维生素 B_1 和维生素 E。由于营养价值高的糊粉层、胚芽和谷皮在加工过程中易混入糠麸中，故提倡全谷饮食。

一般谷类，包括小麦、大米、小米、高粱、荞麦、大麦等，蛋白质含量在 7%～12%，主要是谷蛋白、醇溶蛋白、白蛋白和球蛋白，在氨基酸组成方面，限制性氨基酸如赖氨酸较少；脂肪含量低，只有 2%左右，多由不饱和脂肪酸组成；碳水化合物含量在 70%以上，主要为淀粉；无机盐主要为丰富的磷、钙、铁、锌；维生素主要为 B 族维生素，一般不含维生素 A、维生素 C、维生素 D。

一些特殊谷类，如燕麦相较一般谷类，其蛋白质含量和脂肪含量更丰富，分别为蛋白质含量 15%、脂肪含量 8.5%，其中赖氨酸组成合理，脂肪酸中亚油酸含量 38%～52%，营养价值相较一般谷类更高；荞麦蛋白质含量更丰富，且水溶性蛋白含量高，易于消化；玉米蛋白质含量少且几乎不含赖氨酸，但玉米胚芽脂类含量高达 30%～40%，以亚油酸较多，是优质食用油，β-胡萝卜素、维生素 E、维生素 B 含量也较丰富。

在烹调方面，由于水溶性的 B 族维生素主要分布在外围，故不提倡反复淘洗和加碱，以减少 B 族维生素的损失和碱对 B 族维生素的破坏。

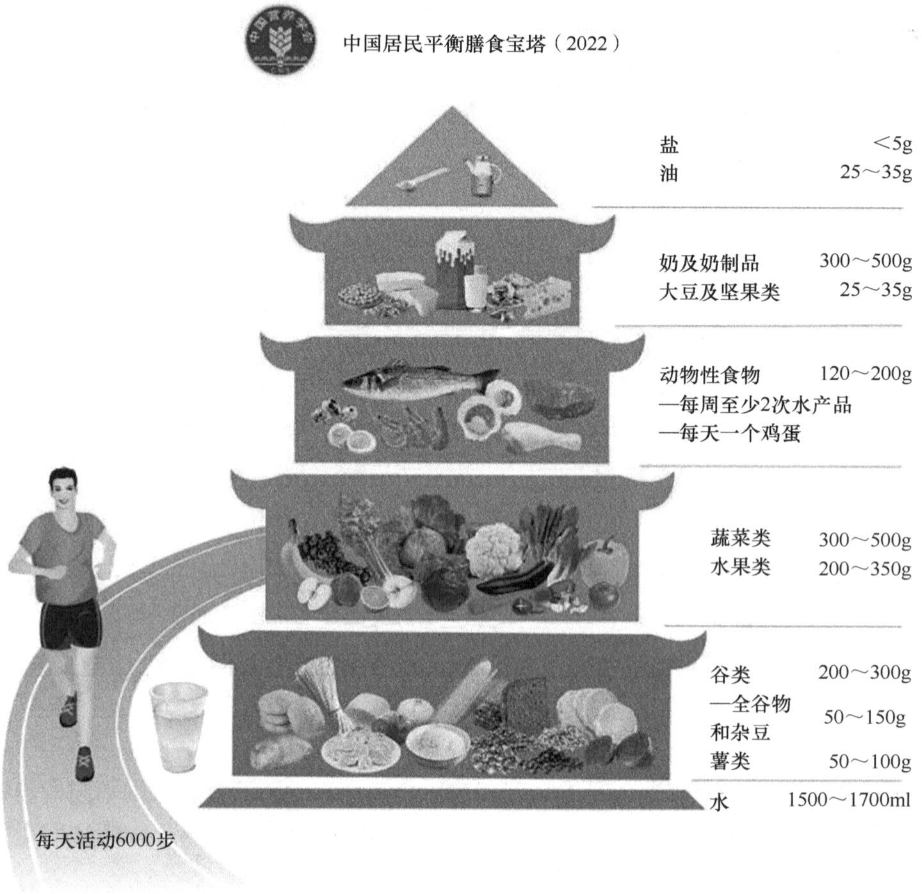

图 14-1　中国居民平衡膳食宝塔

薯类和杂豆类，如马铃薯、甘薯、红豆等，其营养结构与谷类相似。

薯类包括马铃薯、芋头、山药、豆薯等，淀粉含量 8%～29%，蛋白质和脂肪含量较低，含一定量的维生素和矿物质，并富含各种植物化学物。马铃薯中酚类化合物含量较高，多为酚酸物质，包括水溶性的绿原酸、咖啡酸、没食子酸和原儿茶酸，马铃薯中绿原酸的含量可达其鲜质量的 0.45%。山药块茎主要含山药多糖（包括黏液质及糖蛋白）、胆固醇、麦角甾醇、油菜甾醇、β-谷甾醇、多酚氧化酶、植酸及皂苷等多种活性成分，这些化学成分是山药营养价值和生物活性作用的物质基础。

杂豆类主要有豌豆、蚕豆、绿豆、红豆、豇豆、小豆和芸豆等。其碳水化合物占 50%～60%，主要以淀粉形式存在；蛋白质仅占 20%左右，含量低于大豆；脂肪含量也极少，为 1%～2%，其营养素含量与谷类更接近。2016 年版《中国居民膳食指南》首次把杂豆类归到谷薯类。但杂豆类的蛋白质的氨基酸模式比谷类好。由于杂豆类淀粉含量较高，可以制作成粉条、粉皮、凉皮等，这些产品大部分蛋白质被去除，故其营养成分以碳水化合物为主，如粉条含淀粉 90%以上，而凉粉含水 95%，碳水化合物含量为 4.5%。

（二）蔬菜类、水果类

在我国居民的膳食构成中，蔬菜类和水果类分别占 33.7%和 8.4%，蔬果类含蛋白质和脂肪很少，而富含膳食纤维、维生素和无机盐。蔬果类所含的纤维素、半纤维素、木质素和果胶等是人们膳食纤维的主要来源；在维生素方面，蔬果类是维生素 C、胡萝卜素、维生素 B_2 和叶酸的主要来源，其中维生素 C 主要在代谢旺盛的叶、茎、花部分含量丰富，且与叶绿素分布平行，即深色蔬菜和叶菜中维生素 C 含量高于浅色蔬菜和瓜菜；蔬果类无机盐涵盖磷、钙、铁、钾、钠、镁、铜，是膳食中无机盐的主要来源。部分蔬菜中含草酸较多（如苋菜、菠菜等），而草酸会与钙、铁螯合，影响吸收，故应先以开水烫过焯过，去除部分草酸后再食用，以利于钙、铁的吸收。

除营养素外，蔬果类特有的芳香物质、有机酸和色素赋予了蔬果良好的感官性状，进而刺激消化腺的分泌，增进食欲，且有机酸如苹果酸、柠檬酸可保持一定的酸度，进而保护维生素 C 的稳定。而另一些植物化合物如红茶、洋葱、芦笋含有的槲皮素，西瓜、番茄等含有的番茄红素具有抗氧化活性，葱、蒜等所含的二硫化合物具有降胆固醇作用等。

从结构上看，食用蔬菜主要分为根菜类（直根类的萝卜、胡萝卜等；块根类的红薯、山芋等）、茎菜类（地上茎类的竹笋、莴苣等；地下茎类的马铃薯、山药、姜、藕、荸荠等）、叶菜类（普通叶菜类的白菜、菠菜、苋菜等；结球叶菜类的包心菜、大白菜等；香辛叶菜类的葱、韭菜等；鳞茎类的洋葱、大蒜、百合等）、花菜类（花椰菜、黄花菜等）、果菜类（瓢果类的黄瓜、南瓜、冬瓜、苦瓜等；浆果类的茄子、番茄、辣椒等；荚果类的扁豆、豌豆、蚕豆等）和孢子植物类（食用蕨类、地衣、菌类、藻类等）。其中食用菌类为高档蔬菜，被誉为“山珍”，其蛋白质含量高于其他蔬菜水果和肉类，1kg 干蘑菇的蛋白质含量相当于 2kg 瘦肉，且氨基酸种类繁多，维生素（维生素 B 和麦角甾醇）丰富，故在蔬菜的选择方面应以新鲜、深色的蔬菜为优；在加工和烹制时应先洗后切，尽快加工，急火快炒，一些蔬菜以生吃为优。

水果类从果皮结构可分为浆果类（如葡萄、猕猴桃等）、核果类（桃、杏、樱桃等）、仁果类（苹果、梨、山楂等）、柑果类（橘、柠檬等）。其成分含有丰富的水分，含量可占 85%～90%，糖分 0.5%～20%不等，少量蛋白质 0.5%～1%，多种有机酸 0.2%～3%，脂肪含量低（坚果除外），无机盐 0.4%，维生素以维生素 C、维生素 A 原、维生素 B、胡萝卜素为主。

根据《中国居民膳食指南（2022）》，提倡餐餐有蔬菜，天天吃水果，推荐每日蔬菜摄入 300～500g，深色蔬菜至少占 1/2；推荐每日水果摄入 200～350g（250g≈1 个苹果≈1 个香蕉≈20 粒葡萄）。

（三）禽类、畜类、水产类、蛋类

畜肉类在膳食中提供优质蛋白、维生素 A、维生素 B，同时有些肉类也含有较多的胆固醇和脂肪。畜肉蛋白质含量 10%～20%，而肉排水后的固形物部分，蛋白质含量占 80%，可分为肌原纤维蛋白质，肌浆蛋白质和肉基质蛋白；脂肪组织部分 90%为甘油三酯，饱和脂肪酸以硬脂酸和软脂酸居多，不饱和脂肪酸以亚油酸居多；无机盐以硫、钾、钙、磷、氮、镁、钠、锌、铁为多，其中铁以血红素铁的形式存在，易于吸收；维生素以水溶性维生素为主，如 B 族维生素，而脏器中含有丰富的维生素 A。

此外，畜肉类在熬汤时浸出的除蛋白质、无机盐和维生素外一类物质称为浸出物，包括含氮浸出物和无氮浸出物。含氮浸出物为汤鲜味的物质基础，主要包括核苷酸、嘌呤碱、肌酸、肌酐、氨基酸、肽类等，而无氮浸出物主要为动物糖原、葡萄糖、麦芽糖等。

而禽肉类的蛋白质为优质蛋白，较畜肉类更加细嫩易消化；脂肪含量低于畜类，但亚油酸含量丰富，营养价值高于畜肉脂肪；维生素含量与畜肉相近，以 B 族维生素为主，且含脂溶性维生素 E；无机盐中钙、磷、铁含量均高于畜肉类。

蛋类中，蛋清质量占 2/3，蛋黄质量占 1/3。蛋类水分含量高，占 65%；蛋白质含量占 12%，且为优质蛋白；脂肪含量占 11%，且集中在蛋黄中，包含甘油三酯、卵磷脂、胆固醇；维生素集中在蛋黄中，含 B 族维生素、维生素 A、维生素 D；无机盐以磷、钙、钾、钠、铁、镁、锌、硒较多，但其中铁不易吸收。

鱼类的营养物质构成主要为水分，占比 70%～85%；蛋白质含量高达 15%～20%；脂肪占比 1%～10%；碳水化合物占比 0.5%～1%；无机盐含量高达 1%～1.5%。鱼肉蛋白质主要由肌原纤维蛋白和肌浆蛋白构成，氨基酸方面赖氨酸和亮氨酸含量丰富，甘氨酸相对不足，且肉质细嫩，易于消化吸收。此外，鱼红肌中氨基乙磺酸含量丰富，有利于胎儿和新生儿大脑及眼睛的发育；鱼类脂肪组织分布在皮下、肠间膜、脏器间结缔组织、肝脏和头盖腔部位，且鱼脂中尤其是海鱼鱼脂中不饱和脂肪酸含量高达 70%～80%；维生素方面，鱼脂肪是维生素 A 和维生素 D 的优良来源，鱼肌肉是维生素 B 的良好来源；无机盐含量高于畜类，其中磷占 40%，以及钙、钠、钾、镁、锌、硒、碘等，但铁含量低于其他肉类。

虾类中，蛋白质含量高，达 18%，脂肪和碳水化合物较少，占比 3%，矿物质和维生素含量丰富。蟹类蛋白质含量 15%，脂肪占比 2.6%～5.6%且集中于蟹膏，碳水化合物占比 5%～8%，以及丰富的无机盐和维生素。水产植物如海藻、海带等，其干物质中蛋白质含量可达 48%，氨基酸组成中酸性、中性氨基酸多，碱性氨基酸中精氨酸含量较多；脂肪含量低，占比 4%，但其特有的甾醇具有溶解血栓、降低胆固醇、降低血压的作用；无机盐含量非常丰富，干物质中灰分占 15%～30%，被称为“微量元素宝库”，含有几乎所有微量元素且为水溶性，其中碘、钙含量极高；维生素以 B 族维生素为主。

根据《中国居民膳食指南（2022）》，推荐适量吃鱼、禽、蛋、瘦肉。动物性食物优选鱼和禽类，推荐每周吃鱼 280～525g，畜禽肉 280～525g，蛋类 280～350g，平均每天摄入鱼、禽、蛋、瘦肉总量 120～200g。

（四）奶及奶制品、大豆及豆制品以及坚果类

奶类是一种营养成分齐全，组成比例适宜，易消化吸收，营养价值高的天然产品。奶类食品中以牛奶最普遍，主要提供优质蛋白、维生素 A、维生素 B 和钙。

鲜牛奶蛋白质含量 3%，主要由酪蛋白（80%）、乳清蛋白和少量乳球蛋白组成。其中，酪蛋白对成人来说易于吸收，对消化系统未发育完善的婴儿来说则不易消化，故婴儿应先以母乳或配方奶粉喂养；乳脂肪含量 3%，以微粒状脂肪球分散在乳浆中，吸收率高，脂肪酸构成以水溶挥发性的短链脂肪酸（如丁酸、己酸、辛酸）含量较高，不饱和脂肪酸油酸占 30%，也含有一定的亚油酸和亚麻酸，以及少量的卵磷脂、胆固醇；碳水化合物主要为乳糖，乳糖具有调节胃酸、促进胃肠道蠕动和消化液分泌的作用，还可以促进钙的吸收和肠道乳酸杆菌的繁殖，抑制腐败细菌的生长，但我国居民乳糖酶活性较低，易出现乳糖不耐受；无机盐方面，富含钙、磷、钾，且钙吸收率高，但铁含量低；维生素方面以维生素 A、维生素 C、维生素 D 和胡萝卜素为主。

其他奶制品，如消毒鲜奶为鲜奶经过滤，消毒后制得，除维生素 B_1 和维生素 C 外，其营养价值与鲜牛奶差别不大。全脂奶粉是鲜奶经杀菌、浓缩、干燥制得，与鲜奶相比营养成分变化不大。脱脂奶粉和低脂奶粉其中的脂溶性维生素有所损失，但适合易腹泻的婴儿和少油膳食的人群。配方奶粉为以牛乳为基础，按照人乳组成模式和特点调制而成，其营养成分、种类及比例接近人乳。酸乳为牛乳经乳酸菌发酵所得，其中乳糖变为乳酸，蛋白质凝固，脂肪不同程度水解。

大豆是我国主要的油料和蛋白作物之一，其蛋白质含量为植物性食物之首，干品含量可达 35%，其蛋白质由球蛋白、清蛋白、谷蛋白和醇溶蛋白组成，球蛋白含量最高，且必需氨基酸组成接近人体，为优质蛋白；脂肪含量可达 20%，富含不饱和脂肪酸，其中油酸占比 32%～36%，亚油酸占比 51%～57%，亚麻酸占比 2%～10%，磷脂占比 1.6%，是优质食用油；碳水化合物含量 25%左右，组成复杂，主要为纤维素、阿拉伯聚糖、半聚乳糖、蔗糖、水苏糖等，淀粉含量很低；无机盐含量 4.0%～4.5%，其中钙、磷、钾、镁含量较高，但大豆含有植酸，会螯合钙、镁影响吸收；维生素含量很少，除维生素 E 以外大多在加工时被破坏。且其他生物活性成分，如大豆卵磷脂含量 1.1%～3.2%，大豆皂苷含量 4%，大豆异黄酮含量 0.1%～0.2%具有相当的保健作用。

需要注意的是，大豆豆浆内含胰蛋白酶抑制剂、大豆凝血素、致甲状腺肿素，必须经湿热处理将其破坏失活后再进行食用。

坚果类食品根据脂肪含量可分为油脂类坚果（花生、核桃、杏仁等）和淀粉类坚果（板栗、芡

实等），油脂类坚果蛋白质含量12%～22%，淀粉类坚果蛋白质含量较低。氨基酸组成各有特点，如花生、杏仁缺乏甲硫氨酸，核桃缺乏赖氨酸和甲硫氨酸，葵花籽含硫氨酸丰富而赖氨酸偏低，芝麻缺乏赖氨酸等，总体来说，坚果类蛋白质的PDCAAS较低，可与其他蛋白质互补；油脂类坚果脂肪含量40%，且多为不饱和脂肪酸，为优质的植物脂肪；淀粉类坚果碳水化合物含量可达72%，主要为膳食纤维，其血糖指数远低于精制米面；坚果类无机盐富含钾、镁、磷、钙、铁、锌、铜等；维生素主要为维生素E和B族维生素。（注：PDCAAS. 蛋白质消化率校正的氨基酸评分）

由于我国居民普遍存在钙摄入量不足的问题，故推荐每日摄入牛乳及乳制品300g，大豆25g（25g大豆=140g南豆腐=75g北豆腐=55g豆干=365g豆浆），即《中国居民膳食指南（2022）》推荐的多吃蔬果、奶类、大豆、全谷；适量吃坚果。

（五）油、盐、糖

植物油类中，我国使用量最大，消费最广的是大豆油，其中饱和脂肪酸15.9%，油酸22.4%，亚油酸51.7%，亚麻酸6.7%；菜籽油仅次于大豆油，其中饱和脂肪酸13.2%，油酸20.4%，亚油酸16.3%，亚麻酸8.4%，此外，菜籽油中的芥酸和芥子苷赋予其独特的辛辣风味的同时也会使总体营养价值略打折扣，不适宜高血压、冠状动脉粥样硬化性心脏病人群长期食用；使用量第三的棕榈油，其中饱和脂肪酸为43.4%，油酸为44.4%，亚油酸为12.1%，适合煎炸，相较动物油没有胆固醇烦恼；花生油中饱和脂肪酸为18.5%，油酸为40.4%，亚油酸为37.9%，亚麻酸为0.4%，其不饱和脂肪酸含量高，缺乏亚麻酸，是中老年人健康用油之选。

动物油类中，牛油饱和脂肪酸含量高，主要为软脂酸C16，硬脂酸C18和油酸；猪油相对牛油，不饱和脂肪酸含量高，占一半以上，主要为油酸和亚油酸，饱和脂肪酸主要为软脂酸；奶油中短链脂肪酸较多，亚油酸等不饱和脂肪酸较少，胆固醇含量偏高；鱼油因其所含的二十碳五烯酸和二十二碳六烯酸而主要作为保健品。

推荐我国居民每日烹调用油量为25～35g。

盐是我国使用率最高的调味剂，其中钠离子提供最纯正的咸味，氯离子则为助味剂，钠离子摄入量与血压升高为正相关，故盐摄入过多是我国高血压高发的重要原因之一。根据调查，我国居民盐每日摄入量约10g，我国推荐每日摄入盐5g以内（5g盐约装满一个矿泉水瓶盖）。

糖类中，白糖为精制糖，纯度高，而红糖加工相对粗糙，含有较多的无机盐。过多摄入糖会增加龋齿和肥胖超重发生的风险，推荐每天摄入糖不超过50g，最好控制在25g以内。

（六）调味品、酒、茶类

酱油营养成分见表14-2，由于我国妇女儿童易缺乏铁，而酱油本身颜色不会因铁离子增多而明显改变，故在我国铁强化酱油项目中，增加了酱油中的铁含量；亦可见酱油中钠含量较高，故建议高血压、肾病等需低钠饮食的人群平时小量食用。

表14-2 酱油中的营养成分（100g计）

营养成分	含量	营养成分	含量	营养成分	含量
能量	63kcal	维生素B_2	0.13mg	铁	8.6mg
蛋白质	5.6g	尼克酸	1.7mg	锌	1.17mg
脂肪	0.1g	钙	66mg	硒	1.39g
碳水化合物	10.1g	磷	204mg	镁	156mg
膳食纤维	0.2g	钾	337mg		
维生素B_1	0.05mg	钠	5757mg		

醋相较酱油，蛋白质和碳水化合物含量较低，有丰富的钙，钠含量非常低（约200mg/100g），

铁含量高（约 6mg/100g），故对高血压人群来说，适量食醋有益。

酒类中，主要成分为乙醇，产能系数为 7kcal/g，仅次于脂肪 9kcal/g，其余成分根据酒品种不同，差距很大，如白酒几乎不含氨基酸，而黄酒等含氨基酸和短肽；啤酒、葡萄酒维生素含量较丰富等。饮酒过量会对健康造成非常不利的影响，建议限量饮酒，享受生活；选择低度酒，忌空腹饮酒。酒类推荐摄入量为：成年男性每日摄入啤酒 750ml，或葡萄酒 250ml，或 38°白酒 75ml，或高度白酒（52°）每日不超过 50ml；成年女性每日摄入啤酒 450ml，或葡萄酒 150ml，或 38°白酒 50g。

茶类蛋白质含量 20%～30%，但仅有 1%～2%溶于水，脂肪含量也很少；无机盐含量丰富，多达 30 种，含量 4%～6%；维生素含量丰富，包括胡萝卜素、B 族维生素、维生素 C、维生素 E、烟酸等。其他非营养成分包括多酚类、色素、茶氨酸、生物碱、芳香物质等，有一定的保健作用、兴奋作用和促进胃酸分泌等作用。故易失眠的人群不宜睡前饮茶、溃疡病人不宜饮茶、营养不良和缺铁性贫血患者不宜饮茶。

三、常见疾病的食疗

（一）流行性感冒

流行性感冒是病毒引起的传染病，中医称“伤风感冒”或“时行感冒”。四季均可发病，尤以春冬两季多发，传染性强，应积极防治。

【临床表现】 发热、恶风、头痛、鼻塞、流涕、喷嚏、全身酸痛等症状。

【辨证分型】

风寒袭表型：恶寒重，发热轻，头痛，无汗，鼻塞流涕，喉痒咳嗽，痰清稀。苔薄白而润，脉浮紧等。

风热犯表型：发热重，恶寒轻，咽喉肿痛，咳嗽黄痰，口干欲饮，有汗。苔白而燥，脉浮数等。

暑湿伤表型：发热甚，头昏脑涨，心中烦热，身倦无力，口渴喜饮，时有恶心呕吐，小便短黄。舌苔黄腻，脉濡数。

【食疗处方】

风寒袭表型：

方一：鲜葱白 15g，淡豆豉 9g，生姜 9g。水煎服，每天 1 次，连服 4～5 天。

方二：紫苏叶 9g，生姜 9g。水煎服，每天 1 次，连服 3～4 天。

风热犯表型：

方一：豆腐 250g，淡豆豉 12g，鲜葱白 15g。先将豆腐切成小块，放入锅中略煎，再将淡豆豉加入，放水 1 碗煎取 2/3，再入葱白，煎滚后取出，趁热口服。每天 1 次，连服 4～5 天。

方二：粳米 60g，金银花 9g，淡豆豉 9g，芦根 15g，桑叶 9g。后四味包煎去渣，加粳米煮粥食。每天 1 次，连服 3～5 天。

暑湿伤表型：

方一：大白菜根 3 个，菊花 15g。大白菜根洗净切片，与菊花共煎汤加适量白糖趁热服，盖被取汗。每天 1 次，连服 3～5 天。

（二）慢性支气管炎

慢性支气管炎为中老年人常见病，多由于抵抗力下降，反复感染病原体所致，常在冬春季加重。慢性支气管炎属于中医学的“咳嗽”“哮喘”“痰饮”的范畴。

【临床表现】 反复咳嗽、咳痰、气喘等。

【辨证分型】

热症型：咳嗽频繁或阵咳不已，兼见呕吐，胸痛，不眠，出汗，口燥咽干等。舌红少津，脉弦滑或细数。

寒症型：咳嗽多痰，痰质稀白，口淡无味，不思饮食；面色萎黄或面青肢冷。舌质淡红，苔薄白或白腻，脉细弱。

【食疗处方】

热症型：

方一：萝卜 500g，苦杏仁 15g，猪肺 250g。萝卜切块，杏仁去皮尖，猪肺洗净后沸水烫过后一起入锅煮至烂熟。每周 2～3 次，连服 30 天。

方二：燕窝 6g，银耳 9g，冰糖 15g。先将燕窝、银耳以清水泡发后，择洗干净，放入冰糖，炖熟服食。每周 2～3 次，连服 30 天。

方三：雪梨 2～3 个，蜂蜜 60g。先将梨挖洞去核，装入蜂蜜后盖严蒸熟。每天 1 次，连服 20～30 天。

寒症型：

方一：羊肉 100g，山药 50g，当归 15g，生姜 15g，食盐少许。煮至烂熟，吃肉喝汤。每天 1 次，连服 5～7 天。

方二：羊肉 500g，小麦 60g（去皮），生姜 9g，食盐少许。炖成稀糊状，每天早晚服食，连服 30 天。

方三：核桃肉 30g，南杏仁 15g，生姜 9g，冰糖适量。诸药捣烂后炖服，每天 1 次，连服 15～20 天。

（三）冠状动脉粥样硬化性心脏病

冠心病是冠状动脉粥样硬化性心脏病的简称，冠状动脉硬化以后引起的管腔狭窄、血管痉挛易出现一时性或持续性心肌缺血、缺氧，轻者发生心绞痛，重者可致心肌梗死。冠状动脉粥样硬化性心脏病在中医学中属于“心痛”“真心痛”等范畴。

冠状动脉粥样硬化性心脏病与进食大量饱和脂肪酸、缺乏运动、高胆固醇血症、高血压、糖尿病等关系密切。故饮食应注意戒烟限酒、减少钠摄入、适度运动、多食果蔬、低脂饮食。

【临床表现】 心悸心慌，胸闷气短，头晕目眩，心前区及胸骨后刺痛，易出汗，口唇色暗，舌质暗红等。

【辨证分型】

气阴两虚型：心悸，气短，胸闷，心前区痛，头晕，耳鸣，失眠多梦，腰腿酸软；舌质淡红或暗红，苔少，脉沉细或细数。

阴阳俱虚型：心前区痛或胸骨后痛，心悸气短，自汗畏寒，五心烦热，夜间憋醒，面色苍白，倦怠无力，四肢发凉，怕冷。舌质紫暗，苔白少津，脉细弱或脉结代。

阴虚阳亢型：心前区痛或胸闷，心悸易烦，头晕头痛，急躁易怒，疲劳或恼怒可诱发加重。四肢发麻，目涩。舌质红，苔薄黄，脉弦或弦细。

痰痹型：心区痞闷，头晕，恶心，纳差，腹胀。四肢困重，舌体胖有齿痕，舌质淡或暗红，苔白腻，脉弦滑或沉细。

【食疗处方】

气阴两虚型：

方一：黑木耳 6g，冰糖适量。浸泡木耳 3～4 小时，蒸 1 小时后加冰糖，睡前服，疗程不限。

方二：海参 25～50g，大枣 5 枚，冰糖适量。海参炖烂后，加大枣、冰糖 15～20 分钟，每天早饭前服食，连服 30 天。

阴阳俱虚型：

方一：鲜蘑菇 50g（干品减半），大枣 7 枚。共煮汤食，每天 1 次，疗程不限。

方二：花生米和米醋、桂花各适量。把花生米、桂花放入醋中浸泡 24 小时，每天起床口服 10～15 粒。疗程不限。

阴虚阳亢型：

方一：芹菜350g，黄豆酱6g，刺儿菜100g。加水适量煮汤服食，每天1次，连服15～20天。

方二：海带9g，生藕20g，决明子15g。水煎去渣后吃海带及藕饮汤。每天1次，连服20～30天；亦可用海带紫菜等做菜做汤，常服。

痰瘀型：

方一：山楂、荷叶、薏米各50g，葱白30g，煎水代茶饮，常服。

方二：山楂30g，白扁豆20g，韭菜30g，红糖40g。煮熟后服食，每天1次，疗程不限。

此外，有利于降血脂和改善冠状动脉粥样硬化性心脏病症状的食物还有姜、豆芽、甲鱼、麦麸、荞麦、油菜、香蕉、西瓜、葵花籽、莲子、茼蒿、桑椹、黑芝麻、小麦、大蒜等，可根据实际情况酌情选用。

（四）原发性高血压

高血压是指人体血压超过正常标准，以140/90mmHg为界。原发性高血压在中医学中属“眩晕”“头痛”等范畴。

【临床表现】 症状种类多而不典型。早期可仅有头昏、头痛、失眠、记忆力减退、乏力、心悸等。重度可发展为冠状动脉粥样硬化性心脏病、水肿、中风等。

【辨证分型】

肝阳上亢型：头晕目眩，面赤头痛，心悸，气粗，烦躁易怒，口苦口干，便秘尿黄。舌苔黄而少津，舌边红，脉弦有力或弦数有力。

阴虚阳亢型：头晕头痛，目眩，耳鸣，心悸心烦，失眠多梦，健忘易倦，面颊潮红，五心烦热，小便少黄，大便干结。舌苔薄白，舌质红，脉弦细或弦细而数。

阴阳两虚型：食欲不振，面色苍白，头晕目眩，心慌心悸，肢冷无力，腰膝酸软，夜间多尿，阳痿早泄，失眠多梦。舌苔薄白，舌质淡，脉弦细无力。

【食疗处方】

肝阳上亢型：

方一：海带30g，决明子30g。煎汤，吃海带喝汤，每天1次，连服4～5天。

方二：芹菜60g，粳米60g，煮粥，早晚饭服食，连服7～8天。

方三：海带30g，冬瓜100g，薏米10g，煮汤，每天1次，连服4～5天。

阴虚阳亢型：

方一：芹菜500g，苦瓜60g。煮汤饮，每天1次，连服7～8天。

阴阳两虚型：

方一：鲜豆腐100g，粳米60g，冰糖适量。煮粥，常食用。

方二：鲜蘑菇30g。煮汤，每天一次，疗程不限。

（五）慢性胃炎

慢性胃炎为胃黏膜的慢性炎症，与多种病因有关。属于中医学“胃脘痛”的范畴。

【临床表现】 症状多见上腹不适，嗳气，恶心，呕吐，食欲减退等，时有上腹胀痛。

【辨证分型】

肝胃气滞型：胃脘胀痛，饱闷不适，痛无定处，可连胁肋，嗳气频频，矢气较舒，或口中泛酸。苔白薄，脉沉弦。

胃热阴虚型：胃中烧灼感，口干而苦，面赤，心烦，纳少。苔黄而少，舌红，脉弦细而数。

脾胃虚寒型：胃脘隐痛，喜暖喜按，食欲减退，消瘦，面色少华，神疲乏力，手足不温。舌淡，苔白，脉沉细无力。

【食疗处方】

肝胃气滞型：

方一：党参 15g，柴胡 6g，陈皮 3g，大枣 10 枚。煎汤代茶饮，每天 1 次，连服 5～7 天。

胃热阴虚型：

方二：麦冬 9g，玉竹 9g，大枣 5 枚，粳米 60g。前两味煎汤后去渣，加入大枣、粳米煮粥。每天 1 次，连服 7～8 天。

脾胃虚寒型：

方一：鲫鱼 1 条，糯米 50g。煮粥早晚服用，常服。

方二：木瓜 500g，生姜 30g，米醋 500g。煮汤，2～3 天 1 次，可常服。

（六）便秘

便秘指大便秘结不通，排便时间延长，或有便意而排便困难。便秘主要由于大肠蠕动功能失调，粪便停留时间过长所致。

【临床表现】 大便秘结，排出困难，3～8 天一排。可有腹胀，腹痛，食欲不振，头晕头痛，睡眠不安等。

【辨证分型】

热秘：大便干燥，羊粪状，小便短赤，面红身热，腹胀，口干，心烦。舌红，苔黄燥，脉滑实。

气秘：腹胀欲便，嗳气频频，胸胁满闷，纳少。苔黄腻，脉弦等。

气虚便秘：无力排便，便不干硬，便后疲乏，甚则汗出气喘。舌淡嫩胖，脉虚或沉细无力。

冷秘：腹中疼痛，大便难涩，面青肢冷，喜热畏寒，小便清长。舌质淡，苔白润，脉沉细。

血虚便秘：大便干燥，心悸头晕，面色少华，唇甲色淡。舌淡白，脉细数。

【食疗处方】

热秘：

方一：鲜菠菜 250g，麻油 15g。菠菜洗净后沸水烫 3 分钟后与麻油拌食。每天 2 次，连服 7 天。

方二：苹果 1～2 个，或香蕉 2 个。每天早晚空腹服食，常服。

气秘：

方一：红薯叶 500g。加油盐炒熟后服食。每天 2 次，连服 7～10 天。

方二：黄豆皮 200g。水煎服，每天 1 次，连服 7～10 天。

气虚便秘：

方一：黑芝麻 60g，蜂蜜 60g，黄芪 18g。芝麻磨糊，煮熟后与蜂蜜调，用黄芪煎出液后冲服。分两次服完。每天 1 次，连服 15～30 天。

冷秘：

方一：胡桃仁 5 个，每晚睡前服，开水送下，连服 2 个月。

方二：葱白 2 根，杏仁 15g，当归 15g。煮汤服，每天 1 次，连服 10～20 天。

血虚便秘：

方一：黑芝麻 90g，杏仁 60g，粳米 90g，当归 9g，白糖适量。前三味浸水后磨糊，煮熟后与当归、白糖煎汤服。每天 1 次，连服 15～20 天。

方二：白木耳 3～6g，大枣 10 枚，冰糖 25g。白木耳泡发 12 小时，加冰糖、大枣炖 1 小时。早晨空腹食，每天 1 次，连服 15～20 天。

方三：桑椹 50g。绞汁或鲜吃。常服。

（七）小儿腹泻

婴幼儿腹泻主要由于喂养不当，饮食失调或感染肠道病毒等所致，在中医学中属“小儿泄泻”

范畴。

【临床表现】 大便次数增多，可达每天 10 余次，蛋花水样，可见少量残渣及黏液，无腥臭及脓血。有时伴发热、轻度呕吐等。

【辨证分型】

伤食泻：腹痛胀满，下泻次数不多，大便黏滞不化，气味酸臭。泄后腹痛减轻，恶心嗳气，食欲不振，排气恶臭。舌苔薄白或薄黄，脉滑数。

湿热泻：暑天多见，起病急促，发热呕吐，暴泻下迫，大便水样或蛋花样，每天泻下 10 余次，气味腐臭。烦躁口渴，小便黄少。舌质淡，苔黄腻，脉浮数。

脾虚泻：泄泻稀便，完谷不化，形体瘦弱，面色萎黄，肌肤松软，食欲不振，精神疲怠。舌体胖嫩，苔少或薄白，脉细无力。

【食疗处方】

伤食泻：

方一：鲜胡萝卜 2 个，炒山楂 15g，红糖适量。水煎服。每天 1 次，连服 2～3 天。

湿热泻：

方一：白扁豆 9g，白糖 50g，薏米 30g。煮沸后饮用，每天 1 次，连服 2～3 天。

脾虚泻：

方一：山药 15g，炒山楂 15g。水煎服，每天 1 次，常服。

（八）更年期综合征

妇女卵巢功能衰退后出现的一系列症状统称为更年期综合征。

【临床表现】 情绪不稳定，烦躁激动，疲倦，头痛，失眠，出汗，面部潮红，心悸，五心烦热等。

【辨证分型】

肾阴虚型：精神紧张，心烦易怒，手足心热，耳鸣，多汗，失眠，口干，便秘，纳差，腰膝酸软。舌质红，苔少，脉弦细而数。

肾阳虚型：面色㿠白，倦怠乏力，畏寒怕冷，阴部重坠，或有浮肿，饮食无味。舌淡，苔薄白，脉沉弱。

【食疗处方】

肾阴虚型：

方一：芝麻 15g，大米 100g。芝麻磨糊后与大米煮粥。每天 1 次，供早餐食用。

方二：黄精 15～30g，山药 100g，鸡 1 只。炖汤，每周 1 次。

肾阳虚型：

方一：枸杞 15g，栗子 18g，羊肉 60g。炖汤，每周 1 次。

方二：核桃仁 20g，芡实 18g，莲子 18g，粳米 60g。煮粥，常服。

第四篇　专科疾病的营养治疗

第十五章　呼吸系统疾病

第一节　概　　述

从胎儿时期、出生到青少年，以及整个成年期，肺部系统与营养状况紧密相连。肺部系统的正常运转对于获取氧气、满足身体对能量需求的大分子营养物质、及时清除代谢产物至关重要。总体而言，良好的营养状况和养分的正常代谢对于健康的肺部形成、发育、生长、成熟和保护及其在整个生命周期中发挥着不可替代的作用。

肺部是身体免疫防御系统的重要组成部分。呼吸道有 12 种类型的上皮细胞，大多数覆盖气管、支气管和细支气管的细胞有纤毛。纤毛负责将吸入空气中的颗粒和微生物捕获，由肺泡上皮巨噬细胞吞噬、消灭；将位于肺部深处的表面液层移动到咽部，随着吞咽将含有颗粒和微生物的黏液推入消化道。当吸入的细菌不能有效清除时，患者容易出现反复发作的胸部感染，最终可能导致支气管扩张症。

肺部还担负多种代谢功能：①通过平衡 CO_2 和 O_2 调节身体的酸碱平衡，人体 pH 部分得以维持。②肺部合成的花生四烯酸可转化为前列腺素或白三烯，对哮喘诱发的支气管痉挛有作用。③肺部毛细血管表达的血管紧张素转换酶（ACE）将血管紧张素Ⅰ转化为血管紧张素Ⅱ，这对于维持血压有重要作用。④作为化学过滤器，能减少全身器官对高水平循环活性物质的暴露。例如，血清素、5-羟色胺（5-HT）和去甲肾上腺素在肺循环中完全或部分被清除或失活，而肾上腺素和组胺通过肺部时保持不变。

长期以来，营养不良与呼吸系统疾病之间的关系已经得到广泛认识。营养不良对肺部结构、弹性和功能，呼吸肌肉的质量、力量和耐力，肺部免疫防御机制以及呼吸控制均产生不利影响。例如，蛋白质和铁的缺乏导致血红蛋白水平降低，从而降低了血液的携氧能力；钙、镁、磷和钾水平的降低在细胞水平上损害了呼吸肌肉的功能；低白蛋白血症引起胶体渗透压降低，导致肺水肿的发生。肺泡表面活性物质水平的降低导致肺泡塌陷，从而增加呼吸的负担。肺部的支持性结缔组织由胶原组成，其合成需要抗坏血酸。正常的气道黏液是由水、糖蛋白和电解质组成的物质，因此需要足够的营养摄入。

肺部疾病通常会导致患者的能量需求增加。因能量摄入不足导致的体重减轻与肺部疾病患者的不良预后显著相关。营养不良，尤其是免疫功能受损的个体，极易发展成呼吸道感染。肺部疾病的住院患者合并营养不良可能需要延长住院治疗的时间，增加患者的死亡率风险。肺部疾病及其并发症可能使充足的食物摄入和消化变得困难。大多数营养物质的吸收和代谢都会受到影响。随着肺部疾病的进展，会出现干扰食物摄入和整体营养状况的问题，例如异常的痰液产生、呕吐、呼吸急促、咯血、胸痛、鼻息肉、贫血、抑郁，以及由药物引起的味觉改变等。

综上所述，维持肺部健康和适宜的营养状况是相辅相成的，不仅有利于预防呼吸系统疾病的发生，还对疾病的管理和恢复过程有着显著的影响。因此，在针对呼吸系统疾病的治疗中，营养支持应被视为一项重要组成部分。

第二节　慢性阻塞性肺疾病

一、流行病学

慢性阻塞性肺疾病（chronic obstructive pulmonary disease，COPD）是呼吸系统的常见疾病，是以持续气流受限为特征的疾病，其气流受限多呈进行性发展，与气道和肺组织对香烟烟雾等有害气体或有害颗粒的异常慢性炎症反应有关，可表现为慢性咳嗽、咳痰、气短及呼吸困难。近年来，由于人口老龄化、吸烟人群的增多以及大气污染的影响，COPD 发病率正逐年增加。COPD 是中国第三大常见慢性病，我国 COPD 患者已经超 1 亿人。据统计，20 岁及以上成人 COPD 患病率为 8.6%，40 岁以上达 13.7%，60 岁以上人群慢性阻塞性肺疾病患病率超 27%，70 岁及以上的老年人患病率高达 35.5%，而知晓率仅有 8.1%。COPD 患者合并营养不良的发生率也很高。门诊就诊的 COPD 患者中营养不良发生率在 10%～46%，住院患者在 30%～60%，而合并呼吸衰竭的患者中 48%～83% 的患者存在营养风险。营养支持治疗对于 COPD 患者来说，能有效促进体重增长、提升呼吸肌力量和提高生活质量。

二、营养与疾病预后

COPD 患者的体重减轻风险随着疾病的严重程度而增加，并且与肺气肿存在明显相关。当能量消耗超过能量摄入时，体重和脂肪量就会减少。进食行为本身就会对血红蛋白饱和度产生不利影响，增加严重 COPD 患者呼吸困难的发生率，这也是 COPD 患者进食减少的原因之一。老年患者由于年龄相关问题（如味觉丧失、牙齿缺失、吞咽困难、食欲不振等）和社会问题（如独自生活、贫困等），更容易出现摄入不足的情况。在需要住院治疗的严重急性发作期间，呼吸困难或其他治疗（如无创通气）也会导致患者难以摄入足够营养与能量。低体重、骨骼肌功能障碍、去脂体重（fat -free mass，FFM）下降是 COPD 预后不良的重要指标之一，且不受肺功能影响。

在中度和重度气流阻塞的 COPD 患者中，BMI 为 25kg/m^2（世界卫生组织提出的成年人 BMI 正常范围为 18.5kg/m^2≤BMI＜25kg/m^2）的患者的死亡风险比超重甚至肥胖患者更高，这种高 BMI 的预后优势也被称为"肥胖悖论"，可能与脂肪组织对肺力学的直接影响有关（如肥胖 COPD 患者的静态容量相对减少）。这种现象既降低了死亡风险，又保留了脂肪量和（或）去脂体重。不过目前还不清楚是过多的脂肪还是保留的去脂体重造成了 COPD 患者的生存优势，因为低去脂体重指数（fat-free mass index，FFMI）是死亡率的独立预测因子。

以低 BMI 和低 FFMI 为特征的恶病质 COPD 患者，其肌肉蛋白质分解率增加。使用营养干预来刺激蛋白质合成可能有助于维持恶病质 COPD 患者的肌肉量。研究表明，低去脂体重的 COPD 患者的支链氨基酸（BCAAs）血浆水平较低，而 BCAAs（尤其是亮氨酸）能够刺激肌肉蛋白质的合成。

在晚期 COPD 患者中，呼吸衰竭是最常见的死亡原因，肌少症和恶病质是重要的危险因素。而轻、中度患者的主要死亡原因则是缺血性心血管疾病，肥胖是重要的危险因素。与体重正常者相比，肥胖 COPD 患者在休息时更容易出现呼吸困难。饮食干预和有氧运动的结合可以更好地实现减重目标，然而由于通气功能对运动强度的限制，因此不一定适用于晚期 COPD 患者。

三、营养代谢特点

营养不良被广泛认定为对 COPD 疾病负担和预后具有显著影响的因素。多年来，医学界对

COPD 患者的体重减轻和肌肉流失问题上持续关注，然而，随着整体人口健康趋势一致，肥胖及肌少型肥胖正在成为 COPD 患者日益普遍的问题，为营养管理提出了新的挑战和需求。

（一）能量摄入不足与需求增加

部分 COPD 患者因进食活动受限，食物摄入不足，导致能量和营养物质摄入减少，另外，抗菌药物的使用也会损伤胃肠黏膜，影响进食。能量需求增加：部分 COPD 患者由于气道阻力增高，呼吸运动所需的能量增加，使其静息能量消耗增加，另外，缺氧导致患者骨骼肌纤维向Ⅱ型转变，Ⅱ型纤维做功时需要消耗更多的氧，导致能量消耗增加。咳嗽、咳痰、发热等这些活动使得能量消耗增加。处于感染状态或者机械通气状态的，能量需求更高。

（二）营养物质消化吸收障碍

长期的低氧血症、二氧化碳存留，影响消化系统对营养素的吸收。茶碱类药物对胃的刺激，以及长期抗生素的使用，使得肠道菌群失调，影响营养素的吸收。

（三）蛋白质的合成被抑制

糖皮质激素、β 受体兴奋剂的应用，使得蛋白质合成与降解失衡，导致肌肉蛋白丢失。

四、营养评估

单一时间点测量体重或体重指数（BMI）不足以确定营养不良的存在，并且不能提供详细的信息以指导营养治疗。体成分测量可以量化肌肉量及脂肪量，与实验室检测指标结合，可以更准确地判断患者营养状态。营养筛查评估工具如 NRS 2002、MNA-SF 和 MUST 也广泛地用于 COPD 患者。具体营养筛查、评估及诊断见本书第二篇。

五、营养治疗原则

COPD 患者的营养治疗建议采用高蛋白质、高脂肪、低碳水化合物的膳食。出现负能量平衡和体重减轻的 COPD 患者需要增加能量摄入。能量平衡和氮平衡是相互关联的，保持最佳的能量平衡对于保存内脏和躯体蛋白是至关重要的。最好使用间接测热法来确定能量需求。

（一）碳水化合物

碳水化合物在三大营养物质中呼吸商最高，故碳水化合物不宜供给过高，在处于稳定期时，碳水化合物可占总能量的 50%～60%，在应激状态下供给量应在 40%以下。

（二）脂肪

在三大产能营养素中，脂肪的呼吸商最低，故高脂饮食可减少二氧化碳的生成，从而降低通气的需求。脂肪供能比应该高于推荐量。对于稳定期的患者来说，脂肪供能应占全日总能量的 20%～30%，处于应激状态时，脂肪供给量可增加至 40%～45%。由于脂肪比例高，需要考虑脂肪的质量，特别是在选择用于烹调的脂肪时，尽量减少饱和脂肪的比例。

（三）蛋白质

由于患者体内蛋白质分解代谢增加，为促进合成代谢应供给充足的蛋白质，蛋白质每日摄入量应为 1.0～1.5g/kg，占全日总能量的 15%～20%。

当通过正常饮食无法满足营养需求时，可以使用口服营养补充剂以作为补充。虽然有证据表明营养支持可以维持或增加体重过轻的 COPD 患者的能量供给和肌肉蛋白质合成，但这些随机临床试验通常规模较小。中等质量的证据表明，营养补充剂会促进 COPD 患者的体重增加，尤其是在营养不良的情况下，特别是与运动相结合，营养补充剂的益处可能会最大化。

（四）营养素缺乏的补充

在低能量摄入的情况下，很难提供足够的维生素、矿物质。COPD 易出现维生素和矿物质的缺乏。

维生素 D

维生素 D 在骨代谢和钙稳态中有着重要作用，但其影响可能超出骨骼健康。在一般人群中，维生素 D 状态是全因死亡率、上呼吸道感染和肺功能的独立预测因子。在 COPD 患者中，由吸烟引起的皮肤老化、户外活动减少和低质量饮食摄入，维生素 D 缺乏症的发生非常普遍，并且随着疾病的严重程度而增加。也有前瞻性流行病学研究表明，维生素 D 缺乏与 COPD 发病率增加和 COPD 患者肺功能减退有关。因此对 COPD 患者进行维生素 D 缺乏症的筛查可能是有价值的。检测血清 25-OHD$_3$ 水平是评估维生素 D 状态的主要手段。

在这些患者中，补充维生素 D 对骨骼和预防跌倒的有益作用已被证实，特别是与钙补充剂相结合。每日摄入 800U 维生素 D 和 1g 钙基本上是足够的。此外，仍需要进一步探索高剂量延缓肺功能恶化的潜力。COPD 和骨质疏松症同时发生的概率为 5%～60%，主要原因为衰老、吸烟、肌少症、身体或功能受限、全身性炎症、皮质类固醇的使用和维生素 D 缺乏症等。在 COPD 患者中，椎体和肋骨骨折可能导致脊柱后弯增加、肋骨活动度降低和肺功能进一步下降。

维生素 E

新鲜水果和蔬菜摄入不足可能导致一些具有抗氧化能力的维生素的缺乏。由于吸烟和肺部炎症会引起显著的氧化应激，因此抗氧化能力的降低会对 COPD 患者产生负面影响。研究表明长期补充维生素 E 可以降低 COPD 的发生风险，但没有证据表明额外补充维生素 E 对 COPD 患者的临床结局有积极影响。摄入更多的膳食纤维可降低 COPD 发生风险、改善肺功能和减少呼吸道症状。频繁或大量食用腌制肉类与 COPD 发生风险增加、因 COPD 再次入院存在关联。COPD 患者在日常饮食中应摄入富含维生素 A、维生素 C、维生素 E、钙、钾、镁等营养素的食物。

铁

尽管在临床实践中很少进行评估，但 COPD 患者经常会出现铁缺乏症，这可能是由多种因素引起的，包括全身炎症、肠道铁吸收不良、肾衰竭及血管紧张素转换酶抑制药和皮质类固醇等药物的应用。

六、增强体能

COPD 患者下肢肌肉出现 I 型肌纤维比例下降。在运动和田径领域，早已认可营养对于提高身体机能和训练效果的重要性。有证据表明某些特定营养素（如肌酸、多不饱和脂肪酸和硝酸盐）可以提高运动表现。有人提出可以利用具有生物活性的营养素（如多酚、多不饱和脂肪酸和维生素 B$_3$）来促进肌肉线粒体代谢和限制异位脂肪堆积，但还需进行进一步的临床试验。增强体能是 COPD 的一个关键治疗目标，营养干预可改善患者身体机能及训练效果，从而带来临床获益。

总体而言，由营养补充、运动训练和维生素补充组成的多模式干预有潜力改善营养不良患者的生存率，但仍缺乏长期研究来证实这种干预模式是否能显著改善体重减轻和肌肉萎缩的自然病程。

第三节 支气管哮喘

一、流行病学与病理生理特征

支气管哮喘（bronchial asthma）是一种常见的变态反应性疾病，通常简称为哮喘。该病由多种细胞（如嗜酸性粒细胞、T 细胞等）及其组成部分引起，导致气道慢性炎症和气道高反应性，从而引发反复发作的喘息、呼吸困难、胸闷和咳嗽。患者常在夜间和（或）清晨发作、加重，多数患者可自行缓解或经治疗缓解。它的病理学特征主要为气道黏膜出现炎症水肿，分泌物增加，支气管平滑肌痉挛收缩导致气道狭窄。全球哮喘患者约有 1.6 亿，各国患病率 2%～30%不等，我国部分地区抽样调查患病率为 1%～4%，全国五大城市的资料显示 13～14 岁儿童的哮喘患病率为 3%～5%，多在 12 岁之前发病。一般认为儿童患病率高于青壮年，老年人群的患病率有增高的趋势，成年男女患病率接近，发达国家高于发展中国家，城市高于农村，约 20%患者有家族史。

哮喘的发病与遗传及环境两个方面因素有关，两者相互影响。根据发病原因及发病年龄可将哮喘分为外源性哮喘、内源性哮喘和混合性哮喘三型。外源性哮喘多有明确的季节性幼年发病，有家族史与个人过敏史。这类患者大多属过敏体质，可因接触（吸入、摄入或皮肤接触）过敏原而诱发哮喘，常见过敏原如花粉、尘螨、蟑螂、真菌、动物羽毛皮屑和分泌物等；鱼虾、牛奶、蛋类等高蛋白食物；某些药物和化妆品等，发病前多有鼻痒、咽痒，缓解期无症状。内源性哮喘无明确季节性，诱因多为反复发作的上呼吸道感染或肺部感染，常在成年期发病。发病时多因病毒、细菌、真菌等感染引起支气管炎、咳嗽、咳痰，逐渐出现哮喘。混合性哮喘同时具有两种类型的特点，病史较长，反复发作，逐渐发展为全年性哮喘，且没有缓解的季节。另外，气候变化、运动、妊娠等都可能是哮喘的激发因素。

二、营养代谢特点

1. 哮喘发作患者常难以正常进食，而影响营养素摄入。

2. 哮喘患者常常处于焦虑、恐惧和高度应激代谢状态，致机体内分泌紊乱，能量消耗，尿氮排出增加。

3. 低氧血症所导致的电解质和消化功能紊乱使营养素吸收、氧化和利用率下降。

4. 哮喘患者治疗中常用皮质激素、茶碱类或抗生素类药物，这些药物对代谢，特别是骨代谢有影响，可使骨质疏松高发。此外，这些药物对胃肠本身也有刺激，抗生素类药物可能会导致肠道菌群失调。

三、营 养 评 估

1. 具体营养筛查、评估及诊断见本书第二篇。

2. 营养摄入量调查可采用 24 小时回顾法或食物频数法，调查患者营养素摄入量。

3. 营养状况评价指标可采用体重指数、肱三头肌皮褶厚度、体脂含量、上臂肌围或肌酐身高指数及血生化指标，如前清蛋白、清蛋白等进行营养评价。

四、营 养 治 疗

（一）保证能量供给

哮喘患者每天能量供给不低于 30kcal/kg。高糖类膳食提高呼吸商，使呼吸系统负荷加重，故在哮喘发作时，适当减少糖类供能比例会相应减少 CO_2 的生成，其供能比例不宜超过 50%。蛋白质的食品特殊动力作用，可增加瞬间的通气量，增加对高 CO_2 血症反应，故应在膳食中减少低 PDCAAS 的蛋白质摄入，适量应用优质蛋白以维持平衡，可将 15%～20%作为蛋白质供能。高脂膳食是减少 CO_2 生成，提高脂肪的供能，可达 30%，甚至更高，在哮喘急性发作期可以使用。

（二）避免接触过敏原

食物过敏原和食物添加剂是引发哮喘的潜在饮食因素。对食物蛋白质 IgE 介导的反应可能导致支气管痉挛。避免过敏原性食物蛋白质是膳食治疗的手段之一，也可选择水解蛋白配方肠内营养制剂。有些亚硫酸盐，如亚硫酸钾和亚硫酸钠，在食品加工中的使用可能是哮喘患者的触发因素。饮食触发因素是哮喘治疗过程中必须考虑的内容，纠正饮食中的能量和营养素缺乏及过剩，为患者制定个性化的饮食，提供最佳水平的营养素，是临床营养工作的重点。同时应监测儿童的生长发育，并注意食物与药物之间的相互作用。

（三）保证水果、蔬菜的摄入

水果和蔬菜的摄入可能降低患哮喘的风险。水果和蔬菜的摄入与气道中性粒细胞呈负相关。多研究表明，每天摄入水果和蔬菜的人群，第 1 秒用力呼气容量（FEV_1）较高，哮喘发病率也较低。此外，水果和蔬菜的摄入有助于更好地管理哮喘症状。长期摄入水果（如 2～8 岁儿童的平均消费频率）与哮喘症状及对吸入过敏原的敏感性呈负相关。每周摄入 3 次或更多水果的 6～7 岁儿童，哮喘喘鸣和严重症状的发生率也较低。水果和蔬菜的摄入对成年哮喘患者同样具有保护作用。研究还指出，生食蔬菜有利于哮喘的控制，这可能是因为在加热过程中，蔬菜中的抗炎黄酮类物质会被破坏。

（四）抗氧化剂

研究表明补充抗氧化剂可以减轻哮喘的严重程度和阻止哮喘进展。富含抗氧化剂和单不饱和脂肪酸的饮食可以通过抑制氧化应激，对儿童哮喘发挥保护作用。研究表明，低维生素 E 摄入与喘鸣症状之间存在轻微的负相关，但维生素 E 与哮喘之间没有发现相关性。血液中类胡萝卜素水平、硒水平降低也与哮喘有关。针对儿童哮喘预防的研究表明，整个童年期都补充了 ω-3 多不饱和脂肪酸鱼油的个体哮喘症状减轻。然而，这种效果没有持续到童年后期。维生素 C 和锌的补充也可以改善哮喘症状和肺功能。关于维生素 D 补充的功效存在矛盾的结果。有研究发现血清维生素 D 水平小于 30 ng/dl 与哮喘恶化（如急诊就诊和住院）有关。也有研究中发现大剂量的维生素 D 补充并没有显示出任何保护作用。

（五）体重控制

肥胖相关的哮喘以前认为主要发生在成年人身上，但儿童和青少年发病率也在逐年上升。在哮喘肥胖儿童中实施减重管理能够改善哮喘症状、静态肺功能，并提高生活质量。肥胖患者减轻体重可以预防早期气道关闭，改善肺通气，减少气道阻塞。此外，体重管理可以改善胰岛素抵抗诱导的炎症，进一步改善肺功能。

（六）疾病诱因控制

胃食管反流病（gastroesophageal reflux disease，GERD）也是哮喘的重要诱发因素。GERD 在哮喘患者中高度流行。哮喘患者营养治疗的一个关键是减少刺激性食物的摄入，如辛辣食物、咖啡因、巧克力和酸性食物。戒烟忌酒。限制高脂肪食物的摄入和控制食物的量可以减少胃酸分泌，从而改善 GERD。

第四节 支气管扩张

一、流行病学与病理生理特征

支气管扩张（简称支扩）是由各种病因引起的反复发生的化脓性感染，导致中小支气管反复损伤和（或）阻塞，致使支气管壁结构破坏，引起支气管异常和持久性扩张，临床表现为慢性咳嗽，大量咳痰和（或）间断咯血，伴或不伴气促和呼吸衰竭等轻重不等的症状。从 2013 年到 2017 年，中国成人支气管扩张症患病率增加了 2.31 倍，总体患病率以年均 32.8%的速度上升，患者的人均总费用和住院费也显著增加（分别增加了 2.18 倍和 1.83 倍）。经济负担的显著增加主要与支气管扩张症患者的基础疾病和合并症有关，同时 COPD 和支气管哮喘（简称哮喘）患病率的急剧增加对支气管扩张症的疾病负担也会产生影响。

尽管各种原因导致的支气管扩张症具有异质性，但都具有气道重塑和气道扩张的共同特征。其发病的初始阶段表现为各种原因导致的支气管阻塞或牵拉、支气管黏膜纤毛清除功能损害、气道分泌物潴留，从而使呼吸道更容易发生病原体感染和定植，而病原体的持续存在引发肺部慢性炎症，导致气道结构破坏和管壁重塑，进一步影响气道分泌物排出，如此循环往复，最终导致支气管永久性病理性扩张，这一过程被称为支气管扩张症的"恶性循环"。国内研究表明，支气管扩张症患者肺组织病理切片中支气管和细支气管均有上皮增生，包括杯状细胞增生和（或）肥大，以中性粒细胞浸润为主，证实支气管扩张症患者存在异常上皮重塑伴黏膜纤毛结构受损，导致炎症和感染。因支气管周围炎症导致邻近肺泡破坏，扩张支气管周围肺组织常伴有不同程度的萎陷、纤维化、肺气肿和肺大疱的表现。因此，支气管扩张症本质上是一种慢性气道炎症性疾病。

二、营养代谢特点

（一）能量需求增加

与慢性肺病相关的炎症和感染可能增加机体代谢需要，而呼吸困难则可能影响进食，两者共同作用可能导致营养不良。

（二）营养物质消化吸收受损

长期存在的低氧血症可能增加心脏负担，特别是右心室。右心衰竭患者常出现胃肠道淤血，从而影响营养物质的消化吸收。

（三）肌肉质量下降

长期的呼吸问题和反复感染会导致疲劳和总体活力下降，影响日常生活和工作能力。长期活动受限会影响肌肉质量。

三、营养评估

常规营养筛查、评估及诊断见本书第二篇。

与 COPD 患者一致，支气管扩张患者营养状态评估常用的指标有理想体重百分数、无脂肪组织指数、三头肌皮褶厚度（TSF）、骨骼宽度、身体各部位的周径。支气管扩张症患者的外周肌肉力量和运动能力显著减少。简单的手握力测量可以作为支气管扩张症患者的常规评价指标。

COPD 患者生活质量自我评估（CAT 评分表）是一项简单易行的评估工具，具有较高的信度和效度，能够在一定程度上区分支气管扩张症患者疾病的严重程度，可靠地监测患者生活质量，并反映患者急性加重及肺康复治疗前后的健康状况。主要内容包括 8 个方面：咳嗽、咳痰、胸闷、活动耐量、日常生活水平、外出信心、睡眠质量和精力等，反映了疾病影响下患者的生活质量。根据患者的自我评价，CAT 评分表的总分区间为 0～40 分，其中每个项目为 0～5 分，总分为 0 分意味着患者的生活质量未受到疾病的影响，40 分则代表着疾病极大程度上影响了患者的生命质量。CAT 评分表根据疾病对患者的影响程度分为四个等级：轻度影响 0～10 分；中度影响 11～20 分；高度影响 21～30 分；非常高度影响 31～40 分。

四、营养治疗

支气管扩张是一种慢性肺部疾病，良好的营养管理对患者的健康和康复起着重要的作用。支气管扩张患者抑郁和焦虑症状升高的发生率很高，坚持地中海饮食可能降低患者的精神症状，尤其是抑郁。

（一）维持健康体重、均衡饮食

确保患者维持适当的体重对于支气管扩张症患者至关重要。营养不良可能会影响身体对疾病的应对能力。肥胖可能对支气管扩张症患者的呼吸功能产生负面影响。通过保持适当的体重，可以减轻对呼吸系统的负担。提倡摄入均衡的饮食，包括五谷杂粮、蔬菜、水果和蛋白质来源。多样化的饮食可以确保患者获取充足的营养素。

（二）提高蛋白质摄入

蛋白质是维持肌肉质量和提高免疫力的关键。支气管扩张患者可能会因为肌肉消耗和慢性炎症而需要额外的蛋白质。蛋白质每日摄入量应为 1.0～1.5g/kg，占全日总能量的 15%～20%，当患者继发呼吸道感染，甚至呼吸衰竭等应激状态时，能量消耗增加，蛋白质的热能比可适当提高至 30%。支链氨基酸可以促进肌肉合成，改善呼吸肌的收缩力。支气管扩张患者应注意支链氨基酸的供给。

（三）脂肪摄入

推荐提高饮食中脂肪的供能比例，可减少 CO_2 的生成、降低通气的需求。但脂肪摄入过高，会加重消化道负担，引起消化不良。在支气管扩张稳定期，脂肪供能应占全日总能量的 20%～30%；在应激状态下，脂肪供给量可相应增加，以 40%～45%为宜，并适当添加中链脂肪酸，以提高脂肪的代谢率及利用率。

（四）维持水分平衡

确保患者足够的水分摄入，以维持体液平衡。这有助于稀释黏液，使呼吸更为顺畅。

（五）限制刺激性食物摄入

一些患者可能对某些食物过敏或过敏反应增强，因此，了解个体对食物的耐受性是必要的。病毒性呼吸道感染较多。春秋二季可能致敏的植物花粉、尘螨等浓度增高，应注意防护。

（六）避免过度摄入盐分

过量的盐分摄入可能导致水肿，加重呼吸系统症状。建议限制高盐食物的摄入。

（七）维生素和矿物质的摄入

确保患者摄入足够的维生素和矿物质，特别是维生素 D。维生素 D 在肺部疾病中的免疫调节作用已经得到充分确认。维生素 D 参与调节呼吸道上皮细胞上的病原识别受体（PRRs），通过产生细胞因子和抗微生物肽（AMPs）限制病毒或细菌的传播和免疫系统的激活。50%～64%支气管扩张症患者存在维生素 D 缺乏（$<$25nmol/L）。

第五节　肺部感染性疾病

一、结　核　病

（一）概述

结核病是由结核分枝杆菌引起的一种慢性肉芽肿性炎症，可见于全身各器官，但以肺结核最常见。典型病变为结核结节形成伴有不同程度的干酪样坏死。

近 5 年来，世界卫生组织的流行病学数据显示，全球每年结核病新发病例约为 1000 万例，死亡约 130 万例，仍是主要传染病之一。

结核病的病原菌是结核分枝杆菌。对人致病的结核分枝杆菌主要是人型和牛型。结核病主要经呼吸道传染，也可经消化道感染，少数经皮肤伤口感染。呼吸道传播是最常见和最重要的途径。肺结核患者从呼吸道排出大量带菌微滴，吸入这些带菌微滴即可造成感染。

（二）基本病理变化

1. 以渗出为主的病变　出现于结核性炎症的早期或机体抵抗力低下，菌量大，毒力强或变态反应较强时，主要表现为浆液性或浆液纤维素性炎。病变早期局部有中性粒细胞浸润，但很快被巨噬细胞所取代。在渗出液和巨噬细胞中可查见结核分枝杆菌。此型变化好发于肺、浆膜、滑膜和脑膜等处。渗出物可完全吸收不留痕迹，或转变为以增生为主或以坏死为主的病变。

2. 以增生为主的病变　当细菌量少，毒力较低或人体免疫反应较强时，则发生以增生为主的变化，形成具有诊断价值的结核结节，又称结核性肉芽肿。结核结节是在细胞免疫的基础上形成的，由上皮样细胞、郎格罕细胞加上外周局部积聚的淋巴细胞和少量反应性增生的成纤维细胞构成。典型者结节中央有干酪样坏死。

3. 以坏死为主的病变　在结核分枝杆菌数量多、毒力强，机体抵抗力低或变态反应强时，上述以渗出为主或以增生为主的病变均可继发干酪样坏死。结核坏死灶由于含脂质较多而呈淡黄色、均匀细腻，质地较实，状似奶酪，故称干酪样坏死。干酪样坏死对结核病病理诊断具有一定的意义。干酪样坏死物中大都会有一定量的结核分枝杆菌，可成为结核病恶化进展的原因。

渗出、坏死和增生 3 种变化往往同时存在而以某一种改变为主，而且可以互相转化。在同一器官或不同器官中的结核病变往往是复杂多变的。

（三）基本病理变化的转化规律

结核病的发展和结局取决于机体抵抗力和结核分枝杆菌致病力之间的矛盾关系。在机体抵抗力增强时，结核分枝杆菌被抑制、杀灭，病变转向愈合；反之，则转向恶化。

1. 转向愈合

（1）吸收、消散：为渗出性病变的主要愈合方式，渗出物经淋巴道吸收而使病灶缩小或消散。较小的干酪样坏死灶及增生性病灶，经积极治疗也有吸收、消散或缩小的可能。

（2）纤维化、纤维包裹及钙化：增生性病变和小的干酪样坏死灶，可逐渐纤维化，最后形成瘢痕而愈合，较大的干酪样坏死灶难以全部纤维化，则由其周边纤维组织增生将坏死物包裹，继而坏死物逐渐干燥浓缩，并有钙盐沉着。钙化的结核灶内常有少量结核分枝杆菌残留，此病变临床虽属痊愈，但当机体抵抗力降低时仍可复发进展。

2. 转向恶化

（1）浸润进展：疾病恶化时，病灶周围出现渗出性病变，范围不断扩大，并继发干酪样坏死。

（2）溶解播散：病情恶化时，干酪样坏死物可发生液化，形成的半流体物质可经体内的自然管道排出，致局部形成空洞。空洞内液化的干酪样坏死物中含有大量结核分枝杆菌，可通过自然管道播散到其他部位，形成新的结核病灶。此外，结核分枝杆菌还可循血道、淋巴道播散至全身各处。

二、肺　结　核

肺结核是结核病中最常见的类型，可因初次感染和再次感染结核分枝杆菌时机体反应性的不同，而致肺部病变的发生发展各有不同的特点，分为原发性肺结核和继发性肺结核两大类。

（一）原发性肺结核

原发性肺结核是第一次感染结核分枝杆菌所引起的肺结核。多发生于儿童，但也偶见于未感染过结核分枝杆菌的青少年或成人。免疫功能严重受抑制的成年人由于丧失对结核分枝杆菌的敏感性，因此可多次发生原发性肺结核。

结核分枝杆菌被吸入肺泡后，最初在通气较好的肺上叶下部或下叶上部近胸膜处形成 1～1.5cm 大小的原发病灶，病变为灰白色炎性实变灶，以结核性肉芽肿形成为特点，病灶中央可见干酪样坏死。

原发灶的结核分枝杆菌游离或被巨噬细胞吞噬，很快侵入淋巴管，循淋巴液引流到局部肺门淋巴结，引起结核性淋巴管炎和淋巴结炎，表现为淋巴结肿大和干酪样坏死。肺的原发病灶、淋巴管炎和肺门淋巴结结核称为原发复合征。

原发复合征形成后，虽然在最初几周内有细菌通过血道或淋巴道播散到全身其他器官，但由于细胞免疫的建立，95%左右的病例不再发展，病灶进行性纤维化和钙化。有时肺门淋巴结病变继续发展，形成支气管淋巴结结核。少数营养不良或同时患有其他传染病的患儿，出现病灶扩大、干酪样坏死和空洞形成，有的甚至肺内播散形成粟粒性肺结核，或全身播散形成全身粟粒性结核病。这种改变也可见于继发性肺结核。

（二）继发性肺结核

继发性肺结核是指再次感染结核分枝杆菌所引起的肺结核，多见于成人。可在原发性肺结核后很短时间内发生，但大多在初次感染后十年或几十年后由于机体抵抗力下降使静止的原发病灶再度活化而形成。继发性肺结核病理变化和临床表现都比较复杂。根据其病变特点和临床经过可分以下几种类型。

1. 局灶型肺结核 是继发性肺结核的早期病变。病灶境界清楚，有纤维包裹。镜下病变以增生为主，中央为干酪样坏死。患者常无自觉症状，多在体检时发现，属非活动性结核病。

2. 浸润性肺结核 是临床上最常见的活动性、继发性肺结核，多由局灶性肺结核发展而来。病变以渗出为主，中央有干酪样坏死，病灶周围有炎症包绕。患者常有低热、疲乏、盗汗、咳嗽等症状。如及早发现，合理治疗，渗出性病变可吸收；增生、坏死性病变，可通过纤维化、钙化而愈合。如病变继续发展，干酪样坏死扩大（浸润进展），坏死物液化后经支气管排出，局部形成急性空洞，洞壁坏死层内含大量结核分枝杆菌，经支气管播散，可引起干酪性肺炎（溶解播散）。急性空洞一般易愈合。经适当治疗后，洞壁肉芽组织增生，洞腔逐渐缩小、闭合，最后形成瘢痕组织而愈合；也可通过空洞塌陷形成条索状瘢痕而愈合。如果急性空洞经久不愈则可发展为慢性纤维空洞性肺结核。

3. 慢性纤维空洞性肺结核 病变空洞与支气管相通，成为结核病的传染源，故此型又称开放性肺结核。如空洞壁的干酪样坏死侵蚀较大血管，可引起大咯血，患者可因吸入大量血液而窒息死亡。空洞突破胸膜可引起气胸或脓气胸。经常排出含菌痰液可引起喉结核。咽下含菌痰液可引起肠结核。后期由于肺动脉高压而致肺源性心脏病。近年来，由于广泛采用多药联合抗结核治疗及增加抵抗力的措施，较小的空洞一般可机化、收缩而闭塞。体积较大的空洞，内壁坏死组织脱落，肉芽组织逐渐变成纤维瘢痕组织，由支气管上皮覆盖，此时空洞虽仍然存在，但已无菌，实际上已愈合，故称开放性愈合。

4. 干酪性肺炎 可由浸润性肺结核恶化进展而来，也可由急、慢性空洞内的细菌经支气管播散所致。镜下主要为大片干酪样坏死灶。肺泡腔内有大量浆液纤维蛋白性渗出物。根据病灶范围的大小分为小叶性干酪性肺炎和大叶性干酪性肺炎。此型结核病病情危重。

5. 结核球 又称结核瘤。结核球是直径 2～5cm，有纤维包裹的孤立的境界分明的干酪样坏死灶，多为单个，也可多个，常位于肺上叶。

结核球可来自：①浸润性肺结核的干酪样坏死灶纤维包裹；②结核空洞引流支气管阻塞，空洞由干酪样坏死物填充；③多个结核病灶融合。结核球由于其纤维包膜的存在，抗结核药不易发挥作用，且有恶化进展的可能。

6. 结核性胸膜炎 根据病变性质可分干性和湿性两种，以湿性结核性胸膜炎为常见。湿性结核性胸膜炎又称渗出性结核性胸膜炎，多见于年轻人。病变主要为浆液纤维素性炎。一般经适当治疗可吸收，如渗出物中纤维素较多，不易吸收，则可因机化而使胸膜增厚粘连。

干性结核性胸膜炎又称增生性结核性胸膜炎，是由肺膜下结核病灶直接蔓延到胸膜所致。常发生于肺尖。病变多为局限性，以增生性改变为主。一般通过纤维化而愈合。

（三）肺结核血源播散所致病变

原发性肺结核和继发性肺结核除通过上述淋巴道和支气管播散外，也可通过血道播散引起粟粒性结核和肺外结核病。肺内原发病灶、再感染灶或肺门干酪样坏死灶，以及肺外结核病灶内的结核分枝杆菌侵入血流或经淋巴管由胸导管入血，均可引起血源播散性结核病。

1. 急性全身粟粒性结核 结核分枝杆菌在短时间内一次或反复多次大量侵入肺静脉分支，经左心至大循环，播散到全身各器官，可引起急性全身粟粒性结核。肉眼观察，各器官内均匀密布大小一致，灰白色，圆形，境界清楚的小结节。

镜下主要为增生性病变，偶尔出现渗出、坏死为主的病变。临床上病情凶险，有高热衰竭、烦躁不安等中毒症状。若能及时治疗，预后仍属良好。少数病例可因结核性脑膜炎而死亡。

2. 慢性全身粟粒性结核 如急性期不能及时控制而病程迁延 3 周以上，或结核分枝杆菌在较长时期内每次以少量反复多次不规则进入血液，则形成慢性粟粒性结核。此时，病变的性质和大小均不一致，同时可见增生、坏死及渗出性病变，病程长，成人多见。

3. 急性肺粟粒性结核 由于肺门、纵隔、支气管旁的淋巴结干酪样坏死破入邻近大静脉，或因含有结核分枝杆菌的淋巴液由胸导管回流，经静脉入右心，沿肺动脉播散于两肺所致，也可为急性全身粟粒性结核的一部分。肉眼观察，肺表面和切面可见灰黄或灰白色粟粒大小结节。

4. 慢性肺粟粒性结核 多见于成人。患者原发灶已痊愈，由肺外某器官的结核病灶内的结核分枝杆菌间歇入血而致病。病程较长，病变新旧、大小不一。小的如粟粒，大者直径可达数厘米以上。病变以增生性改变为主。

5. 肺外结核 肺外结核除淋巴结结核由淋巴道播散所致，消化道结核可由咽下含菌的食物或痰液直接感染引起，皮肤结核除可通过损伤的皮肤感染外，其他各器官的结核病多为原发性肺结核血源播散所形成的潜伏病灶进一步发展所致。

（四）营养治疗

1. 营养因素

（1）蛋白质-能量营养不良：结核病是慢性、消耗性疾病，病原菌不断排出毒素物质，使机体的营养状态受到损害，导致中毒和全身性反应，机体长期不规则低热，消耗增多，蛋白质分解显著增强，丢失过多，出现负氮平衡，可累及全身组织。同时，结核病活动期，全身毒血症使患者食欲减退、腹痛、腹泻、恶心呕吐等，这些因素将影响能量及蛋白质的摄入，使患者易出现蛋白质-能量营养不良。

营养不良导致免疫力下降，淋巴细胞减少、淋巴结萎缩，机体易受感染，同时因缺乏病灶修复所需纤维蛋白、多糖和弹性纤维等基质，对病原菌的包围和病灶修复延缓，在肠结核这种表现更为明显。

结核性胸膜炎和结核性腹膜炎时，胸腔积液及腹水中大量蛋白质丢失，而结核病病灶修复也需要蛋白质，加重蛋白质-能量营养不良。如不及时补充，可影响机体康复，最终可导致恶病质。

（2）钙：结核病灶修复时有“钙化”过程，钙是促进病灶钙化原料。但疾病状态下，大多数细胞的矿物质与氮成比例丢失，出现血清铁降低、低钾等；同样钙也随之丢失而不足，钙不足对结核病病灶钙化不利，影响疾病恢复。

（3）维生素：结核病时因分解代谢加强、能量消耗增高，各种维生素需要量和丢失量也均有增加，尤其在长期低热时，如果维生素补充不足，容易发生各种缺乏症，如B族维生素和维生素C缺乏。

（4）脂肪：结核病患者脂肪和类脂质代谢也发生障碍，如果膳食脂肪摄入过多，容易导致肝脂肪浸润，并抑制胃液分泌，出现消化不良和食欲缺乏。

（5）糖类：肺结核患者可出现各种形式低氧血症和缺氧，致糖代谢障碍，患者血糖曲线可与糖尿病患者血糖曲线相似。

2. 营养治疗原则 合理营养可增强机体免疫力，促进疾病痊愈。结核病治疗时，休息、营养和药物治疗是结核病治疗不可缺少的三个重要环节，其中营养治疗不可忽视。营养治疗和药物治疗相互配合，给予高能量、高蛋白质、高维生素，适量矿物质的平衡膳食，可减少药物不良反应，加速结核病灶钙化，提高机体免疫力，促进康复。必要时配合肠内营养相关制品调节营养代谢。

营养治疗应从整体出发，要长期坚持，配制膳食时在遵守营养原则的前提下，可适当结合患者消化、吸收能力，目的是增加营养，增强抵抗力，补偿因疾病导致的消耗。结核病患者应供给高能量、高蛋白和丰富维生素及矿物质的营养膳食。

（1）充足能量：发热、咳嗽、腹泻等任何症状都要消耗能量，要求总能量供应高于正常人，应以能维持正常体重为原则。毒血症不明显、消化功能良好时，全天总能量以10.46～12.55MJ（2500～3000kcal）为宜。若急性期严重毒血症影响消化功能和食欲时，应结合实际情况，采取循序渐进的方式，逐渐增加能量。结核病肥胖者和老年伴心血管疾病者，总能量不宜过多，每天8.37MJ（2000kcal）左右即可。

（2）足量优质蛋白：结核病患者多消瘦、抵抗力差，病灶修复需要大量蛋白质，提供足量优质蛋白有助于免疫球蛋白生成和纠正贫血。每天蛋白质供给量为1.5～2.0g/kg，优质蛋白应占总量的50%以上，如肉类、乳类、蛋类、禽类和豆制品等，尽量食用含酪蛋白高的食品，因酪蛋白有促进结核病病灶钙化的作用，牛奶及乳制品含丰富酪蛋白及钙，都有利于结核病病灶钙化。某些有滋阴和补益作用的食品，如鳗鱼、黑鱼、甲鱼、猪肝、猪肺、猪瘦肉、鸡蛋、鸭蛋、牛肉、羊肉等，也富含优质蛋白和钙。

（3）矿物质：结核病病灶修复需要大量钙质。牛乳中钙含量高，吸收好，每天可饮牛乳250～300ml，以增加膳食中钙供给量。除牛乳外，豆制品、绿叶蔬菜、骨头汤、海带、贝壳类、紫菜、虾皮、牡蛎等也是钙的良好来源。少量反复出血的肺结核、肠结核、肾结核患者，常伴有缺铁性贫血，应注意膳食中铁的补充，如动物肝、动物血、瘦肉类、绿叶蔬菜和水果等。用牡蛎、韭菜制成的菜肴对预防咯血有疗效。除膳食外，必要时需补充钙片或铁剂。进行性肺结核患者多极度衰弱，并伴有慢性肠炎和多汗等症状，应注意补充钾、钠等元素。

（4）适量糖类和脂肪：糖类应是能量的主要来源，可按患者平时食量而定，鼓励多进食，可以适当加餐，增加进食量。伴有糖尿病时，每天糖类供给量为250～300g，脂肪以80g左右为宜。但肠结核患者摄入脂肪过多会加重腹泻，应给予低脂肪膳食，每天脂肪总量应<60g；避免过于甘肥油腻食物，以免妨碍食物消化吸收。

（5）供给丰富维生素：包括水溶性维生素和脂溶性维生素。其中维生素B_6可对抗因异烟肼而致的不良反应，应供给充足。多食新鲜蔬菜和水果，如青菜、胡萝卜、土豆等；豆类，特别是黄豆及其制品；果品类，如柿、梨、橘子、苹果、荸荠等；芡实、白木耳等及鱼、虾、动物内脏和蛋类等食物。鼓励患者进行户外日光浴，是增加维生素D的好办法。

（6）食物纤维和水：足够的食物纤维和水是保持大便通畅、预防便秘、防止消化不良和避免体内废物积聚的必要措施。新鲜蔬菜、水果及粗粮含食物纤维丰富，每天应供给一定数量。

（7）膳食调配：除结核病伴严重毒血症时有食欲减退外，患者食量与消化、吸收能力常不受影响，所以在烹调和配餐时无须特殊限制，只要定量、定时和健胃即可。患者无须忌口，任何营养丰富的食品都可食用。提倡食品多样，荤素搭配，不偏食。

在调配膳食时要避免糖类、脂肪和蛋白质分配比例不均衡，任何营养素过量都会加重消化系统的负担，进而会影响营养素的消化、吸收，故要定时定量进餐，注意膳食规律性。食品制备要注意多样化和色、香、味，以增进食欲。食谱内容根据病情按普通膳食、软食，或半流质膳食供给。

（8）食品选择

宜用食品：多选用肉、禽、水产、乳、蛋及豆制品和新鲜蔬菜，特别是深绿叶菜、黄红蔬菜和水果。

忌食食品：不用油煎炸和不易消化的食品。膳食应少刺激性，少用或不用辛辣食品和调味品。禁烟和烈性酒。乙醇能使血管扩张，加重肺结核患者的气管刺激症状，加重咳嗽和咯血。

三、肺　　炎

（一）概述

肺炎（pneumonia）是一种呼吸系统常见病和多发病，指终末气道、肺泡和肺间质的炎症，可分为细菌性肺炎、病毒性肺炎、立克次体肺炎及衣原体肺炎等多种形式。发病因素很多，如病原微生物、理化因素、免疫损伤、过敏及药物等，多为细菌感染所致。四季均可发病，以冬春季为多见，男性多于女性。继发性肺炎多见于儿童及年老体弱者。诱发因素有突然受寒、饥饿、疲劳、醉酒等。

20 世纪 90 年代欧美国家社区和医院获得性肺炎年发病率分别约为 12‰和 5‰～10‰，发病率近年有增加的趋势。住院患者病死率平均为 12%，入住重症监护病房（ICU）者约 40%。发病率和病死率高的原因与社会人口老龄化、吸烟、伴有基础疾病和免疫功能低下有关。此外，也与病原体变异、不合理使用抗生素导致细菌耐药性增加有关。

（二）病因及发病机制

正常的呼吸道防御机制使气管隆嵴以下的呼吸道保持无菌。是否发生肺炎决定于两个因素：病原体和宿主因素。如果病原体数量多，毒力强和（或）宿主呼吸道局部及全身免疫防御系统损害，即可发生肺炎。病原体可通过空气吸入、血流播散、邻近感染部位蔓延、上呼吸道定植菌的误吸、胃肠道的定植菌误吸（胃食管反流）和通过人工气道吸入环境中的致病菌引起肺炎的发生。病原体直接抵达下呼吸道，孳生繁殖，引起肺泡毛细血管充血、水肿，肺泡内纤维蛋白渗出及细胞浸润。肺炎治愈后多不遗留瘢痕，肺的结构与功能均可恢复。

（三）主要临床表现

1. 全身症状　大多数患者有发热，常见的细菌性肺炎发病较急，体温在数小时内上升到 39～40℃，呈稽留热型，且伴有头痛、衰弱、全身肌肉酸痛等。2～3 天后颜面潮红，脉速而充实。

2. 呼吸系统症状　咳嗽频繁，呈刺激性，开始仅有少量黏痰，而后痰中可带血或呈铁锈色。重症肺炎可表现为呼吸困难、发绀、嗜睡，甚至发生呼吸衰竭和急性呼吸窘迫综合征。

3. 消化系统症状　常有食欲减退、恶心、呕吐、腹痛、腹泻等，严重时可发生肠麻痹和消化系统出血。

（四）营养代谢特点

肺炎患者由于感染、摄入不足或吸收不良等原因易造成机体代谢紊乱，出现营养不良，使呼吸肌和通气功能受损。疾病本身原因和治疗因素可导致机体处于高代谢状态，能量消耗增加；蛋白质分解代谢增强，加之食物摄入不足，蛋白质合成代谢减弱，易出现负氮平衡，导致机体免疫功能低下，从而加重感染；体内脂肪动员和氧化分解增强，以供给高代谢所需能量，减少氮丢失，当脂肪贮备耗尽时，蛋白质的丢失明显加快。此外，感染、摄入减少、吸收不良或腹泻均可导致多数矿物质和维生素的缺乏，尤其是锌、硒、钙、维生素 A、维生素 C 及 B 族维生素等的缺乏。

（五）营养治疗原则

1. 能量 患者因长时间高热，体力消耗较严重，故每天供给能量应为 8.4～10.0MJ（2000～2400kcal）或按“基础能量消耗×应激系数×活动系数×体温系数”计算，应激系数可取 1.3～1.5，活动系数取值同一般疾病患者，持续发热者体温每升高 1℃，基础能量消耗增加约 13%。

2. 蛋白质 供给充足的蛋白质，以 1.5g/（kg·d）为宜，其中优质蛋白比例保证在 1/3 以上，可给予牛奶、豆制品、蛋类及瘦肉等，以提高机体抗病能力，防止呼吸系统感染转向恶化，维持机体的消耗。

3. 脂肪 患者因肺炎出现发热和频繁咳嗽，进而导致食欲减退。故应适当限制脂肪的量，给予清淡易消化的饮食。

4. 碳水化合物 碳水化合物摄入量应充足，以占总能量 50%～60%为宜。

5. 矿物质 由于酸碱失衡是肺炎的常见症状，应多给新鲜蔬菜或水果，以补足矿物质，有助于纠正水、电解质失衡。给予含铁丰富的食物，如动物心脏、肝、肾等；含铜高的食物，如牛肝、芝麻酱、猪肉等；给予虾皮、奶制品等高钙食物。

6. 维生素 注意各种维生素尤其是维生素 A、维生素 C 及 B 族维生素等的补充。

7. 水 保证充足的水分供给，鼓励饮水，保证每日 2000ml，稀释痰液，促进排痰，以防止加重中毒症状。

8. 膳食纤维 因缺氧、呕吐、腹泻，甚至有肠麻痹的症状，严重时可能有消化道出血，故膳食纤维不应过高，尤其是不溶性纤维应限制。

（六）治疗方案设计

1. 宜用食物 具有清热、止渴和化痰作用的水果如梨、橘子等；牛奶、瘦肉、蛋类及豆制品等优质蛋白丰富的食物；含维生素和矿物质丰富的新鲜蔬菜如黄瓜、丝瓜、番茄、冬瓜、绿豆芽等和水果如西瓜、柠檬、菠萝等；挂面、面片、馄饨、粥等。

2. 忌（少）用食物 坚硬及含纤维高的食物；禁食大葱、洋葱等刺激性食物以免加重咳嗽、气喘等症状；忌油腻食物；忌酒。

3. 营养治疗实施 以经口饮食为主，发热期应以清淡半流质饮食为宜，少量多餐；进食量少者，可考虑部分肠内/肠外营养治疗。

四、肺　脓　肿

（一）概述

肺脓肿是指病原菌感染引起的肺实质组织的坏死。坏死性肺炎或肺坏疽是指由毒力较强的病原菌引起的肺内邻近部位的多发性小脓肿。

肺脓肿根据临床和病理学特征的不同分类，包括进展速度不同、是否合并其他潜在的疾病及不同的致病菌。根据病程长短可分为急性肺脓肿和慢性肺脓肿，常以 4～6 周为划分界线。继发于肺部其他潜在疾病的肺脓肿称为继发性肺脓肿，包括肿瘤或全身性疾病（如获得性免疫缺陷综合征等）；而无潜在肺部疾病的肺脓肿称为原发性肺脓肿。非特异性肺脓肿指在痰中未检出可疑病原菌的病例，其中大部分为厌氧菌感染引起。腐败性肺脓肿主要指厌氧菌引起的肺脓肿，以在患者的呼吸、痰或脓性胸腔积液中可闻及独特的臭味为特征。

（二）病因

肺脓肿患者的特征性表现及疾病发展的过程往往能提示可能的病因、指导合适的临床检验及治疗。多种病原体可以导致肺脓肿的形成。大部分非特异性肺脓肿由厌氧菌引起。其次，分枝杆菌（尤其是结核分枝杆菌）是肺部感染和肺脓肿形成的重要原因。另外，真菌及某些寄生虫也可以导致肺脓肿。健康的年轻人发生急性肺脓肿（尤其合并流感者）可能由金黄色葡萄球菌感染引起；这种病原体可以很容易通过痰涂片、革兰染色和痰培养发现，且针对耐甲氧西林金黄色葡萄球菌的初步治疗非常紧迫。免疫抑制的患者需怀疑革兰氏阴性肠杆菌感染（尤其是肺炎克雷伯杆菌）还有一些几乎是细胞介导免疫功能缺陷患者的特定菌，如星形诺卡菌、马红球菌。在其他国家获得的肺脓肿还可能由类鼻疽假单胞菌或肺吸虫引起。

1. 引起肺脓肿的常见细菌及真菌

（1）易误吸的宿主：厌氧菌混合微需氧性和（或）厌氧性链球菌、孪生球菌。

（2）栓塞（血管内的）病：常见葡萄球菌、铜绿假单胞菌、坏死梭菌。

（3）免疫功能受限的宿主：结核分枝杆菌、星形诺卡菌、马红球菌、军团菌、铜绿假单胞菌，肠杆菌（尤其肺炎克雷伯杆菌）、曲霉菌、隐球菌。

（4）既往体健的宿主：金黄色葡萄球菌、米勒链球菌、肺炎克雷伯杆菌、A 型链球菌、孪生球菌、军团菌、放线菌。

（5）地方性真菌：组织胞浆菌、芽生菌、球孢子菌。

2. 引起肺脓肿的寄生虫　溶组织阿来巴原虫、卫氏并殖吸虫、粪类圆线虫多种非细菌感染引起的肺部疾病可与肺脓肿表现相似，如肺梗死、支气管扩张、坏死性癌、肺隔离症、血管炎（如结节性动脉周围炎、肉芽肿性血管炎、肺出血肾炎综合征）、肺囊肿或肺大疱合并积液。有时候还会出现脓毒性栓子导致的多发性肺脓肿，这种情况绝大多数和三尖瓣心内膜炎相关。

（三）临床表现

非特异性肺脓肿的典型临床表现为经数天或数周演变而来的慢性感染，常见于易发生误吸的患者，比较普遍的是牙周感染合并脓液或牙龈炎患者。定植在上呼吸道的厌氧菌、需氧菌和微需氧链球菌是肺脓肿的主要病原菌。肺脓肿的常见症状包括乏力、咳嗽、咳痰和发热，寒战少见。很多病人有慢性病的特点，如体重减轻和贫血。有些病人痰液中有难闻的腐败气息，提示有厌氧菌感染。这种恶臭可能来自厌氧菌代谢产物中的短链脂肪酸，如丁酸或琥珀酸。还有一些病人由于脓肿向邻近扩散或支气管胸膜瘘累及胸膜而发生胸膜炎。胸膜炎可能很严重，提示需要进一步医学评估。对实验动物行连续胸部 X 线检查或 CT 检查显示，病变由局限性肺炎发展到空洞形成的过程通常需要 7～14 日（图 15-1）。

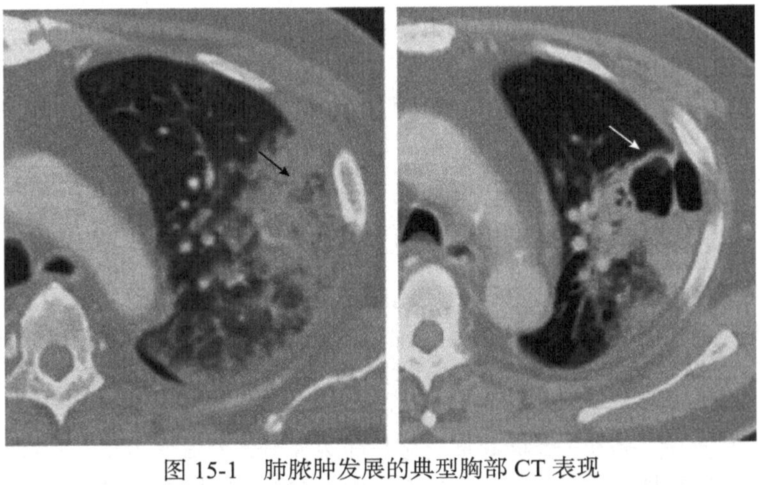

图 15-1　肺脓肿发展的典型胸部 CT 表现

该病人为淋巴瘤引起的免疫功能抑制患者，有严重的铜绿假单胞菌肺炎，如图示左肺浸润灶内中央有坏死表现（左图黑色箭头处）；2 周后可见与肺脓肿发展相一致的表现，在原浸润灶处有空洞形成，内有气-液平面（右图白色箭头处）

（四）诊断

肺脓肿可由影像学检查发现，包括胸部X线检查和CT检查。CT检查能更准确地发现和定位肺脓肿，并可能发现其他潜在的肺部疾病。细菌性肺脓肿一般不会出现淋巴结病改变，因此出现淋巴结病提示考虑其他诊断。微生物学检查包括痰涂片染色和痰培养，以检出需氧菌。但是结合临床表现非常重要，因为痰培养结果常常不可靠，尤其是那些不符合细胞学标准的培养。适当的时候有必要考虑行真菌和分枝杆菌培养。厌氧菌是原发性肺脓肿最常见的病原菌，在痰培养中无法检出，且当痰液样本从上呼吸道通过时，会被其中定植的厌氧菌感染。其他来源的样本，如胸腔穿刺术获得的脓胸患者的胸腔积液和及时适当处理后的支气管肺泡灌洗液，可能对厌氧菌诊断更有意义。

很多文献报道用经气管吸引术绕过上呼吸道获取的样本行厌氧菌培养更有意义。这项在20世纪70年代广泛应用的技术如今已被抛弃，一方面是考虑到可能存在的不良后果，另一方面是人们对肺部感染疾病已不像从前那样追求明确的病原菌。另一种避免上呼吸道定植菌污染的有创检查方法是CT引导下的经胸壁细针抽吸，这种方法在近几年得到推广。大多数情况下，厌氧菌性肺脓肿的病因诊断很明确，患者常为易发生误吸者且在相关肺段发生脓肿，而无其他可疑病因。如前所述，患者的呼吸、痰或脓胸液中有腐败性臭味提示厌氧菌感染。

（五）治疗

1. 抗生素的治疗选择 治疗基于可疑的或已明确的病因。厌氧菌引起的感染常应用克林霉素治疗，常用剂量是600mg静脉注射，每日4次，待患者无发热和临床改善，改为300mg口服，每日4次。抗生素治疗的疗程没有明确规定，但是很多专家推荐口服治疗至影像学示肺部病灶吸收或仅遗留稳定的小瘢痕，更短期的疗程可能也有效。克林霉素的替代治疗是β-内酰胺类/β-内酰胺酶抑制药联合治疗，静脉注射阿莫西林/克拉维酸，继之改为口服治疗。碳青霉烯类对治疗厌氧菌和链球菌都有效果，但是文献报道的有关它在治疗厌氧菌性肺部感染方面的数据很少。以往认为青霉素是肺脓肿的首选抗生素，但是很多口腔内的厌氧菌会产生β-内酰胺酶，一项随机临床研究显示克林霉素疗效优于青霉素G。虽然甲硝唑对几乎所有厌氧菌都有很强的抗菌效果，但是对于混合感染中起重要作用的需氧、微需氧性链球菌疗效不佳。临床试验结果显示，单独应用甲硝唑的作用很有限，除非联合应用β-内酰胺类或其他对需氧、微需氧链球菌有效的抗生素。持续性发热超过5～7日或者浸润灶进行性进展提示治疗失败，需排除是否有阻塞、合并脓胸或者存在抗生素耐药菌。很多单纯性肺脓肿和一些表现不典型或对抗生素治疗无反应的患者应行支气管镜检查和（或）CT检查以查出可能相关的解剖学改变，如肿瘤或异物。应用抗生素后，再用保护性防感染毛刷采样或支气管肺泡灌洗液做细菌学定量研究，其结果的可靠性将大大降低。以往普遍采用体位引流法治疗肺脓肿患者，但是过度应用这种疗法会引起脓液扩散至其他肺段，导致气道阻塞和病情恶化。金黄色葡萄球菌引起的肺脓肿常用万古霉素治疗，常用剂量以维持血药谷浓度在15～20μg/ml为目标，也可以利奈唑胺替代。达托霉素不能应用于肺部感染。由需氧性、革兰氏阴性菌引起的肺脓肿需要根据药敏试验选用抗生素。在有严重慢性肺疾病或免疫防御受损的肺脓肿患者中，最常见的病原菌是肺炎克雷伯杆菌（在中国台北尤其以K1血清型为主）和铜绿假单胞菌。铜绿假单胞菌性肺脓肿常需要延长抗生素静脉注射的疗程。碳青霉烯类抗生素或β-内酰胺类抗生素常与氨基糖苷类抗生素联合使用；口服氟喹诺酮类抗生素在开始使用时常有效果，但在长期使用中易出现耐药。雾化吸入多黏菌素和氨基糖苷类抗生素有时作为其他治疗的补充，但这种方式是否有效还没有定论。

2. 其他治疗 肺脓肿的手术治疗始于20世纪40年代后期，正值青霉素问世之际，这一发展引发了社会对青霉素与手术治疗在肺脓肿治疗中作用的热烈讨论。然而，到20世纪50年代后期，青霉素逐渐占据主导地位。最初，青霉素是大多数肺脓肿患者的首选治疗，但随后被其他抗生素所取代。最近的大规模回顾性研究显示，目前仍有10%～12%的肺脓肿患者选择手术治疗。手术的主要指征为对药物治疗无反应、疑似肿瘤和大出血。抗生素治疗失败常由于支气管阻塞和巨大的脓肿

（直径大于 6cm）或者耐药菌感染，如铜绿假单胞菌。肺脓肿常用的手术治疗方式为肺叶切除术。另一种现在流行的干预措施为 CT 引导下经皮引流。用来作病原菌检验的抽吸样本应仔细收集。

3. 治疗反应

（1）肺脓肿患者常在首次抗生素治疗的 3～5 日出现临床症状改善，体温下降。预期 5～10 日体温正常。

（2）持续发热 7～14 日的患者需行支气管镜检查或其他诊断性检查以进一步明确是否有解剖学的异常和微生物感染。

（3）痰培养检查在此时意义不大，除非要检测分枝杆菌和真菌等病原菌。

（4）影像学的改善常晚于临床症状。实际上，几乎 50%的病人在治疗的前 3 日，浸润灶常表现为进一步发展。

（5）胸膜受累是相对常见的，且可能大范围受累。

（6）药物治疗失败最常见的一些原因包括胸腔引流失败、抗菌药物选择不恰当、支气管阻塞导致引流受阻、巨大的脓肿、耐药菌的存在或者因免疫抑制引起的难治性肺脓肿。

4. 营养治疗

（1）营养治疗原则：由于脓肿的肺组织，在全身消耗严重情况下，修复困难，机体需要较强的支持疗法，除给予必需的输血、补液外，主要应依靠患者自身加强营养，给予高蛋白、高维生素、高热量、易消化的食物，食欲欠佳者可少量多餐。饮食宜清淡而富有营养，多食橘子、梨、枇杷等润肺生津化痰之品，禁食辛辣刺激食物如辣椒、葱、韭菜、海鱼、虾、螃蟹等。增加水的摄入，每日饮水在 1500～2000ml 以上，使脓痰液稀释而易于咳出。

肺脓肿患者日常需要调整饮食、保持作息规律、注意口腔卫生及做好家庭护理等。

（2）调整饮食：肺脓肿患者需要多吃高热量、高蛋白、高维生素、易消化的食物，如乳制品、豆制品、瘦肉、鱼虾等，保证少量多餐。少吃辛辣、刺激的食物，避免吸烟及饮酒。

（3）高热量：每日能量供给量达 3000kcal 左右，循序渐进并根据患者病情及时调整，包括动物肉类、动植物的油类、动物内脏、坚果类等。

（4）高蛋白：蛋白质供给量可达 1.5～2.0g/（kg·d），其中优质蛋白应占 1/2～2/3，但应排除肝、肾功能不全情况。推荐膳食热氮比为（100～200）kcal∶1g，平均为 150kcal∶1g，以减少蛋白质分解供能，防止负氮平衡，对于经口进食不足的患者，可补充应用特殊医学用途配方食品。可食用一些豆制品、鱼虾蟹类、奶制品、动物内脏、动物瘦肉部分、蛋类等。

（5）高维生素类：长期的高蛋白膳食，维生素 A 的需要量也随之增多，且营养不良者一般肝脏中维生素 A 储存量也下降，故应及时补充。与能量代谢关系密切的 B 族维生素供给量应充足，贫血患者还应注意补充富含维生素 C、维生素 K、维生素 B_{12}、叶酸、铁、铜等的食物，如猕猴桃、橙子、香蕉及一些蔬菜。

（6）鼓励患者多饮水，每日水的摄入量在 1500～2000ml 以上。

（7）尽量食用一些易消化的食物：如小米粥、面条、馄饨等。

（8）保持作息规律：保证有充足的睡眠时间，避免过度劳累、熬夜。注意劳逸结合，避免压力过大。

（9）注意口腔卫生：每日可以用生理盐水漱口，清除口臭，减少口腔内不良刺激。做好家庭护理，对于自身咳痰无力的患者，家属可以轻拍患者背部帮助排痰。稳定患者情绪，给予关怀及支持。

五、脓 毒 症

（一）概述

脓毒症是一种由感染引起全身炎症反应综合征，常见于严重创伤或感染性疾病的患者。发病原因包括细菌、真菌、病毒及寄生虫等引起的感染，导致机体炎症反应及免疫调节失衡。疾病类型分为脓毒症、严重脓毒症和脓毒症休克，全球每年脓毒症患病人数超过 1900 万，其中约 600 万患者死亡，存在认知功能障碍的患者约为 300 万人。

（二）危重患者营养代谢障碍机制

脓毒症患者往往处于强烈的应激高分解代谢状态，多种炎症介质释放产生一系列神经内分泌改变，出现儿茶酚胺、糖皮质激素、生长激素和胰高血糖素分泌增加，伴有胰岛素抵抗的高糖血症、脂肪分解加速和净蛋白分解，基础代谢率增加 50%～150%。临床主要表现为负能量平衡和负氮平衡、低蛋白血症及应激性高血糖等。机体的代谢改变实际上是全身炎症反应的一部分。能量消耗与需求的增加是代谢变化的特征。能量消耗与代谢紊乱的程度、持续时间以及危重症的严重性密切相关。在应激状态下，持续的分解代谢、卧床休息以及营养摄入的减少，导致体内无脂组织快速消耗。

（三）脓毒症营养支持治疗原则

脓毒症依据严重程度可分为脓毒症、严重脓毒症和脓毒症休克。脓毒症不同阶段，患者对营养物质和能量的需求不尽相同。脓毒症患者早期可出现大量分解代谢、骨骼肌质量下降以及不断持续的高代谢状态，其肠内及肠外营养应积极纠正营养素、维生素的缺乏并提供最佳低蛋白质递送及适量非蛋白质热卡；其恢复期应增加蛋白质和能量的摄入，促进患者恢复。

1. 急性期营养支持治疗

（1）无肠内营养禁忌患者的营养支持治疗：2020 年《中国呼吸危重症患者营养支持治疗专家共识》建议无肠内营养禁忌证的脓毒症患者应早期（48 小时内）启动肠内营养，《国际脓毒症与脓毒症休克管理指南（2023 年版）》对于可以进行肠内营养的成人脓毒症/脓毒症休克患者，建议早期（72 小时以内）启动肠内营养（弱推荐，极低质量证据）。目前 ESPEN、ASPEN 等指南均已意识到急性代谢改变及热量和蛋白质缺乏在患者预后中的问题，一致推荐肠内营养作为一线治疗，在转入 ICU 后 24～48 小时内应尽早启动。其中，针对危重症患者早期营养问题，指南指出，在急性疾病早期以后，由于脓毒症患者早期存在内源性功能，对于无肠内营养禁忌的脓毒症患者建议早期给予低热量或滋养型喂养，然后在 24～48 小时逐渐加量，在 1 周内达到目标能量的 60%～70%，监测每日血尿素氮及 24 小时尿排氮量，调整蛋白供给量，对脓毒症建议蛋白摄入量为 1.2～2.0g/（kg · d），若联合床旁连续性肾替代性治疗时，需要适当增加蛋白供给。至于蛋白摄入的最佳时机，仍需要更多的 RCT 研究予以支持。当前国际脓毒症指南推荐在第 1 周对患者进行低热量或滋养型喂养，24～48 小时后逐渐加量，1 周内达到目标喂养量的 60%～70%。曾有研究指出，在 ICU 重症脓毒症患者中，早期肠内营养越接近推荐剂量的能量与蛋白质，患者临床预后越佳。相对于单纯的足热量喂养，足热量、高蛋白摄入患者的病死率明显下降。摄入推荐量的热量和蛋白质，与存活率和无机械通气天数的增加存在显著的相关性。

（2）有肠内营养禁忌患者的营养支持治疗：尽管肠内营养较肠外营养更符合生理、更安全，若脓毒症患者由于肠道功能受损严重而无法耐受肠道喂养时（如中毒性肠麻痹和严重消化道出血等），也尽量考虑短期全胃肠外营养支持。有研究表明，蛋白质缺乏是影响危重症患者蛋白质摄入的关键因素，因此对于拥有胃肠道功能障碍等情况的患者，应及时采取肠外营养。但如果较长时间禁食（超过 2 周），仅给予全肠外营养将会造成肠黏膜萎缩，肠内细菌及内毒素易位致肠源性败血症、胆汁淤积和肝功能损害等，更不利于临床结局的改善。因此，必须遵循国际公认的"if gut works，use it"这一临床营养支持的原则，一旦胃肠道可以利用，就应尽一切条件尽早采取肠内营养。

2. 恢复期营养支持治疗 有研究结果显示，相较于脓毒症急性期（24～96 小时）患者，处于恢复期的患者需要显著增加能量供给。脓毒症患者病情稳定后需摄入更多蛋白质［1.2～2.0g/（kg · d）］和能量［25～30kcal/（kg · d）］以减少骨骼肌质量丢失。早期活动可促进患者功能恢复。

综上，脓毒症患者积极检查营养状况尤为必要，当患者肠内营养无法纠正时，可通过肠外营养进行补充。营养支持治疗对于脓毒症患者的预后转归具有深刻的影响。因此，掌握脓毒症营养支持治疗策略对改善患者预后至关重要。

第六节　间质性肺疾病

（一）概述

间质性肺疾病（ILD）是一组以肺泡单位的炎症和间质纤维化为基本病变的异质性、非肿瘤非感染性肺部疾病的总称，又称为弥漫性实质性肺疾病（DPLD）。间质性肺疾病是结缔组织病（CTD）常见的肺部并发症。结缔组织病相关间质性肺疾病可见于多种结缔组织病，如系统性硬化病、类风湿关节炎、多发性肌炎/皮肌炎、干燥综合征和系统性红斑狼疮等。结缔组织病相关间质性肺疾病的患病率由于原发结缔组织病病种的不同而存在较大差异，总体为30%～70%。不同结缔组织病引起的间质性肺疾病在临床表现、影像学和病理学上可表现为不同类型，呈现各自不同的发展特点与转归。结缔组织病相关间质性肺疾病的诊断与鉴别诊断较为复杂，治疗方案个体化差异大，需多学科共同参与，包括风湿免疫科、呼吸科、放射科、病理科和康复护理等。近年来我国发布了两部相关指南《2018 中国结缔组织病相关间质性肺病诊断和治疗专家共识》及《结缔组织病相关间质性肺疾病诊疗规范》，提示了结缔组织病相关间质性肺疾病的重要性，这些指南给临床医师在诊治实践中提供了参考，以期做到早诊断、早治疗，改善患者预后。

（二）临床表现

结缔组织病相关间质性肺疾病的临床表现主要涉及结缔组织病和间质性肺疾病两个方面。结缔组织病引起的间质性肺疾病可与原发病同时或先后出现，不同结缔组织病引起的间质性肺疾病的临床表现亦有一定差异。

1. 结缔组织病

（1）能确诊为某一种具体结缔组织病，如系统性硬化病、类风湿关节炎、多发性肌炎/皮肌炎、干燥综合征和系统性红斑狼疮等，其临床表现往往具有相应疾病的特征性表现，如系统性硬化病的手指皮肤硬化，类风湿关节炎的对称性关节肿胀/压痛，多发性肌炎/皮肌炎的肌无力和 Gottron 丘疹，干燥综合征的口眼干和猖獗性龋齿，系统性红斑狼疮的蝶形红斑等，可根据相应的分类标准确诊。

（2）具有自身免疫特征但不能诊断某种具体结缔组织病，自身免疫特征常包括晨僵、关节肿胀/压痛、口眼干燥、皮疹、肌痛、肌无力、雷诺现象、Gottron 疹、“技工手”、甲周红斑、指端血管炎、猖獗性龋齿、硬指等。

2. 间质性肺疾病

（1）呼吸困难：是间质性肺疾病最常见的临床表现。多数患者为隐匿起病，呈渐进性活动后呼吸困难。间质性肺疾病的呼吸困难程度、进展速度与病理类型、原发疾病等多种因素有关，与胸部X线片或胸部CT阴影分布范围有时不呈平行关系，如有时胸部X线片或CT显示典型的蜂窝状改变，但并无明显的呼吸困难。

（2）咳嗽：80%～90%的患者有不同程度的干咳或伴有少量白黏痰。部分患者在出现肺部感染时痰量增多并可为脓性。

（3）咯血：在间质性肺疾病中发生率很低，主要表现为痰中带血丝、小量咯血。

（4）肺底爆裂音：肺部体征常无特异性。80% 的间质性肺疾病患者肺部听诊可闻及吸气末爆裂音（velcro 啰音），于两肺基底部明显。

（5）其他表现：部分患者可出现心率加快、发绀、杵状指等。

（三）辅助检查

1. 实验室检验　除血常规等常规化验外，绝大部分间质性肺疾病患者需完善结缔组织病相关检验，如抗核抗体（ANA）、抗环瓜氨酸肽抗体（anti-CCP antibody）和类风湿因子（RF）的检验，在怀疑干燥综合征时应查抗干燥综合征 A 抗体和干燥综合征 B 抗体，怀疑系统性硬化病时应查抗硬皮病 70 抗体和抗着丝粒抗体，怀疑特发性心肌炎时应查肌炎特异性自身抗体，怀疑溃疡性结肠炎时应查抗中性粒细胞胞质抗体（ANCA）等。

2. 功能学评估 对于间质性肺疾病诊断、病情评估和管理策略的确定都十分重要，主要包括肺功能测定和 6 分钟步行试验。肺功能测定应至少包括用力肺活量（FVC）和肺一氧化碳弥散量（D_LCO），尽管肺功能检测不能明确具体间质性肺疾病的病因，但在病情严重度、治疗效果监测及预后判断方面可提供客观评价依据；6 分钟步行试验 是一种可靠而实用的心肺功能测量方法，是对用力肺活量结果的有益补充。对于多数间质性肺疾病，尤其对于纤维化型间质性肺疾病如特发性肺间质纤维化，用力肺活量和 6 分钟步行试验结果的变化情况对疾病预后有较大的提示意义。

3. 影像学检查 胸部高分辨率 CT 较胸部 X 线和普通 CT 能更清晰地分辨肺内微细结构，有助于发现结缔组织病患者中隐匿起病的早期间质性肺疾病，因此对结缔组织病相关间质性肺疾病的早期诊断至关重要。诊断间质性肺疾病时，几乎所有间质性肺疾病患者在初始临床评价中均需要行胸部高分辨率 CT 检查。结缔组织病相关间质性肺疾病常对称性累及双下肺，多位于胸膜下区域。

4. 支气管镜检查 纤维支气管镜：支气管肺泡灌洗液的细胞学检查对间质性肺疾病的诊断和预后的意义仍存争议，但支气管肺泡灌洗液的检查有助于鉴别诊断，常用于间质性肺疾病与肺部感染、过敏和肿瘤等疾病的鉴别。

5. 外科肺活检 虽然是诊断间质性肺疾病的金标准，但因其有创性且存在一定诱发病情恶化的可能，因而结缔组织病相关间质性肺疾病患者行外科肺活检（包括胸腔镜肺活检和开胸肺活检）的获益始终存在争议。肺活检在间质性肺疾病和其他疾病的鉴别诊断中意义更大。

（四）病情评估

确诊的结缔组织病相关间质性肺疾病患者应进行病情的全面评估，包括结缔组织病病情评估和间质性肺疾病病情评估。

1. 结缔组织病的病情评估 主要依据各个结缔组织病公认的整体疾病活动性评估体系及针对主要受累器官的评分方法进行综合评估。

2. 间质性肺疾病的病情评估 包括肺功能受损严重程度及间质性肺疾病治疗可逆性的评估。肺功能评估指标包括用力肺活量、D_LCO、肺总量等水平和变化趋势；胸部高分辨率 CT 评估是对不同病变性质和范围进行评估；动脉血气分析包括动脉血氧分压、动脉血氧饱和度和肺泡动脉血氧分压差（$P_{A\text{-}a}O_2$）等。通过临床表现和前述检查对间质性肺疾病的严重程度及可逆性做出整体判断，包括预测肺纤维化病变的进展。

（五）治疗

1. 治疗目标 结缔组织病相关间质性肺疾病治疗的短期目标是控制结缔组织病-间质性肺疾病的病情延缓进展，远期目标是最大程度地延长患者生存期，提高患者生活质量。因此，结缔组织病相关间质性肺疾病的治疗目标是结缔组织病和间质性肺疾病同时达到病情缓解，即双重达标。判断结缔组织病病情达标主要依据各结缔组织病公认的整体疾病活动性评估体系，达到完全缓解或低疾病活动度。间质性肺疾病病情达标尚无公认的标准，根据胸部高分辨率 CT 特征及治疗反应，判断间质性肺疾病的主要病变是否可逆，如为可逆性病变，则达标标准为临床无干咳、活动后呼吸困难等症状，胸部高分辨率 CT 提示活动性病变完全消失或仅遗留少许纤维化病灶，肺功能提示用力肺活量占预计值百分比恢复至≥70%；如为不可逆病变，则达标标准为原有间质性肺疾病相关症状无恶化、加重，胸部高分辨率 CT 提示原有不可逆病变范围无扩大，肺功能提示用力肺活量占预计值百分比恶化＜10%/年。

2. 治疗原则 结缔组织病相关间质性肺疾病的治疗原则为早期、规范、个体化治疗。结缔组织病相关间质性肺疾病治疗方案应综合考虑结缔组织病病情活动度、间质性肺疾病的严重程度和进展倾向，决定免疫抑制治疗和抗纤维化治疗的权重及主次关系。

3. 免疫抑制治疗 针对结缔组织病的免疫抑制治疗对改善和稳定间质性肺疾病的病情至关重要。根据结缔组织病的病情是否活动、间质性肺疾病病变是否可逆或进展及肺功能是否达标来尽可能确定治疗方案。

（1）结缔组织病活动而间质性肺疾病进展时，通常需要积极地诱导缓解治疗，即大剂量糖皮质激素和环磷酰胺、霉酚酸酯等作用较强的免疫抑制剂，对结缔组织病病程短、间质性肺疾病进展迅速的患者，甚至可考虑甲泼尼龙冲击治疗，疗效不佳者，还可考虑利妥昔单抗治疗。

（2）结缔组织病活动而间质性肺疾病已达标时，应兼顾结缔组织病其他受累系统的病情，由风湿科医师决定，通常需要适度地诱导巩固缓解治疗，即中至大剂量糖皮质激素，免疫抑制剂可考虑作用较强的药物。

（3）结缔组织病缓解而间质性肺疾病未达标时，通常在结缔组织病维持缓解治疗的基础上加强针对间质性肺疾病的治疗（如新型抗纤维化药物联合治疗），如果间质性肺疾病的影像学特征显示病情可逆，但肺功能仍未改善或进展，则需重新评估考虑结缔组织病病情仍活动的可能性，并由风湿科和呼吸科医师根据患者的具体情况共同讨论制定个体化治疗方案。

（4）结缔组织病缓解且间质性肺疾病已达标时，通常仅需维持缓解治疗，即小剂量糖皮质激素和霉酚酸酯、硫唑嘌呤、甲氨蝶呤等免疫抑制剂或羟氯喹。

4. 抗纤维化治疗 目前对进入纤维化阶段的结缔组织病相关间质性肺疾病尚乏确切有效的抗纤维化药物。吡非尼酮是一种新型小分子抗纤维化药物，吡非尼酮可以延缓肺功能恶化，延长无疾病进展生存时间，改善肺功能，延长生存期等。尼达尼布是另一种抗肺纤维化的药物，目前已获我国国家药监局批准用于系统性硬化病相关间质性肺疾病和进展性纤维化性间质性肺疾病的治疗。在应用激素和免疫抑制剂治疗结缔组织病相关间质性肺疾病的同时，适时联合抗纤维化治疗，可最大程度地保持肺功能稳定。

5. 其他治疗

（1）氧疗：可以改善患者的缺氧状况。长程氧疗对患者预后有显著的改善作用。推荐静息状态低氧血症［动脉血氧分压≤55mmHg（1mmHg=0.133kPa），或动脉血氧饱和度≤88%］的结缔组织病相关间质性肺疾病患者应接受长期氧疗，氧疗时间每天＞15小时。

（2）肺康复：有助于稳定或延缓疾病发展，改善结缔组织病相关间质性肺疾病患者的肺功能和生活质量，降低医疗花费。肺康复包括呼吸生理治疗、肌肉训练（全身性运动和呼吸肌锻炼）、营养支持、精神治疗和教育。

（3）机械通气：应根据引起呼吸衰竭的原因是否可逆决定是否应用。对因结缔组织病病情活动导致的间质性肺疾病恶化而引起的呼吸衰竭，呼吸支持可为免疫抑制治疗和抗纤维化治疗起效赢得时间，从而挽救患者生命。此外，机械通气可作为准备接受肺移植的间质性肺疾病患者在移植前的过渡性治疗。无创正压通气可能改善部分间质性肺疾病患者的缺氧，延长生存时间。

（4）肺移植：可改善特发性肺间质纤维化患者的生活质量，将5年生存率提高至50%～56%。国内已有多家医疗机构开展肺移植，推荐符合肺移植适应证的结缔组织病相关间质性肺疾病患者纳入肺移植等待名单，进行移植前评估。

（六）预后

不同结缔组织病相关间质性肺疾病的预后有所差异，但总体来讲，预后较差，病死率高，是威胁患者生命的主要病因之一。临床实践中尽早识别结缔组织病相关间质性肺疾病，及时治疗，延缓疾病进展。

（七）饮食建议

1. 间质性肺疾病的患者适量多进食水果和多饮温水对疾病的康复有利。但不宜吃甘温的水果，如杏、桃、橘子、李子等，以免助热生痰。假如寒凉性质的水果吃得过量，可损伤到脾胃的阳气，不利于疾病的康复。

2. 要忌烟酒、不要吃过咸的食物。有些过敏体质者常会在吃了鱼、虾、蟹等食物之后诱发病情加重。所以间质性肺疾病患者应根据自己的实际情况，做好“忌口”，注意饮食。

3. 患者尽量避免吃一些辛辣、油腻的食物。辛辣食品易化热伤津，性质温热，肺炎属热病，两热相加，使病情加重。所以，间质性肺疾病的患者在膳食中不应加入调味品如胡椒、辣椒、川椒、芥末等。酒也属辛热之品，可刺激气管及咽喉，可引起局部充血水肿，肺炎患者应禁用。大多数油腻食物属温热食品，湿滞为痰，生内热，不利于疾病的早日康复。

（八）营养治疗

1. 提高能量的供给。每日能量供给量达 3000kcal 左右，根据患者病情调整。

2. 提高脂肪的摄入比例。间质性肺疾病患者定期的脂肪供给可占总能量的 20%～30%；应激状态时采用肠内营养者的脂肪供给可增加至总能量的 40%～50%。富含高脂肪的食物包括花生、芝麻、开心果、核桃、松仁、亚麻油、鱼油等，但对于肥胖患者，脂肪供应量应适当降低。

3. 增加蛋白的供给。患者继发呼吸道感染甚至呼吸衰竭等应激状态时，能量消耗增加，蛋白质的热能比可适当提高至 30%，应供给充足的蛋白质，以 1.5g/（kg · d）为宜，其中优质蛋白比例保证在 1/3 以上，可给予牛奶、豆制品、蛋类及瘦肉等，以提高机体抗病能力，日常饮食中，高蛋白的食物如豆类、花生、瘦肉、鱼肉、牛奶、蛋类等。

4. 碳水化合物摄入量应充足，以占总能量 50%～60%为宜。

5. 为了减少冬季干燥气候对消化系统的伤害，可多吃百合、梨、木耳、芝麻、萝卜、蜂蜜、莲子、藕等滋阴润肺的食物。

6. 为了避免脾胃负担过重，可适量进食富含营养又易于消化的食物，如山药、薏米等煮粥或炖汤等。

7. 平时应注意饮水，使气道分泌物易于稀释，便于痰液排出。重度间质性肺疾病患者因张口呼吸，出汗多、饮食少，常使患者处于失水状态，并使痰液黏稠不易咯出，因此及时补充水分、增加液体摄入量，对于纠正或防止失水，具有非常重要的意义。

8. 饮食宜清淡不宜过咸，以软食物为主，避免食用过冷、过热与生硬食物，羊肉、狗肉等温热食物应少吃或不吃。间质性肺疾病患者多数伴有气道高反应状态，烟、酒和过咸食物的刺激，容易引发支气管的反应，加重咳嗽、气喘等症状，对于有反酸、烧心等胃食管反流症状的患者，要注意避免辛辣刺激性食物和饮用咖啡、酒等，睡前 2～3 小时内最好不要进食。

9. 对于某些已知会引起过敏、诱发哮喘等过敏性肺部疾病的食物，应避免食用，对于不同患者来说这类食物因人而异。

第七节 机械通气病人的营养支持

（一）概述

呼吸衰竭是指各种原因引起的肺通气和（或）换气功能严重障碍，以致在静息状态下也不能维持足够的气体交换。明确该诊断有赖于血气分析，即在海平面、静息状态下，平静呼吸室内空气，动脉血氧分压＜60mmHg，伴有或不伴有动脉血二氧化碳分压＞50mmHg。一部分呼吸衰竭病人最终使用人工机械通气治疗，由于基础疾病以及病程长短不一，病人的营养状况不尽相同。一般情况下，使用机械通气的病人大多是危重症病人，其代谢和营养状态极为复杂，虽然存在个体差异，但是也存在某些共性。危重症病人多数属于高代谢状态，只有少数属于低代谢状态，这两类病人一般均为分解代谢大于合成代谢，导致蛋白质过度消耗，在疾病的过程伴营养不良。在应激或全身炎症反应综合征状态下机体代谢出现紊乱，儿茶酚胺、胰高血糖素、肾上腺皮质激素等促进分解代谢的激素大量分泌，导致肌肉蛋白质和脂肪分解、糖异生增加，胰岛素的效应降低，糖耐量下降，血糖增高，大量氮丢失，出现负氮平衡。

（二）机械通气病人的营养评价

营养评价是营养支持的前提，但机械通气的病人处于特殊的治疗中，不能像正常人一样测量身高和体重，故对其营养评价存在一定的困难，不能计算其理想体重和体重指数。营养评价应该是一个综合的评价系统，人体测量只是营养评价的一部分，其他方法还包括生化测定（血清蛋白测定、细胞免疫功能测定、氮平衡测定），有条件者尚可进行能量消耗的测定，它对营养支持实际能量需求量具有重要参考价值。

1. 对于机械通气病人的人体测量　尽管无法像正常人一样为患者测量身高和体重，对于机械通气的病人可以采用以下 3 种测量方法：①皮下脂肪厚度，临床上多数用皮褶厚度计测量肱三头肌皮褶厚度，取上臂背侧中点，即肩峰至尺骨鹰嘴中点上方 1～2cm 处，如低于正常值 60%说明体脂消耗明显，能量摄入严重不足；②上臂围，测量部位与肱三头肌皮褶测量部位相近，用软尺测量上臂围；③上臂肌围，不是直接测出，而是通过计算而来，计算方法为上臂肌围=上臂围（cm）–[0.314×肱三头肌皮褶厚度（mm）]，上臂围和上臂肌围都是评价肌肉蛋白消耗和肌肉蛋白储存情况的较好指标。

2. 生化测定　主要包括肌酐身高指数的测定、血清蛋白测定、细胞免疫功能测定、氮平衡测定等。

尿肌酐的排泄量与肌肉大小成正比，肌酐是以恒速从肌肉组织释放，肌酐是肌酸代谢不再循环的最终产物，肌酐身高指数可以用来评价肌肉蛋白储备和消耗情况。

血清蛋白主要包括血清白蛋白、转铁蛋白、前白蛋白、纤维连接蛋白、视黄醇结合蛋白等。低蛋白血症除见于蛋白质营养不良外，还见于慢性肝病、感染、肾病综合征、吸收不良等。转铁蛋白降低除营养不良外，尚可见于慢性感染、尿毒症、肝损害、体内铁储存增多等。前白蛋白降低除营养不良外，还见于急性分解代谢状态、手术后、肝病、感染、透析等情况。视黄醇结合蛋白降低见于维生素 A 缺乏、急性分解代谢状态、肝病、手术后等。应注意这些内脏蛋白质的半衰期各不相同，因此对营养不良的敏感性也不一样，血清白蛋白半衰期最长，如果营养不良导致血清白蛋白下降，高度提示其营养不良的状况已经非常严重了。

病人出现营养不良时会出现免疫功能障碍，尤其是细胞免疫功能障碍，特别是重度营养不良时，所以检测病人的细胞免疫功能可作为营养评价时的重要参考。细胞免疫可以通过总淋巴细胞计数和迟发型超敏反应的皮肤试验进行评定。

氮平衡也是评价蛋白质营养状况的常用指标之一，反映摄入蛋白质能否满足机体需要和体内蛋白质合成与分解情况，有助于营养治疗效果的判断。

3. 营养不良的评价　营养不良分为蛋白质营养不良、蛋白质-能量营养不良、混合型营养不良 3 种。机械通气的病人早期可能是单纯的蛋白质营养不良或蛋白质-能量营养不良，随着疾病的进展，如不及时进行有效的营养和代谢支持，可能最后进展至混合型营养不良。

（三）机械通气病人的营养支持原则

1. 明确患者是否需要进行营养支持　机械通气患者营养不良不仅可导致患者机体免疫功能低下，还可加重呼吸肌疲劳，导致呼吸功能下降、呼吸衰竭，甚至多器官功能衰竭。因此对机械通气患者提供合理的营养支持，纠正营养不良，对呼吸功能的恢复具有重要意义。但是机械通气病人是否需要进行营养支持这是一个比较复杂的问题，随着诊疗技术的发展，目前无创机械通气应用比以往任何时候都多，应用机械通气的病种从传统的急性危重病发展到一些慢性病，甚至是非呼吸系统疾病，如急性左心衰竭。又如睡眠呼吸暂停综合征，有时夜间需要使用无创机械通气，这些病人往往体形肥胖，不但不需要进行营养支持治疗，而是应该尽快控制能量摄入，减轻体重。因此，营养支持前应该首先对病人的疾病性质、能量摄入情况、各种人体测量，以及其他的营养评价指标给予一个全面综合的分析和评价，最后决定是否进行营养支持治疗。以下主要涉及进行机械通气治疗的急性危重症病人的营养支持情况。

对于急性危重病来说情况也很复杂，有些病人在急性起病前营养状况较好，而也有一些营养状况比较差，虽然营养不良对病人自身的免疫功能有着重要影响，对疾病的预后有着不良影响，但是要想在急性期短时间内迅速扭转病人的营养状况是不可能的，也是危险的。急性期的危重病人体内代谢情况非常紊乱，过多的能量和蛋白质摄入可加重体内重要脏器，如肝脏、肾脏的负担，无助于疾病的康复。

通常一个特别危重的急性病人其治疗过程可能要经历几个阶段，每个阶段的营养支持的原则是不一样的。开始时在疾病的极期，血流动力学不稳定、生命体征有波动，此时虽然机体处于一种明显的应激状态，但营养支持不是马上需要考虑的问题，在这一阶段治疗的主要任务是维持血流动力学和生命体征的稳定，纠正水电解质紊乱和酸碱失衡，保护重要脏器功能和对症支持治疗。经积极抢救之后，病人生命体征稳定，但仍处于危险期中，无法进食或进食很少，机体组织必须消耗自身能量储存来满足代谢需要，此时营养支持的目的是提供代谢所需要的能量与营养底物，维持组织器官的结构和功能。营养支持只能是对负氮平衡起到一定的代偿作用，但仍然无法扭转机体的分解代谢状态。经过进一步治疗后，病人度过了疾病的极期，逐步过渡到恢复期，由于经历了一段时间的负氮平衡，病人的营养状况比较差，但是应激反应和机体的代谢紊乱得到了一定的纠正，此时才可加大能量和蛋白质的摄入，逆转负氮平衡，改善病人的营养状况。

2. 明确患者营养支持的途径 机械通气分为无创机械通气和有创机械通气，进行无创机械通气的病人病情比较轻，且大多神志清，可鼓励其进食，如进食偏少可适量补充肠外营养支持。而进行有创机械通气的病人大多病情比较危重，往往无法自主进食，此时以肠外营养支持为主。营养支持途径应该首选肠内营养，肠内营养有助于肠黏膜屏障的完整性和减少通过肠黏膜的细菌移位，对于连续 5～7 天无法经口摄食达到营养需要量的病人，应当给予肠外营养，而一旦早期肠内营养不能改善机体的代谢需要，即可于 3～5 天起添加肠外营养。

3. 患者营养支持的能量计算 患者所需总能量的计算方式有多种，包括 Harris-Benedict 方程、Hamwi 公式、Ireton-Jones 公式、克莱伯定律、Penn State 公式及间接测热法等，也可按体重（kg）计算。其中 Harris-Benedict 公式最常用。对于急性危重病机械通气病人营养支持时每天能量的供应量可参考《中国老年危重患者营养支持治疗指南（2023）》，即在急性应激期营养支持的能量目标为每天 104.6～125.5kJ/kg（25～30kcal/kg），而在应激与代谢状态稳定后能量供给量可适当增加到 125.5～146.4kJ/kg（30～35kcal/kg）。处于机械通气抢救过程中的危重病人，测量体重是非常困难的，可以参考平时体重或按经验给予。要注意监测心、肺和肝、肾功能，以及血糖、电解质、日液体出入量等情况，如脏器不能承受营养支持的负担，则宁可降低热卡目标量。对危重病病人来说保护脏器功能甚于营养支持，如临床上常见的老年人或有心脏基础疾病的病人需要控制日补液量，以防急性左心衰竭，若补液量无法达到目标热量需求时，只能优先考虑维持重要的脏器功能，否则会加速病人死亡。

4. 机械通气病人每日能量的供给 机械通气病人由于常伴有发热、感染等因素，多处于高代谢负氮平衡状态。在此阶段，三大营养素的代谢发生了较大变化。在糖类代谢方面，应激状态导致肾上腺皮质激素和肾上腺素分泌增加，从而使胰岛素相对分泌不足，这表现为患者血糖升高，同时组织细胞对葡萄糖的利用能力降低；在脂肪代谢方面，当糖类代谢出现障碍时，体内脂肪分解和细胞利用脂肪酸的过程均较正常情况有所降低，因此机体只有通过蛋白质不断分解，为重要脏器如大脑、心脏等提供必要的能量。在这种复杂状态下，应激因素所导致的能量消耗相当于基础能量消耗（BEE）的 29%～54%。有研究表明机械通气病人安静时能量消耗（REE）测定，发现能量消耗较基础能量消耗明显增加。

如前所述，基础能量消耗为使用 Harris-Benedict 方程等方法得出的计算值，T 为病人的体温（℃）。考虑到病人每日要付出因疾病（如剧烈的呛咳、寒战等）、常规护理、体检、胸部物理治疗及校正营养不良等各项能量消耗，此值相当于病人本人基础能量消耗的 65%。因此，对于机械通气病人每日实际所需能量应为：

$$实际所需能量（kJ/d）=[BEE+0.12\times（T-37）+0.65\times BEE+575]\times 4.184$$

总之，由于机械通气病人常合并有严重肺部感染、休克、多器官功能衰竭等情况，其能量代谢较为复杂，临床上不能单凭某一公式来确定每日热量，而应在营养治疗中，根据氮平衡测定结果，对能量供给量进行适当调整。

5. 机械通气病人营养物质的供给途径 若无特殊禁忌情况，机械通气病人的营养供给仍以胃肠道作为首选途径。而对于肠胃功能较差的病人，也可采用全胃肠道外营养疗法。

胃肠道营养可通过放置胃管或十二指肠管进行。胃管放置比较容易，临床上较为常用，但存在着导致胃内 pH 升高和食物反流，造成吸入性肺炎或院内感染性肺炎的可能性。故临床上常采取下列措施以降低机械通气病人吸入性肺炎或院内感染性肺炎的发生率：①病人成 45°头高脚低卧位；②营养物质经胃管持续缓慢滴入或泵入，不用注射器一次性注入；③严格控制胃内容物不超过 150ml；④尽量不使用能中和胃酸的碱性药物。经十二指肠营养，由于营养素经十二指肠管直接送入十二指肠，故吸入性肺炎的发生率相对较低，但该管放置较为困难，临床上一般盲目放置的成功率约为 50%，若应用床边 X 线透视或胃镜引导放置，则成功率大为增加。

胃肠道补充营养配合静脉营养，该途径不仅避免了由于全胃肠道营养造成的胃肠道负担过重而出现的腹胀、腹泻等，而且也相对降低了吸入性肺炎的发生率，故对胃肠功能尚未完全恢复正常的病人来说，不失为一种较为理想的途径。

对于病情危重胃肠功能较差，尤其是机械通气开始前几天的病人，可采用全胃肠道外营养疗法，经静脉给予营养。因静脉营养刺激性较大，长期应用者多从深部静脉输注。

6. 营养治疗中应注意的问题 营养治疗的目的是为机体提供足够的能量，过少的营养不能满足机体的活动需要，过多的营养则会对机体产生不利影响。由于碳水化合物的呼吸商高于脂肪，大量摄入会引起二氧化碳生成及耗氧增加，加重呼吸系统的负担，故在通气储备功能较差的病人补充营养时应注意通气负荷情况。临床上常用脂肪热能来代替碳水化合物以降低呼吸商，并减少二氧化碳的生成。营养物质中脂肪提供的热能占 50%左右，但是否利于患者脱机仍有待进一步证明。过量蛋白质的摄入会使呼吸中枢的通气驱动作用增强，每分通气量增大，增加呼吸负荷，不利于病人恢复。过多的脂肪摄入不仅可造成肺通气/血流比值失调，导致动脉血氧饱和度和二氧化碳弥散能力的降低，而且严重者还可导致肝功能损害或脂肪肝。此外，经消化道营养治疗时，过多的营养补充可引起消化吸收不良而出现腹胀、腹泻、恶心、呕吐等。

（四）营养支持治疗与撤机

呼吸肌群能否产生足够的力量以保证机体最低有效肺泡通气量是撤机的关键。临床上导致呼吸肌无力的因素很多，包括中枢驱动力下降、神经肌肉病变、肌肉初长度和形状的改变、呼吸肌负荷增加、代谢因素及能量供应不足等。但不同的疾病，其原因各不相同。对因呼吸系统疾病而进行的机械通气病人来说，营养不良导致的呼吸肌无力是这类病人撤机困难原因中一个不容忽视的因素。

对机械通气撤机困难的病人进行营养支持治疗，其目的是改善病人呼吸肌功能，但其治疗效果受病人代谢状态及机体对营养利用情况的影响。为了改善氮潴留和蛋白质合成，提高肌肉，特别是呼吸肌的质量，近十多年来，研究者们尝试通过营养支持治疗联合生长激素的方法，促进因营养不良导致的呼吸肌无力患者体内蛋白质的合成，并取得了一定成效。多项研究表明，生长激素与营养支持治疗的联合使用能够改善氮平衡，增加最大吸气压，帮助患者顺利脱机，提示这种联合治疗对呼吸肌无力或脱机困难的患者具有良好的疗效。

（陈柳莹　许娟娟）

第十六章 心脑血管系统疾病

第一节 高 血 压

一、高血压概述

高血压是一个由多种因素引起的以血压升高为主要特点的全身性疾病，是我国患病人数最多的慢性病之一。目前患病人数超过 2.7 亿。高血压是多种心、脑血管疾病的重要病因和危险因素，是导致冠状动脉粥样硬化性心脏病、脑卒中等心脑血管疾病死亡的主要原因之一，但高血压的知晓率、治疗率和控制率总体仍处于较低水平。高血压一般分为原发性高血压和继发性高血压，此处核心讨论原发性高血压的营养代谢及治疗。

二、高血压诊断

在未使用降压药物的情况下，非同日 3 次测量诊室血压，收缩压≥140mmHg 和（或）舒张压≥90mmHg。收缩压≥140mmHg 和舒张压＜90mmHg 为单纯收缩期高血压。根据血压升高水平，又进一步将高血压分为 1～3 级。

三、高血压临床特征

原发性高血压大多起病缓慢，缺乏特殊的临床表现。常见症状有头晕、头疼、颈项板紧、心悸，也可出现视物模糊、鼻出血等症状。

四、高血压代谢特点

高血压的发病与环境、饮食结构密切相关。不同地区人群血压水平和高血压患病率与钠盐平均摄入量显著相关，摄入钠盐越多，血压水平和患病率越高。同一地区的人群中血压水平与摄盐量并不相关，摄盐过多导致血压升高主要见于盐敏感的人群。钾摄入量与血压呈负相关。高蛋白质摄入属于升压因素，动物和植物蛋白质均能升压。饮食中饱和脂肪酸和饱和脂肪酸/不饱和脂肪酸比值较高也属于升压因素。饮酒量与血压水平呈线性相关，尤其与收缩压明显相关。吸烟可以使交感神经末梢释放去甲肾上腺素而使血压升高，可以通过氧化应激损害一氧化氮介导的血管舒张引起血压升高。因此应遵循以上特点指导高血压患者的生活方式和饮食习惯调整。

五、营养治疗原则

原发性高血压的主要影响因素包括遗传、年龄、超重/肥胖、高盐摄入、吸烟、过量饮酒、运动量不足、长期精神紧张、空气污染等，故治疗性生活方式干预包括：①减轻体重；②减少钠盐摄入；③补充钾盐；④减少脂肪摄入；⑤戒烟戒酒，适量运动；⑥减轻精神压力，保持心态平衡，必要时补充叶酸制剂。

高血压患者应遵循合理膳食原则：①丰富食物品种，以谷类为主；②吃动平衡，健康体重；

③多吃蔬果、奶类、大豆；④适量食入鱼、禽、蛋、瘦肉；⑤少盐少油，控糖、戒烟戒酒。

1. 限制总能量及增加体力活动　控制体重在标准体重范围内，肥胖者应合理减重，BMI 在 18.5～23.9kg/m^2；男性腰围＜85cm，女性腰围＜80cm。超重或肥胖的高血压患者，每日能量摄入比原来减少 300～500kcal，能量减少可采取循序渐进的方式。

对于每日能量摄入在 1600～2400kcal 的 18 岁以上成年人，主要类别食物每日摄入量如下：谷类食物 200～300g，薯类 50～100g，蔬菜 300～500g，水果 200～350g，水产类 40～75g，畜禽类 40～75g，蛋类 40～50g，奶制品 300g。另外每周摄入豆类 105～175g，坚果 50～70g。

提倡进行规律的中等强度有氧运动，减少静态行为时间。活动方式每日步行约 3km，时间在 30 分钟以上。可以根据个人情况选择适合的运动项目，如骑自行车、跳有氧操或打太极拳，每周进行 5 次。运动后，最大心率＝220–年龄，中等强度运动心率为最大心率的 60%～70%。例如，60 岁的患者运动后心率可达到 120 次/分。通过控制适量的运动，可以有效确保安全性并维持有氧代谢。

2. 食用适量的鱼、畜禽肉和蛋类等动物性食物　动物蛋白为优质蛋白，优先选择鱼和禽肉类食物，少吃肥肉、烟熏和腌制的肉制品。

3. 限制脂类　每日烹调用油量应控制在 20～30g，不食用煎炸食物，可选择大豆油、橄榄油、茶油等富含不饱和脂肪酸的植物油控制食用饱和脂肪酸和胆固醇含量高的畜肉类食物及制品。伴有血脂异常的高血压患者，不控制脂质摄入，会导致脂质沉积，加重高血压，故膳食胆固醇摄入应＜300mg/d。

4. 控制精制糖摄入　添加糖的摄入量最好控制在＜25g，少喝或不喝含糖饮料，减少食用添加大量精制糖的甜点。进食复合糖类、含食物纤维高的食品，如淀粉、糙米、玉米、小米等均可促进肠蠕动，加速胆固醇排出，对防治高血压有益处。

5. 矿物质

限制钠摄入：我国居民膳食中 75%以上的钠来自家庭烹饪盐，其次为高盐调味品。随着膳食模式的改变，加工食品也成为重要的钠盐摄入途径。人群普查和动物实验都证明，钠盐摄入越多，高血压患病率越高，限制食盐后血压降低。每日食盐＜5.0g，应减少酱油、味精、腐乳等含盐量高的调味品使用，选择葱、姜、蒜、花椒等调味品。少吃或不吃腌熏食物，减少食盐含量高的饼干、面包等加工食品的摄入。

补钾：含有利尿成分的降压药可使钾从尿中排出，故应供给含钾丰富的食物（如新鲜蔬菜、水果和豆类等）。对于高血压患者，若存在低钾血症，临床上考虑药物补钾。一般主张从天然食物，特别是多吃蔬菜和水果来避免钾的不足。肾功能不全的高血压患者补钾应咨询专科医生。

补钙、镁：钙对高血压治疗有一定作用，每天应供给 1000mg 为宜。含钙丰富食品有黄豆及其制品，葵花籽、核桃、牛奶、花生、鱼、虾、红枣、韭菜、柿子、芹菜、蒜苗等。镁是否具有降压作用，尚存在争议。有研究表明可扩张外周血管，缓解动脉血管僵硬度，这可能是镁降低缺血性心脏病的原因。

6. 培养良好的膳食习惯　定时定量进食，不过饥不过饱，不暴饮暴食，不挑食、不偏食，规律作息，充足睡眠，不熬夜。应喝茶、戒烟戒酒。目前已明确乙醇是高血压和脑卒中的独立危险因素。长期过度饮酒者，在突然减量初期，血压可能升高，坚持限制酒量后血压会下降。

第二节　心力衰竭

一、概　　述

心力衰竭是各种心脏疾病发展的终末阶段。我国目前有超过 900 万心力衰竭患者，且呈上升的趋势。心力衰竭的高死亡率、高住院率及高额医疗费用给家庭和社会造成沉重的负担。随着对心力衰竭认识的逐步深入发现，心力衰竭患者的营养代谢紊乱与心力衰竭的最终结局密切相关，那么纠正心力衰竭的营养代谢紊乱将为改善心力衰竭预后开辟新思路。

二、心力衰竭诊断

心力衰竭指由于心脏结构或功能异常，导致心室充盈和（或）射血功能受损，心排血量无法满足机体代谢需求，表现为肺循环和（或）体循环淤血，以及器官和组织血液灌注不足的综合征。

三、心力衰竭临床特征

主要特点是呼吸困难、乏力、运动耐量下降及体液潴留造成的肺淤血和外周水肿。

四、心力衰竭代谢特点

心力衰竭患者可能存在肥胖、营养不良等不同营养状况。营养过剩导致的肥胖、高脂血症、糖尿病和高血压是心血管疾病的主要危险因素。长期营养过剩会对心力衰竭患者心血管系统造成持续的负担，进而加重心力衰竭。营养不良是心力衰竭的独立不良预后因素。慢性心力衰竭患者中营养不良的发生率为 16%～65%，重度和急性失代偿心力衰竭患者中营养不良发生率高达 75%～90%，其中恶病质占 5%～15%。营养不良会增加心力衰竭患者再入院率、死亡风险和感染等并发症，而且会导致心功能恶化，形成“营养不良-炎症反应-恶病质”的恶性循环。营养不良影响心室射血，导致肌力减退进而影响血流动力学参数和交感神经活动，甚至引起免疫功能损伤，而致感染概率增加，进一步加重心血管系统负担。

五、营养治疗原则

心力衰竭患者的能量摄入应遵循个体化原则，避免因营养过剩而增加心脏负担，同时预防营养不良和恶病质的发生。应注意水、电解质平衡，采取低脂膳食，补充优质蛋白，并适当增加微量元素的摄入，形成合理的膳食习惯。

1. 适量能量供应，减轻心脏负荷 肥胖对循环系统和呼吸系统都是不利的，特别是当心力衰竭发生时，由于肥胖可引起膈的抬高，肺容积的减少及心脏位置的变化，因而成为一个加重心力衰竭发作的危险因素。因此，对于肥胖的心力衰竭患者宜采用低能量膳食，以使患者的净体重（去水肿体重）维持在正常或略低于正常的水平，而且低能量膳食将减少身体的氧消耗，也减轻心肌的氧耗。2019 年美国心力衰竭学会（HFSA）共识建议，对 BMI≥35kg/m^2 者，建议减轻 5%～10%体重；BMI≥35kg/m^2 且纽约心功能分级Ⅱ～Ⅲ级伴或不伴左心室辅助装置的心力衰竭患者，可考虑减重手术。

心力衰竭患者应至少每年筛查 1 次有无体重减轻，以期尽早发现恶病质。恶病质是一种复杂的代谢性消耗综合征，特点是非故意、非水肿性体重减轻、厌食、炎症和异常生化，常伴有肌肉减少。若一旦确定存在恶病质，需进行积极的肠内肠外营养支持。

2. 限制液体摄入量 照护人员应严格监测心力衰竭患者每日液体的摄入量，症状严重的心力衰竭患者每日液体的摄入量应限制在 1500～2000ml 以内，摄入量应该比出量负平衡 250～500ml/d。应根据病情及个体的药物、饮食习惯相结合，提供个体化的液体摄入指导建议。

3. 限制钠摄入，注意电解质平衡 应根据病情选用低盐、无盐、低钠膳食。《中国心力衰竭诊断和治疗指南 2023》建议钠盐摄入量根据病情控制在 2～3g/d。患者若需大量利尿时，应适当增加食盐的量以预防低钠综合征。

钾平衡失调是充血性心力衰竭中最常出现的电解质紊乱之一。临床中最常遇到的为缺钾，主要发生于摄入不足（如营养不良、食欲缺少和吸收不良等）；肾外丢失（如呕吐、腹泻、吸收不良综合征）；肾脏丢失（如利尿药治疗）以及其他情况（如胃肠外营养、透析等）。缺钾可引起严重心律失常，呼吸麻痹等，并易诱发洋地黄中毒，需严密检测血钾，并根据血钾结果给予口服钾剂，以维持血钾平衡。含钾较多的食品有蘑菇、紫菜、香菜、菠菜等，可在心力衰竭患者平素的饮食中注意添加。

慢性心力衰竭患者铁元素往往摄入不足，近些年国内外各种心力衰竭指南推荐收缩性心力衰竭合并铁缺乏的患者可静脉铁剂治疗。

4. 蛋白质 慢性心力衰竭患者的蛋白质摄入量应高于普通人群，未合并慢性肾脏疾病的慢性心力衰竭患者蛋白质推荐摄入量为 1.1g/（kg·d），营养不良的心力衰竭恶病质患者为 1.5～2.0g/（kg·d），估算的肾小球滤过率<60ml/（min·1.73m^2），可考虑将蛋白质限制在 0.6～0.8g/（kg·d）。但蛋白质的特殊动力学作用可能增加心脏额外的能量要求，故心力衰竭急性发作期主张初期蛋白质每日 25～30g。

5. 限制脂类 按低脂肪、低胆固醇、高多不饱和脂肪酸膳食原则，心力衰竭患者的脂肪限制在 40g/d 以内，胆固醇应<300mg/d，伴有肥胖者应控制能量和糖类，以维持理想体重为宜。

6. 良好饮食习惯 选择容易消化吸收的食品；食物不宜过热过冷，保持大便通畅，排便时避免用力过猛。少食多餐，减少胃胀满感。避免一次进食量过多，以防止引起心律失常。能致肠胀气和刺激性流质不宜吃，如豆浆、牛奶、浓茶、咖啡等食品。

第三节 冠状动脉粥样硬化性心脏病

一、冠状动脉粥样硬化性心脏病概述

冠状动脉粥样硬化性心脏病是指冠状动脉粥样硬化使血管腔狭窄或阻塞，和（或）因冠状动脉功能性改变（痉挛）导致心肌缺血缺氧或坏死而引起的心脏病，统称冠状动脉性心脏病（coronary artery heart disease），简称冠心病，亦称缺血性心脏病（ischemic heart disease），是一种最常见的心脏病。冠状动脉粥样硬化性心脏病是多种冠状动脉病的结果，但冠状动脉粥样硬化性心脏病占冠状动脉性心脏病的绝大多数（95%～99%）。因此，习惯上把冠状动脉性心脏病视为冠状动脉粥样硬化性心脏病。

冠状动脉粥样硬化性心脏病的发病机制是由于脂质代谢不正常，血液中的脂质沉着在原本光滑的动脉内膜上，形成一些类似粥样的脂类物质，逐渐堆积而成白色斑块，这些斑块渐渐增多造成动脉腔狭窄，使血流受阻，导致心脏缺血，产生心绞痛。如果动脉壁上的斑块形成溃疡或破裂，就会形成血栓，堵塞冠状动脉使供血中断，发生急性心肌梗死，甚至猝死。冠状动脉粥样硬化性心脏病的少见发病机制是冠状动脉痉挛（血管可以没有粥样硬化），产生变异型心绞痛，如果痉挛超过 30 分钟，也会导致急性心肌梗死，甚至猝死。

二、冠状动脉粥样硬化性心脏病的诊断和分型

冠状动脉粥样硬化性心脏病的最常见的症状为心绞痛和胸闷。心绞痛通常由体力劳动或情绪激动等因素诱发，表现为胸骨后压榨性疼痛，可放射至心前区、左上肢、下颌等部位。胸闷症状则通常表现为呼吸困难、气促等。冠状动脉粥样硬化性心脏病的实验室检查主要有以下几个方面。

1. 心电图 是诊断冠状动脉粥样硬化性心脏病的重要手段之一。心电图异常，如 ST 段压低、T 波倒置等，可能提示心肌缺血或心肌梗死。

2. 心脏超声 可以检测心脏的结构和功能，若发现心室壁运动异常，可能提示心肌缺血或心肌梗死。

3. 生化标志物 心肌肌钙蛋白、肌酸激酶等生化标志物升高，可能提示心肌损伤，有助于诊断冠状动脉粥样硬化性心脏病。

4. 冠状动脉造影是诊断冠状动脉粥样硬化性心脏病的金标准。冠状动脉造影显示冠状动脉狭

窄程度超过 50%，或者既往有心肌梗死的病史，可明确诊断为冠状动脉粥样硬化性心脏病。

冠状动脉粥样硬化性心脏病的诊断需综合考虑患者的临床症状、实验室检查结果及冠状动脉造影结果。当患者符合上述标准时，可诊断为冠状动脉粥样硬化性心脏病。

由于病理解剖和病理生理变化的不同，近年临床上趋于将冠状动脉粥样硬化性心脏病分为急性冠脉综合征（acute coronary syndrome，ACS）和慢性冠脉综合征（chronic coronary syndrome，CCS）两大类。前者包括不稳定型心绞痛（unstable angina pectoris，UAP）、非 ST 段抬高心肌梗死（non-ST segment elevation myocardial infarction，NSTEMI）和 ST 段抬高心肌梗死（ST segment elevation myocardial infarction，STEMI），也有将冠状动脉粥样硬化性心脏病猝死也包括在内的；后者包括稳定型心绞痛、冠脉正常的心绞痛（如脆 X 综合征）、无症状性心肌缺血和缺血性心力衰竭（缺血性心肌病）。大多数的冠状动脉粥样硬化性心脏病患者为慢性冠脉综合征患者，急性冠脉综合征患者经过治疗后也会转变成慢性冠脉综合征。

三、冠状动脉粥样硬化性心脏病的代谢特点

冠状动脉粥样硬化性心脏病的主要病因是冠状动脉粥样硬化，但动脉粥样硬化的原因尚不完全清楚，可能是多种因素综合作用的结果。目前认为本病发生的危险因素有年龄和性别（45 岁以上的男性，55 岁以上或者绝经后的女性）、家族史（父兄在 55 岁以前，母亲/姐妹在 65 岁前死于心脏病）、血脂异常（低密度脂蛋白胆固醇过高，高密度脂蛋白胆固醇过低）、高血压、糖尿病、痛风、吸烟、肥胖、超重、缺乏运动等。营养治疗目的是通过膳食中各营养素合理调整，预防动脉粥样硬化发生和发展，防止冠状动脉粥样硬化性心脏病的病情恶化，对危险因素进行饮食干预治疗可防止疾病反复，减少死亡率，延长寿命。

四、冠状动脉粥样硬化性心脏病患者的营养治疗

（一）控制总热量摄入

过量的热量摄入会导致肥胖，从而加重心脏的负担。因此，冠状动脉粥样硬化性心脏病患者应合理控制每日总热量摄入，以达到或维持理想体重，建议为每天 2000～3000kcal，糖类占总能量的 65%左右，蛋白质占 13%～15%，脂肪占比应＜20%。合并有高脂血症者每日总热量摄入应限制在 2000kcal 左右，脂肪占比应＜15%。对于冠状动脉粥样硬化性心脏病发生急性心肌梗死的情况，能量的摄入应更加严格控制，通常每天在 1000kcal 左右，以减轻心脏的负担。控制总热量摄入是实现健康体重和降低心血管疾病风险的重要手段。以下是一些控制总热量摄入的方法。

1. 控制食物摄入量 采用小盘子盛饭，慢慢咀嚼，尽量减少零食摄入。在餐前喝一杯水可以减少食欲，减少食物摄入量。

2. 选择低热量食物 选择蔬菜、水果、全麦面包、瘦肉等低热量食物来代替高热量食物。此外，选择低脂、低糖、低盐的食品，以减少热量的摄入。

3. 控制食物的烹饪方式 选择蒸、煮、烤等低热量的烹饪方式，避免使用油炸、煎炒等高热量的烹饪方式。

4. 控制饮料的热量 选择喝水、茶、咖啡等低热量的饮料，避免喝含糖饮料、酒精等高热量的饮料。饮用咖啡后心率明显加快的个体，应控制喝咖啡的频次。

5. 控制餐后甜点的热量 选择吃水果、低热量的饼干等代替高热量的甜点，或者减少餐后甜点的摄入量。

6. 规律饮食 保持规律的饮食习惯，避免暴饮暴食。每天保持三餐，尽量不吃夜宵。

7. 适量运动 通过运动增加能量消耗，有助于控制体重和减少体内脂肪堆积。

8. 定期监测体重 发现体重超标或增长过快时及时调整饮食和运动习惯。

（二）保持低脂肪、低饱和脂肪酸、低胆固醇的饮食习惯

饱和脂肪酸主要来源于动物性脂肪，如牛油、猪油和奶油等，它们在室温下呈现固态。此外，椰子油和棕榈油也含有大量的饱和脂肪酸。不饱和脂肪酸则主要来源于植物油，如橄榄油、菜籽油、茶籽油、花生油、玉米油等。此外，深海鱼和鱼油也是不饱和脂肪酸的重要来源。不饱和脂肪酸又分为单不饱和脂肪酸和多不饱和脂肪酸。单不饱和脂肪酸主要含在橄榄油、茶籽油、花生油中，而多不饱和脂肪酸中的亚油酸主要在红花油、玉米油、葵花籽油中，α-亚麻酸则主要含在亚麻籽、核桃、大豆及山野菜中。饱和脂肪酸和胆固醇是动脉粥样硬化的重要因素。冠状动脉粥样硬化性心脏病患者食物胆固醇摄入应限制在 200mg/d 以下，减少动物脂肪、内脏、鱼子酱、脑等食物的摄入，选择富含不饱和脂肪酸的食用油（如橄榄油、菜籽油）作为烹饪用油。

（三）增加膳食纤维摄入

膳食纤维在肠道内可以与胆固醇代谢产物胆酸结合，随粪便排出体外，从而降低血脂胆固醇水平。随着现代生活节奏的加快，膳食纤维的摄入量往往不足。日常生活中的高纤维食物主要有以下几类。

1. 蔬菜类　蔬菜是膳食纤维的重要来源之一。一些常见的蔬菜，如芹菜、韭菜、蘑菇、木耳等，都含有较高的膳食纤维。其中，芹菜和韭菜的膳食纤维含量尤其丰富，有助于促进肠道蠕动，改善消化功能。

2. 水果类　水果富含多种维生素和矿物质，同时也是膳食纤维的重要来源。例如，苹果、梨、柿子、柑橘等水果中都含有一定量的膳食纤维。适量食用这些水果，不仅有助于补充营养，还能增加饱腹感，有利于控制体重。

3. 全谷类　全谷类食物是指未经精细加工或仅经过轻度加工的谷类食物，它们含有丰富的膳食纤维。例如，燕麦、糙米、全麦面包等都是常见的全谷类食物，它们不仅含有丰富的膳食纤维，还含有多种维生素和矿物质，有助于维持身体健康。

4. 坚果和种子　也是膳食纤维的良好来源。例如，杏仁、核桃、亚麻籽等都含有较高的膳食纤维。此外，这些食物还富含健康的不饱和脂肪酸和蛋白质，是营养价值极高的零食选择。

5. 豆类　豆类食物也是膳食纤维的重要来源之一。例如，黑豆、红豆、绿豆等都含有丰富的膳食纤维。此外，豆类食物还富含植物蛋白和多种维生素，对于维持身体健康具有重要作用。

（四）保持适量蛋白质摄入

蛋白质是人体必需的营养素，对于修复组织和增强免疫力至关重要。冠状动脉粥样硬化性心脏病患者蛋白质需要与健康人相同，轻度体力劳动者每日推荐摄入量为 1.3g/kg，极重度体力劳动者可达 2.0g/kg。冠状动脉粥样硬化性心脏病患者应选择低脂肪、低胆固醇的蛋白质来源，主要包括鸡胸肉、鱼、虾、豆类及各种低脂奶制品。这些食物含有丰富的蛋白质，且脂肪含量较低，特别是饱和脂肪酸和胆固醇的含量较低。

（五）保持足够维生素和矿物质摄入

如维生素 C、维生素 E、硒、钾等都对心血管健康有益。建议多吃新鲜蔬菜和水果，以及全谷类食品。

（六）控制钠盐摄入

高钠饮食可增加高血压的风险，进一步加重心脏负担。建议每日钠盐摄入量不超过 6g。要控制钠盐摄入，可以采取以下措施。

1. 少吃盐　减少烹饪时加盐量，避免使用高盐调味品，如酱油、鸡精、味精等。

2. 控制加工食品摄入　加工食品，如罐头、腌制品、熏制品等通常含有较高的钠盐，应减少食用。

3. 选择低钠食品　在购买食品时，应注意食品的营养成分表，选择钠盐含量较低的食品。

4. 增加钾盐摄入 钾盐可以帮助排出体内的钠离子，维持血压正常。多食用富含钾的食品，如香蕉、土豆、蘑菇等。

5. 控制烹饪方法 避免高温、油炸等烹饪方式，多采用蒸、煮、炖等健康的烹饪方式。

6. 养成口味清淡的习惯 从小培养口味清淡的习惯，避免养成重口味的嗜好。

（七）戒烟和避免过量饮酒

吸烟是冠状动脉粥样硬化性心脏病的主要危险因素之一，冠状动脉粥样硬化性心脏病患者应完全戒烟。过量饮酒会导致胆固醇增高，主要原因在于酒精会影响肝脏对血脂的代谢，酒精摄入需要肝脏进行分解和代谢，过量饮酒会使肝细胞受损，进而影响脂肪和胆固醇在肝脏的代谢过程，导致体内脂肪和胆固醇的堆积。此外，酒精还可能导致肝脏病变，影响肝脏解毒功能，进一步引起代谢紊乱，从而使血液中的胆固醇浓度上升。

（八）合理安排饮食与运动

适当的运动与合理的饮食相结合，有助于控制体重、降低血脂，从而对冠状动脉粥样硬化性心脏病的治疗起到辅助作用。建议每日保持 30 分钟的中等强度运动，如快走、骑车或游泳等。

第四节　血 脂 异 常

一、血脂异常概述

血脂异常（dyslipidemia）指血浆中脂质量和质的异常。血脂是血清中的胆固醇、甘油三酯和类脂（如磷脂）等的总称，与临床密切相关的血脂主要是胆固醇和甘油三酯。血脂不溶于水，必须与特殊的蛋白质，即载脂蛋白（Apo）结合形成脂蛋白才能溶于血液，被运输至组织进行代谢，因此，血脂异常表现为异常脂蛋白血症（dyslipoproteinemia）。脂蛋白分为乳糜微粒（chylomicron，CM）、极低密度脂蛋白（very low-density lipoprotein，VLDL）、中密度脂蛋白（intermediate density lipoprotein，IDL）、低密度脂蛋白（low-density lipoprotein，LDL）和高密度脂蛋白（high-density lipoprotein，HDL），此外，还有一种脂蛋白称为脂蛋白 a[Lp(a)]。

二、血脂检测项目

临床血脂检测的常规项目包括总胆固醇（TC）、甘油三酯（TG）、低密度脂蛋白胆固醇（LDL-C）和高密度脂蛋白胆固醇（HDL-C），利用总胆固醇减去高密度脂蛋白胆固醇，即可获得非高密度脂蛋白胆固醇，非常简便实用。另外国内诸多大型医院也开展了 ApoA1、ApoB、Lp(a)检测。

（一）总胆固醇

总胆固醇是指血液中各脂蛋白所含胆固醇之总和。影响总胆固醇水平的主要因素如下。

1. 年龄与性别 总胆固醇水平常随增龄而增高，但到 70 岁后不再上升甚或有所下降，中青年女性低于男性，女性绝经后总胆固醇水平较同年龄男性高。

2. 饮食习惯 长期高胆固醇、高饱和脂肪酸摄入可造成总胆固醇升高。

3. 遗传因素 与脂蛋白代谢相关酶或受体基因发生突变，是总胆固醇显著升高的主要原因。

空腹或非空腹血标本均可用于总胆固醇检测，结果无明显差别。

（二）甘油三酯

甘油三酯除受遗传因素影响外，后天因素也有明显影响，并与种族、年龄、性别及生活习惯（如饮食、运动等）有关。甘油三酯水平个体内与个体间变异均较大，同一个体的甘油三酯水平受饮食和不同时间等因素的影响，故同一个体在多次测定时，甘油三酯值可能有较大差异。人群中血清甘油三酯水平呈明显的偏态分布。无论血脂有无异常，餐后甘油三酯水平都可增高（约 0.3mmol/L）；如果非空腹血清甘油三酯≥4.52mmol/L，则需采集空腹标本进行血脂检测以评估甘油三酯浓度。

（三）低密度脂蛋白胆固醇

低密度脂蛋白颗粒中胆固醇占比约为 50%，低密度脂蛋白胆固醇浓度基本能反映血液低密度脂蛋白颗粒水平。影响总胆固醇的因素同样也可影响低密度脂蛋白胆固醇水平。利用 Friedewald 公式（低密度脂蛋白胆固醇=总胆固醇–高密度脂蛋白胆固醇–甘油三酯/2.2）可直接计算低密度脂蛋白胆固醇，曾是国际上最普遍的低密度脂蛋白胆固醇测定方法，目前仍在许多国家使用。但对甘油三酯≥4.52mmol/L 或某些异常脂蛋白血症的标本，宜使用直接测定法检测血清低密度脂蛋白胆固醇水平。匀相测定法是我国目前测定低密度脂蛋白胆固醇的主要方法。

（四）高密度脂蛋白胆固醇

高密度脂蛋白胆固醇高低明显受遗传因素的影响。严重营养不良者，伴随血清总胆固醇明显降低，高密度脂蛋白胆固醇也低下。肥胖者高密度脂蛋白胆固醇也多偏低。吸烟可使高密度脂蛋白胆固醇下降。糖尿病、肝炎和肝硬化等疾病状态可伴有低高密度脂蛋白胆固醇。高甘油三酯血症患者往往伴有低高密度脂蛋白胆固醇。而运动可使高密度脂蛋白胆固醇轻度升高。高密度脂蛋白中胆固醇含量比较稳定，故目前多通过检测其所含胆固醇的量，间接了解血中高密度脂蛋白水平。通常情况下血清高密度脂蛋白胆固醇水平与动脉粥样硬化性心血管疾病（ASCVD）发病风险呈负相关。

（五）非高密度脂蛋白胆固醇

非高密度脂蛋白胆固醇是指血液中除高密度脂蛋白以外其他脂蛋白所含胆固醇的总和，包括 VLDL、IDL、LDL 和 Lp(a)中的胆固醇。非高密度脂蛋白胆固醇代表了含有 ApoB 脂蛋白颗粒中胆固醇的总量，计算公式如下：非高密度脂蛋白胆固醇=总胆固醇–高密度脂蛋白胆固醇。国际上部分血脂指南建议将非高密度脂蛋白胆固醇作为 ASCVD 一级预防和二级预防的首要目标。

长期血脂异常可导致动脉粥样硬化、增强心脑血管病的发病率和死亡率。随着生活水平的提高，我国血脂异常的患病率已明显升高。血脂异常可见于不同年龄、性别的人群，患病率可随年龄而增高，高胆固醇血症高峰在 50～69 岁，50 岁以前男性高于女性，50 岁以后女性高于男性。有些家族性血脂异常可发生于婴幼儿。血脂异常病因涉及：①遗传因素；②不良生活方式，包括暴饮暴食、嗜酒、偏食、饮食不规律等不良饮食习惯及缺乏体力活动、精神紧张、生活不规律等；③长期服用某种药物，如噻嗪类利尿剂、β 受体阻滞剂、肾上腺皮质激素、口服避孕药等；④其他疾病继发引起，如糖尿病、甲状腺功能减退、肾病综合征、肾移植、胆管阻塞等。临床上血脂异常的病人可表现为脂质在真皮内沉积所引起的黄色瘤，以及脂质在血管内皮沉积所引起的动脉粥样硬化，产生冠状动脉粥样硬化性心脏病和周围血管病等。

三、血脂异常患者的营养治疗

血脂异常主要与脂质代谢紊乱有关，其营养治疗目的是通过饮食的调理，限制饮食中脂肪和胆固醇的摄入，同时选用降脂药物的治疗，使血胆固醇、甘油三酯、高密度脂蛋白胆固醇等浓度恢复或接近正常。

（一）能量

多数合并肥胖症或超重的病人，可通过限制每日摄入的能量，限量高能量、高碳水化合物和高脂肪食品的摄入，同时增加一定的运动量，以促进体脂的分解，力争达到或接近理想体重，有助于调整血脂和脂蛋白异常。

（二）蛋白质

适宜的供给优质蛋白是增强机体抵抗力、防治血脂异常的物质基础。来自动物和植物的膳食蛋白质，尤其是大豆蛋白，对许多心血管疾病的危险因素有预防作用。高蛋白质饮食可减轻血脂障碍的乳糜微粒浓度。因此，想要控制高脂血症病人的血脂，要供给足够量的蛋白质，其中摄入的植物蛋白质要维持在 50%以上。蛋白质的供给量应占总热量的 15%左右，或每日每千克体重按 1～1.5g 供给。血脂异常患者应选择蛋白质含量高、脂肪含量较低（特别是饱和脂肪酸和胆固醇的含量较低）的鸡胸肉、鱼、虾、豆类以及低脂奶制品。

（三）脂肪

当摄入过多的脂肪，在体内易合成过多的甘油三酯和胆固醇而发生高甘油三酯血症、高胆固醇血症、动脉粥样硬化等疾病，对机体产生不利的影响。每天脂肪摄入量控制在总能量的 20%～30%以内，正常人每天膳食胆固醇供给量一般为 300mg，高胆固醇血症病人，每天胆固醇供给量应少于 200mg。

一般膳食以饱和脂肪酸、单不饱和脂肪酸和多不饱和脂肪酸比例为 1∶1∶1 为宜。饱和脂肪酸和胆固醇是动脉粥样硬化的重要因素，不饱和脂肪酸能降低血中胆固醇、甘油三酯、血液黏稠度，改善血液微循环。血脂异常患者应减少动物脂肪、内脏、蛋黄等食物的摄入，选择富含不饱和脂肪酸的食用油作为烹饪用油。

（四）碳水化合物

碳水化合物对血脂的影响与其种类密切相关。其中精制糖如蔗糖、果糖等可使血甘油三酯含量增高，特别是肥胖或已有甘油三酯增高者更明显，在冠状动脉粥样硬化性心脏病病人中由糖引起的高脂血症最为多见。当蛋白质缺乏时，过量摄入的糖易在肝脏中转化为甘油三酯而堆积起来，从而形成脂肪肝。因此，要严格限制碳水化合物的摄入量。碳水化合物的供给量一般占总热量的 55%～65%，特别是甘油三酯水平升高的病人，应严格控制糖类摄入量，碳水化合物应减少至占总能量的 50%～55%。

（五）维生素

维生素 C 具有降低胆固醇、增强血管韧性和弹性、减少脆性、防止血管出血等作用。其次，B 族维生素中尤其是维生素 B_6，也具有较强的降血脂和防治冠状动脉粥样硬化性心脏病的作用。新鲜蔬菜和水果中含丰富的维生素 C，还有丰富的膳食纤维吸附随胆汁排入十二指肠内的胆固醇，可防止胆固醇的再吸收，使其与粪便排出体外，从而减少血中胆固醇的含量。含有丰富维生素 B_6 的食物如马铃薯、蚕豆、青鱼、橘子等应多食。

（六）膳食纤维

膳食纤维能促进肠道蠕动，缩短肠内食物通过肠道的时间，增加胆固醇及其他代谢产物的排出，不仅保持大便通畅，又可降低血胆固醇的水平。日常生活中的高纤维食物主要包括常见的蔬菜、水果和未经精细加工或仅经过轻度加工的全谷类食物。

（七）避免过量饮酒

过量饮酒会导致胆固醇增高，主要原因在于酒精会影响肝脏对血脂的代谢，酒精摄入需要肝脏进行分解和代谢，过量饮酒会使肝细胞受损，进而影响脂肪和胆固醇在肝脏的代谢过程，导致体内脂肪和胆固醇的堆积。此外，酒精还可能导致肝脏病变，影响肝脏解毒功能，进一步引起代谢紊乱，从而使血液中的胆固醇浓度上升。

（黄　坤　谢　天）

第十七章　胃肠疾病

第一节　消化性溃疡

一、概　　述

消化性溃疡（peptic ulcer）泛指胃肠道黏膜在某些情况下被胃酸和胃蛋白酶自身消化而导致的溃疡，可发生于食管、胃及十二指肠，也可以发生于胃-空肠吻合口附近，以及含有胃黏膜的梅克尔憩室，其中以胃溃疡（gastric ulcer，GU）和十二指肠溃疡（duodenal ulcer，DU）最为常见。大多数患者可无明显症状，或表现为非特异性的消化不良症状，如上腹隐痛、上腹不适、恶心、呕吐、嗳气、食欲不振、消化不良等。严重的溃疡可能会引发出血、穿孔和幽门梗阻等严重并发症。

消化性溃疡的发生是对胃十二指肠黏膜有损害作用的侵袭因素与黏膜自身防御/修复因素之间失去平衡的结果。幽门螺杆菌感染和非甾体抗炎药（NSAID）摄入是消化性溃疡最主要的病因。其他的致病因素包括饮食和生活方式不规律，高盐、高脂、辛辣食物的摄入，暴饮暴食、长时间空腹或过度饮酒、熬夜、吸烟等；长期承受精神压力、焦虑、抑郁等情绪问题，以及严重的外伤、手术、烧伤等应激状态；个体遗传易感性可能会影响溃疡的发生和治疗效果；其他疾病如胃食管反流病、胃泌素瘤等胃肠疾病，以及肝病、肾病等内脏疾病也会增加消化性溃疡的风险。

二、营养代谢特点

（一）消化性溃疡患者的营养状态

1. 食欲不振　患者可能出现食欲不振的情况，这可能是由于胃酸分泌过多或溃疡疼痛所致，从而影响其摄入足够的营养。

2. 食物限制　患者可能会因为溃疡疼痛而避免食用辛辣、酸性、油腻或刺激性食物，导致饮食习惯受限，摄入的营养不足。

3. 消化吸收障碍　溃疡引起的胃酸分泌异常和胃黏膜糜烂、溃疡的存在，可能会导致消化吸收障碍，使得食物中的营养无法充分消化吸收。

4. 慢性贫血　消化性溃疡可能会引起消化道的慢性出血，导致患者贫血，影响身体的营养供给和代谢。

5. 药物副作用　治疗消化性溃疡通常需要使用抗酸、抑酸药物等，这些药物可能对消化道黏膜和消化吸收功能产生不良影响。

（二）膳食因素与消化性溃疡

1. 酒精　对胃黏膜酸分泌的作用，可能与摄入酒精浓度有关，当酒精浓度为 1%～4%时，具有刺激胃酸分泌的作用，而更高浓度时对酸分泌则无刺激反应或呈抑制性反应。高浓度的酒精可直接损伤胃黏膜对氢离子的屏障作用，可能引起胃黏膜出血等损伤。

2. 咖啡、浓茶　是胃酸分泌的强烈刺激剂，在溃疡病发作期，可能加重溃疡病的消化不良症状和胃酸分泌。

3. 脂肪　可强烈刺激胆囊收缩素的分泌，延长胃排空时间，使食物在胃内停留时间延长，食物刺激胃酸分泌的作用加强，增加胃酸对黏膜损伤；胆囊收缩素的分泌增加，易造成胆汁反流，加重对胃黏膜的腐蚀作用。但是，膳食中缺乏必需脂肪酸可能引起黏膜类前列腺素缺乏，不利于黏膜溃疡的修复，还有待进一步确证。

4. 牛奶 曾被认为可中和胃酸，而作为传统性治疗消化性溃疡的食物。目前证实，牛奶中含有钙和蛋白质，是一种强促胃酸分泌剂，其刺激胃酸分泌的作用可能强于中和胃酸的作用。但牛奶中也可能含有某些抗溃疡因子，如磷脂成分，可能减轻酸诱发的黏膜损伤而起到保护作用。

5. 其他 高盐饮食可增加胃酸分泌，增加胃黏膜损伤风险；红椒、黑胡椒等调味品摄入，可能引起急性、浅表性胃黏膜损伤。

三、营养治疗原则与方案

（一）营养治疗原则

减少和中和胃酸分泌，维持胃肠上皮组织的抵抗力，减轻患者不适感，促进溃疡愈合，恢复良好的营养状况，并防止复发。

1. 急性期 消化性溃疡急性发作期并发出血时，应暂禁食，使胃酸、胃蛋白酶的分泌及胃肠道蠕动减少。无出血或出血得到控制，可给予流质饮食，流质温度不宜过高，应选用富含易消化而无刺激性食品，以蛋白质和糖类为主，如米汤、鱼汤、水蒸蛋等，或肠内营养制剂，每天 6 次左右，每次 100～150ml。病情稳定、症状明显减轻后可进食少渣半流质，选择极细软、易消化、营养较全面的食物。

2. 恢复期 进入恢复期后，应选择适当的饮食，减少胃酸分泌，降低胃酸和食物侵蚀作用，防止复发。饮食仍以细软、易消化、营养较全面为主，除流质和少渣半流质外，可选择软米饭、面食、碎肉等。每日 3 餐，恢复正常进餐的节律。

（二）营养治疗方案

1. 食物禁忌 避免酒精、浓茶、咖啡等；避免机械性和化学性刺激性食物，包括生冷、坚硬、油腻、辛辣、易产酸、易产气、不易消化的食物。

2. 养成良好的饮食习惯 定时定量、规律进餐，进食不宜过饱，避免睡前进餐。提倡细嚼慢咽，食物在口腔中充分咀嚼，不仅能增加唾液分泌，让唾液与食物充分搅拌，既有助于消化与吸收，还能减少食物对消化道的机械性刺激。

3. 能量和营养素供给充分

（1）能量：摄入在 104.6～146.4kJ/（kg · d）[25～35kcal/（kg · d）]以维持适宜体重为目标，营养素配比合理。

（2）碳水化合物：对胃酸分泌影响较小，是消化性溃疡患者能量的主要来源。碳水化合物产能占总能量的 55%～60%，每天可供给 300～350g。选择易消化食物，如浓粥、面食等。单糖和双糖可刺激胃酸分泌，宜少选用含单、双糖的食物。

（3）蛋白质：对溃疡愈合是必需的，但蛋白质消化产物多肽及氨基酸具有明显增加胃酸分泌作用，因此蛋白质供给也以需要为宜，应避免高蛋白饮食，以维持蛋白质正常代谢，改善机体营养状态。每日的摄入量占总能量的 10%～15%，每天按 1g/kg 体重供给，促进溃疡修复。如有贫血，蛋白质摄入需增加，应按至少 1.5g/kg 体重供给。

（4）脂肪：有抑制胃酸的作用，适量脂肪对胃肠黏膜没有刺激，但过高可促进胆囊收缩素分泌增加，抑制胃肠蠕动和胃排空，而致胃酸分泌增加并加剧胆汁反流，引起胃胀痛。因此脂肪摄入量应适量，每日的摄入量占总能量的 20%～25%，每天可供给 70～90g，应选择易消化吸收的乳酪状脂肪，如牛奶、奶油、蛋黄、奶酪等，以及适量植物油。

（5）矿物质：消化性溃疡患者可有不同程度的矿物质缺乏，如钠、钾、铁、钙、锌等，患者宜摄入充足的来源于天然食物的矿物质。矿物质的供应与健康人基本一致，需要量可参考我国居民膳食营养素参考摄入量（DRIs）中的 RNIs 或 AIs 来确定。钠摄入每天保持在 3～5g 为宜，不可超量，过多的钠会增加胃酸的分泌。存在缺铁性贫血，注意相应地给予富铁的食物，如动物肝、动物血、肉类、大豆等，严重者可直接服用铁剂。必要时应通过静脉补充矿物质。

（6）维生素：富含维生素 B、A、C 的食物有助于修复受损的胃黏膜和促进溃疡愈合，患者宜摄入足量的来源于天然食物的维生素。合并萎缩性胃炎、胃大部切除的患者，胃黏膜内因子减少、分泌不足，维生素 B_{12} 吸收不良，严重者可导致巨幼细胞贫血，需补充维生素 B_{12} 和叶酸。

第二节 炎症性肠病

一、概　　述

炎症性肠病（inflammatory bowel disease，IBD）是一组以反复出现的活动性或静止状态的慢性肠道炎症为特征的疾病，包括克罗恩病（Crohn disease，CD）和溃疡性结肠炎（ulcerative colitis，UC）。IBD 的病因和发病机制尚不完全清楚，是多因素相互作用所致，包括遗传因素、环境因素、免疫系统异常、肠道菌群失调、精神心理因素及饮食因素等。近年来，我国炎症性肠病的发病率呈上升趋势，以青少年和年轻成人为主，而西方国家则以 30～40 岁的年龄段为主。

UC 是一种慢性非特异性结肠炎症，病变主要累及结肠黏膜和黏膜下层，范围多自远段结肠开始，可向近段逆向发展，甚至累及全结肠及末段回肠，呈连续性分布，临床表现为持续或反复发作的腹泻、腹痛和黏液脓血，病程多在 4～6 周以上，可有皮肤、黏膜、关节、眼、肝胆等肠外表现。CD 以慢性肉芽肿性炎症为特点，可累及全胃肠道，以末段回肠及其邻近结肠为主，呈穿壁性炎症，多呈节段性、非对称分布，临床表现呈多样化，消化道症状主要为腹泻、腹痛，可有血便；主要为体重减轻、食欲不振、发热、疲劳、贫血等，青少年可见生长发育迟缓；肠外表现与 UC 相似，同时并发瘘管、腹腔脓肿、肠狭窄和梗阻、肛周病变等常见。

二、营养代谢特点

（一）IBD 患者营养不良的病因

IBD 患者普遍存在营养不良，对病程的进展起着重要的作用，影响患者的治疗疗效和临床结局。慢性营养缺乏在 CD 患者比 UC 患者常见，通常表现为体重下降、低蛋白血症、负氮平衡、贫血、电解质和维生素的缺乏。

1. 营养摄入减少 IBD 患者由于肠道炎症和疼痛、腹泻、梗阻和出血等胃肠道症状，常常出现食欲减退和消化不良的情况，这可能导致患者无法摄入足够的能量和营养物质。

2. 营养吸收不良 IBD 患者常合并有小肠营养吸收不良，由于小肠炎症、溃疡等致使小肠吸收面积减少，从肠黏膜表面丢失的营养物质增加。此外，肠外瘘、肠内瘘及小肠切除（尤其是回肠）导致肠管吸收面积减少，以及回盲瓣切除会引起小肠细菌过度生长，均可引起吸收不良。

3. 营养丢失增加 炎症和溃疡的黏膜面存在蛋白质渗出性丢失，丢失的程度与疾病严重程度有关。

4. 高分解代谢状态 活动期或合并感染时的高分解代谢状态，使能量和蛋白质消耗增加，出现负氮平衡。

5. 治疗药物的影响 IBD 治疗药物（如柳氮磺吡啶、糖皮质激素等）对营养和代谢产生不良影响。柳氮磺吡啶可竞争性抑制空肠叶酸结合蛋白，使叶酸吸收不良；糖皮质激素能影响糖脂代谢，同时抑制钙的吸收和增加尿钙的排泄。

（二）IBD 患者营养不良的表现

1. 蛋白质-能量营养不良（protein-energy malnutrition，PEM） 是 IBD 的突出特征，且在 CD 患者中更为常见、更为严重，严重影响疾病的预后。与 IBD 患者肠道和全身炎症活动程度有关，能量和蛋白质摄入不足、分解代谢增加，特别是合并感染、发热等其他并发症时，能量消耗会明显增加。体重下降和低蛋白血症是 IBD 患者营养不良的主要特点，表现为体重减轻、皮下脂肪减少及肌肉萎缩，儿童、青少年患者可出现生长发育障碍。

2. 贫血 IBD 患者存在不同程度贫血，较为常见。CD 患者贫血与铁、叶酸和维生素 B_{12} 吸收不良有关，而 UC 患者贫血主要原因可能与肠溃疡和便血导致铁丢失有关。

3. 叶酸缺乏 由于饮食摄入不足、肠道吸收减少，或柳氮磺吡啶治疗引起的叶酸吸收不良，均可导致 IBD 患者叶酸缺乏，严重者导致巨幼细胞贫血，在 CD 患者更常见。此外，叶酸和维生素 B_{12} 为半胱氨酸-甲硫氨酸代谢途径的协同因子，叶酸缺乏可导致高同型半胱氨酸血症，而后者是重要促凝因素，可能导致 IBD 患者易形成动静脉血栓。

4. 骨质疏松 维生素 D 和钙缺乏在 IBD 患者中常见，可导致骨质减少和骨质疏松，严重者出现骨折。除饮食摄入和消化吸收不足外，疾病活动、长期应用糖皮质激素等均与 IBD 患者钙代谢异常和骨质疏松有关。但患者血清钙可正常，可能与继发性甲状旁腺功能亢进，骨钙动员增加有关。

5. 维生素和微量元素缺乏 IBD 患者存在不同程度维生素缺乏，包括 B 族维生素（维生素 B_1、B_2、B_6、B_{12} 等）以及脂溶性维生素 A、D、E、K 等。约 50%CD 患者存在铁、锌、铜、镁和硒等元素缺乏，铁缺乏是引起贫血的主要原因，而锌缺乏可能与 CD 瘘管长期不愈有关，此外锌、硒具有清除氧自由基、抗氧化作用。

6. 儿童和青少年患者生长发育迟缓 生长发育迟缓或停滞在儿童和青少年患者，尤其是 CD 患者中相当普遍，男孩多于女孩，约有 30%的 IBD 儿童初发症状为生长发育迟缓。主要表现为比预期标准的年龄性别生长发育速率减慢，身材矮小，第二性征发育延迟等。营养不良是生长发育迟缓的重要原因，但不是唯一原因。活动性炎症反应造成的下丘脑-垂体-性腺轴和生长激素（GH）/胰岛素样生长因子（IGF-1）轴分泌减少是生长发育迟缓的直接原因，此外炎症因子 TNF-α 也可影响长骨骨骺端的生长。

三、营养治疗原则与方案

（一）营养治疗的目的

IBD 肠道病变范围广泛、肠道和全身炎症活动，可导致摄入不足、吸收不良、病理性丢失及慢性消耗等，易发生营养不良。营养支持不仅使肠道得以休息，减少机械性或化学性刺激，而且可以纠正负氮平衡，促进组织修复。营养支持作为 IBD 治疗手段，与药物、手术等治疗同等重要。

应用营养治疗的目的在于：①控制或缓解活动期炎症，尤其是 CD 患者；②改善营养并发症，纠正营养不良，促进正常生长发育；③治疗相关并发症，如急性肠梗阻、肠外瘘等；④维持病变广泛或短肠患者的营养状况；⑤围手术期支持，降低手术死亡率和术后并发症，改善围手术期预后。

（二）营养治疗的原则

1. 补充能量 成人 IBD 患者缓解期能量供给同健康人群，能量摄入 25～30kcal/（kg·d），三大营养素配比合理，而活动期能量需求增加，能量供给应增加 8%～10%；对于发热或合并脓毒症时还应再酌情增加。儿童和青少年患者每日能量供给应比正常同龄儿童多 10%～20%。部分患者由于激素使用、活动量减少，缓解期体重明显增加，应根据体重情况酌情适当减少能量摄入。

2. 适量蛋白质、脂肪、碳水化合物 IBD 患者能量供应以碳水化合物为主要来源，占总能量的 55%～65%，少用含单、双糖的食物。活动期患者应控制脂肪摄入，低脂制剂能提高肠内营养诱导缓解的效果，缓解期患者脂肪产能占总能量的15%～20%，膳食脂肪可采用中链脂肪。IBD患者通常负氮平衡，蛋白质需求增加，供给量应达 1.0～1.5g/（kg·d），根据氮平衡、白蛋白和总蛋白情况酌情增减，合并毒血症的营养不良患者蛋白质供给量2.0g/（kg·d）。

3. 补充矿物质和维生素 IBD 患者维生素和矿物质缺乏较常见，尤其是病程较长者，应摄入足量的富含矿物质和维生素食物。酌情补充铁剂、维生素 B_{12} 和叶酸，改善缺铁性贫血、巨幼细胞贫血；补充脂溶性维生素 D 和钙剂，改善骨质疏松或骨软化；锌缺乏可能导致 CD 瘘管长期不愈等。建议必要时对微量元素、维生素等进行检测，适时适量补充，以弥补摄入的不足。

（三）肠内营养和肠外营养

1. 肠内营养 IBD 营养支持治疗首选肠内营养。对于儿童和青少年活动期 CD 患者，肠内营养诱导缓解率与激素相当，还能促进深度缓解和肠黏膜溃疡愈合，并促进生长发育，因此对于儿童和青少年CD诱导缓解推荐首选肠内营养。对于成人活动期CD患者，肠内营养诱导缓解不如激素，可作为药物治疗无效时诱导缓解的替代治疗。不推荐使用肠内营养用于诱导UC缓解，但可用于纠正患者的营养不良。

（1）肠内营养方法：包括全肠内营养（TEN/EEN）和部分肠内营养（PEN）。TEN 指营养完全由肠内营养提供，而不摄入普通饮食；PEN 指在进食的同时补充肠内营养，进食与肠内营养比例根据患者营养状况和耐受情况而定。肠内营养的优势在于：①要素饮食避免了普通饮食中复杂的蛋白质抗原与肠黏膜的接触，减少对炎性肠道的刺激作用；②要素饮食含有谷氨酰胺，易于小肠黏膜的吸收，并且是肠黏膜修复和再生的主要能量来源，有利于防止小肠绒毛萎缩；③合理的营养成分配比，提供重要的微量营养素及充分营养支持；④通过减少食物中脂肪含量，从而减少肠道合成炎症介质；⑤改变肠道菌群结构，降低结肠粪便胆盐负荷等。

肠内营养用于纠正营养不良时，选择TEN和PEN均可。用于诱导活动期CD缓解时，推荐采用TEN，诱导缓解率优于PEN，推荐疗程儿童和青少年6～12周，成人4～6周。用于维持CD缓解时，可以采用TEN或PEN，或采用PEN维持缓解，病情活动时转为TEN；PEN推荐量为每日总能量需求的50%以上。

（2）肠内营养途径：肠内营养摄入方式包括口服和管饲。当肠内营养摄入量超过600～900ml/d时，口服耐受较差，首选管饲，具体包括鼻胃管、鼻肠管、经皮内镜下胃/空肠造口和手术胃/空肠造口等。若短期内肠内营养（4周以内）可选择鼻胃管、鼻肠管，操作方便，容易接受；若长期肠内营养或不耐受时，推荐经皮内镜下胃造瘘。建议采取持续泵注的方法进行鼻饲，相较于间断输注耐受性更好、减少并发症。应从较低速度开始（25ml/h），根据耐受情况在48～72小时内逐渐增加至目标量。

（3）肠内营养制剂：包括整蛋白配方、低聚（短肽）配方、氨基酸单体配方（要素膳），这三类配方的营养疗效并无明显差异。整蛋白制剂由于氮源来自整蛋白，适用于胃肠道消化吸收功能正常或接近正常的患者。要素饮食或短肽制剂的氮源来自氨基酸或短肽，适用于肠腔内或刷状缘水解减弱或吸收面积减少而引起的吸收不良患者。可以选择要素膳或短肽制剂使CD患者获得缓解后，再使用整蛋白制剂改善远期缓解率。

2. 肠外营养 肠内营养存在禁忌如胃肠道出血、肠穿孔、肠梗阻、肠外瘘、短肠综合征、中毒性巨结肠及围手术期等，或者TEN供给量低于每日总能量需求的60%，且持续3天以上时，应补充肠外营养。

（1）肠外营养途径：肠外营养输注可通过经周围静脉向中心静脉置管，或中心静脉穿刺置管，前者并发症少，应为首选。不推荐高位颈内静脉、股静脉置管，容易污染。

（2）肠外营养制剂：应避免将碳水化合物、脂肪乳剂、氨基酸等分别输注，而应将所有营养成分“全合一”方式同时输注，优点是能够提高机体对营养物质的利用效率，减少代谢并发症。总能量构成中，碳水化合物供能应占非蛋白质能量的50%～70%，其余能量由脂肪乳剂供给，占30%～

50%。脂肪乳剂主要是提供能量和必需脂肪酸，不同成分的脂肪酸具有不同的免疫调节功能。ω-6多不饱和脂肪酸是脂肪乳剂的主要成分，但其代谢产物具有促炎作用，不宜作为脂肪酸的唯一来源，应添加促炎作用较弱的鱼油脂肪乳剂（主要成分为 ω-3 多不饱和脂肪酸）、橄榄油脂肪乳剂（主要成分为 ω-9 单不饱和脂肪酸），或不影响炎症反应且能够快速供能的中链甘油三酯（medium-chain triglyceride，MCT）。氮量按照非蛋白质能量：氮量=（100～150）kcal：1g 的比例提供。

第三节　肠易激综合征

一、概　　述

肠易激综合征（irritable bowel syndrome，IBS）是一种常见的功能性肠病，其临床特征为反复发作的腹痛或腹部不适，伴有排便习惯改变或排便性状改变，常规检查缺乏可解释症状的形态学和生化指标的异常。IBS 的人群总体患病率为 11.2%（95%CI：9.8%～12.8%），发病率为 1.35%～1.50%，可发生于任何年龄组，各年龄组患病率有所不同，以年龄 20～50 岁多发。IBS 的病因仍不明确，是多因素综合作用的结果。既存在可增加疾病易感性的因素，如遗传、环境和心理社会等因素；也存在与症状产生和发作相关的因素，如饮食、感染、炎症和慢性应激等因素。此外，不同病因可引起不同的 IBS 症状群，而在不同亚型患者的病因也可能不同。

IBS 起病隐匿，常反复发作，病程至少 6 个月，可长达数年至数十年，其临床特征是慢性、反复发作的腹痛和腹胀、腹部不适，同时伴有排便习惯与大便性状改变。IBS 常与功能性消化不良、胃食管反流病等上消化道疾病重叠，出现上腹痛、上腹灼热、早饱、餐后饱胀、嗳气、恶心等胃十二指肠症状，以及烧心、反流、吞咽梗阻感或异物感等食管症状。IBS 通常不会导致严重的器质性疾病，由于有症状反复发作，加之很多患者存在心理压力、焦虑、抑郁等心理社会问题，可能导致健康相关的生活质量下降。

根据排便习惯改变的主要表现将 IBS 分为 4 个主要亚型：便秘型（IBS-C）、腹泻型（IBS-D）、混合型（IBS-M）和未定型（IBS-U）。国内研究显示 IBS-D 最多见，国外研究也显示 IBS-D 和 IBS-M 较 IBS-C 更常见；其中女性患者中排便困难和大便干结多见，而男性以腹泻和稀便为主。

二、营养代谢特点

IBS 一般不会引起营养吸收不良，但它可以通过以下方式间接影响患者的营养状态：①饮食限制，部分患者可能因担心特定食物会引起症状而限制饮食，这可能导致某些营养素的缺乏；②消化不良，IBS 可能伴随消化功能异常，这可能影响食物的正常消化和营养的吸收；③慢性腹泻，部分 IBS-D 患者频繁地腹泻，导致水分和电解质的流失，从而影响整体营养和健康；④心理压力，IBS 与焦虑和抑郁有关，这可能导致食欲减退，进而影响营养摄入。

饮食因素是导致 IBS 症状发作和加重的重要因素，如生冷食物、辛辣食物、高脂/油腻食物、酒精、咖啡、奶制品、高碳水化合物及高蛋白食物等，但具有明显的个体差异。此外，食物不耐受、饮食不洁被认为可能是 IBS 症状复发的诱因或伴随情况，特别是食物不耐受研究较多，以碳水化合物不耐受为主，如麸质、谷类、奶制品、果糖等常诱发或加重 IBS 患者的症状，可能与患者耐受性差，或食物引起产气及肠道菌群改变有关。少数 IBS 患者伴有食物过敏，可能存在血清 IgE 升高及黏膜 IgE 阳性细胞增多。研究显示，可发酵寡糖、双糖、单糖和多元醇（fermentable oligosaccharides，disaccharides，monosaccharides and polyols，FODMAP）可以加重或诱发部分患者 IBS 症状，可能与这类小分子物质难以被吸收，一方面在肠腔内形成高渗，促进水液分泌和加快肠道蠕动；另一方面在结肠内被菌群发酵产生大量气体与短链脂肪酸，引起肠腔扩张、刺激结肠收缩，共同导致敏感个体出现腹痛和排便频率增加。

三、饮食治疗的原则

IBS 的治疗主要是遵循个体化对症处理原则，治疗目标是消除患者顾虑，减轻或缓解症状，减少发作的频率及程度，提高生活质量。由于 IBS 的病因和发病机制复杂，需要个体化细致分析病因、病理生理改变、分型、心理因素、诱发因素等。其中，饮食疗法主要方式是限制性饮食，如低可发酵性寡糖、双糖、单糖和多元醇（FODMAP）饮食、低晚期糖基化终产物（AGE）饮食、无麸质饮食及低乳糖饮食等。

1. 一般治疗原则 进食规律，定时定量，避免暴饮暴食；膳食营养结构应合理，强调碳水化合物、脂肪和蛋白质三大营养物质比例适宜，特别注意脂肪比例不宜过高，尤其是动物脂肪要加以限制。高脂饮食可影响胃肠运动功能，加重 IBS 患者症状。

2. 剔除食物治疗 目前尚无特定的食谱及摄食规律适合所有的患者，原则上应以患者的自己体验为依据。从已有的研究表明可能与以下饮食有关：生冷和刺激性饮食、辛辣食物、高脂/油腻食物、酒精、咖啡因、奶制品、高碳水化合物及高蛋白食物等。同时应避免或减少诱发 IBS 症状的食物，如对消化道的不良刺激、引起的过敏或不耐受、消化道内易产气的食物等。食物不耐受在 IBS 的临床发病中起重要作用，少数患者可能存在特定食物过敏，可根据特定食物特异性 IgG、IgE 抗体水平检测结果，针对性地剔除不耐受或过敏的食物，对控制 IBS 症状、预防发作可能有一定的帮助。

3. 调整膳食纤维 膳食纤维的摄入可能对某些 IBS 患者有益，尤其是便秘型 IBS 患者，可改善 IBS 患者的肠道功能，但不可溶的纤维素能导致腹胀和腹部不适的症状，从而加重 IBS 患者的症状，而可溶性纤维素（如车前草）能改善 IBS 患者的症状。同时，某些形式的纤维，特别是麸皮，可能会加重 IBS 患者腹胀、排气增多和腹泻的症状。因此，对于纤维素摄入尚存在争议，对于便秘患者可增加纤维素，但对于腹痛、腹胀等症状为主的患者需要减少纤维素的摄入。

4. 低 FODMAP 饮食 是近年来被作为重要的或辅助治疗 IBS 的措施，FODMAP 主要包括寡糖（如低聚果糖和低聚半乳糖）、双糖（主要为乳糖）、单糖（超过葡萄糖的果糖）和多元醇（甘露醇和山梨醇）。研究显示，限制 FODMAP 饮食对部分 IBS-D 和 IBS-M 患者有效，主要通过减少在肠道内发酵而显著改善整体症状和腹痛、腹胀、腹泻等症状，改善患者生活质量。

5. 低 AGE 饮食 晚期 AGE 是指还原糖的醛基与大分子化合物的氨基反应形成的一系列不易降解的高度活性共价加成物，如羧甲基赖氨酸和羧乙基赖氨酸，还会生成一些中间产物，如 3-脱氧葡萄糖醛酮（3-DG）、甲基乙二醛（methylglyoxal，MGO）和乙二醛（glyoxal，GO）等。结肠局部 AGE 浓度的增加，会诱导黏膜肥大细胞增生和脱颗粒，导致内脏高敏感形成。产生 AGE 的主要物质是乳制品、面包和肉类，某些植物类也可促成体内 AGE 的蓄积，尤其是水果，其富含的果糖易与蛋白质发生反应。低 AGE 饮食，是以植物性食物为主，如地中海饮食，饮食的特点是水果、蔬菜、谷类、豆类和坚果的摄入量高，红肉和鸡蛋的摄入量低，脂肪摄入主要来源于橄榄油。地中海饮食可以减少体内 AGE 的循环总量，同时可以抗氧化和抗炎，对 IBS 有益（表 17-1）。

6. 无麸质饮食 指完全不含麸质的食品，包括燕麦、藜麦、小米、大米及荞麦等。研究显示，可以改善部分 IBS-D 患者症状，减少了排便次数，同时降低了小肠通透性，对于这部分患者持续无麸质饮食明显降低 IBS 症状的复发率。

7. 低乳糖饮食 主要针对体内缺乏乳糖酶的群体，大多针对欧洲人，也能有效减轻 IBS 腹胀症状。

表 17-1　低 FODMAP 饮食和低 AGE 饮食模式参考

饮食模式	推荐食物	应避免/限制食物
低 FODMAP 饮食	水果（草莓、圣女果和猕猴桃等）；蔬菜（西蓝花、番茄和南瓜等）；谷物和豆类（燕麦、藜麦和豆芽等）	水果（芒果、西瓜、哈密瓜及柿子等）；蔬菜（大蒜、葱白和洋葱等）；谷物类（大麦、小麦和玉米等）；豆类（黄豆、豌豆、扁豆及红豆等）；乳制品（牛奶、羊奶等）
低 AGE 饮食（如地中海饮食）	水果、蔬菜摄入量高，乳制品、鱼肉、家禽和葡萄酒摄入量适中，红肉和鸡蛋摄入量低，主要食用橄榄油	奶制品（牛奶蛋羹、热牛奶及长期储存的奶粉）；加工过的谷物（面包皮、吐司、黑麦曲奇、华夫饼及爆米花等）；烤、煎、炸的蔬菜和肉类；饮品（高温烘焙后的咖啡、啤酒及蜂蜜等）

第四节　倾倒综合征

一、概　述

倾倒综合征（dumping syndrome）是一种与胃部手术后相关的胃肠道功能障碍，尤其是胃大部切除术或胃旁路减肥手术后。因失去幽门的控制，胃内食物（尤其是高糖食物）快速进入十二指肠或空肠，从而引发一系列全身或胃肠道症状。胃手术后都有可能发生倾倒综合征，不同的胃手术方式有不同的发病率。据报道，有 20%～50%的接受胃部手术的患者会经历不同程度的倾倒综合征。倾倒综合征可分为早期倾倒综合征和晚期倾倒综合征。一般临床上早期倾倒综合征多见，或早期和晚期同时存在；仅少数患者术后无不适而数月后出现晚期倾倒综合征。

早期倾倒综合征多于术后 1 个月内发生，多在进食流质或高糖食物后 10～30 分钟后出现胃肠道和全身症状，主要表现为腹胀、腹部绞痛、恶心呕吐及暴发性腹泻等胃肠道症状，以及心悸、出汗、乏力、眩晕及低血压等血管舒缩症状。由于食物，特别是糖含量较高的食物，快速进入小肠，导致血管外液大量渗入肠腔内以稀释高渗透压的食物，肠腔内压力升高，肠管膨胀引起胃肠道症状，同时引发血容量急剧下降，且 5-羟色胺、抑胃肽、血管紧张素转换酶抑制肽等肠道激素的释放增加，而产生血管舒缩症状。

晚期倾倒综合征多于术后半年以上出现，多在进食 2～4 小时后出现饥饿感、出汗、头晕、乏力等低血糖症状，主要与反应性低血糖有关。当大量高糖食物快速进入空肠时刺激肠源性高血糖素的释放，后者又刺激 β 细胞分泌大量的胰岛素，在碳水化合物完全吸收后，高胰岛素血症引起低血糖症。此外，胰高血糖素样肽-1（GLP-1）也是引发晚期倾倒综合征的重要胃肠激素。

二、营养代谢特点

倾倒综合征影响饮食和营养代谢的主要因素是胃排空过速。

1. 胃排空过速　胃切除导致胃容量缩小，迷走神经切断导致近端胃适应性弛缓，幽门切除或被绕行使胃排空失去控制，胃空肠吻合使食物不经过十二指肠，十二指肠抑制胃排空的反馈机制丧失。

2. 食物摄入减少和吸收障碍　由于进食后会出现不适的症状，可能会减少食物摄入。食物过快进入小肠，消化酶与食物接触时间不足，未得到充分消化和吸收，以及可能伴随的腹泻，影响营养物质的利用。

三、饮食治疗的原则

倾倒综合征患者大多数症状轻微，通过饮食治疗和管理可以显著减少倾倒综合征的症状，并维持良好的营养状态。部分患者需要长期管理，需要持续的饮食调整；仅 1%～2%的患者症状持续不缓解且合并营养不良而需手术治疗。倾倒综合征患者的饮食治疗原则如下。

1. 进食后体位调整 进食后平卧或侧卧位休息半小时，以免食物过快排空进入小肠，减缓食物对肠道的压力。

2. 选择合适形态的膳食 选择黏稠性或固体为主、排空较慢的食物，进食时勿喝汤或饮料，应注意干稀分开，若口渴可在餐后 1 小时左右再用液体食物，以预防食物过快排出。

3. 进餐频率 建议少食多餐，应增加进食次数，减少单次进食量，建议每日总食量分 6 次进食，这样可以防止大量食物一次性进入肠腔，从而降低倾倒综合征的发生，又可保证每日所需热量而不至于营养不良。

4. 膳食种类 尽量采用低碳水化合物、高蛋白、中等量脂肪膳食。

（1）碳水化合物是能量主要来源，但过多摄入会致高渗性倾倒综合征和反应性低血糖，应适当减少糖及其他小分子量碳水化合物的摄入，可增加大分子淀粉膳食，碳水化合物供给以 300g/d 左右为宜。关注低血糖的发生，避免剧烈活动，若出现心慌、出汗等低血糖症状，可口服糖以缓解症状。每餐后 1～1.5 小时可补充一些固体食物以免发生低血糖症，避免食用刺激性食物。

（2）补充高蛋白质膳食，每天供给 1～2g/kg，选择鸡蛋、鱼虾、瘦肉、豆制品等易消化、必需氨基酸种类齐全且含量高、生物价高的蛋白质。

（3）脂肪摄入视病情而定，如无腹泻每天可供 1～2g/kg 且应供给易消化吸收的脂肪，如植物油脂肪等；部分胃切除术后患者因胆汁和胰液的分泌减少或与食物混合不好，脂肪的消化吸收障碍，可发生脂肪泻，则应减少膳食脂肪供给量。

（4）补充维生素和矿物质，尤其是 B 族维生素、维生素 A、维生素 D，以及铁、锌、钙等微量元素，以改善胃切除术后可能存在的不同程度消化吸收障碍。

5. 辅助药物治疗 尽管大多数患者经过饮食治疗后可减少倾倒综合征的发生，但仍有一些症状较严重的患者需要药物治疗。抗乙酰胆碱能药、抗组胺、解痉剂和镇静药是常用的缓解症状治疗药物。抗 5-羟色胺药物对于早期倾倒综合征可能有一定的效果。生长抑素及其类似物（如奥曲肽），可抑制胰岛素和胃肠激素的释放，同时还能减缓胃排空、减缓肠蠕动、减少小肠水和电解质的分泌、延长小肠吸收时间及减少内脏血流，治疗倾倒综合征亦可有效。此外，补充食用纤维可阻止低血糖症的发生。葡萄糖苷酶抑制剂可控制碳水化合物的吸收，控制晚期倾倒综合征的症状，但增加了因碳水化合物吸收不良所致的腹泻的风险，故不宜长期使用。

第五节 高输出综合征

一、概 述

高输出综合征（high output syndrome，HOS）是指身体因各种病理状况导致异常高量的流体从肠道丢失，致使患者难以维持正常的液体和电解质平衡。这种情况通常与短肠综合征（short bowel syndrome）或肠瘘有关，但也可以由其他原因如克罗恩病、肠道炎症、肿瘤、某些药物的副作用等引起。高输出综合征的流行病学数据不十分明确，因为这种状况通常是由多种不同的疾病引起的。高流量肠瘘通常在腹部手术后发生，而短肠综合征则可能由肠道被广泛切除而引起。克罗恩病和其他炎症性肠病也可能导致高输出综合征。

高输出综合征的临床表现包括大量的、水样的腹泻，每日排出的液体可超过 2L。这种大量的液体丢失会引起脱水症状，如口渴、尿量减少、疲劳和血压下降。长期的液体丢失还可能导致电解质失衡，特别是钠、钾和镁的缺乏，这可能会导致肌肉痉挛、心律不齐和全身虚弱等症状。

二、营养代谢特点

高输出综合征对患者的营养状态具有显著的负面影响。

1. 脱水和电解质失衡 不断的液体丢失可能导致严重脱水，影响血液循环和器官功能。大量的液体丢失通常伴随着电解质、蛋白质、微量元素和水溶性维生素的流失，这些都是身体的重要营养成分。钠、钾和镁的缺乏可能导致神经和肌肉功能障碍，严重者还可能危及生命。

2. 食物摄入减少及吸收不良 由于腹泻和腹部不适，患者可能会减少食物的摄入量。肠道功能障碍可能导致营养素吸收不足，特别是在短肠综合征患者中。

3. 高代谢需求 持续的液体丢失和电解质紊乱可能增加身体的代谢需求，导致营养素需求量增加。

4. 营养不良 由于营养素丢失和吸收不良，患者可能发展为严重营养不良，影响免疫系统功能，增加感染风险。

5. 肾功能障碍 持续的脱水和电解质失衡可能导致肾脏受损，进一步加剧液体和电解质的失衡。

三、饮食治疗的原则

治疗高输出综合征的主要目标是控制液体丢失，纠正电解质失衡，并改善患者的营养状态。

预后取决于原发病症的性质和治疗的效果。通过综合管理和营养支持，许多患者能够控制症状并维持相对正常的生活。然而，对于一些患者来说，特别是那些有持续肠道流失和无法进行手术治疗的患者，其预后可能较差，需要长期的营养和医疗支持。

第六节 短肠综合征

一、概 述

短肠综合征（short bowel syndrome，SBS）是指各种原因引起广泛小肠切除，或旷置（如肠短路手术、胃肠内瘘等），导致小肠实际消化吸收面积急剧减少，残存的功能性肠管不能维持患者营养需要，从而导致水、电解质代谢紊乱以及各种营养物质吸收障碍的综合征。其病因包括：①由于梗阻、坏死、严重创伤、肿瘤或炎症性肠病（如克罗恩病）等原因，需大范围切除小肠；②严重的肠道感染、放射性肠炎等疾病可导致小肠功能部分或全部丧失；③部分先天性短肠的患者。小肠切除 75%以上，残留肠段在 100cm 以下，可发生严重的营养吸收障碍及代谢紊乱。短肠综合征主要表现为严重腹泻、脱水、吸收不良、维生素缺乏及代谢障碍和进行性蛋白质-能量营养不良，儿童可影响生长、发育。

短肠综合征临床过程分为三个阶段，即急性反应期、功能代偿期和恢复期。

1. 急性反应期 由于肠黏膜吸收面积骤然减少、肠道过短以及肠道通过过快，患者可能出现严重腹泻。这种症状在小肠广泛切除术后 2～3 周达到高峰，每日大便丢失的液体量可达 2.5～5L，进而导致严重脱水、电解质紊乱和酸碱失衡，严重者可危及生命。这一阶段大约持续数周至 2 个月。

2. 功能代偿期 一般发生在术后 1 个月以后，表现为腹泻明显减轻，水及电解质紊乱有所缓解，但出现进行性营养不良，严重者出现低蛋白血症和水肿，也可因维生素和矿物质缺乏而出现相应症状，这一阶段往往持续 1～2 年。在此期间内，随着残余肠道在结构和功能上的逐步代偿，水、电解质紊乱逐渐得到纠正，营养支持治疗是该阶段的重点。

3. 恢复期 也称完全代偿期，指机体达到一个平衡状态，部分患者能从肠道获得足够的营养，不再需要补充肠外营养；但多数患者不能依靠普通饮食满足营养需求，仍需同时添加肠内营养。

二、营养代谢特点

小肠是人体主要的消化吸收器官，分为空肠、回肠和远端回肠三部分，除维生素 B_{12}、胆盐和胆固醇仅在回肠吸收外，其他营养物质在小肠各段几乎均能被吸收。小肠广泛切除后净吸收面积的减少，食糜在肠腔内停留时间变短，各种营养物质吸收不完全，产生能量摄取不足、负氮平衡、体重减轻、免疫功能下降等后果。影响短肠综合征营养代谢的主要因素包括以下几点。

1. 切除小肠的长度 它是影响营养代谢最关键的因素。切除 50%以下小肠时，机体仍可耐受，消化、吸收功能可无明显损害。切除 75%以上小肠则可导致严重的营养障碍，如不予以合理营养支持可能危及生命。也有研究认为应该根据时间残留小肠长度来预测，当残余小肠 100cm 以上时，通过及时合理的营养治疗，小肠、结肠吸收功能代偿性变化，尚可满足机体营养需求。当剩余小肠在 100cm 以下时，则会出现严重的营养吸收障碍；在 60cm 以下时，则生存困难。

2. 切除小肠的部位 不同部位小肠对营养物质的吸收是有选择性的，不同肠段的切除可产生不同的影响。一般碳水化合物、脂肪和蛋白质三大营养素主要在空肠吸收；维生素 B_{12}、胆盐和胆固醇的吸收限于远端回肠；而钙、铁、镁、磷、叶酸及多数维生素的吸收限于十二指肠和近端空肠。一般认为，保留十二指肠和近端空肠、远端回肠和回盲瓣，可一定程度上降低短肠综合征的发生。若主要切除上段小肠，则三大供能营养素及部分矿物质的吸收会受到影响，出现低蛋白血症、缺铁性贫血、低钙和低镁血症等。若主要切除下段小肠，则会导致维生素 B_{12}、胆盐和胆固醇的吸收障碍。维生素 B_{12} 的缺乏会导致巨幼细胞贫血。胆汁酸的肠肝循环被阻断后，肝脏合成和分泌胆汁酸不足，会影响脂肪的吸收，引起脂肪泻，同时胆汁酸进入结肠可刺激结肠分泌，而加重腹泻症状。此外，脂肪吸收障碍还会影响脂溶性维生素的缺乏，如维生素 D 缺乏导致骨质疏松和骨质软化等。

3. 回盲瓣是否保留 完整的回盲瓣可延缓肠内容物进入结肠，延长在小肠中的停留时间，使营养物质更充分地被吸收。同时，阻止结肠菌群移位，减少细菌在小肠的定植。

4. 结肠是否保留 结肠可吸收水、电解质和脂肪酸，延缓小肠传输，刺激小肠黏膜增生，有利于肠道代偿。短肠综合征者如果保留有完整的结肠，那么其代偿能力将明显增加。如果大部分结肠缺失，即使残留小肠较多，代偿仍很困难。

5. 剩余肠道的代偿能力 小肠切除术后，剩余小肠可发生一系列代偿性变化，如小肠管腔增大，黏膜可显著地肥厚、增生，绒毛增多、增长，增加单位长度有效吸收面积可增加 2 倍（空肠）或 3 倍（回肠），同时上皮吸收细胞相关酶活性增强，对营养物质吸收能力可提高，以满足机体营养吸收的需求。

三、营养治疗原则与方案

（一）营养治疗的原则

1. 肠外营养 早期应立即采用肠外营养，减轻腹泻，纠正严重腹泻造成的水电解质紊乱和营养不良，还可使小肠处于必要的休息状态。肠外营养需满足能量需求，维持正氮平衡，一般总能量供给 30～40kcal/（kg·d），其中蛋白质占总能量的 15%，碳水化合物和脂肪占总能量的 85%左右（1∶1），还应根据检测营养指标补充必要的矿物质、维生素等。

2. 肠内营养 患者肠道功能初步恢复后，应尽早经口或管饲给予肠内营养，有利于刺激剩余小肠代偿功能的建立。肠内营养少量、简单开始，逐渐增加营养物质种类和含量，并逐渐减少肠外营养供给量，最终达到完全肠内营养。一般以单纯葡萄糖盐液、无蛋白、无脂肪流食作为过渡，少量多次，确定肠道耐受和适应情况。随后可给予要素膳，遵循由少到多、由稀到稠、由慢到快的原则，每日营养素供给比例能量 30～40kcal/（kg·d），蛋白质占总能量的 15%，碳水化合物占总能量的 75%，脂肪占总能量的 10%，以中链甘油三酯为主。肠道吸收功能逐步恢复，最终进食高蛋白、高碳水化合物、低脂肪的少渣软食。

（二）营养治疗的方案

短肠综合征营养治疗应根据肠功能恢复的情况，循序渐进，早期采用完全肠外营养，待症状改善后采用管喂配方或要素膳食的肠内营养，逐渐过渡，最终恢复口服进食。营养治疗主要分为以下三个阶段。

1. 急性反应期营养治疗 在此期间主要以失水和电解质紊乱最为明显，脂肪、蛋白质和碳水化合物等营养物质吸收不良表现也逐渐出现。营养治疗关键首先需纠正水、电解质代谢紊乱，采用肠外营养以满足机体能量需要和维持正氮平衡，同时注意补充维生素和微量元素，如末端回肠切除者酌情补充维生素 B_{12} 和脂溶性维生素（A、D、E、K）。肠外营养可减轻腹泻症状，减少肠蠕动，促进伤口愈合，有助于肠代偿功能恢复；还可以改善因营养不良所致的免疫功能低下，抵抗感染发生。可同时加用抑制胃酸分泌和肠蠕动的药物配合治疗，减少消化性溃疡、肠推进过快的风险。肠外营养时间过长易导致残存肠黏膜萎缩，故应在术后 2 周左右根据患者胃肠功能恢复情况，尽早肠内营养。肠内营养宜选择要素膳，其中蛋白质量可从 7g/d 开始，经过约 10 天适应期逐渐增加到 15g/d，且不应含脂肪。

2. 功能代偿期营养治疗 在此期间腹泻改善，营养吸收障碍和负氮平衡表现明显。矿物质、碳水化合物、蛋白质吸收功能开始恢复，但对脂肪的吸收仍较差，故应选择含脂肪低的要素膳肠内营养。肠内营养以氨基酸、单糖和中链脂肪酸等组成的要素膳，从低浓度、低渗透压、低能量[1.3kJ（0.3kcal）/ml]、低滴速[100ml/（kg · d）]开始，逐渐增加；随着肠道耐受性提高，可过渡到半要素膳、低渣饮食，由乳清酪蛋白水解产物、多聚糖、中链/长链脂肪乳、矿物质和维生素等组成。肠内营养联合谷氨酰胺、生长激素，可促进残存小肠的代偿功能。最后可过渡到经口摄入高蛋白质、高碳水化合物和低脂肪饮食，待腹泻症状控制后逐渐增加脂肪供给量。如果肠内营养或进食过程中出现腹泻加重，则考虑延长肠外营养时间。

3. 稳定期营养治疗 在此期间剩余小肠的代偿功能可达到 90%～95%，可予肠内营养或经口进食，但部分患者可能仍需定期辅助肠外营养。由于高糖、高盐易致高渗性腹泻，而高纤维素可加快肠通过，影响营养素吸收，故宜选择低盐、高蛋白、低碳水化合物、低脂肪及无纤维素膳食。

第七节 肠 梗 阻

一、概 述

肠梗阻（intestinal obstruction）是一种常见的急腹症，指肠道的通道因为某种原因而被部分或完全阻塞，导致肠内容物不能正常通过的疾病，临床分为不完全性肠梗阻和完全性肠梗阻。根据肠梗阻的病因，可以分为机械性肠梗阻、动力性肠梗阻和血管性肠梗阻。机械性肠梗阻是由于肠管内腔被阻塞或肠管外压迫造成，如肿瘤、炎症、肠疝、肠粘连、肠扭转、吻合口狭窄，以及异物、粪石梗阻等。动力性肠梗阻是由于肠道肌肉和神经功能障碍造成，包括麻痹性和痉挛性两类，前者可由腹膜炎、腹部手术、腹部外伤、低钾血症、某些药物作用或其他全身代谢性疾病引起，而后者多见于肠道炎症及胃肠神经功能紊乱。血管性肠梗阻主要是肠系膜动脉栓塞或血栓形成、肠系膜静脉血栓形成等原因导致肠血运障碍，引起肠道动力异常。

临床表现通常包括腹痛、腹胀、恶心和呕吐，以及排便和排气的停止。腹痛往往是阵发性的，随着病情的进展，腹痛可变得持续而剧烈。腹胀是由于肠内容物和气体的积累，且随着梗阻时间的延长而加剧。呕吐物的性质可能随梗阻部位的高低而变化，如高位小肠梗阻可能导致胆汁性呕吐，而低位小肠梗阻或大肠梗阻则可能出现粪样呕吐。肠鸣音在早期可能增强，表现为高调的“金属性”肠鸣，而严重者可发生肠坏死，进展为绞窄性肠梗阻，在晚期肠鸣音可能消失，表现为肠麻痹。肠梗阻的严重并发症包括肠坏死、穿孔、腹膜炎、脓毒症和休克等，可能危及生命，通常需要紧急手术干预。

二、营养代谢特点

1. 梗阻肠管吸收功能障碍 成人每日消化液分泌总量约为 8L，包括唾液、胃液、胆汁、胰液和肠液，其中大部分被小肠吸收，以维持体液平衡。当肠梗阻发生时，梗阻近端肠管因积液积气发生膨胀，肠管内压力升高能抑制肠黏膜吸收功能。随着压力进一步增高，可影响肠壁静脉回流，引起肠壁水肿、通透性增加，可导致腹膜炎和渗出、菌群移位。严重者可能导致肠管血运障碍，由单纯性肠梗阻变为绞窄性肠梗阻，甚至肠坏死、穿孔。

2. 水、电解质紊乱及酸碱失衡 肠梗阻引起反复呕吐，尤其是高位小肠梗阻患者，可导致大量的水、电解质丢失，同时呕吐导致胃酸丢失，会导致低氯低钾性碱中毒。低位肠梗阻患者虽然呕吐出现较晚，因呕吐丢失体液相对较少，但大量消化液积聚于梗阻近端肠管内无法吸收入血，等同于体液丢失。因此，肠梗阻患者多发生脱水、有效血容量不足、电解质紊乱及酸中毒。

3. 感染高分解代谢状态 肠梗阻发生时，肠腔内压力增高，黏膜通透性增高，加之肠管缺血坏死，可导致菌群移位和腹腔感染，甚至是全身性感染和发热，机体处于高分解代谢状态。

4. 蛋白质-能量营养不良 肠梗阻患者因呕吐丢失大量的消化液，肠黏膜功能消化吸收功能障碍，感染和脓毒症导致机体分解代谢增加，以及因梗阻无法正常进食，均可导致水、电解质紊乱及酸碱失衡，进而发生营养不良。

三、营养治疗原则与方案

（一）营养治疗的原则

1. 肠外营养支持 肠外营养是肠梗阻患者最主要的营养支持手段。肠外营养可短期内纠正水液、电解质紊乱和酸碱失衡，提供足够的热量和蛋白质，改善营养不良的状态。对于完全性肠梗阻患者，需禁食水、胃肠减压，营养支持完全依赖于肠外营养，同时需积极针对病因治疗解除梗阻。对于不完全性肠梗阻患者，根据梗阻状态和腹胀腹痛症状，在梗阻缓解期可考虑肠内营养或进食流质，亦可辅助补充或联合肠外营养，以满足机体对能量和蛋白质的需求。

2. 肠内营养支持 肠内营养的实施主要取决于肠道是否恢复通畅，以及肠道能否耐受肠内营养制剂。肠梗阻患者经手术解除梗阻后，或不完全性肠梗阻患者经保守治疗后部分或全部缓解，需尽早恢复肠内营养支持。一方面，长时间的肠外静脉营养可能导致肝功能损害以及导管及静脉营养支持相关并发症；另一方面，早期恢复肠内营养，有利于促进肠道功能的恢复。肠梗阻患者，尤其是围手术期或术后肠道功能尚未恢复的患者，肠内营养不当可能导致明显的腹胀、腹泻，建议采用经鼻胃管、鼻空肠管、胃造口或空肠造口置管等途径进行肠内营养支持。根据肠道的通畅程度及消化吸收能力，选择不同的肠内营养制剂，从低浓度、小剂量开始，逐渐提高肠内营养的剂量、浓度及摄入速度，避免腹胀、腹泻等并发症的发生。

（二）营养治疗的方案

肠梗阻治疗的主要目的是缓解梗阻、恢复肠道通畅、防止并发症的发生。轻微或不完全性肠梗阻可能通过保守治疗得到改善，如禁食、胃肠减压、静脉补液和纠正电解质紊乱。而对于完全性梗阻，尤其是伴有或有坏死、穿孔风险的情况，通常需要手术治疗，如切除梗阻坏死肠段、肠道松解、肠道吻合等。肠梗阻患者术后可能出现的并发症，包括术后感染、肠瘘、短肠综合征，以及术后再梗阻等，这些并发症的发生可导致营养不良，因此围手术期的营养支持非常关键。

1. 肠梗阻患者术前营养支持 应对患者进行术前营养状态及营养风险评估，并不是所有的患者均需要进行营养支持治疗。对于需急诊手术的术前患者，如肠扭转、肠套叠、肠内疝、肠系膜血管疾病等，重点在于积极纠正容量不足，保证氧合和重要脏器灌注，尽快手术。对于非急诊手术的术前患者，可以在静脉补液 48 小时后开始肠外营养，以改善患者的营养状态；未经补液即给予肠外营养容易出现水、电解质紊乱及酸碱失衡，以及再喂养综合征的发生。对于病程较长的非手术患者，需仔细了解病史、补液和静脉营养治疗史，并根据营养评估和生化检测，以调整肠外营养。肠外营养的液体量应包括每天的维持量[25～30ml/（kg·d）]，还需考虑呕吐、胃肠减压的丢失量，还需结合患者的心功能、肾功能等基础疾病情况综合考虑。总热量一般为 20～30kcal/（kg·d），其中氮量 0.15～0.2g/（kg·d），总热量∶氮量比（100～150）∶1 为宜，按“全合一”的形式静脉输注。

对于部分不完全性肠梗阻患者，如炎症性疾病、放射性肠炎、慢性便秘的患者，术前也可以进行肠内营养支持。这部分患者通常病程较长、反复发作，呈慢性不完全性肠梗阻，给予肠内营养不仅可以改善术前营养不良状态，还可以起到诱导病情缓解的作用，而且肠内营养可维持肠黏膜屏障功能，降低术后肠功能障碍的发生率。

2. 肠梗阻患者术后营养支持 肠梗阻患者术后早期由于处于应激状态，可能合并血流动力学不稳定和（或）器官功能障碍，此阶段应以液体复苏、维持电解质和酸碱平衡为主，待平衡状态纠正后，开始给予营养支持治疗。多数肠梗阻患者术后早期胃肠道功能较差，且肠梗阻导致的肠功能障碍未恢复，此时肠内营养或流质饮食尚不能满足机体的热量和蛋白质需求，应以肠外营养支持为宜。术后早期应激状态下体内分解代谢激素分泌增多，如糖皮质激素、儿茶酚胺和胰高血糖素等，可能导致蛋白质分解和糖异生增加，组织利用葡萄糖受限而血糖升高，因此肠外营养供给的热量不宜过多，可适当降低葡萄糖的比例，同时给予外源性胰岛素，将血糖控制在 10mmol/L 以下。此外，肠外营养配方中可添加富含 ω-3 多不饱和脂肪酸的鱼油脂肪乳、富含 ω-9 单不饱和脂肪酸的橄榄油脂肪乳，有利于减轻炎症反应，减少术后感染等并发症的发生。

对于梗阻时间较长、肠壁水肿严重、合并腹腔感染，或术后存在腹腔高压的患者，肠道功能恢复慢，术后一般需要继续肠外营养维持。对于术中肠管血运良好、无明显坏死和腹腔感染、未进行肠管切除吻合的患者，术后可以及早地恢复肠内营养或经口进食。对于进行肠管切除吻合的患者，应根据吻合口瘘的风险判断肠内营养的时机；对于进行肠造口的患者，造口排气后即可进行肠内营养。总体而言，肠内营养时机和方式的选择，应根据梗阻的部位和持续时间、肠管坏死和腹腔感染情况，以及术中肠管切除吻合、造口等情况综合判断，同时考虑术后肠道功能恢复的情况。

第八节　肠　　瘘

一、概　　述

肠瘘（intestinal fistula）是指肠壁异常穿孔致使肠道和皮肤、邻近肠袢或其他体腔之间异常的连接通道，肠内容物由此漏出体表或进入腹内邻近肠袢或其他体腔中。其中，漏出体表的称为肠外瘘，而通入邻近肠袢或其他体腔的称为肠内瘘，如胆囊十二指肠瘘、胃结肠瘘、直肠阴道瘘、结肠膀胱瘘等。肠瘘常由手术、感染、腹部创伤、肿瘤侵袭和炎症性肠病等原因所致。

根据瘘口所在肠袢的部位可分为高位瘘和低位瘘，位于胃、十二指肠及空肠上段的瘘称为高位瘘，而位于下段空肠、回肠及结肠的瘘称为低位瘘。根据瘘口的输出量可分为低输出瘘（＜200ml/d）、中输出瘘（200～500ml/d）和高输出瘘（＞500ml/d）。肠瘘的临床表现取决于瘘管的位置、大小和输出量，以及所穿通的不同空腔脏器。主要表现包括瘘口和肠内容物漏出、腹内感染、皮肤炎症、腹痛和发热等。高位瘘能流失大量的电解质和消化酶，易造成水、电解质紊乱及营养不良，而低位瘘更易引起感染。高输出瘘通常与严重的营养不良和电解质紊乱有关。一般而言，肠瘘位置越高、流量越大，造成的水电解质平衡紊乱和营养不良越严重。

肠瘘可能伴随许多严重并发症，包括：①感染，瘘口是细菌侵入的潜在途径，可导致腹膜炎和脓毒血症，是肠瘘患者主要的死亡原因之一。②电解质紊乱和脱水，由于液体和电解质的丢失，患者可能出现严重的脱水和电解质紊乱，尤其是高流量肠瘘，严重者可能危及生命。③营养不良，长期的营养素丢失会导致蛋白质-能量营养不良，影响患者的整体健康和恢复能力。④瘘管不愈合：长期存在的瘘管可能难以愈合，有时需要进一步的手术干预。

二、营养代谢特点

肠瘘患者由于消化道的完整性被破坏，肠液的过量丢失，营养摄入不足，加之感染、炎症等高分解代谢状态致能量、蛋白消耗增加，可出现严重内环境紊乱和蛋白质-能量营养不良。肠瘘代谢特点主要表现为以下几点。

1. 水、电解质代谢紊乱 成人每日消化液分泌总量约 8L，且含大量电解质，绝大部分被小肠、大肠再吸收。肠瘘会造成大量肠液丢失，引起脱水、电解质和酸碱平衡紊乱，严重者可出现低血容量、周围循环衰竭、肾衰竭等，如不及时有效地补充可危及生命。

2. 营养物质摄入不足 肠液含有大量未经充分消化和吸收营养物质，过度丢失可能导致营养物质的摄取达不到生理需要量，同时可伴随大量各种消化酶的损失，进一步加重消化吸收障碍，导致蛋白质-能量营养不良、体重下降、贫血，以及某些维生素、矿物质缺乏的相应表现。

3. 高分解代谢状态 肠道消化液漏入腹腔所致的感染、炎症、发热，以及机体应激状态，出现代谢亢进、蛋白质分解加剧，故可迅速出现营养不良，若无足够的能量、氮源及其他营养素供给，最终可出现恶病质。

三、营养治疗原则与方案

（一）营养治疗的原则

营养治疗是肠瘘治疗措施中的重要组成部分，应进行全面营养评估，判断病人的营养状况及营养不良类型的基础上，根据肠瘘类型、不同疾病时期、不同的病变部位、不同致病原因等，选择合理的营养治疗途径、营养物质供给，以达到最佳的营养支持效果。

1. 肠瘘发生早期 由于大量的肠液丢失，而未得到合理的补充，机体出现循环容量不足，伴随电解质、酸碱失衡和内环境紊乱。此外，应激状态和腹腔感染等因素，可导致神经内分泌功能紊乱，机体处于高分解代谢状态。此期应以维持循环稳定、电解质和酸碱平衡为主。营养补充以提供机体所需要的基础底物为宜，过多反易引起代谢紊乱。

2. 内环境稳定后 经补液治疗，机体内环境稳定后，控制感染、调节代谢紊乱、进行代谢支持成为重点，其目的是保护和支持器官的结构及功能。应在控制肠瘘，及时引流清除坏死组织，有效地控制感染的基础上，进行营养治疗才能发挥有效作用。营养支持以肠外营养为主，保证充足液体、营养的供给的同时，还能减少胆汁、胰液、胃肠液分泌。同时配合必要的药物治疗，如使用 H_2 受体阻断剂或质子泵抑制剂降低了胃液的分泌；若肠瘘漏出量较多，可加用生长抑素（奥曲肽 0.6mg/d，24 小时持续泵入），控制肠液、胆汁、胰液的分泌，能使胃肠液分泌量降低 90%。肠外营养中可增加谷氨酰胺制剂（20% L-丙氨酰-L-谷氨酰胺 100ml/d），谷氨酰胺是肠黏膜上皮细胞的重要能源物质，具有促进肠黏膜细胞再生的重要功能。

3. 肠瘘被控制后 经治疗处理肠瘘已被控制后，应根据肠瘘的类型、部位、肠道通畅的情况，合理选择营养治疗方法。对于完全性瘘、多发性瘘、伴下段梗阻的肠瘘及炎症性肠病所致的肠瘘等，可继续应用肠外营养治疗，通过静脉途径补充水、电解质及营养物质，减少胃肠液的分泌量，进而减少瘘口的肠液丢失，为瘘口自愈或进一步手术治疗提供可能和时间。对于胃十二指肠瘘、结直肠瘘，或经内堵或外堵方式封闭瘘口的肠瘘，可进行肠内营养，供给不足时可辅以肠外营养。肠内营养可选择要素型制剂、整蛋白制剂或匀浆流质，需根据肠道功能而定。

（二）营养治疗的方案

1. 肠外营养治疗 在肠瘘初期，营养支持方式应首选肠外营养或以肠外营养为主。一般在病人的循环容量、电解质和酸碱等内环境紊乱纠正后，通常在瘘发生后2～3天即可开始静脉营养支持治疗。必要时，肠外营养可在肠瘘的整个治疗过程中持续应用。对瘘口大、位置高的肠瘘，应在发生后立即采用肠外营养支持，形成完整瘘管后可经肠供给要素膳。肠外营养的作用在于：①水液、电解质等的补充较为方便，内环境紊乱易于纠正；②可显著减少胃肠液的分泌量（50%～70%），经瘘口丢失的肠液量减少，有利于感染的控制，减轻消化液对瘘口处及周围组织的腐蚀，促进瘘口的缩小、愈合；③肠外补充营养，不必为改善营养状态而急于手术；④改善手术患者营养和免疫状况，提高手术成功率和降低并发症发生率。

近年大量研究表明，肠瘘初期病人在应激后热量消耗的增加并不多，过多的热量补充容易引起代谢不良反应，因此提出了营养支持的“低热量供给”原则。最简单的热氮量计算法是热量105kJ/（kg·d）[25kcal/（kg·d）]，氮量 1.0～1.5g/（kg·d）；仅在合并明显腹腔感染时再增加热量 10%～15%。过量的营养物质可能会损害器官功能，常导致肝功能受损，因此肝功能不良的患者应适当减少热量摄入。肠瘘患者通常病程较长，可能需要长时间进行肠外营养，建议采用中心静脉置管进行肠外营养给药。

2. 肠内营养治疗

（1）肠内营养的适应证与禁忌证：肠内营养用于低位肠瘘、胃十二指肠肠瘘效果最佳。对于低位肠瘘患者，只要有功能的近端小肠超过100～150cm，即可以经口营养供给。对于胃十二指肠肠瘘患者，可于瘘远侧行管饲或空肠造瘘进行肠内营养供给。低流量肠瘘瘘口经内堵、外堵等方式封闭瘘口，恢复肠道完整性后，亦可行肠内营养。肠内营养的禁忌证包括：①肠瘘早期，机体严重应激、腹腔感染、休克状态；②高流量肠瘘，尤其是空肠瘘；③瘘口远端有机械性肠梗阻，或瘘口近端小肠段＜100cm；④剩余小肠＜10%；⑤由炎症性肠病所致肠瘘，处于急性炎症期，有严重腹泻；⑥严重营养不良及衰弱的病人，在肠内营养前需要一段时期的肠外营养，以使肠道的酶及细胞代谢得到改善。

（2）肠内营养输入途径：口服是肠内营养的最佳途径，对于经处理后瘘口封闭后的肠瘘患者、低位肠瘘患者，均可口服营养。对于不能口服的患者则考虑管饲营养，具体方式取决于瘘口部位和肠内营养治疗时间，其中使用时间短的、瘘口低的选用置管法，使用时间长的、瘘口高的选用在瘘口下行造口法。中段肠瘘的肠内营养较为困难，往往在给予要素型制剂的同时，结合肠外营养才能取得较好的效果。

（3）肠内营养制剂选择：肠内营养制剂主要有要素型制剂、短肽类制剂、整蛋白制剂，以及匀浆流质饮食等。要素型制剂不经消化即可吸收，适用于完全丧失消化液的患者，虽可满足营养需要，但达不到改善肠道黏膜屏障、防止菌群移位的目的。对消化液有部分丢失的可给予短肽类肠内营养液，而消化功能完善的则可选用整蛋白类肠内营养液，可适当补充组织特异性营养因子，如谷氨酰胺、膳食纤维等。肠内营养时应从低剂量（500ml/d）、低浓度（12%）、低输注速度（50ml/h）开始，逐渐增加营养液剂量、浓度及输注速度，同时密切监测消化道的耐受性，减少并最终停用肠外营养。能量可按每日能量消耗量供给，蛋白质占总能量的15%，碳水化合物占总能量的60%～65%，脂肪占总能量的25%～30%，若有腹泻则应减少脂肪摄入量。同时，在营养治疗期间应注意及时补充维生素和矿物质。

（张　磊）

第十八章 肝脏疾病

第一节 概　　述

肝脏是消化系统最重要脏器之一，是体内代谢主要器官、各种物质代谢的中心，有合成、储存、分解、排泄、解毒和分泌等多种功能。各种营养素被肠管吸收后，由血液运送到肝脏发生生化反应，变成可利用物质，提供机体活动所需要的能量。故肝脏发生病变时，机体的新陈代谢，特别是营养代谢发生障碍。肝脏代谢作用主要有以下几个方面。

一、碳水化合物代谢

肝脏是维持碳水化合物储存及适当分布的中心部位。肝脏通过 4 个主要途径来维持碳水化合物代谢的平衡：即糖原储存、糖原异生合成葡萄糖、糖原分解成为葡萄糖和碳水化合物转化为脂肪。维持血糖的恒定，是肝脏在碳水化合物代谢中的主要作用。肝脏病变后，肝内糖原的合成、储存、释放都发生障碍，使血糖不稳定。不仅使机体利用糖原发生故障，而且容易出现低血糖的症状。

二、脂肪代谢

肝脏为甘油三酯、磷脂及胆固醇代谢的场所，肝脏所分泌的胆汁酸盐，可促进脂肪的乳化及吸收，并活化脂肪酶。肝脏病变时，肝内分泌胆汁的功能受到影响，没有足够的胆汁流入肠腔，使肠管对脂肪的消化、吸收困难。随之而出现对脂溶性维生素 A、维生素 D、维生素 E 等吸收减少，机体则因缺乏这些维生素而患某些疾病。

三、蛋白质代谢

肝脏是合成血清白蛋白的唯一场所，每天能合成白蛋白 12～18g。食物中的蛋白质，在胃肠管经各种蛋白酶的作用分解成氨基酸，大部分氨基酸从门静脉输送到肝脏，有 80%能在肝中合成蛋白质，如血浆蛋白、球蛋白、某些补体成分等，还能合成内生性肝蛋白，即肝铁蛋白。当肝功能衰竭时，消化发生障碍，氨基酸吸收受抑制，导致蛋白质合成减少。肝脏不但能够合成蛋白质供给生长需要，还有储存蛋白质和维持血浆蛋白与组织蛋白之间动态平衡的重要作用。肝脏疾病严重时血清蛋白总量和白蛋白降低，这就可能发生低蛋白性水肿、腹水等现象。由于肝脏合成蛋白质的功能发生障碍，蛋白质构成的酶如凝血酶原等减少，可出现出血症状。

四、维生素代谢

肝脏不但能储存多种维生素，而且直接参与其代谢过程。肝脏分泌的胆汁酸盐能促进脂溶性维生素 A、维生素 D、维生素 E、维生素 K 的吸收；肝脏还是体内维生素 A、维生素 D、维生素 E、维生素 K 以及维生素 B_1、维生素 B_2、维生素 B_{12} 等的储存场所。许多 B 族维生素在肝内形成辅酶，参与各种物质代谢，如维生素 B_1 构成脱羧酶的辅酶，参与碳水化合物代谢；维生素 C 促进肝糖原形成，缺乏维生素 C 间接促进肝脂肪变性；增加体内维生素 C 的浓度，可保护肝内酶系统，增加肝细胞抵抗力及促进肝细胞再生。肝脏明显受损时会出现维生素代谢异常。

总之，肝脏发生疾病时，如肝功能失常，体内碳水化合物、蛋白质、脂肪合成和分解代谢都会发生障碍，结果是体内营养素代谢失调。因此，对肝病患者进行治疗时，应对患者的全身状况进行评价，了解患者的营养状况，从而制定合理的营养支持方案。

第二节　急性肝损伤

急性肝损伤（acute liver injury）是指患者在无慢性肝病基础上，由各种病因导致肝脏细胞损伤而发生。大多数患者肝脏能保持主要功能的正常运行。临床上轻者表现为血清转氨酶、胆红素升高；严重者可发生肝衰竭、凝血功能障碍、肝性脑病等。

一、病因及临床表现

（一）感染

1. 嗜肝病毒感染　由肝炎病毒引起的急性肝细胞损伤，从病原学角度可分为甲型、乙型、丙型、戊型、丁型肝炎。急性起病时出现乏力、纳差、恶心等消化道症状。

2. 非嗜肝病毒感染　以 EB 病毒、巨细胞病毒等感染常见，常为潜伏感染，于免疫功能严重低下时急性发病。表现为发热、血液系统改变和肝功能损害，极少数可致肝衰竭。

3.胆道感染　如急性胆囊炎，患者表现为右上腹疼痛和压痛，墨菲（Murphy）征阳性，有时伴寒战、发热、恶心呕吐等。详见第十九章第一节胆囊炎与胆石症。

4. 全身或局部感染累及肝脏　如严重感染所致脓毒症肝损伤，表现为缺氧性肝炎，即急性弥漫性肝损害、肝脏血流灌注急剧减少；约 10%患者还将并发脓毒症相关胆汁淤积。

（二）化学毒物

1. 药物性肝损伤　我国药物性肝损伤的主要诱因是中草药、膳食补充剂及抗结核药。多数患者无明显症状，仅有肝脏生化指标升高，伴或不伴消化道症状；淤胆者可有黄疸、大便颜色变浅和皮肤瘙痒等；少数有发热、皮疹等过敏表现；严重者可有急性或亚急性肝衰竭。

2. 其他毒物　霉菌毒素（如黄曲霉素）、化学试剂（如亚硝胺）、有毒食物等可引起肝脏急性损伤，甚至诱发肝癌。

（三）缺血

缺血性肝炎，又叫休克肝、缺氧性肝炎。肝血流量减少导致的肝脏缺血缺氧是本病发生的主要机制。常继发于各种原因引起的低血压休克。表现为血清转氨酶在发病后 12～48 小时内急剧升高数十倍。维持有效血容量和有效灌注治疗后 1～2 周内血清转氨酶可降至正常。

（四）妊娠

妊娠期急性脂肪肝是发生于妊娠晚期的急症。其特点是肝细胞在短时间内发生大量微泡性脂肪浸润。轻症者仅为生化指标异常而无临床症状，重者为严重肝功能损伤伴凝血功能障碍、黄疸及消化道症状，甚至快速发展为肝功能衰竭。

（五）放射性损伤

放射性肝损伤是放疗或辐射暴露引起的严重致死性并发症。患者表现为受照后出现非癌性腹水、肝脏肿大，无黄疸性碱性磷酸酶升高。目前对放射引起的肝损伤缺乏有效治疗方法，一旦出现，大部分患者的结局接近死亡。

二、营养代谢特点

（一）三大营养物质代谢紊乱

1. 糖代谢障碍 糖为人体提供所需能量的 50%～70%。肝脏通过对糖原储存、异生、肝糖原分解、糖类转化等使血糖维持在一定范围。严重肝损伤时肝糖原合成减少，异生能力减弱，肝细胞线粒体氧化还原功能降低，辅酶 I 不能再生，各种酶特别是丙酮酸氧化酶 A 受抑制，从而使葡萄糖、酮体、α-酮戊二酸不能进入三羧酸循环。此外，肝脏对胰岛素灭活能力下降，同时肝损伤时患者食欲差，结果往往产生低血糖。由此产生能量代谢障碍，严重时影响脑细胞的能量供给，可产生肝性脑病；同时，能量代谢障碍引起机体脂肪和蛋白质分解增强，反过来又促使病情加重。

2. 蛋白质代谢障碍 肝脏参与几乎所有蛋白质的代谢。肝细胞粗面内质网是体内唯一合成白蛋白的场所，体内几乎所有的酶都在肝内存在或合成。肝损伤时白蛋白和酶蛋白合成障碍，人体出现低蛋白血症，继而导致水肿或腹水的发生。严重者可发生脑水肿，最终因脑疝而死亡。凝血因子合成障碍可出现出血倾向、凝血酶原活动度降低、血氨升高等，可引起或加重肝性脑病和诱发弥散性血管内凝血（DIC）。

3. 脂肪代谢障碍 肝脏是脂肪代谢的重要器官，可利用糖类、甘油等合成脂肪、胆固醇、磷脂等，为组织提供能量。肝分泌的胆汁酸盐能帮助或促进脂肪的消化和脂溶性维生素的吸收。严重肝损伤时，胆汁酸盐分泌减少，导致脂肪的吸收、储运、合成、分解氧化等障碍，脂酶活性降低，脂溶性维生素吸收障碍；因胆碱缺乏，肝脏不能将甘油三酯组成的脂蛋白转运出去，致使肉毒碱缺乏，长链脂肪酸氧化障碍，进而发生脂肪肝。

（二）肝脏排泄解毒功能障碍

肠道产生的氨吸收后经门静脉到肝，通过鸟氨酸循环合成尿素清除出体外。严重肝损伤时：①鸟氨酸循环障碍，血氨升高；②蛋白质代谢障碍，血中氨基酸成分丢失，支链氨基酸/芳香族氨基酸（BCAA/AAA）值下降；③血中假性神经传导介质增多。这三者单独或共同作用是发生肝性脑病的主要原因。

严重肝损伤时肝脏库普弗细胞功能障碍，免疫功能下降，加上营养障碍，极易发生继发性细菌感染而产生内毒素血症，加重肝细胞的损伤。

严重肝损伤时，肝细胞发生肿胀、坏死，致摄取、转化脂溶性胆红素功能障碍而发生潴留，毛细胆管阻塞，毛细血管与肝血窦相通，可使部分结合胆红素反流入血，出现肝性黄疸，因肝细胞合成酶蛋白障碍，临床表现为胆酶分离。

（三）维生素水盐代谢障碍

1. 维生素代谢障碍 肝脏是人体内含维生素、泛酸和叶酸最多的器官，是脂溶性维生素和维生素 B_{12} 的主要储存场所。严重肝损伤时胆汁酸盐分泌减少或淤胆，致脂肪和脂溶性维生素吸收障碍。

2. 低钠血症 严重肝损伤时血容量减少，反射性引起醛固酮分泌增多；同时肝对醛固酮灭活能力减弱，使排钠增多。另外，肝细胞 Na^+-K^+ ATP 酶功能障碍，细胞外液 Na^+进入细胞内。糖代谢异常也导致细胞内 K^+释出，Na^+进入低渗状态的细胞内，使血钠浓度降低。重度低钠血症（Na^+ ＜110mmol/L）的病死率可高达 77%。

3. 低钾血症 由厌食、钾摄入少、利尿排钾过多等原因导致。低钾血症可引起低钾性碱中毒，可使血中 NH_4^+转化为 NH_3 和 H^+，导致血氨增多，引起或加重肝性脑病。另外，低钾引起脑细胞内外 K^+、H^+交换，进入脑细胞内的 H^+与 NH_3 结合形成 NH_4^+，干扰脑细胞能量代谢，引起肝性脑病。

三、营养治疗

（一）营养治疗原则

肝病的营养治疗是肝病治疗的基本措施之一，主要有以下几个目的：①通过提供足够的能量和营养元素维持或改善患者的营养状况；②防止或避免加重肝性脑病；③防止肝功能进一步恶化，促进新组织生成。

（二）营养治疗方法

1. 轻度肝损伤 急性肝损伤应以适口、清淡饮食为宜，如食欲尚可，则不必严格控制饮食，可适当吃些营养价值高的食物，能量以能维持营养为度。如患者恶心，呕吐比较严重，胃纳较差时可在短期内适当地限制饮食，以减轻胃肠道负担，使之利于消化功能的改善。在限制饮食的同时，应适当补充葡萄糖、生理盐水和维生素。如果呕吐不明显，可逐步增加饮食，由流质逐步过渡到普通饮食，并适量增加动物蛋白或植物蛋白的食物如鱼类、瘦肉、鸡蛋和新鲜蔬菜、水果等。

蛋白质供给量为1.5～2.0g/（kg·d），全天总量为100～200g；碳水化合物摄入量为300～400g/d，或占总能量的60%。脂肪以50～60g/d或占总能量的20%为宜。成人每天能量以8368kJ（2000kcal）为宜，如有发热等情况时应增加到10 042kJ（2400kcal）。此外，还应适当补充B族维生素及维生素C、维生素E等。

2. 重度肝损伤 早期以经肠营养为主，口服为辅；恢复期以口服营养为主，经肠为辅。部分危重患者可实施经鼻、十二指肠营养管输注营养液。

（1）碳水化合物的供给：严重肝损伤时由于食欲极差，能量摄入不足，摄入营养素比例失调，机体增强了对脂肪、蛋白质的分解。适当增加碳水化合物的摄入量，可降低脂肪和蛋白质的消耗。建议碳水化合物摄入量为200～250g/d，每天能量摄入量为9205～10 460kJ（2200～2500kcal）。

（2）蛋白质的供给：严重肝损伤时机体处于负氮平衡，白蛋白水平降低，需要外源性补给。蛋白质供能应占总能量的11%～15%。但蛋白质摄入过多会加重肝脏负担。用富含支链氨基酸的复方氨基酸制剂作为氮源有利于减轻肝脏的负荷。可按需使用白蛋白制剂或新鲜血浆提高胶体渗透压。此外，加用谷氨酰胺、精氨酸均对肝脏恢复有积极作用。

（3）脂肪的供给：严重肝损伤时以清淡饮食为主，但过度限制脂肪会影响食欲。可口服一些含脂肪类的食物，脂供给量不宜超过总能量的15%～20%，每天应控制在1g/kg以内。临床上适当予患者补充中长链脂肪乳剂有助于肝细胞再生和肝功能改善，每天或每两天给予250ml。注意不宜过多，防止脂肪沉积于肝内，影响肝糖原合成。

（4）维生素的供给：在治疗过程中应补充各种维生素，维生素K宜静脉用药。特别要注意补充B族维生素、维生素C和维生素E等。

（5）水、电解质和酸碱失衡的纠正：每天补液1500～2000ml或每天尿量加500～1000ml。不要限钠，严重的低钠血症用3%氯化钠纠正。低钾性碱中毒时应补钾，同时使用精氨酸（20～30g/d）；对代谢性酸中毒者使用5%碳酸氢钠，忌用乳酸钠。

3. 恢复期及家庭护理 大部分急性肝损伤患者能正常进食，无须人工营养支持。患者食欲恢复后，宜适当控制饭量，一般以饭后腹部较舒适，不觉胀满，下餐饭前有饥饿感为宜。

患者消化道症状明显好转时，可适当地增加蛋白质，如鱼肉、瘦肉、豆制品等。除限制饮酒外，其他食物不必过多限制。如患者食欲不佳、恶心、呕吐、腹胀、大便次数增多，宜吃些易消化的食物，少食油腻及含膳食纤维多的食物（如韭菜、笋等），暂时少吃易产气的食物（如牛奶、豆浆、蔗糖、山芋等）。

轻症患者不必过分地强调营养。重症患者恢复期营养上处于高需求状态，因此要供给高蛋白质、高碳水化合物、高维生素和各种微量元素，以利于肝细胞的修复和再生。

对于明显厌食、纳差或存在中-重度营养不良的患者，可通过肠内或肠外途径进行营养支持。推荐能量供给量为 126～146kJ/（kg·d）[30～35kcal/（kg·d）]，蛋白质摄入量为 1.0～1.2g/（kg·d），注意应提供足量的维生素。对于明显水肿或腹水的患者，应限制钠及液体摄入量。如出现肝性脑病症状，则蛋白质的摄入量减少为 0.6～0.8g/kg。

第三节 非酒精性脂肪性肝病

非酒精性脂肪性肝病是指除外酒精和其他明确的损肝因素所致的肝细胞内脂肪过度沉积为主要特征的临床病理综合征，是一种与胰岛素抵抗和遗传易感密切相关的代谢应激性肝损伤。病理分型涵盖单纯性脂肪肝与非酒精性脂肪性肝炎，可进展为肝硬化甚至肝细胞癌。非酒精性脂肪性肝病不仅是肝病残疾和死亡的重要原因，还与代谢综合征、2 型糖尿病、动脉硬化性心脑肾血管疾病以及结直肠肿瘤等的高发密切相关。

一、病因及临床表现

（一）营养致病因素

肥胖、糖耐量异常或糖尿病以及高脂血症被认为是非酒精性脂肪性肝病最常见的易患因素，也被称为原发性因素。营养不良、胃肠道术后、全胃肠外营养、减肥造成体重急剧下降、药物、工业毒物及环境因素也可导致本病，被称为继发性因素。一般所述非酒精性脂肪性肝病常指原发因素所致。

1. 肥胖 约 50%的肥胖症患者并发脂肪肝。部分患者尽管体重未达肥胖标准，但其内脏脂肪明显增加，表现为腰围或腰围/臀围比值增大，也可出现脂肪肝。此外，肥胖者短期内体重波动过大以及消瘦者短期内体重增长过快也易诱发脂肪肝。

2. 糖尿病 约 40%的 2 型糖尿病患者合并脂肪肝，且大多为中度以上脂肪肝，其中接受胰岛素治疗者非酒精性脂肪性肝炎的发生率增加，若出现脂肪坏死，则继之可形成肝硬化。而 1 型糖尿病仅 4.5%的患者合并非酒精性脂肪性肝病。

3. 高脂血症 非酒精性脂肪性肝病患者各型高脂血症均可见，关系最为密切的为高甘油三酯血症，常伴有肥胖和 2 型糖尿病。高脂饮食和含糖饮料均可诱发高脂血症，进而参与脂肪肝的发生。

4. 其他 遗传因素、高尿酸血症、红细胞增多症、甲状腺功能减退、垂体功能减退、睡眠呼吸暂停综合征、多囊卵巢综合征也是非酒精性脂肪性肝病发生和发展的独立危险因素。

（二）临床表现

非酒精性脂肪性肝病多起病隐匿，发病缓慢。多数患者无症状，多在评估其他疾病或健康体检做肝功能及影像学检查时偶然发现。部分患者可有乏力、右上腹轻度不适、肝区隐痛、腹胀等非特异症状。严重者可出现黄疸、食欲缺乏、恶心、呕吐等症状。75%患者存在肝脏肿大，多为轻至中度肝大，表面光滑、边缘圆钝、质地正常或稍硬而无明显压痛。脾肿大一般不超过 25%。门静脉高压相对少见。局灶性脂肪肝由于病变范围小，临床表现多不明显，但同时并存其他肝病时例外。少数非酒精性脂肪性肝病患者（10%～20%）可能进展为非酒精性脂肪性肝炎，导致肝脏肿大并受损，最终发展为肝硬化或肝细胞癌。

非酒精性脂肪性肝病患者除了肝脏损害表现外，也常合并代谢综合征、2 型糖尿病、心脑血管疾病、胆石症等肝外疾病的相关临床表现。此外，非酒精性脂肪性肝病患者结直肠腺瘤、胆石症、慢性肾病、多囊卵巢综合征的患病率明显增高。

二、营养代谢特点

肝是人体内脂肪及胆固醇代谢的主要场所，但平时肝内贮量很少。正常人肝内总脂肪量占肝重的4%～5%，包括磷脂、甘油三酯、脂肪酸、胆固醇及胆固醇脂。肝实质病变、胆碱缺乏时发生脂肪变性及浸润，可有大量脂肪在肝内积存，肝内总脂量占肝重的10%以上，甚至可达40%～50%，此即脂肪肝。

（一）脂质代谢紊乱

脂质代谢紊乱被认为是非酒精性脂肪性肝病发病的重要机制，脂质所产生的肝毒性也可能推动非酒精性脂肪性肝病向炎症、肝损伤和胰岛素抵抗方向进展。

脂质代谢紊乱可能与下列几个环节有关：

（1）脂质摄入异常：高脂饮食、高脂血症以及外周脂肪组织动员增多，促使游离脂肪酸输入肝脏增多。

（2）线粒体功能障碍，游离脂肪酸在肝细胞线粒体内氧化磷酸化和β氧化减少，转化为甘油三酯增多。

（3）肝细胞合成游离脂肪酸和甘油三酯增多。

（4）极低密度脂蛋白合成不足或分泌减少，导致甘油三酯运出肝细胞减少。

上述因素造成肝脏脂质代谢的合成、降解和分泌失衡，导致脂质在肝细胞内异常沉积。

长期热量过多时，一方面导致内脏脂肪组织与皮下脂肪组织的体积增加，其向肝脏输送的游离脂肪酸也会增多，促进肝脏炎症的进展。另一方面，脂肪组织难以存放多余脂肪时会导致脂肪异位，而脂肪异位除发生在肝脏外，胰腺、心包、骨骼肌、动脉血管等组织和器官也可发生脂肪浸润。这将进一步导致非酒精性脂肪性肝病患者患2型糖尿病、代谢综合征及血管疾病的危险性增加。

（二）胰岛素抵抗

高热量、高脂肪、高糖（尤其是富含果糖）的饮料和食品的摄入，导致血液葡萄糖和游离脂肪酸水平增加，诱发高胰岛素血症和胰岛素抵抗。此时白色脂肪组织受巨噬细胞浸润，脂肪分解增加，游离脂肪酸增多，加重高脂血症，同时刺激肝脏糖异生。胰岛素抵抗还降低了脂肪组织和骨骼肌对葡萄糖的摄取，诱发了高血糖，进而促进葡萄糖在肝细胞内向脂肪酸和甘油三酯转化，增加了肝脏新生脂肪的合成。

脂肪肝形成后，蓄积的二酰甘油和神经酰胺等脂质中间体导致胰岛素信号级联反应抑制，进而形成胰岛素抵抗与脂质沉积的恶性循环。

胰岛素抵抗已被认为是非酒精性脂肪性肝病发病机制中一关键特征，大部分非酒精性脂肪性肝病患者均存在周围组织或肝脏的胰岛素抵抗，伴或不伴糖耐量异常或肥胖。胰岛素抵抗的严重程度与非酒精性脂肪性肝病的病情进展和预后相关。

三、营养治疗

（一）营养治疗原则

脂肪肝是可逆性病变，早期诊断和及时治疗一般可恢复正常。治疗包括去除病因，如停用肝毒性药物、禁酒、治疗原发病（如糖尿病等）。同时膳食管理十分重要。必要时配合肠内营养相关制品调节营养代谢。

（二）营养治疗方法

1. 适量能量 过高能量使脂肪合成增多，加速脂肪肝病变，应适当控制能量。对有肥胖或超重者要控制或减轻体重。对能量控制不能骤然剧减，以免患者不适应。对体重正常者工作时可每天按每千克体重 0.13MJ（30kcal）供给，体重超重者为 0.08～0.11MJ（20～25kcal），使体重逐渐下降，有利于肝功能恢复。

2. 高蛋白 蛋白质中许多氨基酸，如甲硫氨酸、胱氨酸、色氨酸、苏氨酸和赖氨酸等都有抗脂肪肝的作用。高蛋白可提供胆碱甲硫氨酸等抗脂肪肝因子使脂肪变为脂蛋白，有利于将其顺利运出肝，防止脂肪浸润。适当提高蛋白质量，供给高蛋白膳食可以避免体内蛋白质损耗，有利于肝细胞的修复与再生，纠正低蛋白血症，并且蛋白质有较高的食品特殊动力作用，可刺激新陈代谢，适当提高蛋白质质量，有利于减轻体重。通常每天蛋白质供应量以占总能量 15%～20%为宜。轻体力劳动者推荐每天 1.0～1.5g/kg，重体力劳动者加至每天 1.5～2.0g/kg。

3. 低碳水化合物 碳水化合物能刺激肝内脂肪酸合成。饮食中高糖类摄入是造成肥胖和脂肪肝的重要因素，应给予低糖类饮食，特别要禁食精制糖类、蜂蜜、果汁、果酱、蜜饯等甜食和甜点心等含糖高的食品。

4. 适量脂肪 脂肪中的必需脂肪酸参与磷脂的合成，能使多余脂肪从肝中顺利运出，对预防脂肪肝有利。脂肪还有抑制肝内合成脂肪酸的作用，但摄入过多的脂肪可使能量增高，也不利于患者，故应给予适量脂肪，每天 50g 左右。植物油不含胆固醇，所含谷固醇、豆固醇和必需脂肪酸有较好的去脂作用，可阻止或消除肝细胞的脂肪变性，对治疗脂肪肝有益。烹调油应使用植物油，含胆固醇高的食品应适当限制。

5. 充足维生素 肝储存多种维生素。在肝病时储存能力降低，如不注意及时补充，就会导致体内维生素缺乏。为了保护肝细胞和防止毒素对肝细胞的损害宜供给富含多种维生素，如含 B 族维生素、维生素 C、维生素 A、维生素 D、维生素 E、维生素 K 丰富的食品。

6. 膳食不宜过分精细 饮食中应注意补充食物纤维及矿物质，食材不宜过分精细，主食应粗细杂粮搭配，多食蔬菜、水果和菌藻类，以保证足够数量食物纤维摄入。既可增加维生素、矿物质供给，又有利于代谢废物的排出，对调节血糖、血脂水平有良好作用。

7. 膳食禁忌 戒酒，少吃刺激性食品。

第四节 酒精性肝病

一、概 述

酒精性肝病（alcoholic liver disease，ALD）是指由过量饮酒引起的一系列肝脏疾病，包括酒精性脂肪肝（alcoholic fatty liver，AFL）、酒精性脂肪性肝炎、酒精性肝炎（alcoholic hepatitis，AH）和酒精性肝硬化。酒精是西方国家导致肝脏疾病的最主要病因，而在我国乙肝病毒一直是造成肝脏疾病的主要病因。但近年来，随着我国嗜酒人群的比例逐渐增加，ALD 的发病率也在逐渐增加。ALD 的发病机制较为复杂且尚未阐明，目前主要认为与酒精对肝脏的直接损伤和间接损伤有关。

1. 直接损伤 酒精及其代谢物可直接损伤线粒体、诱导内质网应激、促进活性氧的产生并调节脂质代谢和炎症反应；酒精及其代谢物还可增强肠源性病原体相关分子模式在肝脏诱发的免疫应答，从而促进 ALD 的病理进展。

2. 间接损伤 酒精主要由肝脏代谢。过量饮酒可改变肠道微生物的组成，损害肠道屏障，增加肠道的通透性，进而导致肠腔内的微生物、毒素及代谢物穿过肠道，进入肝脏和循环系统。易位到肝脏的肠道微生物及其相关产物，尤其是脂多糖（LPS），进一步激活肝脏内的相应受体，如 TLR4，引发肝脏的炎症反应。酒精对肠黏膜的破坏间接引起了肝脏的损伤，这种间接作用被认为可能是 ALD 发展的先决条件。

除酒精对肝脏的直接和间接作用外，ALD 的发生还与其他多种因素密切相关，如性别、合并其他肝脏疾病、遗传、表观遗传和环境因素等。营养，作为重要的环境因素之一，也被认为与 ALD 的发生和发展有关。

二、临床表现

处于不同疾病阶段的 ALD 患者临床表现不同。

1. 酒精性脂肪肝 大多数单纯性酒精性脂肪肝患者无明显临床症状，但可能出现恶心、厌食和呕吐。

2. 酒精性脂肪性肝炎 随着持续过量饮酒，大约三分之一的脂肪肝患者可能进展为脂肪性肝炎。与酒精性脂肪肝相似，酒精性脂肪性肝炎也很少有临床症状。

3. 酒精性肝炎 其临床症状的特点是持续饮酒的患者存在黄疸，伴/不伴其他肝功能失代偿事件（如腹水、肝性脑病）。

4. 酒精性肝硬化 ALD 所致纤维化或肝硬化患者的临床表现广泛，从无症状到各种失代偿事件，如静脉曲张出血、细菌感染、肝肾综合征。

5. 营养不良 除了肝脏受损相关表现外，ALD 还可以引起全身系统的改变。据估计，50%的门诊 ALD 患者和几乎所有住院 ALD 患者存在营养不良，并且与较差的预后相关。营养不良的患者往往表现为体重、肌肉或脂肪量、肌肉力量、内脏蛋白水平和免疫功能的下降。引起 ALD 患者营养不良的因素有很多，包括腹水引起的胃容量减少、嗅觉和味觉感知的改变、食欲相关激素的改变、肠道微生物群的改变、肠道营养素的吸收不良和排泄增加等。

三、营养物质代谢改变

值得注意的是，肝脏是体内最大且代谢最复杂的器官，过量饮酒会显著改变营养物质的代谢，尤其是肝脏中的代谢过程。

1. 碳水化合物 长期过量饮酒会导致胰岛素抵抗受损。在慢性酒精消耗中，肝脏的糖原储存被耗尽，而在急性重度酒精消耗（狂饮）时，糖异生被抑制，肝糖原降解被刺激以防止低血糖。因此，在健康个体中，急性饮酒不太可能引起血糖正常状态的改变，而在慢性肝病患者中，急性饮酒可能导致低血糖。

2. 脂质 酒精抑制脂肪酸氧化途径（通过降低几个 PPARα 调节基因的表达），并增加脂肪酸的酯化，导致肝内甘油三酯积累增加。酒精还通过抑制微粒体甘油三酯转移蛋白来影响脂肪酸从肝脏的输出。其结果是肝内脂肪积累。

3. 蛋白质 低至中等剂量的酒精对肌肉蛋白质平衡几乎没有影响，但急性摄入大剂量酒精和慢性酒精滥用会通过增加氮排泄而改变全身和组织特异性蛋白质代谢。

4. 硫胺素 慢性酒精中毒可通过减少胃肠道对硫胺素的吸收从而导致硫胺素缺乏。硫胺素储备耗尽可引起韦尼克脑病，后者是一种急性神经系统危象，其临床特征为脑病、动眼肌功能障碍和步态共济失调。如果不及时治疗，个体可能会出现永久性的神经精神并发症，比如科尔萨科夫（Korsakoff）综合征，其典型特征是逆行性遗忘、冷漠、感觉异常，但长期记忆和其他认知技能相对保留。

5. 叶酸 叶酸缺乏的原因是饮食摄入减少，肠道吸收不良，肝脏吸收、储存减少和尿排泄增加。叶酸缺乏可引起 DNA 合成和修复缺陷，表现为大细胞性贫血和肌肉功能障碍。

6. 维生素 A 长期饮酒和黄疸会导致维生素 A 水平下降。维生素 A 的代谢与人体内的酒精代谢相似，都涉及氧化途径，因此容易受到肝脏基础氧化还原状态改变的影响。维生素 A 缺乏可导致夜盲症的临床表现。

7. 维生素 C 酒精诱导的肠细胞毒性导致肠道吸收不良和肝毒性，可抑制维生素 C 在肝脏向其活性代谢物转化。过量饮酒后尿中抗坏血酸排泄增加会加剧维生素 C 的失衡。缺乏维生素 C 的临床表现为坏血病，可表现为伤口愈合不良、牙龈肿胀、牙龈出血、牙齿脱落和皮肤黏膜斑点；晚期疾病可能会出现贫血、溶血和黄疸，危及生命。

8. 锌 在酒精喂养的小鼠中，酒精破坏肠道通透性，增加氧化应激，主要在远端小肠水平，干扰锌稳态，导致回肠锌浓度降低。除了锌的肠道吸收减少和尿排泄增加外，酒精相关性肝硬化患者的饮食也通常缺乏锌，缺锌是常见的（且容易纠正的）听力障碍的原因。缺锌可表现为肢端皮炎、厌食症、性腺功能减退、免疫功能改变、伤口愈合不良、夜视功能受损、腹泻、智力受损和门静脉系统性脑病。

9. 镁 是人体内含量第二丰富的微量营养素，在酗酒和（或）患有肝病的人群中，镁缺乏几乎是普遍现象。低镁血症易导致代谢性骨病、心血管合并症，并与癫痫发作、抑郁和神经肌肉异常有关。

10. 硒 硒缺乏在酒精依赖中很常见，并与疾病分期和促炎细胞因子水平升高成正比，促炎细胞因子在肝损伤和纤维化中起作用。

四、临床诊断

ALD 不只是累及肝脏，还可累及全身系统，其诊断往往需要结合病史尤其是饮酒史（按我国发布的指南，男性饮酒量>40g/d，女性>20g/d，饮酒时间超过 5 年）、肝病的临床表现、实验室及影像学检查结果等综合分析。

1. 肝活检 是 ALD 诊断和分期的金标准。但因其是一项侵入性的检查，并具有一定的发病风险，故而很少用于临床实践中。

2. 非侵入性的检查可用于 ALD 的评估

（1）生化指标检测，如丙氨酸转氨酶（ALT）、天冬氨酸转氨酶（AST）和 AST/ALT 等。

（2）肝纤维化扫描仪，如 FibroScan 和 FibroTouch。

（3）常规的影像学检查，如超声、CT、MRI。

（4）营养状况评估：目前尚无临床评估肝病营养不良的金标准技术或被广泛接受的策略。此外，潜在的肝脏疾病本身影响了我们对营养不良的许多标准测试。

1）人体测量，如肱三头肌皮褶或体重指数（BMI），目前被广泛使用，但会受到肝硬化中常见的液体潴留的影响。

2）内脏蛋白等生物学参数受到肝脏生成内脏蛋白的影响，肝脏疾病可减少内脏蛋白的生成。

3）主观全面评定（SGA）是一种简单的床边营养状况评估，我们经常在 ALD 患者中使用。SGA 包括患者关于体重减轻、日常饮食摄入、功能能力、胃肠道症状和体格检查中营养不良的证据（肌肉或脂肪量减少或水肿）。

五、营养治疗策略

许多 ALD 患者摄入的总热量中有 30%以上的热量由酒精提供，他们摄入的碳水化合物、蛋白质、脂肪、维生素 A、维生素 C、维生素 B（尤其是硫胺素）、矿物质（钙和铁），均少于每日推荐量。这些必需营养素的缺乏可能会加剧酒精本身的影响，促进 ALD 的病理进展。尽管提供一个科学而均衡的饮食并不能防止酒精造成的毒性损伤，但及时地补充 ALD 患者所缺乏的营养物质，可有效改善 ALD 患者的营养状态，有利于疾病的恢复。因此，营养管理在 ALD 患者的基础治疗中占据了非常重要的地位。

（一）营养摄入推荐

1. 热量摄入 对于 ALD 患者，总热量摄入应至少为静息能量消耗的 1.2～1.4 倍，一般为

30kcal/kg 以上。静息能量消耗通常在 AH 和肝硬化的情况下增加。在存在葡萄糖耐受不良或肥胖的情况下，热量需求可能较低，需要个体化注意。

2. 碳水化合物摄入 一般建议 ALD 患者摄入的食物中碳水化合物占总热量的 50%～60%（最好是复合碳水化合物）。在碳水化合物中，应避免过量摄入果糖，因为果糖通常用于软饮料和其他商业产品中。食品和饮料中的果糖与炎症和纤维化程度显著相关，也是肝癌发生的危险因素。

3. 脂肪摄入 一般建议 ALD 患者摄入的食物中脂肪占总热量的 30%～35%，应富含不饱和脂肪酸，并含有足量的必需脂肪酸。

4. 蛋白质摄入 每日蛋白质摄入量的推荐水平为 1.0～1.5g/（kg·d），具体取决于病理。肝病稳定的患者能够吃标准的含蛋白质饮食，不会增加肝性脑病。

5. 营养补充途径 营养补充途径的第一选择是自发口服摄入。如果口服摄入困难，应首选肠内营养。静脉营养被认为是最后的选择，因为可能会感染。

（二）不同阶段的营养治疗方案

对于处于不同阶段的 ALD 患者，营养治疗方案也有所不同。ALD 包括 AFL、AH 和酒精性肝硬化。

1. AFL 发生在 90%的重度饮酒者中，戒酒后相对容易解决。AFL 的推荐饮食：20～30kcal/（kg·d）热量和 1.0～1.5g/（kg·d）蛋白质；总热量来源：20%～25%来自蛋白质，50%～60%来自碳水化合物，15%～20%来自富含低饱和脂肪酸的脂质。欧洲临床营养与代谢学会的指南指出，在增强 AFL 患者的肠黏膜屏障功能和维持肠道菌群方面，口服营养比管道或静脉营养更有效，还可降低感染和死亡的风险。

2. AH 对于不能通过自愿进食来满足营养需求的严重 AH 患者，均应给予营养治疗，以提高生存率、降低感染率、促进肝功能和脑病的恢复。适当的营养治疗还可以改善免疫状态，对感染有有益的作用，而感染往往是 AH 的死亡原因。在 AH 患者中，高蛋白、高能量饮食对那些没有胃肠道出血并发症的患者很重要。严重 AH 患者应接受积极的支持性治疗，高能量摄入可提高生存率。此外，营养疗法已被证明可以改善肝性脑病并降低发生感染的风险。重度 AH 患者建议摄入 1.2～1.5g/（kg·d）蛋白质和 35～40kcal/（kg·d）热量。肠内途径因其成本低、安全性高、感染风险低而成为营养支持的首选途径。然而，关于肠内营养或肠外营养补充的生存益处的数据是有争议的。肠内营养可以克服厌食和吞咽困难的影响，但不能克服肠内吸收不良。此外，虽然它也被证明是有益的，耐受性良好，并可能改善肝功能，但其对骨骼肌和其他营养参数的影响尚无定论。最近的一项随机研究显示，肠内营养补充对严重 AH 患者的生存没有益处。一项对接受皮质类固醇治疗的严重 AH 患者的随机研究也发现，通过管饲给予 14 天的肠内营养并没有延长生存期，因为它很难实施。该研究表明，无论指定的治疗方法如何，每日热量摄入量低于 21.5kcal/kg 的患者在 1 个月和 6 个月时的死亡率和感染风险明显更高。尽管肠外营养可能会避免鼻胃喂养的并发症，但没有足够的证据支持这一建议，特别是考虑到肠外喂养与脓毒症的高风险相关。

3. 酒精性肝硬化 酒精性肝硬化患者比正常人更快地进入饥饿的分解代谢状态。酒精性肝硬化患者一夜禁食与健康人完全饥饿 2～3 天相似。缩短两餐之间的时间并将其分配到一天中，对于 ALD 患者和肝硬化患者是有益的。酒精性肝硬化导致营养不良和营养过剩，这需要个性化管理，包括监测营养状况和营养指导。考虑到肝功能衰竭的肠内营养大约含有 200kcal，应通过从总能量中减去肠内营养的量来避免过量喂养。在没有葡萄糖不耐受的情况下，能量摄入以 25～35kcal/（kg·d）为基础。在没有蛋白质不耐受的情况下，蛋白质摄入以 1.0～1.5g/（kg·d）（包括支链氨基酸制剂）为基础。如果存在蛋白质不耐受的情况，建议使用 0.5～0.7g/（kg·d）加高 BCAA 含量的肠内营养治疗肝功能衰竭。

第五节 自身免疫性肝病

自身免疫性肝病（autoimmune liver disease，AILD）是因体内免疫功能紊乱引起的一组特殊类型的慢性肝病，包括自身免疫性肝炎（autoimmune hepatitis，AIH）、原发性胆汁性胆管炎（primary biliary cholangitis，PBC）、原发性硬化性胆管炎（primary sclerosing cholangitis，PSC）以及IgG4相关性硬化性胆管炎（immunoglobulin G4-related sclerosing cholangitis，IgG4-SC）。不同类型的自身免疫性肝病，其人口学特征、临床表现、肝脏的病理改变各有不同。该病具体的发病机制尚不明了，患者多伴有其他自身免疫病，如糖尿病、桥本甲状腺炎等。

一、自身免疫性肝炎

自身免疫性肝炎（autoimmune hepatitis，AIH）是一种由针对肝细胞的自身免疫反应所介导的肝脏实质炎症，以血清自身抗体阳性、高免疫球蛋白G（immunoglobulin G，IgG）和（或）γ-球蛋白血症、肝组织学上存在中重度界面性肝炎为特点，不经治疗干预常可致肝硬化、肝功能衰竭。

本病多见于女性，男女患病比例为1∶3.6，各年龄段均可发病；患病率各地区存在差异，为（3～17）/10万，欧洲及北美患病率最高。

（一）病因和发病机制

AIH属于复杂性疾病，其发生发展由多个基因位点共同参与，是环境因素、代谢等众多因素相互作用的结果。遗传因素可参与影响AIH患者的疾病易感性、临床表现、治疗反应乃至整体预后。其遗传易感性主要集中在人类淋巴细胞抗原方面。

分子模拟假说是可能的免疫机制，即多种外源性物质如病毒、药物等，有与自身抗原相同或相似的表位，由此突破自身抗原耐受。自身反应性T淋巴细胞及其抗原提呈细胞是AIH发病的另一必要条件。补体系统和趋化因子也参与了AIH的体液免疫损伤机制。目前公认，在AIH发病机制中主要的自身抗原为去唾液酸糖蛋白受体（ASGP-R）和微粒体细胞色素P450IID6。

（二）临床表现

AIH临床表现多样，大多数AIH患者起病隐匿，一般表现为慢性肝病。约25%的AIH患者表现为急性发作，甚至可进展至急性肝功能衰竭。部分患者AIH病情可呈波动性或间歇性发作，临床和生物化学异常可自行缓解，甚至在一段时间内完全恢复，但之后又会复发。

1. 症状和体征 AIH最常见的症状包括嗜睡、乏力、全身不适等。少部分患者可伴发热症状。约1/3患者诊断时已存在肝硬化表现，少数患者以食管-胃底静脉曲张破裂出血引起的呕血、黑便为首发症状。10%～20%的患者无明显症状，仅在体检时意外发现血清氨基转移酶水平升高。这些无症状患者进展至肝硬化的危险性与有症状患者相近。常见体征包括肝大、脾大、腹水等，偶见周围性水肿。

2. 并发症与伴随疾病 AIH常合并其他器官或系统性自身免疫病，如桥本甲状腺炎、糖尿病、炎症性肠病、类风湿关节炎、干燥综合征、银屑病以及系统性红斑狼疮等。

二、原发性胆汁性胆管炎

原发性胆汁性胆管炎（primary biliary cholangitis，PBC）是肝内中小胆管慢性进行性非化脓性炎症导致的慢性胆汁淤积性疾病。PBC基本病理改变为肝内＜100μm的小胆管的非化脓性破坏性炎症，导致小胆管进行性减少。PBC的典型生化表现是胆汁淤积，碱性磷酸酶（ALP）持续升高。

90%患者血清中可检测到抗线粒体抗体（AMA），50%患者可同时有抗核抗体（ANA）阳性。PBC最终可发展至肝硬化。

本病主要见于女性，与男性的比例平均为12∶1。患病率在不同国家和区域有明显的差异，为（3.5～5.4）/10万，但总体来说都有增高趋势。美国和欧洲明显高于亚洲。

（一）病因和发病机制

本病似有家庭聚集性，一级亲属患病率比对照人群高570倍。同时环境因素与免疫遗传和表观遗传的协同作用，可加速PBC进程。有研究表明2-辛炔酸、乙酸、氟烷、硫辛酸等化合物可引起PBC患者血清免疫球蛋白水平显著升高，这些化合物多见于化妆品、香水、口红及口香糖中。

自身免疫性胆管上皮细胞损伤机制涉及：①体液免疫。AMA在体液免疫中起关键作用，其阳性率达到90%～95%。AMA识别的抗原主要分布于线粒体内膜上，主要的自身抗原分子是多酶复合物中的丙酮酸脱氢酶复合物。②细胞免疫。胆管上皮细胞异常表达HLA-DR及DQ抗原分子，引起自身抗原特异性T淋巴细胞介导的细胞毒性作用，持续损伤胆小管。

（二）临床表现

临床上，PBC的病程分为无症状期、症状期和终末期。PBC病程进展缓慢，起病时可无症状或隐匿起病，早期症状多不明显或不典型。临床症状出现晚于血清AMA出现6～7年，也晚于血清生化检测ALP、γ-谷氨酰转移酶和血脂异常升高。

1. 症状和体征 乏力和瘙痒是PBC较为突出的临床症状，部分患者可有右上腹不适。乏力常见于78%以上的患者，症状相对持久或进展缓慢，一般与疾病严重程度或分期不成正相关，但严重乏力可能与生存率降低有关。瘙痒可为局部或全身，通常于晚间卧床后加重，可因接触羊毛、纤维制品、高温、妊娠而加重。由于PBC患者胆石症及其相关并发症的概率较高，故瘙痒的患者应及时排除胆管梗阻的可能性。

2. 并发症及伴随疾病 PBC患者的常见并发症有骨质疏松、脂溶性维生素缺乏、高胆固醇血症（皮下胆固醇沉积出现黄瘤、黄斑瘤）、脂肪泻等。80%的PBC患者还可伴有其他自身免疫病，其中Sicca综合征（干燥综合征）最常见，见于75%的患者；此外还可伴随硬皮病或CREST综合征（钙质沉着、雷诺现象、食管动力异常、硬皮病和毛细血管扩张）、类风湿关节炎、皮肌炎、混合结缔组织病、自身免疫性甲状腺疾病等。

三、原发性硬化性胆管炎

原发性硬化性胆管炎（primary sclerosing cholangitis，PSC）是一种病因不明的慢性进展性胆汁淤积性肝病。病变以胆管弥漫性炎症和纤维化为特征，导致肝内、外胆管的多灶性狭窄。胆管周围纤维化及小胆管丧失是其组织学特征。PSC发病隐匿，患者早期常无明显症状，一旦出现临床表现后进展率高，易并发胆汁性肝硬化、肝衰竭以及胆管癌。

PSC好发于男性，男女之比约为2∶1，可发生于任何年龄。患病率存在地域差异，为（0.9～20）/10万，北欧和美国明显高于亚洲。30%～80%的PSC患者合并炎症性肠病，其中大部分为溃疡性结肠炎。另外，PSC患者胆管和结直肠恶性肿瘤的发病率较普通人群明显升高，3.3%～36.4%的PSC患者会发展为胆管癌。

（一）病因和发病机制

PSC发病机制尚不明确，一般认为是遗传易感者在环境因素作用下发生。PSC患者一级亲属的患病率较普通人群升高9～39倍。研究发现PSC的发生与人类白细胞抗原基因的关系较为密切。

自身免疫是PSC发病机制中的重要环节。PSC的早期组织学改变是淋巴细胞、浆细胞、中性粒细胞等炎性细胞弥漫性浸润，尤以胆管周围最为严重。在部分PSC患者血清中可以检测到低滴度的非特异性自身抗体，如抗核抗体（ANA）和抗平滑肌抗体（ASMA），部分伴有 IgM 和 IgG 水平升高。

感染因素也可能是 PSC 的诱发因素。“肠漏”假说认为，合并炎症性肠病的 PSC 患者肠道黏膜通透性增加，肠道细菌可以穿透肠道黏膜层进入肝脏，激活肝内免疫系统，导致胆管周围炎症。

（二）临床表现

PSC 临床表现多样，可起病隐匿，15%～50%的患者诊断时无症状，仅在体检时因发现 ALP 升高而诊断，或因炎症性肠病及其他疾病进行肝功能筛查时诊断；出现慢性胆汁淤积者大多已有胆道狭窄或肝硬化。

1. 症状和体征 PSC 的主要症状是乏力和瘙痒，占 60%以上的患者，其次的症状是黄疸和消瘦。当临床确定 PSC 诊断时，症状平均已出现两年。发热和上腹痛是合并细菌性胆管炎的表现，也可是部分 PSC 的首发症状。除黄疸外，还可有肝大、脾大等体征。疾病进展时也可有门静脉高压的表现。

2. 并发症及伴随疾病 PSC 可并发脂溶性维生素缺乏、脂肪泻、代谢性骨病等全身并发症以及胆结石、胆管梗阻性狭窄细菌性胆管炎、胆管上皮癌等局部并发症。合并炎症性肠病患者并发结肠不典型增生及结肠癌的风险明显增加。除炎症性肠病外，PSC 还易伴随胰腺炎、糖尿病以及自身免疫性甲状腺炎等多种自身免疫病。

四、IgG4 相关性硬化性胆管炎

IgG4 相关性硬化性胆管炎（immunoglobulin G4-related sclerosing cholangitis，IgG4-SC）是一种胆道狭窄疾病，由肝内和肝外胆管以 IgG4 为主的上皮下淋巴浆细胞浸润引起。它是免疫介导的纤维炎症性疾病家族 IgG4 相关疾病的肝胆表现。IgG4-SC 的临床表现类似于 PSC 或胆管癌，表现为梗阻性黄疸、体重显著减轻，可有上腹痛。因此常被误诊。

IgG4-SC 患者全年龄均有分布，但主要是 50～60 岁人群，东亚患病率在（2.1～2.3）/10 万人，低于北欧和美国。患者以男性居多，男女比例约为 4∶1。超过 80%的 IgG4-SC 患者同时患有自身免疫性胰腺炎。

（一）病因和发病机制

IgG4-SC 的发病机制目前尚不清楚，已有的证据表明，遗传因素和环境因素都会影响疾病易感性和进展速度。与其他自身免疫病类似，某些 HLA 与 IgG4-SC 相关，这表明抗原识别和呈递在发病机制中起着重要作用。

先天免疫系统的激活是获得性免疫系统广泛失衡的先决条件，慢性暴露于（职业）毒素、细菌和自身抗原可能通过分子模仿机制发挥损伤/病原体相关分子模式的作用。调节性 T 细胞、滤泡辅助 T 细胞、外周辅助 T 细胞和 $CD4^+$ $SLAMF7^+$/$CD8^+$细胞毒性 T 细胞在肠道缺血再灌注损伤中发挥了病理性作用。同时 IgG4-SC 患者体内存在针对胆管细胞自身抗原的抗体，如针对膜联蛋白的 A11、层粘连蛋白 511-E8 等。

（二）临床表现

1. 症状和体征 少部分 IgG4-SC 患者可无症状，仅有血清生化学改变，表现为胆汁淤积性肝酶升高，碱性磷酸酶（ALP）、γ-谷氨酰转肽酶升高。大部分患者可有胆管阻塞性黄疸。患者皮肤呈暗黄色，胆道完全阻塞者颜色呈深黄色，甚至呈黄绿色，并有皮肤瘙痒及心动过缓，尿色深，粪便颜色变浅或呈白陶土色。部分患者可有上腹痛。胆道阻塞严重者和（或）并发自身免疫性胰腺炎者可出现食欲下降，消化功能减退，继而导致体重下降。

2. 并发症及伴随疾病 IgG4-SC 作为 IgG4 相关疾病家族的一员，其多器官受累的表现有助于其鉴别诊断。最常见的受累器官为胰腺，此外还可能有泪腺炎和唾液腺炎、腹膜后纤维化以及肾脏、肺和主动脉的受累。极少数患者可能会出现胆管癌。

五、营养代谢特点

自身免疫性肝病作为一种慢性肝病，由于患者肝脏功能受损程度随病程进展，其营养代谢在疾病早期可无明显异常，而是逐步出现营养不良和各营养素代谢紊乱，严重者会涉及全身各个系统，甚至危及生命。

（一）营养不良

1. 饮食摄入不足 营养物摄入不足是自身免疫性肝病患者营养不良重要的原因。大多数患者存在胃肠道症状，如厌食、早期饱胀感（腹水）等，使得饮食摄入减少。少数患者锌、镁缺乏后会出现味觉障碍，进一步降低食欲。

2. 消化、吸收不良 自身免疫性肝病进展至肝硬化阶段、存在胆道阻塞或胰腺受累的患者可有营养物质的消化、吸收障碍。严重者其脂肪水解和脂肪酸分解的消化作用下降，迫使脂肪从大便排出，发生脂肪泻。这又导致脂溶性维生素（如维生素 A、维生素 D）缺乏，表现出夜盲、骨质疏松等症状。

（二）代谢障碍

1. 糖代谢障碍 糖原的合成与分解受胰高糖素与胰岛素的双重调节，以维持血糖的稳定。正常情况下肝细胞对胰岛素极为敏感，自身免疫性肝病时由于肝细胞坏死，肝功能异常，患者常出现高胰岛素血症或胰岛素拮抗等，可表现为葡萄糖耐量异常，部分患者可出现 2 型糖尿病的表现，被称为肝源性糖尿病。

自身免疫性肝病进展至肝硬化时肝糖原的储备能力下降，但肝脏的糖异生作用仍存在，以此维持正常的血糖浓度。如合并急性肝功能不全，将会丧失糖异生作用，进而导致低血糖症。而重度的低血糖症将会带来严重的后果。

2. 蛋白质代谢障碍 肝脏是蛋白质合成和分解的主要场所，肝脏病变时血清蛋白合成及代谢发生改变。自身免疫性肝病中有效肝细胞总数减少和肝细胞代谢障碍，导致血清白蛋白合成下降，患者常表现为低蛋白血症、血浆胶体渗透压下降，这也是患者出现水肿与腹水的主要原因之一，同时也直接影响肝细胞的修复与再生。

3. 脂肪代谢障碍 肝脏受损时，肝脏对脂肪的利用降低、脂肪动用与分解加强，患者可表现为血浆甘油及游离脂肪酸增加。由于卵磷脂胆固醇转酰酶和脂蛋白酯酶活性明显下降，脂蛋白代谢异常，胆固醇酯及低密度脂蛋白胆固醇显著下降，且与肝功能受损程度有关。

4. 氨基酸代谢障碍 肝脏损伤时由于肝脏清除苯丙氨酸、酪氨酸、色氨酸等芳香族氨基酸（AAA）能力下降，且外周组织消耗亮氨酸、异亮氨酸和缬氨酸等支链氨基酸（BCAA）增加，可呈现特有的氨基酸代谢改变，即 BCAA 下降、AAA 升高。

5. 血氨异常升高 正常人体内，肠道内含氨食物在细菌作用下分解产生的氨、肝脏在氨基酸代谢中产生的氨均经过肝脏合成尿素排出体外。肝功能受损伤时，肝脏合成尿素能力下降。门体分流时，门静脉吸收的氨直接进入循环，导致血氨升高。氨具有神经毒性，肝性脑病时，血脑屏障受损伤，所以进入中枢神经系统引起一系列症状。

6. 维生素缺乏 慢性肝病时，水溶性维生素和脂溶性维生素缺乏很常见。一方面源于饮食摄入减少，另一方面胆盐分泌减少降低了脂溶性维生素的吸收，脂肪泻的出现又加重了饮食中维生素的丢失。除摄入和吸收减少外，肝脏损伤患者的维生素活化、储存、转运与利用也存在障碍。

7. 矿物质代谢紊乱 由于蛋白质摄入不足、合成减少的影响，血清铁蛋白降低，铁的运输与代谢受到影响，自身免疫性肝病患者血清铁下降。由于摄入不足与吸收障碍，自身免疫性肝病患者还将逐步出现锌和硒的缺乏。缺锌可引起食欲减退、味觉异常，促进肝纤维化并诱发肝性脑病。而缺硒可导致谷胱甘肽过氧化物酶活性下降，使机体易受过氧化物和自由基的侵害，进而加速肝细胞的损伤、坏死，肝功能恶化。

六、营养治疗

（一）营养治疗目的

通过合理的营养干预，减轻机体代谢负担，降低自由基等有害物质对肝细胞的损害，增强机体抵抗力，改善患者的营养状态，促进肝功能的恢复。

（二）营养治疗原则

由于病情的轻重不同，所处的病程阶段不同，其病理生理改变和临床表现亦不同，在营养治疗过程中应根据患者肝功能受损的程度制订合理的营养供给标准，以减轻机体的代谢负担，利于病情恢复。

1. 肝功能损害较轻、无并发症者 应给予“三高、三适量”的膳食，即高能量、高蛋白、高维生素，适量的脂肪、碳水化合物与矿物质。

（1）充足的能量：具体用量根据患者的自然情况、病情及营养状态而定，可按126～147kJ（30～35kcal）/（kg·d）来计算。

（2）充足的蛋白质：可按1.2～15g/（kg·d）来供给，具体用量依患者的营养状态以及机体对膳食蛋白质的耐受性而定。为避免或纠正低蛋白血症、腹水，促进受损肝细胞的修复与再生，每日蛋白质供给量不应低于60～70g，其中优质蛋白宜占总蛋白的40%以上。

（3）适宜的脂肪：自身免疫性肝病患者肝功能减退，胆汁合成、分泌减少，对脂肪的消化与吸收能力减弱。若脂肪摄入过多，超过肝脏的代谢能力，则会沉积于肝内，使肝功能进一步下降。因此，脂肪的摄入不宜过多，以0.7～0.8g/（kg·d）为宜，其来源以富含长链脂肪酸的植物油为主。为了快速提供机体所需能量，同时又不刺激胰液和胆盐的分泌，避免脂肪肝的发生，可用少量中链脂肪酸代替长链脂肪酸，但不宜过多，以免酮体产生增加，加重肝脏负担。

（4）适宜的碳水化合物：每日推荐摄入量为350～500g。足够的碳水化合物能增加肝糖原储备，防止毒素对肝细胞的损害，起到保肝解毒的功效。同时，能纠正因肝功能受损可能发生的低血糖反应，并且具有节约蛋白质的作用。

（5）适宜的矿物质：肝硬化时往往伴有不同程度的电解质代谢紊乱，应根据患者的具体情况，注意钾、锌、铁、镁等矿物质的补充。其中锌的补充有助于激活各种抗氧化和抗纤维化活性的酶活性，减缓肝脏病理进展。

（6）充足的维生素：维生素直接参与肝脏的生化代谢过程，能起到保护肝细胞、增强机体抵抗力及促进肝细胞再生的作用。肝硬化患者常有维生素的缺乏，其中以维生素B_1、维生素B_6、维生素B_2、叶酸、维生素A、维生素D、维生素K等较为明显，在实施营养治疗过程中应多选用富含多种维生素的食物。

（7）钠盐与水：有水肿或腹水时要适当限制钠盐和水的摄入，根据水肿的程度分别采用低盐或无盐膳食。

（8）少量多餐，注意食物种类与烹调方法的选择：除正常的一日三餐外，可增加2～3次加餐。应选择易消化、少刺激、产气少、无公害的食品。在烹调加工时注意食物的感官性状，并采用蒸、烩、炖等易于消化的烹调方法。

2. 肝功能严重受损者

（1）充足的能量：摄入足够的能量有助于改善患者的营养状态、起到节约蛋白质的作用并能减少体内氨的产生。

（2）适当限制蛋白质的摄入：肝功能严重受损时，肝脏不能及时清除体内蛋白质分解产生的氨导致血氨升高，引发肝性脑病。为减轻患者的中毒症状，应限制蛋白质的摄入量，每日蛋白质的摄入量应限制在 50～55g。同时应注意蛋白质的食物来源，避免食用含芳香族氨基酸丰富的食物（如带皮的鸡肉、猪肉、牛肉、羊肉等），增加支链氨基酸的摄入（如牛奶、黄豆、红枣等）。

（3）限制脂肪的摄入：每日适宜摄入量为 40～50g，占总能量的 20%～25%。如存在胆汁淤积性肝炎，应采用低脂、低胆固醇膳食。

（4）充足的碳水化合物：肝功能严重受损者，机体能量的主要来源为碳水化合物，宜占总能量的 70%左右。如食欲差，主食的摄取不足，可适当补充一些甜食，必要时选用一些肝病专用型肠内营养制剂。

（5）充足的维生素：如膳食摄入不足可通过复合维生素制剂予以补充。

（三）营养治疗实施方案

自身免疫性肝病营养治疗方案的设计应根据患者的病情、消化状况和既往的膳食习惯而定，食谱设计宜体现个性化、阶段化。疾病缓解期，需全面加强营养，尤其应注意能量、优质蛋白和维生素的补给；疾病活动期宜密切关注病情，尤其是肝功能的变化和血氨情况，以便随时调整膳食种类与数量。

1. 宜用食物

（1）富含优质蛋白且易消化的食物：奶类及其制品、蛋类、豆腐类、鱼虾类、嫩的畜禽瘦肉类等。

（2）多食用包子、馒头、花卷、发糕、面包等发类面食，以满足机体对 B 族维生素的需求。

（3）冬瓜、角瓜、菜瓜、丝瓜等瓜菜类以及嫩的莴苣、白菜、茄子、菜花、番茄等高维生素、低纤维的食物。

（4）葡萄糖、燕糖、蜂蜜等易于消化的单糖类、双糖类可少量选用。

（5）富含不饱和脂肪酸的植物油，必要时可采用部分中链脂肪酸。

（6）发生低钾血症时应多选用含钾丰富的食品如橘子、香蕉、猕猴桃、香菇等。

2. 忌用或少用食物

（1）忌用各种酒类和含酒精的饮料。

（2）忌用辣椒、芥末、胡椒、咖喱粉等辛辣刺激性食品和调味品。

（3）忌用肥肉以及油煎、油炸、滑溜等高脂肪食品。

（4）少用韭菜、芹菜、豆芽、藕、燕麦以及各种粗加工粮食等含粗纤维多的食品，尤其已进展为肝硬化，并发生食管-胃底静脉曲张者禁用。

（5）少用干豆类、薯类、萝卜、碳酸型饮料等产气多的食物，疾病活动期，腹胀明显者忌用。

第六节　肝硬化及其常见并发症

一、肝　硬　化

（一）概述

肝硬化是临床常见的慢性进行性肝病，是由一种或多种病因长期或反复作用形成的弥漫性肝损害。肝硬化的病因复杂，包括病毒性肝炎感染（主要是乙型或丙型肝炎病毒感染）、非酒精性脂肪性肝病、自身免疫病、胆汁淤积性疾病、长期酒精摄入、肥胖、铁或铜代谢紊乱等。肝硬化是慢性肝脏炎症的结果，随后是弥漫性肝纤维化，其中正常的肝脏结构被再生的肝结节所取代，最终导致肝衰竭。慢性肝脏炎症并不是在所有患者中都进展为肝硬化，但当进展发生时，其发生的速度从几周（完全性胆道梗阻患者）到几十年（长期原因的患者，如丙型病毒性肝炎）不等。肝硬化发生后，肝脏的合成和代谢功能下降，进而引起胆红素升高、凝血因子和血小板生成素的生成减少以及白蛋白合成降低等。另外，肝脏发生硬化后，肝内的血管受压变窄，导致门静脉压力升高，进一步发展可引起脾亢、腹水和侧支循环开放。

（二）临床表现

1. 肝内表现 肝硬化的无症状（初始）期可伴随数月至数年的相对较短的症状；症状期，通常也被称为失代偿性肝硬化，与各种并发症相关，如腹水、静脉曲张出血、肝性脑病或非阻塞性黄疸等。

肝硬化可导致患者频繁住院，使患者和护理人员的生活质量受损，如果患者未接受及时的治疗，肝硬化可导致其死亡。在肝硬化的基础上，叠加的肝损伤（如病毒性肝炎、药物性肝炎或酒精相关性肝炎）或其他并发症，特别是细菌感染，可导致肝脏衰竭和肝外器官衰竭，与高短期死亡率相关。

2. 肝外表现 肝硬化是一种全身性疾病，营养不良是肝硬化的一个重要特征，也是肝硬化的一个重要并发症。肝硬化患者发生营养不良的原因有很多，包括营养摄入不足、常量元素和微量元素的代谢改变和吸收不良等。其中，营养摄入不足是导致营养不良最常见的原因。微量元素缺乏引起的嗅觉功能障碍、门静脉高压导致的胃肠蠕动和吸收功能受损、腹水导致的早期饱腹感以及低盐饮食之类的推荐饮食限制均可能是导致营养摄入不足的原因。迄今为止，还不知道这些因素中的哪一个起到主要的作用。肝硬化患者的营养状况经常受损，其营养不良程度随着肝功能失代偿的增加而增加，对发病率和死亡率有显著影响，主要发生在难治性腹水、多次住院、胆汁淤积性肝硬化或慢性持续性酒精滥用的患者中。然而，随着肥胖症、糖尿病和代谢综合征患病率的增加，一些肝硬化患者尽管营养不良，仍可出现超重或肥胖，尤其是非酒精性脂肪性肝病的肝硬化患者。

（三）营养物质代谢改变

1. 碳水化合物 葡萄糖代谢发生显著改变，肝硬化患者虽然出现外周胰岛素抵抗，但肝脏摄取仍正常甚至增强。糖酵解酶、葡萄糖和胰岛素转运蛋白均发生了改变，进而导致肝脏葡萄糖生成减少，肝糖原储备降低，这可能与氨基酸和次级蛋白质分解引起的糖异生增加有关。

2. 脂质 在肝硬化患者的小肠内，细菌过度生长，通过影响胆汁酸的代谢进而导致膳食中的脂肪和脂溶性维生素吸收不良。在酒精相关性肝病中，慢性饮酒通过刺激脂肪生成、减少极低密度脂蛋白的输出、激活脂肪生成和抑制脂肪酸氧化来改变脂质代谢，从而促进肝脏的脂质积累。类似地，在非酒精性脂肪性肝病中，肝脏和脂肪组织中甘油三酯的代谢也发生了改变。

3. 蛋白质 有报道表明肝硬化并发门静脉高压性肠病可导致蛋白质丢失。肝硬化患者的蛋白质代谢受损：蛋白质合成代谢减少，分解代谢增加。肝硬化患者血清中芳香族氨基酸水平升高，支链氨基酸浓度下降，这在肝性脑病和肌肉萎缩的发病机制中发挥重要作用。

4. 维生素 脂溶性维生素和大部分水溶性维生素（除了维生素 B_{12}，尤其是维生素 C、维生素 B_1、维生素 B_2、维生素 B_6 和叶酸）减少。据报道约有 88%的肝硬化患者存在维生素 D 缺乏，血清 25(OH)维生素 D 水平和终末期肝病模型（MELD）评分、Child-Pugh 评分负相关。维生素 A 缺乏会损害味觉和嗅觉，从而影响食物摄入。

5. 矿物质 铜和锰增加；锌、硒、铁和镁减少。

（四）临床诊断

肝硬化的诊断需综合考虑病因、病史、临床表现、并发症、治疗过程、检验、影像学及组织学等检查。

1. 代偿期肝硬化诊断依据 组织学符合肝硬化诊断；内镜显示食管胃静脉曲张或消化道异位静脉曲张，除外非肝硬化性门静脉高压；B 超、LSM 或 CT 等影像学检查提示肝硬化或门静脉高压特征，如脾大、门静脉≥1.3cm、LSM 测定符合不同病因的肝硬化诊断界值；无组织学、内镜或影像学检查者，以下检查指标异常提示存在肝硬化（需符合 4 条中 2 条）：①PLT＜100×10^9/L，且无其他原因可以解释；②血清 ALB＜35g/L，排除营养不良或肾脏疾病等其他原因；③INR＞1.3 或 PT 延长（停用溶栓或抗凝药 7 天以上）；④成人 AST/PLT 比率指数（APRI）＞2。以上 4 条诊断依据只要符合其中之一即可诊断为代偿期肝硬化。

2. 失代偿期肝硬化诊断依据 在代偿期肝硬化的基础上，如患者出现腹水、食管胃静脉曲张破裂出血、脓毒症、肝性脑病、肝肾综合征等，即表明其已进展为失代偿期肝硬化。

3. 营养不良诊断依据 据报道，肝硬化患者营养不良的发生率变化很大，为 5%～92%，这表明要么存在诊断标准不一，要么在诊断营养不良方面存在困难，或者两者兼而有之。一项调查表明只有 20%的胃肠病学家能够正确地诊断出肝硬化合并营养不良。肝硬化患者营养不良的筛查因液体潴留、周围水肿和腹水变得困难。另外，常用于肝硬化预后评估的 Child-Pugh 评分和终末期肝病模型并不包括营养筛查和评估。因此，在临床的实际工作中，应对肝硬化患者进行预筛。所有肝硬化患者应在每次接触时通过评估 Child-Pugh 评分和 BMI 迅速筛查营养不良风险，当处于高风险时（Child-Pugh 评分为 C，与 BMI 无关；或＜BMI 18.5kg/m^2，与 Child-Pugh 评分无关），应立即完成营养评估，包括评估营养不良的并发症肌少症，以确认其存在并确定营养不良的严重程度。

（五）治疗策略

肝硬化是第十一大最常见的死亡原因，是 45～64 岁人群的第三大死亡原因，与肝癌一起占全世界所有死亡人数的 3.5%，每年全世界约有 200 万人死于肝病，其中 100 万人死于肝硬化。肝硬化给人类公共健康带来了极大的威胁，因此，寻找有效的方法去缓解和治疗肝硬化及其并发症尤为重要。

1. 一般策略 肝硬化诊断明确后，应尽早开始综合治疗。重视病因治疗，必要时抗炎抗肝纤维化，积极防治并发症，随访中应动态评估病情。若药物治疗欠佳，可考虑胃镜、血液净化（人工肝）、介入治疗，符合指征者进行肝移植前准备。

2. 营养治疗策略 肝硬化合并营养不良的患者主要是蛋白质能量营养不良，营养支持治疗的首要目标是达到能量和蛋白质的目标摄入量。另外，肝硬化患者，由于肝功能损伤导致食物摄入减少、吸收不良、储备减少等原因，常存在维生素和微量元素缺乏。因此，对于维生素和微量元素缺乏的患者应予以及时补充。

（1）能量摄入：肝硬化患者 24 小时总能量消耗是静息能量消耗的 1.3～1.4 倍。营养不良的肝硬化患者每日建议摄入 30～35kcal/（kg · d）或 1.3 倍静息能量消耗（REE），以满足代谢需求。建议肥胖的肝硬化患者（BMI＞30kg/m^2）能量摄入可减少至 25kcal/（kg · d）。

（2）蛋白质摄入：建议肝硬化患者摄入蛋白质 1.2～1.5g/（kg · d）以维持氮平衡，降低肌肉减少发生率。失代偿期患者可根据血氨和肝性脑病等情况酌情调整蛋白质摄入量。肝硬化患者的氨基酸失衡主要表现在 BCAA 水平降低，AAA 水平升高，BCAA/AAA 值下降。这种氨基酸失衡可能导致肝性脑病或其他神经系统并发症，与肝硬化不良预后相关。研究结果显示，对经口摄入蛋白质不能耐受的患者给予 BCAA 制剂[0.25g/（kg · d）]，或不能耐受动物蛋白的患者给予植物蛋白及 BCAA 制剂可以改善肝性脑病症状。一项 Meta 分析对 BCAA 治疗肝性脑病疗效进行了分析，结果显示，BCAA 治疗可以改善肝性脑病症状，但是对肝硬化肝性脑病患者病死率无显著影响。为了避免肥胖患者在减重过程中出现肌肉丢失，建议代偿期肥胖肝硬化患者可增加蛋白质摄入，＞1.5g/（kg · d）。

（3）维生素和矿物质摄入：维生素 D 缺乏与预后不良、死亡率增加和并发症发生率升高有关。因此，适当地补充维生素 D 尤为重要。2018 年 EASL 肝病临床营养指南建议，维生素 D 缺乏患者血清 25(OH)维生素 D 低于 20ng/ml 时，可以口服补充维生素 D，使血清 25(OH)维生素 D 达到 30ng/ml。硒是一种重要微量元素，研究发现肝硬化时血清硒水平降低，补充硒制剂可以通过降低免疫炎症反应等机制改善肝病病情。研究显示，伴有营养不良的肝硬化患者常存在锌缺乏，锌缺乏可能在肝性脑病发病中发挥作用。但是补充锌制剂后是否能够改善神经系统症状尚有争议。由于很多维生素和微量元素的检测在临床尚未普及，目前终末期肝病患者维生素和微量元素水平的确切情况、补充维生素和微量元素后对疾病预后的改善情况均缺乏高质量报告。但是推荐进食不足的肝硬化患者，在有经验的营养师或医师的指导下，应用复合维生素制剂，同时注意补充多种微量元素。

（4）营养物质补充途径：在胃肠功能允许的情况下，患者获取能量和营养素的首要途径是经口饮食，经口饮食摄入的能量和营养素不能满足需求时，可给予口服营养补充剂，不宜经口进食或经口进食及口服营养补充仍不能满足需求时，可在充分评估消化道出血等风险情况下，经鼻-胃管或鼻-空肠管给予管饲肠内营养。经口摄入和肠内营养仍不能满足营养需求时，应给予肠外营养。

二、肝性脑病

（一）概述

肝性脑病（hepatic encephalopathy，HE）是严重急性或慢性肝功能不全的重要并发症，主要表现为人格、意识、认知和运动功能的改变。

1. 分类 传统上根据病因将 HE 分为三种类型：A 型是急性肝衰竭的重要组成部分；B 型是在没有肝功能障碍的情况下由门-体分流引起的；C 型是在肝硬化和门-体分流患者中发生的。

2. 发病机制 HE 的发病机制尚未阐明。目前比较流行的学说包括假性神经递质学说、氨中毒学说、炎症反应损伤学说以及脑干网状系统功能紊乱学说。

3. 流行病学 肝硬化患者并发 HE 的发病率较高，但数据不统一。HE 发病率为 30%～45%，其中，轻微型 HE 为 30%～84%，而在进行经颈静脉肝内门体分流术后，患者发生显性 HE 的比例更高。

（二）HE 合并营养不良

1. HE 和营养不良的关系 与 HE 类似，营养不良也是肝硬化的重要并发症之一。有研究表明，HE 更常见于营养不良的肝硬化患者。肌肉可以通过增加谷氨酰胺的合成而促进氨去除。因此，肌肉质量与血氨水平成反比关系。当发生营养不良时，肌肉去氨能力下降，使得血氨水平升高，进而诱发或加重 HE。事实上，骨骼肌指数评估的骨骼肌减少症已被证实是经颈静脉肝内门静脉分流术后 HE 发生的独立危险因素。

2. 营养改善策略

（1）能量摄入：肝硬化合并 HE 的患者其能量需求被认为与单纯肝硬化患者相同，即每日建议摄入 30～35kcal/（kg·d）或 1.3 倍静息能量消耗（REE）。HE 患者需要避免长时间的禁食，并应建议他们将能量摄入分成多餐进行。

（2）蛋白质摄入：临床上普遍存在为预防肝性脑病发生或加重而限制蛋白质摄入的现象。近年研究显示，低蛋白质饮食及由此导致或加重的肌少症是肝硬化患者，包括经颈静脉肝内门体静脉分流术术后患者发生肝性脑病的独立危险因素。关于蛋白质来源，植物蛋白耐受性优于动物蛋白，同时可以摄入丰富的膳食纤维，可通过调节肠道微生态和通便，来预防或减轻肝性脑病。轻度肝性脑病患者无须减少甚至禁止蛋白质摄入，对于严重肝性脑病患者，可根据肝功能及肝性脑病等情况综合判断，酌情减少或短暂限制蛋白质摄入，并尽早根据患者耐受情况逐渐增加蛋白质摄入至目标量。建议肝性脑病患者将每日蛋白质摄入总量分散到多次进餐（4～6 次小餐）以改善耐受性。另外，每日分次补充支链氨基酸，可能有助于为不耐受肉类蛋白的患者提供足够的氮摄入。用乳制品/植物蛋白和支链氨基酸补充剂代替肉类可能比减少总蛋白质摄入量更可取。长期口服补充 BCAA 也可能具有营养价值。此外，单独使用 l-亮氨酸可以逆转高氨血症引起的肌肉蛋白稳态紊乱的减少。

（3）补充途径：可以耐受口服的尽量以口服的方式补充营养，不能耐受口服的则通过鼻-胃管或肠外给予营养。

三、腹 水

任何病理状态下导致腹腔内液体量增加超过 200ml 时，称为腹水。根据引起腹水的原因可分为肝源性、癌性、心源性、血管源性（静脉阻塞或狭窄）、肾源性、营养不良性和结核性等。腹水是失代偿期肝硬化患者常见的并发症，也是肝硬化自然病程中疾病进展的重要标志，一旦出现腹水，1 年病死率约为 20%，5 年病死率约为 44%。

（一）概述

1. 肝硬化腹水成因 如门静脉高压、淋巴回流受阻、低蛋白血症、肾素-血管紧张素-醛固酮系统失调以及肠道菌群紊乱等。

2. 肝硬化腹水临床表现 当肝硬化患者新近出现腹胀、少尿、双下肢水肿、乏力、食欲减退等症状时，常提示已合并腹水。

（二）治疗

一旦发现肝硬化的患者出现腹水，要及时进行确诊和评估。根据腹水量、是否有相关并发症及伴随疾病，确定患者是否需要住院治疗。

（1）治疗方法：包括对因治疗、营养支持治疗、利尿、限盐、缩血管、腹腔穿刺放液、经颈静脉肝内门体静脉分流术和肝移植等。

（2）白蛋白补充：在对肝硬化合并腹水患者进行腹腔穿刺放液治疗时，一定要注意白蛋白的补充。人血白蛋白具有十分重要的生理功能。输注白蛋白能使肝硬化腹水血浆中一氧化氮、肿瘤坏死因子-α、内毒素和白细胞介素-6 水平降低。在失代偿期肝硬化患者中，白蛋白不仅仅维持胶体渗透压，还具有抗炎、药物运输及免疫调节等非胶体渗透压作用。在肝硬化腹水，特别是顽固性腹水患者的治疗中，短期或紧急补充人血白蛋白可提高利尿药物、抗菌药物的治疗效果，改善预后。国外指南推荐：每放 1000ml 腹水，补充 6～8g 白蛋白，可以防治大量放腹水后诱导的循环功能障碍，提高生存率。也有研究发现，肝硬化腹水患者每放 1000ml 腹水，对比补充 4g 与 8g 白蛋白，临床效果相似。ANSWER 研究显示，肝硬化腹水患者长期使用白蛋白，前 2 周 80g/周，以后 40g/周，疗程 1 年，可显著延长患者的生存时间、减少住院频率，降低自发性细菌性腹膜炎及顽固性腹水发生的风险。

四、食管胃底静脉曲张

（一）概述

食管胃底静脉曲张是门静脉高压的主要临床表现之一，而导致门静脉高压最常见的病因是肝硬化。肝硬化患者中有 40%出现食管胃底静脉曲张，而有食管胃底静脉曲张的患者中有 50%～60%并发大出血，其突出特点为出血量较大、来势迅猛、病情凶险、病死率高达 40%以上，如不及时治疗，患者可因急性大出血发生失血性休克而导致严重后果。

（二）治疗

1. 治疗方法 包括内镜治疗、药物治疗和手术治疗。

2. 营养支持 饮食不当是肝硬化食管胃底静脉曲张破裂出血最常见的诱因，占出血复发率的 55.56%，再次出血与饮食因素有更为密切的联系。因此，注意饮食对这类患者尤为重要。

（1）食物种类：应以高热量、高蛋白质、丰富的维生素和易消化的食物为宜，并严格禁酒。

（2）饮食方案：对于已经出现食管胃底静脉曲张破裂出血的患者，应立即禁食禁水，待出血停止后 24～48 小时逐渐开放饮食，因为早期开放饮食可使内脏血流增加，从而增加曲张静脉再出血风险。常规饮食恢复需逐步、少量递增，早期以温凉流食为主，首次进食量控制在 100～200ml；2～3 天后给予高热量、高维生素、适量蛋白质和限钠饮食；每次进食遵循少吃多餐、细嚼慢咽原则。

（3）营养补充途径：因安置经鼻胃营养管过程中对食管胃底静脉的直接损伤是存在的，因此在进行肠内营养前需对静脉曲张程度进行评估：若出血风险高，即存在红色征、食管胃底静脉重度曲张、门静脉血栓形成，应先进行套扎、硬化或门体静脉分流术，短期内给予肠外营养，适时启动肠内营养；如为低风险出血，即未查见红色征、食管静脉轻度或中度曲张、门静脉无血栓形成，则推荐进行早期肠内营养以减少感染等并发症发生率，提高生存质量，降低病死率。

五、肝 癌

（一）概述

肝硬化患者发生肝细胞癌（hepatocellular carcinoma，HCC）的风险明显增加。大多数类型的慢性肝炎只有在出现肝硬化后肝癌风险才增加。但慢性乙肝病毒感染者例外，这类患者即使无肝硬化也可发生 HCC。肝硬化是由于肝细胞损坏严重，出现大量肝细胞增生来代偿肝脏功能，新生的肝细胞可能因出现异常增生而发生癌变。由于肝功能储备强大，HCC 患者在病程早期往往无症状，因而经常延误诊断。肿瘤进展及肿瘤相关治疗常导致肝功能进一步恶化，进而出现或加重营养不良，营养不良进一步影响肝癌患者预后形成恶性循环。

（二）治疗

1. 治疗方法 包括手术治疗和局部化疗。

2. 营养支持治疗 在 HCC 患者的整个治疗过程中非常重要。营养支持治疗的主要目的是改善患者营养状态和肝功能，增强对手术或其他治疗的耐受能力，减少治疗过程中并发症，提高生活质量，延长存活时间。稳定期肝癌患者建议能量摄入是 30～35kcal/（kg · d）或 1.3 倍 REE，蛋白质摄入是 1.2～1.5g/（kg · d）以满足代谢需求。进展期肝癌患者酌情调整。

另外，不同肝癌患者接受营养支持治疗有各自的特点。

（1）接受肝癌切除术治疗患者的营养支持：术前存在营养不良或肌少症将增加肝癌切除手术患者病死率，建议术前评定营养状态，遵循快速康复外科方案，包括术前调整进食时间、术后尽早进食进水等措施。术后早期经口摄入营养素不足时，可酌情给予管饲肠内营养支持，不宜肠内营养或肠内营养不能满足需求时可通过肠外营养补充，避免单纯输入葡萄糖。一个纳入 5 项前瞻性 RCT 研究的 Meta 分析，比较了肝部分切除术后早期肠内营养与肠外营养支持的效果，结果显示，术后早期给予肠内营养是安全的，且与肠外营养支持相比，并发症发生率较低。关于营养支持治疗内容，Meta 分析显示，BCAA 有助于肝癌治疗后肝功能改善（主要是白蛋白水平）、腹水和水肿减少、生活质量提高，但是对降低病死率和肿瘤复发等作用并不确切。

（2）接受肝动脉插管化疗栓塞术（transcatheter arterial chemoembolization，TACE）或局部消融治疗的肝癌患者的营养支持：营养支持治疗目的是改善患者营养状态和肝功能，提高对可能的多次治疗的耐受性，提高生活质量，延长生存时间。研究显示，夜间加餐或富含 BCAA 的营养制剂长期应用，可以促进射频消融治疗或 TACE 治疗后患者肝功能恢复。

（3）接受有明显胃肠道反应的化疗药物、靶向药物治疗的肝癌患者的营养支持：这部分患者由于胃肠道反应，可加重营养不良，营养不良进一步影响肝功能及对治疗的耐受性，导致预后不良。多项研究显示，伴有营养不良的肝癌患者接受索拉非尼等靶向药物治疗后，病死率高于营养状态良好患者，因此，建议对准备或正在应用化疗药物或靶向药物治疗的肝癌患者密切监测营养状态，有营养不良的患者或胃肠道反应明显、饮食摄入减少的患者，应给予营养支持治疗。

（4）肝癌维持治疗患者的营养支持：肝癌终末期，尤其是临终前患者，常处于极度低代谢状态，正常能量和液体等物质的输入有可能进一步加重代谢负担，患者在生活质量和疾病转归获益方面均非常有限，因此，营养支持的目标是在充分考虑患者疾病状态、治疗意愿及家属理解情况下，选择患者在生理和心理上最为舒适的进食或干预方式。

（楚慧款）

第十九章　胆胰疾病

第一节　胆囊炎与胆石症

一、概　　述

胆囊炎（cholecystitis）与胆石症（cholelithiasis）是胆道系统的常见病与多发病，两者常同时存在，互为因果。胆囊炎的病因多为胆囊结石导致的胆囊颈部梗阻或继发于胆道寄生虫、消化道细菌等微生物的逆行感染；胆囊炎可分为急性胆囊炎和慢性胆囊炎。胆石症是指胆道系统包括胆管和胆囊在内的任何部位发生结石的疾病。尽管两者的病因是多种的，但饮食营养与疾病的发生发展和防治有着密切的联系。

胆石症根据发生部位的不同，可分为胆囊结石和胆管结石。我国胆石症的发病率为 5%～30%，5%～15%的患者同时患有胆囊结石及胆总管结石，女性明显多于男性，男女比例约为 1∶2.5，好发于 40～60 岁人群，随着人口老龄化以及饮食结构的改变，其发病率逐年上升。

胆结石根据胆固醇的量可以分为胆固醇结石（胆固醇含量≥70%）、胆色素结石（胆固醇含量≤30%）和混合性结石（30%<胆固醇含量<70%）。

二、病因与发病机制

1. 胆囊炎　可由胆囊内结石引起，也可继发于胆管结石和胆道蛔虫等疾病，其中胆道阻塞和细菌感染是常见病因。

2. 胆石症　主要与饮食、机体代谢改变、胆汁淤积、细菌感染和过度溶血等有关。

（1）代谢因素：包括肝脏胆固醇代谢异常或胆汁酸肠肝循环障碍。胆固醇相对过多或胆汁酸及磷脂过少，破坏了三者的正常比例是胆固醇结石形成的重要因素。甲戊二酰辅酶 A（为合成胆固醇的限速酶）活性增加、胆固醇 7α-羟化酶（为催化胆固醇转化为胆汁酸的限速酶）活性减低、核受体家族成员肝脏 X 受体（参与胆固醇在肠道的吸收和转运）的抑制均可导致胆固醇合成增多，排出减少，胆汁酸形成减少，胆固醇析出形成结石。

（2）胆管感染或胆汁淤积：胆囊黏膜因浓缩的胆汁产生炎性改变，当人体免疫功能下降，或者正常的防御功能受损时，人体内的常驻细菌会转变成机会致病菌并大量繁殖，通过胆道逆行感染或者通过血液循环及淋巴循环进入胆囊而使炎症加重。感染的胆汁中最多的是大肠埃希菌，能产生 β-葡萄糖醛酸酶水解结合胆红素成非结合胆红素。例如，胆汁中存在寄生虫感染可使胆管上皮脱落、坏死、增生，寄生虫残体、虫卵可形成胆石的核心，加上胆汁淤积、细菌感染促进结石形成。胆道梗阻或胆道括约肌功能失调、胆道运动障碍、胆囊张力减低时可使胆囊排空延迟而造成胆汁淤积。胆汁在胆囊内淤积时，水分重吸收增加，胆汁过度浓缩，胆汁酸浓度下降，碱性增高，胆盐溶解胆固醇的能力下降，使得饱和的胆固醇析出。

（3）饮食因素：多国大型流行病学研究证实胆石症与高热量、低营养、低纤维饮食、缺乏微量元素和高反式脂肪酸等饮食方式息息相关。

（4）性别：女性较高的雌激素水平可增加胆固醇浓度，抑制胆汁酸活性，导致胆石症形成。

（5）基因：近年来人类发现胆囊结石的易感基因主要包括载脂蛋白基因、三磷酸结合盒转运基因、线粒体基因、胆囊收缩素基因等。胆石症的形成可能是多个基因相互作用的结果。

（6）其他：肠道菌群失调、年龄、生育史、疾病史、手术史、用药史、种族等均与胆石症的形成相关。

三、主要临床表现

急性胆囊炎起病急，以持续性右上腹痛、阵发性绞痛、厌食、恶心、呕吐和发热为主要临床表现，当发生化脓性胆囊炎或炎症波及胆总管时可有寒战、高热、黄疸等；胆囊区明显触痛。慢性胆囊炎有些可无症状，有的可感到右上腹隐痛、腹胀、嗳气和厌食等消化不良的表现；除上腹部轻度触痛外，无其他阳性体征。如发生化脓并与肠管发生粘连时可出现消化紊乱，严重者可见胆囊穿孔，发生腹膜炎。

胆石症的临床表现与结石梗阻的程度、部位和是否伴发并发症有关。胆囊结石可无症状或间断右上腹闷胀感或钝痛。有时也可见胃部灼热、嗳气、反酸等。上述症状在进食油腻食物后更加明显。当结石阻塞胆囊时常发生绞痛并向右肩部放射，常伴有恶心、呕吐、发热等表现，并可诱发急性胆囊炎；当结石阻塞胆总管后可出现绞痛、高热、寒战、黄疸，可并发化脓性胆管炎、急性胰腺炎等严重并发症。

四、营养代谢特点

胆囊是储存和浓缩胆汁的器官。肝脏每天分泌 600～1000ml 的胆汁，胆囊将其浓缩 50%左右。饮食营养因素在本病的发生、发展与防治上有着密切的关系。

（一）蛋白质

有研究表明，高蛋白饮食可显著提高血清中高密度脂蛋白水平，同时降低甘油三酯浓度，并改善胰岛素抵抗。而血清甘油三酯及低高密度脂蛋白浓度与胆囊结石发生呈正相关。因此，高蛋白饮食可预防胆石症发生。尤其是植物蛋白的作用更明显，已有研究证实植物蛋白与胆固醇结晶呈负相关。因此，应摄取适量的蛋白质，尤其是富含大豆磷脂、具有较好消石作用的大豆制品。

（二）脂肪酸

最新研究表明，脂肪酸和胆固醇结石的形成呈正相关。Compagnucci 等人发现总脂肪酸、饱和脂肪酸和单不饱和脂肪酸的高摄入量增加胆石症发病的风险。Tsai 等人发现反式脂肪酸的高摄入量同样会增加胆石症的发病风险。高脂肪饮食可以刺激胆囊收缩素的分泌，使胆囊收缩，腹痛加剧，易形成胆固醇结石。

（三）碳水化合物

已有研究表明，简单糖类和碳水化合物的大量摄入有利于胆结石形成。碳水化合物对胆囊的刺激作用较脂肪和蛋白质弱，适量摄取能增加糖原储备，具有节约蛋白质和保护肝脏功能的作用。但高碳水化合物摄取过多伴随脂肪摄入降低，会引起胆囊收缩素分泌下降、胆囊运动减少而引起胆汁淤积，继而增加胆结石的发病风险。高碳水化合物，尤其是简单糖类的摄取将引起超重或肥胖，致葡萄糖转化为胆固醇及脂肪酸的过程增强，易形成胆红素结石。

（四）膳食纤维

膳食纤维可与肠道内的胆汁酸结合，抑制胆固醇吸收，并且促进肠道蠕动及胆固醇和胆汁酸的排出。低膳食纤维摄取会增加胆结石的发病风险。已有研究表明长期增加膳食纤维的摄取量，对减少结石的形成有很大帮助，可显著降低胆囊切除及住院的风险。

（五）饮酒

适量饮酒是公认的减少胆结石形成的方法。临床研究表明，相对于不饮酒者，饮酒者患胆石症的风险更低。但是长期饮酒会引起其他严重的疾病。

（六）其他

长期补充维生素 C 有利于防治胆结石。另外，饮食习惯与胆结石的形成也有关系。健康的饮食方式，包括大量摄取蔬菜、水果、果汁、低脂乳制品、全谷物、坚果、豆类和香料可显著减少胆石症的发生。饥饿时胆囊收缩素分泌不足，胆汁淤积、胆汁浓缩可诱发胆结石和胆囊炎，因此，省去早餐或每天只吃一两餐者更容易患胆结石。

五、营养治疗原则

（一）胆石症营养治疗

1. 维持能量平衡 能量以维持正常体重为宜，可根据患者具体情况而定，一般为 25kcal/（kg·d）。能量摄入过多会导致肥胖，不利于病情的控制。曾有研究表明在减重期间，患者在严格限制能量、体重显著减轻后会出现胆石症，这可能是由于机体储存的脂肪被动用而造成脂肪代谢显著改变。

2. 适当限制胆固醇摄入 一般以控制在＜300mg/d 为宜，对重度高胆固醇血症者则应控制在 200mg/d 以下，可多摄入大豆及其制品。

3. 注意脂肪的量和质 一般建议每天脂肪摄入量以 50～60g 为宜，占总能量的 20%～30%，其中多不饱和脂肪酸：单不饱和脂肪酸：饱和脂肪酸以 1：1：1 为好。

4. 碳水化合物和膳食纤维 应吃复杂碳水化合物如谷物或淀粉，少吃简单糖如蔗糖、果糖及其制品；建议多吃富含纤维的食物如各种粗粮、瓜果、蔬菜等。

5. 其他 注意饮食卫生，防治肠道及胆道细菌、寄生虫（如蛔虫、华支睾吸虫、梨形鞭毛虫）等感染。

（二）胆囊炎的营养治疗

1. 目的 通过合理控制饮食中脂肪和胆固醇的摄入，辅以高碳水化合物，达到维持机体能量需要的同时降低体内脂肪和胆固醇代谢，减少诱因，改善临床症状，保护肝脏功能，增强机体抵抗力的目的。

2. 营养治疗措施

（1）急性期：急性胆囊炎或慢性胆囊炎急性发作期应禁食，使胆囊得到充分休息，以缓解疼痛。主要由静脉补充营养，调整水、电解质。但宜多饮水及饮料，并可在饮料中适当添加钠盐和钾盐，以确保体内水与电解质平衡。疼痛缓解后，根据病情循序渐进地调配饮食，可给予清淡流食，并逐渐过渡到低脂低胆固醇高碳水化合物流食。病情好转后可给予低脂半流质或低脂少渣软饭。对于需要手术的患者，术前 12 小时应禁食。术后禁食 24 小时，由静脉输注葡萄糖、电解质和维生素等以维持营养需要。待肠道蠕动恢复、开始排气，无腹胀并有食欲时，可进食清淡流质饮食，而后逐步过渡到易消化的低脂肪半流质饮食和低脂肪少渣软饭。

（2）慢性期：慢性胆囊炎多伴有胆石症，宜经常采用低脂肪、低胆固醇饮食。

1）适宜的能量：能量供应以能满足生理需要为宜，防止能量摄入过高。供给正常或稍低于正常量能量，为 1800～2000kcal。供给标准依患者的病情及一般状况而定，肥胖者可低于此标准以减轻体重，对于消瘦者则应适量增加能量供应以利于康复。

2）低脂肪：脂肪摄入可促进胆囊收缩素的分泌，使胆囊收缩。限制脂肪摄入量可避免刺激胆囊收缩以缓解疼痛。手术前后饮食中脂肪应每天小于 20g，如患者对油脂尚可耐受可逐渐增加至 40g 以内。主要是限制动物性脂肪，忌食油腻、煎、炸食物；而植物油脂既能供给必需脂肪酸又有助于胆汁排泄，可适当食用，但应均匀分散到各餐中，避免一餐中食用过多油脂。

3）低胆固醇：控制含胆固醇高的食物以减轻胆固醇代谢障碍，防止结石形成。过多的胆固醇摄入可引起胆汁中胆固醇浓度增加，形成胆固醇结石。每日适宜摄入胆固醇应小于 300mg，若合并严重高胆固醇血症，则应控制在 200mg 以内。对于动物内脏、鱼子、蟹黄、蛋黄等含胆固醇高的食物应尽量少用或限量食用。

4）适量的蛋白质：过多的蛋白质摄入会增加胆汁分泌，影响病变组织的修复；但蛋白质摄入过少会影响患者的营养状态，同样不利于受损胆管组织的修复。适宜补充蛋白质可以补偿消耗，维持氮平衡，增强机体免疫力，有利于修复肝细胞损伤，恢复其正常功能。每天蛋白质供应量为 80～100g。宜多选用含脂肪低的高生物价优质蛋白食物，其中优选大豆制品、鱼虾类、瘦肉和蛋清等。

5）适量的碳水化合物：碳水化合物易于消化、吸收，适量摄取有助于补充能量、增加肝糖原储备和保护肝功能。碳水化合物对胆囊的刺激较脂肪和蛋白质弱，但不可过量以免引起腹胀。每日以摄入 300～350g 为宜。其来源应以复合糖类为主，适当减少简单糖类的摄入，尤其是合并高脂血症、冠心病、肥胖者更应加以限制。

6）膳食纤维能吸附肠道内的胆汁酸，抑制胆固醇的吸收，增加胆盐排泄，以改善胆固醇代谢，具有利胆作用，减少胆结石形成的机会。同时又能刺激肠蠕动，有利于通便，加速肠道内产生的吲哚、粪臭素等有害物质的排泄，防止胆囊炎发作。宜多选用含膳食纤维丰富的食品，如绿叶蔬菜、萝卜、豆类、水果、粗粮及香菇、木耳等。

7）充足的维生素：维生素 A 能防止胆结石的形成，有助于胆管上皮细胞的生长和病变胆道的恢复，大量补充对胆道疾患恢复有利。维生素 K 对内脏平滑肌具有解痉作用，对于缓解胆道痉挛和胆绞痛具有良好的效果。B 族维生素和维生素 C、维生素 E 也与胆道疾患的恢复密切相关，应予以充分补给。同时需选择富含钙、铁、钾的食物并补充维生素制剂和相应缺乏的无机盐物质。

8）大量饮水：多饮水及饮料可以起到稀释胆汁、加速胆汁排泄、防止胆汁淤积的作用，有利于胆道疾患的恢复。每日饮水量以 1000～1500ml 为宜。

9）少量多餐、定时定量，注意烹调方法的选择：少量进食可减轻消化道负担，多餐能促进胆汁分泌，保持胆道通畅，防止胆汁淤积，有利于胆道疾患的恢复，根据病情每日可进餐 5～7 次。烹调时宜采用蒸、煮、氽、烩、炖等，禁用油煎、油炸、爆炒、滑溜等烹调方式。

10）饮食禁忌：刺激性的食物和强烈调味品，如辣椒、咖喱、芥末、酒、咖啡等，以及油煎油炸及产气食物，如牛奶、洋葱、蒜苗、萝卜、黄豆等，它们可以促使胆囊收缩素的产生，增加胆囊收缩，使胆道口括约肌不能及时松弛而流出胆汁，使病情加重或恶化。注意饮食卫生，防治肠道寄生虫和细菌感染。

六、营养治疗实施方案

（一）肠外营养

急性胆囊炎或慢性胆囊炎急性发作时为使胆囊得到充分休息，宜暂时禁食，所需营养由静脉途径予以补充。

（二）肠内营养

1. 食谱的制定 随着病情的好转，可逐渐减少胃肠外营养并调配经口进食的种类与数量，顺序为：清流食→低脂肪、低胆固醇、高碳水化合物流食→低脂半流食→低脂软饭。

2. 宜用食物 急性期过后可先予清流食，如米汤、冲米粉、冲藕粉、杏仁茶、果汁等；病情好转后可对饮食逐渐调整。可选用粮食类（尤其以粗粮为好）、大豆制品、新鲜的水果和蔬菜、鱼虾类、畜禽的瘦肉等。洋葱、大蒜、香菇、木耳、海洋植物等具有降脂作用的食物宜多选。

3. 忌用或少用食物 ①禁用高脂肪食物，如肥肉、动物油、油煎和油炸食品；②禁用高胆固醇食物，如动物脑、肝脏、肾脏、鱼子、蟹黄等；③禁用过酸食品，如山楂、杨梅、酸枣等，以免诱发胆绞痛；④限制烹调用油；⑤少用刺激性食品和调味品，如辣椒、咖喱粉、胡椒、芥末和浓的咖啡等；⑥产气食物，如生葱、生蒜、生萝卜、炒黄豆、牛奶等。

第二节 急性胰腺炎

一、概　　述

急性胰腺炎（acute pancreatitis，AP）是指多种原因引起胰腺内胰酶被激活所导致的胰腺组织自身消化、水肿、出血甚至坏死的炎症反应，伴或不伴其他器官功能改变的疾病。临床上以急性上腹痛及血淀粉酶或脂肪酶升高为特点。本病的病情严重程度不一，大多数患者病程呈自限性，病情轻、预后好，少数患者可伴发多器官功能障碍及胰腺局部并发症，死亡率高。按照胰腺受损的程度，急性胰腺炎可分为轻症急性胰腺炎（急性水肿型）和重症急性胰腺炎（急性坏死型）两种。急性胰腺炎的年发病率为（13～45）/10 万，且近年来呈逐渐上升趋势。

二、病因与发病机制

急性胰腺炎的病因很多，常见的有胆石症、大量饮酒和暴饮暴食。

1. 胆道疾病 胆道结石、胆道炎症和狭窄等造成胆道梗阻是急性胰腺炎的主要病因，称为胆源性胰腺炎，其中胆石症最为常见。由于主胰管和胆总管共同开口于十二指肠壶腹部，当壶腹梗阻时，胰管流出道不畅，胰管内高压，胰液外溢，胰蛋白酶原被激活为胰蛋白酶，引起胰腺组织的破坏，产生无菌性急性胰腺炎。胆盐同时可激活脂肪酶，导致脂肪分解。

2. 过量饮酒 乙醇中毒引起的急性胰腺炎在西方国家多见，其机制为：①酗酒可引起胃肠道充血水肿，刺激胆汁、胰液分泌，使胰腺外分泌增加；②刺激奥狄（Oddi）括约肌痉挛和十二指肠乳头水肿，导致胰液排出受阻；③长期酗酒者胰液内蛋白含量增加，容易沉淀形成蛋白栓，导致胰液排出不畅，胰管内压力增高，导致胰腺急性炎症。另外，酒精在胰腺内氧化代谢产生大量活性氧，促进胰腺炎症反应，引起胰腺损伤。

3. 暴饮暴食 进食是否过度因人而异，难以量化。进食后大量分泌的胰液不能经胰管顺利排出是引起急性胰腺炎的病因，进食大量荤食更易诱发，应仔细寻找潜在的病因。单纯因过度进食引起急性胰腺炎的患者相对较少。

4. 胰管阻塞 胰管结石、狭窄、肿瘤或蛔虫等均可引起胰管阻塞和胰管内压力增高，导致胰液外溢、胰蛋白酶被激活。

5. 代谢障碍 甘油三酯在胰脂酶的作用下生成游离脂肪酸，后者对胰腺腺泡有损害作用。同时，高脂血症时富含甘油三酯的脂蛋白栓子可影响胰腺微循环而引发或加重急性胰腺炎。有研究证明，当甘油三酯≥11.3mmol/L 时极易发生急性胰腺炎。高血钙可刺激胰液分泌增多、激活胰蛋白酶原，导致胰腺自身破坏，也可引起胰管结石阻塞胰管。此外，妊娠、糖尿病昏迷和尿毒症等也可偶发胰腺炎。

6. 手术与创伤 各种胰腺外伤和医源性损伤，如经内镜逆行胆胰管成像（ERCP）检查后引起的胰腺炎。

7. 其他 药物、感染及全身炎症反应、十二指肠降段疾病（球后穿透溃疡、十二指肠降部憩室炎）、自身免疫病以及不明原因引起的胰腺炎。

三、主要临床表现

急性胰腺炎起病急，常于饱餐、高脂肪餐或大量饮酒后发生。根据病情程度，急性胰腺炎的临床表现各异。轻度急性胰腺炎的症状和体征一般较轻，而重度急性胰腺炎可出现多器官功能衰竭。

（一）常见症状

（1）腹痛：是绝大多数患者的首发及主要症状，为持续性钝痛、刀割样或束带样痛，多位于中左上腹，并向左肩、左腰背部放射。胆源性胰腺炎腹痛常开始于右上腹，后转移至上腹部。

（2）腹胀：常与腹痛同时存在。以中上腹为主，腹膜后炎症越重，腹胀越明显，如患者出现腹水，可加重腹胀。

（3）恶心、呕吐：早期即可出现，呕吐后腹痛不能缓解。

（4）发热：由胆道感染或胰腺炎症、坏死组织吸收所引起，轻症患者可不发热或轻中度发热。胆道感染患者可出现高热、寒战。当胰腺坏死伴感染时，高热为主要症状之一。

（5）黄疸：病情轻者可不出现黄疸，当患者胆总管受压或合并肝脏损害时可出现黄疸。

（二）常见体征

轻症者腹部体征不明显，可有局部轻压痛、肠鸣音减弱等；重症者可有上腹压痛、肌紧张、反跳痛和肠鸣音明显减弱或消失，甚至出现低血压、休克。

四、营养代谢特点

（一）能量

急性胰腺炎患者机体处于应激状态，炎症导致高代谢状态，机体代谢率可高于正常的 10%～50%。临床表现为体重减轻、营养不良、抵抗力低下，甚至全身衰竭。

（二）蛋白质

严重的炎症会导致蛋白质分解代谢亢进，主要累及骨骼肌等肌肉组织。蛋白质分解释放的氨基酸可作为急性期反应蛋白的底物，约 80%的急性重症胰腺炎患者可出现这一蛋白急性分解的情况，急性胰腺炎患者负氮平衡可达到 20～40g/d，负氮平衡患者的死亡率比正常氮平衡患者高 10 倍以上。在没有营养支持的情况下，患有急性胰腺炎的健康男性的肌肉质量和功能在 5 天内迅速下降，表现为四肢肌肉握力的下降和呼吸肌力量受损。肌肉蛋白的水解增加、肝脏蛋白质合成减少、蛋白质在体内分布异常，加上腹腔内炎性渗出，均可导致血中芳香族氨基酸水平升高、支链氨基酸水平降低。有研究表明，急性胰腺炎患者血液循环中的游离氨基酸浓度可降低至正常的 40%，作为条件必需氨基酸的谷氨酰胺，血清中的浓度降至正常的 55%，骨骼肌中的谷氨酰胺水平只有正常的 15%，其结果是严重的低蛋白血症和明显的负氮平衡。

（三）脂肪

急性胰腺炎时，由于胰腺组织的破坏，能拮抗脂肪分解的胰岛素分泌量不足；而促使脂肪分解的肾上腺素、去甲肾上腺素等激素分泌增加，导致脂肪动员加速、脂质分解代谢增加和脂质廓清能力下降，表现为血中甘油三酯增多，极低密度脂蛋白和游离脂肪酸浓度升高。患者体脂储备减少，体重下降。

（四）碳水化合物

高血糖在急性胰腺炎中较为常见，其主要原因在于胰腺组织的炎症、坏死导致胰腺的外分泌和内分泌功能受到影响。具有降血糖作用的胰岛素分泌相对不足，胰高血糖素、儿茶酚胺等促进肝糖原分解和葡萄糖异生的激素分泌增加，导致胰高糖素/胰岛素的比值升高，糖利用障碍，糖异生增加，出现葡萄糖不耐受或胰岛素抵抗。有研究表明，40%～90%的急性胰腺炎患者可出现糖耐受下降，约 81%的患者需给予外源性胰岛素。高血糖与急性胰腺炎患者胰腺坏死以及感染并发症发生率增高相关，因此，有必要对急性胰腺炎患者血糖水平进行常规监测和调控，《危重症患者血糖管理专家共识》（2022）推荐重症急性胰腺炎患者血糖水平大致维持在 7.8～10mmol/L。

（五）微量元素和维生素

微量元素和维生素异常在急性胰腺炎患者中并不少见，但其主要发生在有长期酒精摄入史的酒精性急性胰腺炎患者中。应激状态下，由于患者呕吐频繁、禁食、摄入不足、吸收减少以及营养物质储存和利用受损，患者可能出现低钾，低钙，低镁，低锌，维生素 B_1、维生素 B_2、维生素 B_3、维生素 B_{12}、维生素 C、维生素 A 和叶酸缺乏等。慢性胰腺炎急性发作时，更易出现低锌与低镁。

五、营养治疗原则

（一）营养治疗目的

通过合理的营养支持，提供代谢所需的底物，减轻胰腺负担，缓解临床症状，纠正电解质及代谢紊乱，帮助患者度过凶险多变的病程，促进受损胰腺组织的修复。

（二）患者营养风险评估

1. 目的 ①根据急性胰腺炎的严重程度规划营养支持治疗；②评估患者营养状况；③识别需要特殊营养需求的风险人群。

2. 疾病严重程度评估 由于急性胰腺炎的病情严重程度不同，针对轻度、自限性疾病和重度、爆发性胰腺炎的营养管理方案就有所不同。因此，在决定营养治疗计划之前，评估患者疾病严重程度是有用的。目前临床常用的急性胰腺炎程度分级为修订版 Atlanda 分级（revised Atlanda classification，RAC）。

（1）轻症急性胰腺炎（mild acute pancreatitis，MAP）：占急性胰腺炎的 80%～85%，不伴有器官功能障碍及局部或全身并发症，通常在 1～2 周内恢复，病死率极低。

（2）中症急性胰腺炎（moderately severe acute pancreatitis，MSAP）：伴有一过性（≤48 小时）的器官功能障碍和（或）局部并发症，早期病死率低，如坏死组织合并感染，则病死率增高。

（3）重症急性胰腺炎（severe acute pancreatitis，SAP）：占急性胰腺炎的 5%～10%，伴有持续（＞48 小时）的器官功能障碍，病死率高。

3. 营养风险的评估 在初始发病时，30%的急性胰腺炎患者已存在营养不良，营养不良的危险人群包括慢性酒精中毒人群和老年人。营养不良与负面结果（包括并发症、更高的发病率和更长的住院时间）相关，因此，通过有效的营养筛查和评估工具来评估营养状况非常必要。《2023 ESPEN 实践指南：急性和慢性胰腺炎的临床营养》指出，对于轻中型急性胰腺炎患者应常规进行营养评估。而对于重型急性胰腺炎，应普遍认为其存在营养风险。对于轻中型患者，推荐使用 NRS 2002 量表进行评估，对于重型患者，尽管入院时其营养状况尚可，但考虑到其疾病严重程度以及未来较长时间不能恢复经口进食，应默认其存在营养风险。在此，我们需要明确的是，营养不良不等同于营养风险，入院时营养不良提示患者存在营养风险，而入院时营养状态正常并不代表不存在营养风险，与此同时，患者的疾病严重程度在动态地变化，营养治疗的耐受性也不是一成不变的，因此这也提示我们需要对患者的营养状态与营养风险间断进行动态、多次、重复评估。对于营养不良的评估推荐使用主观全面评定（subjective global assessment，SGA）量表。

（三）营养治疗措施

1. 轻型急性胰腺炎 对于轻型患者，指南推荐一旦患者可耐受（如腹痛、恶心、呕吐等症状改善），即可开始尝试经口进食，不必等到患者血清酶学降至正常，腹痛完全缓解或有明确的肠道蠕动。关于进食的内容，也不再推荐从流质饮食开始过渡，可直接进食低脂、软质固体食物。有研究表明，在轻型急性胰腺炎患者中，相较于流质饮食，固体饮食不仅安全、可耐受，还能明显缩短住院时间。因此，对于所有的轻症胰腺炎患者，均应在病程早期尝试经口进食，如果患者因严重的恶心、呕吐及腹痛导致不能耐受经口进食超过 5 天时，可使用管饲进行营养治疗。

2. 中重型和重型急性胰腺炎 营养支持在中重度及重度急性胰腺炎患者中的作用非常重要。中重型及重型患者机体处于高分解、高代谢、持续负氮平衡状态，同时，患者体温、容量状态及药物会影响患者的能量消耗，因此，能量的给予以满足机体需要为原则，可按 25～30kcal/（kg·d）供给，氮量按 0.2～0.25g/（kg·d）给予。脂肪具有强烈刺激胰腺分泌的作用，还会加重腹痛症状，因此无论是发作期还是恢复期，都应禁止高脂肪膳食，全日脂肪摄入量为 20～30g。水溶性与脂溶性维生素用量可根据病情而定；根据电解质情况调整和补充各种微量元素。目前，指南还推荐每日补充 0.2g/（kg·d）剂量的谷氨酰胺。另外，尽管指南不推荐在所有急性胰腺炎患者中使用胰酶制剂，在有明确外分泌功能不全症状（腹泻、消化吸收不良、脂肪泻等）或有明确证据（粪弹力蛋白酶检测）的患者中，推荐补充胰酶制剂。

六、营养治疗实施方案

（一）肠内营养

关于急性胰腺炎患者早期营养方式的选择，指南推荐肠内营养为首选治疗方案。目前已有多项研究表明，相较于肠外营养，肠内营养可明显降低多器官功能衰竭的风险，减少并发症的发生，从而降低患者死亡率。局部并发症（坏死、瘘管、腹水和假性囊肿）不是肠内营养的禁忌证。指南推荐患者在入院后 24～72 小时即启动肠内营养，从而使患者更好地从早期肠内营养中获益。关于选用何种肠内营养的配方，目前指南无明确推荐意见。传统观念认为，要素或半要素配方可减少对胰腺的刺激、患者能更好地消化吸收，从而减轻肠道负担。但目前有部分研究证实要素配方相比于整蛋白配方，并不能提高患者对肠内营养的耐受性，或是降低腹泻、感染并发症的发生率。另外，要素配方的花费大概是整蛋白配方的 7 倍，从经济实用角度考虑，对急性胰腺炎患者首先尝试整蛋白配方营养，若患者吸收不良，可再考虑实用要素配方。关于肠内营养的途径，指南推荐首先考虑经胃营养，若经胃营养不能耐受，再考虑经空肠营养。传统观点认为空肠营养管可绕过胰腺减少对胰腺的刺激，并降低误吸的风险，但现有的研究表明，急性胰腺炎患者经胃营养与经空肠营养在并发症的发生率、住院时长及死亡率等方面均没有明显差异。此外，考虑到置入空肠营养管需要内镜或超声等辅助技术，置胃管技术难度更低、花费更少以及启动肠内营养所花费的时间更短，因此经胃营养应成为急性胰腺炎患者的首选营养途径。但有研究报道约 15%的急性胰腺炎患者由于胃排空障碍、胰腺囊肿形成或坏死组织积聚所致的胃出口梗阻等，不能耐受经胃营养者可考虑经空肠营养。

（二）肠外营养

关于肠外营养的启动时机，目前指南的推荐意见比较统一，当患者存在肠内营养的绝对或相对禁忌证，不能耐受肠内营养或仅通过肠内营养不能达到目标喂养量时，可考虑启动肠外营养或添加补充性肠外营养。部分患者因全身或局部并发症如肠梗阻、腹腔间隔室综合征、持续性肠麻痹或肠系膜缺血，不能耐受或进行肠内营养。多项研究表明，添加肠外营养的时机一般在患者入院 5～7 天之后，此时可以更好地发挥补充性肠外营养的益处。当患者需要肠外营养时，推荐使用混合能量。葡萄糖的最大输注量为 5～6g/（kg·d），推荐血糖值范围为 7.7～10mmol/L。脂肪乳剂可以安全使用，推荐剂量为 0.8～1.5g/（kg·d），当血浆中甘油三酯的浓度超过 4.5mmol/L 时，脂肪乳需减量甚至停止输注。

（三）食物选择

1. 宜用食物 随着病情的恢复可给予易于消化的低脂、高碳水化合物全流质饮食，如各种果汁、米汤、米粉、藕粉、糊精等。恢复正常进食后，宜给予富含优质蛋白而低脂肪的鱼虾类、嫩的畜禽瘦肉类、蛋清、豆腐、豆浆、脱脂奶等；主食可选用素面条、素面片、烂米粥、软米饭等。

2. 忌用或少用食物 包括肥肉、动植物油脂、各种油炸食品、奶油、油酥点心等高脂肪食物；生冷的瓜果、凉拌菜、火腿、腊肉和韭菜、芹菜等坚硬或过于粗糙的食物；辣椒、芥末、胡椒、咖喱粉等辛辣刺激性的食品或调味品；酒精及含酒精的饮料。

第三节　慢性胰腺炎

一、概　　述

慢性胰腺炎（chronic pancreatitis，CP）是由各种原因引起的胰腺组织和功能的不可逆慢性炎性病变，其病理特征为腺泡萎缩、胰腺纤维化。临床上以反复发作的上腹疼痛，胰腺内、外分泌功能不全为主要症状。可表现为反复发作性或持续性腹痛、腹泻或脂肪泻、消瘦、黄疸、腹部包块和糖尿病。

二、病因与发病机制

1. 胆道系统疾病 是我国慢性胰腺炎最常见的原因之一。胆系疾病包括感染、炎症、结石及肿瘤等引起胆总管下段或胰管和胆管交界处狭窄或梗阻，胰液流出受阻，引起复发性急性胰腺炎（recurrent acute pancreatitis，RAP），在此基础上逐渐发展为慢性胰腺炎。

2. 酒精 酒精性胰腺炎一般指每天饮酒 50g 且有 5 年以上饮酒史者。约 10%的饮酒者可发生慢性胰腺炎。多数长期大量饮酒者并无慢性胰腺炎的客观证据，仅表现为消化不良，主要是由于酒精可以直接对腺泡细胞产生毒性作用，并使胰腺外分泌功能降低。在其他致病因素存在的条件下，酒精及其代谢产物的细胞毒性作用可导致胰腺慢性进行性损伤和纤维化，可致酒精性 RAP，逐渐发展为慢性胰腺炎。

3. 其他因素 病毒感染、糖尿病、高钙血症、高脂血症、遗传与自身免疫等因素均可导致慢性胰腺炎。

三、临 床 表 现

慢性胰腺炎的病程常超过数年，临床表现轻重不一，无症状期与症状轻重不等的发作期交替出现。

1. 腹痛 是慢性胰腺炎最常见、最突出的症状，90%以上的患者有程度不等的腹痛。多反复发作。初期为间歇性，逐渐转为持续性疼痛，可为隐痛、钝痛、钻痛甚至剧痛，多位于中上腹，亦可放射至后背和两侧季肋部。平卧位时加重，前倾坐位、弯腰、侧卧蜷曲时疼痛稍减轻。腹痛常因饱餐、劳累、饮酒诱发。腹痛程度轻重不一，严重者需用镇痛剂才能缓解疼痛。后期随着胰腺内、外分泌功能下降，疼痛可减轻甚至消失。

2. 胰腺外分泌功能不全 慢性胰腺炎后期，由于胰腺外分泌功能障碍，可引起食欲减退、进食后饱胀、恶心、厌油腻等。还常伴有脂溶性维生素 A、维生素 D、维生素 E、维生素 K 缺乏症，表现为夜盲症及出血倾向。脂肪及蛋白质的消化吸收障碍可导致脂肪泻，大便不成形，伴恶臭，表面可有发亮的油滴。

3. 胰腺内分泌功能不全 由慢性胰腺炎所致胰腺 β 细胞破坏，部分患者可发生糖尿病或糖耐量异常。

4. 常见体征 多数患者仅有轻度腹部压痛，当胰腺显著纤维化或假性囊肿导致胆总管受压时可出现黄疸，并发巨大假性囊肿时可在腹部触及包块。

5. 常见并发症 包括胰腺假性囊肿、胆道或十二指肠梗阻、胰源性门静脉高压和上消化道出血、胰瘘甚至胰腺癌等。

四、营养代谢特点

（一）能量

慢性胰腺炎患者常发生营养不良，一方面是由胰腺的慢性炎症和纤维化所致胰腺内、外分泌功能不全，胰酶分泌不足而致营养物质的吸收降低；另一方面是由于经口进食可刺激胰腺分泌，引起腹痛造成进食受限而减少营养物质的摄入。此外，酗酒可使患者营养状况恶化。

（二）蛋白质

长期蛋白酶缺乏会导致蛋白质消化与吸收不良，进而引发消瘦、水肿等蛋白质-能量营养不良的表现。

（三）脂肪

由于胰腺是脂肪酶分泌的唯一场所，慢性胰腺炎最显著的变化是对脂肪的消化不良和吸收障碍，临床表现为脂肪泻。

（四）碳水化合物

慢性胰腺炎后期，胰岛细胞严重受损，患者常因胰岛素分泌不足而并发糖尿病或糖耐量异常。

（五）维生素与微量元素

胰腺功能不全时，由于脂肪吸收不良可造成脂溶性维生素 A、维生素 D、维生素 E、维生素 K 的缺乏，还可能存在微量元素钙、镁、锌的缺乏。

五、营养治疗原则

（一）营养治疗目的

通过合理的营养支持，降低对胰腺的刺激，缓解症状，防止或纠正并发症，缓解疾病进展，改善预后，提高生命质量。

（二）营养治疗原则

慢性胰腺炎的营养治疗方案在病程的不同阶段应区别对待。急性发作期，与急性胰腺炎基本相同，急性期腹痛、厌食明显，应禁食，待病情缓解后，可给予高碳水化合物、低脂少渣半流质饮食；病情逐渐稳定后，可增加饮食量并调整种类。

1. 充足的能量 慢性胰腺炎患者营养吸收障碍，饮食中能量供应可比哈里斯-本尼迪克特（Harris-Benedict）公式估算值高出 15%～30%，推荐的热量摄取量为 30～35kcal/（kg·d）。

2. 适宜的蛋白质 蛋白质供给量为 1.0～1.5g/（kg·d）。应选用脂肪含量低的优质蛋白，以减轻胰腺负担，如鸡蛋清、鱼、虾、瘦牛肉、豆腐、脱脂奶等。

3. 限制脂肪的摄入 因脂肪是刺激胰液分泌、加重腹痛的强烈物质，需限制脂肪的摄入。腹泻时每日脂肪摄入量应控制在 0.7～1.0g/（kg・d），病情好转后可逐渐增加摄入量直至腹泻再次出现。患者对植物脂肪的耐受性一般好于动物脂肪。如果常规饮食治疗后脂肪泻仍无法控制，体重不增加，则可食用富含中链甘油三酯 MCT 的饮食，如奶油、椰子油等。MCT 的消化、吸收率较高，经小肠黏膜吸收后可直接经门静脉进入血液循环，脂肪酶、辅脂酶、胆盐缺乏时也不影响其吸收。MCT 易引起肠痉挛、恶心等不适，使用时应根据患者个体的耐受量逐渐增加。

4. 胆固醇 慢性胰腺炎患者多伴有胆道疾病或胰腺动脉硬化，应限制胆固醇的摄入，避免食用高胆固醇食品，每天的胆固醇供应量以不超过 300mg 为宜。

5. 充足的碳水化合物 每天供应 300g 以上，占总能量的 70%以上，以满足机体对能量的需求。对于存在糖尿病或葡萄糖耐量明显异常者，应按糖尿病营养治疗原则控制总能量和碳水化合物的摄入，并注意减少简单糖类的摄入，可采用藕粉、米、面、燕麦、蜂蜜等。

6. 膳食纤维 由于纤维素可以吸附消化酶，减少营养物质的吸收，慢性胰腺炎患者应采用低纤维膳食。

7. 供给充足的维生素 宜多选用富含 B 族维生素、维生素 A 和维生素 C 的食物，尤其需注意维生素 C 的补给，每日应补给 300mg 以上，必要时给予片剂口服。

8. 选食得当、烹调适宜、进餐规律 少量多餐，每天 4 次，避免过饱和暴饮暴食，忌用刺激性食物，严格禁酒，禁食油炸食物、萝卜、黄豆、肉汤等易引起胀气并增加胰腺负担的食物。

9. 胰酶替代治疗 是慢性胰腺炎患者胰腺外分泌功能不足和营养不良治疗的基石。目前启动胰酶替代治疗的时机尚无确定的标准，通常认为粪便排泄异常，脂肪泻和（或）体重减轻的患者是胰酶替代治疗的适用人群。胰酶替代治疗应尽可能模拟餐后胰腺外分泌生理过程。胰酶制剂有粉剂、片剂和胶囊。胶囊中含有许多微球体，可以更好地与胃中食糜充分混合以提高疗效。未保护的脂肪酶在胃酸环境中不可逆的失活被认为是药物治疗失败的重要原因，因此，改用含保护膜的酶类或抑制胃酸分泌已被用于防止胰酶失活。胰酶替代治疗已被证实能有效地消化脂肪和蛋白质，改善患者症状和营养状况。口服胰酶的摄入量应随膳食和体重变化而调整。患者依从性是口服胰酶替代治疗的关键，应加强患者教育。

10. 肠内营养和肠外营养 当患者不能进食（如胰头增大、腹痛剧烈和胰腺假性囊肿引起十二指肠狭窄）、药物治疗仍出现进行性体重减轻、合并胰瘘等并发症时，可考虑肠内营养治疗。肠内营养制剂以易消化的短肽类、低脂肪制剂为佳，由于此类制剂往往口味较差，不适合口服，宜经肠喂养。可通过盲置、X 线下辅助放置和内镜下辅助放置等方法将营养管置于十二指肠悬韧带以远处以避免对胰腺的刺激。在慢性胰腺炎患者中，肠外营养的应用较少，一般仅用于胃肠道功能障碍、临床症状加重期间需要禁食和无法建立肠内喂养途径的患者。营养治疗期间应重视血糖的监测，慢性胰腺炎所致的胰腺内分泌功能损害常导致胰岛素和胰高血糖素的双重缺乏，很容易出现低血糖。血糖控制在 6.7～8.4mmol/L 为宜。

六、营养治疗实施方案

1. 宜用食物 同急性胰腺炎。

2. 忌用或少用食物 同急性胰腺炎。

第四节 胰 瘘

一、概 述

胰瘘（pancreatic fistula，PF）是指多种原因引起的主胰管及其分支的破裂，导致胰液外漏引起的一系列临床综合征。根据漏出的途径胰瘘可以分为胰内瘘和胰外瘘。胰液经腹腔引流管或切口流出体表为胰外瘘；胰液流入腹腔但又被周围脏器所包裹，则形成胰内瘘。根据胰液漏出量可以将胰外瘘分为高流量瘘（＞200ml/d）和低流量瘘（＜200ml/d）。按照胰瘘的严重程度，可以将胰瘘分级为：①生化瘘，仅有引流液淀粉酶升高，一般无须临床干预，不影响术后康复，也不延长住院时间；②B 级胰瘘，既有淀粉酶升高，又有相应临床治疗变化，如延长引流时间、重新放置引流管、积液经皮穿刺或内镜处理、出血行血管造影等；③C 级胰瘘，在 B 级胰瘘的基础上出现器官衰竭，一般需行二次手术并转入 ICU 治疗，死亡风险高。胰瘘对营养状态的影响取决于蛋白质丢失的量、残存胰腺的功能和进食情况。

二、病因与发病机制

1. 胰腺外伤 胰瘘发生率为 5%～30%。胰腺外伤可直接导致胰管断裂；此外，胰腺外伤可导致胰管及壶腹部水肿，引起胰液引流不畅，更易引起胰瘘；另外清创不彻底及胰管处理不及时可导致胰管破裂导致胰瘘形成。

2. 胰腺及胰周外科手术 胰瘘是胰腺及胰周外科手术最常见的并发症之一。胰腺外科手术常见的有胰十二指肠切除术、胰腺局部剜除术和远端胰腺切除术，前者胰瘘发生率为 20%～25%，而后者发生率超过 30%。其危险因素主要有：年龄＞65 岁，胰管口径小，胰腺质地较软，术中失血过多，术前黄疸，手术时间过长。另外，非胰腺部位手术可能因病变侵犯胰腺或手术过程中误伤胰腺而导致胰腺并发症。最常见的是脾切除术、胃大部切除术及胃癌根治术。

3. 急慢性胰腺炎 急性胰腺炎及慢性胰腺炎急性发作时，胰腺的自我消化坏死，侵蚀胰管时可引起胰液外漏，导致胰瘘，急性坏死性胰腺炎时胰瘘发生率约为 20%。

三、临床表现

胰瘘是胰腺外伤、胰腺术后及急性坏死性胰腺炎的严重并发症之一，根据发生部位及漏出量的不同，其临床表现复杂多变，缺乏特异性症状及体征，并且可以被外伤及术后切口疼痛、腹腔内感染、腹水形成等并发症状所掩盖。但如果出现以下临床症状，需警惕胰瘘的发生。

1. 发热 术后胰瘘往往伴随体温明显升高，严重者可伴有持续性高热、寒战等腹腔严重感染症状。

2. 腹痛 为胰瘘最具特征性的临床表现，常表现为左侧腹部剧烈疼痛，伴左侧腰部放射痛，若胰液漏出量大或引流不通畅时，甚至可引起全腹剧烈腹痛，且腹膜炎体征明显。

3. 心悸、气促 患者常因剧烈腹痛、腹腔内感染、发热而引起心率增快、呼吸急促，若胰液腐蚀周围血管，引起腹腔内出血，患者可在短时间内出现神志淡漠，心率、呼吸增快，血压下降，末梢循环障碍等血容量不足的表现，甚至引起低血容量性休克。

4. 其他 精神状态差、食欲下降、腹胀、恶心、呕吐等。

四、营养代谢特点

胰液的成分与组织液有一定的相似性，其中 Na^+、K^+和 Ca^{2+}的浓度与血清基本一致，而 Cl^-的浓度较血清稍低，HCO_3^-的浓度则显著高于血清。由于胰瘘造成胰液的大量丢失，可引起不同程度的水、电解质紊乱和酸碱代谢失衡，严重者可引发低蛋白血症。因胰液外漏，患者消化、吸收功能受影响，常可发生营养不良，手术大或创伤严重者更易出现。

五、营养支持治疗

1. 合适的营养途径与时机 由于食物摄入会释放分泌素和胆囊收缩素等胃肠激素，并促进消化液（包括胰液）的分泌。故术后早期禁食是抑制术后胰瘘患者胰液分泌的必要条件。胰腺创面、断端或吻合口均需营养支持，尤其是手术大或创伤严重，患者营养状况差，血浆蛋白低以及胰腺创面、断端或吻合口不易愈合时。禁食意味着需要持续的全肠外营养，然而长期的静脉营养会引起菌群失调甚至代谢不良事件的发生。因此，越来越多的研究聚焦胰腺术后肠内及肠外营养的比较，发现早期肠内营养并不会加重胰瘘，并且能明显缩短患者住院时间，加速患者康复。因此，初始阶段可以行全肠外营养，全肠外营养中的葡萄糖和氨基酸可以抑制胰腺外分泌，这对于促进胰瘘愈合起到非常重要的作用。生长抑素联合治疗的应用效果优于单独全肠外营养。待病情稳定、肠道功能恢复、肛门排气后应尽快恢复肠内营养。肠内营养有助于维持肠黏膜细胞结构和功能的完整，维护肠黏膜屏障，减少肠源性感染的发生。经空肠营养管喂养，可以避免食物的头相刺激，从而使胰腺外分泌减少，胰瘘流出量减少，有助于瘘管愈合。如果胰瘘已经形成，2 周后可考虑经口进食，食物应以低脂肪、高能量、高蛋白和高维生素食物为主，避免酸性食物，进食后服用胰酶可以帮助患者消化吸收，还有研究表明服用胰酶可使自身胰酶合成减少。

2. 全肠外营养 推荐每天摄入的热量为 25～30kcal/kg。可采用市售成品肠外营养剂，也可自行配制。将糖、氨基酸、脂肪乳制剂和各类微量元素、电解质按比例配制成全营养混合液，混合液不仅能解决各种成分单独使用时高渗和刺激的问题，而且输注的营养全面，有助于机体吸收。

3. 肠内营养 可以选择整蛋白配方或以氨基酸、短肽水解蛋白质为氮源的制剂。必要时可添加益生菌。

4. 经口进食 A 级胰瘘建议在术后 2 周内即恢复经口进食；B、C 级胰瘘病程常在 2 周以上，建议先行肠外营养支持，7 天后病情不好则转肠内营养支持，开始经口进食的时间需要根据患者的恢复情况决定。一旦出现胰瘘，饮食一般是忌脂饮食或低脂流质饮食，1 ~ 3 周可逐渐过渡到低脂高蛋白半流食，直到胰瘘愈合后才可逐渐恢复至正常饮食。

六、营养治疗实施方案

1. 宜用食物 同急性胰腺炎。

2. 忌用或少用食物 同急性胰腺炎。

（贺若杭）

第二十章 肾脏疾病

第一节 肾小球肾炎和肾病综合征

一、肾小球肾炎

肾小球肾炎可根据病程长短分为急性和慢性，急性肾小球肾炎（acute glomerulonephritis，AGN）主要是指一组病因不一，临床急性起病，多有前驱感染，以血尿为主，伴有不同程度蛋白尿，可有水肿、少尿、高血压或肾功能不全等特点的肾小球疾病。慢性肾小球肾炎是一种临床常见的好发于男性青壮年群体的肾小球疾病，临床表现因病理类型不同可多种多样，典型症状为血尿、蛋白尿、管型尿、水肿、高血压等。患者常有不同程度的肾功能减退，严重者发展为慢性肾衰竭，危及生命。

（一）营养代谢特点

急性肾小球肾炎发生时炎症反应使肾小球内皮细胞肿胀增殖，造成肾小球滤过膜的通透性降低和有效滤过面积减少，致使肾小球滤过率急剧下降，而肾小管的重吸收功能相对正常，引起水钠潴留，血容量增加。持续少尿，可出现高钾血症。炎症反应可使肾小球基膜物理和化学性结构异常，产生蛋白尿、血尿，长期蛋白尿、血尿造成患者营养不良，出现低蛋白血症和贫血。血浆胶体渗透压下降导致水肿。肾小球滤过率下降时，主要经肾脏过滤排泄的尿素、肌酐等溶质在体内潴留，血浆浓度上升。

慢性肾小球肾炎出现肾功能减退时，体内蛋白质代谢的含氮产物排出障碍，在体内蓄积，出现氮质血症。肾缺血时肾素、醛固酮分泌增多，肾小管对水、钠重吸收增多，引起水肿和高血压的发生。持久的蛋白尿使血浆蛋白浓度降低，导致低蛋白血症，血浆胶体渗透压下降，液体潴留在组织间隙引起水肿。肾小球滤过率下降的同时伴有肾小管浓缩与稀释功能减退，出现低钠血症、低钾血症或高钾血症。肾缺血、氮质潴留，均可影响促红细胞生成素的分泌，影响铁的利用，容易引起贫血。长期食欲减退，营养素摄入不足，加之胃肠道消化、吸收功能不良，致使患者处于营养不良状态。

（二）急性肾小球肾炎的营养治疗原则

1. 控制液体的摄入量 患者无水肿时，可不控制液体总入量。如有水肿时，应限制液体总入量，每日液体的总入量为前 24 小时排尿量增加 500～800ml，总入量包括水量和静脉输液量。

2. 蛋白质 一般情况下，按 0.8～1.0g/（kg・d）给予正常蛋白饮食，其中 60%为动物蛋白，其余为植物蛋白；合并肾功能不全的患者给予 0.6～0.8g/（kg・d）的极低蛋白饮食。当患者血尿素氮、肌酐水平接近正常，尿量增多至每日 1000ml 以上时，可逐渐增加饮食中蛋白质的量，但一般不超过 0.8g/（kg・d），以利于肾功能恢复。食物应多选用牛奶、鸡蛋、瘦肉等动物性优质蛋白。全天蛋白质总量应平均分配到各餐中供给。

3. 能量 每日给予的能量按 25～30kcal/（kg・d）供给，热量的供应主要依靠糖类，可给予蜂蜜、白糖、甜点、粉皮、凉皮等食物。不须严格限制脂肪，但要少给动物脂肪和油煎炸食物。

4. 维生素及微量元素 B 族维生素、维生素 C、维生素 A 以及微量元素铁等营养素，均有利于肾功能恢复及贫血的预防，食物中应足量供给。

（三）慢性肾小球肾炎的营养治疗原则

对无明显水肿和高血压者不必限制水分和钠盐摄入。对轻、中度氮质血症患者不限制蛋白质摄入，以维持体内正氮平衡，每日丢失蛋白质量较多的患者更应重视。重度氮质血症或近期内进行性氮质血症者适当限制蛋白质摄入。宜给予优质低蛋白、低磷、高维生素饮食。增加糖的摄入，以保证足够的热量，减少自体蛋白质的分解，如患者有水肿和（或）高血压则应限制钠盐的摄入。采用科学合理饮食。

1. 蛋白质 控制蛋白质的摄入量，也可达到低磷目的。蛋白质摄入量与急性肾小球肾炎相同。对于有高分解代谢、营养不良以及透析的患者蛋白质摄入量可适当放宽，建议结合临床酌情处理。

2. 水、钠摄入 钠摄入量取决于水肿和高血压程度。有水肿和高血压者，应限制钠的摄入；轻度水肿和高血压者，给予低盐饮食，全日用盐2～3g/d；水肿和高血压严重时，给予低钠饮食，全日供钠不超过500mg。水的摄入量，可按前一天的总尿量+500ml计算。

3. 能量 每天摄入能量30～35kcal/kg，每日总量以2000～2200kcal为宜。其中脂肪供能在30%以下，其余能量除蛋白质外，由糖提供。

二、肾病综合征

肾病综合征（nephrotic syndrome，NS）是由各种原发性和继发性肾小球疾病引起的一组临床综合征，其临床特征主要有大量蛋白尿（24小时尿蛋白＞3.5g）、低白蛋白血症（血浆白蛋白＜30g/L）、水肿和高脂血症。原发性肾病综合征主要见于微小病变、局灶节段硬化、膜性肾病、膜增生性肾小球肾炎；继发性肾病综合征中糖尿病肾病所占比例最高，系统性红斑狼疮、过敏性紫癜、淀粉样变性等也是主要病因。

（一）营养代谢特点

1. 蛋白质 蛋白质代谢最显著的变化是血清白蛋白浓度明显降低，其原因：大量蛋白尿，肾小球通透性增加，蛋白质滤出增加，随尿大量丢失；肝脏蛋白质合成代谢减弱，特别是合并肝功能不全时；蛋白质摄入不足，严重水肿时，蛋白质的消化吸收能力下降，患者常呈负氮平衡，出现营养不良，儿童患者可影响生长发育。

2. 矿物质、水及维生素 低蛋白血症导致胶体渗透压降低，通过容量感受器及压力感受器，使肾素活性增高，抗利尿激素分泌增多，肾小管对钠的重吸收增加，引起水钠潴留，出现水肿。低蛋白血症导致与钙结合蛋白质减少，影响钙、磷的吸收和利用，出现低钙血症、骨质疏松等。铁、维生素等亦容易缺乏。

3. 脂肪 肾病综合征时，低蛋白血症能促进肝脏合成蛋白质，同时也刺激肝脏增加胆固醇和脂蛋白的生成，而脂质清除障碍，使脂肪组织内储存的未经酯化的脂肪酸转运入肝脏，诱发高脂血症的发生。血中总胆固醇、甘油三酯、低密度脂蛋白、极低密度脂蛋白均增加，高密度脂蛋白正常或降低，高密度脂蛋白/低密度脂蛋白比值降低。低脂饮食并不能明显降低血脂水平。

（二）营养治疗原则

营养治疗主要针对临床特点，如低蛋白血症、高脂血症等。纠正低蛋白血症、水肿和营养不良。发病初期，可供给高蛋白膳食以弥补尿中丢失的蛋白质。热量供给应充足并要限制钠盐摄入；若水肿严重，应限钠500mg/d。

1. 蛋白质 肾病综合征患者蛋白质摄入量与病程有关。一般情况下，按0.8～1.0g/（kg·d）给予正常蛋白饮食，其中60%为动物蛋白，其余为植物蛋白；在肾病综合征极期，即血浆白蛋白低于20g/L，大量蛋白尿超过10g/L，按1.2～1.5g/（kg·d）给予高蛋白饮食；合并肾功能不全的患者给予0.6～0.8g/（kg·d）的极低蛋白饮食。

2. 脂类 肾病综合征患者的脂质摄入应遵循以下原则，脂肪量不超过总能量的 30%，其中饱和脂肪酸不超过 5%，单不饱和脂肪酸占 10%，而包括必需脂肪酸在内的 ω-6 多不饱和脂肪酸占 10%，对于非 IgA 肾病性的肾病综合征 ω-3 多不饱和脂肪酸应占到 5%，胆固醇的摄入量最好不超过 300mg/d。

3. 维生素、矿物质 维生素 D_3 结合蛋白从尿中大量丢失导致患者血中维生素 D_3 水平降低，钙重吸收减少，这是肾病综合征患者低血钙的主要原因。病程超过 3 年的患者均有骨组织学变化，发生骨质软化，在儿童会发生佝偻病。补充外源性维生素 D_3，同时使一天钙摄入量不少于 800mg 是必要的。

肾病综合征患者因血浆蛋白质在尿中大量丢失，导致铁、锌、铜等阳离子的运载受损，进而出现小细胞低色素性贫血和锌缺乏症状。因此，应根据血浓度适当补充铁、锌等微量元素。常用的口服制剂包括硫酸亚铁和硫酸锌等。合并水肿的肾病综合征患者一般要限制水、钠摄入，但是若利尿剂使用不当或过度的情况下有可能合并低钠血症。饮食钠摄入一般控制在 2000mg 以下。

4. 能量 为保证蛋白质的利用率，减少氨基酸氧化，需摄入足够的能量以保持理想体重，使氮热比为 1∶200。来自碳水化合物的能量可占到总能量的 60%。

（三）营养治疗举例

患者，女性，50 岁，身高 165cm，体重 60kg，肾病综合征，尚未出现氮质血症。

膳食类型：低盐普通蛋白饮食。

1. 能量（165–105）×（30～35）=1800～2100kcal/d。

2. 蛋白质（165–105）×（0.8～1.0）=48～60g/d；其中优质蛋白比例大于 60%，即优质蛋白应达到 30～36g/d。例如，50g 肉类提供 10g 蛋白质，400ml 牛奶提供 14g 蛋白质，50g 鸡蛋提供 7g 蛋白质，优质蛋白合计 31g。

3. 碳水化合物 供能比可占到总能量的 60%。如总能量为 1800kcal，来自谷类食物的能量可为 1080kcal，折合谷类食物约 300g。

4. 脂肪 供能比少于总能量 30%，其中饱和脂肪酸比例小于 5%。例如，烹调油（植物油）占总能量 20%，如果每日能量需要为 1800kcal，则来自烹调油的能量为 360kcal，折合烹调油为 40g，约 4 汤匙。

5. 盐 限盐，每日钠盐 1～2g。

6. 维生素、矿物质 注意维生素、矿物质的补充。

7. 总入量 限制总入量，入量=不显性失水–内生水+前一日尿量+显性失水。

第二节 急性肾衰竭

急性肾衰竭是由各种原因引起的肾功能在短期内急剧下降，导致氮质潴留、水和电解质紊乱、酸碱平衡失调的一组临床综合征。肾前性、肾性和肾后性因素均可引起急性肾衰竭。根据临床表现和病情进展，急性肾衰竭可分为少尿或无尿期、多尿期和恢复期三个阶段。

（1）少尿或无尿期：是急性肾衰竭的危急阶段，尿量迅速减少，甚至无尿，氮代谢产物排出减少，血肌酐和尿素氮升高，伴水、电解质紊乱和酸碱失调。

（2）多尿期：尿量进行性增多，肾功能开始恢复，临床症状开始好转，血尿素氮和肌酐开始下降。持续多尿可发生低钾血症、脱水、低钠血症等。

（3）恢复期：尿量开始恢复正常，血尿素氮和肌酐逐渐恢复正常，由于此前的营养失调严重，组织蛋白质大量消耗，患者常有消瘦、乏力、面色苍白、肌肉萎缩等表现。

（一）营养代谢特点

《2024 ESPEN 临床指南：急性或慢性肾脏病住院患者的临床营养》（以下简称 2024 ESPEN 指南）提出急性肾功能损伤可通过诱导多种代谢紊乱和影响患者营养摄入而增加营养不良的风险。

1. 能量与蛋白质 导致急性肾衰竭的各种因素使机体处于应激状态，患者血中儿茶酚胺、胰高糖素水平升高，蛋白水解酶活性增加，体内热量和蛋白质等营养素分解代谢加强，合成代谢减弱，常处于热量和氮的负平衡，患者出现消瘦、肌肉萎缩、低蛋白血症等营养不良的表现。高分解状态的急性肾衰竭患者，如败血症及外伤等，体内蛋白质分解的加剧和肾功能的损害加速了氮代谢产物在体内的潴留。

2. 水、电解质和酸碱平衡 少尿期排尿减少，体内物质代谢加速和酸性代谢产物的堆积，导致血 pH 下降，出现代谢性酸中毒。少尿的同时伴随排钾减少，高钾血症是主要的电解质紊乱表现。组织破坏和蛋白质分解时释放出的钾离子、酸中毒时细胞内钾的外移以及饮食高钾、服用含钾或保钾的药物等，也都能导致高钾血症的发生。镁和钾都是细胞内主要的阳离子，两者浓度常同时上升。进入多尿期后，随着排尿量的增加，排钾也增加，又可能出现低钾血症。少尿期血磷轻度升高，若同时伴有明显酸中毒时，高磷血症较突出，酸中毒纠正后，血磷可有一定程度下降。少尿期可出现低钠血症和低氯血症，两者多同时存在。低钠血症可由于饮水过多、液体中含钠较少以及 Na^+-K^+-ATP 酶活性降低而引起，此时细胞外钠离子进入细胞内造成血钠降低，但体内总体钠不少，为稀释性低钠血症。呕吐、腹泻、大面积烧伤等，可造成体内总体钠减少，引起缺钠性低钠血症。低钠血症、高钾血症和酸中毒均能增加镁离子对心肌的毒性。

（二）急性肾衰竭营养治疗原则

急性肾衰竭的营养治疗应综合考虑营养治疗的时机、途径和热量/蛋白质靶标。确定营养治疗方案后，能量/蛋白质目标应逐步实现，避免营养过剩。完全有针对性的医学营养治疗被认为是达到静息能量消耗（REE）的 70%以上，但不超过 100%。

启动医学营养的要点如下：①在考虑并发症风险（如误吸）的同时，尽早进行口服营养。②在考虑并发症风险的情况下，如果不能进行口服营养，早期可少量使用肠内营养，因肠内营养对减少急性肾衰竭应激引起的消化性溃疡和消化道出血有积极作用，有助于急性肾衰竭患者肠道黏膜的保护和预防其他器官的功能衰竭。③根据口服或肠内营养并发症的风险、急性疾病状态和既往营养不良的情况，确定最佳起始点和补充肠外营养剂量，不建议急性肾衰竭患者常规肠外补充氨基酸。

1. 蛋白质 非高分解代谢，不需透析治疗的 AKI 患者的蛋白质摄入量为 0.8～1.0g/（kg·d）；需要肾脏替代治疗及高分解的患者适当增加每日蛋白质摄入。对于 AKI 或 CKD 伴 AKI 的危重患者，不能为了避免或延迟肾脏替代治疗而减少蛋白质摄入。肾功能下降时，蛋白质分解代谢增加，氮废物清除减少。此时，过量补充蛋白质可能导致蛋白质和氨基酸代谢产物进一步积累，从而使血尿素氮水平升高。然而，降低蛋白质摄入量并不影响蛋白质分解代谢率。因此，蛋白质处方应根据患者的分解代谢状态来指导，不应通过减少蛋白质摄入量来推迟肾脏替代治疗的启动。只有代谢稳定的 AKI 或 CKD 患者，且无任何分解代谢疾病/危重疾病，且未接受肾脏替代治疗时，才可考虑采用包括适度限制性蛋白质方案的医学保守治疗。

2. 能量 ARF 患者的能量消耗是由疾病本身决定的。KDIGO 指南推荐急性肾衰竭患者每天的能量摄入为 20～30kcal/kg。其中碳水化合物量为 3～5g/kg，脂肪量为 0.8～1.0g/kg。

3. 维生素 急性肾衰竭患者的血清水溶性维生素水平通常较低，这主要是由于肾脏替代治疗引起的损失，因此急性肾衰竭患者对水溶性维生素的需求增加。一个例外是抗坏血酸：抗坏血酸作为草酸的前体，摄入量应保持在 250mg/g 以下，因为任何过多的供应可能沉淀继发性草酸中毒。与慢性肾衰竭一样，急性肾衰竭存在维生素 D 激活和血浆 25(OH)维生素 D_3 及 1,25(OH)维生素 D_3

水平严重降低。

（三）急性肾衰竭各期的医学营养治疗

1. 少尿或无尿期 此期营养调整十分重要。部分患者初期临床常采用胃肠外营养以增加能量、蛋白质及必需脂肪酸的摄入。与后期营养支持相比，伴有多种疾病的住院患者应进行早期营养支持（即在入院后 48 小时内提供）。2024 ESPEN 指南指出如果口服摄入（有或没有口服营养补充）不足以满足至少 70%的每日需求，则应使用肠内营养。达到营养摄入目标对于防止体重减轻和肌肉量减少很重要。如患者无法进食，可每日随静脉滴入葡萄糖 100g，以减少酮症发生，减少组织蛋白质的消耗，防止体重丢失过多。当患者病情有所好转，少量排尿可以进食时，每日限高生物价蛋白质 0.5～0.6g/kg。能量来源仍以糖类为主，宜低盐，每日限钠 20～30mmol/d（460～690mg/d）。尽量减少钾盐的摄入量，钠、钾的限制量应根据患者血钠、血钾水平决定。

2. 多尿期 本期患者尿量逐渐增多，肾小管重吸收功能逐渐恢复，体内钾、钠及氮代谢物等可随尿液排出体外。水分和电解质摄入量可相应放宽。进入多尿期 5～7 天后，氮质血症可逐渐减轻。每日蛋白质摄入量可增至 0.6～0.8g/kg。如蛋白质摄入量难以达到，则宜适当补充必需氨基酸或 α-酮酸制剂。2024 ESPEN 指南指出在有或不伴有肾衰竭（kidney failure, KF）的急性肾衰竭的非危重住院患者中，在那些可以安全口服但仅靠常规饮食无法达到营养需求的营养不良风险患者中，应提供口服营养补充。液体摄入量应取决于前一日的尿量。多尿期应多吃富含钾盐的新鲜水果、蔬菜等，不需限钠。以后根据病情逐渐恢复到正常膳食。

3. 恢复期 应逐渐增加高生物价的蛋白质食品。每日自 0.6～0.8g/kg 逐渐增加到 1.0～1.2g/kg，根据肾功能恢复情况，调整膳食内容。肾功能正常后，膳食中的蛋白质以基本维持在 1.0～1.2g/kg 为宜。保证充足能量供给，多吃富含维生素的新鲜食品。

第三节 慢性肾脏病的营养治疗

流行病学调查显示，全球慢性肾脏病（chronic kidney disease，CKD）患病率约为 14.3%，中国 CKD 患病率约为 10.8%。CKD 患病率高、预后差、医疗费用昂贵，已成为严重影响国人健康的重要公共卫生问题。随着肾功能下降，CKD 患者心血管事件或死亡风险显著升高；CKD 进展至终末期肾病（end-stage renal disease，ESRD）后依赖透析或肾移植维持生命，给患者家庭和社会带来沉重的经济负担。营养不良是 CKD 的常见并发症，关注 CKD 患者的营养问题，将营养治疗贯穿于整个 CKD 治疗过程，对于提高 CKD 整体诊治水平、延缓疾病进展具有非常重要的意义。CKD 患者的营养治疗应达到如下目的：①减少氮代谢产物生成，缓解临床症状；②保持或改善营养状况；③延缓慢性肾衰竭进展。以下对慢性肾衰竭患者营养治疗有关问题分别加以介绍。

（一）营养代谢特点

1. 蛋白质代谢 慢性肾衰竭患者肾小球滤过率降低，导致体内氮代谢产物排出减少，患者常伴有蛋白质和能量摄入不足，长期处于负氮平衡状态。患者血中氨基酸比例失调，必需氨基酸水平下降，非必需氨基酸升高，支链氨基酸/芳香族氨基酸比值下降。由于体内组氨酸前体生成减少及苯丙氨酸羟化酶活性降低，对于正常人属于非必需氨基酸的组氨酸和酪氨酸，在慢性肾衰竭患者体内合成减少，因而成为慢性肾衰竭患者的必需氨基酸，必须由外界提供。

2. 糖和脂肪代谢 70%～75%的尿毒症患者有葡萄糖耐量减低表现，糖耐量曲线出现类糖尿病变化，血中胰高糖素浓度增加。脂代谢异常在于脂质合成代谢亢进和分解代谢受抑制两方面原因，而且以分解代谢受抑制为主要原因，主要表现为血甘油三酯水平升高，低密度脂蛋白和极低密度脂蛋白明显增多。

3. 水、电解质代谢 随着肾脏功能的减退，肾脏调节钠平衡的能力降低，既可以发生水、钠潴留，也可能发生水、钠缺乏。肾脏的排钾功能减退，严重的酸中毒，长期使用保钾利尿剂，摄入高钾食物等，可导致高钾血症。呕吐、腹泻、钾摄入量不足以及使用排钾利尿剂等，可导致低钾血症。慢性肾衰竭患者常出现高磷血症和低钙血症。高磷血症主要与肾小球滤过率下降，尿磷排泄减少有关。血磷升高，可形成磷酸钙在骨与软骨组织沉积，可抑制肾脏的维生素 D 活化功能，可影响肠道钙吸收，从而造成低钙血症。

4. 酸碱平衡 由于酸性代谢产物潴留，肾小管重吸收碳酸氢根、合成氨的能力以及排泄氢离子的能力均减退，引起酸碱失衡。

（二）慢性肾脏病的营养评估

营养筛查和评估是实施营养干预的基础，对 CKD 患者制定个体化营养方案离不开准确的营养评估。

1. 营养筛查 是营养管理的第一步。在 CKD 3～5 期或肾移植后的成年患者中，每 2～4 周进行一次常规营养筛查，稳定期建议每 3 个月监测一次，以识别有蛋白质能量消耗（protein-energy wasting，PEW）风险的患者。

2. 营养评估内容 包括但不限于食欲、饮食摄入量史、体重和体重指数（BMI）、生化数据、人体测量和与营养相关的体检结果等（推荐级别：专家意见）。建议 CKD 5 期患者，使用 7 点主观全面评定（subjective global assessment，7-point SGA）作为评估营养状况的有效和可靠工具。在维持性血液透析和肾移植后，CKD 患者使用营养不良炎症评分（MIS）评估营养状况。7-point SGA 营养状态评分为 7 分制，其中 1～2 分代表严重营养不良，3～5 分代表中度营养不良，6～7 分代表营养良好。

3. 膳食调查 通过膳食调查对患者能量和蛋白质摄入进行评估，是营养评估最重要、最基础的部分。指南建议对于 CKD 3～5 期或肾移植后的成年患者，应评估饮食摄入量之外的因素，如药物使用、知识、信念、态度、行为、获取食物途径、抑郁、认知功能等，以便有效地计划营养干预策略。建议对于 CKD 3～5 期或肾移植后的成年患者在透析和非透析期间（如果食用）使用 3 天食物记录作为评估膳食摄入量的首选方法。我国“2002 年中国居民营养与健康调查”采用了“膳食回顾法、食物频率问卷法和食物称重法”等几种方法评估了 23 198 名居民的食物摄入量，并在报告中详细介绍了每一种膳食调查方式。临床应用时可根据调查实施人员和调查时间等客观情况灵活使用。

4. 人体测量 常规的人体测量包括身高、体质量、人体成分和握力等。

当前人体成分主要使用生物电阻抗（bio-electrical impedance，BIA）和双能 X 射线吸收法（dual-energy X-ray absorptiometry，DXA），其中 DXA 是测量身体成分的金标准，但是费用高、对人体有一定的辐射，而 BIA 因其方便操作、费用低、对人体无辐射等原因，在临床应用更多。BIA 包括肌肉组织指数、脂肪组织指数、肌肉组织含量、脂肪组织含量、干体重、水肿指数、相位角及容量负荷指标。研究表明，肌肉组织指数及脂肪组织指数与 CKD 3～5 期非透析患者营养状态相关。

指南建议 CKD 5 期的血液透析患者使用 BIA 来评估身体组成，且最好是多频 BIA，并建议应在血液透析结束后至少 30 分钟或更长时间后进行，以便重新分配体液；而 CKD 1～5 期或腹膜透析（peritoneal dialysis，PD）患者中目前没有足够的证据推荐使用 BIA；建议 CKD 1～5 期或肾移植后患者中使用 DXA。人体测量指标是营养评估的重要组成部分。其中，体质量、CI、皮褶厚度、腰围和握力均无创、操作简单，而且费用较低，临床上易于推广使用。BMI 是 CKD 患者死亡率预测的重要指标，应重点关注，避免 BMI 过低。

5. 实验室测量 血清蛋白、前清蛋白等实验室测量指标是 CKD 患者营养状况评估的重要工具。血清白蛋白是透析患者死亡的强预测因子。研究表明血清白蛋白水平可预测血液透析患者的全因死亡率，血清白蛋白水平降低的腹膜透析患者 2 年相对死亡率升高。前白蛋白可反映短期营养状况，一项前瞻性队列研究显示前白蛋白水平是 CKD 患者 3 年死亡率和住院率的预测因子。此外，胆固醇、甘油三酯、水电解质平衡也是营养评价的一部分。

（三）CKD 1～2 期非糖尿病患者的营养治疗

1. 蛋白质 改善全球肾脏病预后组织（KDIGO）指南建议 CKD 患者避免高蛋白饮食[＞1.3g/（kg・d）]，进而降低肾病进展风险。2021 年中国慢性肾脏病营养治疗临床实践指南推荐 CKD 1～2 期患者应避免高蛋白饮食[＞1.3g/（kg・d）]。非持续性大量蛋白尿的 CKD 1～2 期患者推荐蛋白质摄入量为 0.8g/（kg・d），不推荐蛋白质摄入量≤0.6g/（kg・d）。对大量蛋白尿的 CKD 1～2 期患者，建议蛋白质摄入量为 0.7g/（kg・d），同时加用酮酸治疗。

评价蛋白质的营养学价值时，需要考虑蛋白质被机体利用的程度，一般用氨基酸模式来反映食物蛋白质及人体蛋白质中必需氨基酸在种类和数量上的差异，当食物蛋白质氨基酸模式与人体蛋白质氨基酸模式越接近时，人体对食物蛋白质的利用程度就越高，该种蛋白质的营养价值也越高。肉、蛋、奶中所含有的必需氨基酸能满足人体需要，在医学上称为优质蛋白或完全蛋白质。因此，为了避免蛋白质摄入过量或优质蛋白摄入不足，可适当选择低蛋白质主食代替传统主食，并注意将优质蛋白合理分配于三餐中。

2. 能量 CKD 患者能量代谢可能受损。因此，保持充足的能量摄入对于预防 PEW（蛋白质-能量消耗）非常必要。CKD 患者在采用低蛋白饮食的同时，碳水化合物和脂肪的比例将相应增加，建议保证足够热量摄入同时维持健康体重的稳定。KDIGO 指南指出 CKD 患者能量摄入需维持在 146.5kJ/（kg・d），年龄大于 60 岁、活动量较小、营养状态良好的患者可适当减少。建议早期 CKD 患者，在保证足够热量摄取的同时，健康体重应维持相对稳定，鼓励超重或肥胖患者减肥，使 BMI 接近 18.5～24.9kg/m^2，体重的减轻意味着 CKD 的改善。我国行业标准建议，CKD 1～3 期患者，能量摄入以达到和维持目标体质量为准。实施低蛋白饮食治疗时，能量维持于 30～35kcal/（kg・d）。行业标准推荐能量摄入以达到和维持目标体质量为准。目标体质量计算方法：男性标准体质量=（身高−100）×0.9（kg）；女性标准体质量=（身高−100）×0.9（kg）−2.5（kg）。

3. 液体及无机盐 建议早期 CKD 患者，饮食钠摄入量不超过 100mmol/d（钠 2.3g/d 或食盐 6g/d）。推荐患有持续性高钾血症的 CKD 1～2 期患者，限制饮食钾摄入量。建议 CKD 1～2 期患者适量多吃水果和蔬菜，以减少净酸产量。控制磷摄入量应该在 CKD 的初始阶段开始，在正常的生理条件下，健康的肾脏能够通过食物摄入调节尿液中磷酸盐的分泌，但由于 CKD 的进展，肾脏对磷的代谢降低，CKD 患者应控制磷摄入量在 700mg/d 以下。

（四）CKD 1～2 期糖尿病患者的营养治疗

1. 蛋白质 研究数据表明成人糖尿病患者蛋白质摄入量为 0.8g/（kg・d）即可维持氮平衡。高蛋白摄入[＞1.3g/（kg・d）]会增加糖尿病患者发生肾功能受损的风险。限制高蛋白摄入可为 CKD 1～2 期糖尿病患者带来获益。指南推荐 CKD 1～2 期糖尿病患者避免高蛋白摄入[≥1.3g/（kg・d）]，建议蛋白质摄入量为 0.8g/（kg・d）。

2. 能量 肥胖的 2 型糖尿病患者需适当限制能量，直至达到标准体重。由于患者蛋白摄入量及脂肪摄入量均被限制，故所缺能量往往只能用碳水化合物补充，必要时应注射胰岛素保证碳水化合物的利用。CKD 合并糖尿病患者在碳水化合物比例增加的同时，应注意选择低血糖指数食物，尤其是一些低血糖指数的低蛋白主食，如藕粉、粉条等。对于糖尿病肾病患者总脂肪的供能比应低于 30%，饱和脂肪应低于 10%。推荐 CKD 1～2 期糖尿病患者热量摄入为 30～35kcal/（kg・d）（1kcal=4.184kJ），对于肥胖的 CKD 1～2 期糖尿病患者建议减少热量摄入至 1500kcal/d；老年 CKD 1～2 期的糖尿病肾脏病（DKD）患者可考虑减少至 30kcal/（kg・d）。

3. 液体及无机盐 临床研究表明，长期低盐饮食可降低血压，糖尿病患者常伴随高血压，因此，低盐饮食有助于 DKD 患者控制血压及蛋白尿，故 CKD 1～2 期糖尿病患者推荐钠摄入量限制在 2.3g/d（食盐 6g/d），但不推荐严格限制钠的摄入（<3g 食盐）。

（五）CKD 3～5 期非糖尿病患者的营养治疗

1. 蛋白质 推荐 CKD 3～5 期非糖尿病患者限制蛋白质摄入同时补充酮酸制剂，以降低终末期肾病或死亡风险。推荐 CKD 3～5 期非糖尿病患者低蛋白饮食[0.6g/（kg · d）]或极低蛋白饮食[0.3g/（kg · d）]，并联合补充酮酸制剂。

2. 能量 CKD 3～5 期非糖尿病患者，在限制蛋白质摄入量的同时，能量摄入需维持在 35kcal/（kg · d）（≤60 岁）或 30～35kcal/（kg · d）（>60 岁）。建议根据患者年龄、性别、去脂体重以及其他因素个体化调整热量的摄入。

3. 液体及无机盐 推荐 CKD 3～5 期非糖尿病患者限制饮食中钠的摄入（<2.3g/d）以降低血压、控制容量、降低蛋白尿。食物摄入是钾的主要来源，此外血钾水平还受药物、肾功能、脱水、酸碱状态、血糖、肾上腺功能、代谢状态以及胃肠道等影响，建议 CKD 3～5 期非糖尿病患者个体化调整饮食中的钾的摄入以保证血钾在正常范围。由于 CKD 患者很难清除过量的磷，因此有必要采取措施来避免高磷血症。CKD 3～5 期非糖尿病患者进行限磷饮食治疗时，应考虑摄入磷的来源（动物、蔬菜和食品添加剂）。因此建议患者个体化调整饮食中钾、磷的摄入以保证血钾、血磷在正常范围。建议 CKD 3～4 期患者（未服用活性维生素 D）元素钙（包括食物来源的钙、钙片和含钙的磷结合剂）摄入量在 800～1000mg/d 以维持钙平衡。CKD 5 期患者，可同时使用维生素 D 类似物和拟钙剂来调整钙摄入量，以避免高钙血症或钙超载。

4. 代谢性酸中毒 建议 CKD 3～5 期非糖尿病患者通过增加饮食中水果和蔬菜的摄入降低机体的净产酸量。并可通过补充碳酸氢钠减少机体净产酸量以延缓残肾功能的下降。建议 CKD 3～5 期非糖尿病患者血清碳酸氢盐水平维持在 24～26mmol/L。

5. 维生素 D 建议 CKD 3～5 期非糖尿病患者应用维生素 D_2 或维生素 D_3，纠正 $25(OH)D_3$ 缺乏。

6. 外源性营养素的补充 合并 PEW（蛋白质-能量消耗）风险的 CKD 3～5 期成人非糖尿病患者，若经过营养咨询仍不能保证足够能量和蛋白质摄入需求时，建议给予至少 3 个月的口服营养补充剂（未分级）。成人 CKD 3～5 期非糖尿病患者通过营养干预和口服补充营养剂后未满足蛋白质及能量需求时，建议肠内营养。

（六）CKD 3～5 期糖尿病患者的营养治疗

1. 蛋白质 DKD-CKD 3～5 期患者更易出现 ESRD，积极限制蛋白质摄入显得尤为重要。目前在 DKD 人群中，缺乏比较不同蛋白质摄入量对临床结局影响的临床试验，根据 WHO 对普通人群蛋白质摄入量的建议[0.8g/（kg · d）]，推荐非透析 DKD 患者均采用 0.8g/（kg · d）的蛋白质摄入量。但多个 RCT 研究显示，对于 CKD 3～5 期患者 0.55～0.60g/（kg · d）的蛋白质摄入量优于 0.8g/（kg · d）的推荐量，更低的蛋白质摄入量可带来生存质量和估算肾小球滤过率的获益。2022 年《中国成人糖尿病肾脏疾病医学营养治疗专家共识》指出 0.6～0.8g/（kg · d）的蛋白质摄入量可为 DKD-CKD G 3～5 期患者带来肾功能获益，同时可补充复方 α-酮酸进一步改善肾功能并维持良好的营养状况。2021 年《中国慢性肾脏病营养治疗临床实践指南》推荐 CKD 3～5 期糖尿病且代谢稳定的患者蛋白质摄入量为 0.6g/（kg · d），并可补充酮酸制剂 0.12g/（kg · d）。建议平衡饮食蛋白结构，适量增加植物蛋白质摄入比例。

2. 能量 推荐 CKD 3～5 期糖尿病患者热量摄入为 30～35kcal/（kg · d）。建议摄入全谷类、纤维素、新鲜水果、蔬菜等低糖食物以保证充足的热量。推荐根据患者年龄、性别、体力活动、身体成分、目标体重等制定个体化热量摄入量，以维持正常的营养状况。

3. 液体及无机盐 建议 CKD 3～5 期糖尿病患者根据尿量情况，适当限制及调整液体摄入量，维持机体液体平衡。推荐 CKD 3～5 期糖尿病患者钠摄入量<2.3g/d（相当于食盐 6g/d）。建议 CKD

3～5 期糖尿病患者钠的摄入量应根据患者实际情况，综合考虑给予个体化建议。

推荐 CKD 3～5 期糖尿病患者调整饮食中钙、磷、钾的摄入以维持血钙、血磷及血钾在正常范围。对于高钾患者必要时口服降钾药物。需定期监测血钾水平，并根据血钾调整膳食钾的摄入。每日尿量大于 1500ml 和血钾正常时不必限制钾的摄入。血钾＞5.0mmol/L 时即需限制高钾食物的摄入，血钾＞5.5mmol/L 的肾衰竭患者，推荐饮食钾摄入量应＜3g/d[＜77mmol/（L·d）]。用低钠盐和平衡盐等特殊食盐，少用酱油等调味品。高钾血症的 DKD 患者建议选择钾含量较低的水果和蔬菜，而对谷物、土豆、玉米、大豆、坚果、番茄、香蕉、蘑菇、橘子、甜瓜、猕猴桃、动物内脏等含钾丰富的食物必须加以限制。另外，一些烹饪方式，如土豆等薯芋类食物切块并用水浸泡冲洗、蔬菜切碎用水冲洗或焯水后烹饪等均可不同程度减少钾含量。

4. 维生素 CKD 3～5 期糖尿病患者可适当补充缺乏的维生素。对于维生素 D 缺乏和（或）合并低钙血症的患者建议适当增加富含维生素 D 的食物，如鱼类、鱼肝油、动物肝脏、菠菜、番茄、蛋黄、瘦肉、牛奶、乳酪等根据病情结合药物补充。

5. 外源性营养素 CKD 3～5 期糖尿病患者若出现高分解代谢或 PEW，可考虑给予口服营养补充剂。如果经口补充受限或仍无法提供充足的热量，建议给予管饲喂食或肠外营养。

（七）营养治疗举例

张某，男，67 岁，慢性肾脏病 CKD 4 期，身高 172cm，现体重 60kg，无下肢水肿，采用饮食治疗，未出现明显并发症。

计算标准体重：（172−100）×0.9=64.8（kg），实际体重 60kg，职业属轻体力劳动，低于标准体重 7.4%，BMI=20.3kg/m^2，判断为正常。

计算每日所需总能量：每日应摄入能量标准为 126～146kJ（30～35kcal）/kg，全天所需总能量为 8134～9489kJ（1944～2268kcal）。

计算每日蛋白质的摄入量：每日蛋白质推荐摄入 0.6～0.8g/kg，要求 50%～70%来自优质蛋白。张先生每日应摄入蛋白质标准为 39～52g。

计算每日所需以食物蛋白质为基础的交换份份数：将蛋白质按照 0～1g/份，4g/份，7g/份进行分配，其中谷薯类（即主食等）2 份（100g，约合蛋白质 8g），瓜类蔬菜 250g（0～1g 蛋白质），叶类蔬菜 250g（4g 蛋白质），水果 1 份（0～1g 蛋白质），肉、蛋、奶、大豆类 4 份（28g 蛋白质），总计约 42g 蛋白质。

达到充足总能量，根据目标蛋白质食物所提供的能量值，不足部分以植物油和淀粉类食物补充，如增加油脂类 4 份（40g 植物油），淀粉 2 份（200g）。根据上述标准结合患者的饮食习惯和嗜好，以及参考食物钾、钠、磷值选择并安排餐次及交换食物。

第四节 透析患者的营养治疗

血液透析患者营养不良的患病率为 30.0%～66.7%，对于维持性透析患者，全面评估患者营养状态后，应根据实际情况给予个体化建议。透析过程会使部分营养素丢失，透析本身也会伴随蛋白质分解代谢过程，如为了应对血液透析开始时血浆中氨基酸的快速下降，肌肉蛋白会发生酶解来维持足够的血浆和细胞氨基酸浓度。因此透析患者较未透析患者应相应增加蛋白质摄入。

（一）营养代谢特点

1. 蛋白质、氨基酸和维生素的丢失与代谢异常 透析患者蛋白质丢失量很大。据统计，血液透析每次丢失氨基酸约 6g，腹膜透析每天丢失蛋白质 25～40g。存在腹膜炎及败血症时，丢失量更大，同时导致体蛋白的大量分解。疾病本身和存在的代谢性酸中毒也导致蛋白质分解代谢增强和合成代谢减少，以及支链氨基酸的分解代谢增强。维生素的丢失主要是水溶性维生素和叶酸的丢失。

2. 能量摄入不足 透析患者的能量摄入难以满足要求，主要与疾病本身以及透析不充分引起的食欲下降有关，透析过程中吸收透析液中的葡萄糖也会引起食欲下降。另外，透析患者的心理问题、行为能力低下、生活规律性及环境的改变也严重影响摄食能力。研究表明，血液透析患者每日摄入蛋白质为 1.13g/kg 时，若摄入 35～45kcal/kg 能量，可达到正氮平衡；但若摄入 25kcal/kg 能量时，则表现为负氮平衡。

3. 脂代谢紊乱 慢性肾衰竭患者，糖、脂肪、氨基酸代谢异常，糖转化成甘油三酯增多，透析时，代谢紊乱加重，常发生高脂血症。高脂血症是长期透析患者合并心血管疾病的主要原因。

4. 内分泌改变 透析患者内分泌代谢方面发生一系列变化，如胰岛素水平下降，出现胰岛素抵抗，胰高糖素、甲状旁腺素水平升高，肾上腺素、去甲肾上腺素水平升高等，总效应是分解代谢亢进，患者体重减轻，产生并加重蛋白质-热能营养不良。

5. 严重营养不良 透析患者多有严重营养不良，常与食欲降低造成能量和蛋白质摄入不足，透析造成蛋白质、氨基酸丢失增多，合并感染性并发症引起代谢异常等因素有关。

（二）维持性血液透析患者的营养治疗原则

1. 蛋白质 KDIGO 对于血液透析患者的蛋白质摄入推荐：对于代谢稳定的血液透析患者，推荐蛋白质摄入 1.0～1.2g/（kg・d）。有 Meta 分析（纳入 3 项血液透析研究及 2 项维持性腹膜透析研究）比较了不同蛋白质摄入组间血清白蛋白、胆固醇及甘油三酯的水平，结果显示，低蛋白饮食补充复方 α-酮酸组血清白蛋白水平显著高于常规饮食组。补充必需氨基酸或其酮酸类似物可以改善透析患者的营养状态。建议血液透析患者蛋白质摄入量为 1.0～1.2g/（kg・d）（IBW 为理想体重）。建议摄入的蛋白质 50%以上为高生物价蛋白。低蛋白饮食的血液透析患者补充复方 α-酮酸制剂 0.12g/（kg・d）可以改善患者营养状态。

2. 能量 血液透析患者饮食能量需求与健康人类似。日本透析学会（JBDS）推荐血液透析患者每日摄入 30～40kcal/（kg・d）能量。英国国家健康与临床优化研究所（NICE）推荐量为 30～40kcal/（kg・d）。以上各机构的推荐量虽然有所不同，但多集中在 35kcal/（kg・d）左右，且需同时关注患者的营养状态。因此，我国指南建议血液透析患者热量摄入为 35kcal/（kg・d），60 岁以上患者、活动量较小、营养状况良好者（血清白蛋白＞40g/L，SGA 评分 A 级）可减少至 30～35kcal/（kg・d）。根据患者年龄、性别、体力活动水平、身体成分、目标体重、合并疾病和炎症水平等，制定个体化热量平衡计划。

3. 液体及无机盐 因肾脏排泄和调节功能衰竭，血液透析患者常处于液体超负荷状态，机体水钠潴留可导致高血压、肺水肿、心力衰竭等并发症。大量研究证实，液体超负荷与血液透析患者高死亡风险相关。DOPPS 分析数据显示透析间期体重增长（IDWG）＞透析前体重 4.8%的患者死亡风险显著增加。高钠饮食与高死亡风险密切相关，并造成 IDWG 过多。限制血液透析患者钠盐摄入（食盐＜5g/d）可减少降压药物使用（需要降压药物的患者比例＜10%），有助于改善血液透析患者容量管理，降低透析患者透析中低血压的发生，并改善左心室肥厚和左心室功能。高钾血症与长期血液透析患者的高死亡率相关，透析前血清钾＞6.0mmol/L 的患者全因死亡率高，心律失常发生率显著升高。因此建议透析间期体重增加＜干体重的 5.0%。建议控制钠盐摄入（食盐＜5g/d）。建议控制高钾饮食，保持血清钾在正常范围内。

4. 钙及磷的摄入 血液透析患者若在无尿的情况下，高磷血症的风险特别高。建议血液透析患者根据血钙水平及同时使用的活性维生素 D、拟钙剂等调整元素钙的摄入。建议血液透析患者磷摄入量为 800～1000mg/d。推荐在不限制蛋白质摄入的前提下限制磷摄入，选择低磷/蛋白比值的食物，减少含磷食品添加剂摄入。控制蛋白质摄入[0.8g/（kg・d）]联合复方 α-酮酸可改善血液透析患者的高磷血症。

5. 维生素和微量元素 对于长期饮食摄入不足的血液透析患者，可补充多种维生素，包括所有水溶性维生素和必需微量元素，以预防或治疗微量营养素缺乏症。不推荐合并高同型半胱氨酸的血液透析患者常规补充叶酸。建议血液透析患者补充维生素 C 60mg/d，不推荐过度补充维生素 C，以免导致高草酸盐血症。长期血液透析患者中 25(OH)D 缺乏症很常见，补充营养性维生素 D 可增加血液透析患者的 25(OH)D 水平，而不影响血钙、血磷及甲状旁腺素水平。建议合并 25(OH)D 不足或缺乏的血液透析患者补充普通维生素 D。不建议常规补充维生素 A 和维生素 E，如需补充，应监测毒性。

6. 外源性营养素 若单纯饮食指导不能达到日常膳食推荐摄入量，建议在临床营养师或医师的指导下给予口服营养补充剂，有助于改善血液透析患者的血清白蛋白、前白蛋白水平。血液透析患者可以选用低磷、低钾、高能量密度的肾病专用配方的口服营养补充剂。一般情况下，口服营养补充剂可进一步提供 0.3～0.4g/（kg·d）蛋白质和 7～10kcal/（kg·d）能量，并需要口服 0.4～0.8g/（kg·d）蛋白质和＞20kcal/（kg·d）能量补充，以达到膳食蛋白质和能量的推荐需求。但口服营养补充剂最终能否改善临床结局仍不明确，需要大型设计良好的临床试验探索。为了优化口服营养补充剂的有益效果，应特别注意补充的时机。口服营养补充剂的使用不应打乱正常膳食或作为常规膳食的替代品。相反，它应该作为日常饮食的补充，每日 1～3 次，最好在主餐后 1～3 小时。这种方法可避免患者在正常的用餐时间拒绝食物，还能增加正常用餐时的食欲。若经口补充受限或仍无法提供足够能量，建议给予管饲喂食或肠外营养。采用经鼻管饲补充可能有效，短疗程的整夜管饲可充分改善营养状况，从而可恢复充分的经口膳食。

（三）维持性腹膜透析患者的营养治疗原则

1. 蛋白质 腹膜透析（PD）过程会丢失蛋白质、氨基酸等物质，当发生腹膜透析相关腹膜炎时，蛋白质丢失量将增加。腹膜透析患者每天有 5～15g 的蛋白质经腹膜透析液丢失，主要为白蛋白、免疫球蛋白、β_2-微球蛋白和 α_2 球蛋白等，合并腹膜炎时丢失量有所增加。腹膜透析患者基础溶质转运状态与腹膜透析过程营养素丢失有关，高转运腹膜特性的腹膜透析患者出现 PEW 的发生率高，其死亡率也相应增加。推荐无残余肾功能患者蛋白质摄入量为 1.0～1.2g/（kg·d），有残余肾功能患者为 0.8～1.0g/（kg·d）；摄入的蛋白质 50%以上为高生物价蛋白。建议全面评估患者营养状况后，个体化补充复方 α-酮酸制剂 0.12g/（kg·d）。

2. 能量 推荐维持性腹膜透析患者热量摄入为 35kcal/（kg·d）。60 岁以上患者、活动量较小、营养状况良好者（血清白蛋白＞40g/L，SGA 评分 A 级）可减少至 30～35kcal/（kg·d）。计算能量摄入时，应减去腹膜透析时透析液中所含葡萄糖被人体吸收的热量。腹膜透析患者能量摄入的总体原则与血液透析相同。但腹膜透析患者能量的摄入包括经饮食摄入和经腹膜吸收葡萄糖。经腹膜吸收葡萄糖量=透析液葡萄糖浓度（mmol/L）×注入透析液总量（L）–透出液葡萄糖浓度（mmol/L）×透出液总量（L）。研究表明，在腹膜转运功能正常的患者中，透析液中约 60%的葡萄糖被吸收，即 100～200g 葡萄糖/24 小时；近年针对中国腹膜透析患者的研究显示，患者平均每天吸收葡萄糖 65.7g，平均吸收 64.6%，从透析液中吸收的葡萄糖占总能量摄入的 13.8%。

3. 液体及无机盐 膜透析患者常处于容量超负荷状态，水钠潴留可导致高血压、肺水肿、心力衰竭等并发症。大量研究证实，容量超负荷可以显著增加腹膜透析患者死亡率。腹膜透析患者，尤其是无残余肾功能的患者，应避免摄入过多的液体和钠盐。研究表明，严格饮食容量控制能够降低腹膜透析患者死亡率。推荐容量情况稳定的腹膜透析患者每日液体摄入量=500ml+前 1 天尿量+前 1 天腹膜透析净脱水量。

4. 外源性营养素 腹膜透析患者肠内营养或肠外营养治疗原则参照血液透析患者。

（靳冠楠）

第二十一章 血液系统疾病

第一节 缺铁性贫血

一、概　述

铁是合成血红蛋白的必需营养元素。因体内铁储备不足，血红蛋白合成减少导致的贫血称为缺铁性贫血（iron deficiency anemia，IDA），在贫血发生之前，体内铁储备逐渐消耗，此时称为铁缺乏，IDA 是铁缺乏的晚期表现。IDA 发生的主要原因包括摄入不足、吸收不良和慢性小量失血，铁缺乏和 IDA 越来越多地被认为是可影响临床多学科患者的疾病。诊断铁缺乏或 IDA 后，还必须查明造成铁缺乏的原因，才能对铁缺乏（或 IDA）进行彻底的病因治疗。

（一）发病情况

IDA 是世界上最常见的贫血。铁缺乏是一个全球性的健康问题，2010 年的一项全球调研显示，1/3 的人口患有不同程度的贫血，其中，IDA 约占 50%。2019 年在包括 204 个国家和地区全球疾病负担的研究报告显示，全球 18 亿人罹患贫血，其中 IDA 是主要病因，若将非贫血铁缺乏患者共同计入，则铁缺乏相关疾病的患病率更高。无论是发达国家还是发展中国家，均以儿童和女性人群尤其是育龄妇女和孕妇容易罹患，在发展中国家里，约有 2/3 的儿童和育龄妇女缺铁，其中 1/3 为 IDA。在发达国家里亦有 20%的育龄妇女及 40%左右的妊娠妇女患 IDA。此外，在慢性疾病者和老年患者中同样常见且重要。

（二）铁的存在形式、来源和人体吸收

正常成年男性机体铁含量约为 50mg/kg，女性约为 35mg/kg。其中约 2/3 是在血红蛋白内，肌红蛋白中的铁约占 15%，血浆中与转铁蛋白结合的铁仅为 3～4mg，细胞中各种酶如过氧化物酶、过氧化氢酶、细胞色素氧化酶等所含的铁不到 10mg。其余为储存铁，约占 15%，以铁蛋白或含铁血黄素的形式存于单核巨噬细胞系统内。

人体铁主要来源于红细胞破坏后释放出的血红蛋白和食物。由于前者绝大部分可以被机体重新利用用于血红蛋白的合成，很少丢失，所以生理情况下人体对食物铁的需要量一般很少。机体每天用于制造新鲜红细胞所需的铁为 20～25mg，但正常人每天从食物中摄取 1～1.5mg 的铁即可维持体内铁的平衡，对于生长发育时期的婴幼儿、青少年、育龄及妊娠哺乳期妇女，铁的需求量相应增加，应为每天 2～4mg。多数食物中含有铁，在海带、木耳、香菇、肝、肉类、血及豆类中含量尤为丰富。

食物中的铁有两大类来源，包括动物性来源和植物性来源，前者主要是动物的内脏、血液、瘦肉中的血红素铁，可被直接吸收利用；后者主要是植物性食物中的非血红素铁，吸收率相对较低。不同食物的含铁量见表 21-1。肝脏类和蛋黄类食品含铁量最高，谷类食品含铁量中等，蔬菜含铁量相对较低。此外，机体对不同食物中铁的吸收效率也不尽相同（表 21-2）。人乳中的铁吸收率可达 49%，动物的含血内脏及肌肉中的血红素铁吸收率为 15%～22%，而牛奶、鸡蛋、谷类及蔬菜中的非血红素铁吸收率很少超过 10%。生理状态下，机体每天从食物中摄取 10～15mg 的铁，吸收率约 10%，基本可以满足机体的生理需求。

表 21-1　不同食物中铁的含量

食物类型	铁的含量（mg/100g）
猪肝	22.61
鸡肝	12.10
羊肝	7.50
猪肉	1.61
羊肉	3.91
牛肉	3.31
鸡蛋黄	6.50
鸭蛋黄	4.90
豆角	1.50
萝卜	0.50
大米	5.11
小麦	5.11
玉米	2.11

表 21-2　不同食物中铁的吸收率

食物类型	铁的吸收率（%）
人乳	49
小牛肉	22
动物血	20
鱼肉	15
牛奶	10
大豆及其制品	3～7
麦粉	2～5
玉米	3
菠菜	＜2
大米	1

我国的膳食以植物性食物为主，血红素铁含量偏低，铁的来源大部分为非血红素铁。我国膳食铁的吸收率估计约为 10%。成年男子每日排出铁大约 1.0mg，妇女月经失血而丢失的铁每日平均大约 0.5mg，泌乳排出的铁每日为 0.5～1.0mg，故我国每日膳食中铁的供给量应达到如下水平：成年男子 12mg，成年女子 18mg，少年男子 15mg，少年女子 20mg，孕妇、乳母 28mg。研究显示，孕妇在妊娠期每日需铁 30～35mg，再加上每日 10mg 的铁排泄量，每日需铁量在 40～45mg。产后为了补充已丢失的铁，补铁应持续 2～3 个月。铁的吸收与人体的需铁量有关，体内缺铁时，除食物供给外，还应注意专门补铁，以保证人体正常发育的需要。铁吸收量通常严格按照身体需要来调节。红系造血活跃或铁缺乏时，铁吸收上调；铁过载时，铁吸收下调。

（三）病因及发病机制

正常生理情况下，铁的吸收和排泄保持着动态平衡状态和封闭式的循环，一般不会发生缺铁。只有铁摄入不足、吸收利用障碍或丢失过多的情况下，造成长期铁的负平衡时才会发生铁的缺乏甚至发生 IDA。从营养学的角度分析，造成铁缺乏或 IDA 的主要原因可概括为以下几方面。

1. 食物铁摄入不足　摄入不足分为摄入相对不足和绝对不足。摄入相对不足主要是特殊生理时期，如婴幼儿、少年儿童、育龄女性月经过多、妊娠和哺乳期妇女，需铁量增加而没有补充足够的富含铁的食物，人体从食物中摄取的铁不能满足机体需要，导致机体出现相对铁缺乏。摄入量绝对不足主要是不良饮食习惯如挑食、偏食，限制了含铁食物的摄入；或者经济不发达地区含铁丰富的肉类摄入量较低也会造成铁的绝对摄入量不足。

2. 铁吸收利用障碍 食物中的铁可分为血红素铁和非血红素铁，它们的吸收机制和吸收效率不同。血红素铁主要来自动物性食物如肉、鱼和禽类的血红蛋白和肌红蛋白，以原卟啉铁的形式可被肠黏膜上皮细胞直接吸收，吸收率为20%～30%，其吸收过程不受食物组成及胃酸的影响。而铁蛋白、含铁血黄素或其他有机铁复合物主要存在于植物性食物中，占食物铁总量的绝大部分，它在胃酸作用下，Fe^{3+}与络合物的有机部分蛋白质、氨基酸及有机酸等分离后再被还原为Fe^{2+}后才被吸收，其吸收率较低，一般在10%以下，有的甚至在3%～5%或更低，其吸收过程常受多种膳食因素的影响。抑制非血红素铁吸收的膳食因素有植酸（谷类的糠麸）、多酚类（茶、咖啡、某些蔬菜和水果）、膳食纤维等。总体而言，动物性来源的食物比植物性来源的食物含铁量丰富且更容易吸收。铁吸收障碍还可见于胃酸缺乏、慢性萎缩性胃炎、胃切除术后或其他胃肠道疾病，通过影响铁离子的释放而影响铁的吸收。

3. 铁丢失过多 长期慢性失血而得不到纠正是造成IDA的最常见原因。机体失血过多如妇女月经过多（月经失调、子宫肌瘤、节育环刺激）、慢性胃肠道失血（包括痔疮、胃十二指肠溃疡、胃肠道肿瘤）、咯血（肺结核、肺癌、支气管扩张等）及短期内多次献血等。此外，少见的慢性血红蛋白尿、血管性紫癜、遗传性毛细血管扩张症及维生素C缺乏症等的慢性失血也会造成铁的丢失。

（四）临床表现

IDA的临床表现是由贫血、缺铁的特殊表现及造成缺铁的原发病所组成。IDA通常起病隐匿、呈渐进的慢性过程，对于贫血常具有足够的代偿能力。大部分患者在血红蛋白降低至70～80g/L，症状较为明显时才就医。部分患者症状不明显，在例行体检或因为其他疾病就医时被发现。

1. 一般症状 贫血的常见症状和体征有皮肤黏膜苍白、乏力、疲倦、头晕、头痛、心悸、活动后气短、眼花、耳鸣等。贫血的发生隐匿，症状进展缓慢，患者常能很好地适应，并能继续从事工作。

2. 缺铁的特殊表现 有口角炎、舌乳头萎缩呈光滑舌或舌炎，指甲可变得薄脆或呈扁平甲或匙状指甲。儿童生长发育迟缓、智力低下或精神行为异常如烦躁、易怒、异食癖，上课注意力不集中及学习成绩下降等。

3. 各系统表现 患者常有心慌、胸闷、气短，体力活动时尤其明显。在二尖瓣区和肺动脉瓣区可闻及收缩期杂音，长期贫血的患者可出现心脏扩大甚至贫血性心脏病。消化系统表现有食欲下降、恶心、腹泻或便秘。胃镜检查可发现相当部分的患者有不同程度的浅表性胃炎或萎缩性胃炎。

（五）实验室检查

1. 血常规 IDA患者常呈现典型的小细胞低色素性贫血（MCV＜80fl、MCH＜27pg、MCHC＜30%）。血片中可见红细胞染色浅淡，大小不一，细胞中心淡染区扩大。网织红细胞计数大多正常或轻度增多。白细胞计数正常或轻度减少，分类正常。血小板计数正常或略偏高。

2. 骨髓象 骨髓检查并非诊断IDA所必需，除非是需要与其他贫血原因相鉴别。骨髓细胞学涂片表现为增生活跃，幼红细胞增生明显活跃。早幼红细胞及中幼红细胞比例增高。粒系细胞和巨核细胞系无显著改变。细胞内外铁均减少，尤其以细胞外铁明显，是诊断IDA的可靠标志。

3. 生化检查

（1）血清铁测定：血清铁降低[＜8.95μmol/L（50μg/dl）]，总铁结合力增高[＞64.44μmol/L（360μg/dl）]，转铁蛋白饱和度降低（＜15%）。

（2）血清铁蛋白测定：缺铁时血清铁蛋白低于 12～14μg/L。继发于某些慢性疾病如感染、炎症或肿瘤的慢性病贫血伴缺铁时，血清铁蛋白可不降低。

（六）诊断

IDA 是长期负铁平衡的最终结果，在其发展过程中，可以根据其缺铁的严重程度将缺铁及缺铁性贫血分为缺铁、缺铁性红细胞生成及 IDA 三个阶段。其诊断标准如下。

1. 缺铁阶段 或称隐性缺铁前期，此时体内血清铁水平正常，仅有铁储备的消耗。符合以下任何一条即可诊断。

（1）血清铁蛋白<12μg/L。

（2）骨髓铁染色显示铁粒幼细胞<10%或消失，细胞外铁缺如。

2. 缺铁性红细胞生成期 或称隐性缺铁期，指红细胞摄入铁较正常时为少，但细胞内血红蛋白水平正常。铁储备耗竭同时伴有转铁蛋白饱和度<15%。

3. IDA 期 红细胞内血红蛋白减少明显，呈现小细胞低色素性贫血。诊断依据是：①血红蛋白，男性<120g/L，女性<110g/L；②MCV<80fl；③MCH<27pg。仔细询问及分析病史，仔细的体格检查和实验室检查不难诊断，需要强调的是，在诊断后需进一步明确缺铁的病因或原发病。

（七）治疗

1. 病因治疗 应尽可能地祛除导致缺铁的病因。单纯的补铁可能使病情缓解，但不能使贫血得到彻底的治疗，若未祛除病因，贫血难免复发并延误原发病的治疗。

2. 铁剂的补充 铁剂的补充包括口服铁剂和静脉补铁。选择不同治疗方法应综合考虑患者的年龄、性别、IDA 的基础疾病和可能的病因机制、贫血严重程度以及患者对贫血和铁缺乏可耐受的程度和时间等。通常认为口服补铁是治疗 IDA 的一线治疗方法，简单方便，无须住院，特别适用于无严重胃肠道疾病，单纯摄入不足和小量失血所致轻度贫血患者的治疗。静脉补铁不受胃肠道铁吸收的限制，起效更为迅速，对需要快速提升血红蛋白或胃肠道铁吸收不良且导致铁吸收不良因素不能有效去除的患者作为首选治疗更为合适。

第一代铁剂是以硫酸亚铁为代表的无机亚铁盐类，铁含量较高，但生物利用度差，胃肠道刺激性大，且存在很大的铁锈味。

第二代铁剂是以乳酸亚铁为代表的有机酸盐类，常用的有富马酸亚铁、琥珀酸亚铁，因制成薄膜片和缓释片后提高了含铁率，延缓了游离铁释放，从而提高了补铁效率、降低了胃肠道不良反应。

蛋白琥珀酸铁口服溶液作为一种有机物，其主要是乳剂琥珀酸蛋白和铁剂结合的一种产物，将会在酸性环境中沉淀，并且不被胃蛋白酶所消化，而处于碱性环境中，则会形成一种可溶性物质，并且被胰蛋白酶所水解，在更有利于机体吸收的同时，有效避免了胃黏膜的损伤，在一定程度上减少了不良反应的发生。

第三代的多糖铁复合物是将铁元素整合在大分子多糖链中，除小部分经胃酸作用游离出铁离子外，大部分以分子形式被直接吸收，可以有效避免游离铁对胃肠道的刺激作用。

常用的口服铁剂（表 21-3），亚铁制剂（琥珀酸亚铁或富马酸亚铁）因生物利用度高而被作为首选。于进餐时或餐后服用，以减少药物对胃肠道的刺激。茶以及其他药物中的钙盐及镁盐可抑制铁的吸收，应避免服用。以往治疗铁缺乏或 IDA 一般推荐每天 80～200mg 元素铁，分 3 次口服，相当于硫酸亚铁片 325mg（含元素铁 65mg），每次 1 片，每天 2～3 次。最新研究显示，连续每天 1 次晨起给药，口服元素铁剂量在≥60mg 时均呈现第 2 天再口服铁吸收率下降 35%～45%。每天 2 次口服给药，不仅当日第 2 次口服铁剂的吸收分数明显低下，次日晨起铁吸收分数也较每日 1 次口服者更为减低，总的铁吸收量与每日 1 次口服无明显不同。随机试验纳入伴或不伴贫血的缺铁女性，发现与每日给药相比，隔日给药的铁吸收情况更好。2017 年的一项试验显示口服元素铁 60mg 隔日 1 次或每日 1 次，应用 14 剂后结果显示隔日 1 次给药铁吸收分数更高（21.8% vs 16.3%），总铁吸收量更多（175.3mg vs 131.0mg）。此外，隔日 1 次与连续每日 1 次口服给药治疗 IDA，第

21 天患者平均血红蛋白在隔日给药组升高更为明显。因而，根据最新研究，口服铁剂治疗 IDA 应避免每日多次给药，最好隔日 1 次或每日 1 次，晨起口服。

患者服铁剂后，自觉症状一般可以很快地恢复。网织红细胞一般于服后 3～4 天上升，7 天左右达高峰。血红蛋白于 2 周后明显上升，治疗 3 周血红蛋白升高≥20g/L 提示治疗反应良好，1～2 个月后可恢复正常水平。在血红蛋白恢复正常后，铁剂治疗仍需持续 4～6 个月以恢复体内应有的铁储备量，一般待血清铁蛋白＞30～50μg/dl 后再停药。如果患者口服铁剂不能耐受或疗效欠佳，应尽快改用静脉补铁。IDA 静脉补铁治疗可快速升高血红蛋白，纠正贫血效果和储存铁补充达标率均明显优于口服补铁，有效性明确。静脉补铁量的计算方法是：所需补充铁（mg）=[150−患者血红蛋白（g/L）]×3.4（按每 1000g 血红蛋白中含铁 3.4g）×体重（kg）×0.065（正常人 1kg 体重的血量约为 65ml）×1.5（包括补充储备铁）。上述公式可简化为：所需补充铁（mg）=[150−患者血红蛋白（g/L）]×体重（kg）×0.33。除需要静脉输注操作外，采用静脉补铁治疗最大的顾虑来自对其安全性的担心。最近的荟萃分析和前瞻性比较支持现有不同的静脉铁剂与安慰剂具有等同的安全性，而不良反应低于口服铁剂。

表 21-3 临床常用口服铁剂

代数	名称	规格	铁类型	元素铁含量
第 1 代-无机铁	硫酸亚铁片	0.3g/片	二价	60mg
	硫酸亚铁缓释片	0.45g/片	二价	90mg
第 2 代-有机铁	葡萄糖酸亚铁糖浆	0.3g/10ml	二价	36mg/10ml
	富马酸亚铁片	0.2g/片	二价	66mg
	琥珀酸亚铁片	0.1g/片	二价	30mg
	右旋糖酐铁分散片	25mg/片（以铁计）	三价	25mg
	蛋白琥珀酸铁口服液	15ml/支	三价	45mg/支
第 3 代-元素铁	多糖复合物	0.15g/粒	二价	150mg/粒

（八）预防

IDA 大多是可以预防的，主要是重视营养知识教育及妇幼保健工作，如改进婴儿的喂养，提倡母乳喂养和及时添加辅食。妊娠及哺乳期妇女最好能适当补充铁剂等。在钩虫流行区进行大规模的寄生虫防治工作，及时根治各种慢性消化道出血的疾病等。

（九）预后

IDA 的预后取决于原发病是否能治疗。治疗原发病、纠正饮食习惯及制止出血后，补充铁剂治疗可使血红蛋白较快地恢复正常，治疗失败的原因常为以下几方面。

（1）诊断错误：贫血不是由缺铁所致。

（2）造成缺铁的病因未消除，铁剂的治疗未能补偿丢失的铁量。

（3）同时合并有叶酸或维生素 B_{12} 缺乏影响血红蛋白的恢复。

（4）铁剂治疗中的不恰当，包括每天剂量不足，疗程不够，未注意食物或其他药物对铁吸收的影响等。

二、营养代谢特点

（一）蛋白质代谢

蛋白质不但是合成血红蛋白的原料，而且在代谢过程中所释放的多种氨基酸如赖氨酸、组氨酸、胱氨酸、半胱氨酸等和多肽以及所含的“肉类因子”在提高铁吸收方面有重要的促进作用。处于生长发育阶段的儿童和青少年、生育期、妊娠期或哺乳期妇女是 IDA 的高发人群，其体内蛋白质合成代谢旺盛，必须保证充足的蛋白质摄入量才能满足人体生长发育的需要。蛋白质营养不良就会影响血红蛋白和促红细胞生成素的合成。

（二）矿物质代谢

微量元素缺乏是 IDA 的主要原因之一。铁是红细胞合成血红蛋白的重要原料，也是机体许多金属酶的辅基，缺铁不仅影响血红蛋白的合成，也影响组织细胞中含铁酶和铁依赖性酶的活性，继而引起相应的临床症状。另外，微量元素铜能促进铁的吸收和利用，钙、锌可影响铁的吸收。

（三）维生素代谢

维生素 C 能促使难吸收的 Fe^{3+}还原成易吸收的 Fe^{2+}，还能螯合铁使之形成小分子的可溶性铁螯合物而促进铁的吸收。充足量的维生素 A、维生素 B_{12} 与维生素 E 有利于铁的吸收，维生素 B_{12} 有利于铁的吸收、转运与储存。

三、营养治疗

（一）营养治疗的总体原则

1. 能量供给 应满足机体正常需要。儿童和青少年、生育期、妊娠期或哺乳期妇女能量供给量相应增加以满足机体特殊生理需要。

2. 蛋白质 蛋白质可按 1.5g/kg 供给，全日 80～100g，其中动物蛋白质应占蛋白质总量的 1/3。儿童和青少年、生育期、妊娠期或哺乳期妇女应适当增加。

3. 脂肪 脂肪适量，有利于铁的吸收，脂肪供给量应占总能量的 20%～25%。

4. 碳水化合物 应适当增加碳水化合物的供给量，以保证蛋白质的充分利用，每日以 250～400g 为宜。

5. 矿物质 我国的膳食结构以植物性食物为主，其微量元素的含量及吸收利用率都不及动物性食物，而且易受食物中干扰因子的影响。在食物选择加工上尽量减少干扰因子对微量元素的影响。

6. 维生素 注意补充叶酸、维生素 B_{12} 和维生素 C，中国营养学会推荐的叶酸推荐摄入量为成人 400μg，婴儿 65μg，儿童 1～3 岁 150μg、4～10 岁 200～300μg，乳母 500μg，孕妇 600μg。叶酸广泛存在于动植物性食物中，富含叶酸的食物为动物的肝、肾、鸡蛋、豆类、酵母、绿叶蔬菜、水果及坚果类。我国推荐的维生素 B_{12} 的适宜摄入量为成人 2.4μg，儿童 1.2μg，孕妇 2.6μg。维生素 B_{12} 主要存在于动物性食物中，主要食物来源为肉类、动物内脏、鱼、禽、贝壳类及蛋类，植物性食物基本不含维生素 B_{12}。维生素 C 可促进叶酸吸收，应多补充含维生素 C 丰富的新鲜蔬菜和水果。

7. 水 同正常人。

8. 膳食纤维 膳食纤维应适量，摄入量过多时，膳食纤维能与微量元素结合成不溶性的盐而干扰微量元素的吸收。

（二）营养治疗重点

1. 增加含铁食物的供给量 在增加铁的摄入量时需考虑不同的食物铁吸收率也不同的特点。食物中的铁按其化学组成可分为血红素铁和非血红素铁。血红素铁是一种与血红蛋白或肌红蛋白中卟啉结合的铁化合物，在肠道上皮细胞直接吸收，不受消化液或其他食物因素的影响，吸收率较高，约为 25%。主要存在于动物性食物中的肉、鱼、禽的血红蛋白和肌红蛋白中。其他动物性食物，如乳、蛋类不含有血红素铁。非血红素铁是由有机分子中的蛋白质、氨基酸等有机酸与 $Fe(OH)_3$ 络合而成的铁化合物。这种形式的铁必须先在胃酸作用下还原成亚铁离子才被吸收，而且它的吸收率受其他食物因素的影响甚多，吸收率一般为3%～8%，明显低于血红素铁的吸收率。非血红素铁主要存在于谷、豆、蔬菜、瓜果等植物性食物中，动物性食品中也有一部分。因此，选食时应考虑富含铁的食物如动物性食物中的血、肝、肉、鱼、禽类。而植物性食物中的杏干、葡萄干、桂圆、枣、干豆、核桃及绿叶蔬菜等尚需考虑铁的吸收率，人乳铁的吸收率高于其他动物乳，与人乳含乳酸高，含磷少有关。

2. 增加铁吸收促进因素的供给 食物中的乳酸盐、柠檬酸、琥珀酸、氨基酸、脂肪、山梨醇、葡萄糖、蔗糖、果糖等都能使非血红素铁形成小分子的单体，从而阻止铁的沉淀，使之成为易溶性物质，即使在高pH时亦能呈溶解状态，有利于铁的吸收。

蛋白质供给量按1.5g/kg体重供给，日进量为80～100g，其中至少有1/3的蛋白质来自肉、鱼、禽类。蛋白质不仅是合成血红蛋白的原料，而且在消化过程中所释放的胱氨酸、半胱氨酸、赖氨酸、组氨酸等氨基酸和多肽以及所含的"肉、鱼、禽因子"在提高铁吸收率方面都有着不可忽视的作用。

维生素C作为还原物质，在肠道能将三价铁还原为二价铁，若将维生素C与含非血红素食物一起食用，可使铁的吸收率提高2～3倍，甚至更高。维生素C主要存在于植物性食物中，如蔬菜中的油菜、芹菜、莴苣、豆芽菜、苦瓜、柿椒、番茄等和水果中的猕猴桃、酸梨、紫酥梨、苹果、草莓、杏、桃、李、橘柑、柚等（100g柿椒含维生素C 72mg，100g猕猴桃含维生素C 62mg）。维生素C极易被氧化、破坏，故应注意食物保鲜并减少烹制过程中的流失。

3. 减少铁吸收抑制因素的供给 在增加铁供给量时还应了解不同食物因素对铁吸收的影响。影响非血红素铁吸收的因素如食物中的植酸盐、碳酸盐、磷酸盐、草酸盐，茶叶或咖啡中的丹宁酸、麦麸中的膳食纤维等，它们均能与铁结合形成不溶性铁以抑制铁的吸收。丹宁酸对铁的抑制率可高达41%～95%。蛋黄中的卵黄高磷蛋白也是一种抑制因素，影响鸡蛋中的铁的吸收率。

（三）食物选择

1. 宜用食物 富含铁的食物如瘦肉、猪肝、猪肾、鸭肝、鸭血、蛏子、鲍鱼、贻贝、蛤蜊、河蚌、田螺、海参、虾米、海带、紫菜、干蘑菇、香菇、黑木耳、黑芝麻、芝麻酱、黄豆、黑豆、豆腐干、葡萄干等；富含维生素C的新鲜蔬菜和水果，如辣椒、豌豆苗、番茄、菜花、苦瓜、酸枣、山楂、青菜、木瓜、橘子、猕猴桃等。

2. 忌（少）用食物 茶叶、咖啡、可可中含有鞣酸或多酚类物质会影响铁的吸收，吃饭前后不宜饮用；钙制剂、锌制剂、抑酸剂等均影响铁的吸收，应少食用或避免与铁剂、含铁丰富的食物同餐食用；带壳谷物和某些蔬菜中的植酸盐、草酸盐可影响铁的吸收，应尽量避免与铁剂同时服用。

（四）注意事项

（1）遵照平衡膳食的原则，注意食品多样化。为了提高铁的吸收率，做到餐餐荤素搭配，在荤食中有肉、鱼、禽类食物，在素食中有新鲜蔬菜和水果。为了增加维生素C的进量，有的蔬菜如番茄不妨生食，餐后水果也是可取的简易方法。

（2）减少抑制因素的干扰，少用含草酸多的蕹菜、菠菜、茭白等；食用时可将菜放沸水中焯，然后捞出，再烹制，减少草酸进量。谷类多含植酸，经发酵可减少植酸含量，因此在主食中可用些馒头、包子等发面主食或偶尔用些酒酿制品。用餐时禁用浓茶、咖啡，以减少丹宁酸对铁吸收的干扰。

（3）一日至少安排三餐，对胃纳少、食欲差者，可采用少食多餐原则，以增加营养摄入，一日供四餐或五餐。

第二节　巨幼细胞贫血

一、概　　述

巨幼细胞贫血是由血细胞脱氧核糖核酸合成障碍而引起的贫血，其共同特点在于骨髓内的红细胞、粒细胞和巨核细胞系列出现“巨幼变”。巨幼细胞贫血病因多样，以营养性多见，由叶酸或（和）维生素 B_{12}（VitB_{12}）缺乏导致，也可以由某些药物影响核苷酸代谢引起。国内巨幼细胞贫血以营养性巨幼细胞贫血多见，以叶酸缺乏为主，具有地区性，以山西、陕西和河南等进食新鲜蔬菜和肉类较少的地区较多见，恶性贫血是由内因子抗体导致维生素 B_{12} 缺乏引起的巨幼细胞贫血，欧美地区多见，我国少见。

（一）维生素 B_{12} 和叶酸的代谢和功能

1. 维生素 B_{12} 的代谢和功能　维生素 B_{12} 又称钴胺素，属于类咕啉化合物。人体不能合成维生素 B_{12}，所需主要依靠动物性食品提供，含量丰富者有肝肾组织、肉类、蛋类和乳制品。维生素 B_{12} 的吸收和转运涉及一系列复杂步骤，包括：①维生素 B_{12} 和食物的解离；②维生素 B_{12} 在胃内与 R-蛋白形成结合物；③结合物在小肠上段经胰酶的消化并将维生素 B_{12} 转至内因子，形成维生素 B_{12}-内因子复合物；④维生素 B_{12}-内因子复合物与回肠细胞受体结合，通过胞饮作用进入细胞并与转钴蛋白Ⅱ结合。转钴蛋白Ⅱ将维生素 B_{12} 转运至各组织。上述吸收和转运的任何环节出现异常均可导致维生素 B_{12} 代谢紊乱，造成巨幼细胞贫血。血液中的维生素 B_{12} 主要以甲基钴胺形式存在。正常成人有 3～5mg 的维生素 B_{12} 储存量，约 80%储于肝脏，每日需要量仅为 1～2μg，机体储备可供数年之需。维生素 B_{12} 排泄很少，主要经尿排出，每日约 30ng。泪液、唾液、乳汁亦有微量排出。经胆汁排泄的部分维生素 B_{12} 可被肠道再吸收，构成维生素 B_{12} 的肠肝循环。

维生素 B_{12} 作为辅酶与叶酸共同参与多种酶反应。在哺乳动物中已确定有两种维生素 B_{12} 依赖性酶反应。一种是同型半胱氨酸合成甲硫氨酸，又称甲基同型半胱氨酸。在该反应中，维生素 B_{12} 由甲基叶酸获取甲基，转变成甲基维生素 B_{12}，然后再将甲基传递给同型半胱氨酸，使其转变为甲基同型半胱氨酸。维生素 B_{12} 缺乏时，上述转甲基反应受阻，甲基叶酸不能转变为合成胸苷酸所需的辅酶形式亚甲基四氢叶酸，从而导致 DNA 合成障碍和巨幼细胞贫血。另一种是将甲基丙二酰辅酶 A 转变为丁二酰辅酶 A。维生素 B_{12} 缺乏造成丙二酰辅酶 A 的堆积，影响神经髓鞘形成，从而出现神经系统症状。

2. 叶酸的代谢和功能　叶酸是蝶酰谷氨酸和具有类似生物活性相关化合物的总称，属水溶性 B 族维生素。天然叶酸多以多聚谷氨酸盐形式存在。机体所需叶酸由食物提供，本身不能合成。绿叶蔬菜、水果、酵母、蘑菇以及动物肝肾等组织富含叶酸。叶酸主要在空肠吸收。叶酸的多聚谷氨酸盐形式必须经肠黏膜刷状缘分泌的一种 γ-谷氨酰胺羧肽酶转变为单谷氨酸盐才能被吸收。甲基四氢叶酸盐通过简单的弥散形式吸收，其他单谷氨酸盐则通过主动转运形式吸收。在吸收过程中，大部分叶酸转变为 5-甲基四氢叶酸盐。血液循环中的叶酸为甲基四氢叶酸单谷氨酸盐，多数以游离或非特异性血清蛋白松散结合的形式存在，少数与较特异的膜相关叶酸结合蛋白结合。细胞可能是通过特异性受体摄取叶酸。叶酸进入细胞后，转变为多聚谷氨酸盐，是储存和发挥辅酶活性的必要形式。人体的叶酸储存量为 5～10mg，仅可供约 4 个月之需，主要以多聚谷氨酸盐形式储存于肝脏。叶酸每日需要量为 200～400μg。叶酸及其代谢产物主要通过肾脏排泄，少量由胆汁排泄。胆汁排泄的叶酸可被肠道再吸收，构成叶酸的肠肝循环。

细胞内的叶酸通过维生素 B_{12} 依赖性甲硫氨酸合成酶作用形成四氢叶酸，后者是叶酸的生物活性形式。四氢叶酸是分子间一碳单位转移的辅酶，一碳单位包括甲基（$—CH_3$）、甲烯基（$—CH_2$）、亚甲基（—CH）、甲酰基（—CHO）及羧甲基（—CH_2OH）等。携带不同一碳单位的四氢叶酸参与机体多种生物合成过程，如嘌呤合成、同型半胱氨酸转变为甲硫氨酸以及尿嘧啶脱氧核苷酸转变为胸腺嘧啶核苷酸等。前者是红细胞生物合成过程中 DNA 合成的速率限制性因素。因此，叶酸缺乏可造成 DNA 合成障碍，细胞核发育迟缓，落后于细胞质发育，导致巨幼细胞贫血。

（二）病因

1. 维生素 B_{12} 缺乏 机体的维生素 B_{12} 储备丰富，故其缺乏者一般需经过多年才会导致贫血出现。主要原因包括以下几个方面。

（1）摄入量绝对不足或者相对不足：肉蛋类动物性食品富含维生素 B_{12}，摄入量绝对不足引起者十分少见，一般仅见于长期严格素食者或长期拒绝动物性食品的偏食者。摄入量相对不足，主要是由需要量相对增加所导致，多见于孕妇、婴幼儿和溶血性贫血患者，也可见于感染、甲状腺功能亢进及恶性肿瘤等。

（2）吸收障碍：是导致维生素 B_{12} 缺乏的主要原因。主要有以下几个方面。

1）内因子缺乏。恶性贫血患者存在内因子的阻断抗体和结合抗体，阻断抗体会直接阻止维生素 B_{12} 与内因子结合，结合抗体能和内因子-维生素 B_{12} 复合体或单独与内因子结合，均可造成维生素 B_{12} 吸收障碍。全胃切除后所有分泌内因子的细胞均丢失，如不加干预，患者将在术后 5 年左右（2～10 年）不可避免地导致维生素 B_{12} 缺乏相关的巨幼细胞贫血。部分次全胃切除者或者胃黏膜腐蚀性破坏者亦可发生维生素 B_{12} 缺乏，但潜伏期相对更长。

2）小肠疾病，如小肠细菌过度增殖综合征（病因有盲袢综合征、肠道憩室、瘘管、狭窄等）、回肠切除或回肠旁路术后、小肠淋巴瘤、口炎性腹泻、节段性回肠炎等。小肠病变还同时常伴有叶酸和铁的吸收减少。

3）药物影响（表 21-5），部分药物如异烟肼、新霉素等，影响小肠内维生素 B_{12} 的吸收。

（3）利用障碍：少见的先天性代谢异常如转钴蛋白Ⅱ缺乏可影响维生素 B_{12} 转运和利用。

2. 叶酸缺乏 机体的叶酸储备有限，主要依赖于外源性的摄入，因此叶酸缺乏者可在较短时间内出现贫血。正常人给予叶酸缺乏食谱 3 周后，血清叶酸水平即可见降低，4～5 个月可出现贫血。叶酸缺乏主要原因包括以下几个方面。

（1）摄入量绝对不足或相对不足

1）摄入量绝对不足：主要见于食物来源不足，叶酸虽然广泛存在于多种食物中，但腌制、久储或过度烹饪均可使叶酸破坏而影响摄入。乙醇影响叶酸的代谢，酗酒特别是伴有肝硬化者叶酸摄入减少。

2）相对摄入量不足：主要是需要量相对增加导致，见于婴儿、儿童及妇女妊娠期，也可见于慢性溶血、骨髓增殖症、恶性肿瘤、甲状腺功能亢进及剥脱性皮炎等。

（2）吸收障碍：肠道吸收不良主要原因包括小肠炎症、肿瘤、肠切除术后、短肠综合征、热带口炎性腹泻等。

（3）药物影响：部分药物如叶酸对抗物（如甲氨蝶呤、乙胺嘧啶和甲氧苄啶）是二氢叶酸还原酶的抑制剂，导致叶酸利用障碍而出现巨幼细胞贫血。

3. 维生素 B_{12} 或叶酸治疗无效的 DNA 合成障碍 包括许多抗代谢药如 6-巯基嘌呤、氟尿嘧啶、羟基脲及阿糖胞苷等的治疗；某些遗传性疾病如乳清酸尿症、Lesch-Nyhan 综合征、亚氨甲基转移酶或 5-甲基四氢叶酸转移酶的缺乏；尚有维生素 B_6 反应性巨幼细胞贫血和维生素 B_1 反应性巨幼细胞贫血。

（三）发病机制

巨幼细胞贫血的发病机制主要是细胞内 DNA 合成障碍（图 21-1）。脱氧胸腺核苷三磷酸（dTTP）是 DNA 的组成部分，其前身脱氧胸腺嘧啶核苷酸（dTMP）是由尿嘧啶脱氧核糖核苷酸

（dUMP）经甲基化而成。叶酸缺乏时，细胞内 dUMP 转化为 dTMP 的生化反应受阻，dTTP 生成减少导致 DNA 合成障碍及复制迟缓。此外，DNA 合成过程中，因 dTTP 被 dUTP 代替而形成了异常 DNA，在修补过程中产生了大量的 DNA 碎片及染色体的断裂。上述变化导致细胞形态异常（即巨幼变）及功能缺陷，常于骨髓内早期死亡即无效性造血或骨髓内溶血。

目前较公认的维生素 B_{12} 缺乏导致巨幼细胞贫血的发生机制为"甲基四氢叶酸缺陷"学说，维生素 B_{12} 在体内参与生化作用的主要形式是甲基钴胺及腺苷钴胺。维生素 B_{12} 缺乏时，甲基四氢叶酸不能形成四氢叶酸，5-甲基四氢叶酸、10-甲基四氢叶酸合成减少，致由胸腺嘧啶核苷酸合成酶催化的 dUMP-dTMP 的生化反应受阻，间断地阻碍了 DNA 的合成（图 21-1）。此外，腺苷钴胺能使甲基丙二酰辅酶 A 向琥珀酰辅酶 A 转化，维生素 B_{12} 缺乏时，该反应不能顺利完成，造成了甲基丙二酰辅酶 A 大量堆积，形成的单链脂肪酸阻碍了神经鞘磷脂的合成（图 21-2），临床上出现各种神经系统症状。

严重叶酸和（或）维生素 B_{12} 缺乏时，DNA 合成障碍不仅累及造血组织粒、红、巨核三系而致全血细胞减少，也涉及所有增生迅速的组织，如消化道黏膜上皮细胞巨幼变及萎缩，临床上出现相应的一些症状。

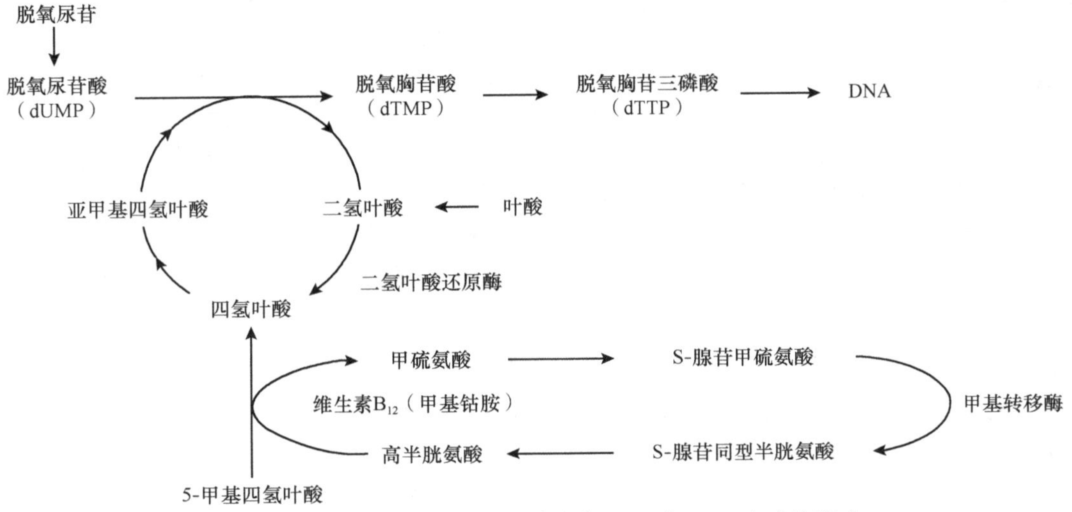

图 21-1 叶酸与维生素 B_{12} 的代谢作用及对 DNA 合成的影响

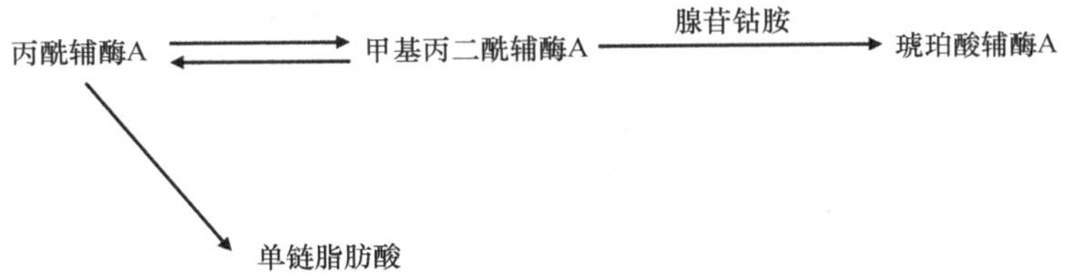

图 21-2 腺苷钴胺的作用

（四）临床表现

1. 血液系统表现 巨幼细胞贫血起病缓慢，特别是维生素 B_{12} 缺乏者，常需数月才有症状表现。而叶酸体内储存量少，发生较快。早期可无明显症状，就诊时临床上表现为中度至重度贫血。除一般贫血的症状，如皮肤苍白、乏力、头晕、活动后气短、心悸外，严重患者出现全血细胞减少，部分患者可出现轻度黄疸，皮肤可呈柠檬黄色。

2. 消化系统表现 患者常表现为食欲减退，部分患者出现口腔黏膜、舌乳头萎缩，舌质红，表面光滑呈"牛肉舌"或"镜面舌"，伴有舌痛。腹胀、腹泻及便秘偶见。

3. 神经系统症状 主要发生于维生素 B_{12} 缺乏的患者。病变累及脊髓后侧束和周围神经，出现亚急性脊髓联合变性和周围神经病。表现为乏力、手足远端对称性麻木、深感觉障碍、共济失调、下肢步态不稳、锥体束征阳性。儿童和老年人常表现为脑神经受损的精神异常、无欲、抑郁、嗜睡或精神错乱。叶酸缺乏时亦偶有精神症状。

4. 主要临床类型

（1）营养性巨幼细胞贫血：以叶酸缺乏为主，我国以西北地区较多见，主要见于山西、陕西、河南诸省，常有营养缺乏病史，新鲜蔬菜摄入少又极少荤食，加上饮食和烹调习惯不良，因此常伴有复合性营养不良表现，如缺铁，缺乏维生素 B_1、维生素 B_2、VitC 及蛋白质。本病好发于妊娠期和婴儿期。1/3 妊娠妇女有叶酸缺乏，妊娠期营养不良性巨幼细胞贫血常发生于妊娠中末期和产后，感染、饮酒、妊娠高血压综合征以及合并溶血、缺铁及分娩时出血过多均可诱发本病。婴儿期营养不良性巨幼细胞贫血好发于 6 个月到 2 岁的婴幼儿，尤其应用山羊乳及煮沸后的牛奶喂养者，母亲有营养不良、患儿并发感染及维生素 C 缺乏易发生本病，维生素 C 有保护叶酸免受破坏的作用。

（2）恶性贫血：系原因不明的胃黏膜萎缩导致内因子分泌障碍，维生素 B_{12} 缺乏。好发于北欧斯堪的纳维亚人。多数病例发生在 40 岁以上，发病率随年龄而增高，但也有少数幼年型恶性贫血，后者可能和内因子先天性缺乏或异常及回肠黏膜受体缺陷有关。恶性贫血的发病可能和自身免疫有关，90%左右患者血清中有壁细胞抗体，60%患者血清及胃液中找到内因子抗体，有的可找到甲状腺抗体，恶性贫血可见于甲状腺功能亢进、慢性淋巴细胞性甲状腺炎、类风湿关节炎等，胃镜检查可见胃黏膜显著萎缩，有大量淋巴细胞、浆细胞的炎性浸润。本病和遗传也有一定关系，患者家族中患病率比一般人群高 20 倍。脊髓后侧索联合变性和周围神经病变发生于 70%～95%的病例，也可先于贫血出现。胃酸缺乏显著，注射组胺后仍无游离酸。

（3）药物性巨幼细胞贫血：这组药物包括前述干扰叶酸或维生素 B_{12} 吸收和利用的药物以及抗代谢药等。药物性巨幼细胞贫血可分为两大组：一组是用叶酸或维生素 B_{12} 治疗有效者，另一组是应用上述药物无效者。

（五）诊断和鉴别诊断

1. 诊断 详细的病史采集（包括饮食习惯或饮食史、手术史、用药史及既往疾病史）有助于疾病诱因及基础疾病的判断。饮食摄入不足是叶酸和维生素 B_{12} 缺乏的常见原因。贫血的临床表现以其严重程度而定。血常规常呈典型的大细胞性贫血，MCV 常大于 100μm^3，MCH 常大于 32pg。中性粒细胞核分叶过多具有特征性，当血中 5 叶以上的中性粒细胞超过 3%，或找到 6 叶以上的中性粒细胞，或计算 100 个中性粒细胞的核叶平均数超过 3.5，或 5 叶以上和 4 叶以下中性粒细胞的比率超过 0.17 时，均具有诊断价值。骨髓细胞学常显示三系造血细胞呈现典型的巨幼型改变。结合患者的基础疾病或病史，外周血形态及骨髓形态学一般可明确诊断。必要时可选用有关实验室检查，进一步确定维生素缺乏的原因和种类。试验性治疗给予叶酸或维生素 B_{12}，如 46 天后网织红细胞上升，有助于确立诊断。

2. 鉴别诊断 需要与其他原因引起的全血细胞减少和大细胞性贫血相鉴别。全血细胞减少需与再生障碍性贫血等相鉴别。非叶酸或者维生素 B_{12} 缺乏导致的大细胞性贫血通常没有典型的外周血和骨髓细胞的巨幼变。骨髓增生异常综合征患者可能出现大细胞性贫血以及类似的巨幼细胞贫血，应注意鉴别。

（六）叶酸和维生素 B_{12} 缺乏的治疗

叶酸缺乏通常采用口服叶酸治疗（1～5mg/d）。即使存在吸收不良，该剂量通常也足够，因为已经远远超过了 200μg（0.2mg）的推荐膳食摄入量。病因可逆时，一般治疗 1～4 个月，或者有实验室证据表明血液学恢复。对存在叶酸缺乏慢性病因的患者，如慢性溶血性贫血，治疗可能持续终生。

维生素B_{12}有多种制剂，给药途径多样，包括肌内注射、深层皮下注射、口服或舌下给药、胃肠外给药。胃肠外给药：1000μg，每周1次，直到纠正缺乏，然后改为每月1次维生素B_{12}或每2个月1次羟钴胺。如果存在贫血症状和（或）神经系统症状，用法为每次1000μg，先每周1～3次或每日给药，之后每周1次。

如果成人吸收功能正常，口服每日1次、每次1000μg，与静脉给药一样有效。如果维生素B_{12}吸收功能受损，极大剂量口服维生素B_{12}（如2000μg/d）也有效。

2018年一篇Cochrane系统评价纳入了3项比较口服与肌内给予维生素B_{12}治疗维生素B_{12}缺乏的小型试验（共153例患者），结果显示两种途径均可有效提高维生素B_{12}水平。

（七）预防

加强营养知识教育，纠正偏食习惯及不正确的烹调习惯。婴儿应提倡母乳喂养，合理喂养，及时添加辅食品。孕妇应多食新鲜蔬菜和动物蛋白质，妊娠后期可补充叶酸。在营养性巨幼细胞贫血高发区应积极宣传改进食谱。对慢性溶血性贫血或长期服用抗癫痫药者应给予叶酸预防性治疗，全胃切除者应每月预防性肌内注射维生素B_{12} 1次。

二、营养代谢特点

（一）蛋白质代谢

正常人每天都需要摄入一定量的蛋白质用于完成人体基本的新陈代谢，如蛋白质摄入不足无法满足机体的生理需要时，则会发生营养不良，血红蛋白合成减少和红细胞运输不足，进而引起贫血。

（二）维生素代谢

贫血人群代谢旺盛，为满足人体新陈代谢的需要，其维生素的摄入量也需相应增加。叶酸和维生素B_{12}是红细胞发育不可缺少的营养物质，叶酸或维生素B_{12}缺乏时，红细胞内DNA合成就会受到影响，从而发生巨幼细胞贫血。维生素C可促进叶酸吸收，维生素C缺乏时，叶酸无法转化为具有活性的四氢叶酸而被机体利用。

（三）微量元素代谢

体内许多微量元素都参与骨髓造血、核酸代谢和血红蛋白的合成等，微量元素缺乏会通过不同途径引起贫血。例如，锌作为叶酸结合酶的辅因子，对叶酸的吸收起重要作用；钴主要通过维生素B_{12}参与核糖核酸的代谢，如果钴缺乏可引起红细胞DNA合成障碍，导致巨幼细胞贫血。

三、营养治疗

（一）营养治疗原则

保证充足的营养供给，纠正贫血症状。膳食选用易消化，富有蛋白质、维生素B_{12}、叶酸和铁的食品。必要时配合肠内营养相关制品调节营养代谢。

1. 补充维生素B_{12} 老年人和胃肠手术后患者，常常需要肌内注射维生素B_{12}。因为老年人和胃切除的患者缺乏内因子；而小肠上部切除患者，维生素B_{12}吸收受到影响。注射后维生素B_{12}储存在肝内，以每天3μg的速率被利用。所以，一旦贫血纠正，就不必继续注射维生素B_{12}。长期素食者，每天应补充6μg的维生素B_{12}。因为只有动物性食品中才会有天然的维生素B_{12}，而素食者缺乏维生素B_{12}的来源。

2. 多食动物性食品 多进食肉类、蛋类、奶类等动物性食品，特别是肝脏，能预防和治疗维生素B_{12}缺乏所致的贫血。

3. 其他营养素不宜过量 避免同时补充大量的维生素C、维生素B_{12}和铜。在维生素B_{12}缺乏的状态下，还应补充叶酸。如果维生素C补充量超过500mg时，就会使得维生素B_{12}进一步缺乏。铜和维生素B_{12}补充量超过正常量的10倍时，就会降低维生素B_{12}的利用率。恶性贫血的症状，如乏力、苍白、头晕、眼花等，常在神经系统症状之前出现，而补充叶酸能使这些症状消失，但神经系统症状可能继续存在。若这种神经系统表现不能及时识别为维生素B_{12}缺乏所致，就会导致髓磷脂的继续崩解，而使神经系统损害变为不可逆转，表现为运动失调、记忆减退和精神症状等。

4. 烹调忌加碱和高温 在烹调加工肉类时不要加碱，烹调温度也不宜过高，因碱性和高温均可使维生素B_{12}遭到破坏。此外，巴氏消毒牛奶也能使维生素B_{12}丢失。

5. 药物治疗 叶酸5～10mg/d，1～2天后食欲和精神即有所改善，红细胞生成逆转，网织红细胞上升。此疗程常需要数月，在服药同时应给予维生素C。维生素B_{12}剂量为25～100μg，症状严重时每天1次肌内注射，否则每周2～3次，到红细胞恢复正常为止。在血常规恢复期间宜加用铁剂，以弥补造血旺盛后铁不足，重症患者应给予氯化钾，防止血钾突然下降。

（二）食物选择

1. 宜用食物 富含维生素B_{12}的食物如动物肉类、肝、肾、奶类、鱼、禽、贝壳类及蛋类、豆类、酵母等，富含叶酸的食物如牛肝、绿叶蔬菜、柑橘、番茄、菜花、西瓜、香蕉等。

2. 忌（少）用食物 酒、浓茶、咖啡。

（三）注意事项

（1）养成良好的饮食习惯：不挑食，不偏食。在平衡膳食的基础上多供给富含蛋白质、叶酸和维生素B_{12}的食物。

（2）注意烹调方法：胃肠功能正常的患者，可选择部分适合生吃的蔬菜，如番茄、萝卜等洗净消毒后生食或凉拌，新鲜蔬菜要现吃现炒，菜肴以急火快炒为宜以减少叶酸的流失，一般烧菜加温达到110～121℃，持续10分钟，能使食物中2/3的叶酸遭到破坏。烹调加工肉类时不要加碱，烹调温度也不宜过高。

（3）对伴有舌炎或消化道症状者，饮食制备要细软，易消化，如病情需要可采用高蛋白、高维生素半流食或流食，必要时尚可配以管喂流食，餐次安排以每日5～6餐，少量多餐原则为好。

（4）铜制炊具可加速叶酸破坏，应避免使用。

（5）对于发生巨幼细胞贫血的小儿，要保证奶类充足，根据年龄及时添加辅食（如水果、蔬菜、动物肝和肉类等），但不宜过急，以免造成消化不良。

（6）重视饮食卫生，防止肠道细菌性传染病和寄生虫病。

（7）避免抗惊厥药、口服避孕药、阿司匹林等影响叶酸吸收的药物同时使用。

第三节 急性白血病

一、概　　述

白血病（leukemia）是造血系统常见的恶性肿瘤，是一类造血干细胞的恶性克隆性疾病，因白血病细胞自我更新增强、增殖失控、分化障碍、凋亡受阻，而停滞在细胞发育的不同阶段。根据白血病细胞的成熟程度和自然病程，将白血病分为急性和慢性两大类。急性白血病的细胞分化停滞在较早阶段，多为原始细胞及早期幼稚细胞，病情发展迅速，广泛浸润肝、脾、淋巴结等脏器，自然病程仅几个月。慢性白血病的细胞分化停滞在较晚的阶段，多为较成熟幼稚细胞和成熟细胞，病情发展缓慢，自然病程为数年。

我国白血病发病率与亚洲国家相近，约为2.76/10万，低于欧美国家。我国急性白血病比慢性白血病多见（约 5.5∶1），其中急性髓系白血病最多（1.62/10 万），其次为急性淋巴细胞白血病（0.69/10 万）。在恶性肿瘤所致的死亡率中，白血病居第 6 位（男性）和第 8 位（女性），但在儿童及 35 岁以下成人中则居第一位。

（一）病因

人类白血病的病因尚未完全清楚。可能与生物因素、物理因素、化学因素、遗传因素及其他血液系统疾病有关。

1. 生物因素 主要是病毒和免疫功能异常，人类 T 淋巴细胞病毒Ⅰ型、EB 病毒、HIV 等与人类白血病的发生有一定关系，部分免疫功能异常者，如某些自身免疫病患者自身白血病危险度会增加。

2. 物理因素 包括 X 射线、γ 射线等电离辐射。日本长崎和广岛原子弹爆炸的幸存者中，白血病发病率明显增高。

3. 化学因素 常年接触苯以及含有苯的有机溶剂、接受烷化剂如美法仑的患者，发生白血病的危险性显著增加，吸烟亦可能和白血病的发生相关。

4. 遗传因素 同卵双胞胎中，如果一人发生白血病，另一人的发病率约 1/5，比双卵孪生者高 12 倍，家族性白血病约占白血病的 7/1000，表明白血病与遗传因素可能有一定的相关性。

5. 其他血液系统疾病 某些血液系统疾病可能进展为白血病，如骨髓增生异常综合征、淋巴瘤、多发性骨髓瘤、阵发性睡眠性血红蛋白尿等。

白血病的发生可能是多步骤的，即所谓“二次打击”学说。一般来说至少有两个阶段：各种原因所致的单个细胞内基因的决定性突变，激活某种信号通路，导致了克隆性异常造血细胞生成和强势增殖，凋亡受阻；进一步遗传学改变（如形成某种融合基因）可能会涉及某些转录因子，导致分化阻滞或分化紊乱，从而引起白血病。

（二）临床表现

急性白血病起病急缓不一。临床表现主要和骨髓造血受抑和白细胞浸润有关，通常无特异性。部分急性起病患者可以突然高热，类似“感冒”，也可以是严重的出血。相对缓慢者常为皮肤黏膜苍白、皮肤紫癜，月经过多或者拔牙后出血不止而就医时被发现。

1. 发热 半数患者以发热起病，可以是低热，也可以高达 39～40℃，甚至伴有畏寒。虽然白血病本身也可以发热，但高热往往提示继发感染。

2. 贫血 也是白血病最常见的症状之一，绝大部分患者发病早期就出现贫血，且随病情进展而逐渐加重，部分患者也可以因病程短而无贫血。

3. 出血 以出血为早期表现者为 30%～40%，急性白血病的整个病程中，几乎所有患者都会有不同程度的出血。出血可以发生于全身各个部位，以皮肤瘀点、瘀斑、鼻出血、牙龈出血、月经过多多见。

4. 白血病细胞增殖浸润表现 常有胸骨下端的局部压痛，提示骨髓腔内白血病细胞过度增殖，具有一定特异性。急性淋巴细胞白血病患者常出现肝脾淋巴结肿大，浸润中枢神经系统和睾丸组织。部分急性髓系白血病患者出现中枢神经系统浸润，眼眶部位的粒细胞肉瘤，浸润牙龈和皮肤等。

5. 消化系统症状 可表现为口腔黏膜溃疡、恶心、呕吐、食欲减退、腹痛、腹胀、腹泻及局部肿块等，消化道出血是常见症状。

（三）诊断

基于典型的临床表现、血常规和骨髓象，急性白血病一般容易诊断，还需要结合免疫分型、染色体分析和分子生物学检测进一步明确急性白血病的类型，以指导治疗方案的制定并评估患者预后。

（四）治疗

急性白血病的治疗包括抗白血病治疗和对症支持治疗。①抗白血病治疗手段主要包括化疗、分子靶向治疗、细胞免疫治疗和造血干细胞移植等。②对症支持治疗手段主要包括紧急处理高白细胞血症、防治感染、成分输血、防治高尿酸肾病和维持营养需求等。

二、营养代谢特点

（一）能量代谢

由于急性白血病的自然病程或其治疗过程都需要消耗大量能量，加之患者常有食欲减退、进食量较少的情况，因此机体能量代谢不平衡，摄入的能量远不及消耗的能量，易出现身体虚弱、体重下降等。

（二）蛋白质代谢

急性白血病患者的蛋白质代谢发生改变，疾病未治疗状态或定期的治疗期间机体均处于明显的负氮平衡状态，具有免疫调节功能的蛋白质不足，抗感染能力降低。

（三）消化功能紊乱

治疗过程中，尤其是放、化疗过程中的不良反应可引起消化道炎症和功能紊乱，出现味觉改变、厌食、恶心、呕吐、便秘或腹泻，甚至出现水盐代谢紊乱和酸碱平衡紊乱。

（四）其他

初始治疗阶段，由于白血病细胞被大量破坏，血、尿中尿酸浓度升高，蓄积在肾小管，甚至出现尿酸结晶，引起肾小管阻塞而发生尿酸性肾病，可能出现少尿和无尿。

三、营养治疗

（一）急性白血病患者的营养治疗原则

1. 能量 适当增加能量的摄入，以达到并尽量维持理想体重。计算能量需要量时，一般治疗患者应激系数按 1.2 左右即可，放、化疗患者则应为 1.3～1.5，或可按 35～40kcal/kg 计算，甚至更高。

2. 蛋白质 为减少或纠正机体负氮平衡状态，蛋白质供能比例可取上限，但不宜超过 20%，其中优质蛋白比例应占 1/3 以上。

3. 脂肪 应以低脂饮食为宜，烹调方法尽量采用蒸、煮、炖的方式。

4. 碳水化合物 供给足量的碳水化合物以减少蛋白质的消耗，保证蛋白质的充分利用，碳水化合物应占总能量的 55%～65%。如摄入量不足，可选择鼻饲或静脉途径。

5. 矿物质 注意富含铁、锌、铜等微量元素的食物供给。

6. 维生素 补充充足的维生素，特别是维生素 A、维生素 C 和维生素 E。临床资料证明，恶性肿瘤患者中有 70%～90%的人体内有不同程度的维生素缺乏。最新研究显示急性髓系白血病患者维生素 C 和维生素 D 的补充，有利于减少细菌和真菌的感染、出血、巨噬细胞活化和无菌性炎症的发生。

7. 水 鼓励患者多饮水，尤其是高热的患者，每日饮水 2000～3000ml，保证每日尿量在 2000ml 以上，饮水不足或摄入困难者需采用静脉补液以补充足够的液体量。在患者胃肠道功能允许的情况下，可适当选用一些新鲜的果汁或菜汁以保持尿液的碱性。

8. 膳食纤维 保证膳食纤维的摄入可以保持大便通畅，防止便秘导致的痔疮加重或诱发肛裂，增加肛周感染的机会。

9. 益生菌　肠道微生物和肿瘤的发生发展及耐药引起了广泛的关注，补充益生菌有助于缓解急性白血病患者的胃肠道反应，有助于维生素和矿物质等营养物质的吸收。

（二）食物选择

1. 宜用食物

（1）富含优质蛋白的食物如鸡蛋、瘦肉、牛奶及其制品、大豆及其制品。

（2）含铁丰富的动物：肝、肾、芝麻酱及动物血如猪血、鹅血等。

（3）维生素含量丰富的新鲜蔬菜、水果。

（4）具有提高免疫功能和抗癌作用的食物，如海产品中的海参、鱼鳔、乌龟、海带、海藻，以及食用真菌如香菇、猴头菇、银耳等。

2. 忌（少）用食物　坚硬或油炸食品、辛辣刺激、生冷或经长时间储存的食品如腌制的或者冷冻保存的食品。

（三）注意事项

（1）食物制备要清淡、细软、易消化，避免使用坚硬或油炸食品及辛辣刺激性食物，在烹调方法上尽量改善食物的色、香、味、形，增强患者的食欲。

（2）餐次安排：在化疗过程中，消化系统往往会出现诸多反应，如恶心、呕吐、腹泻等症状，患者常常食欲欠佳，此时可采取少食多餐的进食方法，以保证患者营养素的供给，一日可安排5～6餐，或在三餐之外，增加一些体积小、热量高、营养丰富的食品。

（3）选用新鲜食材制备食物，确保高温消毒，配置肠内外营养制剂时要严格无菌操作，防止患者并发感染。

（4）因疾病或治疗原因不能经口满足患者营养素需要时，可采取肠内和（或）肠外营养治疗。

（张　波）

第二十二章　内分泌代谢性疾病

第一节　肥　　胖

一、概　　述

近十几年来，随着人们生活水平的提高和膳食结构的改变，超重/肥胖的患病率以惊人的速度增长，并且逐渐向年轻化发展，现阶段超重/肥胖已成为严重影响国人身心健康的主要公共卫生问题。2016 年，全球超过 19 亿 18 岁以上的成人超重，其中超过 6.5 亿人肥胖，18 岁及以上的成人中有 39%超重、13%肥胖。《中国居民营养与慢性病状况报告（2020 年）》显示，我国超过一半成人超重/肥胖，6～17 岁、6 岁以下儿童和青少年超重/肥胖率分别达到 19.0%和 10.4%。医学营养治疗是肥胖症治疗的基础措施，是在肥胖自然病程中任何阶段预防和控制必不可缺的措施。

二、肥胖的定义与诊断

肥胖是指机体总脂肪含量过多和（或）局部脂肪含量增多及分布异常，是由遗传和环境等因素共同作用而导致的慢性代谢性疾病。遗传因素可以解释 40%～70%的肥胖病因。肥胖相关基因多位于中枢食欲调控系统通路，中枢系统基因发生突变，常会导致儿童早发性、重度肥胖。成人阶段的体重增加多与环境因素和生活习惯改变有关，包括过度热量摄入和饮食结构不均衡，运动减少及各种原因导致的胰岛素抵抗也是肥胖发生的主要原因之一。此外，神经内分泌系统疾病（甲状腺功能减退症、多囊卵巢综合征、库欣综合征、下丘脑损伤等），部分疾病的药物治疗（激素类、抗抑郁药等）也会导致体重短时期内明显增加或缓慢增加，需在临床中加以鉴别。近年来，菌群与免疫等因素在肥胖发生中的作用也越来越得到重视。

肥胖的临床评估

1. 一般指标

（1）BMI：是测定肥胖的最常用指标和公认标准。BMI（kg/m^2）=体重（kg）/身高 ^{2}（m^2）。目前对于肥胖的诊断标准因地区、种族、不同学会等标准仍不统一（表 22-1，表 22-2）。

表 22-1　WHO 制定的体重指数界限表

分类	BMI（kg/m^2）
低体重	＜18.5
正常体重	18.5～24.9
超重	25～29.9
1 级肥胖	30～34.9
2 级肥胖	35～39.9
3 级肥胖	≥40

表 22-2　中国成人 BMI 分类标准

分类	体重指数（kg/m^2）
体重过低	＜18.5
体重正常	18.5～23.9
超重	24.0～27.9
肥胖	≥28

（2）腰围、臀围和腰臀比：为临床上常用的判断代谢性肥胖和向心性肥胖的简易辅助指标，部分研究也提示颈围和腕围在肥胖症诊断与治疗中的价值。

腰臀比=腰围/臀围。中国目前参考 WHO 标准：成年男性腰围≥90cm、成年女性腰围≥85cm，或男性、女性腰臀比＞1.0 即可诊断为腹型肥胖。

（3）体脂含量：指体内脂肪的含量或脂肪占总体重的百分比，可初步评估机体脂肪成分的多少及分布，正常成年男性的脂肪含量占体重的 10%～20%，女性为 15%～25%。

目前测定脂肪含量的方法有：双能 X 射线吸收法（DXA）、生物电阻抗法（BIA）、超声、皮褶厚度法和水下称重系统法。DXA 可较为准确地评估脂肪、肌肉、骨骼的含量及分布，是目前公认的检测方法；BIA 存在误差，可作为初步筛查应用。目前多以男性体脂含量≥25%、女性体脂含量≥30%作为肥胖的判定标准。

（4）内脏脂肪面积（visceral fat area，VFA）：作为腹型肥胖诊断金标准，可以准确直观地反映内脏脂肪聚积，常用的方法有腹部 CT 和 MRI 检查，并且可同时测量皮下脂肪面积（subcutaneous fat area，SFA），从而较为精准地反映脂肪分布。但其由于费用昂贵，被限制了临床推广，中国参考 WHO 标准将 VFA≥80cm^2 诊断为腹型肥胖。

（5）标准体重百分率：常用于儿童及特殊人群的肥胖判断。

标准体重百分率=被检者实际体重/标准体重×100%。

标准体重百分率≥120%且＜125%为轻度肥胖，≥125%且＜150%为中度肥胖，≥150%为重度肥胖。

2. 代谢指标及肥胖并发症评估　可根据具体情况进行器官功能测定（如心、肺、肝、肾）及代谢状态（糖、脂代谢指标）和内分泌指标（如甲状腺功能、性腺功能及下丘脑-垂体功能）评估，必要时测定炎症因子和免疫指标，根据代谢异常程度或并发症数量对肥胖程度进行评估。

三、肥胖的分型

由于肥胖的发生、发展非常复杂，影响因素众多。因此，肥胖的确切病因在临床上很难明确。肥胖可根据发生的原因分为原发性肥胖和继发性肥胖，目前临床上多根据肥胖发生的时间及部位进行分类，如单纯性肥胖和获得性肥胖、向心性肥胖和外周性肥胖、均匀性肥胖和内脏性肥胖。近年提出根据肥胖伴发的疾病分为代谢正常性肥胖和代谢异常性肥胖，或根据 BMI 将肥胖分级，也可以根据肥胖伴发的代谢异常和并发症分为轻、中、重度肥胖。

1. 原发性肥胖和继发性肥胖　按病因不同，肥胖可分为原发性肥胖和继发性肥胖两大类。①原发性肥胖又称单纯肥胖症，指单纯由遗传及生活行为因素造成的肥胖，原发性肥胖可能与遗传、饮食和运动习惯等因素有关。②继发性肥胖约占肥胖的 1%，指由于其他明确诊断的疾病，如下丘脑、垂体炎症，肿瘤及创伤，库欣综合征，甲状腺功能减退症，性腺功能减退症，多囊卵巢综合征等所致的肥胖。

2. 外周性肥胖和向心性肥胖　脂肪分布与内分泌和代谢相关性较强，因此，临床上根据脂肪积聚部位不同将肥胖分为外周性肥胖（亦称全身性肥胖、均匀性肥胖）或向心性肥胖（亦称腹型肥胖、内脏性肥胖）。①外周性肥胖患者脂肪主要积聚在四肢及皮下，下半身脂肪较多，也称为“梨形肥胖”，女性多见。②向心性肥胖以脂肪聚集在躯干部和腹内为主，内脏脂肪增加、腰部变粗、四肢相对较细，多称为“苹果形肥胖”，此类肥胖更易发生糖尿病等代谢综合征，男性多见。内脏脂肪蓄积与代谢紊乱及心血管疾病相关性较强，亦称病态肥胖，可引发多器官功能异常，如脂肪心、脂肪肝、脂肪肾、脂肪胰等。

四、肥胖的代谢特点

超重/肥胖造成的并发疾病与死亡风险密切相关，成为可预防疾病及失能的首要原因。肥胖可导致较高的早期死亡风险，并增加总体死亡率。过多脂肪组织的质量效应或其直接的代谢效应，还与各种慢性病发生相关，包括糖尿病、脑卒中、冠状动脉疾病、高血压、呼吸系统疾病、阻塞性睡眠呼吸暂停、骨关节炎和胆结石等。肥胖甚至还与多种肿瘤的发生相关。

（一）蛋白质

蛋白质也能在人体内转化为脂肪储存起来，但其生成的脂肪量很少，对肥胖发生的作用甚微。肥胖患者的蛋白质代谢基本正常。研究结果表明血浆总蛋白、白蛋白、球蛋白通常在正常范围，某些氨基酸可能增加，如精氨酸、亮氨酸、异亮氨酸、酪氨酸、苯丙氨酸等。嘌呤代谢异常会导致血浆尿酸水平升高，对成人痛风、高血压、冠心病的发病率会有影响。与正常体重的人相比，在进食低能量膳食治疗肥胖时，不易出现负氮平衡，即蛋白质分解代谢率较低，这可能与肥胖患者机体脂肪库有关。

（二）糖类

部分中重度肥胖者会有空腹血浆胰岛素水平升高及餐后高胰岛素血症，而血糖正常，这可能是对糖过量摄取的代偿反应。但随着病情发展而不能有效代偿时，便逐渐出现糖耐量下降、高胰岛素血症和高血糖，导致糖尿病的发生。目前认为，肥胖初期空腹血糖正常，随着肥胖度的加重和病程延长，糖耐量下降，胰岛素增高，最后形成糖尿病的过程中，外周的胰岛素抵抗是关键。肥胖患者即使口服糖耐量试验正常，可能也已存在明显的高胰岛素血症、高胰岛素分泌率、低胰岛素清除率以及显著的胰岛素抵抗。胰岛 β 细胞所分泌的胰高血糖素的作用和胰岛素相反，具有抑制体内脂肪合成的作用。肥胖者一般均具有较高的胰高血糖素水平，且肥胖程度越高胰高血糖素水平越高，可能是对葡萄糖耐受性障碍和高胰岛素血症的反应。

正常人机体内从清晨至夜间对胰岛素敏感性及糖耐量具有一定的生物变化节律，严重肥胖患者这种节律变化不明显，原因考虑可能与睡眠相关的生长激素及肾上腺皮质激素的分泌节律失常相关。

（三）脂肪

一般认为脂肪细胞数目的逐渐增多与年龄增长及脂肪堆积程度有关，很多儿童时期开始肥胖的人，成年后体内脂肪细胞的数目就会明显增多；而缓慢持续的肥胖则既有脂肪细胞的肥大又有脂肪细胞数量的增多，一个肥胖者的全身脂肪细胞可比正常人体内脂肪细胞增加 3 倍以上。

肥胖者体内多种参与脂代谢调节的激素或酶发生变化，如较低的生长激素水平、高胰岛素血症、低血浆脂蛋白酯酶活性等，将共同加重体内脂代谢紊乱，并出现血浆游离脂肪酸浓度过高、胆汁代谢异常，主要表现为血浆甘油三酯、总胆固醇、极低密度脂蛋白均升高，易于发生胆石症、高血压、动脉硬化和冠心病等。当给予标准膳食时，肥胖患者倾向通过氧化膳食脂肪来高效提供能量，从而导致过剩的糖在体内转化成脂肪储存起来。

肥胖者血液中往往具有较高水平的乳糜微粒和极低密度脂蛋白含量，而具有保护意义的高密度脂蛋白（HDL-C）则明显降低。有资料表明，男性超重时 HDL-C 水平即有下降，女性如果 BMI ＜$40kg/m^2$ 则下降不明显，而当 BMI＞$40kg/m^2$ 时，则显著降低。

（四）维生素和矿物质

对肥胖儿童的研究显示，其体内的脂溶性抗氧化维生素——维生素 E，β-胡萝卜素的血浆水平下降；血清 25(OH)D_3 水平降低，但 1,25(OH)$_2D_3$ 水平增高，同时血钙、血磷降低，甲状旁腺激素、降钙素轻度增高，血清碱性磷酸酶及骨钙素也升高，尿钙和尿磷降低。肥胖儿童的骨矿物含量及骨密度也降低。肥胖患者空腹血浆锌浓度下降，并与 BMI、血浆葡萄糖水平及胰岛素水平呈负相关。

肥胖患者机体组织中，脂肪所占比重较大。正常人男性一般脂肪总量占体重的 15%，女性为 22%，肥胖者则往往达到 25%～35%。由于脂肪组织含水量远远少于其他组织，因此，肥胖者全身含水量低于正常体重者，正常体重者含水量约为 50%以上（细胞内水分占 30%，细胞外水分占 20%），而肥胖者仅为 30%以下。然而，临床上也有少数肥胖者在短期内体重增加很快，用进食多余能量的原因不能解释，患者自觉颜面、手、足明显水肿，这显然与水盐潴留有关，而这样的肥胖患者在采用低能量饮食治疗时，最初几天就表现出体重迅速下降，这可能是利尿消肿的结果。

（五）其他

国内研究结果发现肥胖儿童的铜含量高于非肥胖的对照组，铁含量则与铜相反，锌、镁含量两组未见明显差异。

五、肥胖患者营养治疗

肥胖的发生由多因素所致，因此肥胖的干预和治疗需运用多种手段，包括教育、饮食、运动、生活方式及心理干预，中医疗法（包括针灸、埋线）及药物治疗作为辅助治疗，减重代谢手术是治疗重度肥胖的有效手段。

全生活方式管理是指对超重/肥胖者同时实施多种生活方式干预策略，主要包含饮食管理、体育锻炼和行为干预 3 个要素。超重/肥胖者可采用自身能坚持的饮食方式配合体力活动，每周进行不少于 150 分钟的运动，并通过适当的行为干预，如自我检测、目标设定等方式，以个人或小组面对面交谈的形式开展干预，是减重综合管理的有效方式。保持 6 个月内不少于 14 次随诊且持续 1 年，可使超重/肥胖者平均减重 8kg。全生活方式管理优于单纯的饮食干预或运动干预，发挥了良好的减重作用。

（一）总原则

维持机体摄入能量与消耗间的负平衡状态。保证机体蛋白质及其他各种营养素的需要。控制膳食和增加活动同步进行。在控制膳食的同时，适当增加活动，可改善糖耐量，降低胰岛素分泌，促进体脂分解，减少体蛋白丢失和增加合成，有利于机体正常氮平衡的维持。必要时配合肠内营养相关制品调节营养代谢。肥胖治疗必须坚持足够时间，持之以恒地改变原有生活、膳食习惯，长期控制能量摄入和能量消耗。

（二）限能量膳食

限能量膳食（calorie restrict diet，CRD）是指在目标能量摄入基础上每日减少能量摄入 500～1000kcal（男性为 1200～1400kcal/d，女性为 1000～1200kcal/d），或较推荐摄入量减少 1/3 总能量，其中碳水化合物占每日总能量的 55%～60%，脂肪占每日总能量的 25%～30%。越来越多的研究表明，限能量膳食是有效的体重管理方法，能够减轻肥胖者体重、减少体脂含量，进而减轻机体炎症反应，降低代谢综合征组分，减少心血管疾病危险因素，改善睡眠质量并缓解焦虑症状。

（三）高蛋白膳食

高蛋白膳食（high protein diet，HPD）包括相对数量（蛋白质供能比）和绝对数量（蛋白质摄入量）的界定，多数高蛋白膳食指每日蛋白质摄入量超过每日总能量的20%或1.5g/（kg·d），但一般不超过每日总能量的30%或>2.0g/（kg·d）的膳食模式。多项研究证实，高蛋白膳食能减轻饥饿感，增加饱腹感和静息能量消耗。由于摄入的蛋白质不能被人体储存而需立即进行代谢和利用（包括肽合成、新蛋白质合成、尿素生成和糖异生），代谢过程需要消耗大量腺苷三磷酸（adenosine triphosphate，ATP）。多项研究显示，高蛋白膳食能减轻体重，改善一系列心血管疾病的危险因素，包括葡萄糖稳态和血脂改善等。

（四）低碳水化合物饮食

低碳水化合物饮食（low carbohydrate diet，LCD）通常指膳食中碳水化合物供能比≤40%，脂肪供能比≥30%，蛋白质摄入量相对增加，限制或不限制总能量摄入的一类饮食。极低碳水化合物饮食（very low carbohydrate diet，VLCD）以膳食中碳水化合物供能比≤20%为目标。生酮饮食是极低碳水化合物饮食的极特殊类型。近年来，越来越多RCT研究和Meta分析报道短期应用低碳水化合物饮食的减重效果显著，却较少评估长期应用的不良后果是否会引起微量营养素缺乏。一项纳入10项RCT的系统评价结果显示，任何类型的低碳水化合物饮食，其维生素A、维生素E、维生素B_1、叶酸、镁、钙、铁和碘的摄入量均减少，故应额外增加摄入。

（五）间歇性能量限制

间歇性能量限制（intermittent energy restriction，IER）是按照一定规律在规定时期内禁食或给予有限能量摄入的饮食模式。多项研究发现间歇性能量限制不仅对于减重有效，且对代谢性疾病也具有重要作用。目前常用的间歇性能量限制方式包括：隔日禁食法（每24小时轮流禁食）、4∶3或5∶2间歇性能量限制（在连续/非连续日每周禁食2～3天）等。在间歇性能量限制的禁食期，能量供给通常在正常需求的0%～25%。

（六）低血糖指数饮食

低血糖指数食物具有低能量、高膳食纤维的特性，可使胃肠道容受性舒张，增加饱腹感，有利于降低总能量摄入。低血糖指数饮食可降低餐后血糖峰值，减少血糖波动、胰岛素分泌的速度和数量，从而降低餐后血糖和胰岛素应答，促进脂肪酸合成和储存，阻止脂肪动员和分解，降低游离脂肪酸水平和拮抗激素的反应，增加胰岛素敏感性。研究显示，高低血糖指数饮食可能触发成瘾症状的神经化学和行为反应，引起血糖和胰岛素水平快速变化，类似于成瘾物质的药代动力学。葡萄糖和胰岛素会向中脑边缘系统发送信号，改变多巴胺浓度，可能是肥胖的病因之一。肥胖者的脂肪组织增大可伴随炎症反应，如吞噬细胞和其他免疫细胞浸润，脂肪因子分泌增多，出现胰岛素抵抗和系统炎症反应。一项针对青少年超重/肥胖的研究显示，低血糖指数饮食者的高敏C反应蛋白、白细胞介素-6（interleukin-6，IL-6）水平均显著降低。

（七）代餐食品减重

代餐食品是为满足成人控制体重期间一餐或两餐的营养需要，代替部分膳食，专门加工配制而成的一种控制能量食品。中国营养学会发布的首个《代餐食品》团体标准（T/CNSS 002-2019），对于代餐食品的原料、感官、营养成分、标签、名称等做出了明确要求。研究发现，代餐食品可通过减少食物种类、控制食物分量，达到可持续性减重的效果，改善肥胖相关疾病的危险因素，并能最小化瘦体重损失，从而保持力量和身体功能及长期维持体重。然而，由于代餐食品长期应用的有效性并不确定，许多指南并未提及或不建议将代餐食品用于超重/肥胖者的日常管理。

（八）生物节律与减重

时间限制进食法（time-restricted feeding，TRF）是指限制每天进食时间，禁食在3～21小时，在白天或夜间禁食均可的一种饮食方式。常见有4小时、6小时、8小时进食3种限制类型。与限能量膳食、高蛋白膳食等相比，时间限制进食法只限定进食时间，不限定进食种类和数量，实践更轻松，更易让人接受和坚持。研究显示，短期应用时间限制进食法干预可减轻体重，但关于时间限制进食法对体成分产生的影响结果不一。Pellegrini 等的系统评价纳入 6 项为期 4～8 周的观察性研究结果，显示时间限制进食法组受试者体重下降更多，但同时减少了更多的瘦体重。另一项纳入 20 名肥胖者为期 12 周的试验也发现，时间限制进食法可有效减少体脂含量和内脏脂肪含量，但也减少了瘦体重，其中主要是下肢肌肉。目前尚无足够证据证明时间限制进食法对减重的长期效果。

（九）微量营养素

医学营养减重除了关注总能量和宏量营养素比例外，微量营养素缺乏也同样需要引起重视。对肥胖者进行低能量膳食干预时，由于食物总摄入量减少或种类受限，营养素缺乏的风险上升。Gardner 等对 4 种不同能量和宏量营养素占比的减重饮食方案的研究发现，在减重者中存在维生素和微量元素摄入不足的风险。

（十）肠道微生态

近年来研究表明肠道微生物在代谢调节和食物消化中发挥作用，并且肠道菌群与肥胖存在密切联系。肠道菌群的代谢活动能够影响营养物质吸收，可促进饮食成分的能量代谢并在能量存储和消耗中影响能量平衡。肥胖的发病机制中也包含肠道菌群对能量代谢调节和全身性炎症的影响。与肥胖相关的代谢性疾病，如 2 型糖尿病和心血管疾病也都与肠道菌群有关。近年来，益生菌、益生元以及粪菌移植等针对肠道微生态用于减重的临床研究逐渐开展。但由于刚刚起步，在评判减重临床结局指标方面仍以体重、BMI、体脂、腰围等指标作为主要结局，将血脂、血糖、炎症因子等作为辅助指标，尚未将评判肠道菌群改变作为影响减重的结局指标。

（十一）其他

1. 纠正不良饮食习惯 是减肥成功的关键之一。肥胖者常见的不良饮食习惯包括不吃早餐，常吃快餐，爱吃零食、甜食，进餐速度过快，夜间加餐等。首先，空腹时身体内储存能量的保护功能增强，使摄入的食物更容易被吸收，也容易形成皮下脂肪。其次，不吃早餐是发生胆囊结石的主要诱因之一。正常人的胆固醇均匀地和胆盐、磷脂溶解在胆汁里，进食后随胆汁排入胃肠道而发挥消化作用，摄入食物后 4～5 小时胆汁就会被排空，如果不吃早餐，前一夜晚饭距离第二天午餐达十几个小时，胆汁常滞积于胆囊内，胆汁中的胆固醇浓度就会增高，达到"超饱和"状态而析出沉淀，逐渐长成结石。再者，不吃早餐使人体在上午没有充足的能量，大脑缺氧、缺能量而无法正常工作。此外，因为饮食次数与肥胖有很大关系，一日两餐，由于饥饿感加强，容易导致食量过多，摄入的热量增加。因此一定要纠正不吃早餐的饮食习惯。

2. 进餐定时定量 减体重者应该定时定量进餐，根据自身具体情况决定餐次。如果每日按时工作，生活规律，可以每日三餐。三餐能量应做到营养均衡，晚餐能量略低于早、午餐，同时在餐后坚持体育锻炼。如果生活不太规律，或者减体重过程中饥饿感较强，可采用少量多餐的方法。每日将总能量分为 6～8 次摄入，早餐不吃太多，节省下来能量，在上午 9～10 点再略加餐。中午的能量也减出 1/3，在下午的 3～4 点加用 1 个水果。晚餐少吃，达到六成饱，在睡前半小时或运动锻炼后半小时再吃些牛奶、饼干等少量食品。这样食物能充分消化吸收，保证节食期间的营养供应，不会发生营养不良。但是需要注意的是，必须做到少量多餐而不是多量多餐。同时要注意不能选用太多的肉类、硬果类、油脂类等高热量的食品。

3. 有利于减肥的饮食和生活习惯

（1）少量多餐，一定要吃早餐。

（2）进食时不看电视、阅读报纸等。

（3）少食多嚼，不可快食：细嚼慢咽，使食物与唾液充分混合，不但可使营养素的消化吸收率提高，还可以增强饱腹感，有利于降低进食量的作用。

（4）限制主食量，丰富副食品种，不偏食。

（5）多选食糙米粗面、海藻及菌类。

（6）少肉多菜，多吃黄绿色蔬菜。

（7）食物清淡，忌食过咸过甜，少糖多醋：经常大量地吃糖，会损害牙齿、增高血脂，诱发心血管疾病。

（8）多喝水，保持七、八分饱，避免烹调过多饭菜，不进食剩余饭菜。

（9）控制酒与零食：零食通常是含有糖类的食物，如含有蔗糖（砂糖）、葡萄糖等，这些糖进入人体后，很容易被消化吸收，转化为脂肪积蓄起来。所以，减少以糖加工的点心、果脯、薯类、谷物类食物，可限制相当一部分热量。

（10）在外出进食或宴会时，应多选择低能量及高膳食纤维的食物，如蔬菜、水果。

（十二）食谱举例

1. 1000kcal 食谱举例

（1）早餐：牛奶燕麦粥（鲜牛奶 250g，燕麦片 10g），玉米面发糕（玉米面粉 20g），拌卷心菜（卷心菜 50g，麻油 1g）。

（2）午餐：米饭（大米 60g），鸡蛋炒黄瓜（鸡蛋 50g，黄瓜 100g），炒苋菜（苋菜 100g）。

（3）加餐：苹果 100g。

（4）晚餐：莜麦面条（莜麦面 50g），鸡丁鲜蘑（鸡胸脯肉 35g，鲜蘑 100g），拌茄泥（茄子 100g）。

全天烹调油 10g。

2. 1400kcal 食谱举例

早餐：牛奶（脱脂牛奶 250g），咸面包（面粉 25g），凉拌黄瓜条（黄瓜 50g）。

午餐：包子（标准粉 100g，白菜 100g，瘦猪肉 50g，韭菜 25g），番茄鸡蛋汤（番茄 50g，鸡蛋 50g，紫菜 2g）。

加餐：水果（草莓 100g）。

晚餐：米饭（糙米 75g），砂锅白菜（白菜 100g，鲜蘑 50g），清蒸鱼（鲤鱼 100g）。

加餐：水果（猕猴桃 100g）。

全天烹调油 20g。

第二节　糖　尿　病

一、概　　述

糖尿病（diabetes mellitus，DM）是由遗传因素和环境因素长期共同作用所导致的慢性、全身性及代谢性疾病。近年来随着我国居民生活方式和膳食结构的改变，糖尿病患病率逐年上升，严重危害居民健康，是我国当前面临的重要公共卫生问题。《中国居民营养与慢性病状况报告（2020年）》显示，我国 18 岁及以上居民糖尿病患病率为 11.9%，糖尿病前期检出率为 35.2%，其中 2 型糖尿病是主要类型，50 岁以上成年人患病率更高。糖尿病发生趋低龄化、长病程、并发症多、健康危害严重和医疗支出费用高等特点。长期慢性的高血糖，可导致眼、神经、肾脏和心血管等组织和器官的损害而出现一系列的并发症，严重危害人体健康。

糖尿病的危险因素多与不合理的膳食习惯相关，包括长期高糖、高脂肪、高能量膳食等。纠正不良生活方式，践行合理膳食和积极运动，一直是预防和控制糖尿病发生、发展的有效手段。对于糖尿病前期和某些病程短、胰岛功能尚可、合并超重肥胖的 2 型糖尿病患者，采用膳食干预和生活方式改善可帮助实现血糖的良好控制；对于病程长、血糖控制不佳、使用降糖药物的 2 型糖尿病患者以及 1 型糖尿病患者，也有助于实现血糖达标，预防和延缓糖尿病并发症发生，改善生活质量，节约医疗费用支出。

二、糖尿病的分型及诊断

（一）分型

根据病因学证据，2019 年世界卫生组织（WHO）将糖尿病分类更新为 6 种类型，即 1 型糖尿病、2 型糖尿病、混合型糖尿病、其他特殊类型糖尿病、未分类糖尿病、妊娠糖尿病。其中，1 型、2 型糖尿病不再细分亚类，混合型糖尿病则包括成人隐匿性自身免疫糖尿病和酮症倾向的 2 型糖尿病。并指出，当没有明确的糖尿病分型诊断时，特别是初诊时，应暂时使用未分类糖尿病这一类别。

2020 年美国糖尿病协会（ADA）标准还新增了“胰腺糖尿病或胰腺外分泌疾病背景下的糖尿病”。胰腺糖尿病指在胰腺外分泌功能不全的基础上，分泌的胰岛素结构异常和功能丧失，多被误诊为 2 型糖尿病。胰腺功能不全引起的高血糖被称为“3c 型糖尿病”。而胰腺外分泌功能不全引起的糖尿病被称为“外分泌胰腺糖尿病”（exocrine pan-creatic diabetes），多由急/慢性胰腺炎、创伤或胰腺切除术、肿瘤、囊性纤维化、血色病等引起，并以并发胰腺外分泌功能不全、病理性胰腺成像（超声内镜、MRI、CT）和缺乏 1 型糖尿病相关的自身免疫性为特征。

（二）诊断

口服葡萄糖耐量试验（OGTT）和糖化血红蛋白（HbA1c）水平仍是判定糖尿病和糖尿病前期的标准。ADA 1997 年公布糖尿病诊断标准，包括我国在内的许多国家都在采用，诊断原则如下。

（1）糖尿病危险人群：老年人、肥胖者、有糖尿病家族史者、高血压者、高脂血症者、有妊娠糖尿病（GDM）史者、应激性高血糖者等；或有糖尿病症状者，如口渴、多尿、乏力、体重降低、皮肤瘙痒、反复感染等；空腹血糖＞7.0mmol/L，或随机血糖＞11.1mmol/L 即可诊断为糖尿病。

（2）葡萄糖耐量试验：如结果可疑，应再作葡萄糖耐量试验。成人空腹服 75g 葡萄糖后测血糖，餐后 2 小时血糖＞11.1mmol/L 可诊断为糖尿病；7.8～11.1mmol/L 为糖耐量减低（IGT）。

（3）单独空腹血糖 6.1～7.0mmol/L，称为空腹血糖受损（IFG）。

（4）空腹血糖水平或餐后 2 小时血糖水平在临界值左右的患者，需隔 2～4 周复查，用口服 50g 葡萄糖试验证实，直到确诊或排除糖尿病为止。

糖基化血红蛋白可反映前 4～5 周血糖控制情况（表 22-3）。在进行糖耐量试验前，应空腹 8～16 小时，将 75g 葡萄糖溶解在 300ml 左右水中，5 分钟内喝完，也可以用馒头代替葡萄糖，本试验共需要抽 4 次血以测定血糖。

表 22-3　HbA1c 与平均血糖 eAG 换算表

HbA1c（%）	eAG（mmol/L）
5	5.4（4.2～6.7）
6	7.0（5.5～8.5）
7	8.6（6.8～10.3）
8	10.2（8.1～12.1）
9	11.8（9.4～13.9）
10	13.4（10.7～15.7）
11	14.9（12.0～17.5）
12	16.5（13.3～19.3）

注：括号内为 95%置信区间（反映个体差异）

三、发病机制及临床表现

糖尿病是由遗传因素、内分泌功能紊乱等各种致病因子作用，导致胰岛功能减退、胰岛素抵抗等而引发的糖、蛋白质、脂肪、水和电解质等一系列代谢紊乱综合征。2020 年 ADA 标准指出，无论是 1 型糖尿病还是 2 型糖尿病，均因遗传和（或）环境因素引起胰岛 β 细胞数量和（或）功能的逐步丧失，最终都可能进展为慢性并发症。1 型糖尿病的胰岛 β 细胞死亡或功能障碍主要由自身免疫引起，而对于 2 型糖尿病，引起其胰岛 β 细胞死亡和功能障碍的相关机制尚不明确。然而，胰岛素抵抗相关的 β 细胞胰岛素分泌相对不足似乎是 2 型糖尿病共有的特性，与 1 型糖尿病的自身免疫性 β 细胞破坏明显不同。

（一）临床表现

1. 糖尿病的典型症状是三多一少 ①多尿，是高血糖引起的高渗性利尿所致，尿次及尿量增多，夜间尤为明显。②多饮，是多尿造成脱水所致，每天饮水量超过 5 磅（1 磅≈0.454kg）。③多食，是机体得不到足够的能量补充所致，饮食量较以前明显增多而仍不能饱腹，或者明显超过同年龄、同性别、同体力活动者。④体力及体重下降，是机体得不到足够的能量补充，消耗脂肪和肌肉组织的结果。体力下降常见，体重较最重时减轻。

2. 餐前低血糖 由胰岛素分泌迟缓所致。胰岛素快速分泌高峰消失，分泌高峰后移，血糖已降至较低水平时，胰岛素分泌方达到峰值，进而引起餐前低血糖症状。

3. 皮肤瘙痒及感染 全身皮肤瘙痒，外阴部尤为明显，是高血糖刺激与尿液局部刺激的结果。皮肤感染，如疖、痈难以愈合，有的患者可发生下肢坏疽甚至导致截肢。

4. 视力下降 主要是血糖波动引起晶状体凸度改变、白内障和视网膜病变的结果。

5. 神经系统表现 包括感觉神经、运动神经和自主神经病变的表现。

（二）并发症处理

1. 酮症酸中毒昏迷 在采取急救措施的同时，可通过输液或鼻饲给予营养性液体，每次输液或进食后，应记录营养液或食品名称及数量，计算营养素摄入量，以便根据记录拟定治疗方案。鼻饲应在医护人员指导下，给予牛奶、豆浆、蒸蛋羹、米汤、淡藕粉、鸡茸汤等。病情好转后可用糖尿病半流质或普食。

2. 低血糖 凡空腹血糖低于 3.3mmol/L 称为低血糖，多发生在注射胰岛素后膳食供给不及时，或其他原因未能及时进食者。主要症状有心慌、出汗、头晕、烦躁、焦虑、饥饿感强烈及全身乏力等；严重时可致昏迷，甚至死亡。症状较轻者，神志清楚，可用葡萄糖或蔗糖 20～50g，温开水冲服，几分钟后症状消失。如症状稍重，除饮糖水外，应进食些馒头、饼干或水果等，十几分钟后症状可消失。病情严重神志不清者应静脉输注葡萄糖，立即送医院抢救。

四、营养代谢变化

（一）糖代谢紊乱

糖尿病患者体内胰岛素分泌绝对不足或相对不足是造成代谢紊乱的根本原因，高血糖是糖代谢紊乱的结果，其发生机制一是葡萄糖的利用减少，二是肝糖原输出增多。

1. 葡萄糖的利用减少

（1）葡萄糖进入细胞内减少：糖尿病时胰岛素分泌不足，葡萄糖载体运输减慢，所以葡萄糖进入细胞受阻，造成葡萄糖的利用减少。

（2）糖原合成减少：胰岛素缺少时糖原合成减少，肝糖原、肌糖原贮量减少，因而血糖升高。

（3）糖酵解减弱：在糖酵解过程中，需磷酸果糖激酶、丙酮酸激酶催化，胰岛素促进或诱导此二酶的合成，胰岛素不足时糖酵解减弱。

（4）三羧酸循环减弱：糖尿病时由于胰岛素的缺乏，使丙酮酸脱氢酶和柠檬酸合成酶这两种酶的活性下降，三羧酸循环减慢，使糖的完全“燃烧”明显减少。

（5）磷酸戊糖通路减弱：糖代谢除了糖酵解途径外另一途径是磷酸戊糖代谢。通过此途径，一次循环可氧化分解 1 分子葡萄糖，当胰岛素不足时，此过程所需的 6-磷酸葡萄糖脱氢酶的活性减弱，使磷酸戊糖代谢减弱，糖的利用减弱。

2. 肝糖原输出增多 正常血糖浓度的维持有赖于胰岛素和升糖激素的平衡。糖尿病患者由于胰岛素减少，升糖激素如胰高血糖素、儿茶酚胺等相对升高，血糖偏高。升糖激素主要通过下述途径升高血糖：①糖原分解增多，胰高血糖素及肾上腺素可促进糖原分解，使血糖升高。②糖原异生增加，胰升糖素、儿茶酚胺及肾上腺皮质激素促进糖原异生，使肝糖输出增多，升高血糖。

（二）脂肪代谢紊乱

1. 脂肪合成减少 胰岛素能促进脂肪的合成，当胰岛素分泌不足时这种作用减弱，脂肪合成明显减少。

2. 脂肪分解增速，酮体生成增加 胰岛素能抑制脂肪的分解，当胰岛素缺乏不足以抑制脂肪的分解并伴有胰高血糖素增多时，脂肪分解加速，产生大量的脂肪酸，脂肪酸经肝 β 氧化产生大量的乙酰 CoA，乙酰 CoA 进入三羧酸循环受阻故转化成酮体，当超过机体对酮体的利用能力时就可产生酮症酸中毒，尤其是在应激状态下更易产生。

3. 高脂血症 糖尿病时，胰岛素缺乏，使脂肪合成减少，分解增加，造成血中脂肪酸明显增多，脂肪酸与磷酸甘油结合转化为甘油三酯。所以，糖尿病患者血中甘油三酯水平显著增高，脂肪酸经肝的氧化分解成大量的乙酰 CoA，该物质不能进入三羧酸循环，所以酮体生成增加，胆固醇合成增加。

（三）蛋白质代谢紊乱

胰岛素极其重要的作用是促进蛋白质合成，抑制蛋白质分解。糖尿病时尤其是 1 型糖尿病患者，胰岛素分泌不足，不能满足机体的需要。因此，胰岛素的上述作用减弱，其结果是蛋白质的合成减少而分解增加。由于蛋白质代谢呈负氮平衡，患者肌肉萎缩，消瘦乏力，抵抗力降低，易发生各种感染，手术刀口不易愈合。小儿则生长发育受阻，糖尿病肾病后期可发生低蛋白血症。

（四）酸碱平衡失调

糖尿病患者病情控制不佳时，可发生下列代谢性酸中毒：①酮症酸中毒昏迷；②乳酸性酸中毒并昏迷；③糖尿病肾病晚期可引起尿毒症；④糖尿病由于大量脱水可引起代谢性酸中毒。

五、营养治疗原则

糖尿病综合治疗原则为“五驾马车”或“五色球理论”，即膳食治疗、运动治疗、糖尿病教育与心理治疗、药物治疗（胰岛素或口服降糖药治疗及中药治疗）和病情监测，其中医学营养治疗（MNT）是所有糖尿病治疗的基础，是糖尿病自然病程任何阶段预防和控制糖尿病必不可少的措施。有效的生活方式干预是达到糖尿病患者治疗目标的基础。通过生活方式的调节，可以起到保护胰岛功能；控制血糖、血脂；预防和延缓并发症的发生；保证患者合理营养需求；提高患者生活质量的目的。

《成人糖尿病食养指南（2023 年版）》对糖尿病患者的日常食养提出了 8 条原则和建议。包括：①食物多样，养成和建立合理膳食习惯。②能量适宜，控制超重肥胖和预防消瘦。③主食定量，优选全谷物和低血糖生成指数食物。④积极运动，改善体质和胰岛素敏感性。⑤清淡饮食，限制饮酒，预防和延缓并发症。⑥食养有道，合理选择应用食药物质。⑦规律进餐，合理加餐，促进餐后血糖稳定。⑧自我管理，定期营养咨询，提高血糖控制能力。

（一）食物多样，养成和建立合理膳食习惯

营养膳食治疗是糖尿病最基本、最核心的治疗措施，其他的治疗方法均须在饮食治疗的基础上实施。应遵循平衡膳食的原则，在控制血糖的同时，保证每日能量适宜和营养素摄入充足。

食物多样化是实现合理膳食均衡营养的基础。种类多样的膳食应由五大类食物组成：第一类为谷薯类，包括谷类（含全谷物）、薯类与杂豆；第二类为蔬菜和水果；第三类为动物性食物，包括畜、禽、鱼、蛋、奶；第四类为大豆类和坚果；第五类为烹调油和盐。糖尿病患者同样应该保持食物多样化，膳食丰富多彩，保证营养素摄入全面和充足，少油少盐限糖限酒。

合理膳食是指在平衡膳食基础上，以控制血糖为目标，调整优化食物种类和重量，满足自身健康需要。①主食要定量，碳水化合物主要来源以全谷物、各种豆类、蔬菜等为好，水果要限量；②餐餐都应有蔬菜，每天应达 500g，其中深色蔬菜占一半以上；③天天有奶类和大豆，常吃鱼、禽，适量蛋和畜肉，这些是蛋白质的良好来源；④减少肥肉摄入，少吃烟熏、烘烤、腌制等加工肉类制品，控制盐、糖和油的使用量。

（二）能量适宜，控制超重肥胖和预防消瘦

膳食能量是体重管理也是血糖控制的核心，主要来源于谷物、油脂、肉类、蛋类、奶类、坚果、水果、蔬菜等食物。根据病情及患者的身高、体重、年龄、性别、血糖、尿糖及有无并发症等病理生理情况和其劳动强度、活动量大小等因素计算热能需要量，总能量以维持理想体重低限为宜。例如，一个 60kg 轻体力活动的成年女性，其每天能量需要量在 1500～1800kcal。

推荐糖尿病患者膳食能量的宏量营养素占总能量比分别为：

1. 碳水化合物 占 45%～60%，略低于一般健康人群，以复合碳水化合物为主。以成年人（1800～2000kcal）为例，相当于一天碳水化合物的总量为 200～300g。

2. 蛋白质 占 15%～20%，或成人按每日 1g/kg 计算，凡病情控制不满意，易出现负氮平衡者按 1.2～1.5g/kg 体重供给，其中动物蛋白质应不低于 30%，并应补充一定量的豆类制品。许多研究显示，摄入蛋白质并不增加血糖浓度。

3. 脂肪 占 20%～35%，或按每日 0.8～1.0g/kg 体重供给，其中多不饱和脂肪酸、单不饱和脂肪酸与饱和脂肪酸比值为 1∶1∶0.8，胆固醇小于 300mg。反式脂肪也能升高 LDL-C 水平，故摄入宜降到最低限度，建议少用氢化植物油制成的硬的人造黄油、起酥油及其制品。

4. 其他营养素 包括：多供给含膳食纤维丰富的食物，每日总摄入量应在 20g 以上。供给充足的维生素和无机盐。适量补充 B 族维生素和维生素 E，钙、硒、铬、锌等微量元素应充分供给，食盐不宜过高。

糖尿病患者能量需求水平因人因血糖调节而异，应咨询营养指导人员来帮助确定全天的能量摄入量和运动量，制定个性化的膳食管理、血糖和体重控制方案（表 22-4）。

体重是反映一段时间内膳食状况和人体健康状况评价的客观指标，也是影响糖尿病发生发展的重要指标。体脂率超标是产生胰岛素抵抗的重要因素，短期研究表明 2 型糖尿病患者体重降低后能减轻胰岛素抵抗，改善血糖、血脂与血压。

糖尿病患者要特别注重保持体重在理想范围，提高机体免疫力，降低疾病的发生发展风险。我国成人健康体重的体重指数（BMI）应保持在 18.5～23.9kg/m^2。从年龄和降低死亡风险考虑，65 岁以上老年人可适当增加体重。肥胖患者减重后可以改善胰岛素抵抗、改善血糖控制。超重和肥胖的 2 型糖尿病患者减重 3%～5%，即能产生有临床意义的健康获益。建议超重肥胖患者按照每个月减少 1～2kg 的速度，3～6 个月减少原体重的 5%～10%。合并消瘦或营养不良的患者，应在营养指导人员的指导下，通过增加膳食能量、蛋白质的供给，结合抗阻运动，增加体重，达到和维持理想体重。老龄患者应特别注意预防肌肉衰减并保持健康体重。

表 22-4　糖尿病患者每天能量供给量[kJ（kcal）/（kg·bw）]

体型	卧床	轻体力	中等体力	重体力
消瘦	84～105（20～25）	146（35）	167（40）	188～209（45～50）
正常	63～84（15～20）	125（30）	146（35）	167（40）
肥胖	63（15）	84～105（20～25）	125（30）	146（35）

注：正常体重（kg）=身长（cm）–105，高（低）±标准体重 20%为肥胖（消瘦）

（三）主食定量，优选全谷物和低血糖生成指数食物

碳水化合物的种类和数量，是影响餐后血糖最重要的营养因素。主食多富含碳水化合物，学习如何选择主食类食物和计量食物碳水化合物含量及互换，养成规律的进餐习惯，是糖尿病患者认识和掌握食物、药物和血糖反应关系的关键措施，是整体膳食合理规划和调整的重点。

血糖指数是衡量食物对血糖影响的相对指标，选择低血糖指数食物有利于餐后血糖控制。低血糖指数的食物在胃肠内停留时间长，吸收率低，葡萄糖释放缓慢，葡萄糖进入血液后的峰值低、下降速度也慢，简单说就是引起的餐后血糖波动比较小，有助于血糖控制。血糖指数≤55，为低血糖指数食物；55＜血糖指数≤70，为中血糖指数食物；血糖指数＞70，为高血糖指数食物，具体可参考我国常见食物的血糖生成指数表。主食定量，不宜过多，多选全谷物和低血糖指数食物；其中全谷物和杂豆类等低血糖指数食物，应占主食的 1/3 以上。当初诊或血糖控制不佳时，建议咨询医师或营养指导人员给予个性化指导，调整膳食中碳水化合物含量，以降低血糖水平或降糖药物的使用（表 22-5）。

表 22-5　各类食物血糖指数分类表

食物分类		食品名称	血糖指数分类
谷类及制品	整谷粒	小麦、大麦、黑麦、荞麦、黑米、莜麦、燕麦、青稞、玉米	低
	谷麸	稻麸、燕麦麸、青稞麸	低
	米饭	糙米饭	中
		大米饭、糯米饭、速食米饭	高
	粥	玉米粒粥、燕麦片粥	低
		小米粥	中
		即食大米粥	高
	馒头	白面馒头	高
	面（粉）条	强化蛋白面条，加鸡蛋面条，硬质小麦面条，通心面、意大利面、乌冬面	低
		全麦面、黄豆挂面、荞麦面条、玉米面粗粉	中
	饼	玉米饼、薄煎饼	低
		印度卷饼、比萨饼（含乳酪）	中
		烙饼、米饼	高
方便食品	面包	黑麦粒面包、大麦粒面包、小麦粒面包	低
		全麦面包、大麦面包、燕麦面包、高纤面包	中
		白面包	高
	饼干	燕麦粗粉饼干、牛奶香脆饼干	低
		小麦饼干、油酥脆饼干	中
		苏打饼干、华夫饼干、膨化薄脆饼干	高
薯类、淀粉及制品		山药、雪魔芋、芋头（蒸）、山芋、土豆粉条、藕粉、苕粉、豌豆粉丝	低
		土豆（煮、蒸、烤）、土豆片（油炸）	中
		土豆泥、红薯（煮）	高

续表

食物分类	食品名称	血糖指数分类
豆类及豆制品	黄豆、黑豆、青豆、绿豆、蚕豆、鹰嘴豆、芸豆	低
	豆腐、豆腐干	低
蔬菜	芦笋、菜花、西蓝花、芹菜、黄瓜、茄子、莴笋、莴苣、青椒、番茄、菠菜	低
	甜菜	中
	南瓜	高
水果及其制品	苹果、梨、桃、李子、樱桃、葡萄、猕猴桃、柑橘、芒果、芭蕉、香蕉、草莓	低
	菠萝、哈密瓜、水果罐头（如桃、杏）、葡萄干	中
	西瓜	高
乳类及乳制品	牛奶、奶粉、酸奶、酸乳酪	低
坚果、种子	花生、腰果	低
糖果类	巧克力、乳糖	低
	葡萄糖、麦芽糖、白糖、蜂蜜、胶质软糖	高

血糖水平是碳水化合物摄入量、运动量、膳食结构、空腹时间等因素的综合反映，碳水化合物供能比过低，并不能得到更好的长久健康效益。应经常监测血糖来确定机体对膳食，特别是主食类食物的反应，并及时规划调整。做好膳食、运动和血糖水平记录，提高血糖控制和自我管理的科学规划水平。对零食中的谷类食物、水果、坚果等，也应该查看营养成分表中碳水化合物的含量，并计入全天摄入量。调整进餐顺序对控制血糖有利，养成先吃菜，最后吃主食的习惯。

（四）积极运动，改善体质和胰岛素敏感性

运动可以消耗能量，抗阻运动有助于增加肌肉量，运动还可以增加骨骼肌细胞膜上葡萄糖转运蛋白（GLUT-4）的数量，增加骨骼肌细胞对葡萄糖的摄取，改善骨骼肌细胞的胰岛素敏感性，平稳血糖。目前有充足的证据表明，身体活动不足可导致体重过度增加，多进行身体活动不仅有利于维持健康体重，调节心情愉悦，还能降低肥胖、2 型糖尿病、心血管疾病和某些癌症等疾病发生风险和全因死亡风险。

糖尿病患者可在餐后运动，每周至少 5 天，每次 30～45 分钟，中等强度运动要占 50%以上，循序渐进，持之以恒。中等强度运动包括快走、骑车、乒乓球、羽毛球、慢跑、游泳等。如无禁忌，最好一周 2 次抗阻运动，如哑铃、俯卧撑、器械类运动等，提高肌肉力量和耐力。将日常活动和运动融入生活计划中。运动前后要加强血糖监测，避免低血糖。

糖尿病患者应该寻找和培养自己有兴趣的运动方式，将运动列入每天的时间安排，培养运动意识和习惯，有计划地循序渐进，逐渐增加和达到目标运动量。

运动疗法也是糖尿病治疗的常用方法，对于控制血糖、血脂，防止或延缓并发症的发生及提高身体体质具有重要作用。所以，大力提倡糖尿病患者尽量参加体育锻炼。2 型糖尿病患者在中度以上的体力活动和体育锻炼以前，应注意增加少许食品以避免发生低血糖。2 型糖尿病患者不宜做中度以上的体育锻炼。运动时在膳食上需要注意以下问题：

（1）不要在进食后立即进行运动，而要在进食后 1～2 小时进行。

（2）如运动时间较长，宜在运动前和（或）运动中途适当进食，以防止发生低血糖；早晨锻炼时不宜空腹。

（3）根据运动强度和运动持续时间，在运动结束后 24 小时内可增加进食量。

（4）如果体重在理想体重范围内，而不需要控制体重，则运动消耗能量应该从膳食中补偿，原则是消耗多少补充多少，以维持理想体重。

（五）清淡饮食，限制饮酒，预防和延缓并发症

预防和延缓相关并发症的发生，重点是强化生活方式的改变。首先要控制油、盐、糖，不饮酒，控制血糖、血脂、血压在理想水平。所有人都应该清淡饮食，控制油、盐、糖用量，包括糖尿病前期和所有糖尿病患者。烹调油或肥肉摄入过多，会导致膳食总能量过高，从而引起超重及肥胖，对血糖、血脂、血压等代谢指标的控制均不利。研究证据表明，食盐摄入过多可增加高血压、脑卒中等疾病的发生风险。

虽然乙醇代谢不需要胰岛素，但原则上以不饮酒为宜，因为乙醇除能量外，不含其他营养素，过量酒精摄入还可损害人体胰腺，引起肝损伤，也是痛风、癌症和心血管疾病等发生的重要危险因素。饮酒会扰乱糖尿病患者的正常膳食和用药，导致血糖波动，长期饮酒可增加或提前发生并发症。饮酒还可增加低血糖的发生风险，尤其是在服用胰岛素或胰岛素促泌剂时。此外，患者在饮酒时往往伴随大量食物摄入，导致总能量摄入过多，从而引起血糖升高。啤酒乙醇含量平均为 3～6ml/100ml，能量平均为 125kJ（30kcal）/100ml，1 次应在 250ml 左右。黄酒乙醇含量为 15ml/100ml，能量在 335kJ（80kcal）/100ml，1 次应在 100ml 以内。葡萄酒含乙醇为 10～15ml/100ml，能量为 60～377kJ（14.3～90.1kcal）/100ml，1 次量宜在 100ml 以内。

清淡饮食，每日烹调油使用量宜控制在 25g 以内，少吃动物脂肪，适当控制富含胆固醇的食物，预防血脂异常。食盐用量每日不宜超过 5g。同时，注意限制酱油、鸡精、味精、咸菜、咸肉、酱菜等含盐量较高的调味品和食物的使用。足量饮用白开水，也可适量饮用淡茶或咖啡，不喝含糖饮料。

糖尿病患者应当在医师和营养指导人员的指导下，积极开展合理膳食和适量运动，维持血糖稳定，防止糖尿病并发症的发生发展。

（六）食养有道，合理选择应用食药物质

中医食养是以中医理论为指导，以性味较为平和的食物以及食药物质，通过“扶正”与“纠偏”，使人体达到“阴平阳秘”的健康状态。坚持辨证施膳的原则，因人、因时、因地制宜。按照中医辨证论治原则，阴虚热盛证采用具有养阴清热作用的食药物质，如桑叶、决明子、莲子等；气阴两虚证采用具有益气养阴作用的食药物质，如桑椹、枸杞子、葛根等；阴阳两虚证可选用山药、茯苓、肉桂等。把日常膳食和传统中医养生食谱相结合。

（七）规律进餐，合理加餐，促进餐后血糖稳定

进餐规律，定时定量，是维持血糖平稳的基础。规律进餐指一日三餐及加餐的时间相对固定，可避免过度饥饿引起的饱食中枢反应迟钝而导致的进食过量。不暴饮暴食，不随意进食零食、饮料，不过多聚餐，减少餐次。不论在家或在外就餐，根据个人的生理条件和身体活动量，应该饮食有节、科学配制，进行标准化、定量的营养配餐，合理计划餐次和能量分配来安排全天膳食，吃饭宜细嚼慢咽，形成良好饮食习惯。是否需要加餐、什么时间加餐，以及选择何种零食，应根据患者具体血糖波动的特点来决定。对于病程长、血糖控制不佳、注射胰岛素的 2 型糖尿病患者和 1 型糖尿病患者，应进行血糖监测，可根据实际情况适当加餐，以预防低血糖的发生。对于消瘦的糖尿病患者以及妊娠糖尿病患者，也可适当安排加餐或零食，以预防低血糖的发生，增加能量摄入，增加体重（表 22-6）。

表 22-6　糖尿病膳食每天能量分配（%）

临床体征	早餐	上午点心	中餐	下午点心	晚餐	睡前点心
不用药病情稳定者	20		40		40	
或者按	33		33		34	
用胰岛素病情稳定者	20		40		30	10
用胰岛素病情多变者	20	10	20	10	30	10
或者按	28		28		28	16

（八）自我管理，定期营养咨询，提高血糖控制能力

有效管理和控制血糖平稳，很大程度上取决于患者的自我管理能力。糖尿病管理需要采取综合性措施，结合患者的病程、病情和行为改变特点等，兼具个性化和多样性。糖尿病患者需要切实重视、学习糖尿病知识和自我管理技能，包括膳食调理、规律运动、监测血糖、遵医嘱用药、胰岛素注射技术，以及低血糖预防和处理等。糖尿病患者应将营养配餐、合理烹饪、运动管理和血糖监测作为基本技能。了解食物中碳水化合物含量和血糖指数值，学习食物交换份的使用，把自我行为管理融入日常生活中。应建立与临床经验丰富的营养师等营养指导人员、医师团队的咨询和随访服务关系，主动进行定期的咨询，接受个性化营养教育、膳食指导，以促进技能获取和营养治疗方案有效实施，并改善自我健康状况和临床结局。特别是在初诊、年度检查和（或）未达到治疗目标、疾病或环境变化时，应及时就诊或咨询。

（九）营养素计算法制订食谱

糖尿病膳食是称重膳食，在制订食谱计算营养素时必须认真细致。现以体重 60kg，身高 170cm，成年男性糖尿病患者，劳动强度以轻体力劳动为例。

计算能量供给量：根据患者的身高、体重按身高（cm）–105=标准体重（kg）的公式算出患者的正常（或理想）体重，确定患者的体形是胖或瘦或正常，再结合患者的年龄、病情和活动强度等，计算能量供给量。

理想体重：170–105=65kg；BMI=20.76kg/m^2；能量供给量：65×30=1950kcal。

确定三大产热营养素所占能量比例，计算其重量。

碳水化合物：1950×55%÷4=268（g）；蛋白质：1950×18%÷4=88（g）；脂肪：1950×27%÷9=59（g）。

全天膳食分配可按 1/5、2/5、2/5，或 1/3、1/3、1/3 的比例。

配餐步骤：通常先配主食，后配蔬菜，再配荤菜，包括豆制品，最后计算烹调油及调味品。

1. 食物成分表计算法 根据食物成分表所列各种食物的营养值计算出食谱中各类食物的用量。此法所得数字较精确，但计算烦琐，患者不易操作。

2. 主食固定法 根据患者情况确定每日主食量，方法简便、易行，常用于门诊患者。但必须强调在固定主食的同时，副食也应适当、定量，否则患者的能量供给量无法控制，营养治疗的目的难以达到。

3. 食品交换法 国外大都采用此法，简单易操作，根据不同类别食物的营养特点将常用食物分为谷类、蔬菜类、水果类、瘦肉类、乳类、油脂类等。在每一类食物中按常用食物的习惯用量算出每一份食物的粗略营养值（糖类、蛋白质、脂肪）及能量。然后再将每类食物中的其他食品按等值营养成分算出使用量（交换份）。使用者可参考食物交换表和食谱示例，相互交换、合理搭配（表 22-7～表 22-15）。

4. 食谱举例

（1）早餐：小白菜鸡蛋荞麦面（荞麦面 100g，鸡蛋 50g，小白菜 100g，橄榄油 5g）。

（2）中餐：小米大米饭（110g），笋子烧牛肉（竹笋 100g，瘦牛肉 80g），清炒菜苔（菜苔 150g），菜籽油 12g。

（3）加餐：无糖牛奶 250ml。

（4）晚餐：燕麦大米饭（110g），清蒸鲈鱼（鲈鱼 100g），蒜蓉油麦菜（油麦菜 250g），菜籽油 10g。

该食谱提供能量 1940kcal，蛋白质 92g，脂肪 61g，碳水化合物 263g。

表 22-7 食品交换份内容和营养价值

类别	每份重量（g）	能量（kcal）	蛋白质（g）	脂肪（g）	糖类（g）	主要营养素
谷薯类	25（1/2 两）	90	2.0	—	20.0	糖类
蔬菜类	250（0.5 斤）	90	5.0	—	17.0	无机盐 维生素
水果类	150（3 两）	90	1.0	—	21.0	膳食纤维
大豆类	25（1/2 两）	90	9.0	4.0	4.0	蛋白质
乳类	160（3 两）	90	5.0	5.0	6.0	
肉蛋类	50（1 两）	90	9.0	6.0		
硬果类	15（1/3 两）	90	4.0	7.0	2.0	脂肪
油脂类	10（1 汤匙）	90	—	10.0		

注：1 两=50g；1 斤=500g（下同）

表 22-8 谷、薯类食物等量交换表（90kcal）

类别	主要食物	每份质量（g）	质量估算
谷物	大米、面粉、玉米面、杂粮等（干、生、非加工类制品）	23～27	大米 1 把
主食制品	馒头、花卷、大饼、烧饼、米饭、面包、面条等（不包括干面条）	34～38	馒头约半个 米饭半碗 面包 1 片
全谷物	玉米粒（干）、高粱米、小米、荞麦、黄米、燕麦、藜麦、青稞等	23～27	小米 1 把
杂豆类	绿豆、赤小豆、芸豆、蚕豆、豌豆、眉豆等	23～27	绿豆 1 把
粉条（丝）及淀粉	粉条、粉丝、团粉、玉米淀粉等	23～27	粉丝 1 把
糕点和油炸类	蛋糕、江米条、油条、油饼等	20～23	油条 1/4 根 江米条 5 根
薯芋类	马铃薯、甘薯、木薯、山药、芋头、豆薯等	90～110	马铃薯半个

表 22-9 蔬菜类等量交换表（90kcal）

类别	主要食物	每份质量（g）	质量估算
蔬菜（综合）	常见蔬菜（不包含腌制、罐头等制品，干制蔬菜需换算）	240～260	—
茄果类	茄子、番茄、柿子椒、辣椒、西葫芦、黄瓜、丝瓜、冬瓜、南瓜等	360～400	番茄约 2 个 黄瓜 1 根
白色叶花茎类菜	白菜、奶白菜、圆白菜、娃娃菜、菜花、白笋、竹笋、百合、鱼腥草等	300～350	奶白菜 3 把 圆白菜半棵
深色叶花茎类菜	油菜、菠菜、油麦菜、鸡毛菜、香菜、乌菜、萝卜缨、茴香、苋菜等（特指胡萝卜素含量≥300μg 的蔬菜）	270～300	油菜 3 把 菠菜 3 把
根茎类	白萝卜、胡萝卜、水萝卜、山药等（不包括马铃薯、芋头等薯芋）	280～320	胡萝卜 1 根 白萝卜半根
鲜豆类	豇豆、扁豆、四季豆、刀豆、豌豆等（新鲜，带荚）	150～170	扁豆 2 把
蘑菇类（鲜）	香菇、草菇、平菇、白蘑、金针菇等鲜蘑菇	270～300	平菇 2 把
蘑菇类（干）	香菇、木耳、茶树菇、榛蘑等干制品	25～30	香菇 1 把

注：如混食多种蔬菜时，选择蔬菜（综合）的分量；如果单选某类蔬菜，按类确定分量

表 22-10 水果类等量交换表（90kcal）

类别	主要食物	每份质量（g）	质量估算
水果（综合）	常见水果（不包括糖渍、罐头类制品，干制水果需换算）	140～160	—
柑橘类	橘子、橙子、柚子、柠檬等	180～220	橘子 2 个 橙子 1 个
仁果、核果、瓜果类	苹果、梨、桃、李子、杏、樱桃、甜瓜、西瓜、黄金瓜、哈密瓜等	160～180	苹果 1 个

续表

类别	主要食物	每份质量（g）	质量估算
浆果类	葡萄、石榴、柿子、桑椹、草莓、无花果、猕猴桃等	140～160	草莓 7 颗 猕猴桃 2 个
枣和热带水果	各类鲜枣、芒果、荔枝、桂圆、菠萝、香蕉、榴梿、火龙果等	70～90	鲜枣 7 个 香蕉 1 根 荔枝 4 颗
干果	葡萄干、杏干、苹果干等	24～28	葡萄干 1 把

注：如混食多种水果时，选择水果（综合）的分量；如果单选某类水果，按类确定分量

表 22-11　肉类等量交换表（90kcal）

类别	主要食物	每份质量（g）	质量估算
畜肉类（综合）	常见畜肉类	40～60	—
畜肉类（纯瘦，脂肪≤5%）	牛里脊、羊里脊等	70～90	约手掌大
畜肉类（瘦，脂肪 6%～15%）	猪里脊、牛腱子、羊腿肉等	50～70	牛腱子 1 块
畜肉类（肥瘦，脂肪 16%～35%）	前臀尖、猪大排等	25～35	猪大排 1 块
畜肉类（较肥，脂肪 36%～50%）	五花肉、肋条肉等	15～25	五花肉 1 块
畜肉类（肥，脂肪≥85%）	肥肉、板油等	10～13	肥肉 1 粒
禽肉类	鸡、鸭、鹅、火鸡等	40～60	鸡肉 1 块
畜禽内脏类	猪肝、猪肚、牛舌、羊肾、鸡肝、鸡心、鸭肫等	60～80	猪肝 1 块
蛋类	鸡蛋、鸭蛋、鹅蛋、鹌鹑蛋等	50～70	鸡蛋 1 个
鱼类	鲤鱼、草鱼、鲢鱼、鳙鱼、黄花鱼、带鱼、鲳鱼、鲈鱼等	60～90	鲤鱼 1 块
虾蟹贝壳类	河虾、海虾、河蟹、海蟹、河蚌、蛤蜊、蛏子等	100～130	海虾 5 只 河蟹 2 只

注：如不便判断脂肪含量，选择畜肉（综合）的分量，否则按类确定分量。五花肉、肥肉宜减少食用频次或摄入总量

表 22-12　坚果类等量交换表（90kcal）

类别	主要食物	每份质量（g）	质量估算
淀粉类坚果（碳水化合物≥40%）	板栗、银杏、芡实、莲子等	24～26	板栗 4 颗 莲子 1 把
高脂类坚果（脂肪≥40%）	松子、核桃、葵花籽、南瓜子、杏仁、榛子、开心果、芝麻等	12～16	葵花籽 1 把 杏仁 1 把 核桃 2 颗
中脂类坚果（脂肪 20%～40%）	腰果、胡麻子、核桃（鲜）、白芝麻等	18～22	腰果 1 把 芝麻 1 把

表 22-13　大豆、乳及其制品等量交换表（90kcal）

类别	主要食物	每份质量（g）	质量估算
大豆类	黄豆、黑豆、青豆	18～22	黄豆 1 把
豆粉	黄豆粉	18～22	2 汤勺
豆腐	北豆腐	80～100	1/3 盒
	南豆腐	140～160	半盒
豆皮（干）	豆腐干、豆腐丝、素鸡、素什锦等	40～60	豆腐丝 1 把
豆浆	豆浆	320～350	1 杯半
液态乳	纯牛乳（全脂）、鲜牛乳	130～150	2/3 杯
发酵乳	酸奶（全脂）	90～110	半杯
乳酪	乳酪、干酪	23～25	1 块
乳粉	全脂乳粉	18～20	2 瓷勺

表 22-14　调味料类的盐含量等量交换表（2000mg 钠或 5g 盐）

类别	每份质量（g）	钠含量（mg）	盐含量（g）	主要食物
食用盐	5	2000	5	精盐、海盐等
鸡精	10	2000	5	鸡精
味精	24	2000	5	味精
豆瓣酱类	30	2000	5	豆瓣酱、辣椒酱、辣酱等
酱油	32	2000	5	生抽、老抽等
咸菜类	63	2000	5	榨菜、酱八宝菜、腌雪里蕻、腌萝卜干等
黄酱类	78	2000	5	黄酱、花生酱、甜面酱、海鲜酱等
腐乳	84	2000	5	红腐乳、白腐乳、臭腐乳等

表 22-15　不同能量糖尿病饮食内容

能量（kcal）	交换单位	谷薯类	蔬果类	肉蛋类	豆乳类		油脂类
					豆浆（g）	牛奶（g）	
1200	14	3 两	1 斤	2.5 两	350	250	2 汤勺
1400	16	4 两	1 斤	2.5 两	350	250	2 汤勺
1600	18	4.5 两	1 斤	3 两	350	250	2.5 汤勺
1800	20	5.5 两	1 斤	3 两	359	250	2.5 汤勺
2000	22	6 两	1 斤	3.5 两	350	250	3 汤勺
2200	24	7 两	1 斤	3.5 两	350	250	3 汤勺

第三节　高尿酸血症与痛风

一、概　　论

尿酸是嘌呤代谢的终产物，腺嘌呤、鸟嘌呤、次黄嘌呤及黄嘌呤在体内通过一系列酶的作用均可产生尿酸。约 80%的尿酸源于体内核苷酸或核蛋白的分解，20%的尿酸源于膳食中富含嘌呤的食物。尿酸主要由肾脏（66%）和肠道（34%）排出体外。尿酸的血中水平决定于尿酸产生和排泄之间的平衡。尿酸的高低受种族、膳食习惯、年龄、体质肥胖等因素影响。通常饮食状态下，2 次采集非同日的空腹血，以尿酸氧化酶法测定血尿酸值，男性高于 420μmol/L 或者女性高于 360μmol/L 称为高尿酸血症。

痛风是嘌呤代谢紊乱和（或）尿酸排泄障碍导致血尿酸增高的一组代谢性疾病。仅有高尿酸血症，或高尿酸血症合并尿酸性肾石病，尚不属于痛风的范畴。但高尿酸血症的程度越重，持续时间越长，则引起痛风发作的机会越多。临床表现主要有：高尿酸血症；反复发作的急性单关节炎，痛风石沉积、尿路结石、特征性慢性关节炎和关节畸形；还包括影响肾小球、肾小管、肾间质组织和血管的痛风性肾实质病变；也常伴发代谢综合征的其他表现，如腹型肥胖、血脂异常、2 型糖尿病及心血管疾病等。这些表现可以不同的组合方式表现。

二、分类及诊断标准

（一）痛风的分类

从病因上痛风可分为原发性和继发性两类。

1. 原发性痛风　原发性者多由先天性嘌呤代谢紊乱引起，一部分遗传缺陷比较明确，一部分则病因不明，多见于40岁以上男性或绝经期妇女，部分有家族史，属于常染色体多基因遗传。嘌呤合成途径中的有关酶，如次黄嘌呤-鸟嘌呤磷酸核糖基转移酶缺陷或磷酸核糖焦磷酸合成酶活性增加可致嘌呤生成增多，产生高尿酸血症。并常伴有肥胖、高脂血症、冠心病、动脉硬化、糖尿病及甲状腺功能亢进等。但在发病机制上，并无证据表明彼此间关系。高嘌呤食物对于具有痛风素质者可成为发病的促进因素。

2. 继发性痛风

（1）继发（伴发）于其他先天性代谢紊乱性疾病：如糖原贮积症1型，是因葡萄糖-6-磷酸酶缺乏而致病，可伴嘌呤合成增加，尿酸生成过多和排泄减少而发生高尿酸血症。Lesch-Nyhan综合征，由于次黄嘌呤-鸟嘌呤磷酸核糖基转移酶完全（或几乎完全）缺陷致尿酸生成过多。这两种病都可能出现痛风的症状。

（2）继发于其他疾病或药物：继发性痛风或高尿酸血症是继发于其他疾病过程中的一种临床表现，也可由某些药物所致。例如，骨髓增生性疾病和淋巴增生性疾病，如白血病、淋巴瘤、多发性骨髓瘤、慢性溶血性贫血、真性红细胞增多症、恶性肿瘤及肿瘤化学治疗和放射治疗后，由于核酸转换增加，致尿酸生成增多。慢性肾功能不全、铅中毒性肾病，以及一些药物如呋塞米、噻嗪类利尿剂、乙胺丁醇、水杨酸类（阿司匹林、对氨基水杨酸）、乙醇及烟酸等，都可使尿酸排出减少。此外，在饥饿、糖尿病酮症酸中毒、酒精性酮症、乳酸性中毒等，一些过多的有机酸如γ-羟丁酸、游离脂肪酸、乳酸等，对肾小管分泌尿酸起竞争性抑制作用而使尿酸排泄减少。

（二）痛风的诊断标准

目前采用美国风湿病协会于1977年制定的痛风诊断标准，包括以下九点。

（1）急性关节炎发作1次以上，在1日内即达到高峰。

（2）急性关节炎局限于个别关节。

（3）整个关节呈现暗红色。

（4）第一跖趾关节肿痛。

（5）单侧跖趾关节炎急性发作。

（6）有痛风石。

（7）高尿酸血症。

（8）非对称性关节肿痛。

（9）发作可自行中止。

凡具备该标准三条以上，并可除外继发性痛风者，即可确诊。以上的标准比较复杂烦琐，难以记忆。在临床实践中常以下列三项作为诊断依据。

（1）典型急性关节炎发作，可自行中止而进入无症状间歇期。同时证实有高尿酸血症。

（2）关节腔积液中或白细胞内发现有尿酸盐结晶。

（3）痛风结节中有尿酸结晶发现。

具有上述三项之一者即可确诊。

对于高尿酸血症的分型，建议在无嘌呤或严格限制嘌呤饮食5天后，检测血尿酸和尿尿酸排泄情况，根据尿尿酸排泄率（UUE）和尿酸排泄分数（FEUA）综合判定。高尿酸血症可分为排泄不良型、生成过多型、混合型和其他型，并作为选择降尿酸药物的依据（具体分型标准见表22-16）。

三、临床表现

痛风主要表现为高尿酸血症、特征性急性关节炎反复发作，在关节滑液的白细胞内可找到尿酸钠的结晶，痛风石形成，其严重者可导致关节活动障碍和畸形，肾尿酸结石和（或）痛风性肾实质病变。

表 22-16　高尿酸血症的分型标准

分型	UUE[μmol/（d · 1.73m²）]	FEUA（%）
肾脏排泄不良型	≤600	<5.5
肾脏负荷过多型	>600	≥5.5
混合型	>600	<5.5
其他型	≤600	≥5.5

注：UUE[μmol/（d · 1.73m²）]=尿尿酸（μmol/d）/体表面积（1.73m²）；FEUA（%）=[尿尿酸（μmol/d）×血肌酐（μmol/L）]/[血尿酸（μmol/L）×尿肌酐（μmol/L）]×100%

（一）无症状期、仅有血尿酸持续性或波动性增高

无症状期，仅有血尿酸持续性或波动性增高。从血尿酸增高至症状出现时间可长达数年至数十年，有些可以终生不出现症状。但随着年龄增长，出现痛风的比率增高，其症状出现的倾向与高尿酸血症的水平和持续时间有关。儿童期血尿酸盐的均值是214μmol/L，在青春期后男性开始增高，而女性尿酸增高主要在更年期后。无症状期仅有高尿酸血症，而无关节炎、痛风石、肾结石等临床表现。

（二）急性关节炎期

患者常在午夜突然发病，每因疼痛而惊醒，疼痛可剧烈似刀割样，稍微活动疼痛加剧。有的患者尚出现局部皮肤感觉异常，如麻木、针刺感、灼热感及跳动感等。关节局部明显肿胀、充血，皮肤呈现桃红色，压之可褪色，并有压痛。局部皮肤温度升高，触之有发热感，所以大多数患者病变的关节局部怕热，不能盖被或热敷，而喜用冷敷。

第一次发作多为单关节炎，以第一跖骨及第一趾关节为多见，其次为其他趾关节和跗、踝、跟、膝、腕、指、肘等关节，偶有双侧同时或先后发作，后期可发展为多关节炎。关节有红、肿、痛、热、静脉曲张和活动受限，触之剧痛，大关节受累时可有关节腔积液，至白天可逐渐好转，但局部体征反而加剧。第二天凌晨重新加剧，局部皮肤由红色转为紫蓝色，有凹陷性水肿。患者可出现畏寒、发热、全身疼痛不适、软弱无力、头痛、食欲减退等全身症状。有的患者只有轻微的全身不适，而主要以局部关节炎为突出表现。全身症状的有无与轻重除了与个体差异有关外，主要与关节炎的发作程度成正比关系，也就是说关节炎发作时，如果红、肿、痛及活动障碍越明显，全身症状也就越重，反之则全身症状就越轻，甚至没有全身症状。也有高达39℃以上者，伴有寒战、全身不适、头痛、易怒、心动过速、腹痛、肝硬化肿大、明显多尿，尤其在急性期发作后。

尿酸在发作前数天降低，发作末期明显增高，发作停止后进一步升高，然后逐渐恢复到正常的水平。发作期血沉增高，白细胞计数增高伴中性粒细胞增多。一般持续1～2天或多至几周后，症状渐渐减轻，可自然缓解，关节功能恢复，此时受累关节局部皮肤可出现皱纹、脱屑和瘙痒，为本病特有的症候，但不是经常出现。

（三）慢性关节炎期

慢性关节炎期多由急性关节炎反复发作发展而来，也可见于未经治疗或虽治疗而没有达到治疗目的的患者。慢性关节炎期表现为多关节受累，发作较频，间歇期缩短，疼痛逐渐加重，甚至发作后疼痛也不能完全缓解。严重者还可累及肩、髋、脊柱、骨骼、胸锁、下颌关节和肋软骨，表现为肩背痛、胸痛、肋间神经痛及坐骨神经痛。胸部的疼痛有时酷似心绞痛。

慢性期的主要表现为痛风石，痛风石是由于尿酸盐产生的速度超过尿酸盐排泄的速度，结果使尿酸盐沉积于软骨、滑液膜、肌腱和软组织等结缔组织处，逐渐形成痛风石。尿酸沉积于关节内和关节附近，与尿酸浓度密切相关。在皮下结缔组织处者，可形成黄白色赘生物，一般以耳的耳轮、手指间和掌指、足趾、肘、膝、眼睑、鼻唇沟等处较常见。可因尿酸盐沉积的增多而增大，使关节

结构及软组织受到破坏，纤维组织及骨质增生而导致关节强直、畸形、关节活动受限。关节畸形表现为以骨质缺损为中心的关节肿胀，无一定形状且不对称。痛风石可以溃烂，经皮肤破溃处排出白色尿酸盐结晶，所形成的溃疡不易愈合，形成瘘管，化脓较罕见。痛风石出现的时间在发病后 3～42 年。平均出现时间为 10 年。少于 5 年有痛风石者少见。10 年后约 1/2 患者有痛风石。以后逐渐增多，20 年后只有 28%无痛风石。下肢功能障碍达 24%。有效的治疗可改变本病的自然发展规律，早期如能防治高尿酸血症，患者可以没有本期的表现。

（四）肾结石

痛风患者肾尿酸结石的发病率为 10%～25%。形成尿酸结石的主要原因是肾排泄尿酸增多。每日尿酸排出在 1100mg 或以上时，尿酸结石的发生率达 50%。与血尿酸高有一定关系，如血尿酸大于 0.77mmol/L（13mg/dl），其发病率大约可达 50%。患者可有肾绞痛、血尿等。因尿酸结石可透过 X 线，需做肾盂造影才能证实。部分痛风患者是以肾尿酸结石为最先的临床表现。

（五）肾病变

尿酸盐性肾脏病变是痛风最常见的表现之一，占痛风患者的 20%～40%，是尿酸盐在肾间质组织沉积所致。如在集合管、肾盂或输尿管形成尿酸盐结晶使尿流阻断，可导致梗阻性肾病。病情为慢性经过，患者可出现间歇性蛋白尿、高血压、血尿素氮升高，晚期可发展为肾脏功能不全。肾病变临床表现有以下两种类型。

（1）以肾小球病变为主，即所谓痛风性肾炎。这些患者的间质损害相对较轻，平均发病年龄在 55 岁。在急性痛风发作后 15～25 年多见，也可见于痛风发作前。早期的表现为间歇性微量蛋白尿。浓缩功能减退是肾功能损害的早期表现。1/3 患者伴高血压，最后导致氮质血症、肾衰竭。第一次就诊有时难以确定痛风与肾炎之间的因果关系。但以前的痛风性关节炎病史能提示痛风属原发性。慢性关节炎罕见能引起痛风，但可加重原已存在的痛风。痛风患者高尿酸对肾脏的损害已得到公认，但并非肾脏损害的唯一因素（甚至并非主要因素）。痛风患者中常见的共同存在的其他疾病（如高血压、慢性铅中毒、缺血性心脏病、原已存在的隐性肾脏病变）可能在痛风性肾炎中比尿酸更起重要作用，尤其是老年痛风患者。

（2）尿酸性肾脏病，也可分为急性尿酸性肾脏病和尿路结石。前者由于严重高尿酸血症，一次大量的尿酸沉积于集合管和输尿管，引起尿闭、急性肾衰竭。这类病可见于痛风患者中嘌呤代谢明显增加者，剧烈运动和癫痫大发作后。但更见于白血病和淋巴瘤患者。患者的核酸代谢加速，尤其同时进行化疗（细胞毒性药物）和放射治疗，加速了细胞破坏，更增加肾的尿酸负荷，使尿酸排泄增加 35 倍。在化疗过程中，患者因厌食、恶心、呕吐以致脱水，因而造成高浓缩低容量尿。同时因为有酸中毒，使尿酸沉着于集合管，而阻塞了管腔。该病的发生与尿尿酸（而非尿酸盐）排量相关。最后导致近端肾单位扩张，小管上皮变性。动物实验证明了上述观点。

临床表现和诊断：高尿酸血症患者，平均血尿酸盐为 714～2140μmol/L。有少尿或无尿及氮质血症。如有尿，则在尿中可见结石或大量尿酸结晶，尿中尿酸/肌酐大于 1。而其他原因肾衰竭则小于 1。后者结石在痛风患者中比较常见。在一般人群中尿酸盐结石的发生率为 0.01%，而在痛风患者中尿酸结石为 10%～25%。较健康人群大 1000 倍。对痛风患者，每年尿路结石的发生率为 1%。无症状高尿酸血症则为 0.2%，尿路结石的发生率与血尿酸浓度及尿尿酸排泄相关。血尿酸＞774mol/L，则尿路结石的发生率达 50%。有 40%患者尿路结石出现先于痛风。少数患者结石的发生先于痛风 10 年。结石的化学分析证实 70%～80%为纯尿酸结石，其余为尿酸盐及草酸盐混合结石、纯草酸钙或磷酸钙结石。出现结石的平均年龄为 44 岁，比初次痛风发作年龄迟 2 年。在继发性痛风患者中尿路结石的发生率较高，如在骨髓增殖性疾病中统计可达 42%。相反，铅中毒痛风患尿路结石罕见。

四、痛风患者的营养治疗原则与分期管理

（一）营养治疗原则

营养治疗的目的是尽快终止急性症状，预防急性关节炎的复发；减少并发症的产生或逆转并发症，阻止或逆转伴发病。因此，治疗上一方面控制急性痛风性关节炎，另一方面促使尿酸排泄增加，调节饮食，防止过胖，控制高尿酸血症。

应基于个体化原则，建立合理的饮食习惯及良好的生活方式，限制高嘌呤动物性食物，控制能量及营养素供能比例，保持健康体重，配合规律降尿酸药物治疗，并定期监测随诊。

1. 限制总能量　控制每日总能量，以达到或维持理想体重。总能量根据患者理想体重按休息状态计算，通常每天不超过每千克体重 25～30kcal。

由于体重指数[体重指数=体重（kg）/身高 ^{2}（m^2）]与高尿酸血症呈正相关，因此肥胖者应限制总能量的摄入，对超重患者可在原每日摄入总能量的基础上减少 10%～15%，使体重逐渐降至理想体重范围。但应采取循序渐进的方法逐渐减少，不可操之过急，避免体重突然降低。否则能量减少过快因过度饥饿易造成体内酮体升高，酮体与尿酸相竞排出，抑制尿酸从肾小管排泄而使尿酸的排出减少，能促进痛风的急性发作。建议每月减少体重 0.5～1kg。

2. 适当的蛋白质摄入　蛋白质的膳食摄入量为每天每千克体重 1g，提供的能量占总能量的10%～20%。蛋白质供给量：急性痛风发作时蛋白质可按每天每千克体重 0.8g 供给。以植物蛋白为主，动物蛋白可选用牛奶、奶酪和鸡蛋，因为它们既是富含必需氨基酸的优质蛋白，能够提供组织代谢不断更新的需要，又含嘌呤甚少，对痛风患者产生有益影响。因嘌呤易溶于汤中，各种肉汤嘌呤含量很高，可将瘦肉、禽类少量经煮沸后弃汤后食用。

3. 适量的碳水化合物　碳水化合物应占总能量的 50%～60%。这样可减少脂肪分解产生酮体，有利于尿酸盐排出。但应尽量减少蔗糖或甜菜糖，因为它们分解代谢后一半成为果糖，而果糖能增加尿酸生成（通过 ATP 分解加速途径）。蜂蜜含果糖较高，故不宜食用。宜选择低血糖指数食物。鼓励全谷物食品占全日主食量的 30%以上。全天膳食纤维摄入量达到 25～30g。

4. 限制脂肪摄入量　脂肪提供的能量占全天总能量的 20%～30%。合并肥胖或代谢综合征者应严格限制每日脂肪摄入总量，占全天总能量应不超过 25%，且饱和脂肪酸占全天总能量不超过10%。如合并血浆低密度脂蛋白胆固醇升高（≥2.59mmol/L）者，饱和脂肪酸摄入量应小于总能量的 7%。反式脂肪酸应小于全天总能量的 1%。亚油酸与 α-亚麻酸的每日摄入量应分别占全天总能量的 5%～8%和 1%～2%。单不饱和脂肪酸每日摄入量应占总能量的 10%～15%。因脂肪有阻碍肾脏排泄尿酸的作用，在痛风急性发作期更应加以限制。故应选用含脂肪少的动物性食物，选用植物油而不用动物油，并采用油少的烹调方法。

5. 禁忌酒类　酒的主要成分是乙醇，它可诱发糖异生障碍，导致体内乳酸和酮体积聚，乳酸和酮体中 γ-羟丁酸能竞争性抑制尿酸的排出，故一次过量饮酒可使血尿酸增高，诱使痛风发作。经常饮酒，加速嘌呤（ATP 分解加速途径）合成，使血尿酸和尿尿酸增加，因而导致高尿酸血症和尿酸排泄增多。有时一次过量饮酒，特别是同时伴高嘌呤、高脂肪的盛餐，可引起急性痛风的发作，因此应禁酒类。

6. 其他维生素　蔬菜和水果中含有丰富的维生素，特别是维生素 C，能促进组织内尿酸盐的溶解。西瓜和冬瓜具有明显的利尿作用，故对痛风患者更为有利。

7. 多饮水　如果患者心肺功能正常，应保持每天的尿量在 2000ml 左右，以促进尿酸的排出。伴有肾结石者最好每天尿量能达到 3000ml。痛风性肾病致肾功能不全时应根据病情适当限制水的摄入量。因此，一般患者每天液体的摄入总量应达到 2500～3000ml。应选用白开水、淡茶水、矿泉水、果汁为饮料，而浓茶水、咖啡、可可等饮料虽不使体内尿酸产生增加，也不在痛风石里沉积，但有兴奋自主神经系统的作用，可能会引起痛风发作，故应尽量避免使用。为了防止夜间尿浓缩，

可在睡前或半夜适当饮水。

8. 注意食品烹调方法 合理的烹调方法可以减少食物中嘌呤的含量，如将肉类食物先煮，弃汤后再行烹调。此外，辣椒、胡椒、花椒、芥末、生姜等调料均能兴奋自主神经，诱使痛风急性发作，因此应尽量避免食用。

（二）痛风急性期营养治疗

1. 限制嘌呤 急性期应选用低嘌呤膳食，每天摄入的嘌呤量应限制在 150mg 之内，故需选含嘌呤低的食品，禁用含嘌呤高的食品，如动物内脏、沙丁鱼、凤尾鱼、鲭鱼、小虾、扁豆、黄豆、浓肉汤及菌藻类等（表 22-17～表 22-19）。

2. 适量蛋白质 标准体重时蛋白质可按 0.8～1.0g 供给，全天在 40～65g。动物蛋白可选用牛奶、鸡蛋。因牛奶、鸡蛋无细胞结构，不含核蛋白，可在蛋白质供给量允许范围内选用。尽量不用肉类、禽类、鱼类等。如一定要用，可将瘦肉、禽肉等少量，经煮沸弃汤后食用；每天肉类应限制在 100g 以内。

3. 脂肪 可减少尿酸正常排泄，应适当限制，控制在每天 50g 左右。

4. 足量维生素和矿物质 供给充足 B 族维生素和维生素 C。多供给蔬菜、水果等碱性食品。蔬菜每天 1000g，水果 4～5 个，在碱性时能提高尿酸盐溶解度，有利于尿酸排出。再则蔬菜和水果富含维生素 C 能促进组织内尿酸盐溶解。痛风易合并高血压和高脂血症等疾病，应限制钠盐，通常每天 2～5g。

5. 供给大量水分 多喝水。多选用含水分多的水果和食品，液体量维持在每天 2000ml 以上，最好能达到 3000ml，以保证尿量，促进尿酸的排出。肾功能不全时水分宜适量。

6. 禁用刺激性食品 禁用强烈香料及调味品，如酒和辛辣调味品。过去曾禁用咖啡、茶叶和可可，因分别含有咖啡因、茶叶碱和可可碱。但咖啡因、茶叶碱和可可碱在体内代谢中并不产生尿酸盐，也不在痛风石里沉积，故可适量选用。

（三）痛风慢性期营养治疗

给予平衡膳食，适当放宽嘌呤摄入的限制。但仍禁食含嘌呤较多的食品，限量选用含嘌呤在 75mg/100g 以内的食品，自由选食含嘌呤量少的食品，见表 22-17。坚持减肥，维持理想体重；瘦肉煮沸去汤后与鸡蛋、牛奶交换使用。限制脂肪摄入，防止过度饥饿。平时养成多饮水的习惯，少用食盐和酱油。

（四）痛风无症状期和间歇期营养治疗

禁食含嘌呤特高的食品，如沙丁鱼、肉汁等。

不论病情如何，痛风患者和高尿酸血症者都需忌（少）用高嘌呤食物。酒、浓茶、咖啡、辣椒、胡椒、芥末、生姜等辛辣调味品容易使神经系统兴奋，诱使痛风急性发作，应尽量避免食用。

表 22-17 嘌呤含量表

嘌呤含量	食物种类
嘌呤含量高的食物（每 100g 食物嘌呤含量为 150～1000mg）	牛肝，牛肾，猪肝，猪小肠，胰脏，脑，凤尾鱼，沙丁鱼，白带鱼，白鲳鱼，鲭鱼，鲱鱼，鲢鱼，各种肉、禽制的浓汤和清汤
嘌呤含量中等的食物（每 100g 食物嘌呤含量为 50～150mg）	猪肉、牛肉、羊肉、兔肉、鹿肉、火腿、牛舌、鸡、鸭、鹅、鸽、火鸡 鲤鱼、鳗鱼、鳝鱼、鳕鱼、鲑鱼、鲈鱼、草鱼、黑鲳鱼、大比目鱼、金枪鱼、鱼卵、小虾、龙虾、乌贼、蟹 黄豆、黑豆、绿豆、赤豆、豌豆、青豆、菜豆、扁豆、四季豆、豆腐干、豆腐 麦麸、米糠、麦胚 芦笋、菠菜、蘑菇

续表

嘌呤含量	食物种类
嘌呤含量很少的食物（每 100g 食物嘌呤含量<50mg）	大米、小米、米粉、大麦、小麦、荞麦、富强粉、玉米、面粉、面条、麦片、白薯、马铃薯、芋头、通心粉面包、馒头、苏打饼干、蛋糕 白菜、卷心菜、芥菜、芹菜、青菜、蕹菜、芥蓝菜、茼蒿菜、苦瓜、冬瓜、南瓜、丝瓜、西葫芦、茄子、青椒、萝卜、胡萝卜、黄瓜、甘蓝、莴苣、刀豆、番茄、洋葱、泡菜、咸菜、葱、姜、蒜头 橙、橘、梨、苹果、桃、西瓜、香蕉、哈密瓜等各种水果 花生、核桃、杏仁、葡萄干、栗子、瓜子 牛奶、酸奶、奶粉、炼乳、奶酪、适量奶油、冰激凌 鸡蛋、鸭蛋 海参、海蜇皮、海藻、猪血、猪皮、枸杞、木耳、红枣、蜂蜜、茶、咖啡、巧克力、可可等

（五）食谱举例

1. 痛风急性发病期患者食谱举例

早餐：牛奶 250g，面包（富强粉 50g）。

午餐：鸡蛋炒黄瓜（鸡蛋 35g，黄瓜 200g，油 10g），米饭（大米 100g）。

下午：牛奶（脱脂）250g，苹果 1 个（150g）。

晚餐：番茄鸡蛋面（番茄 100g，鸡蛋 50g，富强粉 100g），油 8g。

合计：蛋白质 68g，脂肪 32.6g，糖类 215.5g，嘌呤 33.7mg，总能量 1600kcal。

2. 慢性痛风病患者日常食谱举例

早餐：牛奶 250g，面包（富强粉）100g。

午餐：番茄鸡肉卷心菜（番茄 100g，鸡肉 50g，卷心菜 100g，植物油 10g），花卷（富强粉 100g），粥（大米 50g）。

晚餐：鸡蛋炒芹菜（鸡蛋 50g，芹菜 100g，植物油 10g），番茄黄瓜蛋汤（番茄 100g，黄瓜 100g，鸡蛋 35g，香油 1g），米饭（大米 100g）。

合计：蛋白质 72.5g，脂肪 33.5g，糖类 301.5g，嘌呤 35.3mg，总能量 1800kcal。

表 22-18　常见动物性食物嘌呤含量

食物名称	嘌呤含量（mg/kg）	食物名称	嘌呤含量（mg/kg）
鸭肝	3979	河蟹	1470
鹅肝	3769	猪肉（后臀尖）	1378.4
鸡肝	3170	草鱼	1344.4
猪肝	2752.1	牛肉干	1274
牛肝	2506	黄花鱼	1242.6
羊肝	2278	驴肉加工制品	1174
鸡胸肉	2079.7	羊肉	1090.9
扇贝	1934.4	肥瘦牛肉	1047
基围虾	1874	猪肉松	762.5

表 22-19　常见植物性食物嘌呤含量

食物名称	嘌呤含量（mg/kg）	食物名称	嘌呤含量（mg/kg）
紫菜（干）	4153.4	猴头菇（干）	1776.6
黄豆	2181.9	豆粉	1674.9
绿豆	1957.8	黑木耳（干）	1662.1
榛蘑（干）	1859.7	腐竹	1598.7

续表

食物名称	嘌呤含量（mg/kg）	食物名称	嘌呤含量（mg/kg）
豆皮	1572.8	普通大米	346.7
红小豆	1564.5	香米	343.7
红芸豆	1263.7	大葱	306.5
内酯豆腐	1001.1	四季豆	232.5
花生	854.8	小米	200.6
腰果	713.4	甘薯	186.2
豆腐块	686.3	红萝卜	132.3
水豆腐	675.7	菠萝	114.8
豆浆	631.7	白萝卜	109.8
南瓜子	607.6	木薯	104.5
糯米	503.8	柚子	83.7
山核桃	404.4	橘子	41.3

第四节　甲状腺功能亢进、减退症

一、甲状腺功能亢进

甲状腺功能亢进（简称甲亢），是由多种病因导致的甲状腺激素（TH）分泌过多而导致的临床综合征，以毒性弥漫性甲状腺肿较为多见。本病多见于女性，男女之比为 1∶（4～6），各年龄组均可发病，以 20～40 岁为多见。多数起病缓慢，典型表现为高代谢综合征、甲状腺肿大和突眼症。

（一）营养代谢特点

1. 能量代谢　甲状腺功能亢进患者基础代谢率明显升高。甲状腺素可促进氧化磷酸化，刺激细胞膜上的 Na^+-K^+-ATP 酶，后者在维持细胞内外钠-钾梯度时，需要大量的能量以促进 Na^+的主动转移，从而消耗大量三磷酸腺苷（ATP），使氧耗和产热均增加，散热也加速，故患者怕热、多汗，体重下降，工作效率低。

2. 蛋白质　少量甲状腺素可促进蛋白质合成，但甲状腺素分泌过多时，蛋白质分解加速，氮排泄量增加，蛋白质代谢呈负氮平衡；肌肉组织被消耗，患者疲乏无力、体重下降。

3. 脂肪　大量甲状腺素促进脂肪动员，加速脂肪氧化和分解，并加速胆固醇的合成，促使胆固醇转化为胆酸排出体外，增加胆固醇的利用，故甲状腺功能亢进患者其胆固醇并不高，反而偏低。

4. 糖类　甲状腺素可促进肠内对糖类的吸收，使葡萄糖进入细胞内被氧化，刺激肝糖原和肌糖原分解，加速糖异生。造成糖耐量减低，容易加重或诱发糖尿病。甲状腺功能亢进患者血糖通常有升高的倾向，但因氧化加速，升高并不明显。

5. 水盐代谢　大量甲状腺素有利尿排钾作用，促使骨质疏松，钙、磷转运率加速，尿排泄增加，但血中浓度仍正常或稍高。

6. 微量元素　甲状腺功能亢进时，血钡、镁、锰、锌、锑等微量元素明显降低。血镁浓度还与 T_3、rT_3浓度呈显著负相关。甲状腺功能亢进伴低钾周期性瘫痪时，镁减少显著，这也是持续性低钾的原因。甲状腺功能亢进时由于肠蠕动增加、锌吸收减少、汗液中锌丢失而引起低锌。低锌与甲状腺功能亢进脱发有关，并可引起月经周期延长甚至闭经。低锰可导致卵巢功能紊乱、性欲减退及糖耐量异常。

7. 维生素　甲状腺素是多种维生素代谢的必需激素。甲状腺功能亢进时 B 族维生素、维生素 C 及维生素 A 消耗量增多，组织中的含量减少。维生素 B_1 对甲状腺功能有抑制作用，而甲状腺功能亢进患者对维生素 B_1 的需要量及尿中排出量均增加，对维生素 C 的需要量也增加，有时伴有肝功能障碍及心肌病变，可能与维生素 B_1 缺乏有一定关系。

8. 消化系统　甲状腺素增多时，促使肠蠕动增强，导致排便次数增多，甚至腹泻。

9. 造血系统　甲状腺激素与红细胞生成有关。缺少时可致贫血，过多时变化不明显，仅有淋巴细胞增生与白细胞总数偏低。

10. 其他　甲状腺素和儿茶酚胺有协同作用，可增强神经、心血管和消化等系统器官的兴奋性。常有心动过速、心律失常、循环加速、脉压增宽及神经系统的症状。

（二）营养治疗原则

因为甲状腺功能亢进属于超高代谢综合征，基础代谢率增高，蛋白质分解代谢增强，需供给高能量、高蛋白、高糖类、高维生素膳食，以补偿其消耗，改善全身营养状态。必要时配合肠内营养相关制品调节营养代谢。

1. 保证能量供给　需要量应结合临床治疗需要和患者食量而定。通常较正常人增加 50%～70%。每人每天宜供给 12.55～14.64MJ（3000～3500kcal）。避免一次性摄入过多，适当增加餐次，除正常三餐外，另加餐 2～3 次。临床治疗开展时，要及时根据病情，不断调整能量及其他营养素的供给量。

2. 增加糖类　应适当增加糖类供给量，通常占总能量的 60%～70%。

3. 保证蛋白质供给　蛋白质供给应高于正常人，可按每天 1.5～2.0g/kg 供给。不宜多给动物蛋白质，因其有刺激兴奋的作用，应占蛋白质总量的 1/3 左右。脂肪供给量可正常或偏低。

4. 供给丰富的矿物质和维生素　适当增加矿物质供给，尤其是钾、钙和磷等，如有腹泻更应注意补充，多选用含维生素 B_1、维生素 B_2 及维生素 C 丰富的食品，适当多食肝类、动物内脏、新鲜绿叶蔬菜，必要时补充维生素类制剂。

5. 限制食物纤维　应适当限制含纤维素多的食品，甲状腺功能亢进患者常伴有排便次数增多或腹泻的症状，所以，对食物纤维多的食品应加以限制。

6. 其他　忌含碘食物和药物。

7. 膳食调配

（1）宜选食物：根据患者的膳食习惯，可选用各种淀粉类食物，如米饭、面条、馒头、粉皮、芋艿、马铃薯、南瓜等；各种蛋白质食物，如蛋类、乳类、肉类、鱼类等，还要保证供给各种新鲜蔬菜和水果。

（2）忌选食物：忌用含碘食物，如海带、紫菜、发菜等。

8. 食谱举例　全天能量 2500kcal。

早餐：炸酱面，豆腐脑。

午餐：清炒时蔬（青菜、木耳、胡萝卜等），香煎豆腐，白切鸡，杂粮大米饭 120g。

加餐：绿茶，开心果，原味吐司。

晚餐：番茄鸡蛋汤，煎鱼片，清炒小白菜，杂粮大米饭 120g。

加餐：脱脂奶 250ml。

二、甲状腺功能减退症

甲状腺功能减退症（简称甲减）是由多种原因致甲状腺激素合成、分泌减少，或是生物效应不足所致的一组内分泌疾病。根据起病的年龄分为 3 型，即呆小病、幼年型甲状腺功能减退症和成年型甲状腺功能减退症。根据病因分为原发性甲状腺功能减退症、继发性甲状腺功能减退症、再发性甲状腺功能减退症和周围性甲状腺功能减退症。各型后期病重时均可表现为黏液性水肿。

（一）营养代谢特点

1. 碘代谢紊乱 人体碘主要来自食品、食盐、水和空气，每天摄入量为 0.3～0.5mg。碘是甲状腺素合成的原料，缺乏碘会使甲状腺激素合成不足，反馈抑制促甲状腺激素（TSH），致使甲状腺增生肥大，发生甲状腺功能减退症的临床症状。碘在体内有保护作用，缺碘可直接影响大脑组织的发育，也可导致胎儿甲状腺功能减退而间接影响大脑发育。在缺碘地区，无论是甲状腺肿患者，或是无甲状腺肿的居民，都存在体内缺碘的情况，甲状腺肿大是缺碘代偿的表现。反之，长期食用碘化物或含碘有机物质，也可发生因碘化物过高导致的甲状腺肿，临床治疗应加以鉴别。

2. 致甲状腺肿物质 某些蔬菜及药物中有致甲状腺肿的作用，如卷心菜、白菜、油菜等蔬菜类食品，含有致甲状腺肿物质。此外，木薯、核桃等食品也是缺碘地区发生甲状腺肿的因素之一。因生甲状腺肿物质影响甲状腺激素的合成而致暂时性甲状腺功能减退症者，当停用生甲状腺肿物质时，甲状腺功能可自行恢复。

3. 蛋白质缺乏 在蛋白质营养不良时，甲状腺功能有低下的趋势。如果要降低甲状腺肿的发生率，除了保证食品中的碘供给之外，还应供给足够的蛋白质和能量，才能改善甲状腺的功能。

4. 脂肪代谢紊乱 脂肪是体内供给能量和帮助脂溶性维生素吸收的物质。甲状腺功能减退症时血浆胆固醇合成虽不快，但是排出较缓慢，故血浆胆固醇浓度升高，甘油三酯和 β-脂蛋白均增高，在原发性甲状腺功能减退症时更为明显，其血脂增高程度与血清 TSH 水平呈正相关，故宜限制脂肪的摄入量。

5. 对造血功能的影响 甲状腺素不足可影响红细胞生成素合成而致骨髓造血功能减低，有月经过多、铁吸收障碍等。另外，还与胃酸内因子、维生素 B_{12}、叶酸等与造血功能有关的因子缺乏有关。

（二）营养治疗原则

营养治疗的目的是通过补充适量碘和忌用可能致甲状腺肿大的食品，保证蛋白质供给，改善和纠正甲状腺功能。

1. 补充适量碘 忌用可能致甲状腺肿大的食品。

（1）补充碘盐：国内通常采用 1/50 000～1/10 000 的碘盐浓度，即每 2～10kg 盐加 1g 碘化钾，用以防治甲状腺肿大，使发病率明显降低，适用于地方性甲状腺肿流行区。此外，生育期妇女更应注意补充碘盐，防止因母体缺碘而致后代患克汀病。

（2）忌用致甲状腺肿食品：避免选用卷心菜、白菜、油菜、木薯、核桃等食品，以免导致甲状腺肿大。

2. 供给足够蛋白质 每人每天供给优质蛋白的量至少应超过 20g，才能维持正常体内蛋白质平衡，氨基酸是组成蛋白质的基本成分，每天约有 3%蛋白质不断更新，甲状腺功能减退症时因小肠黏膜更新速度减慢，消化液分泌腺受到影响，酶活力降低。一旦出现血清蛋白降低，应补充必需氨基酸，供给足量蛋白质，改善病情。

3. 限制脂肪和富含胆固醇膳食 甲状腺功能减退症患者常伴有高脂血症，这在原发性甲状腺功能减退症时更明显，故应限制脂肪供给量。每天脂肪应占总能量的 20%左右，并限制高胆固醇食品的摄入。

4. 纠正贫血 对有贫血的患者应补充富含铁质的膳食，并供给丰富的维生素。主要补充维生素 B_{12}，如动物肝等。必要时还应供给叶酸及铁制剂等。

5. 膳食调配

（1）宜选食物：因缺碘所致的甲状腺功能减退症，需选用适量海带、紫菜，可用碘盐、碘酱油和面包加碘。炒菜时应注意，碘盐不宜放入沸油中，以免碘挥发而使碘丢失增多。蛋白质补充可选用蛋类、乳类、肉类、鱼类等，植物蛋白与动物蛋白有互补作用；贫血患者可供给动物肝，还要保证供给各种蔬菜和新鲜水果。

（2）忌选食物：忌用促甲状腺肿物质，如卷心菜、白菜、油菜、木薯、核桃等食品；忌富含胆固醇的食品，如蛋黄、奶油、动物脑髓和内脏等。限用高脂肪类食品如食用油、花生米、核桃仁、杏仁、芝麻酱、火腿、五花肉、奶酪等。

（石立雅）

第二十三章　风湿免疫疾病

第一节　系统性红斑狼疮

一、概　　述

系统性红斑狼疮（systemic lupus erythematosus，SLE）是一种由致病性自身抗体和免疫复合物形成并介导器官、组织损伤的自身免疫病，以存在多系统受累、反复地复发与缓解、体内存在大量自身抗体为主要特点，如不及时治疗，会造成受累脏器的不可逆损害，最终导致患者死亡。SLE好发于育龄期女性，发病年龄多为15～40岁，女∶男为（7～9）∶1，发病率和患病率在不同种族人群中具有一定差异，亚洲及太平洋地区SLE的发病率为每年2.5～9.9/10万，患病率为3.2～97.5/10万。SLE发病机制复杂，目前尚未完全阐明，致病因素包括遗传、性别、性激素、紫外线、环境等，自身免疫耐受的缺失，以及固有免疫和适应性免疫系统的激活可能参与其发病。

（一）临床表现

SLE的自然病程多表现为病情的加重与缓解交替，临床表现具有高度异质性，系统受累表现多样，病程和疾病严重性不一，预后也具有明显差异。

1. 全身症状　包括发热、疲乏和体重下降。发热通常为SLE疾病活动的重要提示，但需要与感染导致的发热相鉴别。

2. 皮肤黏膜　如面颊部蝶形红斑、光过敏、脱发、口腔溃疡、雷诺现象、网状青斑、血管炎等。

3. 肌肉骨骼　非侵蚀性关节痛和关节炎、全身性肌痛与肌肉压痛在SLE患者中常见，部分患者出现肌炎伴近端肌无力和肌酸激酶升高。

4. 肾脏　如蛋白尿和（或）血尿、肾炎综合征、肾病综合征甚至急进性肾小球肾炎，病变持续和复发还可导致慢性肾功能不全甚至肾衰竭。

5. 神经、精神系统　最常见的中枢神经系统临床表现为认知功能障碍、头痛和癫痫，当患者出现中枢神经系统症状时，需要与脑血管意外、中枢神经系统感染等情况相鉴别。脊髓受累最严重的表现为横贯性脊髓炎，外周神经系统受累可表现为吉兰-巴雷综合征、单发或多发的单神经病变、自主神经功能障碍、重症肌无力、多神经病变等。

6. 肺　累及呼吸系统出现胸膜炎、间质性肺炎、肺动脉高压等时可表现为咳嗽、胸痛、发热、呼吸困难和低氧血症。

7. 心脏　最常见的心脏受累表现为心包炎，心肌炎相对少见，也可出现心脏瓣膜疾病。

8. 消化系统　常见的临床症状包括腹痛、呕吐、腹泻及假性肠梗阻等。在诊断过程中，需要仔细鉴别这些症状是由消化道疾病本身引起的，还是由治疗药物导致的胃肠道副作用。

9. 血液系统　血液系统受累较为常见，主要表现包括白细胞减少、贫血、血小板减少和淋巴结肿大，血液系统受累的严重并发症是血栓性血小板减少性紫癜和噬血细胞综合征，两者的病死率较高，需要及时识别与治疗。

（二）诊断标准

随着对SLE认识的不断深入，SLE的疾病分类标准不断更新。目前普遍采用的诊断标准包括：

1997 年美国风湿病学会（American College of Rheumatology，ACR）修订的 SLE 分类标准，2012 年系统性红斑狼疮国际协作组（Systemic Lupus International Collaborating Clinics，SLICC）发布的分类标准，2019 年欧洲风湿病学会（European League Against Rheumatism，EULAR）/ACR 联合发布的分类标准。

（三）治疗原则

SLE 的治疗原则是早期、个体化、多学科治疗，同时应充分考虑患者意愿以及医疗和社会成本。短期目标为控制疾病活动、改善临床症状，达到临床缓解或低疾病活动度；长期目标为预防和减少复发，减少药物不良反应，预防和控制疾病所致的器官损害，实现病情长期持续缓解，降低致残率和病死率，提高患者的生活质量。治疗药物包括糖皮质激素、抗疟药、免疫抑制剂和生物制剂，另外多种新兴治疗手段如间充质干细胞疗法、嵌合抗原受体 T 细胞疗法等在 SLE 治疗中也具有广阔治疗前景。

二、营养代谢的特点

（一）疾病与营养失衡

1. 高炎症状态　SLE 疾病活动时表现为体内高炎症状态，如活化的 T 淋巴细胞、B 淋巴细胞及细胞因子如 IL-4、IL-6、IL-17、IFN-γ、TNF-α 等，高炎症状态一方面引起厌食、食物摄入量降低；另一方面也会引起分解代谢，如促进脂肪组织萎缩、肌少症等，最终导致营养物质的代谢及吸收障碍。

2. 脏器受累　SLE 累及肾脏可表现为肾小球肾炎或肾病综合征，晚期可能出现肾衰竭；表现出各阶段肾脏疾病的代谢特点。

（二）治疗药物与营养失衡

目前 SLE 治疗仍以药物治疗为主，其中糖皮质激素是治疗 SLE 的最主要药物之一，能够快速有效抑制炎症、诱导疾病缓解，极大地改善狼疮患者的预后，但糖皮质激素对糖、蛋白质、脂肪代谢均存在影响，糖皮质激素通过抑制外周组织对葡萄糖的摄取和利用，促进糖异生，升高血糖；通过抑制肝外组织细胞内的蛋白质合成，加速蛋白质分解；通过促进脂肪分解，增强脂肪酸在肝内氧化过程，使四肢脂肪分解，四肢脂肪减少，脂肪向躯干（面、颈、胸、腹）重新分布，形成“满月脸”“水牛背”，增加肥胖的易感性，增加糖尿病、高血压和冠心病的风险。

SLE 治疗常用药物如钙调磷酸酶抑制剂类药物除了有抑制胰岛素的生成，对胰岛 β 细胞产生直接毒性并影响糖代谢的副作用之外，还存在食欲减退、厌食、影响脂质代谢、干扰嘌呤代谢等副作用，导致患者营养状态异常。另外免疫抑制剂（吗替麦考酚酯、甲氨蝶呤等）、大剂量糖皮质激素、非甾体抗炎药（NSAID）等药物的使用或者联用，都存在较大的胃肠道并发症的风险，如上消化道出血、应激性溃疡、腹泻等，影响营养物质的吸收。

三、营养治疗

（一）营养治疗原则

合理的营养管理对于 SLE 患者控制病情、减轻症状、提高生活质量至关重要，营养治疗的原则为高蛋白、低脂肪、低盐、低糖，增加多种维生素、多不饱和脂肪酸和钙的摄入，营养均衡，以满足身体对各类营养素的需求。

（二）营养治疗的实施

1. 均衡膳食　建议碳水化合物占总能量的 55%左右，优先选择全谷物、薯类等富含膳食纤维的食物，合理安排主食、蔬菜、水果、优质蛋白及适量健康脂肪的比例，避免偏食或暴饮暴食。合并脏器受累时根据脏器受累情况调整能量摄入情况。

2. 优质蛋白 蛋白质是身体修复和免疫功能的基础，SLE 患者尤其需要注意优质蛋白的补充。推荐选择低脂的动物蛋白（如鱼、禽、瘦肉、蛋、奶及奶制品，注意低脂或脱脂），以及豆类、豆制品（如豆腐、豆浆）等植物性优质蛋白。合并脏器受累时根据肾功能情况调整蛋白质摄入量，避免过量加重肾脏负担。肾功能正常者每日摄入正常量的优质蛋白[0.8～1.2g/（kg · d）]，如一个鸡蛋、一盒牛奶、二两瘦肉、二两豆腐和二两鱼肉。肾功能不全者注意优质蛋白的摄入，同时控制总蛋白量不超过 0.8g/（kg · d），每天瘦肉不超过 100g，鸡蛋不超过 2 个，牛奶不超过 500ml。

3. 低盐低脂 可减少高血压、高血脂等并发症的风险。推荐使用低盐调味品，限制腌制食品、加工肉类等高盐食物的摄入。限制高脂饮食的摄入，高脂肪饮食有可能加重全身炎症反应，建议选择橄榄油、鱼油等健康脂肪，减少饱和脂肪和反式脂肪的摄入，如油炸食品、奶油、肥肉等。

4. 维生素 维生素 C、维生素 E 等具有抗氧化作用，有助于减轻炎症。推荐多吃富含维生素 C（柑橘类水果、草莓、绿叶蔬菜）、维生素 E（坚果、种子、植物油）、维生素 A（胡萝卜、南瓜、菠菜）及 B 族维生素（全谷物、瘦肉、蛋类）的食物。

5. 适量补钙 SLE 患者可能因长期使用激素类药物而导致骨质疏松。建议增加富含钙食物的摄入，如牛奶、酸奶、奶酪、绿叶蔬菜、豆制品等；必要时在医生指导下补充钙剂和维生素 D。

6. 光敏感食物 部分 SLE 患者对紫外线敏感，食用某些食物后可能加剧皮肤光敏反应。日常生活中应避免食用芹菜、香菜、菠菜、柠檬、芒果等富含光敏物质的食物。

7. 少食多餐 有助于减轻消化系统的负担，稳定血糖水平。建议将每日所需食物分成 5～6 餐，每餐适量，避免过饱。

第二节 骨关节炎

一、概述

骨关节炎（OA）是一种以关节软骨损害和关节边缘骨质增生为主要特征的疾病，并逐渐累及整个关节组织的慢性关节性疾病，是临床中最常见的关节疾病，又称作骨关节病、退行性骨关节病、老年性关节炎、肥大性关节炎等。骨关节炎的风险因素包括遗传易感性、女性、高龄、肥胖、关节力线紊乱、代谢综合征、创伤等，好发于中老年人，是老年人致残的主要原因。由于全球人口老龄化进程加速和日益严重的肥胖症，骨关节炎的患病率正逐年升高，统计显示，目前全球已有超过 3 亿的骨关节炎患者，我国的骨关节炎患者也已超过 1 亿，其中 40 岁以上人群原发性骨关节炎的总体患病率已高达 46.3%。骨关节炎不仅导致受累关节疼痛、畸形与功能障碍，还可显著升高心血管事件、下肢深静脉血栓栓塞、髋部骨折及全因死亡率的风险，给患者造成身体功能障碍、生活质量和社会参与度的下降，也给社会带来巨大经济负担。

（一）临床表现

骨关节炎大多起病隐匿，进展缓慢，主要症状是受累关节疼痛、僵硬和活动受限，晚期可出现关节畸形。关节痛好发于膝关节、髋关节、远端指间关节、近端指间关节等，疾病早期疼痛通常在关节活动时加重，休息后缓解，可以伴有短暂的、一般不超过 30 分钟的关节僵硬感。随着病情进展疼痛变得更持久，并开始影响日常活动，部分患者可出现功能严重受限。其他常见的症状包括关节肿胀、骨擦感、肌无力和平衡性差等，晚期出现关节畸形。

（二）诊断标准

本病一般依据关节活动时疼痛、短暂的晨僵以及关节功能障碍等症状，骨擦感、关节压痛、骨性肥大等体征和 X 线检查，排除其他炎性关节炎可诊断。常用的分类诊断包括 ACR 膝 OA 分类标准（1986 年）、ACR 手 OA 分类标准（1990 年）、ACR 髋 OA 分类标准（1991 年），亦可参考 2010 年 EULAR 提出的膝 OA 的诊断的 10 条推荐。

（三）治疗原则

目前尚没有已知的手段可以干预骨关节炎的自然病程，治疗的目的是缓解关节疼痛，改善关节功能，预防或减缓关节的结构变化，提高患者生活质量。治疗方式包括一般治疗、药物治疗和手术治疗。其中一般治疗包括患者教育、体重管理、运动锻炼、物理治疗及辅助器具等。药物治疗包括缓解疼痛药物如非甾体抗炎药及缓解病情药物如硫酸氨基葡萄糖、硫酸软骨素、双醋瑞因和关节内注射透明质酸等。保守治疗无效或疼痛严重影响生活质量的终末期骨关节炎患者可考虑手术治疗缓解疼痛和改善功能。

二、营养代谢的特点

（一）能量代谢

骨关节炎患者因关节疼痛、活动受限而减少身体活动量，导致基础代谢率下降。在骨关节炎的影响下，患者可能因疼痛而食欲缺乏，或是出于对体重增加的担忧而主动减少食物摄入。然而，由活动受限所致的能量消耗减少，这种单纯的减少摄入并不能有效解决能量平衡问题。长期的不平衡状态可能促使身体进入“节能模式”，进一步降低代谢率以保存能量，形成恶性循环。患者可能因对疼痛的反应而寻求高糖、高脂肪的“安慰性食物”，以缓解心理压力，这进一步加剧了能量摄入与消耗之间的失衡，增加了肥胖和代谢综合征的风险。

（二）蛋白质代谢

一方面，疼痛作为骨关节炎的主要症状，持续刺激机体产生应激反应，促使蛋白质分解代谢加速。另一方面，骨关节炎患者体内，炎症因子的激增，如 IL-17a 和 IL-4 等，不仅促进关节损伤，还通过抑制蛋白质合成途径，导致肌肉量逐步减少，最终导致蛋白质合成与分解之间失去了平衡。

（三）矿物质与维生素代谢

骨关节炎患者体内钙、磷等矿物质的流失可能加剧骨质疏松的风险，而维生素 D、维生素 C 等对促进骨骼健康、缓解炎症反应具有重要作用的营养素在骨关节炎中却也存在普遍缺乏现象。

三、营养治疗

（一）营养治疗原则

在骨关节炎的综合治疗体系中，营养治疗是非药物治疗的重要组成部分，需对患者进行详细的基线评估，包括年龄、性别、体重指数、病情分期、日常活动水平及是否存在合并症等多个维度。年龄与性别可能影响营养吸收与代谢效率，体重控制则是减轻关节负担、缓解病情进展的直接手段。病情严重程度则进一步细化了营养需求的特异性。推荐患者采用高蛋白、低脂肪、富含膳食纤维的饮食结构，以促进肌肉合成与减少脂肪堆积；营养补充则强调补充维生素 D、钙等关键微量元素，以强化骨骼健康。

（二）营养治疗的实施

1. 膳食结构的调整 膳食中应包含足够的碳水化合物、蛋白质、脂肪、维生素、矿物质及膳食纤维，各营养素之间比例协调，既满足身体的日常需求，又避免单一营养素过量或不足导致的营养失衡。另外，控制总能量摄入也是改善骨关节炎的重要一环，对于超重或肥胖的骨关节炎患者建议按照成人肥胖饮食指南，合理控制体重以改善骨关节炎。

2. 营养素补充建议 增加具有抗氧化作用的营养素，如维生素 C、维生素 E、β-胡萝卜素等维生素的摄入，保护关节软骨大分子物质和软骨细胞免受氧化应激的损伤。适量补充维生素 D 促进成骨细胞增殖及活力。增加镁、锌、铜等参与骨稳态的矿物质的摄入。氨基葡萄糖亦称葡糖胺，是关节软骨合成糖胺聚糖及透明质酸骨架的基本物质，是形成关节中蛋白聚糖的必需物质。补充外源性氨基葡萄糖可以补充软骨基质，减缓软骨降解，促进软骨细胞代谢活性，恢复软骨细胞基质分泌功能。胶原蛋白是关节软骨基质的重要组成部分，主要为II型胶原蛋白，II型胶原蛋白和蛋白聚糖的质和量的改变是关节软骨丧失其正常生物力学特性的直接原因。胶原蛋白可作为功能活性成分应用，作为营养膳食补充剂，改善因胶原蛋白缺失所引起的各种亚健康状态

第三节 类风湿关节炎

一、概 述

类风湿关节炎是一种以侵蚀性、对称性多关节炎为主要临床表现的慢性全身性自身免疫病，其核心病理特征为关节滑膜的持续炎症，不仅导致软骨的渐进性破坏，还促使关节结构发生不可逆的畸形改变，进而对患者的生活质量构成严峻挑战。除关节症状外，可并发肺部疾病、心血管疾病、恶性肿瘤、骨折及抑郁症等。类风湿关节炎发病机制复杂，遗传、感染、环境等多因素共同作用下自身免疫反应导致的免疫损伤是类风湿关节炎发生的基础，但具体机制尚未完全明确。流行病学调查显示，我国类风湿关节炎的患病率为 0.42%，患者总数约 500 万，男女比约为 1∶4。随着类风湿关节炎患者病程的延长，残疾率升高。我国类风湿关节炎患者在病程 1～5 年、6～10 年、11～15 年及＞15 年的致残率分别为 18.6%、43.5%、48.1%和 61.3%。类风湿关节炎不仅造成患者身体功能、生活质量和社会参与度下降，也给患者家庭和社会带来巨大的经济负担。

（一）临床表现

类风湿关节炎临床表现复杂多样，可大致分为关节表现、关节外表现两大类。

1. 关节表现 对称性近端指间关节、掌指关节、腕关节、肘关节、肩关节、膝关节、踝关节和足趾关节疼痛肿胀，可伴活动受限，晨僵长达 1 小时以上。也可累及颈椎关节、颞颌关节、胸锁关节和肩锁关节。随着病情发展，类风湿关节炎可导致关节软骨破坏、骨侵蚀及关节周围肌肉萎缩，进而出现关节畸形，如“天鹅颈”“纽扣花”畸形等，严重影响关节功能，导致患者日常生活受限。

2. 关节外表现 累及肺部可出现间质性肺炎、肺内类风湿结节，累及皮肤出现类风湿结节、皮肤溃疡、指/趾端坏疽。增生的滑膜可以压迫局部神经，导致卡压综合征，如腕管综合征。累及眼部导致巩膜炎、角膜溃疡、虹膜睫状体炎等，合并干燥综合征时出现干燥性结膜角膜炎。另外，贫血、骨质疏松、乏力、体重下降、低热也是常见的关节外表现。

（二）诊断标准

目前常用的诊断标准包括 1987 年美国风湿病学会（ACR）分类标准和 2010 年 ACR/EULAR 分类标准。与 1987 年 ACR 分类标准相比，2010 年 ACR/EULAR 分类标准显著提高了早期类风湿关节炎的诊断率。

（三）治疗原则

类风湿关节炎治疗的总体目标是改善关节肿痛的症状、控制疾病进展、降低致残率，改善患者的生活质量，首要目标是临床缓解，对于长病程类风湿关节炎患者可以选择低疾病活动度作为替代目标。治疗方式包括非药物治疗、手术治疗，其中药物治疗包括非甾体抗炎药、糖皮质激素、改变病情抗风湿药（DMARD）等，其中 DMARD 是类风湿关节炎治疗最关键的药物，包括传统合成 DMARD（csDMARD）、靶向合成 DMARD（tsDMARD）、生物原研 DMARD（boDMARD）以及生物类似药（bsDMARD）四大类药物。

二、营养代谢的特点

（一）能量代谢

类风湿关节炎作为一种慢性自身免疫病，不仅影响关节功能，还通过复杂的病理生理机制干扰患者的能量平衡状态，具体体现在基础代谢率的提升、能量摄入的受限以及由此导致的能量平衡失调等多个方面。类风湿关节炎的慢性高炎症状态会加速细胞代谢，增加热量消耗。另外类风湿关节炎相关的疼痛、焦虑和抑郁情绪也可能通过神经-内分泌途径进一步促进基础代谢率的提升，加剧能量消耗负担。长期疼痛导致患者食欲缺乏，药物副作用如恶心、呕吐等也可能影响患者的食欲和消化吸收能力，从而进一步限制了能量的有效摄入。

（二）蛋白质代谢

一方面类风湿关节炎患者体内炎症引起的组织损伤与修复需求导致蛋白质分解增加，另一方面炎症相关的细胞因子介导的信号转导障碍、核糖体生物合成减少以及转录因子的调控异常共同导致蛋白质合成途径受阻，合成量显著下降。最终蛋白质合成的减少与分解的增强共同构成了炎症期间的负氮平衡状态。

（三）脂质代谢

血脂异常是类风湿关节炎患者常见的生化改变之一，具体表现为总胆固醇、甘油三酯及低密度脂蛋白胆固醇水平显著上升，而高密度脂蛋白胆固醇则呈现下降趋势。类风湿关节炎患者的脂肪分布也发生显著变化，脂肪组织在腹部异常堆积，而四肢的脂肪则相对减少，这种“向心性肥胖”的脂肪分布模式，不仅影响患者的外观形态，也加剧了胰岛素抵抗，促进了代谢综合征的发展，进一步增加了心血管疾病、糖尿病等代谢性疾病的患病风险。

三、营养治疗

（一）营养治疗的原则

类风湿关节炎患者在发病年龄、性别、病程、病情严重程度及合并症等因素方面存在异质性，营养治疗必须遵循个体化原则，在全面评估患者营养状况、疾病活动度及生活习惯的基础上，量身定制营养干预方案。对于存在明显营养不良风险的患者，可采用肠内营养支持或肠外营养补充等方式，确保营养物质的充足供应。

（二）营养治疗的实施

1. 膳食结构的调整　强调膳食的多样性和均衡性，确保患者从日常饮食中摄取到全面而充足的营养素，适量增加蔬菜、水果、全谷物及优质蛋白的来源，减少加工食品、高糖、高脂肪食物的摄入。对于超重或肥胖的类风湿关节炎患者，适度减重。推荐富含 ω-3 脂肪酸、抗氧化剂及膳食纤维的抗炎饮食，如深海鱼（如三文鱼、鲭鱼）、坚果（如核桃、杏仁）、全谷物及多种颜色的新鲜蔬果，这些食物中的活性成分能够有效降低体内炎症水平，减轻关节肿胀和疼痛，提升患者的生活质量。

2. 营养素补充建议 在饮食调整的基础上，根据患者的营养需求，合理补充关键营养素，如蛋白质、维生素 D、钙等。适量补充维生素 D 是类风湿关节炎疾病管理的重要组成部分，食物来源主要包括鱼肝油、富脂鱼类（如鲑鱼、鲭鱼）、蛋黄及强化食品（如强化牛奶、麦片）。对于维生素 D 缺乏严重的患者，推荐高剂量的维生素 D_3 补充剂，同时配合钙剂使用，以增强骨骼强度，预防骨折。抗氧化营养素如维生素 C、维生素 E 和硒等能有效清除自由基，减轻炎症反应，日常饮食中推荐增加富含该类营养素的食物（如柑橘类水果、坚果、全谷物和海鲜）。ω-3 脂肪酸可通过调节炎症反应，减少关节损伤，推荐类风湿关节炎患者从深海鱼类（如三文鱼、鲭鱼）、亚麻籽和核桃等中适量增加获取量。类风湿关节炎患者由于疾病本身的消耗、治疗药物的副作用等因素，可能面临铁、锌、铜等营养素缺乏的风险，可在医生或营养师的指导下，通过调整饮食结构或适量使用矿物质补充剂，确保患者体内矿物质与微量元素的平衡。

（刘晓晶）

第二十四章 神经系统疾病

第一节 概 述

大脑是人体最大、最复杂的器官之一。它由控制情绪、思想、记忆以及呼吸、心跳、血压等基本生命功能的大脑皮质、脑干、小脑组成。脑损伤会影响大脑的一个或多个部位，可能导致终身的神经功能缺陷，除及时的医疗护理外，营养干预对于优化脑损伤后的最佳结果至关重要。大量研究表明饮食和心理健康之间存在密切联系，营养素在大脑功能（包括认知功能、记忆、情绪和整体心理健康）中发挥关键作用。在营养缺乏的情况下，特别是在衰老期间，大脑功能会发生改变，导致神经精神疾病的发生。

神经系统疾病发生营养代谢障碍最常见于脑卒中，如脑梗死（cerebral infarction，CD）、脑出血（intracerebral hemorrhage，ICH）、蛛网膜下腔出血（subarachnoid hemorrhage，SAH）等。其他还可见于神经疾病系统慢性退行性疾病，如阿尔茨海默病（Alzheimer disease，AD）、帕金森病（Parkinson's disease，PD）和运动神经元病（motor neuron disease，MND）等。这些患者无论发病急骤还是缓慢，神经功能损害局限还是广泛、病情轻微还是危重，凡是出现意识障碍、精神障碍、认知障碍、神经源性（真性或假性）球麻痹、神经源性呕吐、神经源性胃肠功能障碍、神经源性呼吸衰竭以及严重并发症时均可因营养摄入困难和（或）营养代谢障碍而增加营养风险（nutrition risk）。

神经系统疾病常常与营养不良有关。神经系统疾病患者常见的营养问题有咀嚼困难、独立进食困难、吞咽困难、获取食物或液体的机会不足等导致的能量和液体摄入不足，能量消耗增加，缺乏身体活动、营养质量差导致体重过轻，排尿问题。此外，神经系统疾病患者微量营养素缺乏和脱水的风险增加，也是出现营养不良的危险因素。其中，口咽性吞咽困难不仅是营养不良的重要危险因素，而且是神经系统疾病中最常见的危及生命的症状之一。至少 50%的缺血性脑卒中或出血性脑卒中患者会出现吞咽障碍，导致吸入性肺炎风险增加 3 倍。一旦营养不良发生，可使原发疾病加重，并发症增多，住院时间延长，医疗费用增长和死亡率增加。

因此，针对营养摄入困难和（或）营养代谢障碍者必须加以干预，前者需要解决营养摄入途径和营养摄入方法问题，后者因脑损伤后代谢变化而需营养支持。通过及时、合理的营养支持，可达到预防或纠正营养不良、改善临床结局、提升患者生活质量的目的。

第二节 帕金森病

一、诊断、流行病学与病理生理特征

帕金森病是一种进行性、致残性、神经退行性疾病，由英国医师詹姆斯·帕金森（James Parkison）于 1817 年首先报道并系统描述。帕金森病的临床表现有震颤、肌强直、动作迟缓、姿势平衡障碍的运动症状和睡眠障碍、嗅觉障碍、自主神经功能障碍、认知和精神障碍等非运动症状。它最常见于 40～70 岁。流行病学调查研究显示欧美国家 60 岁以上帕金森病患病率达到 1%，80 岁以上

超过 4%；我国 65 岁以上人群患病率为 1.7%。我国是世界上人口最多的国家，未来我国帕金森病患病人数将从 2005 年的 199 万人上升到 2030 年的 500 万人，几乎占到全球帕金森病患病人数的一半。随着疾病的进展，帕金森病的运动和非运动症状会逐渐加重，一方面会损害患者本身的日常活动，另一方面，也会带来巨大的社会和医疗负担。

帕金森病病理生理特征是黑质多巴胺能神经元进行性退变和路易小体形成，纹状体区多巴胺递质降低、多巴胺与乙酰胆碱递质失衡。帕金森病表现复杂，因此其特征分解为核心症状、支持标准、警示标准和绝对排除标准，满足必要的条件后即可诊断为临床确诊和临床可能的帕金森病。随着疾病进展，患者出现吞咽障碍、便秘、睡眠障碍、言语障碍等非运动症状。依据帕金森病患者的临床症状由轻到重分为 8 个等级（Hoehn-Yahr 分级）。

二、营养代谢特点

（一）能量失衡

许多研究表明帕金森病患者能量消耗增加，尤其是僵硬和由于多巴胺能药物逐渐耐药而导致症状显著恶化的患者。其静息震颤是能量消耗增加的潜在原因。帕金森病患者相较于健康对照组更易出现过度能量摄入的情况。

帕金森病患者饮食质量的变化可能是由于与食物选择相关的特定认知变化，或者作为冲动控制障碍的一部分。帕金森病患者更喜欢甜食，包括巧克力、蛋糕和冰激凌，水果、蔬菜和肉类摄入不足。多巴胺系统在奖励和动机方面起着关键作用，帕金森病患者可能寻求奖励性食物来弥补大脑中多巴胺活动的降低。

帕金森病患者中发现的下丘脑病理学、神经激素（脑脊液中促觉醒激素减少、体重下降的帕金森病患者胃促生长素反而升高）变化以及线粒体功能障碍等证据，都提示了帕金森病患者可能存在代谢和能量平衡方面的异常。

（二）嗅觉味觉减退

高达 90%帕金森病患者会出现嗅觉丧失，通常在运动症状出现多年之前就发生。味觉异常的比率相对较低。嗅觉和味觉的减退可能导致帕金森病患者体重下降，从而增加营养不良的风险。

（三）便秘

帕金森病患者中最常见（20%～81%）的胃肠症状是便秘，既包括排便困难，也包括大便频率减少。便秘可能作为一种早期症状，出现在运动症状之前，而且与痴呆的发生相关。便秘的原因与调控排便储存和排出，以及控制肠道蠕动的大脑结构的退化相关。上消化道的蠕动也可能受到类似的影响，导致胃排空延迟，这两者都可能对生活质量产生不良影响。便秘也影响多巴胺药物的吸收，不利于运动症状的治疗，进一步影响生活质量。延迟的胃排空和由此产生的恶心、腹胀和早饱感可能会对食欲产生不良影响，增加患者营养不良的风险。

（四）吞咽困难

帕金森病患者中吞咽困难很常见。帕金森病患者出现明显吞咽困难症状的患病率为 35%，客观测量时患病率进一步增加至 82%，表明无症状的吞咽困难很普遍。吞咽困难的症状可能出现在吞咽的各个阶段，包括口腔阶段（口腔团块控制减弱）、咽喉阶段（咽喉结构协调障碍）和食管阶段（括约肌松弛障碍）。过多唾液或口干症（可能与左旋多巴治疗有关）也可能影响食物的吞咽。帕金森病患者的牙齿状态通常较差，导致进食能力进一步受损。面部和唇部震颤，或因哽咽而引起的恐惧可能影响进食时的信心。吞咽困难的存在是导致营养不良的危险因素。

三、营 养 评 估

3%～60%的帕金森病患者都有营养不良的风险。除了疾病的严重程度外，帕金森病患者的营养状况直接与其生活质量有关。营养不良可以加重帕金森病患者的神经变性和认知障碍，同时降低帕金森病患者的活动能力，并增加药物副作用的发生，导致生活质量下降，生存期缩短。目前尚无针对帕金森病患者营养状况筛查、评估的指标。主要是通用的血清学指标、人体测量、营养评定量表。临床上常用的评价营养不良的血清学指标为白蛋白、转铁蛋白、前白蛋白、淋巴细胞计数、视黄醇结合蛋白。人体测量包括体重、体重指数、皮下脂肪厚度、中上臂周长、握力等。营养评定量表是目前较为常用的方法，推荐营养风险筛查 2002（NRS 2002）、简易营养评定（MNA）、营养不良通用筛查工具（MUST）。体重的检测应贯穿疾病整个过程。具体评估流程请见第二篇第七章营养评估。

帕金森病患者多为老年人，应注意肌少症的评估。可利用 24 小时回忆和食物频率问卷（FFQ）进行进食评价；利用标准吞咽功能评价量表（standardized swallowing assessment，SSA）、洼田饮水试验、吞糊试验等进行吞咽困难的评估。

四、营 养 治 疗

帕金森病患者营养干预的主要重点是优化饮食摄入，特别是保持肌肉质量以保持力量和活动能力。营养干预还应侧重于药物营养素的相互作用，特别是膳食蛋白质和左旋多巴之间的相互作用。帕金森病药物治疗的副作用包括厌食、恶心、嗅觉减退、便秘和口干。

（一）一般饮食原则

一项评估了 1053 名美国特发性帕金森病患者的饮食模式的横断面研究发现，帕金森病严重程度的降低与增加椰子油、鱼、新鲜水果、新鲜蔬菜、坚果、橄榄油、香料和葡萄酒的摄入有显著关系，帕金森病的严重程度随着牛肉、罐装水果、罐装蔬菜、奶酪、酸奶、冰激凌、油炸食品和无糖汽水的摄入量增加而加重。因此，坚持以植物和鱼类为基础的饮食可能会减缓帕金森病的进展。有研究表明帕金森病风险随着低脂乳制品摄入量的增加而增加，随着高脂乳制品摄入量的增加而降低。虽然这种关系的确切原因尚不清楚，但乳制品与帕金森病风险之间的关系可以通过其对血清尿酸水平的影响来解释（较高的血清尿酸水平与较低的帕金森病风险相关）。乳制品中的蛋白质可能会降低血清尿酸水平，而饱和脂肪可能会增加血清尿酸水平。充足的纤维和液体可以减轻便秘。

（二）充足能量、蛋白质限制饮食

卧床患者一般需供给能量 0.11～0.13MJ（25～30kcal）/kg，下床活动的患者一般需供给能量 0.13～0.15MJ（30～35kcal）/kg，仍在从事体力劳动的轻症患者，需供给能量 10.4～12.5MJ（2400～3000kcal）。由于左旋多巴和蛋白质在小肠吸收中和跨越血脑屏障的过程中利用相同的中性氨基酸转运体，因此蛋白质限制饮食可能提高左旋多巴的生物利用度。蛋白质限制饮食分为低蛋白饮食和蛋白质再分配饮食。蛋白质再分配饮食侧重于蛋白质摄入的时间，将早上和下午的蛋白质摄入量限制在 7g 以内，从晚餐到就寝时间蛋白质摄入不受限制。但是每日蛋白质限制为 0.8g/kg 可能不足以满足帕金森病患者蛋白质需求。有研究指出遵循蛋白质再分配饮食的帕金森病患者接受左旋多巴治疗的剂量较低，经历的运动症状波动较少。帕金森病患者使用氨基酸补充剂是安全的，可以防止蛋白质限制饮食对营养状况的不良影响。

（三）抗氧化维生素

氧化应激在帕金森病的发生发展中起重要作用。抗氧化维生素如维生素 A、维生素 C、维生素

E 和 β-胡萝卜素在减少自由基对细胞的损伤方面已经确立了作用，但临床研究对于摄入更多维生素是否能降低帕金森病的风险尚无定论。酚类化合物具有抗炎和神经保护作用，食物中的酚类化合物主要有葡萄和红酒中的白藜芦醇、姜黄中的姜黄素、苦参中的罗布麻素和绿茶中的儿茶素。虽然结果存在异质性，推荐帕金森病患者摄入足够的维生素 D_3 和应该推荐 ω-3 脂肪酸。

（四）肠道菌群的调节

约 46%帕金森病患者存在小肠细菌过度生长。特定种群的过度增多与帕金森病患者的胃肠症状（如便秘）的风险增加相关。由于厌氧微生物对维生素 B_{12} 的消耗，帕金森病患者可能存在维生素 B_{12} 缺乏。肠道细菌可能破坏胆汁酸循环，可能导致脂肪和脂溶性维生素的吸收不足，从而影响体重和骨密度。幽门螺杆菌感染与帕金森病有关，帕金森病患者观察到更高的感染率。有研究表明根除 HP 可能改善帕金森病患者的症状。益生菌及益生元的应用可能使患者获益。

（五）食物对药物的影响

为了减少左旋多巴对胃肠道的副作用，它应该随餐服用。应避免食用含有天然左旋多巴的食物，如蚕豆。对于一些患者，通过限制早餐和午餐的蛋白质摄入，并在晚餐中加入蛋白质，可以减轻运动障碍。

吡哆醇（维生素 B_6）可能与左旋多巴相互作用。将左旋多巴转化为多巴胺所需的脱羧酶依赖于吡哆醇，如果血液中维生素 B_6 水平较高，左旋多巴可能在外周代谢，而不是在中枢神经系统发挥作用。因此，含有吡哆醇的维生素制剂不应与左旋多巴一起服用。吡哆醇和阿斯巴甜之间的相互作用也应该考虑。

（六）饮食模式

1. 生酮饮食 是一种低碳水化合物、高脂肪的饮食模式。生酮饮食通过减少碳水化合物摄入，机体主要能量供应从葡萄糖转变为脂肪酸，从而增加酮体的生成。虽有研究表明坚持生酮饮食可能会改善帕金森病症状，但研究样本量小、干预时间短，限制了其推广。也有研究表明生酮饮食的帕金森病患者体重减轻，而体重减轻与营养不良风险相关。因此，需要更多的研究来探讨生酮饮食对帕金森病患者营养状况和生活质量的长期影响。生酮饮食可能会导致一些短期和长期的副作用，如贫血、便秘、心肌病等。因此，对于帕金森病患者，特别是在帕金森病治疗中使用生酮饮食时，需要谨慎考虑其安全性和可行性。

2. 地中海饮食 是一种富含水果、蔬菜、豆类、谷物、坚果、鱼和单不饱和脂肪酸、适量饮酒，适量摄入乳制品和少量食用红肉的饮食模式。目前关于地中海饮食对帕金森病影响的研究结果各异。其中一些研究发现，地中海饮食与较低的帕金森病风险、缓慢的帕金森病进展以及较晚的帕金森病发病年龄相关。然而，还有一些研究未发现地中海饮食与帕金森病之间存在显著关联。

第三节　阿尔茨海默病

一、流行病学与病理生理特征

阿尔茨海默病是一种起病隐匿的神经变性疾病，以逐渐恶化的认知功能障碍和人格精神异常为主要临床特征。轻度认知障碍（mild cognitive impairment，MCI）是介于认知正常和阿尔茨海默病痴呆的中间阶段，具有向阿尔茨海默病痴呆转归的高可能性。中国是世界上痴呆患者最多的国家，痴呆给公共卫生系统带来了沉重的经济和社会负担。调查显示，中国 60 岁以上人口中痴呆患者约有 1507 万，其中阿尔茨海默病约 983 万人，轻度认知障碍约 3877 万人。阿尔茨海默病的发展分为三个阶段：临床前 AD（preclinical AD）、阿尔茨海默病源性轻度认知障碍和阿尔茨海默病源性痴呆。其中，轻度认知障碍是干预防控阿尔茨海默病的重要关口，在轻度认知障碍阶段进行干预，可能延缓阿尔茨海默病发生。目前针对阿尔茨海默病的药物疗法只能部分延缓阿尔茨海默病的进展而不能治愈。因此，非药物干预是预防或延缓阿尔茨海默病的重要手段。

阿尔茨海默病的主要组织病理标志是细胞外神经性斑块和细胞内神经原纤维缠结。血浆、脑脊液 β-淀粉样蛋白 42（amyloid β-protein 42，Aβ42）、β-淀粉样蛋白 40（amyloid β-protein 40，Aβ40）、磷酸化 tau 蛋白（phosphorylated tau，P-tau）181 和神经丝轻链（neurofilament light chain，NfL）检测是诊断阿尔茨海默病的重要手段。阿尔茨海默病源性轻度认知障碍最常见的脑局部变化是海马和内嗅皮质的萎缩。阿尔茨海默病源性轻度认知障碍患者的 ^{18}F-氟代脱氧葡萄糖（FDG）-正电子发射计算机体层扫描术（positron emission tomography，PET）和单光子发射计算机断层成像（SPECT）主要表现为海马、颞顶叶和后扣带回的葡萄糖代谢和灌注降低。^{18}F-FDG-PET 对早期诊断有用，可以作为阿尔茨海默病源性轻度认知障碍进展的有效影像学标志物。

二、与疾病相关的营养因素

（一）能量

阿尔茨海默病患者线粒体生物发生受损引起 Aβ 沉积，会导致线粒体功能障碍和随之而来的能量代谢中断。

（二）碳水化合物

葡萄糖可能通过胆碱能系统参与记忆和学习形成过程。脑葡萄糖失调与阿尔茨海默病的发生有一定的联系。大脑高葡萄糖浓度的区域容易发生磷酸化 tau 蛋白和 Aβ 沉积，反过来又加剧了疾病的进展。

（三）蛋白质与氨基酸

氨基酸及其衍生物是中枢神经系统（CNS）正常运作所必需的。饮食中蛋白质供应不足会导致大脑功能紊乱，尤其是海马体和大脑皮质最易受到影响。色氨酸是合成血清素和儿茶酚胺的主要底物，脑色氨酸浓度降低可能预示着情绪和认知障碍。膳食中补充色氨酸可以通过提高 5-羟色胺水平抑制 Aβ 在海马体的聚集；乙酰左旋肉碱（acetyl-L-carnitine，ALC）被发现可以抑制大鼠 tau 过度磷酸化和 Aβ 积累。

（四）脂肪酸

多不饱和脂肪酸通过抑制炎症和氧化应激可能对中枢神经系统发挥保护作用。DHA 可以增强小胶质细胞吞噬 Aβ42 的功能，抑制淀粉样变诱导的脑细胞凋亡。

三、营养治疗

（一）疾病不同阶段营养管理要点

阿尔茨海默病患者营养管理最重要的是警惕体重下降。阿尔茨海默病患者体重下降的原因有很多，认知、行为和运动障碍（健忘、拒绝进食），以及嗅觉和味觉障碍（能量消耗增加、食欲缺乏）是主要因素，药物副作用、合并症及社会因素是次要因素。定期检测体重是阿尔茨海默病患者营养管理的重点。

阿尔茨海默病早期患者会出现味觉敏感性降低和口渴阈值丧失。饮食中加入草药和香料可以提高吃的乐趣；让患者能参与食物准备、使用食物日记可以作为一种认知训练；患者参与互动小组（家庭、朋友或社区中心）可以帮助患者避免减少食物摄入量。

阿尔茨海默病中期患者会出现严重健忘，常常忘记吃饭或重复进食，吞咽困难的发生更为频繁。定时进餐是解决健忘的一个好办法，坚持与家人一起吃饭是非常重要的。

阿尔茨海默病晚期的特点是冷漠和完全的认知丧失。患者一般不能自己进食，忘记餐具的功能；当食物进入嘴里时，不知道下一步该做什么。支气管误吸和窒息的风险很高。患者进餐时必须有人陪同，考虑具有黏性的饮食（增稠剂），使用营养补充剂。必要时进行管饲。

（二）充足能量、蛋白质供应

一般能量摄入量的推荐值为 30kcal/（kg · d），根据营养状况、身体活动水平、疾病状况和耐受性进行个体化调整。如果可以获得静息能量消耗，推荐 1.2～1.8 代谢当量（metabolic equivalent，MET）计算总能量消耗。蛋白质摄入至少为 1g/（kg · d），以达到保持瘦体重、维持身体功能和健康的最佳效果。在严重疾病或营养不良时，可增至 2g/（kg · d）。

（三）避免高加工碳水化合物

低脂肪、高加工过的碳水化合物饮食会提高餐后血糖水平，促进晚期糖基化终产物（advanced glycation end-product，AGE）形成。糖基化终产物会扰乱脑内脂质稳态、永久性增强胰岛素/胰岛素样生长因子信号，影响包括葡萄糖转运体和 β-淀粉样前体蛋白在内的神经元膜的正常功能和完整性，导致脑细胞损伤，进而发生行为障碍和认知障碍。

（四）注意鱼类摄入

膳食鱼类的摄入量与患阿尔茨海默病的风险存在显著负相关。进一步的分析发现，摄入 ω-3 多不饱和脂肪酸可以降低轻度认知障碍的风险，但与阿尔茨海默病、痴呆或认知能力下降无关。西方饮食方式引入日本后，他们阿尔茨海默病发病率迅速上升。

（五）低铜饮食

阿尔茨海默病患者血清铜含量与神经心理障碍与内侧颞叶萎缩的严重程度成正比，因此低铜饮食可能降低阿尔茨海默病的发病风险。食物中铜主要来自动物肝脏、牡蛎、海鲜、向日葵、芝麻、可可、腰果、南瓜、晒干的番茄和干草药。

（六）整体膳食模式

目前，与阿尔茨海默病相关认知障碍有关的膳食模式主要报道有地中海饮食（Mediterranean diet，MeDi）、终止高血压膳食模式（dietary approaches to stop hypertension，DASH）和 MeDi-DASH 饮食延缓神经退行性变（the Mediterranean-DASH diet intervention for neurodegenerative delay，MIND）3 种。

1. 地中海饮食（MeDi）　是一种以蔬菜、水果、鱼类、五谷杂粮、豆类和橄榄油等植物性食物占主体的膳食模式。坚持这种饮食模式可能有助于降低认知障碍、认知能力下降和痴呆的风险，并减少从轻度认知障碍到阿尔茨海默病的进展。

2. DASH　也强调了对植物性食物的高消耗量，并限制了饱和脂肪酸、总脂肪、胆固醇和钠的摄入。

3. MIND 膳食模式　结合 MeDi 和 DASH 两种膳食模式中已被证明具有神经保护作用的饮食成分，强调天然植物性食物，限制动物性食物和高饱和脂肪食物的摄入，并规定了浆果和绿叶蔬果的摄入。目前证据表明，高度依从 MeDi 或 MIND 膳食模式有利于降低阿尔茨海默病患病风险并延缓认知功能下降。

第四节 脑积水

一、流行病学与病理生理特征

脑积水是神经外科中比较常见的一种疾患，是由于颅内脑脊液存量增多，致使脑室系统进行性扩张或蛛网膜下腔扩张，从而引发一系列脑神经功能症状。脑积水症状因发病年龄以及疾病类型而有不同。高颅压性脑积水典型症状为头痛、视力障碍、恶心、呕吐等。特发性正常压力性脑积水是一种沟通性脑积水，其特点是典型的痴呆、尿失禁和共济失调三联征。儿童脑积水典型症状为烦躁、表情淡漠和饮食差、双眼固定往下看以及运动异常等。

脑积水有多种分类方法，按流体动力学分为梗阻性脑积水和交通性脑积水。梗阻性脑积水，又称非交通性脑积水或称脑室内型梗阻性脑积水，病变位于脑室内或附近，因脑室系统脑脊液循环阻塞而形成。常见于蛛网膜囊肿，导水管闭锁或狭窄，正中孔或室间孔发育不良，Chiari 畸形（小脑扁桃体下疝畸形），颅咽管瘤等。交通性脑积水，病变位于脑室外，由脑室外的脑脊液循环通路受阻或吸收障碍所致，也有因产生过多的脑脊液而致脑积水者，如乳头状瘤。脑积水还可分为：①先天性与后天性脑积水；②急性和慢性脑积水；③进行性与静止性脑积水；④单纯性、继发性和代偿性脑积水；⑤高压力性、正常压力性和脑萎缩性脑积水；⑥儿童和成人脑积水等。脑积水术后饮食应以易消化、补充营养为宜，避免刺激性食品。

二、营养代谢特点

急性脑积水患者因病情危重，加之患者常有呕吐、多汗、发热、呼吸困难、缺氧且应用脱水剂和利尿剂，很容易出现脱水、酸中毒及电解质紊乱，因此在急性期保证营养供应、维持水电解质平衡、做好饮食护理。

三、营养治疗

脑积水的治疗以手术治疗为主，其次可以辅助药物治疗或其他治疗，目的是消除原发病灶，通过脑室分流减轻脑内压力。如果脑肿瘤对局部脑组织造成压迫，影响了脑脊液的循环通路导致的脑积水，可以通过手术将肿瘤切除，使脑脊液通畅之后，脑积水也会逐渐地消失。

脑积水患者的营养治疗应补充足量脂肪、微量元素锌、维生素 C 以及蛋白质。具体饮食建议如下。

1. 补充足量脂肪 不饱和脂肪酸是脑细胞构成的主要原料，脑中 50%～60%是脂肪（不饱和脂肪酸），其中主要是亚油酸、亚麻油酸和花生四烯酸，尤其亚油酸、亚麻油酸是构成脑细胞的重要成分。因此，脑积水患者推荐摄入质量优良、丰富的脂肪。含此类物质较多的有猪、羊、鸭、鸡、鹌鹑、野兔、麻雀等动物肉；牡蛎、章鱼、海鱼类；核桃仁、芝麻、松子、花生仁、南瓜子、葵花籽、西瓜籽、杏仁、干果、植物油等。推荐脂肪摄入量为 25～30 供能比（percent of energy，%E），其中 ω-6 多不饱和脂肪酸为 2.5%E～9.0%E、ω-3 多不饱和脂肪酸为 0.5%E～2.0%E。

2. 补充微量元素锌 微量元素锌对维持脑的功能具有一定作用，锌也是超氧化物歧化酶等抗氧化物酶的辅酶，在抗衰老中具有一定作用，脑积水患者应适宜补充微量元素锌。成年男性推荐量为 10.1mg/d，成年女性推荐量为 6.9mg/d。

3. 补充维生素 C 维生素 C 具有多种生理作用，可降低毛细血管通透性，增加对感染的抵抗力，参与解毒功能，抗组胺及阻止致癌物质（亚硝胺）生成，并参与胶原蛋白合成及治疗坏血病等。充足的维生素 C 可使大脑功能灵活、敏锐，有助于提高儿童的智力。含此类物质较多的有草莓、葡萄、柿子、金橘、酸枣、鲜枣、苹果、梨、山楂、菠萝、萝卜叶、番茄、卷心菜、绿茶、马铃薯等。成年人推荐量为85mg/d。

4. 补充蛋白质 蛋白质是脑细胞的主要成分之一，占脑干重的30%～35%，是脑细胞兴奋和抑制过程的主要物质基础，在记忆、语言、思考、运动、神经传导等方面都具有重要作用，脑的发育和营养，与蛋白质的充足供应有密切关系。脑积水患者宜补充蛋白质。一般情况下不少于1.2g/（kg·d）。

5. 特殊情况下的营养管理 面部及舌瘫患者进食时，食物很容易从瘫痪侧口角掉出来，或潴留在瘫痪侧的颊部，喂食时，应让患者向健侧卧位。饭后要喂水冲洗口腔的残渣，或用棉球擦洗口腔，特别要注意洗净瘫痪侧颊部以防口腔炎症，减轻口臭，增强食欲，促进消化功能。

病情稳定不能进食者应及时开启肠外营养。每日的入量不宜过多，一般在2000ml左右。病情较轻，意识较清醒、无吞咽障碍者，可帮助进食流质或半流质。食物宜清淡，少食多餐，温度不宜过冷过热。

脑积水伴高脂血症有动脉硬化者饮食中要限制动物脂肪，最好食用植物油。要多给予蔬菜、水果及含纤维素多的食物，以防便秘的发生。

第五节 脑 卒 中

一、流行病学与病理生理特征

脑卒中分为缺血性脑卒中和出血性脑卒中。缺血性脑卒中是最常见的脑卒中类型，约占所有脑卒中的87%，约四分之一的脑卒中发生在65岁以上人群。从人口统计学上看，男性脑卒中的发病率高于女性。出血性脑卒中的原因多为：高血压、颅内动脉瘤或血管畸形破裂，出血性脑卒中虽然发病率低于缺血性脑卒中，但其死亡率和病残率均高于缺血性脑卒中。缺血性脑卒中是由脑的供血动脉狭窄或闭塞引起的脑供血不足，从而导致脑组织坏死，又名脑梗死。脑梗死分为两种，一种是血栓性脑梗死，另一种是栓塞性脑梗死。

脑卒中的主要危险因素包括高血压、糖尿病、血脂异常、吸烟、饮酒、不合理膳食、超重或肥胖、缺乏运动、心理因素、脑卒中家族史等。脑卒中患者营养不良发生率达6.1%～62.0%。营养不良是脑卒中患者疾病不良预后的高危因素之一，脑卒中患者发生营养不良会增加2.08倍的病死率。脑卒中后入住ICU的患者需要专业的营养支持，具体取决于脑卒中的严重程度以及患者基线营养状况。脑卒中引起的脑损伤可引发显著代谢紊乱，而既存营养不良状态可能进一步恶化临床预后。

二、营养代谢特点

脑卒中患者常出现吞咽障碍、意识障碍、认知障碍、情感障碍，这些脑功能障碍可以引起患者进食困难、营养摄入不足和（或）营养消耗增加（如发热等），从而引发脑卒中后营养不良或营养风险增加。

1. 能量消耗增加 脑损伤后能量消耗增加和氧消耗增加，表现为心排血量增加，器官血流量增加，心率加快，血压下降（外周血管阻力下降）和能量需求量增加。脑损伤的静息能量消耗（REE）是基础代谢率变异很大，推荐精确的REE测定。急性脑卒中患者发病后第1周能量需求约136kJ/（kg·d）。当脑损伤伴随异常运动时，能量消耗额外增加，如癫痫发作、去皮层或去大脑强直时静息能量消耗是基础代谢率的260%～300%。但患者出现疼痛、发热和焦虑时，能量消耗亦有所增加。

2. 糖原分解增加 脑损伤后，糖原分解增加，导致血糖升高，通常发生在脑损伤后24小时内。高血糖可能加重脑损伤，主要原因是缺血区域脑组织开始进行更多的葡萄糖无氧代谢，导致细胞内乳酸堆积和持续的酸中毒损害。血糖水平与脑损伤的严重程度呈正相关，与预后呈负相关。脑损伤后第一天血糖超过 11mmol/L，预示预后不良。

3. 蛋白分解增加　脑损伤后，蛋白分解代谢增加，表现为体重下降、肌肉量减小和尿素氮排泄增加。颅脑损伤后，平均每天尿素氮排泄量约为 21.4g，持续时间至少为 3 周。然而，有观点认为，脑损伤后第一周尿素氮排泄量的增加不仅与氨基酸分解增加有关，还与总能量摄入（不足或过量）以及类固醇激素的使用有关。即使能量摄入正平衡，颅脑外伤后的前两周也很难实现氮的正平衡。脑卒中后，血清白蛋白水平降低，已有大量研究报告显示这与预后不良有关。

4. 脑损伤后急性相反应　主要表现为发热、外周血白细胞增高（并无感染证据）、血浆急性相反应蛋白水平增高以及内脏蛋白（转铁蛋白、前白蛋白和白蛋白）水平下降，同时血浆各种微量元素（如锌、铁、铜）水平也会下降。急性相反应蛋白是由激素样肽类细胞因子刺激肝细胞产生的糖蛋白。目前已知的急性相反应蛋白有十余种，其中包括纤维蛋白原、C 反应蛋白和结合球蛋白等。脑损伤后不久即可观察到血浆急性相反应蛋白增高，并可持续 21 天之久。当肝脏急性相反应蛋白合成增加时，白蛋白合成下降，严重者出现低蛋白血症，影响胶体渗透压维持，可能对血流动力学稳定构成威胁。急性相反应可以视为一种内稳态机制，旨在维持损伤修复所需的代谢环境，但反应过度可能会带来负面影响。

三、营 养 治 疗

（一）能量需求

脑卒中患者的静息能量消耗提高 10%～15%。各种因素，如感染、年龄、脑卒中的严重程度、合并症、药物、呼吸状态、活动能力、活动水平和体重状况等，都可能影响热量需求。

在没有间接测热法的情况下，可使用预测方程来估算能量需求。①轻症非卧床患者能量供给：25～35kcal/（kg · d），糖脂比=7∶3～6∶4，热氮比=100∶1～150∶1；②轻症卧床患者能量供给：20～25kcal/（kg · d），糖脂比=7∶3～6∶4，热氮比=100∶1～150∶1；③重症急性应激期患者能量供给：20～25kcal/（kg · d），糖脂比=5∶5，热氮比=100∶1。

（二）蛋白质需求

蛋白质在脑卒中康复中至关重要，因为脑缺血可能抑制蛋白质合成，进而影响细胞修复和功能恢复，严重时可能导致细胞死亡。提供足够的蛋白质可以支持对缺血损伤的修复和功能恢复。推荐的蛋白质需求为每千克体重 1.0～1.5g（以受伤前体重计算）或者对于 BMI＞30kg/m^2 的肥胖人群为每千克理想体重 1.5～2.0g。

（三）脂肪需求

摄入的总脂肪量占总能量比例建议不超过 30%，伴有血脂异常的患者建议不超过 25%。

（四）肠内营养

当经口摄食不足目标量的 60%时，可使用特殊医学用途配方食品作为肠内营养补充。一旦确定急性脑损伤患者不能口服饮食，应早期放置鼻胃管、鼻空肠管开始肠内营养（EN）。需要肠内营养超过 4 周的患者应考虑使用长期肠内通路装置，如胃造瘘管或空肠造瘘管。提供早期肠内营养，特别是在 48 小时内，可以阻止蛋白质和脂肪的分解，减缓先天性炎症反应，促进免疫功能，减少重症监护室感染，限制细菌移位的风险。早期有效的肠内营养可改善患者营养状况、降低并发症发生率、促进患者康复，是脑卒中患者首选的营养支持方式。建议在住院的第一周内提供肠内营养，由目标卡路里的 50%～65%逐渐实现全热量。

大多数关于脑卒中患者肠内营养的研究都使用等渗、单位体积热量相同的配方，少数研究涉及疾病特定配方。脑卒中患者由于运动不足、蛋白质合成减少以及住院期间营养不良等加速了肌肉消耗。有研究表明老年脑卒中患者给予乳清蛋白配方可以延缓肌少症的发生。但是双盲随机试验的结果表明，酪蛋白配方组和乳清蛋白配方组的死亡率及 ICU 住院时间没有变化。在一项回顾性研究中，脑卒中后患者的低血清锌浓度与入院时更严重的脑卒中（NIHSS＞8）和出院时的较差功能状况相关。镁在动物研究中显示出具有神经保护作用，它可以激活 *N*-甲基-d-天门冬氨酸（*N*-methyl-d-aspartate）受体，调节细胞能量生产和钙内流。尽管有这些发现，人体研究尚未确定锌和镁补充在脑卒中患者中的明确益处。

迄今为止没有足够的数据表明使用特殊配方能够改变中枢神经系统后遗症或与疾病相关的肌肉萎缩。每位患者都需要进行个体评估，选择适当肠内配方以满足营养需求，目标是预防住院期间营养不良的发生。

（五）肠外营养

尽管肠内营养优于肠外营养，但存在肠内营养禁忌证或无法摄取或吸收足够营养的危重患者需要给予肠外营养。综合评估肠内营养的风险和肠内营养的获益，应尽一切努力在早期使用肠内营养。即使在开始肠外营养后，仍应继续努力实现肠内通路。使用胃空肠管可以避免在脑卒中后因胃轻瘫而不适当使用肠外营养。

第六节　颅内占位性病变

一、流行病学与病理生理特征

脑肿瘤分两大类，即来自大脑、小脑、脑干等脑组织内的脑内肿瘤和来自脑膜、神经、垂体等组织的颅内脑外肿瘤。目前，我国常见的脑内肿瘤有胶质瘤、淋巴瘤和继发于身体其他部位肿瘤的脑转移瘤，大多数属恶性肿瘤；脑外肿瘤有脑膜瘤、神经鞘瘤、垂体瘤、颅咽管瘤等，大多数属良性肿瘤。恶性脑瘤生长较快，无包膜，呈浸润性生长，破坏脑组织；良性脑瘤生长缓慢，包膜较完整，会挤压脑组织。无论恶性脑肿瘤还是良性脑肿瘤，如果破坏或挤压了正常脑功能区、神经传导束和脑神经，都会产生各种症状，严重时会影响生命。

脑肿瘤（brain tumor，BT）是全球癌症相关发病率和死亡率的主要原因，根据 2020 年的癌症统计数据，脑和其他神经系统肿瘤是第二常见的儿童癌症，也是青少年中最常见的癌症。儿童中枢神经系统（CNS）最常见的原发肿瘤是毛细胞星形细胞瘤、胚胎瘤和恶性胶质瘤，而脑膜瘤、垂体瘤和恶性胶质瘤是最常见的成人脑肿瘤。

二、营养相关危险因素

脑肿瘤风险增加可能归因于表观遗传的变化，如 DNA 甲基化和组蛋白修饰的损伤。除了遗传易感性外，许多环境风险因素可导致突变、表观遗传变化和脑肿瘤的发展。这些可能的风险因素包括高剂量辐射（这是唯一被证实的环境风险因素）、年龄、癫痫、抽搐、过敏和自身免疫状况、饮食，病毒，以及硝酸盐/亚硝酸盐、镉和铅等化学试剂。

（一）硝基化合物

硝基化合物（nitro-compound，NOC）与脑肿瘤，特别是儿童脑肿瘤（CBT）密切联系的假说已经得到了广泛的验证。亚硝基化合物被认为是实验动物研究中已知的最强的神经系统致癌物质。硝基化合物可以依次还原为亚硝基化合物、N-烃基取代羟胺和胺。这些物质可以通过饮食暴露进入人体，主要通过食物中的亚硝酸盐、氮化合物和亚硝酸盐产生。预先形成的硝基化合物的主要来源包括加工食品、含亚硝酸盐的食物（如含有最高硝酸盐含量的蔬菜、腌制肉制品、奶酪和其他腌制食品）、暴露于氮氧化物和亚硝基化合物的食物（如烟熏肉和鱼、啤酒和威士忌中的麦芽，低脂奶粉和香料）。动物实验证明，在受孕第 15 天给予大鼠 *N*-乙基-*N*-亚硝基脲后，成年后代总是会患上神经胶质瘤和广泛的三叉神经肿瘤。其他研究也表明，亚硝基尿素类物质的摄入与大鼠神经系统肿瘤的发展相关。流行病学研究发现，孕期母亲摄入含有亚硝基化合物的物质，如利尿剂、抗组胺药和腌制肉品，会使儿童脑瘤风险增加。这些研究强调了在脑瘤发展中硝基化合物的潜在作用，特别是在怀孕期间或儿童时期的暴露。有研究认为吃火腿和培根可能增加成人胶质瘤的风险。

（二）酒精

酒精被认为是一种神经毒性物质，多项研究已经证明了过度酒精消费对大脑功能及相关病理的短期和长期影响。国际癌症研究机构将酒精列为一种致癌物质，流行病学研究也提示其与多种癌症类型的风险增加有关。酒精代谢的首要产物乙醛在醇的致瘤效应中起着重要作用，可以导致 DNA 合成和修复的受损，引起 DNA 低甲基化，促使其他致癌物质进入细胞，并诱导致癌物质激活酶的产生。研究发现，酒精摄入与儿童和成人的脑瘤有关。在小鼠中，酒精与 *N*-亚硝基二甲胺一起使用可以促进脑部恶性肿瘤的发展，而单独使用两者则没有观察到这种肿瘤。这可能解释了酒精如何改变细胞膜、增加微粒体酶活性，并干扰化学致癌过程。

研究还发现，怀孕期间饮酒与神经母细胞瘤的风险增加相关。父亲饮酒与儿童脑瘤风险增加之间也存在证据，可能的机制是父亲备孕期间饮酒导致发育中精子的 DNA 损伤。酒精的使用可能导致精子 DNA 非整倍体或去甲基化，在精子成熟的最后几周，精子修复 DNA 损伤的能力有限，因此无法修复的 DNA 损伤可能导致后代患病。父母大量饮用烈性酒或长时间饮用烈性酒可能会增加其子女患脑肿瘤的风险。在计划怀孕时，男性和女性都应该限制酒精摄入量。

（三）咖啡和茶

目前并不清楚咖啡和茶与脑肿瘤风险之间的确切机制。咖啡和茶中的成分可能具有促进或抑制致癌活性的作用。咖啡和茶中存在 DNA 拓扑异构酶Ⅱ抑制剂，与儿童白血病的染色体损伤有关。有病例对照研究表明，怀孕期间母亲每天摄入 2 杯或更多的咖啡可能增加儿童脑瘤的风险，尤其是 5 岁之前儿童患脑肿瘤风险的增加。这表明胎内暴露于咖啡因可能在较早的生命阶段引发脑瘤。有研究表明怀孕期间母亲同时摄入咖啡和茶与中枢神经系统（CNS）肿瘤风险强烈相关。然而，在流行病学研究中，咖啡和茶与脑瘤风险，特别是胶质瘤的关联存在不一致的结果。有些研究发现咖啡因饮料与脑瘤风险之间存在负相关或无关。一些研究发现咖啡和茶摄入量较高与降低脑癌风险相关。总体而言，关于咖啡和茶对脑瘤的影响仍需要进一步的研究和探讨。

（四）膳食脂肪

膳食脂肪主要由甘油三酯组成，包含不同类型的脂肪酸，如单不饱和脂肪酸、多不饱和脂肪酸和饱和脂肪酸。不同种类的甘油三酯对人体健康有不同的影响。高膳食脂肪摄入对健康构成威胁，膳食指南建议避免高脂肪饮食，特别是饱和脂肪。研究表明高脂肪摄入与多种癌症类型，如胰腺癌、肺癌、结直肠癌和乳腺癌有关。动物研究表明妊娠期高脂饮食可能与后代的生殖系统瘤、垂体瘤和转移瘤发生率增加有关。高脂肪饮食与癌症风险之间存在复杂的关系，其中包括膳食脂肪类型、肠道微生物组的改变、氧化应激和系统性炎症等多个因素。进一步的研究，尤其是在动物模型中的研究，有助于更深入地了解高脂肪饮食对癌症风险的影响。

（五）镉

镉及其化合物在土壤中高度可溶，容易从土壤转移到植物中，因此在大多数人类食物中都能够找到。除了吸烟和职业暴露外，饮食是镉最主要的摄入途径，而饮用水仅占总摄入的很小一部分。

食物中超过 80%的镉来自谷物和蔬菜，特别是叶菜，蔬菜摄入对人类的镉暴露贡献了 70%～90%。镉接触已被证明对健康有多种不良影响，包括肾病和肾衰竭、肺疾病、血压失调、糖尿病并发症和骨质疏松症。镉被认为是动物和人体研究中的一种强致癌物，与人类的肺癌、肾癌、膀胱癌、激素相关的肿瘤（乳腺、卵巢、子宫、前列腺和睾丸癌）、肝癌、造血系统癌症、胃癌、胰腺癌和脑癌有关。

镉诱导癌症的机制主要是氧化应激和损害 DNA 修复。氧化应激产生的活性氧化物质（ROS）影响致癌基因和抑癌基因的活性，影响癌症有关的信号转导途径包括线粒体相关的 JNK 和 ERK 途径以及 PI3K 通路。镉通过干扰 DNA 修复酶，导致 DNA 损伤难以修复，从而增加了患癌的风险。镉一般不能穿透成年人的血脑屏障，但在发育阶段，特别是新生儿时，它的渗透性更强，因此对新生儿的不良影响需要特别注意。乙醇可以促进镉穿越血脑屏障。有研究表明镉可能与脑肿瘤的发生存在关联，特别是在年轻人中。镉与脑肿瘤之间的关系仍需要更多的研究。

三、营养相关有益因素

叶酸、维生素 B_6、维生素 B_{12}、烟酸、维生素 C、维生素 E、铁和锌等微量营养素在人类饮食中是必不可少的，微量营养素缺乏可能会导致辐射或化学物质破坏 DNA，导致 DNA 单链和双链断裂及氧化损伤。

（一）维生素

研究表明摄入维生素补充剂与降低脑肿瘤风险存在明显关联。维生素 C 和维生素 E 作为抗氧化剂可以通过清除自由基降低癌症风险。研究也显示，蔬菜中的维生素 C 和维生素 E 可作为亚硝化抑制剂，减少亚硝化作用。膳食中的这些成分可能在一定程度上降低硝基化合物的致癌风险。维生素补充剂对胶质瘤具有显著的保护作用，且呈剂量依赖关系。在受孕期间每天摄入维生素可以降低风险。基于人口的访谈研究显示，随着蔬菜摄入量的增加，胶质瘤风险降低。食用三种或四种类型的加工肉制品并每周饮用橙子/葡萄柚汁一次或更少的个体，其脑肿瘤风险超过那些较少食用加工肉制品并更频繁饮用果汁的人 17 倍以上。

视黄醇是一种必需的脂溶性维生素，无法在体内合成，必须通过饮食摄入。维生素 A 有两种。一种是维生素 A 醇，是最初的维生素 A 形态；另一种是胡萝卜素，在体内转变为维生素 A 的组成物质。维生素 A 醇主要存在于肝脏、鱼肝油、乳制品和蛋黄中；胡萝卜素，尤其是 β-胡萝卜素，主要由植物提供，特别是彩色水果，包括木瓜和芒果，以及深绿色叶菜和红橙色棕榈油的蔬菜。维生素 A 在身体中有广泛的功能，包括生长、视觉、上皮细胞分化、免疫功能和生殖。通过注射乙基亚硝胺在大鼠后代中诱导胶质瘤，接受大量维生素 A 的动物存活时间显著长于对照组。

多项研究已经报道了孕前期母亲叶酸消耗（包括膳食和补充剂）与脑胶质瘤风险之间的负相关关系。叶酸缺乏是蔬果摄入较低的人中常见的维生素缺乏，会导致基因中的染色体断裂。

（二）钙

有研究表明 $1,25(OH)_2D_3$ 及其合成类似物对胶质瘤细胞具有细胞毒作用。维生素 D 可以通过上调 p75 受体的方式发挥抗癌作用，p75 受体是一种神经营养因子受体（p75NTR），可以激活神经营养因子依赖的信号通路并引起细胞死亡，以及抑制 tenascin-C（在生长促进、侵袭和促血管生成方面发挥作用的细胞外基质蛋白）的合成。有病例-对照研究指出钙对组织学证实的脑肿瘤（胶质瘤和脑膜瘤）有保护作用。在关于母体饮食和原始神经外胚层性中枢神经系统肿瘤风险的病例对照研究中提到，任何时候补充钙剂都可降低相关风险。

（三）铁

缺铁可能会激活氧化应激，从而损害 DNA。体内过量的铁也会导致 DNA 氧化损伤、突变，促进肿瘤生长。关于铁补充剂与脑肿瘤的关系，目前还没有足够的证据。有病例对照研究指出孕期铁补充可以降低儿童（6岁之前）星形细胞瘤的风险。

（四）锌

肉类是生物可利用锌的主要来源。锌在免疫、DNA代谢和修复、蛋白质合成、氧化应激保护、神经发生、突触发生、神经元生长和神经传递中发挥重要作用。锌被认为是一种抗癌营养素，具有抗氧化性质。锌通过锌指蛋白在DNA转录和复制中起到关键作用。参与碱基和核苷酸切除修复的蛋白质通常包含锌指蛋白或与锌相关的蛋白质。锌通过防止氧化性DNA损伤来维持DNA的完整性。锌可以防止蛋白质中巯基的氧化，调节金属硫蛋白代谢，并对包括铁和铜在内的氧化还原活性过渡金属产生拮抗作用，降低它们引发氧化损伤的能力。有研究表明锌缺乏可诱导体外培养的大鼠胶质瘤细胞氧化应激和DNA损伤，而在补锌后，DNA损伤得以逆转。锌指蛋白ZNF238可以抑制髓母细胞瘤（MB）和胶质母细胞瘤（GBM）的增殖并促使细胞死亡。但是一项基于人群的病例-对照研究发现高摄入锌和低摄入锌与胶质瘤或脑膜瘤风险之间没有关联。

（五）生酮饮食

生酮饮食（KD）是一种高脂、低碳水化合物的饮食，通过降低血清葡萄糖、增加酮体产生、降低循环胰岛素样生长因子-1（IGF-1，是血管生成和肿瘤进展的生物标志物）的含量，改变宿主代谢信号。有研究报道肿瘤细胞中β-羟基丁酸脱氢酶（β-OHBDH）和琥珀酰辅酶A：3-酮酸辅酶A转移酶（SCOT）基因表达相对于正常脑细胞降低。与其他恶性肿瘤一样，脑肿瘤由于线粒体数量和功能的异常而抑制酮体的生物能利用，主要使用葡萄糖和糖酵解来产生能量和生长。除了作为细胞的代谢燃料外，酮体还具有抗炎作用，可以减少有害的自由基，增加谷胱甘肽过氧化物酶的活性，具有抗肿瘤的潜力。因此生酮饮食在抑制脑肿瘤生长和提高脑癌患者的生存率方面可能有作用。

四、营养治疗

（一）一般原则

间接测热法是测定能量消耗（energy expenditure，EE）的金标准，但目前在国内绝大多数医疗机构难以实现。术后躁动、发热、使用镇静药物、吸氧、机械通气、使用透析或持续肾脏替代治疗等因素可影响间接测热法的可靠性和可行性。临床工作中常采用美国肠外肠内营养学会/危重病医学会营养指南（2016）（ASPEN/SCCM）推荐的公式进行估算（表24-1）。

表24-1　不同BMI神经外科重症患者能量及蛋白质需求

BMI（kg/m^2）	能量需求[kcal/（kg·d）]	BMI（kg/m^2）	蛋白质需求[g/（kg·d）]
<30	25～30[a]	<30	1.2～2.0
30～50	11～14[b]	30～39	2.0[a]
>50	22～25[a]	≥40	最高2.5[a]

a 由IBW计算得出，IBW为理想体重（kg）=身高（cm）−105

b 由ABW计算得出，ABW为调整体重（适用于肥胖患者）=（实际体重−IBW）×0.33+IBW；BMI为体重指数；1kcal=4.2kJ

如果采用间接测热法评估患者的能量消耗（EE），急性期（1～3天）可进行低热量营养（不超过70% EE值）；3天后可增加到EE测量值的80%～100%。如果采用预测公式法，7天内进行低热量营养（不超过70% EE值），7天后逐渐增加到等热量营养[25～30kcal/（kg·d），体重按IBW计算]。对严重营养不良的患者需注意预防再喂养综合征，如果出现血磷<0.8mmol/L时即应引起关注，<0.5mmol/L时即应立即治疗，并减少能量的供给。急性期蛋白质目标可设定为1.2～2.0g/（kg·d），推荐超过50%应来源于优质蛋白。

在神经外科患者中应激性高血糖的发生率高，因此肠内营养建议碳水化合物的供能比不超过60%，且碳水化合物多选择低血糖指数的来源。进行肠外营养时，过量葡萄糖能量供应与高血糖、CO_2生成增加、脂肪生成增加、胰岛素需求增加相关，且在减少蛋白质消耗方面没有优势。与富含葡萄糖的肠外营养相关的高血糖症往往需要更高剂量的胰岛素。因此建议静脉葡萄糖给药剂量不应超过 5mg/（kg·min）。

脂质氧化提供了肝脏、心脏和骨骼肌所需能量的一半以上，由于神经外科重症患者脂质代谢的改变，目前对于每日所需的最佳脂质总量尚不明确。除总量外，在肠内营养时需仔细评估肠内营养配方（EF）中的构成成分，包含的脂肪组成应该限制但不完全排除 ω-6 脂肪酸，应提供单不饱和脂肪酸、ω-3 脂肪酸（二十二碳六烯酸和二十碳五烯酸），减少饱和脂肪酸和避免反式脂肪酸，必需脂肪酸（FA）的推荐剂量按照膳食参考摄入量（dietary reference intake，DRI）。重症患者的脂肪吸收受损，脂质超负荷可能引起免疫抑制，并损害肺和肝功能。对于静脉用脂质，供给上限建议为 1g/（kg·d），耐受剂量最高为 1.5g/（kg·d）。可根据血甘油三酯水平和肝功能情况来调整脂质比例。

（二）肠内营养

所有神经系统手术的患者均应在 24～48 小时内启动肠内营养，且肠内营养优于肠外营养。无法自主进食的患者应及时放置鼻胃管或者鼻肠管。只有出现以下情况才能考虑延迟肠内营养：未控制的休克、低氧血症、严重酸中毒、活动性消化道出血、胃潴留＞500ml/6h、肠道缺血、肠梗阻、腹腔间室综合征。严重脑损伤进行治疗性亚低温的患者，由于代谢水平严重下降，而且胃肠道功能明显受到降温的抑制，建议给予低剂量早期肠内营养，复温后逐渐加量。

整蛋白配方作为肠内营养的首选剂型，短肽型配方更容易消化、吸收，降低腹泻发生率，能改善胃肠道耐受性，尤其是存在胃肠功能损伤的患者。研究发现，无论是否有糖尿病病史，神经外科重症患者出现高血糖的比例可高达 60%。而高血糖是严重 ICU 并发症的独立风险因素，如电解质紊乱、感染、住院时间延长和病死率增高等。对于有糖尿病病史的患者，推荐糖尿病剂型营养配方，配合胰岛素治疗能有效控制脑肿瘤术后重症患者的血糖水平。免疫增强型肠内营养配方能显著改善神经外科重症患者的免疫状态；与标准肠内营养配方相比，免疫增强型配方能降低血流感染的发生率，但在肺部感染和尿路感染方面无显著差异。神经外科重症患者通常胃肠功能耐受性较差，当患者有持续腹泻时，可以将肠内营养换为含膳食纤维的混合配方。在选择膳食纤维添加剂时，可溶性较差的纤维会导致喂养管堵塞。可溶性膳食纤维的补充可减少临床腹泻的发生率；可溶性膳食纤维被肠道细菌酵解后产生短链脂肪酸，可促进肠道有益菌生长，从而调节肠道微生态。

（三）肠外营养

脑肿瘤术后患者肠内营养不能达到营养目标时，可以考虑肠外营养。然而，补充肠外营养的最佳启动时机存在争议。有学者认为在 ICU 入院 3 天后，当肠内营养提供的能量水平不能达到 60%时，应启动肠外营养，以达到 100%的能量需求。但是有研究发现早期肠外营养与延长 ICU 住院时间和机械通气时间，增加感染率和肾脏替代治疗需要有关。这些发现可能与根据预测公式而非间接测热法制定能量目标，从而给予过量的能量有关。目前尚不清楚在研究中若使用间接测热法制定目标是否会导致不同的结果。美国危重病医学会建议如果仅通过肠内途径无法满足＞60%的能量和蛋白质需求，则应在 7～10 天后考虑使用补充性肠外营养。

（四）中枢性尿崩症营养管理

下丘脑-神经垂体病变引起抗利尿激素（antidiuretic hormone，ADH）不同程度的缺乏，占尿崩症的 90%以上。颅咽管瘤、下丘脑胶质瘤、鞍区转移癌、垂体微腺瘤等常会出现继发性尿崩症。脑肿瘤术后引起的尿崩症基本上可以自愈。临床表现为多饮、多尿[成人尿量＞40～50ml/（kg·d），通常＞2.5ml/（kg·h）]、烦渴、脱水貌；渴觉障碍；可伴低血压。中枢性尿崩症患者除氢氯噻嗪（或阿米洛利）、吲哚美辛药物治疗外，营养管理主要包括以下内容。

1. 补液　尽快口服补液；必要时静脉滴注 5%葡萄糖溶液；补液速度略高于尿量，血钠波动＜10mmol/（L·d）。需要常规监测出入量、电解质、临床症状体征变化。失血性休克罕见，可输注0.9%氯化钠溶液纠正。

2. 高钾食物　尿崩症患者会排出大量尿液，因此可能会出现钾流失的情况，患者可适量多吃含钾高的食物，常见的有海带、瘦猪肉、花生等。

3. 高钠食物　患者尿液排出多，容易引起机体内水和电解质的紊乱，适量摄入高钠食物，有利于调节电解质平衡，因此患者可以多吃高钠食物，常见的有火腿肠、牛肉干、虾皮、咸菜等。

4. 高维生素食物　维生素对机体内激素水平的平衡恢复有一定的帮助，能在一定程度上促进身体的恢复，因此尿崩症患者可以适量食用高维生素食物，常见的有菠菜、橘子、白菜、柠檬等。

（陈柳莹）

第二十五章 感染性疾病

第一节 败血症

一、概　　述

败血症（septicemia），又称脓毒症（sepsis），是一种严重的感染性疾病，其特征在于感染触发的全身性炎症反应失控，导致宿主机体产生一系列严重的生理异常和代谢异常。这种疾病并非仅限于局部感染，而是通过循环系统向全身传播，引发全身性炎症反应综合征（SIRS）。败血症通常涉及多个器官和组织，最终可能导致多器官功能衰竭，威胁患者的生命。败血症的起源可以追溯到古老的医学历史，但直到最近几十年，人们才逐渐揭开这一医学谜团的面纱。败血症按病原体分为细菌性败血症、真菌性败血症和病毒性败血症。败血症是当今公共卫生领域的一项重大挑战，其高发性和复杂性给医疗系统及公共卫生管理带来了极大的压力。另外，由于该疾病患者通常需要密切监护和高强度的治疗，这对医疗资源和成本构成了严峻的挑战。败血症的典型临床表现主要包括但不限于以下几个方面：发热与寒战、心率增快、低血压、呼吸急促、意识改变等，严重的神经系统受损可能表现为意识混乱甚至昏迷。临床诊断方面，血液培养确定感染的致病菌及其对抗生素的敏感性，是诊断的关键步骤。而炎症指标，如血液中的白细胞计数、C反应蛋白（CRP）、降钙素原（PCT）等，以及影像学检查可以对机体感染、感染程度和部位起到提示、提醒的辅助作用，当然临床医师对病史与体格检查等信息的采集仍然是诊治疾病的重要基础。利用其他实验室检查，包括血气分析、电解质水平、凝血功能等和使用临床评分系统如SOFA评分来评估病情的严重程度及全身器官功能状态。

败血症不仅在免疫系统和炎症反应方面引起深刻变化，还对机体的营养代谢产生严重影响。同时，营养状况直接影响着患者的免疫力、生理恢复和治疗效果，因此，深入关注患者的营养状况有助于提高治疗的成功率和患者的生存质量。

二、营养代谢特点

（一）败血症导致营养障碍机制

1. 炎症反应引起能量消耗增加　败血症患者在炎症反应综合征的作用下，经历了体内能量代谢的剧烈变化。炎症反应导致机体产生大量的炎症介质，如肿瘤坏死因子-α（TNF-α）、白细胞介素-1β（IL-1β）等，这些介质会促使蛋白质和脂肪的分解，以供给机体对抗感染所需的能量。因此，败血症患者处于持续而异常的高能量消耗状态，导致身体能量储备的枯竭。

2. 营养分配失衡　炎症反应不仅引起蛋白质和脂肪的分解，还导致机体对营养的摄取和分配发生变化。例如，肠道对营养的吸收能力降低，而炎症反应和肝脏释放的介质都会导致胰岛素抵抗性增加，造成葡萄糖利用减少和高血糖状态的出现，增加了机体的能量代谢负担。这样的营养分配失衡不仅影响了能量的利用，还进一步加剧了患者的营养不良状态。

3. 蛋白质分解与负氮平衡　败血症导致的持续炎症状态引起了机体内蛋白质的分解，其中尤以肌肉蛋白质的降解最为显著。这种蛋白质分解不仅损耗了机体的蛋白质储备，还导致氮平衡的负向积累。这对于维持组织结构和功能，特别是对于免疫系统的正常运作至关重要。

4. 营养不良与免疫功能下降 败血症导致的营养不良状态直接影响机体的免疫功能。缺乏足够的能量和营养素，特别是蛋白质，使得免疫细胞的生成和功能受到限制。这进一步削弱了机体对抗感染的能力，形成了一种恶性循环，使得败血症的发展变得更加严重。

综上所述，败血症导致的营养障碍机制涉及炎症反应引起的能量消耗增加、营养分配失衡、蛋白质分解与负氮平衡，以及与免疫功能下降相互关联的复杂过程。而针对蛋白质、脂肪、碳水化合物、维生素和微量元素的合理供给，有助于支持败血症患者的营养代谢，促进康复过程。在制定营养支持方案时，需根据患者的具体情况进行个体化调整。深入理解这些机制有助于制定更有效的临床干预策略，以改善败血症患者的营养状况并提高治疗成功率。

（二）败血症营养代谢的特点

1. 能量代谢的增加 在败血症发展的早期和中期，患者通常经历持续的高能量消耗状态，导致能量需求明显增加。维持正常的生理功能和抵抗感染的需要使得机体对能量的依赖性加大，进而导致能量代谢的显著增加。脂肪和碳水化合物是主要的能量来源。另外，脂肪还参与免疫调节，尤其是一些脂肪酸对于免疫细胞的功能和炎症反应的调控具有重要作用。同时，败血症患者的肠道吸收功能常受到影响，导致营养分配的失衡。这进一步加重了患者的营养不良状态，影响了对感染的有效应对。

2. 蛋白质分解的升高 炎症反应引起的代谢变化导致机体对蛋白质的需求增加，同时也促使蛋白质分解的速率升高。败血症患者通常出现负氮平衡，即蛋白质分解超过合成，这对于免疫细胞的生成和维持组织结构至关重要。高度活跃的炎症反应会导致肌肉蛋白质的分解，影响患者的肌肉质量。

3. 水电解质平衡的紊乱 败血症患者常伴随着严重的炎症反应和生理功能的损伤，可能导致水电解质平衡的紊乱。高热、呕吐、腹泻等症状会导致水分和电解质的丢失，影响体液平衡。此外，输液和药物治疗也可能对电解质平衡产生影响。

4. 其他营养物质 维生素在免疫功能、抗氧化和组织修复中发挥着重要作用。特别需要关注维生素 C 和维生素 D，它们对于免疫系统的调节和抗炎作用具有重要意义。肠道黏膜的炎症和免疫反应可能使得营养素的吸收受到限制，特别是脂肪和脂溶性维生素。锌、铜、硒等微量元素对于免疫功能的支持至关重要。在败血症中，由于炎症反应和感染状态的存在，这些微量元素的丢失和需求都显著增加。

5. 营养免疫功能的下降 败血症患者的免疫系统受到抑制，包括免疫细胞的数量和功能的下降。这使得机体对感染的应对能力降低，也影响了患者的恢复过程。

总之，败血症患者的营养代谢特点主要表现在能量代谢的增加、蛋白质分解的升高、营养分配的失衡、水电解质平衡的紊乱、胰岛素抵抗的出现和营养免疫功能的下降等方面。了解这些特点有助于制定更精准的营养支持方案，提高治疗效果和患者的康复速度。

三、营养治疗

（一）治疗原则

1. 个体化治疗 营养治疗应该根据患者的个体差异制定，考虑到患者的年龄、性别、疾病严重程度、合并症等因素，制定个体化的营养计划。

2. 及时介入 营养治疗应在患者就诊的早期进行，特别是在败血症早期，以防止营养不良的发生和加重。

3. 多学科团队 营养治疗需要多学科协同合作，包括医生、营养师、护士等，以确保全面的治疗方案。

（二）治疗重点

1. 蛋白质供给 提供足够的蛋白质对于抵抗感染、维持免疫功能和促进组织修复至关重要。考虑到炎症反应导致的蛋白质分解，患者的蛋白质摄取需要相应增加。

2. 能量支持 由于败血症患者通常经历持续的高能量消耗状态，因此需要提供足够的能量支持，以满足机体对抗感染和维持生理功能的能量需求。

3. 维持水电解质平衡 严密监测患者的水电解质状态，避免发生脱水或电解质紊乱，这对于维持循环功能和避免并发症的发生至关重要。

（三）治疗手段

1. 营养支持进路 根据患者的病情和肠功能状态，可选择口服营养、肠外营养或混合营养的方式进行营养支持。

2. 营养补充剂 在确保基础饮食摄入的同时，根据患者的需要，可以考虑使用营养补充剂，如高蛋白质营养剂、维生素和微量元素。

3. 营养监测 定期监测患者的营养状态，包括体重、蛋白质、电解质等指标，以调整和优化营养支持方案。

4. 避免过度营养 注意避免给予过度的营养支持，以防止不良反应，如高血糖、脂肪肝等，特别是在患者存在器官功能不全的情况下。

四、营养实施

在败血症患者中，营养实施是非常关键的一环，它涉及蛋白质、能量、微量元素等方面的合理供给，以维持患者的营养状态和促进康复。以下是在实施营养支持时应考虑的关键方面。

（一）营养支持路径的选择

1. 口服营养 在患者能够进食的情况下，口服营养是首选的进食途径。通过提供均衡的饮食，包括足够的蛋白质和能量，帮助患者满足机体对养分的需求。

2. 肠外营养 对于无法通过口服摄入足够营养的患者，肠外营养是一种有效的补充手段。通过静脉途径输注含有蛋白质、脂肪、葡萄糖等的营养液，维持患者的营养需求。

3. 混合营养 在败血症状态下，患者可能出现食欲减退、消化功能受损等情况，导致口服供能的效果较差。而静脉途径供能可能增加心脏负担，特别是在患者存在心力衰竭、心功能不全等情况时。可以采用口服与肠外营养相结合的方式，根据患者的具体情况制定混合营养方案，以达到最佳的营养支持效果。并谨慎监测患者的心血管状况，避免导致心脏负担过重。

（二）蛋白质和能量的供给

1. 蛋白质供给 根据患者的病情和营养状态，合理确定蛋白质的摄入量。蛋白质是免疫系统正常功能所必需的，也是促进组织修复和维持肌肉质量的关键。每日蛋白质推荐摄入量为 1.2～2.5g/kg，而该参考范围基于不同疾病状态或患者特征而增减。例如，危重的肥胖患者（BMI＞$30kg/m^2$）可减少蛋白质供给至推荐剂量的 60%～70%。而针对合并急性肾损伤的患者应当适当控制总蛋白摄入，但在计划或已经进行连续性肾脏替代治疗、肾脏替代治疗的情况下，可给予正常量的蛋白质。

2. 能量供给 根据患者的能量消耗情况，制定合理的能量供给方案。注意在输液和药物治疗中可能引起的能量损耗，提高能量供给以满足患者的需求。能量供给应为 25～30kcal/（kg·d）（换算：1kcal=4.184kJ），患者炎症的轻重度不同会造成能量消耗的差异，应在评估病情的基础上动态调整热量的供给总量。

（三）微量元素和维生素的补充

1. 微量元素 注意对微量元素的合理补充，特别是在炎症反应和感染状态下，一些微量元素可能被消耗加剧。锌、铜、硒等微量元素的适量补充对于维持免疫功能和促进康复具有重要作用。

2. 维生素 是维持机体正常代谢的关键成分，因此在营养支持中要注意维生素的摄入。特别是维生素 C、维生素 D 等对免疫系统具有调节作用的维生素。

（四）水电解质平衡的维持

1. 水分管理 根据患者的体液情况和输液需求，合理管理水分。注意监测尿量、电解质平衡，防止脱水或电解质紊乱的发生。

2. 电解质补充 在严格监测的基础上，根据患者的具体情况进行电解质的合理补充，以维持电解质平衡。

（五）营养监测与调整

1. 定期监测 对患者的营养状态进行定期监测，包括体重、蛋白质水平、电解质等指标。这有助于及时发现营养不足或过度的情况，及时调整营养支持方案。

2. 调整方案 根据监测结果和患者的临床状况，灵活调整营养支持方案。在病情波动或治疗效果不佳时，可能需要调整蛋白质和能量的摄入量，以更好地满足患者的需要。

通过合理的营养实施，可以为败血症患者提供充足的养分，促进免疫功能的恢复，加速组织修复，提高治疗的成功率和患者的康复速度。因此，在治疗过程中应充分重视营养支持的实施，确保患者获得全面的营养保障。

第二节 病毒性肝炎

一、概 述

病毒性肝炎是由肝炎病毒引起的，以肝脏病变为主的传染性疾病。按病原可分为甲、乙、丙、丁、戊型病毒性肝炎。甲型和戊型经口传染，很少转为慢性；乙型和丙型经血液和体液传播，在急性感染后有相当部分患者会长期携带或转成慢性肝炎，晚期发展成肝硬化，甚至发生癌变。病毒性肝炎根据临床表现又可分为急性肝炎、慢性肝炎、肝衰竭（重症肝炎）、淤胆型肝炎和肝炎后肝硬化（肝硬化内容详见相关章节）。

二、病毒性肝炎的临床表现及诊断

（一）急性肝炎

急性肝炎包括急性黄疸性肝炎和急性无黄疸性肝炎。黄疸性肝炎总病程为 2～4 个月，以乏力、食欲减退、恶心、呕吐、肝区胀痛、腹胀、尿黄、皮肤巩膜黄染为主要表现。少数人以类似上呼吸道感染症状起病，或伴随一过性粪色变浅、皮肤瘙痒等梗阻性黄疸表现。体征有肝脏肿大，有压痛及叩痛，部分患者出现脾肿大。肝功能检查示总胆红素及血清丙氨酸氨基转氨酶（ALT）、天门冬氨酸转氨酶（AST）增高。起病 1 个月后进入恢复期，黄疸及其他症状逐渐消退，食欲增加，体力恢复。急性无黄疸性肝炎除无黄疸外，其他临床表现与黄疸型相似，但起病较缓、症状较轻、恢复较快，有些病例无明显症状。

（二）慢性肝炎

急性肝炎病程超过半年，或者发病日期不明确，但根据肝组织病理学或根据症状、体征、实验室检查结果综合分析符合慢性肝炎表现者。可反复或持续出现肝区不适、隐痛或刺痛，食欲缺乏、口苦厌油，乏力，睡眠欠佳，轻度肝大，血清转氨酶轻度至中度异常。重度慢性肝炎患者可有牙龈出血、皮下淤点等出血倾向，肝病面容、蜘蛛痣、肝掌、肝脾肿大等体征，除血清转氨酶异常外，可有 IgG 增高、白蛋白降低等多项肝功能异常，可向肝硬化方向发展。

（三）肝衰竭（重型肝炎）

由于肝细胞广泛坏死，临床出现一系列肝衰竭综合征：极度乏力；严重消化道症状；嗜睡、性格改变、烦躁、昏迷等肝性脑病症状；明显出血倾向、凝血酶原时间延长和凝血酶原活动度（PTA）＜40%；黄疸进行性加深；少尿、肾功能不全等肝肾综合征；自发性腹膜炎等严重感染；电解质紊乱及酸碱平衡失调；中毒性鼓肠、肝臭等。按照病情发展速度可分为急性肝衰竭、亚急性肝衰竭、慢加急性肝衰竭和慢性肝衰竭四型。

急性重型肝炎以发病 2 周内出现Ⅱ度以上肝性脑病表现（性格改变、行为错乱、计算能力明显异常、扑翼样震颤、肝性脑病、脑水肿、脑疝）为特征，常于 14 天内死于肝衰竭。亚急性重型肝炎在起病 2～26 周内出现肝衰竭综合征。慢加急性重型肝炎是在慢性肝病基础上出现的急性或亚急性肝功能失代偿。慢性重型肝炎是在肝硬化基础上，肝功能进行性减退导致的以黄疸、凝血功能障碍、腹水、肝性脑病等为主要表现的慢性肝功能失代偿。

（四）淤胆型肝炎

淤胆型肝炎是胆汁分泌和排泄功能障碍所致，临床表现为消化道症状较轻，有肝内梗阻性黄疸表现：黄疸较深，全身皮肤瘙痒，尿色变深，大便灰白，肝大，血胆红素水平明显增高、以直接胆红素为主，血清 γ-谷氨酰转肽酶（GGT）、碱性磷酸酶（ALP）、胆固醇均增高，转氨酶可轻-中度升高。

三、病毒性肝炎的营养代谢特点

（一）肝脏的代谢功能

肝脏是营养物质在体内代谢的中枢，具有合成、分解、排泄和解毒等多种功能。肝细胞以合成糖原的形式储存能量，以便需要时随时转化为葡萄糖。当糖原分解不能维持血糖浓度时，肝细胞会将氨基酸、乳酸、甘油通过糖异生转化成葡萄糖。肝脏分解蛋白质，合成非必需氨基酸和多种血浆蛋白，对氨、胆红素等进行解毒后通过胆道和泌尿系统排出体外。磷脂、甘油三酯、胆固醇在肝内合成并与脂蛋白结合运至外周组织使用或储存。肝脏还将胆固醇转化为胆汁酸，通过肠肝循环反复利用，促进脂类和脂溶性维生素的消化和吸收。脂肪酸氧化成乙酰 CoA，继而参与三羧酸循环生成酮体输出能量。

肝脏在维生素的储存、运输、代谢及吸收中起重要作用。维生素 A、维生素 K、维生素 B_{12} 主要储存在肝内。胡萝卜素转化为维生素 A、维生素 K 参与合成凝血因子Ⅱ、Ⅶ、Ⅸ、Ⅹ，维生素 D 转化为具有活性的 25-羟维生素 D 都发生在肝内。

（二）病毒性肝炎患者的营养状况

大多数急性病毒性肝炎患者有食欲减退、纳差，但如果病程短，不会导致长期营养不良。

病毒性肝炎进入慢性阶段后，患者因为饮食摄入不足、消化吸收不良和代谢障碍，会出现营养不良。蛋白质的消耗和丢失增加、分解代谢增强，所以患者处于低蛋白状况。在胆汁淤积时，肠道内胆汁浓度不足可影响脂溶性维生素（维生素 A、维生素 D、维生素 E）的吸收。

慢性肝衰竭和慢加急性肝衰竭患者大多发生于长期肝硬化状态，有营养不良、低蛋白血症、脂溶性维生素的缺乏。此外，肝衰竭患者常伴有自主神经障碍导致的胃轻瘫和肠蠕动延迟、肝脏解毒能力下降和大量代谢产物在体内的蓄积导致的胃肠道功能紊乱、胃肠黏膜水肿及肠道菌群失调，均可导致营养物质消化吸收障碍。为警惕肝性脑病的限蛋白饮食、因腹水及周围水肿的限钠饮食以及住院期间相关检查（腹部超声或胃镜）的禁食要求，这些医源性饮食结构的改变也是导致营养物质摄入不足的因素之一。

肝衰竭患者会出现复杂的能量代谢异常，并进一步加剧营养不良。有研究发现 18%～34%肝衰竭患者在疾病的早期及急性期阶段出现高代谢状态，更容易出现体重下降、营养不良，往往提示预后不良。其发病机制认为可能与高动力循环及交感神经异常兴奋有关。部分慢性肝衰竭患者基础代谢率较正常人下降，可能是机体的保护性反应，有利于肝功能的恢复。

肝脏病变时可引起营养代谢障碍，营养不良又加重肝脏损害，导致恶性循环。所以需要对肝病患者进行主观全面评估工具、能量代谢检测和膳食摄入等营养评估，从而制定出合理的营养支持方案。

1. 体重　体重指数（body mass index，BMI）=体重（kg）/身高 ^{2}（m^2），是反映蛋白质热量营养状况的指标。BMI＜18.5kg/m^2 被认为是中度或重度的营养不良。另外，在无明确时间段内，体重非人为因素下降＞10%，或者 3 个月内体重下降＞5%；在此基础上，符合以下两点之一也可诊断为营养不良：①BMI＜20kg/m^2（年龄＜70 岁）或 BMI＜22kg/m^2（年龄≥70 岁）；②去脂体重指数（FFMI）≥15kg/m^2（女性）或 FFMI≥17kg/m^2（男性）。

体重指数评估营养不良，对于慢性肝病患者有一定的局限性，比如：在低白蛋白血症、腹腔感染时存在水肿、腹水，引起细胞外液相对增加；或者利尿剂的使用导致体重骤减，这些体重的变化均不能反映营养状况。必要时应计算患者的干体重，可以通过以下几种方法进行评估或计算：出现体液潴留前的体重；穿刺引流之后的体重；根据临床判断的腹水严重程度减去一定量体重进行校正（轻度 5%、中度 10%、重度 15%，如果存在外周水肿再减 5%）。

2. 营养筛查工具　主观全面评定（SGA）是目前最常用的营养评估方法之一。SGA 提供了一个系统化的方法来评估营养状况，被 ESPEN 推荐使用，评估内容包括：近期体重变化、饮食结构、消化道症状、生理功能状态、个体营养需求。此外，SGA 通过计算近期体重增减，降低了腹水对失代偿期肝硬化患者营养评估的影响，因此能够较客观地反映体重变化。近年来，ESPEN 推荐使用的营养风险筛查工具 NRS 2002 在肝硬化、肝癌等肝病患者中得到了广泛应用。包括以下 4 个方面：体重指数（BMI）、近期体重变化、膳食摄入情况、疾病严重程度。当评分达到 3 分时，就属于有营养不足情况。重症营养风险（NUTRIC）评分主要为重症患者设计，NUTRIC 评分≥5 分被认为存在营养不良，需要进行营养干预。

3. 肌少症（sarcopenia）　是营养不良的重要表现。肌少症的评估，包括肌肉功能减退和肌肉含量减少两个方面：可使用握力和（或）简易体能状况量表评估肌肉的功能；可通过 CT 扫描、人体测量学、双能 X 线吸收法或生物电阻抗分子法评估肌肉的含量。目前，被广泛认可和应用的是通过 CT 或磁共振扫描，选择第三腰椎（L_3）水平肌肉面积总和与身高平方的比值计算 L_3 骨骼肌指数（skeletal muscle index，SMI，cm^2/m^2）。通常，男性骨骼肌指数≤38.5cm^2/m^2 或女性≤52.4cm^2/m^2 定义为营养不良。

4. 人体成分测量法（body composition assessment，BCA）　是 ESPEN 推荐的另一种常用方法。测量指标包括：上臂肌围、上臂围、肱三头肌的皮肤褶皱厚度。优点是操作简单、经济，不受肝硬化患者腹水及下肢水肿的影响，易于在临床中使用。缺点是重复性差，受测量部位水肿等多种因素影响。

5. 能量状态评估　人体总能量消耗（tTEE）包括基础能量消耗（BEE）、食物特殊动力作用消耗和体力活动能量消耗。疾病状态下的能量消耗还包括应激对代谢的影响。能量代谢情况可以通过间接测热法（代谢车）进行测量，还可以应用哈里斯-本尼迪克特（Harris-Benedict）等公式计算

BEE，再根据活动情况和应激状态计算总能量需求。HB 计算公式：男性：BEE（kcal/d）$=66.4730+13.751W+5.0033H-6.7550A$；女性：BEE（kcal/d）$=665.0995+9.463W+1.8496H-4.6756A$。其中，$W$=体质量（kg）；$H$=身高（cm）；$A$=年龄（岁）。肝硬化失代偿期、肝衰竭患者存在体液潴留时，可应用干体重计算 REE 值。

（三）病毒性肝炎患者的三大营养物质代谢状态

1. 糖代谢障碍

（1）慢性肝炎时，葡萄糖的内稳定状态常发生变化，表现为：①受肝细胞数目减少致胰岛素作用部位减少、胰高血糖素和糖皮质激素等升糖激素水平增高、低血钾等综合因素影响，患者糖耐量异常，进食后可出现高血糖。但由于肝糖原分解释放也发生障碍，使饥饿时又很容易发生低血糖。②由于肝脏受损，乳酸不能及时异生为肝糖原或葡萄糖，导致乳酸在体内堆积。

（2）肝衰竭时，如正常肝组织不足 20%～30%，肝细胞线粒体氧化还原功能降低、肝糖原合成和储存减少、糖异生作用障碍、胰岛素灭活下降、胰高血糖素反应低等诸多因素导致低血糖。低血糖影响脑细胞的能量供给，可以加重肝性脑病，低血糖发生率及其严重程度与病死率呈正相关。

2. 蛋白质代谢障碍 肝脏是体内蛋白质合成与降解的主要场所。急、慢性肝炎时，由于肝细胞功能下降或肝细胞数目减少、膳食中蛋白质摄入不足，使肝脏合成蛋白质的功能发生障碍。处于高代谢状态的终末期肝病患者蛋白质代谢表现为合成与分解速率均明显加快，并且分解速率大于合成速率，可进一步加剧蛋白质-能量营养不良。

急性肝炎可见铜蓝蛋白及运铁蛋白下降；慢性肝病可见白蛋白、补体及凝血因子（纤维蛋白原、凝血酶原、凝血酶Ⅴ、凝血酶Ⅶ和凝血酶Ⅹ因子）下降；肝衰竭常有多种蛋白质代谢紊乱，引起酶的活性异常，机体免疫功能、凝血系统等一系列内环境平衡紊乱，临床上出现低蛋白性水肿、腹水、脑水肿、严重感染、出血和 BCAA/AAA 值下降。BCAA/AAA 值下降与肝性脑病的发生相关，其下降的原因主要涉及两方面：其一，肝功能下降，AAA 不能被肝脏分解而在血液中积聚，血高氨基酸刺激胰岛 α 细胞分泌胰高血糖素，胰高血糖素刺激肌肉分解，释放 AAA，进一步加剧血 AAA 水平的升高。其二，肝功能下降加之门静脉侧支循环形成，肝脏对胰岛素灭活作用减弱，产生高胰岛素血症，可促进肌肉组织对 BCAA 的摄取，使 BCAA 浓度下降。有研究表明补充 BCAA 有助于治疗肝性脑病。肝脏合成尿素能力下降，门体分流时门静脉吸收的氨直接进入循环，导致血氨升高，也是发生肝性脑病的机制之一。

3. 脂肪代谢障碍

（1）急性肝炎时胆汁淤积，胆固醇合成障碍，可引起高密度脂蛋白降低；对糖类的利用率下降，糖原储存减少，糖异生增强，肝内脂肪积聚，易发生脂肪肝。

（2）慢性肝病时内源性胆固醇合成减少及其在血浆中半衰期缩短、酯化作用减弱，因而血浆中胆固醇浓度降低，胆固醇酯含量减少。甘油三酯的转化时间延长及其清除率降低而出现甘油三酯增多。胆固醇是肝细胞合成胆汁酸的唯一前体。肝硬化患者可有胆汁酸合成及排泄障碍，并且胆汁酸从血中清除速度减慢，导致血中胆汁酸的浓度升高。当糖类代谢发生障碍或膳食摄入不足时，机体主要靠脂肪氧化供能，一旦所用脂肪超过肝脏处理能力，将导致酮体产生，出现酮尿。

肝衰竭时肝脏合成能力下降，表现为血清总胆固醇（total cholesterol，TC）、甘油三酯（triacylglycerol，TG）、高密度脂蛋白胆固醇（high density lipoprotein cholesterol，HDL-C）、低密度脂蛋白胆固醇（low density lipoprotein cholesterol，LDL-C）水平下降，载脂蛋白（apoprotein，Apo）A_1 和 ApoB 含量降低，并且与疾病的严重程度呈正相关。部分肝衰竭患者出现葡萄糖氧化利用障碍，脂肪分解代谢增强，导致血浆游离脂肪酸、甘油和酮体水平升高，进而发生脂肪肝，严重时可出现酮症和代谢性酸中毒。

（四）病毒性肝炎患者的维生素、水、盐代谢障碍

肝脏与多种维生素的代谢有关，所以肝脏疾病时会影响维生素的代谢，引起相应的临床表现。

急性肝炎时，维生素、微量元素吸收利用率下降，最容易缺乏的是维生素 A、维生素 B、维生素 D、维生素 E，微量元素主要是铁、钙、锌和铜。

慢性肝炎时，由于肝脏摄取能力降低，吸收慢，转运、储存和利用都发生障碍，大部分微量营养素都不能满足需要，因此可影响全身系统和器官的正常功能及代谢。

重症肝炎时激素代谢异常可直接影响与其密切相关的水、盐代谢，常见低 Na^+血症、低 K^+血症、低 Ca^{2+}血症。发生低 Na^+血症的原因如下：①血容量减少，反射性引起醛固酮分泌增多，肝对醛固酮灭活能力又减弱，利尿使排钠过多；②限钠使摄入减少，消化道吸收钠障碍；③Na^+、K^+、H^+的异常分布，腹水患者体内 30%的钠潴留于腹水中，肝细胞 Na^+-K^+-ATP 酶功能障碍，细胞外液 Na^+进入细胞内；④糖代谢异常，细胞内 K^+释出，Na^+进入低渗状态的细胞内。重度低钠血症（Na^+＜110mmol/L）的病死率可高达 77%。低钾主要是由于厌食，钾摄入少，利尿排钾过多。低钾血症可引起低钾性碱中毒；低钾引起脑细胞内外 K^+、H^+交换，进入脑细胞内的 H^+与 NH_3 结合形成 NH_4^+，导致血氨增多引起或加重肝性脑病。

四、病毒性肝炎营养治疗

目前，中国、欧洲、美国的学会指南均推荐“筛查-评定-营养干预”启动营养支持的基本步骤。首先采用 NRS 2002 等工具对肝脏疾病患者进行营养风险筛查，对有营养风险的患者需进行营养评估，根据营养风险筛查和营养评估资料，对有营养风险的患者或已有营养不良的患者进行营养干预。

（一）营养治疗原则

病毒性肝炎的治疗，除了乙型肝炎和丙型肝炎的抗病毒治疗之外，护肝治疗多采用中西医结合疗法，保护肝细胞、促进肝脏代谢、调整免疫功能及缓解某些症状。合适的营养治疗可以改善患者的营养状态，减轻肝脏代谢负担，支持肝细胞再生，加速肝脏的修复。鉴于病毒性肝炎的严重程度不一，因此营养支持的方式和策略应按病情发展有所差别，具体病例应具体对待。

（二）营养与治疗方案

1. 急性肝炎

（1）充足的能量：肝炎患者能量供给需要与其体重、病情及活动情况相适应，因为高能量可增加肝脏负担，能量过低会不利于肝细胞修复与再生。急性期成人能量以 8.37MJ（2000kcal）/d 为宜，如有发热等情况时应增加到 10.04MJ（2400kcal）/d，碳水化合物摄入量为 300～400g/d 或占总能量的 60%。

（2）适量糖类：糖类对蛋白质有保护作用，并促进肝脏对氨基酸的利用。但过多糖类摄入超过机体需要时，会转化为脂肪储存在体内，引起肥胖、高血脂、脂肪肝等并发症，对机体恢复不利。糖类供给量应占总能量 60%～65%，全天约 350g 主食，并应供给新鲜的蔬菜和水果。

（3）足量优质蛋白：供给足量优质蛋白可提高酶活力，改善机体免疫功能，增加肝糖原储存，改善肝细胞脂肪变性，有利于肝细胞修复和肝功能恢复。推荐 1.5～2.0g/（kg·d），100～200g/d 或占总能量的 15%。由于膳食中蛋白质增加引起肠道内产氨增多，使血氨增高，故应供给产氨低的蛋白质食物为宜。食物中奶类产氨最少，蛋类次之，肉类较多。大豆蛋白质中含支链氨基酸较多，与动物蛋白混用，更能发挥其互补作用和减少氨的来源。如有其他并发症，蛋白质供给量须做相应调整。

（4）适量脂肪：肝炎患者胆汁合成和分泌减少，脂肪消化和吸收功能减弱。因此，脂肪供给过

多时会出现脂肪泻；而供给量太少会影响患者的食欲和脂溶性维生素的吸收。脂肪以 50～60g/d 或占总能量的 20%为宜；烹调用植物油为宜。急性黄疸性肝炎患者应减少脂肪的摄入，严格控制胆固醇含量，如动物内脏、脑和蛋黄等食物，因其吸收后要自胆汁中排泄会增加胆汁的黏滞性，加重胆汁淤积。

（5）足量维生素：增加维生素的供给量，有利于肝细胞的修复，增强解毒功能，提高机体免疫能力。可选用富含维生素的食物，如绿叶蔬菜、番茄、胡萝卜、豆类、动物肝脏、乳类、水果等食物，还可口服或静脉补充维生素 C、维生素 E、维生素 K 等。

（6）膳食性质：急性期如食欲尚可，不必严格控制饮食，适当吃些营养价值高的食物。如患者食欲不佳、恶心、呕吐、腹胀比较严重，可在短期内适当地限制饮食，宜吃些易消化的食物，少食油腻、含膳食纤维多（韭菜、笋等）、易产气的食物（牛奶、豆浆、蔗糖、山芋）等；如后期消化道症状缓解，可逐步增加饮食，由流质饮食逐步过渡到普通饮食，并适量增加动物蛋白或植物蛋白的食物，如鱼类、瘦肉、鸡蛋和新鲜蔬菜、水果。恢复期患者的消化道症状明显好转时，可适当地增加蛋白质，如吃些鱼肉、瘦肉、豆制品等，但应避免营养过度，造成肥胖和脂肪肝。少量多餐，食物供给要做到量少、质精，以减轻肝脏负担，并尽可能地照顾患者口味和膳食习惯。

（7）禁忌食物：忌酒和含乙醇饮料、辛辣及强烈刺激调味品、产气、油煎油炸食物等。

2. 慢性肝炎 慢性肝炎患者在病情稳定期，营养代谢状态与健康人相比没有明显差别，无须额外营养支持。在急性发作期，营养支持方案同急性肝炎：在保证碳水化合物的摄入供应足够热量的情况下，饮食宜富含蛋白质、适量脂肪、易于消化，宜少量多餐进食，同时不应忽视维生素及微量元素的补充。重度慢性肝炎如有向肝硬化发展的趋势，应加强对患者及家属的营养宣教，强调食物多样化，鼓励患者及家属根据患者个体化饮食习惯调整。建议应用间接能量（代谢车）测定患者的静息能量消耗值，根据患者情况，逐步达到 1.3 倍的静息能量消耗或 125.58～146.50kJ/（kg · d）的能量摄入；每日最佳蛋白质摄入量不应低于 1.2～1.5g/（kg · d），鼓励患者进食蔬菜、牛奶和蛋白质。蛋白质不耐受的肝硬化患者，可服用植物蛋白或支链氨基酸；当失代偿期肝硬化患者通过进食不能获得足够的氮时，应考虑补充支链氨基酸和富含亮氨酸的氨基酸补充剂。肝硬化患者应避免长时间饥饿状态，分餐至 4～6 次小餐（三餐+3 次加餐，含夜间加餐），可以促进蛋白质和能量吸收，有助于防止肌肉减少。慢性肝炎患者如有水肿或腹水时，饮食应以低盐为原则，每天摄入量不超过 1.5g。同时，应适当限制饮水量。

3. 重症肝炎 对于能够经口进食的肝衰竭患者，建议改变饮食摄入模式，少量多餐，每日 4～6 餐，包括睡前加餐，睡前加餐应以富含碳水化合物食物为主。对于经口摄入不能达到目标能量或营养素摄入不够全面时，建议给予口服营养补充或管饲肠内营养。肠内营养无法接受或达不到目标量 60%、存在营养风险、胃肠道功能障碍、无法耐受肠内营养支持、肠内营养出现不良反应时，给予补充性肠外营养。建议补充多种维生素制剂、微量元素制剂和水分。

肝衰竭的代谢研究显示患者存在利用糖类氧化供能障碍，靠分解脂肪和蛋白氧化供能，存在热量-蛋白营养不良。针对上述营养与能量代谢变化，肝衰竭患者的营养支持方案为相对高碳水化合物并促进糖的氧化代谢利用率、适量增加脂肪供给及按需补充蛋白质的原则。

（1）碳水化合物的供给：重症肝炎时由于能量摄入不足、营养素比例失调，机体发生内源性脂肪动员，增强了对脂肪、蛋白质的分解。适当增加碳水化合物的摄入量，可降低脂肪和蛋白质的消耗。能量摄入目标是 1.3 倍 REE，或 35～40kcal/（kg · d），应根据患者耐受情况，逐步增加能量摄入至目标值。在急性加重期不宜完全按目标量营养支持，按允许性低热量喂养原则（即仅满足基础代谢率需求），提供热量 20～25kcal/（kg · d），以免因受损肝细胞参与代谢的负担过重反而加重肝损伤、胆汁淤积及代谢紊乱；待患者病情进入稳定期，于一周内逐渐将每日总热量提高到 35～40kcal/（kg · d），以满足肝细胞再生所需能量。在输入的能量营养素中糖类占 50%～60%，3.5～4.5g/（kg · d），以多糖（主要是淀粉）为主，如果消化道症状重，不能进食，可静脉滴注葡萄糖液并加用胰岛素[（4～6）：1）]，以促进糖的吸收和利用，为肝细胞再生快速提供所需能量。肝衰竭患者应密切监测血糖水平，积极防治低血糖或高血糖。避免低血糖可以通过以 2～3g/（kg·d）的速度静脉注射葡萄糖来预防。高血糖可以通过静脉或皮下注射胰岛素来控制。

（2）蛋白质的供给：重症肝炎时，机体呈负氮平衡，血浆白蛋白水平降低需要外源性补给，蛋白质供能应占总能量的 11%～15%，每日蛋白质摄入 1.2～1.5g/（kg·d）。蛋白质过多会引起血氨升高和加重肝脏负担，甚至发生肝性脑病。以富含支链氨基酸的复方氨基酸制剂作为氮源有利于减轻肝脏的负荷。重症肝炎患者补充谷氨酰胺可起到保护肠黏膜屏障、促进蛋白质合成、增强免疫、抗氧化等作用。对于有脑水肿危险的肝性脑病和动脉血氨水平升高的肝衰竭患者，蛋白质供给可推迟 24～48 小时，直至控制高氨血症。开始给予蛋白质时，应监测血氨水平，避免加重肝性脑病。

（3）脂肪的供给：脂肪供给量不宜超过总能量的 15%～20%，每天应控制在 1.0～1.5g/（kg·d），大多数学者认为重症肝炎患者适当补充中长链脂肪乳剂将有助于肝功能的改善和肝细胞的再生。而过多的脂肪沉积于肝内，影响肝糖原的合成，可使肝功能进一步受损。除口服一些含脂肪类的食物外，临床常用中长链脂肪乳剂，因为它们不会经历脂质过氧化，也不需要太多能量来吸收、利用或储存。注意不宜过多，因人而异，每天或每两天给予 250ml。研究表明，鱼油（即 ω-3 多不饱和脂肪酸）有助于下调过度的炎症反应、促进巨噬细胞的吞噬功能、改善免疫功能，有助于改善应激后炎症反应及肝脏、胰腺等脏器功能，因此适合应用于肝衰竭患者的营养治疗中。

（4）维生素的供给：经口摄入不足的肝衰竭患者，建议给予口服或静脉补充多种维生素和微量元素，维生素 K 宜静脉用药，特别要注意适量补充 B 族维生素、维生素 A、维生素 C、维生素 D、维生素 E。

（5）水、电解质和酸碱失衡的纠正：每天补液 1500～2000ml 或按每天尿量额外补充 500～1000ml，不要限钠，严重的低钠血症要用 3%氯化钠来纠正。低钾血症往往与酸碱失衡并存，低钾性碱中毒时应补钾和同时使用精氨酸 20～30g/d；对代谢性酸中毒者使用 5%碳酸氢钠，忌用乳酸钠。注意补充镁、钙、锌、磷酸盐等矿物质。

（6）营养干预模式：建议最好由具有肝病专科知识的营养师评估患者的膳食摄入量，包括：食物及营养液的种类和数量，液体饮食中的钠，白天用餐的次数和时间以及有无进食障碍，肝性脑病患者需选择什么样的蛋白质种类，支链氨基酸应用的时机、剂量、疗程等问题。有条件的单位应在与患者和家属充分良好沟通的前提下，在临床医师-营养师-主管护师-临床药师共同组成的营养支持团队进行详细营养评估的基础上，制定个体化营养支持方案，在进行督导方案实施的同时，密切监测血氨、肝性脑病情况、胃肠道反应、疾病病情变化等，随时酌情调整，逐渐达到蛋白质、能量和多种营养素摄入的目标。在制定长期疾病治疗方案时，应对患者及其家属进行持续的健康宣教，以提高患者和家属对营养问题的重视，对治疗包括营养支持疗法的依从性，从而提高营养治疗的效果，改善患者的生活质量和临床转归。

4. 胆汁淤积性肝炎 主要治疗措施同慢性肝炎。由于患者长期黄疸，应减少脂肪摄入量，肠外途径给予足够的脂溶性维生素（A、D、E 和 K）和钙剂，以防因吸收障碍而缺乏。也可以推荐中链甘油三酯（MCT）来抵消因脂肪限制而可能遇到的任何不必要的体重减轻。这些是水溶性的，因此可以被动吸收，而不需要胆汁盐。如椰子和棕榈仁油，它们可以含有高达 50%的 MCT。维生素 C 可减少胆红素产生，也应予以补给。

营养不良在病毒性肝病中发生率高，与患者不良预后密切相关。有关病毒性肝炎营养问题，需要探讨的问题还有很多，如适用于不同病因、不同分期病毒性肝病营养不良的分级、个体化的营养支持治疗、合并其他代谢性疾病时的营养问题、由医生管理模式过渡到医患共同管理的模式等。将营养支持的理念和方法融入病毒性肝炎患者的日常生活中，改善其预后，提高其生活质量，才是病毒性肝炎疾病管理的价值所在。

第三节　感染性腹泻

一、概　　述

感染性腹泻是一种由感染引起的胃肠道疾病，其特征在于胃肠黏膜受到病原微生物的侵袭和感染，导致腹泻症状的出现。这类感染性疾病主要包括细菌、病毒、寄生虫等多种病原体引起的感染。感染性腹泻的临床表现多样，包括腹痛、腹泻、恶心、呕吐等症状，严重者可能导致电解质紊乱和脱水，威胁患者的生命。

感染性腹泻的发生与不同病原体的侵袭有关，常见的病原体包括大肠杆菌、沙门菌、诺如病毒等。该疾病在全球范围内广泛存在，尤其在发展中国家和一些不洁净的环境中更为常见。对于患者而言，及时的治疗和适当的营养支持对于恢复健康至关重要。

二、疾病代谢特点

（一）感染性腹泻导致营养障碍的机制

1. 胃肠道黏膜受损　感染性腹泻导致病原体在胃肠道黏膜上的定植和侵袭，引起黏膜受损。这种受损使得正常的营养吸收受到阻碍，特别是在急性期，患者可能出现营养素的丧失和摄入减少。

2. 胃肠道分泌功能失调　感染性腹泻时，胃肠道分泌功能常受到病原体的影响，导致胃液、肠液的分泌增加。这种失调加剧了水分和电解质的丢失，增加了患者的脱水风险。

3. 营养素吸收减少　病原体的存在和胃肠道炎症反应，可导致感染性腹泻患者营养素吸收减少。特别是脂肪和脂溶性维生素的吸收可能受到较大影响，进一步加重了患者的营养不良状态。

4. 免疫系统激活　感染性腹泻引起机体免疫系统的激活，产生大量的炎症介质。这些介质不仅参与抗感染的免疫反应，还可能导致全身性炎症反应，加剧患者的能量消耗和蛋白质分解。

（二）感染性腹泻营养代谢的特点

1. 能量消耗的增加　在感染性腹泻的急性期，机体常经历剧烈的能量消耗。免疫系统的激活、炎症反应和胃肠道黏膜的修复过程都需要大量的能量支持，因此患者的能量代谢明显增加。

2. 蛋白质　炎症反应激活机体内的蛋白质分解通路，尤其是肌肉蛋白质的分解。这种蛋白质分解的升高可能导致负氮平衡，影响患者的蛋白质储备和免疫系统功能。同时，正常进食障碍、肠黏膜受损造成蛋白质摄入和吸收均减少，而肠道黏膜的修复又需要大量蛋白质。

3. 脂肪　腹泻急性期摄入脂肪会刺激肠道加重腹泻症状，故急性感染性腹泻患者常常存在脂肪摄入不足，必需脂肪酸缺乏，并伴有脂溶性维生素的缺乏。

4. 碳水化合物和维生素　碳水化合物是主要的供能物质，足量的碳水化合物还可以减少蛋白质分解功能，减轻负氮平衡，而且有利于防止代谢性酸中毒的发生。有效摄入量的减少也会引起维生素的摄入量不足，恶心、呕吐、腹泻又使维生素的丢失量大大增加，尤其是水溶性维生素。维生素的缺乏不利于患者的新陈代谢和组织修复，限制机体修复。

5. 水、电解质平衡的紊乱　是腹泻性疾病最为显著的临床特征。频繁的腹泻导致水分和电解质的大量丢失，可能引起脱水和电解质平衡的紊乱。临床常见的并发症包括不同程度的脱水、低钠血症、低钾血症、代谢性酸中毒以及低血容量性休克。这对患者的生理功能、循环系统和神经系统都构成了威胁。

6. 营养免疫功能的下降　感染性腹泻引起免疫系统的激活，但同时也可能导致免疫功能的下降。蛋白质分解、营养素丧失和炎症反应的综合作用可能使得机体对抗感染的能力受到削弱。

三、营养治疗

（一）治疗原则

（1）供给充足的营养素，促进机体康复。既要满足患者营养需求，又要减少肠内机械性刺激和化学性刺激，缓解患者腹泻症状。预防和纠正水、电解质紊乱。避免并发症发生，促进机体康复。

（2）疾病发展至不同的阶段，给予针对性的差异性治疗。

（二）治疗重点

1. 供给高蛋白质膳食　疾病时蛋白分解加强，机体消瘦，足量蛋白质供给极为重要；按每天1.5～2.0g/kg或100g/d左右。宜选用奶类、蛋类、豆腐、去骨鱼、肉类等易于消化、吸收的含优质蛋白的食品。此外，可选用鱼类、虾仁、嫩牛肉及豆制品等食品。

2. 高能量供给　因患者长期高温，体力消耗很大，体温每升高1℃基础代谢率增高13%。每天应按每千克体重供给能量0.17～0.21MJ（40～50kcal），成人每天能量应在12.54MJ（3000kcal）左右，以高糖类为主；充足的糖类可减少体内脂肪和蛋白质氧化，避免代谢性酸中毒。

3. 足够糖类和适量脂肪　每天供给糖类350～500g，能量不足还可以静脉滴注葡萄糖来补充。脂肪供给量应根据患者消化能力而定，无腹泻者每天可供给脂肪60～70g，选用易消化的脂肪，以提高能量供给和帮助脂溶性维生素的吸收。

4. 供给足够水分、维生素和矿物质　感染性腹泻患者消耗大大增加，为保证患者正常代谢，促进细菌及毒素等的排泄并恢复健康，水分、维生素和矿物质的供给也应增加。每天给水量为3000ml左右，以促进细菌及毒素等排出体外，并补充因高热而消耗的水分。B族维生素及维生素C应供给充分，并注意钾、钠等矿物质的补充。多用橘子水、番茄汁和菜汤等流质膳食，蔬菜应选用少渣和不胀气的种类，做成菜泥后食用。提供的膳食要避免对肠有刺激性。限制粗粮、全豆类、干果等粗糙食品。可能需要采取措施减轻胃肠道的负担，如采用轻食、低渣饮食，或者在必要时通过肠外途径进行营养支持。

5. 注意事项　膳食应细软、少渣、易消化、清淡，多用蒸、煮、烧、烩等方法。禁用酒类、咖啡、汽水及辛辣食品和调味品。避免对肠的刺激，如胀气或腹泻时，应减少牛奶、蔗糖等容易胀气的食品。如合并肠出血和肠穿孔，则应予禁食。待病情好转后，再由流质膳食过渡到半流质膳食和少渣软饭。少吃多餐，根据监测结果和患者的临床状况，灵活调整营养支持方案。

四、营养实施

除营养路径（口服、肠外）的选择外，在实施营养支持时还应考虑分期营养治疗。

1. 急性发作期　腹痛、发热症状明显，腹泻频繁时应该禁食。继之，应进食清淡、营养丰富、易消化、脂肪少的流质膳食或半流质膳食，如浓米汤、藕粉、果汁、豆腐脑，并适当加用咸汤，以补充水分和矿物质。每天6餐，每餐250ml。忌食多渣、油腻及辛辣有刺激性食物，忌酒类、咖啡、辣椒等，豆类、薯类等易产气的食物，蔬菜、瓜果、冷饮及生冷食品。牛奶、豆浆及过甜流质膳食也应限制使用，以免导致腹胀。流质膳食营养价值虽不高，但能清理肠内容物，使肠得到休息。

2. 缓解期　该期患者食欲开始好转，常有部分细菌穿过肠黏膜再度侵入肠壁淋巴组织，使已肿胀淋巴组织发生强烈过敏反应，加重肠壁的坏死和溃疡。有致肠出血和肠穿孔等并发症的风险。要少量多餐，给予无渣半流质或无渣软饭。禁食含食物纤维及其他刺激肠蠕动、肠胀气的食品；蔬菜和水果应加工成菜泥、果泥、菜汤、果汁等再食用。禁用牛奶、豆浆、蔗糖及其他产气食品。患者有肠出血、肠穿孔等并发症时需禁食。

3. 恢复期 该期病情稳定，腹泻次数减少后，供给少渣无刺激性膳食，可由少渣、低脂半流质膳食逐步过渡到软食。细菌性痢疾的肠损害通常比较表浅，患者食欲良好，一旦症状消失可尽快恢复正常固体食品，如米粥、面条、面片、豆腐、蒸蛋、软烧鱼、小肉丸、鱼丸、菜泥等。每天3～5餐，每餐主食量不宜超过100g；注意适量增加B族维生素和维生素C的摄入。而针对伤寒等感染性腹泻，可根据情况，逐渐改为半流质膳食、少渣软饭，如无特殊禁忌，则可给予普食。

第四节 新冠感染

一、概 述

新型冠状病毒感染（coronavirus disease 2019，COVID-19）是由新型冠状病毒引起的，以呼吸道飞沫和密切接触传播为主的传染性疾病。COVID-19大流行的暴发对全世界人类和卫生系统构成了前所未有的挑战和威胁。该病主要累及呼吸道，但可恶化为多器官功能衰竭而致命。新型冠状病毒为β属冠状病毒，其基因组为单股正链RNA。新冠病毒基因在人群中流行和传播过程中频繁发生突变，至2022年底，世界卫生组织（WHO）提出的“关切的变异株”（variant of concern，VOC）有5个，分别为阿尔法（Alpha，B.1.1.7）、贝塔（Beta，B.1.351）、伽马（Gamma，P.1）、德尔塔（Delta，B.1.617.2）和奥密克戎（Omicron，B.1.1.529）。奥密克戎变异株相比Delta等其他VOC变异株，其传播力和免疫逃逸能力显著增强，迅速取代Delta变异株成为全球绝对优势流行株。国内外证据显示奥密克戎变异株肺部致病力明显减弱，临床表现已由肺炎为主演变为以上呼吸道感染为主。

二、新冠感染的临床表现及诊断

（一）临床表现

1. 轻型 潜伏期多为2～4天，以上呼吸道感染为主要表现，如咽干、咽痛、咳嗽、发热等，发热多为中低热，部分病例亦可表现为高热，热程多不超过3天；部分患者可伴有肌肉酸痛、嗅觉味觉减退或丧失、鼻塞、流涕、腹泻、结膜炎等。实验室检查外周血白细胞总数正常或减少，可见淋巴细胞计数减少，部分患者可出现肝酶、乳酸脱氢酶、肌酶、肌红蛋白、肌钙蛋白和铁蛋白增高。部分患者C反应蛋白和血沉升高，降钙素原（PCT）正常。

2. 中型 少数轻型患者病情继续发展，持续高热>3天并出现肺炎相关表现如咳嗽、气促等，但呼吸频率（RR）<30次/分、静息状态下吸空气时指氧饱和度>93%。胸部影像学可见特征性新冠病毒感染肺炎表现，即呈现多发小斑片影及间质改变，以肺外带明显，进而发展为双肺多发磨玻璃影、浸润影。

3. 重型及危重型 重症患者多在发病5～7天后出现呼吸困难和（或）低氧血症。严重者可快速进展为急性呼吸窘迫综合征、脓毒症休克、难以纠正的代谢性酸中毒和出凝血功能障碍及多器官功能衰竭等。极少数患者还可有中枢神经系统受累等表现。重型、危重病例实验室检查可见D-二聚体升高、外周血淋巴细胞进行性减少，炎症因子升高。胸部影像学进一步进展，可出现肺实变，胸腔积液少见。

（二）诊断

1. 诊断原则 根据流行病学史、临床表现、实验室检查等综合分析，作出诊断。新冠病毒核酸检测阳性为确诊的首要标准。

2. 诊断标准

（1）具有新冠病毒感染的相关临床表现。

（2）具有以下一种或以上病原学、血清学检查结果：①新冠病毒核酸检测阳性；②新冠病毒抗原检测阳性；③新冠病毒分离、培养阳性；④恢复期新冠病毒特异性 IgG 抗体水平为急性期 4 倍或以上升高。

3. 重型诊断

（1）成人符合下列任何一条且不能以新冠病毒感染以外其他原因解释：①出现气促，呼吸≥30 次/分；②静息状态下，吸空气时指氧饱和度≤93%；③动脉血氧分压（PaO_2）/吸氧浓度（FiO_2）≤300mmHg（1mmHg=0.133kPa），高海拔（海拔超过 1000m）地区应根据以下公式对 PaO_2/FiO_2 进行校正：PaO_2/FiO_2×[760/大气压（mmHg）]；④临床症状进行性加重，肺部影像学显示 24～48 小时内病灶明显进展＞50%。

（2）儿童符合下列任何一条：①超高热或持续高热超过 3 天；②出现气促（＜2 月龄，RR≥60 次/分；2～12 月龄，RR≥50 次/分；1～5 岁，RR≥40 次/分；＞5 岁，RR≥30 次/分），除外发热和哭闹的影响；③静息状态下，吸空气时指氧饱和度≤93%；④出现鼻翼扇动、三凹征、喘鸣或喘息；⑤出现意识障碍或惊厥；⑥拒食或喂养困难，有脱水征。

4. 危重型诊断　符合以下情况之一者：①出现呼吸衰竭，且需要机械通气；②出现休克；③合并其他器官功能衰竭需 ICU 监护治疗。

三、新冠感染的营养代谢特点

（一）新冠患者的营养状况

新冠感染会导致分解代谢增加、骨骼肌质量和功能丧失、肌肉蛋白合成减少、机体能量和营养需求增加，而且感染引起的食欲下降、味觉和嗅觉丧失和肠道菌群紊乱等问题，容易导致患者营养素摄入不足，发生营养不良。调查发现，新冠感染患者营养风险和营养不良患病率分别达 77%和 50%，其中 65 岁以上新冠感染患者中营养风险和营养不良患病率分别为 27.5%和 52.7%。

患者的营养状况在很大程度上决定了新冠感染病情的转归。营养不良会导致免疫功能降低，增加新冠患病风险；营养不良也会加重患病后的炎症反应，损害抗病毒免疫应答，导致患者预后不良。因此，及时的营养状况评估及合理的营养饮食干预是确保患者尽早康复的核心措施。

（二）新冠患者营养状况评估

对新冠感染患者积极进行营养筛查，是进行营养干预的基础，特别是风险相对较高的人群（包括老年人、罹患急慢性病的人）。因为营养不良的定义不仅是体重低，还包括无法保持健康的身体组成和骨骼肌质量，所以肥胖者也应该根据相同的标准进行筛查和调查。

全球多个临床营养学会认可的营养不良诊断的“全球营养不良领导倡议（Global Leadership Initiative on Malnutrition，GLIM）”标准，提出了营养不良诊断的两步法，即首先使用营养风险筛查 2002（nutritional risk screening 2002，NRS 2002）或危重症营养风险量表（nutritional risk in the critically ill，NUTRIC）等有效的筛查工具来确定“有风险”的状态，然后评估营养不良的诊断和严重程度。NRS 2002 评分≥3 分或 NUTRIC 评分≥5 分表明患者存在营养风险。对有营养风险的患者要从基础疾病状况、应激程度、炎症反应、能量消耗、消化道功能、器官代谢状况等多维度进行营养状况评定及营养不良诊断。根据患者的营养状况、胃肠道功能和疾病严重程度，制定并实施个体化营养支持治疗方案，并检测和评价营养支持治疗效果，根据病情变化及耐受情况及时调整营养支持治疗方案。

四、新冠患者的营养支持治疗

（一）新冠患者的营养支持治疗原则

组建营养治疗团队是落实营养治疗的最有效措施，建议组建由临床医师、营养师、临床药师、护士等组成的营养治疗团队，旨在准确识别患者的营养风险或营养不良，制定合理的营养治疗方案，监测和评价营养治疗效果等。

针对新冠患者的营养管理，中国和欧洲营养指南的核心思想都是“营养干预五阶梯模式”。其原则为：首先选择营养教育（包括营养咨询、饮食指导与饮食调整），然后依次向上晋级选择饮食+口服营养补充、全肠内营养、部分肠内营养+部分肠外营养、全肠外营养。当下一阶梯不能满足60%目标能量需求 3～5 天时，应该选择上一阶梯治疗方案。

（二）新冠患者的营养物质支持治疗

1. 新冠患者的能量需求 可以通过间接测热法（指测定人体消耗掉的氧气量、生成的二氧化碳量及排出的尿氮量，可以计算出人体所生成的热能的方法）计算能量需求，但这种方法相对复杂且要保持仪器的无菌性以防止交叉感染，临床上较少开展；还可以通过预测方程（如 Harris-Benedict 公式）或基于重量的公式作为替代，计算出：①非肥胖危重症患者需 25～30kcal/（kg・d）；②中度肥胖危重症患者（BMI 30～50kg/m^2）需要 11～14kcal/（kg・d）；③重度肥胖危重症患者（BMI ＞50kg/m^2）需要 22～25kcal/（kg・d）。能量需求还应根据营养状况、体力活动水平、疾病状况和耐受性进行个性化调整。

为了防止再喂养综合征，对营养不良患者实施营养治疗时，起始给予能量一般不应超过目标量的 70%或以低剂量 10～15kcal/（kg・d）起始喂养，3～7 天达到能量目标量；营养不良程度越重、持续时间越长，起始给予能量越低。

对于新冠危重症患者，应持续动态监测血糖水平，血糖目标值应控制在 7.8～10.0mmol/L，高血糖水平会增加患者的死亡率和感染并发症，如血糖持续大于 10.0mmol/L，建议用微量泵输注胰岛素。

2. 蛋白质 新冠患者可发生全身炎症反应综合征，影响肌肉蛋白合成，导致肌肉减少、功能减弱；重症患者使用激素也会增加肌肉蛋白分解。补充蛋白有助于改善患者的肌肉质量、肌肉力量和身体功能，蛋白质的供能比，应由平时的 15%提高到 25%～30%。

蛋白质目标量：普通型患者，建议摄入植物和动物来源的优质蛋白质，一般推荐按照 1.0～2.0g/（kg・d）供给。重型、危重型患者，分解代谢严重肌肉丢失更加显著，推荐按照 1.5～2.0g/（kg・d）供给。

提高优质蛋白和富含 BCAA 的供给，如乳清蛋白及其他动物蛋白，使其比例达到蛋白质总量的 50%，更有益于预防肌肉减少、改善胰岛素抵抗、促进下床活动、增强呼吸肌力量、促进咳嗽排痰。

3. 脂肪 推荐膳食及管饲营养的总脂肪供能比应达到总能量 25%～30%。对于肠外营养的新冠危重症患者，由于静脉注射过高的脂肪会导致脂质过负荷，导致高甘油三酯血症，因此推荐静脉脂肪为 1g/（kg・d），最多不超过 1.5g/（kg・d），并且需要根据个体化耐受度调整剂量。建议食用含不饱和脂肪酸的植物油。对于肠外营养的患者，优先使用中长链脂肪酸，可以提高脂肪酸的氧化作用。

研究发现，缺乏不饱和脂肪酸会增加机体对新冠病毒的易感性。每天摄入 1.5～3.0g 的 ω-3 脂肪酸，可以改善炎症、显著缩短患者 ICU 住院时间、机械通气时间，并降低死亡率。

4. 微量营养素 高代谢的重症患者大多对微量营养素的需求量增加，故新冠患者可发生多种微量营养素缺乏，如硒、铜、锌、维生素 A、维生素 C、维生素 D、维生素 E、叶酸等。这些微量营养素具有免疫调节、抗氧化、减轻炎症反应等作用，缺乏时对新冠感染患者的治疗和康复不利。

（1）锌：是人体必不可少的微量元素，已被证明对于免疫反应至关重要。锌缺乏会导致体液免疫和细胞免疫功能异常，并增加对传染病的易感性。因此，补锌可能对新冠患者产生积极影响。

（2）硒：是哺乳动物必需的微量元素之一。硒具有抗氧化、调节氧自由基平衡的作用。低硒含量的人群，新冠死亡率增加。因此，补充硒可能是治疗新冠患者的有效选择。

（3）维生素 B：是水溶性维生素，不同维生素 B 功能不同。其中，维生素 B_2（核黄素）和紫外线可有效降低人血浆产品中东呼吸综合征冠状病毒（Middle East respiratory syndrome coronavirus，MERS-CoV）的滴度。而对于重型和危重型患者，如果使用质子泵抑制剂或 H_2 受体拮抗剂可能会出现维生素 B_{12} 的吸收障碍，应关注此类患者的维生素 B_{12} 的补充。

（4）维生素 C：是一种酶的辅因子和抗氧化剂，可以加快炎症、氧化应激和微血管功能障碍的消退。研究发现维生素 C 对肺炎患者有治疗益处。

（5）维生素 D：不仅是一种营养素，除可保持骨骼完整性外，还具有广泛的骨骼外作用，包括免疫调节作用和抗菌潜能，并可减少病毒的存活和复制，保持上皮细胞不受损伤，减轻新冠患者促炎因子的释放、增加 ACE_2 水平。研究发现，低维生素 D 水平是危重症患者死亡的独立危险因素，提示重症患者应注意对维生素 D 缺乏的检测和治疗。对于化验提示维生素 D 缺乏（25-OH-维生素 D 的血清水平低于 20μg/L 或 50nmol/L）的危重症患者，可给予补充维生素 D_3。

5. 特殊营养素 除一般营养素外，部分减轻炎症或改善免疫反应的特殊生物活性物质在新冠治疗和康复过程中起到重要作用。

（1）多酚（槲皮素、白藜芦醇、儿茶素）、*N*-乙酰半胱氨酸（NAC）和棕榈酰乙醇酰胺（PEA）已显示出抗病毒活性，主要涉及抑制炎症通路和病毒复制。

（2）肌醇可能减少细胞因子风暴。补充谷胱甘肽可改善组织的氧化损伤。因此，肌醇和谷胱甘肽的联合应用，可能是改善新冠患者炎症和氧化状态的有效策略。

（3）牛奶蛋白和肽类（如牛乳铁蛋白、乳过氧化物酶、血清白蛋白、β-乳球蛋白和 α-乳白蛋白）已被认为是有效的免疫增强剂。

（4）糖磷酸肽（AM3）是一种葡聚糖糖磷酸肽，可调节固有免疫和适应性免疫。

（5）谷氨酰胺是一种条件必需氨基酸，在新冠感染“细胞因子风暴”调节中发挥重要作用。

（6）此外，益生元和益生菌制剂可调节肠道菌群，对新冠患者可能有益。益生菌（即乳酸菌和双歧杆菌）可能改善免疫反应，有利于与病原体竞争肠道定植，并维持肠道屏障的完整性，从而降低病原体及其微生物代谢产物的通透性。益生元（包括低聚半乳糖和低聚果糖）为肠道微生物提供营养基质并促进短链脂肪酸的产生。具有维持肠道有益生菌株的数量，能调节宿主的抗病毒免疫反应。

6. 液体量 病情稳定患者日液体摄入量（含饮水及食物）建议为 30～40ml/kg，体温每升高 1℃，多补充 3～5ml/kg。对严重营养不良、心肺和（或）肾功能障碍的患者，适当控制入水量，避免水过量或脱水。

（三）新冠患者的饮食方案

1. 轻型、普通型或恢复期 COVID-19 患者 应精心选择食物和设计食谱，保持充足能量和营养素供给，加快恢复过程。

（1）保持充足能量：每天摄入谷薯类食物 250～400g，包括大米、面粉、杂粮类等；保证充足蛋白质，摄入优质蛋白类食物，每天 150～200g，如瘦肉、鱼、虾、蛋、大豆等，尽量保证每天一个鸡蛋、300g 液态奶或相当的奶制品（酸奶能提供肠道益生菌，可多选）；通过使用多种烹调植物油增加必需脂肪酸的摄入，可多选用富含单不饱和脂肪酸的植物油。

（2）多吃新鲜蔬菜和水果：每天蔬菜 500g 以上，水果 200～350g，多选深色蔬果。

（3）保证充足饮水量：每天 1500～2000ml，少量多次，主要以白开水或淡茶水为主；饭前饭后的菜汤、鱼汤、鸡汤等也是不错选择。

（4）对于食欲较差、进食不足的患者以及老年和慢性病患者，可以通过食用营养强化食品、特殊医学用途配方食品或营养素补充剂，适量补充蛋白质以及维生素 A、维生素 B、维生素 C、维生素 D 等微量营养素。

（5）保持充足的睡眠和适量身体活动，每天身体活动时间不少于 30 分钟。

2. 重型、危重型 COVID-19 患者 重型、危重型 COVID-19 患者常伴有食欲下降、进食不足或无法进食，应采取序贯营养支持的原则，开展营养治疗；应根据患者机体总体情况、液体出入量、肝肾功能以及糖脂代谢情况制定具体营养治疗方案。

（1）少量多餐，每天提供 6～7 次利于吞咽和消化的流质食物，以蛋、大豆及其制品、奶及其制品、果汁、蔬菜汁、米粉等食材为主，注意补充足量优质蛋白。在病情逐渐缓解的过程中，可摄入半流质状态、易于咀嚼和消化的食物；随着病情好转，逐步向普通膳食过渡。

（2）当饮食咨询和食物强化不足以增加饮食摄入量和达到营养目标时，应尽可能使用口服营养补充来满足患者的需求。如果患者的营养需求不能通过口服得到满足，就应该给予肠内营养。当肠内营养无法进行或不足时，应考虑肠外营养。

（3）非插管 ICU 患者如果不能通过经口饮食达到能量目标，则应先考虑口服营养补充，然后再考虑肠内营养治疗。如果肠内路径存在限制，建议在经口或肠内营养不能达到能量-蛋白质所需目标的人群中，启动外周肠外营养。

（4）插管和通气的 ICU 患者应通过鼻胃管开始肠内营养；促肠动力治疗后的胃不耐受患者或吸入性高危患者应进行幽门后喂养。对于第一周不能耐受全剂量肠内营养的 ICU 患者，应根据具体情况对是否启动肠外营养进行衡量。对于 ICU 吞咽困难患者，拔管后可考虑进食符合质地的食物。如果吞咽被证明是不安全的，应给予肠内营养。

规范化营养支持治疗可有效改善新冠感染患者的营养状况、免疫功能和临床结局，加速机体康复并降低复发风险，在新冠感染患者的治疗与康复中发挥着重要作用。应建立并遵循包括营养筛查、营养诊断、营养支持治疗和临床监测在内的规范化营养管理路径与策略，并结合新冠感染患者的临床特点，实施个体化营养管理。

（张振华　吴　珺）

第二十六章　精神心理疾病

第一节　营养与精神心理疾病

一、概　　述

精神心理疾病是一类具有诊断意义的精神方面的问题，特征为认知、情绪、行为等方面发生改变，伴有痛苦体验和功能损害。常见的精神心理疾病包括焦虑障碍、抑郁障碍、精神分裂症、神经系统发育疾病等。在临床医学的众多分支学科中，精神心理疾病的发病机制尚未完全明确，且缺乏特异性的生物学指标，这为疾病的诊断与治疗带来了巨大的挑战。

精神心理疾病与临床营养学的关系日益受到重视，营养元素缺乏或失衡是精神心理疾病的特征之一。膳食营养元素中常量营养元素氨基酸和脂肪酸，以及微量营养元素维生素和矿物质，通过调节神经递质水平、抗氧化和抗炎特性、神经营养机制、HPA 轴的改变以及肠道微生物群组成的调节改变大脑功能和可塑性，对大脑神经的保护机制，缓解和消除精神心理疾病的症状。

因此，营养精神病学是研究营养饮食在精神心理疾病发生、发展、治疗和预防中的作用。通过与药物等多种治疗方式结合达到疾病全面康复。

二、营养代谢特点

精神心理疾病中主要通过以下几个途径间接影响营养代谢的改变。

（一）神经炎症

神经炎症在营养饮食和精神心理疾病中起着关键作用。抑郁障碍、双相情感障碍、精神分裂症以及创伤后应激障碍在内的精神心理疾病与慢性低度炎症有关，其特征是促炎细胞因子和急性反应蛋白水平升高，严重精神疾病患者摄入的促炎症食物比一般人群更多，同时显著减少了抗炎营养物质的摄入量。

（二）氧化应激

氧化应激导致精神疾病的发生。抑郁障碍和双相障碍患者维生素 E、维生素 C、辅酶 Q_{10} 和谷胱甘肽等抗氧化剂水平降低，自由基水平升高。精神分裂症患者中脑谷胱甘肽水平也明显下降，谷氨酸代谢紊乱，抗氧化能力降低，氧化应激增加。

（三）微生物-肠道-大脑轴

肠道微生物群是肠道-大脑通信系统中的关键介质，参与了精神心理疾病相关的通路，如脑源性神经营养因子（brain-derived neurotrophic factor，BDNF）的调节、血清素神经递质的传递、免疫功能和下丘脑-垂体-肾上腺轴介导的应激反应。在抑郁障碍、焦虑障碍、双相情感障碍、孤独症谱系障碍和精神分裂症等许多精神心理疾病中，肠道微生物群组成结构发生了明显的改变。抑郁障碍患者肠道微生物的多样性减少。此外，抑郁障碍患者肠道微生物产生的脂多糖可激活肠壁内的免疫细胞，促进了炎症细胞因子的产生，并激活了硝基化应激途径，导致全身炎症水平增高。

（四）大脑可塑性

脑源性神经营养因子（brain-derived neurotrophic factor，BDNF）以及其他神经营养因子（如Bcl-2和血管内皮生长因子）在神经元早期发育中起着重要作用，并持续影响神经元信号传递和突触可塑性。应激是许多精神心理疾病的关键风险因素之一，会导致BDNF水平下降和海马体萎缩。血清BDNF水平在抑郁障碍患者中有所降低。而高脂肪和高糖的高热量饮食也会降低BDNF水平。

三、营养治疗

（一）营养和饮食咨询

精神科医生营养干预第一步是评估饮食摄入量和饮食行为。可以从一些简单的问题开始，比如“你通常每天吃多少顿饭和零食？”“你早餐、午餐、晚餐通常吃什么？”“你在家做饭和吃饭吗？”或者“你每顿饭吃多少？”这些将有助于医生知道患者营养情况，也让患者了解到营养知识及其对个人的重要性。其次需要了解常见精神障碍的典型功能损害（如食欲减少或暴饮暴食、冷漠、动力不足、注意力和记忆受损），明确造成不健康饮食的主要原因，制定以患者为中心的营养饮食计划。同时还要考虑患者的受教育情况、信念和动机，以简短的形式提供饮食咨询信息。要注意的是，精神疾病患者想要做出饮食营养改变的动机和意愿随时都在变化，应该在每个阶段都要实时进行评估。当患者做好准备后，建议专注于小的、可实现的短期目标，有助于患者建立自信和更大的坚持动机。例如，除了提供烹饪和准备食物及零食的实用技巧外，当患者情绪进一步低落的时候，要强调制定计划的重要性，如制定购物清单，提前做饭和准备食物等。我们还要将患者渴求食物进行替代，例如，用天然酸奶与核桃、蜂蜜和水果（冷冻、新鲜、罐头），咸和脂肪食物如坚果、橄榄和羊乳酪等营养食品来代替甜食。最后，在有条件的情况下尽可能全面地对患者进行包括血常规、炎症指标、生化、内分泌、微量元素等全面的实验室检查将有助于医生在一定程度上理解如何对患者营养饮食做出个体化、精准的咨询建议。

（二）营养治疗原则

精神心理疾病营养干预不同于药物干预，多数情况没有明确靶点，所以营养精神病学更多关注饮食模式的改变。结合精神心理疾病患者营养代谢特点，建议患者常摄入易抗炎、抗氧化及富含益生菌的食物，其中以地中海饮食最具代表性。

虽然所有的营养物质都是大脑生长所必需的，但支持神经发育的关键营养物质包括蛋白质、铁、胆碱、叶酸、碘、维生素A、维生素D、维生素B_6和维生素B_{12}和长链多不饱和脂肪酸。它们需根据营养评估的结果进行相应补充。

第二节 抑郁障碍

一、概述

抑郁障碍是由于多种原因引起的以显著和持久的抑郁症状群为主要临床特征的一类疾病。越来越多的证据表明营养不良与抑郁障碍的潜在病理生理学有关。神经递质如雌激素、多巴胺和去甲肾上腺素，调节情绪、食欲和认知。色氨酸、维生素B_6、维生素B_{12}、叶酸、苯丙氨酸、酪氨酸、组氨酸、胆碱是合成这些神经递质所必需的。此外，一些营养物质，如ω-3脂肪酸有助于缓解抑郁症状。因此，不健康饮食和营养不均衡是抑郁障碍的风险因素，而营养平衡有助于抑郁障碍恢复。

二、临床表现

抑郁障碍临床表现可分为核心症状、心理症状群与躯体症状群三个方面。

1. 核心症状　包括显著而持久的情绪低落和抑郁悲观（心境低落）；对各种过去喜爱的活动或事物丧失兴趣或兴趣下降，做任何事都提不起兴趣（兴趣减退）；体验快乐的能力下降，不能从日常从事的活动中体验到乐趣（快感缺失）。

2. 心理症状群　包括反应迟钝，决断能力降低；注意力和记忆力下降；无论对自己、对所处的世界还是对未来都存在负性的认知，悲观绝望，自卑自责，有自杀观念和行为；常伴有焦虑症状。

3. 躯体症状群　包括睡眠障碍，如入睡困难、早醒、易醒、多梦；自主神经功能紊乱，头晕、恶心、心慌、感觉异常；食欲和精力下降。

三、诊　　断

1. 三条核心症状　①心境低落；②兴趣和愉悦感丧失；③导致劳累增加和活动减少的精力降低。

2. 七条附加症状　①注意力降低；②自我评价和自信心降低；③自罪观念和无价值感；④认为前途黯淡悲观；⑤自伤或自杀的观念或行为；⑥睡眠障碍；⑦食欲下降。

四、营养代谢特点

（一）饮食模式

抑郁障碍与机体炎症密切相关。膳食炎症指数（dietary inflammatory index，DII）是衡量饮食炎症程度的指标。长期大量食用高 DII 食物更容易增加抑郁障碍患病风险。高脂高糖饮食（加工和超加工食品）也与抑郁障碍发生有关。

（二）营养元素

1. 常量营养元素

（1）碳水化合物：血糖失调是抑郁障碍的一个重要因素。高糖饮食导致情绪改变、疲劳增加和抑郁症状。高糖饮食也会引发过量胰岛素释放，导致炎症，大脑炎症会导致情绪问题。从含糖饮料、精制碳水化合物和甜食中摄入的附加糖的量越高，患抑郁障碍的风险越大。因此，较高的添加糖摄入量，而不是总糖或总碳水化合物摄入量，与患抑郁障碍的概率相关。与总碳水化合物相比，碳水化合物的质量和抑郁风险的关系更强。

（2）胆固醇：焦虑和抑郁障碍患者中枢神经系统胆固醇水平可能异常低。重度抑郁障碍患者高密度脂蛋白和胆固醇水平均降低，有自杀观念和行为的患者水平更低。

（3）蛋白质：优质蛋白分解成氨基酸，这是神经递质的组成部分。蛋白质不足会影响神经递质生成，同时对血糖调节也产生障碍。蛋白质含量较低出现抑郁的风险增加 25%。但过多蛋白质摄入会抑制中枢神经系统血清素水平，对情绪产生负面影响。

（4）脂肪：抑郁障碍患者 ω-3 脂肪酸失衡，包括红细胞膜及血浆中的 ω-3 脂肪酸水平显著降低。其水平降低可以预测抑郁障碍患者病情严重程度。抑郁障碍患者花生四烯酸 ω-6 与 ω-3 脂肪相比含量过高。低脂肪酸阻碍脑区正常糖代谢，对抑郁和认知产生影响。

（5）氨基酸：重度抑郁障碍患者色氨酸水平明显低于正常人群，并且自杀风险增加。45%～55%抑郁障碍患者血清同型半胱氨酸明显升高，导致 *S*-腺苷甲硫氨酸下降、谷氨酸增加，影响神经递质产生所需的甲基化，促进抑郁障碍发生。

2. 微量营养素

（1）维生素 B、叶酸和纤维醇：血液中低水平的维生素 B（叶酸、维生素 B_6 和维生素 B_{12}）者的抑郁障碍患病率较高。在抑郁障碍患者中维生素 B_6、维生素 B_9、维生素 B_{12} 水平降低。在老年人中，维生素 B_{12} 与抑郁关系密切，而在成年人和青少年中，维生素 B_6、维生素 B_9 缺乏较常见。低水平叶酸和抑郁障碍关系更加紧密，约 33%抑郁障碍患者叶酸水平较低。

（2）维生素 D：维生素 D 缺乏与纤维肌痛患者的抑郁有关。老年和重度抑郁障碍患者血清维生素 D 水平均较低。受孕期间维生素 D 水平较低孕妇所生孩子成年后抑郁障碍风险增高。

（3）镁：80%抑郁障碍患者存在镁缺乏，有自杀倾向者的脑脊液中镁含量较低。镁水平越少，抑郁症状越严重。

（4）铬：碳水化合物摄入量的增加会加重铬的流失。非典型重度抑郁障碍患者中铬的水平相对较低。

（5）其他矿物质：抑郁障碍患者体内硒、锌的水平较低。

3. 肠道微生物 抑郁障碍患者的肠道微生物发生了改变。某些种群的丰度与疾病症状严重程度相关。抑郁障碍中，具有抗炎作用或产生短链脂肪酸能力的菌群被下调。

五、营养治疗原则

（一）饮食模式

健康的饮食可以降低抑郁障碍发生风险或改善抑郁症状。虽然没有一种饮食是完全适合每个人的，对于抑郁障碍患者，地中海饮食可能远远好于其他选择，长期坚持地中海饮食要比偶尔使用的人群抑郁障碍患病率减少 33%。地中海饮食核心组成部分是食用全麦面包、谷物、豆类、坚果，同时伴大量水果和蔬菜。其次，每天将橄榄油作为脂肪摄入的主要来源，以冷压和未加工的特级初榨橄榄油作为优先选择。再次，适量食用奶制品、鱼类、禽肉和鸡蛋。最后，红肉和甜食则偶尔食用。这些就构成了金字塔结构的地中海饮食模式。总的来说，多吃蔬菜、水果和鱼类等蛋白质含量高的食物，少吃高糖、高脂和促炎的食物可以降低抑郁障碍发生的风险。

（二）膳食补充剂

膳食补充剂需要根据实验室检查结果进行有目标性补充。

（1）鱼油和脂肪：鱼油是必需脂肪酸的重要来源，富含 ω-3 脂肪酸。推荐鱼油剂量是二十碳五烯酸 1000mg/d 和二十二碳六烯酸 800mg/d。

（2）γ-亚麻酸：能够促进前列腺素 E_1 生成，其可以改善情绪。γ-亚麻酸摄入剂量为 1000～2500mg/d。也可以用月见草油形式补充 γ-亚麻酸，通常剂量为 4000～8000mg/d。γ-亚麻酸可能导致花生四烯酸水平升高，加剧炎症反应，因此避免 γ-亚麻酸摄入剂量高于 3000mg/d。γ-亚麻酸补充剂不适合用于癫痫、前列腺癌或受孕患者。

（3）益生菌：常用含有嗜酸乳杆菌和乳酸双歧杆菌的菌种，剂量为 40 亿～80 亿/次，每日 1～3 次。

（4）维生素和矿物质：对于抑郁障碍的治疗，建议使用复合维生素 B，包括维生素 B_2、维生素 B_3、维生素 B_5、维生素 B_6 和维生素 B_{12}，通常还包括叶酸 400～1000μg/d。针对难治性抑郁症患者应尝试叶酸口服剂量为 800μg/d 和维生素 B_{12} 剂量为 1mg/d。维生素 D 建议补充量为 2000IU/d，使患者维生素 D 血浆浓度维持在 50nmol/L。

镁的剂量建议为 300～800mg/d。铬的最佳剂量为 200μg/d，最高可达 600μg/d。硒的最佳剂量为 100～200μg/d。锌的最佳剂量为 15～30mg/d。

γ-氨基丁酸最佳剂量为 100～200mg/次，每日 3 次，不要随餐服用。建议 4 小时之内服用不要超过 1000mg，24 小时之内不超过 3000mg。

赖氨酸和精氨酸最佳剂量均为2～3g/次，每日2次。

L-色氨酸和5-羟色氨酸改善情绪时，建议从空腹服用5-羟色氨酸100mg/次，每天3次开始，200mg/次，每天3次。建议和一些简单碳水化合物同服，减少肠道剧烈蠕动。

*L*型苯基丙氨酸可分次给药，最多14g/d。*D*型苯基丙氨酸的研究剂量为每天350mg。

作为抗抑郁辅助药物，*L*-酪氨酸的剂量可为500～1000mg/次，每日2～3次。由于酪氨酸具有刺激性，可能影响睡眠，因此建议轻度至中度抑郁症患者白天服用酪氨酸，夜间补充1000～1500mg的*L*-色氨酸或50～100mg的5-羟色氨酸。

L-乙酰半胱氨酸推荐剂量为500～600mg/次，每天2～3次。

L-牛磺酸推荐剂量为500mg/次，每天3次。

S-腺苷甲硫氨酸可能会使一些人恶心，建议开始服用剂量为200mg/次，每日2次，然后在第3天增加到400mg/次，每日2次，然后在第10天增加到400mg/次，每日3次，最后在第14天增加到400mg/次，每日4次。如果有任何明显的副作用，那么*S*-腺苷甲硫氨酸可能需要缓慢增加。为了更好吸收，*S*-腺苷甲硫氨酸最好与餐同服。*S*-腺苷甲硫氨酸可能会增加患者的焦虑，所以在双相情感障碍中被禁用。

（三）抑郁障碍特殊人群营养治疗

特殊人群可能更容易出现营养缺乏，如素食主义者、老年人或孕妇。老年抑郁障碍患者因进食水量减少、代谢疾病的风险增加、摄入甜食过多和活动减少等因素，导致维生素B的摄入量不足。此外，从饮食中获得的色氨酸是维持血清素水平的重要来源，老年患者饮食不良造成色氨酸摄入不足，容易出现迟发性抑郁障碍。因此，老年患者提高饮食质量，及时补充维生素B，能够减少抑郁障碍的发病风险。

第三节　焦虑障碍

一、概　　述

焦虑障碍是精神心理疾病中最常见的一类疾病，对家庭和社会造成了一定的负担。其患病率在10%～25%。与抑郁障碍一样，虽然营养饮食不是治疗焦虑障碍的首选方式，但饮食与焦虑存在密切联系。一些食物能够加重焦虑症状，因此通过调节饮食在一定程度上确实能够缓解焦虑的严重程度。有机天然食物能够帮助焦虑障碍患者在治疗同时加快康复。

二、临床表现

焦虑障碍是指在无脑器质性疾病或其他精神疾病的情况下，以躯体焦虑和精神焦虑为显著特征的异常状态。主要包括广泛性焦虑障碍、惊恐障碍、场所恐惧障碍和社交焦虑障碍。

（一）广泛性焦虑障碍

1. 临床表现　广泛性焦虑障碍以过度担心为核心症状，表现为对未来可能发生的、难以预料的事件经常担心。常伴有警觉性增高、注意力难以集中、难以入睡。躯体方面表现为肌肉紧张，运动性不安，如搓手顿足、坐立不安。另外一些患者伴有自主神经功能紊乱，表现为心动过速、胸闷气短、头晕出汗、腹胀、便秘、腹泻、尿频等症状。

2. 诊断　必须在至少6个月内的大多数时间存在焦虑的原发症状，这些症状通常应包括以下要素：过度焦虑和担忧；运动性紧张（坐立不安、紧张性头痛、颤抖）和自主神经活动亢进（出汗、心动过速或呼吸急促、上腹不适、头晕、口干等）。

（二）惊恐障碍

1. 临床表现 惊恐障碍又称急性焦虑障碍。主要特点是突然发作的、不可预测的、反复出现的伴有强烈恐惧的体验，一般持续5～20分钟，患者常感到伴有濒死感，有濒临灾难性结局的害怕和恐惧，同时有自主神经功能失调症状。

2. 诊断 患者以惊恐发作为主要临床症状，并伴有自主神经相关症状。在至少一次的惊恐发作后1个月内存在：持续性担心再次发作；担心发作的后果和可能不良影响；与发作相关的行为改变。

（三）场所恐惧障碍

1. 临床表现 场所恐惧障碍是一种焦虑恐惧障碍，主要表现为患者害怕处于被困、窘迫或无助环境，患者在这些自认为难以逃离、无法获助的环境中恐惧不安。这些环境包括乘公交汽车、火车、地铁、飞机，在拥挤的人群中、电梯等。

2. 诊断 在以下两个或两个以上情景时（使用公共交通工具；处于开放或密闭空间；站队或在人群中；独自离家外出），出现难以逃离或难以获得帮助，主动回避上述情景的行为；还包括其他可普遍观察到的行为，如只有当特定情况下（有人陪伴）才敢于进入恐惧情境，否则就会出现强烈的恐惧或焦虑。

（四）社交焦虑障碍

1. 临床表现 社交焦虑障碍又称社交恐惧症，是以在社交场所持续性的紧张或恐惧，回避社交行为为主要临床表现的一类焦虑障碍。

2. 诊断 当人们对一个或多个社交场合如公共演讲或表演，有一种强烈的恐惧感时可诊断为社交焦虑障碍。社交焦虑障碍担心的焦点是个体的行为方式或表现出焦虑症状时会被他人做出负性评价，病程标准要求持续不少于6个月。

三、营养代谢特点

（一）饮食模式

与高焦虑水平相关的饮食模式包括不健康的饮食模式、血糖水平反复波动的饮食模式和素食饮食。高糖和精制碳水化合物、低纤维的食物摄入，不规律的饮食会使机体产生代偿机制，大量分泌皮质醇、肾上腺素、生长激素和胰高血糖素等激素，这些都会导致血糖的反复波动，增加患焦虑障碍的风险。

素食饮食因只摄入蔬菜和水果，可能容易缺乏维生素B_{12}等必需微量营养元素，最终导致焦虑障碍。素食饮食也缺乏预防焦虑的保护因素——ω-3脂肪酸。另外，某些营养物质生物利用度存在差异，如铁从动物来源比植物来源高，素食饮食的人从饮食中摄入的铁有限，造成铁缺乏，易引发焦虑。

咖啡因存在于许多食物中，浓度各异。每天摄入超过400mg的咖啡因会导致咖啡因中毒，出现焦虑、注意力问题、头痛、失眠、过度兴奋和多动症状。

防腐剂、调味剂、甜味剂和人工色素是食品生产中常用的食品添加剂。这些抗氧化剂与食物中矿物质如铁和铜相互作用时，产生活性氧并导致DNA降解。更多食用加工食品的人的焦虑水平也很明显。

（二）营养元素

焦虑障碍在很多营养元素失衡方面与抑郁障碍相似。比如高糖、低胆固醇，ω-3脂肪酸失衡等。但也有不同之处，维生素B_3降低仅在焦虑障碍中发现，纤维醇在具有强迫障碍和惊恐障碍患者中水平降低。焦虑障碍患者锌水平降低，低锌状态可能导致γ-氨基丁酸水平降低，增加焦虑症状。焦虑障碍、失眠患者无法产生足够的γ-氨基丁酸、甘氨酸，容易引起惊恐发作。赖氨酸能够抑制杏仁核激活，缺乏引发焦虑症状。

（三）肠道微生物

广泛性焦虑障碍患者具有不同的微生物组成，他们减少了五个属，包括粪杆菌、真杆菌、毛螺旋菌、丁酸球菌和芽孢菌。微生物组成的这种变化将导致短链脂肪酸化合物的减少，并由于肠道通透性受损而间接破坏适当的免疫反应，最终影响正常的大脑功能。

四、营养治疗原则

（一）饮食

水果和蔬菜可以降低焦虑症状。新鲜的苹果和富含蔗糖及蜂蜜的饮食可以改善抗氧化状态，并具有抗焦虑作用。食用加工工序和添加剂少的食品能够有效减少焦虑障碍的发生和严重程度。这些食物包括：脂肪来源于蛋黄和多不饱和脂肪酸（橄榄油、菜籽油、葡萄籽油、油性鱼类和坚果）；鱼、肉、奶酪作为蛋白质来源；碳水化合物仅限于未加工的食物和绿色蔬菜、糙米等的低血糖食物。

（二）膳食补充剂

每天至少服用1g二十碳五烯酸（EPA）和二十二碳六烯酸（DHA），能够起到抗炎和维持脑细胞稳定性的作用，这与血清素和多巴胺等神经递质的正常功能有关。某些抗氧化剂，如维生素C、维生素E、类胡萝卜素、硫醇抗氧化剂（如谷胱甘肽、硫氧还蛋白、硫辛酸）、天然黄酮类化合物、褪黑素和其他化合物，有助于改善对活性氧的防御机制。其余营养元素补充与抑郁障碍相似。

第四节 精神分裂症

一、概 述

精神分裂症是一种复杂的重度精神疾病，据估计，精神分裂症的终身患病率约为1%，多起病于成年早期，其明显的功能损害和慢性化病程对社会造成了巨大的经济负担。精神分裂症与肠道微生物特征的改变有关。精神分裂症患者的微生物群移植诱导了大脑神经化学和行为的改变，表明其在生理上具有相互作用。

二、临 床 表 现

精神分裂症是以明显的阳性症状、阴性症状、精神运动型障碍以及现实检验能力受损为特征的一组最严重的精神疾病。精神分裂症患者存在以下五个症状维度：幻觉、妄想症状群；阴性症状群；瓦解症状群；焦虑抑郁症状群和激越症状群。

（一）阳性症状

精神分裂症阳性症状是指异常心理过程出现，包括幻觉、妄想及言语和行为紊乱。

1. 幻觉 幻听最为常见，可以是非言语性的，如虫鸣鸟叫，音乐声等；也可以是言语性的，如听到有人喊自己名字，议论自己。这些幻听一般都是在意识清晰状态下持续出现。

2. 妄想 属于思维内容障碍。多数妄想是荒诞、不切合实际的，患者对妄想内容坚信不疑，并受妄想的影响做出一些反常的言行。妄想内容多与生活经历、教育程度和文化背景有关系。妄想是精神分裂症出现频率最高的症状之一，表现形式多样。临床上以被害妄想、关系妄想和非血统妄想为主。同一患者可能存在不同的妄想。

3. 瓦解症状群 包括思维形式障碍和思维过程障碍、怪异行为和紧张症行为以及不适当的情感。思维形式障碍为言语表达中明显的思维形式或思维活动量的紊乱，可以通过患者的言行观察到，分为病理性赘述、思维散漫离题、内向性思维、思维中断等。行为症状可表现为单调重复、杂乱无章或缺乏目的性的行为。不适当情感是指患者的感情表达与外界环境和内心体验不协调，表现为情感反应性降低以及反应过度或不适当等形式，如情感淡漠迟钝，对一点小事极端暴怒、高兴或焦虑。

（二）阴性症状

阴性症状是指正常心理功能丧失，涉及情感、社交及认知方面的缺陷。

1. 意志减退 指患者从事有目的性的活动的意愿和动机减退或丧失。表现为安于现状，无所事事，个人卫生懒于料理，孤僻懒散。

2. 快感缺乏 指持续存在的、不能从日常生活中发现和获得愉快感，尤其是对即将参与的活动缺乏期待快感。

3. 情感迟钝 指不能理解和识别他人的情感表露，不能正确地表达自己的情感。在情感反应、面部表情、眼神接触、亲情交流方面存在缺陷。

4. 社交退缩 指对社会关系冷淡和对社交兴趣减退或缺乏。

5. 言语贫乏 指交流减少、少言寡语。回答问题时内容空洞、简单，几乎没有自发言语。

（三）激越症状

激越症状表现为攻击暴力和自杀行为。

（四）自知力

精神分裂症患者常缺乏自知力，缺乏对疾病正确认识和主动治疗的意愿。

三、诊　　断

对于精神分裂症诊断至今没有绝对的特异性症状。一般来说，患者在意识清晰的情况下持续1个月以上时间出现下述症状，考虑精神分裂症的可能性就越高。

（1）思维鸣响，思维插入或思维被撤走以及思维被广播。

（2）明确涉及躯体或四肢运动，或特殊思维、行动或感觉的被影响、被控制感或被动妄想；妄想性知觉。

（3）对患者的行为进行跟踪性评论，或彼此对患者加以讨论的幻听。

（4）与文化不相称且根本不可能的其他类型的持续性妄想。或伴有转瞬即逝的、未充分形成的无明显情感内容的妄想。

（5）联想断裂或无关的插入语。

（6）紧张性行为，如兴奋、违拗、缄默或木僵。

（7）阴性症状。

（8）个人行为发生显著和持久的总体性质改变。

四、营养代谢特点

精神分裂症患者长期服用抗精神病药物和生活模式改变，摄入较多加工食品，这些食品中碳水化合物、钠、胆固醇、脂肪含量高，纤维含量低。精神分裂症患者组氨酸、*L*-异亮氨酸、甘氨酸、鸟氨酸、脯氨酸和精氨酸水平升高。短链脂肪酸水平较高，红细胞中α-亚麻酸和DHA含量较低。

另外，维生素 D、B 族维生素（维生素 B_6、维生素 B_8、维生素 B_9 和维生素 B_{12}）、维生素 C、维生素 E 以及 ω-3 脂肪酸在精神分裂症患者体内水平普遍偏低。精神分裂症患者体内铁、钠、钾、锌和硒水平较低，但镁、铜、钙的水平明显升高。

精神分裂症饮食营养学集中在肠道微生物改变方面。精神分裂症病程中可能存在肠道微生物群失衡，包括 β 多样性的改变，某些产生丁酸的抗炎细菌（如粪杆菌和粪球菌）缺乏，促炎细菌（如埃格特氏菌）、产生乳酸细菌、与谷氨酸和氨基丁酸（GABA）代谢相关的细菌水平增高。肠道微生物的抗体（IgM/IgA）反应和肠道屏障功能在精神分裂症患者中可能发生了改变。与正常人群相比，精神分裂症患者肠道微生物丰富度降低，粪便 IgA 水平和谷氨酸合酶水平升高。

五、营养治疗原则

1. 无麸质饮食 无麸质饮食可以改善精神分裂症患者焦虑、敌对症状，缓解服用抗精神病药物所致的锥体外系反应。

2. 膳食补充剂 ω-3 脂肪酸、叶酸和维生素 B 可减轻精神分裂症前驱症状和首次发作的精神分裂症患者的临床症状。膳食抗氧化剂 *L*-茶氨酸可以作为精神分裂症的辅助治疗，可以改善精神分裂症患者的阴性症状。出生后适当服用维生素 D 可以降低精神分裂症的患病风险。

第五节 注意缺陷多动障碍

一、概 述

注意缺陷多动障碍是一种神经发育障碍，主要表现为多动、注意力不集中和冲动症状。注意缺陷多动障碍的病因主要与遗传和环境因素有关。饮食作为一种可改变的外界因素，在注意缺陷多动障碍的发病和发展过程中起着重要作用。

二、临床表现

注意缺陷多动障碍的核心症状包括多动、注意力不集中和冲动。这些症状在不同的情景下普遍存在，但可能存在一些差异。注意缺陷多动障碍儿童经常做事鲁莽、容易发生意外；部分患者因注意力差、难以坚持完成任务可能会导致学习困难；很多情况持续存在会逐渐发展为不同形式的反社会行为。这些儿童常常不遵守社会规范，在家庭和课堂环境下表现为破坏性行为。在发育过程中会出现多种共病情况。

三、诊 断

在 ICD-10 和 DSM-5 的诊断标准中，疾病诊断的核心症状均是注意受损、多动和冲动，起病于儿童期，持续时间至少为 6 个月，在一定程度上适应不良，与儿童正常水平发展不一致。该评估还需要基于全面的临床和社会心理评估，以及完整的发育史和精神病史。

四、营养代谢特点

（一）饮食

儿童食用的西式快餐食品会增加患注意缺陷多动障碍的风险。西式饮食富含红肉和加工肉类、精制谷物、碳酸饮料和氢化脂肪，长期食用此类食物会使注意缺陷多动障碍的患病风险增加 92%；

另外，快餐食品含有大量的人工食用色素和糖类，也会使注意缺陷多动障碍风险增加 51%。

（二）维生素和矿物质

注意缺陷多动障碍儿童中维生素 A、维生素 B_2、维生素 C、维生素 D 摄入较少。维生素 D 和维生素 B_6 浓度不足与注意缺陷多动障碍的风险增高有关。注意缺陷多动障碍患儿血浆中镁、锌、铁和硒等微量元素水平降低。90%多动症儿童体内镁的水平偏低，疾病严重程度随着镁水平降低而加重。铁是多种功能所需的必需辅因子，如神经递质代谢，特别是多巴胺的产生。缺铁会引起注意缺陷多动障碍并且加重病情，84%患儿铁蛋白水平降低。患缺铁性贫血的儿童合并注意缺陷多动障碍风险增加 67%。30%注意缺陷多动障碍儿童体内锌的水平远低于健康儿童，且铜/锌比值更大（高铜/低锌）。

（三）脂肪

注意缺陷多动障碍儿童和青少年血液和颊部组织中的二十碳五烯酸、二十二碳六烯酸和总多不饱和脂肪酸 ω-3 水平较低。如果出现抑郁、攻击性等情绪问题其胆固醇可能低于正常水平（1300mg/L）。

（四）碳水化合物

糖与注意缺陷多动障碍关系十分密切。长期摄入糖的比例增加（占总摄入量的 15%～20%）的同时，注意缺陷多动障碍发病率也增高 20%，不同脑区葡萄糖代谢水平也显著降低。

（五）氨基酸

注意缺陷多动障碍儿童四种氨基酸水平降低：酪氨酸（多巴胺前体）水平降低 60%，苯丙氨酸（多巴胺前体）水平降低 27%，色氨酸（血清素前体）水平降低 44%，γ-氨基丁酸水平降低 27%。

五、营养治疗原则

（一）饮食

根据注意缺陷多动障碍患者对食物的不同反应进行饮食调整。对食物敏感，根据过敏原检测结果去除过敏食物，若对麸质/酪蛋白敏感时还需服用二肽基肽酶Ⅳ，与餐同服 2 粒，帮助分解酪蛋白和麸质。3～6 个月后减少至每日 2 粒。限制碳水化合物，尤其是糖类摄入次数，在食用甜食同时确保摄入蛋白质。营养饮食干预主要聚焦在膳食补充剂方面，如维生素、矿物质、多不饱和脂肪酸、益生元、益生菌以及限制或消除的特殊饮食。

（二）膳食补充剂

1. 维生素和矿物质

（1）镁的补充：一般选择甘氨酸镁、柠檬酸镁或葡萄糖酸镁，它们比较容易吸收。以甘氨酸镁为例，推荐剂量：13 岁及以上每日 2 次，每次 200mg；10～12 岁每日 2 次，每次 100mg；6～9 岁每日 2 次，每次 50mg；6 岁以下每日 10mg。同时补充维生素 B_6，可以起到增效作用。13 岁及以上青少年每日 50mg；7～12 岁儿童每日 25mg。

（2）如果维生素 D 水平低于 20μg/L，建议每天补充 5000IU 维生素 D，持续 2 个月。如水平仍低，继续每天补充 5000IU；如果维生素 D 水平稳定在 40～50μg/L，改为每日 2000IU。

（3）如果铁蛋白水平低于 40μg/L，需要补充铁剂，13 岁及以上每日 3 次，每次 30mg；6～12 岁每日 3 次，每次 15mg；均随餐服用。3 个月后再次检测铁蛋白，如达到正常标准，可停止使用铁剂。

（4）如果患病儿童共病其他精神疾病或情绪不稳定，有攻击行为，建议补充小剂量柠檬酸锂。

16岁及以上每日2次，每次1mg。如4周内症状没有改善，考虑剂量增加到每日5mg。6～15岁从每日服用0.5mg开始，1周后剂量增大到每日2次，每次1mg。如果3个月后症状没有改善，停止服用。

（5）如果出现铜锌失调建议补充吡啶甲酸锌。12岁及以上，每日2次，每次30mg；6～11岁，每日2次，每次15mg；5岁以下，不推荐服用锌剂。补锌6个月后再次检查铜锌比例，如恢复正常建议换成含有锌15mg、不含铜的复合维生素-矿物质补充剂。

2. 脂肪酸 通常建议每日补充1～2g的ω-3，随餐服用。如有明显必需脂肪酸缺乏症状，ω-3每日补充4g，持续6个月。之后维持每日1～2g。

3. 益生菌 如果患儿出现消化系统症状和情绪不稳定。建议进行微生物有机酸检测，检测肠道内梭状芽孢杆菌代谢物3-（3-羟苯基）-3-羟基丙酸（HPHPA），如果异常建议每日服用2～4粒含500亿CFU的益生菌，饭后30分钟服用。3个月后如果症状改善，剂量改为每日2次，每次服用1粒含100亿～200亿CFU益生菌。如果存在假丝酵母菌异常，可服用布拉氏酵母菌，每日4次，每次50亿CFU，持续1～2个月。

第六节 孤独症谱系障碍

一、概 述

孤独症谱系障碍是一种神经发育障碍，起病于婴幼儿期，主要表现为不同程度的社会交往障碍、语言发育障碍、兴趣狭窄和刻板行为。除了遗传、氧化应激、神经炎症等致病因素外，肠道微生物群和营养等因素也参与孤独症的发病过程。

二、临 床 表 现

孤独症谱系障碍主要表现为以下三个方面的核心症状。

（一）社会交往障碍

患者不能与别人建立正常的人际交往方式。没有目光对视，表情缺乏，缺乏期待父母和他人拥抱、爱抚的表情和姿态，或拒绝父母拥抱和爱抚。患者与同龄儿童之间难以建立正常的伙伴关系，多独处。

（二）语言交流障碍

语言发育明显落后于同龄儿童，这是多数语言交流障碍患者就诊的主要原因。一般在2～3岁时还不能说出有意义的词语和最简单的句子，不能用语言进行交流。讲话时也毫不在意别人是否在听，好像自言自语。语句简单平淡，缺乏抑扬顿挫和感情，很少注视对方目光。常有模仿言语或重复刻板言语。

（三）兴趣范围狭窄，动作行为刻板

患者对于正常儿童热衷的活动、游戏、玩具都不感兴趣，却喜欢玩耍一些非玩具性的物品，如瓶盖、石头，或观察下水道流水等，可以持续数十分钟、几小时而不厌倦。经常固执地保持日常生活的程序，如每天吃同样的饭菜、固定时间地点大小便，上学时要走固定路线等。若这些行为活动程序被改变，患者则焦虑不安、哭闹甚至反抗。

三、营养代谢特点

孤独症患儿饮食单一，存在食物敏感、过敏和不耐受的特点。

过多摄入麸质和酪蛋白食物会让患儿对蛋白质消化不完全，产生过多食物肽，增加对此类食物渴求的感觉，有反应迟钝、刻板动作、回避眼神接触和消化道等症状。

孤独症孩子存在硫酸盐含量不足，导致酚硫转移酶减少，酚类物质堆积，患儿多动、易怒、对立挑衅、焦虑、脸部和耳朵发红、多动，且头痛问题变得明显。

一部分孤独症患儿存在缺乏消化双糖的双糖酶（乳糖酶、蔗糖酶、麦芽酶），食用含有双糖的食物会出现呃逆、腹泻、乳糜泻、便秘、炎性肠病等消化系统症状。

一些孤独症儿童肠道菌群失调，没有足够益生菌代谢草酸，体内草酸盐水平升高，导致泌尿系统、生殖系统、关节、肌肉和眼部的炎症。

孤独症患儿共同特点是肠道和大脑存在慢性炎症。促炎食物会加重消化道、情绪障碍、认知功能等症状严重程度。

四、营养治疗原则

（一）无麸质和酪蛋白饮食

1. 麸质替代品 无麸质燕麦、准谷物（藜麦、荞麦和苋属植物）、坚果。

2. 牛奶替代品 椰奶、土豆浆、米浆、豆浆、坚果奶等。

3. 大豆替代品 同麸质和奶制品替代品。

（二）低水杨酸/低酚饮食

1. 低水杨酸饮食 新鲜的肉类、鸡肉、鱼、鸡蛋、新鲜奶制品（如果可以耐受酪蛋白）、谷物（如果可以耐受麸质）、去皮土豆、豆类、胡萝卜、去皮的梨、绿色蔬菜。

2. 低酚饮食 肉类、家禽、海鲜、蛋类、大蒜、洋葱、西蓝花、谷物、豆类、坚果。

（三）抗酵母菌（抗念珠菌）饮食

抗酵母菌（抗念珠菌）饮食包括不含淀粉的蔬菜、低糖水果、有机或草饲肉类、海鲜、部分奶制品、坚果、优质脂肪、谷物替代品、蘑菇、发酵食品、营养酵母菌、充足水分。

（四）低草酸盐饮食

低草酸盐饮食包括肉类、鸡蛋、鱼及奶制品（如果可以耐受酪蛋白）、亚麻籽和豌豆、蔬菜、水果、大米和大麦、黄油和橄榄油、白巧克力、蜂蜜。

（五）抗炎饮食

抗炎饮食包括橄榄油、牛油果、椰子油、鱼油和磷虾油、肉类、蛋类、三文鱼、沙丁鱼、蔬菜、浆果。

（六）膳食补充剂

各种额外的营养缺乏被认为是孤独症谱系障碍潜在触发因素，包括维生素 A、维生素 C、维生素 B_6、维生素 B_{12}、维生素 D、叶酸和铁蛋白。因此，增加这类膳食补充剂可能让患者从中获益。

第七节 物质使用障碍

一、概 述

物质使用障碍是一种以反复、不受控地使用精神活性物质为特征，导致一系列心理和生理问题的慢性脑部疾病。全世界大约有 2.96 亿该疾病患者。物质使用障碍者是营养缺乏的高风险人群，长期使用精神活性物质造成体内激素水平异常，使得食欲减退和饮食模式改变；此外，营养物质的吸收、利用、代谢、储存、分布和排泄的改变也是导致营养缺乏的原因。但多数治疗中心提供营养评估和治疗能力有限，使康复更加困难。因此，在物质使用障碍康复计划中，系统的营养干预可以帮助患者更快地康复并减少复发。

二、临 床 表 现

根据成瘾物质类型，物质使用障碍分为中枢神经系统兴奋剂，阿片类物质，酒精，镇静催眠、抗焦虑药，大麻。

（一）中枢神经系统兴奋剂

此类物质具有强烈的中枢神经兴奋作用和致欣快作用。中等剂量使用可致舒适感、警觉性增高、话多、注意力集中、运动能力增加等。

急性中毒临床表现为交感神经兴奋症状。轻度中毒为瞳孔扩大、血压升高、脉搏加快、出汗、口渴、呼吸困难、震颤、反射亢进、头痛、兴奋躁动等；中度中毒出现精神错乱、谵妄、幻听、幻视、被害妄想等精神症状；重度中毒时出现心律失常、痉挛、循环衰竭、出血、高热甚至死亡。

（二）阿片类物质

阿片类物质能够作用于中脑边缘系统，产生强烈的快感。长期大量吸食如突然停止使用，会出现明显戒断反应。典型戒断症状分为：①客观体征，如血压升高、脉搏增快、体温升高、瞳孔扩大、流涕、震颤、腹泻、呕吐、喷嚏、失眠等；②主观症状，如恶心、肌肉疼痛、骨头疼痛、腹痛、不安、食欲差、疲乏无力、发冷、发热、渴求药物等。

（三）酒精

大量饮酒会出现急性酒中毒，主要表现为冲动性行为、易激惹、判断力及社交功能受损，并有口齿不清、共济失调、眼球震颤、呕吐等表现。如果中毒较深，可导致呼吸、心搏抑制。

长期大量饮酒后停止或减少饮酒量，在数小时后出现手抖、舌或眼睑震颤，并有恶心或呕吐、失眠、头痛、焦虑和自主神经功能亢进。严重时会出现意识模糊、定向力障碍、幻觉、情绪极不稳定。另一重要体征是全身肌肉粗大震颤，伴有发热、大汗、心动过速，部分患者因此造成死亡，此类称为震颤性谵妄。

酒依赖患者还会出现科尔萨科夫（Korsakoff）综合征，表现为近事记忆障碍、虚构和定向障碍三大特征。韦尼克（Wernicke）脑病是由于维生素 B_1 缺乏所致眼球震颤、眼球不能外展和明显的意识障碍，伴有定向力障碍、记忆障碍、震颤性谵妄等。

（四）镇静催眠、抗焦虑药

镇静催眠药中毒症状与醉酒状态类似，表现为冲动或攻击行为、情绪不稳、判断失误、说话含糊不清、共济失调、记忆受损，甚至昏迷。

（五）大麻

小剂量使用出现极度陶醉状态，表现为欣快、人格解体和视觉敏锐。随后而来使全身松弛，还会出现歪曲的时间知觉和空间知觉。

大麻中毒时有两个特征性生理征兆：脉搏加快和结膜变红。血压可能降低，也可能见到肌无力、震颤、腱反射亢进等。

三、营养代谢特点

任何一种物质使用障碍与个体营养状况的关系都是密切相关的。物质滥用造成食欲下降和饮食模式的改变，继而在营养物质的吸收、利用、代谢、储存、分布和排泄方面发生改变时，最终导致营养不良。

酒精严重影响胃肠道活动，直接或间接抑制各种营养物质的吸收。酒精依赖患者体内缺乏多种微量营养素，包括硫胺素、吡哆醇、叶酸、核黄素、烟酸、维生素 B_5、维生素 A、维生素 D、维生素 C、维生素 K、硒、镁、锌。维生素 B_1 缺乏与酒精所致韦尼克脑病有关。

吸毒患者缺乏硫胺素、核黄素、烟酸、维生素 C、维生素 D、镁、钙、铜和铁。海洛因依赖者的核黄素、叶酸、硫胺素、维生素 B_6、维生素 E 和蛋白质水平下降。

四、营养治疗原则

营养缺乏可能是导致物质使用障碍患者伴随焦虑、抑郁和精神疾病的原因之一。通过补充氨基酸，如增加色氨酸的摄入量可以降低抑郁症状。足量的锌、镁、锂、硒、铬、维生素 B_{12}、叶酸、吡啶醇等对情绪有积极的影响。镁可预防性地用于减少酒精戒断症状。肌内注射维生素 B_1（100mg/d）可以显著改善韦尼克脑病的症状。ω-3 多不饱和脂肪酸、ω-6 多不饱和脂肪酸有减少神经炎症的潜力，有助于物质使用障碍的恢复。

有研究表明生酮饮食能够缓解情绪不稳定等酒精戒断症状，以及减少在治疗期间镇静催眠药物的使用量。

（王 刚）

第二十七章　围手术期营养管理

第一节　概　　述

围手术期（perioperative period）是从患者决定需要手术治疗开始至康复出院的全过程，包括术前、术中和术后 3 个阶段。外科住院患者普遍存在营养不良，其中营养不良发病率较高的是老年人群（年龄>65 岁）、胃肠道疾病、神经系统疾病和各种恶性肿瘤患者。据报道，老年手术患者营养不良的发生率高达 60%～88%；65%的胃肠道手术患者存在营养不良，约 2/3 的手术患者在住院期间有体重下降。大量临床研究结果显示，营养不良患者术后并发症（包括感染、吻合口瘘等）发生率、病死率升高，ICU 停留时间及住院时间延长，医疗费用增加，从而影响患者的临床结局及生活质量。围手术期合理营养治疗能减轻机体分解代谢状态，减少患者瘦组织量丢失，有助于患者早期下床活动并尽快恢复，降低术后并发症发生率，缩短住院时间和 ICU 停留时间，改善临床结局。

一、围手术期患者营养不良的原因

外科手术患者营养不良的原因可分为原发性营养不良和继发性营养不良，前者主要由于长时间禁食、营养物质的供给不足、疾病状况引起，后者主要由于手术创伤应激及炎症反应等引起，这些因素均可引起机体分解代谢增加，导致机体代谢紊乱及自身组织消耗增加，产生营养不良。

（一）营养素摄入不足

摄入不足是外科住院患者营养不良最常见的原因。疾病造成患者无法正常进食或进食不足，可造成营养物质的摄入不足。例如，口腔、咽部、食管肿瘤患者由于吞咽困难、进食障碍而致摄入减少。消化道肿瘤的局部压迫致排空障碍或梗阻等，出现腹胀、恶心、呕吐等，导致进食减少和厌食。食物品种和烹调方式及药物因素也会影响食物摄入量。手术治疗的术前准备（如术前禁食）、术后较长一段时间内无法正常进食均可影响营养物质的摄入，从而造成体重丢失、术后并发症发生率升高、器官功能降低、病死率增加。

（二）营养素吸收不良

胃肠道、胰腺及胆道等疾病可引起消化液、消化酶的分泌不足或缺乏，会严重影响食物中营养素的消化和吸收。手术切除肿瘤部位的脏器造成一系列功能障碍，也直接影响营养素的摄入和吸收。例如，食管切除吻合术切断迷走神经引起胃潴留、胃酸减少、腹泻或脂肪痢；胃切除致倾倒综合征、吸收紊乱及胃酸和内因子缺乏。全胃切除的患者逐渐发生维生素 A、维生素 B_{12} 及维生素 D 缺乏；空肠切除致营养素吸收障碍；回肠切除致维生素 B_{12}、胆盐、水、电解质等吸收障碍和腹泻；大部分小肠切除致短肠综合征使消化、吸收严重障碍；胰腺切除致内分泌不足，造成吸收不良及糖尿病；肝切除致营养代谢障碍等。

（三）营养素消耗增加

手术创伤时，机体代谢率显著增加，组织分解代谢加剧，机体自身组织和营养物质储备消耗增加，大量氮从尿中或创面丢失。消化道瘘、肾脏疾病、消化道出血等，蛋白质丢失多，容易发生营养素缺乏症。手术创伤手术应激反应的病理生理主要是内分泌和炎症反应，应激反应程度与组织损伤情况有关。一方面，损伤会刺激下丘脑-垂体-肾上腺轴，导致皮质激素、肾上腺素、胰高血糖素、生长激素、醛固酮、抗利尿激素分泌增加；另一方面，炎症反应介导大量细胞因子分泌，导致免疫系统激活并刺激下丘脑-垂体-肾上腺轴，产生炎症反应和内分泌反应的相互作用。这种反应被认为是一种固有生存机制，以维持血容量、增加心排血量和氧耗、调节代谢过程、动员能源储备物质（糖原、脂肪、骨骼肌）来为代谢过程、组织修复、免疫反应蛋白合成提供能量。此外，手术应激使肠壁通透性增高、肠道上皮绒毛萎缩，发生消化、吸收不良和肠屏障功能受损，通常术后第 5 天才可恢复正常。如果患者一直处于重度应激状态，会出现不良临床表现，包括高血糖、分解代谢、高血压、心动过速、免疫抑制和负氮平衡。因此，从代谢角度来说，围手术期的处理应当着重减轻机体的分解代谢程度，与此同时，提供适量的营养支持以促进合成代谢，进而增强机体的免疫功能，推动患者更快康复。

二、营养不良对外科患者预后的影响

1936 年，Studley 首先发现体重丢失与术后并发症明显相关。1979 年，Cuthbertson 从事创伤与蛋白质代谢研究发现，骨骼肌是术后氮丢失的主要场所，此成为今后研究手术创伤与营养消耗之间关系的基础。许多学者认为，营养不良不仅改变机体的组成，而且影响消化道、骨骼肌、心和肺等重要器官的功能，从而增加手术的危险性和手术后并发症。已经证实，如果患者在感染反应时不能释放大量内源性氮，则其发病率和死亡率要高于那些外周（肌肉）组织发生代谢反应的患者。营养不良患者肌肉组织减少，因此在创伤反应时，内源性氮供应不足。一项有关股骨骨折的研究中发现死亡率与之有明确的相关性：以上臂肌围为营养评价指标，发现每减少 1cm，死亡的风险即增加了 0.89，P=0.0087。一些研究也显示营养状况与并发症的发生率、康复的延迟和住院时间的延长成反比关系。

营养不良患者首先由于氨基酸原料供给不足，必然会造成伤口愈合延迟。同时低蛋白血症导致胶体渗透浓度下降，使有效血容量相对不足，患者在术中或术后对失血的耐受力明显下降。营养不良患者呼吸肌无力往往是术后重症患者无法撤离机械通气的原因。即使能够自主呼吸，但由于呼吸肌力量不足，肺换气不充分，无法有效清除呼吸道内的有害细菌，从而容易引发感染。心肌损伤时会引起心排血量的减少、心动过缓和低血压。心容量的减少与体重的减少成正比。严重营养不良患者可能会继发周围循环系统衰竭。缺乏维生素 B_1 可能会引起心力衰竭，缺乏矿物质和电解质紊乱可能会导致心律不齐。营养不良性水肿则与肾功能不足有关。严重营养不良患者消化液分泌量减少，存在脂肪、双糖和葡萄糖吸收障碍。长期饮食不足导致肠道菌群紊乱、肠道屏障功能受损，因此引发腹泻，加重吸收不良。免疫功能受损是营养不良患者术后恢复不佳的重要原因之一，包括 T 淋巴细胞数量减少，儿童期胸腺萎缩，白细胞介素活性降低，吞噬细胞的趋化和胞内杀菌作用都有减弱。长期饮食不足与营养不良还会导致人体维生素、微量元素缺乏，导致免疫功能受损，加重营养不良患者术后的负担。

对于机体而言，手术是一个创伤过程，导致一系列代谢变化，甚至出现分解代谢。术后恢复过程实质上是一个由分解代谢过渡为合成代谢的过程。由于营养不良患者各组织器官功能减退，所以严重营养不良患者围手术期必须给予营养治疗。有研究表明，合理的围手术期营养可以改善患者的营养状况，减轻营养不良程度，帮助营养不良的患者安全度过手术创伤所致的应激反应，保证术后发生并发症的患者的营养需求，维持机体有效的代谢和机体组织、器官功能。但是现实却不尽如人意。2019 年国际肝胆胰协会一项针对多个国家胰腺外科医师进行的调查研究结果显示：44%的医师不进行术前营养评价，围手术期的营养应用不规范。

随着临床营养理论和技术的进步，围手术期营养治疗无论在适应证、临床实施及疗效评价上都有较大的发展。围手术期营养管理对手术患者十分重要，是营养治疗领域中一个重要的组成部分。本章主要介绍围手术期营养代谢特点，营养治疗的适应证、时机、实施方案以及加速康复外科营养管理。

通过对围手术期患者进行规范化筛评诊治一体化营养管理，尽早发现手术患者营养风险，对手术患者进行营养状况评价，了解患者的营养状况，制订合理的营养治疗方案，实现手术患者的快速康复。

第二节　围手术期患者营养代谢特点

外科住院患者营养不良除疾病本身原因之外，往往与围手术期的禁食、手术创伤应激等原因密切相关。临床上，许多手术患者在进行术前准备时，往往会经历较长时间的禁食，此时机体被迫地处于饥饿或半饥饿状态。同样，许多患者在手术后相当长的一段时间内，由于各种原因无法正常进食，机体依然处于饥饿状态。饥饿状态下，机体会发生一系列代谢改变，以维持组织基本代谢需求和器官的功能。应激则是每个手术患者在术后必然经历的阶段，手术创伤可导致机体代谢改变和自身组织消耗，影响患者的临床结局。因此，了解饥饿、创伤应激状态下机体的代谢改变对于制定患者围手术期营养治疗方案十分必要。

一、饥饿时代谢变化

由于术前准备的需要或手术创伤的原因，手术患者在围手术期的较长一段时间内往往无法正常进食，使得机体处于饥饿状态。饥饿的本质是外源性能量底物和必需营养物质缺乏。此时，为了维持最基本的生命活动和器官功能，在无外源性营养物质供应的情况下，机体的生存有赖于自身的组织供能，代谢活动的范围和途径随之发生变化，有些正常的活动和途径可能部分或全部停止，而另一些代谢途径被激活或占重要地位，甚至可能出现一些新的代谢途径。饥饿时机体各种代谢改变的目的是尽可能地保存机体瘦组织群（lean body mass，LBM），以维持机体生存。由此可见，饥饿引起的代谢改变的唯一目的是尽可能减少机体的蛋白质消耗以维持生存。

饥饿早期，机体首先利用储存的糖原。肌糖原和肝糖原是人体内糖类的储存形式，总量仅500～800g，体内储备十分有限。饥饿24小时肝糖原即耗尽，而且肌糖原不能直接分解为葡萄糖，因此不能作为饥饿时的能量供给来源。在糖原耗尽后，机体每日的葡萄糖需求则依赖于糖异生作用，这主要是通过体脂肪、肌肉蛋白分解释放游离脂肪酸及氨基酸来提供糖异生原料。由于脂肪酸不能转化为葡萄糖，肝肾内的糖异生原料只能依赖来自肌肉的氨基酸前体，来自脂肪组织的甘油和来自肌肉葡萄糖无氧酵解产物——乳酸等。在氨基酸糖异生过程中，碳骨架进入糖异生途径而氨基酸则转化为尿素排出体外，每天因此约丢失75g蛋白质（相当于300g肌肉组织），这时机体处于负氮平衡。但是，如果长期饥饿患者每日消耗大量蛋白质，机体蛋白质将很快被耗竭，将导致机体各种功能的丧失并最终导致死亡。

因此，随着饥饿的持续，机体重要的适应性改变之一是脂肪动员增加，成为主要的能源物质，从而减少蛋白质的消耗。在早期饥饿之后，当糖异生作用占主导地位时，脂肪酸逐渐取代蛋白质作为主要能源，从而减少对葡萄糖及糖异生作用的需求。此时，肌肉增加对游离脂肪酸的利用，约90%的热量由脂肪酸氧化供能。此外，肝脏也增加对脂肪酸的利用。肝酮体产生将超过葡萄糖的产生，在此阶段，肝葡萄糖的输出量少于30%机体总能耗量。大脑（占机体总能量消耗的20%）开始利用酮体作为能量来源，减少葡萄糖需求量，氨基酸糖异生减少，蛋白质消耗减少。一旦早期饥饿阶段过去后，随着食物摄入减少，食物特殊动力作用下降，体重减轻使机体活动所需能量减少。此外，消耗性个体的自主活动也有所减少。以上因素使人体的总能量消耗下降。虽然半衰期较短的血清白蛋白含量可能减少，但血清白蛋白浓度通常不发生改变。

在饥饿过程中，随着机体储备能量的不断消耗、内环境的不断改变，机体可发生明显的代谢及生理变化，如内分泌系统紊乱、免疫功能降低、消化能力下降等，而这一切变化的目的是调动身体的一切潜能使机体处于一种高度的应激状态，有利于机体能够更好地抵御饥饿。饥饿时几乎所有激素均参与代谢反应，主要有胰岛素、胰高血糖素、生长激素、儿茶酚胺、甲状腺素、糖皮质激素及抗利尿激素等。这些激素的变化直接影响机体的糖类、蛋白质及脂肪等的代谢。饥饿早期，血糖下降，胰岛素分泌减少，低血清胰岛素水平减少了骨骼肌及脂肪组织对葡萄糖的摄取，增加了肌肉的氨基酸动员及肝的糖异生作用，从而增加葡萄糖的产生，以提供脑及其他葡萄糖依赖组织的葡萄糖需要。胰高血糖素在糖异生阶段，可通过促进骨骼肌释放氨基酸及肝摄取氨基酸而增高血糖水平。此外，胰高血糖素可增加脂肪分解，促使循环中游离脂肪酸进行旁路氧化，形成酮体及 CO_2，在饥饿时酮体形成的代谢中起特殊作用。饥饿时血浆糖皮质激素浓度、半衰期、糖皮质激素的分泌量及持续时间均增加，饥饿时糖皮质激素可通过环腺苷酸（cAMP）作用控制丙酮酸及磷酸丙酮酸之间的转换，增强肝葡萄糖的产生率。此外，糖皮质激素通过糖异生作用增加肝摄取和利用氨基酸，降低骨骼肌蛋白的合成。

此外，饥饿可导致机体组成的显著变化，包括水分丢失，大量脂肪分解。蛋白质不可避免地被分解，使组织、器官重量减轻，功能下降。这种变化涉及所有器官，如肾浓缩能力消失、肝蛋白丢失、胃肠排空运动延迟、消化酶分泌减少、肠上皮细胞萎缩等。长期饥饿可使肺的通气及换气能力减弱，心脏萎缩、功能减退，最终可导致死亡。

由此可见，从代谢角度来看，临床上我们应该尽可能避免患者长时间处于禁食状态，术后尽早恢复进食，减少由于长时间饥饿引起的代谢改变及由此可能对患者造成的损害。

二、创伤应激时代谢变化

创伤代谢反应是创伤后机体反应中的一部分，指机体受到创伤后出现应激反应，在蛋白质、脂肪及水盐等代谢方面逐渐产生的一系列复杂的、具有特征性的变化。一方面机体代谢率增高，组织分解加剧，氮丢失增加；另一方面机体为修复创伤所需的营养物质增加。创伤后机体会出现一系列代谢反应，其随时间的变化有一定的规律性，可分为消落期、起涨期和恢复期。

第一期，又称消落期（ebb phase），持续时间为 12～24 小时，以低分解代谢、低合成代谢、低血容量为主要特征。此时为维持生命及内环境相对稳定，外周血管普遍收缩，组织灌流减少，血液优先供给重要的生命器官。临床上表现为“六低一高”，即心输血量下降、血压下降、氧分压下降、体温下降、尿量下降、代谢率下降、血糖升高。此时，整体蛋白合成（whole body protein synthesis，WBPS）与整体蛋白分解（whole body protein catabolism，WBPC）都处于抑制状态，且两者达到动态平衡。此期的核心工作是维持生命体征稳定。

第二期，又称起涨期（flow phase），持续时间一般为 3～5 天，以高合成代谢与高分解代谢并存，且分解代谢大于合成代谢（即 WBPC–WBPS＞0）为主要特征。此期儿茶酚胺糖皮质激素、胰高血糖素的分泌急剧增加，炎症介质大量释放，临床上表现为“六高一低”，即体温上升、心率加快、呼吸频率加快、代谢增加、血糖升高、白细胞计数增加、体重下降。此期的核心工作是抑制过激的炎症反应，同时实施营养治疗，防止术后并发症的出现。若此时出现并发症，则起涨期反应将继续，若无并发症，则机体进入恢复期。

第三期，又称恢复期，以合成代谢与分解代谢并存，且合成代谢大于分解代谢（即 WBPC–WBPS＜0）为主要特征。此期应激激素分泌减少，抗利尿激素水平下降，患者进入恢复期，临床表现为体温下降、心率下降、呼吸频率下降、白细胞计数减少、C 反应蛋白减少、疼痛减少、尿量增加、白蛋白水平上升、肛门排气增加、讲话增多、胃液分泌增加、食欲恢复。

手术创伤应激情况下，静息能量消耗增高的幅度与创伤的严重程度有关。一般中等程度择期手术后机体能量消耗增高 5%～10%，重大、复杂手术后能量消耗可增高＞10%，伴发感染时会进一步增加。值得注意的是，手术创伤应激时机体的能量消耗有较大的个体差异，相同程度的应激对于不同患者的能量消耗改变也有所不同，同一患者在手术后不同阶段其能量消耗也不一致。如果手术应激持续时间长，术后出现感染、出血等并发症，机体长期处于分解代谢大于合成代谢状态，可造成物质代谢的负平衡，机体自身组织不断消耗，临床上表现为消瘦、衰弱、创口愈合延迟、抵抗力下降等症状。

手术创伤应激状态下机体糖代谢特征是血糖升高，乳酸升高，外源性葡萄糖对糖异生的抑制作用下降，葡萄糖的氧化下降，提示糖异生增强，糖酵解加快，但氧化不完全。术后血糖浓度的升高通常与创伤的严重程度相一致。创伤后血糖浓度升高是机体在内分泌控制下肝脏产生葡萄糖增加和外周组织摄取利用葡萄糖减少所致。创伤后胰岛素抵抗是指继发于创伤后的机体对胰岛素敏感性下降、组织葡萄糖利用障碍的现象，其主要表现为血糖升高、糖耐量异常、对常规剂量胰岛素治疗无效或产生难以控制的高血糖。已有大量的研究表明，胰岛素抵抗及其相关脏器功能的下降增加了手术患者的死亡率。

手术创伤后机体肝细胞中蛋白质合成增加，表现为净合成代谢，其他细胞（如骨骼肌细胞）中蛋白质合成减少，表现为分解代谢大于合成代谢。急性期蛋白（如 C 反应蛋白）及创伤修复蛋白质（如纤连蛋白和纤维蛋白原）大量合成，而其他细胞相关蛋白（如白蛋白）的合成则受到抑制。应激反应越重，代谢变化越显著，蛋白质分解越多。例如，急诊手术的蛋白质分解远比择期手术严重。人体近心部位，尤其是重要生命器官创伤后，机体的代谢变化比远隔部位创伤严重。在各种创伤情况下，如外科手术和烧伤，尿氮排泄都明显增加，机体呈负氮平衡，且创伤越大对氮平衡的影响就越大。与代谢率相似，患者的氮丢失与创伤的严重程度及持续时间相关。负氮平衡可以由蛋白质分解率增加引起，也可由蛋白质合成减少引起。创伤、手术情况下，蛋白质的分解率的增加大于蛋白质合成率的增加，且创伤程度越重，这种差异越大，负氮平衡越显著，提示蛋白质的补充应该根据手术创伤程度大小而有所不同。

创伤后机体蛋白质分解代谢情况除了依赖于创伤的严重程度外，还与患者的性别、年龄有关。年轻健康男性创伤后蛋白质丢失程度要明显高于女性和老年人。如果两次创伤连在一起（如两次手术），第二次手术后尿氮排泄量要小于第一次。这被认为是机体可利用的蛋白质下降的缘故。创伤后机体的负氮平衡可通过提供高热量、高蛋白质而减轻或最终消失。最后值得指出的是，创伤后蛋白质的丢失并不是全部都由创伤所致，也有部分是急性饥饿的表现。

手术创伤后机体脂代谢的特征是游离脂肪酸、甘油浓度升高，脂肪氧化率升高，提示脂肪分解与利用加强。创伤应激时脂肪分解成为体内主要的能量来源，且不受外源性葡萄糖摄入的抑制。创伤应激时，糖皮质激素、儿茶酚胺、胰高血糖素、生长激素等浓度升高，胰岛素水平下降及交感神经活性增加是导致创伤后机体脂肪动员加快的主要原因，其中以糖皮质激素的作用最为重要。糖皮质激素一方面可通过激活脂酶完成脂解作用，另一方面则可抑制脂肪合成。应激时脂肪的动员和分解加强，血中游离脂肪酸和酮体有不同程度的增加，以提供大多数组织细胞能量。由于在机体能量代谢的评价中呼吸商（respiratory quotient，RQ）比氧热当量（heat equivalent of oxygen）更加敏感，因此我们常用 RQ 值评价机体能量代谢变化。RQ 是指机体氧气消耗量与二氧化碳生成量的比值，RQ 值与食物中脂肪、碳水化合物和蛋白质的含量有关，正常范围为 0.7～1.0。若 RQ＞1.0 则表明碳水化合物摄入量大于机体需要量，多余的碳水化合物将转化为脂肪。与健康志愿者相比，创伤患者氧化等量葡萄糖耗氧较多，产生二氧化碳量较少，RQ 值更低，提示创伤患者葡萄糖氧化障碍，脂肪为主要能源物质。

手术创伤应激状态下机体所有这些代谢变化的防御意义在于为机体应对“紧急情况”提供足够的能量。如持续时间长，患者可因消耗过多自身组织而导致体重下降、负氮平衡、创面愈合迟缓和抵抗力降低等不良后果，从而影响患者的预后。

第三节　围手术期营养治疗原则与实施

外科患者手术前，疾病本身和相关诊断、处理手段（禁食、肠道准备、胃肠减压等）都会影响患者的消化吸收过程从而影响患者的营养状况。而在手术后，由于禁食和创伤应激引起的代谢变化往往会进一步影响患者的营养状况。营养不良的患者应用手术治疗的效果往往较差。最近一项 Meta 分析纳入 15 项 RCT 共 3831 例手术患者，结果显示围手术期营养治疗能改善营养不良患者的临床结局，包括降低并发症发生率和缩短住院时间。此外，许多研究结果也表明术前 7～10 天营养支持对重度营养不良患者临床结局的改善尤为明显，说明营养不良高风险患者能从围手术期营养治疗中明显获益。认真做好围手术期外科患者的营养管理是提高疾病治愈率、减少并发症和死亡率的关键。

一、围手术期营养治疗的目的和指征

围手术期营养治疗的目的是纠正营养物质的异常代谢；提供合理的营养底物，尽可能将机体的分解代谢降低到合理水平，预防和减轻营养不良，保证肌肉容量，促进创伤愈合；减轻组织氧化应激、精确调节血糖；通过特殊营养物调节机体的炎症免疫反应，增强肠道的黏膜屏障功能，减少内毒素和细菌易位，预防肠源性感染；加速术后的恢复，减少或避免术后并发症和降低死亡率。

住院患者规范化营养诊疗流程包含筛查、评估、诊断、干预及监测等关键步骤，这些步骤同样适用于围手术期患者。国内外指南与共识均认为，对存在营养不良及营养风险的患者应开展围手术期营养治疗。NRS 2002 评分由于基于较强的循证证据，因而被国际上多个营养学会推荐作为住院患者营养风险筛查的首选工具，其优点为具有循证基础，应用相对简单、易用，被广大临床医师所接受。但是，NRS 2002 评分是营养风险筛查工具，无法准确评价患者营养不良的程度。临床实践中，常常遇到营养评价结果与营养风险评分之间存在着矛盾的现象。要深刻理解这两者之间为何会产生差异，首先要明确营养评价与营养风险之间在概念上的不同。营养评价是通过目前常用的人体测量、生化检查等方法，再结合病史、临床检查或多项综合营养评价等手段，来判定机体营养状况以及确定营养不良的类型和程度。临床上，我们依靠这些评价方法来评判某患者是否存在营养不良及营养不良的程度，来指导具体营养干预方案，并监测营养治疗的疗效。而营养风险则是一个与临床结局相关联的概念，是指“现存或者潜在的与营养因素相关的导致患者出现不利临床结局的风险”，其重要特征是营养风险与临床结局密切相关。所谓的“营养风险”并不是指“发生营养不良的风险”。由此可见，营养评价的各种方法是用来评定患者是否存在营养不良以及营养不良的程度，而营养风险筛查的目的则是评估患者是否存在与营养因素相关可能会导致患者不良结局的风险。临床上，大多数情况下营养评价结果与营养风险筛查结果是相符合的，大多数营养不良患者其营养风险评分也高。但是，也有一些患者营养评价结果与营养风险筛查结果并不相符。值得注意的是，影响患者临床结局的因素往往是复杂、多样的，应用单一的测量或模式来总结营养因素对预后的影响是不现实的，现有的各种评价方法均存在一定的局限性。尽管如此，在当前尚缺乏一个公认、准确、有效的营养评价方法的情况下，NRS 2002 仍然是值得推荐的营养风险筛查工具。

术前营养治疗的疗效与患者术前的营养状况密切相关。对于营养状态良好的患者来说，围手术期营养治疗对其并无获益；而重度营养不良的患者可从术前营养支持治疗中获益。一项系统评价纳入 29 项研究共 7176 例患者，结果表明肌少症导致胃肠肿瘤患者术后并发症的风险增加。而一项纳入 56 项临床研究的系统评价表明，围手术期营养补充能降低术后感染和非感染性并发症的发生率，缩短胃肠肿瘤手术患者的住院时间。

术前营养治疗的指征是：①6 个月内体重丢失＞10%（严重者超过 15%）；②BMI＜18.5kg/m^2；③主观营养评估（SGA）评分为 C 级或营养风险筛查（NRS 2002）评分＞5 分；④血清白蛋白＜30g/L（排除肝、肾功能不全）。

参考《成人围手术期营养支持指南》，术后营养治疗的指征是：①术前接受营养治疗的患者，术后继续营养治疗；②严重营养不良由于各种原因术前未进行营养治疗者，术后应进行营养治疗；

③术后估计超过>5 天不能进食的患者；④术后出现严重并发症时，需要长时间禁食者；⑤存在代谢需要明显增加的患者，需进行营养治疗。

二、围手术期患者营养治疗的时机

围手术期患者营养治疗的时机对其预后有着重要作用。营养治疗的时机主要包含两个方面的含义，一方面是营养治疗开始的时间，一方面是营养治疗持续的时间。营养支持治疗的时机主要取决于对患者营养状态的评估，对于存在营养风险的患者，如情况允许，最理想的是在他们潜在的营养不良期就给予营养支持治疗。一般认为，体重丢失大于 15%～20%，上臂肌围（MAMC）小于标准值 5%的患者即为营养状态低下的患者，如果他们术前不能进食，则应在其入院早期（术前）即给予营养支持治疗。与营养状态良好的患者相比，营养不良的患者调节系统性炎症反应的能力很大程度上受到限制，因此显现出较低的分解代谢水平，而这种低分解代谢反应常伴随合成能力的障碍，这使得他们在手术过程中或术后面临着器官衰竭的危险。因此，对于营养不良的手术患者应尽早（一般在未进食阶段不超过 5～7 天）给予营养支持治疗。

研究显示，手术创伤等应激状态下患者处于高代谢状态，而术后早期肠内营养明显降低了肠源性高代谢反应，使能量消耗降低，同时维护了肠黏膜屏障功能，改善了肠通透性。基于胃肠动力学关于术后胃肠动力恢复判断标准的认识，大部分研究者主张将术后 24～48 小时给予肠内营养定义为早期肠内营养。较多的临床随机对照研究及循证医学证据证实，术后早期肠内营养是安全有效并能良好耐受的营养支持方式。创伤后早期的肠内营养有助于改善营养状态，促进伤口愈合，减少并发症等。早期肠内营养的重要性不仅停留在营养本身，其更重要的意义在于维持肠道功能，包括其免疫功能、黏膜的修复及防止细菌移位等方面。创伤后肠道结构和功能与代谢状态密切相关。早期肠内营养，肠腔内的营养物质即具有局部的营养作用，刺激肠黏膜上皮细胞的生长，促进胃肠激素的分泌，从而保持肠道黏膜结构和功能的完整性；特别是在分解代谢亢进的早期，谷氨酸胺和食物纤维为胃肠道提供必要的燃料。动物实验和临床实践证实，肠内营养开始的时间越早，其效果越好。但是，值得注意的是，在临床实践中，一些严重应激状态下的危重患者，在应激发生的 24 小时内，肠内营养的实施十分困难。对于这些严重创伤、感染等应激状态下的患者，如果患者的呼吸、循环、水电解质、酸碱平衡未稳定，不宜过早应用肠内营养。此时不恰当的营养物质摄入只会增加机体代谢的负担，另外肠道功能尚未复苏，给予肠内营养将会产生腹泻、腹胀、呕吐等症状，不仅不能达到治疗的目的，还会加重生理功能的紊乱。因此，对于上述患者最好在获得血流动力学稳定和完成复苏后，开始实行肠内营养。

准确的营养评估对于有效的营养治疗至关重要。传统的营养评估方法并不能准确评估患者的营养需求。此外，血清蛋白的监测也不能及时反映患者病理生理下的营养需求变化。目前许多研究也在探寻一种能够准确反映患者围手术期营养状况和能量需求的新策略。高纯等人的研究发现口腔黏膜上皮细胞是具有活跃更新和强烈增殖状态的细胞。口腔上皮细胞的凋亡和增殖率会受到机体营养状况改变的影响。脱落的口腔黏膜上皮细胞的凋亡/增殖比是不同的，并且与身体营养状况的变化有关。口腔黏膜细胞凋亡率与胃癌患者的营养状况显著相关。通过主动监测患者黏膜上皮细胞凋亡的动态变化，可能是指导营养治疗时机、反映营养治疗疗效的新指标。

三、围手术期患者的营养需求

（一）能量

临床患者能量不足的问题最为普遍，是由疾病本身、手术创伤或术后应激等原因所致。能量不足会影响体重的稳定及氮平衡的维持，从而导致严重营养不良，进而降低治愈率，增加死亡率。因此围手术期患者适量补充能量是必需的。但围手术期营养治疗并不意味着一味追求高能量供给。过去常认为更高的能量供应有利于围手术期患者的恢复，但近年来大量研究结果表明高能量的供应会加重机体的代谢负荷，可能引起一些不必要的并发症。中国肠外肠内营养指南中提到，对于一般围手术期患者，可将 20～30kcal/kg 作为目标需要量。ESPEN 营养指南中认为围手术期患者每日非蛋白能量需要达到 20～30kcal/kg。但围手术期患者能量补充也应根据疾病状态的不同来具体分析。

国际上通常使用 Harris-Benedict（H-B）公式计算健康人和手术创伤患者的基础能量消耗（BEE）。

Harris-Benedict 公式：

男性：$BEE = 66.473+13.752\times W+5.003\times H-6.755\times A$；

女性：$BEE = 655.096+9.563\times W+1.85\times H-4.676\times A$

式中，W 表示体重（kg），H 表示身高（cm），A 表示年龄（岁），超重或肥胖患者体重按理想体重计算。计算结果若换算成 kJ 则应乘以 4.184。

当处于手术、创伤情况下，机体对能量的需求增加，此时的能量需求为 BEE 乘以活动系数再乘以应激系数，并按实际情况进行校正。相关系数见表 27-1～表 27-3。

表 27-1　不同状态下的活动系数

状态	活动系数
卧床	1.2
轻度活动	1.3

表 27-2　不同手术或创伤时的应激系数

创伤状态	应激系数
外科小手术	1.0～1.1
外科大手术	1.1～1.2
感染（轻度）	1.0～1.2
感染（中度）	1.2～1.4
感染（重度）	1.4～1.8
骨折	1.20～1.35
挤压伤	1.15～1.35
复合伤	1.6
癌症	1.10～1.45
烧伤（＜20%）	1.0～1.5
烧伤（20%～40%）	1.50～1.85
烧伤（＞40%）	1.85～2.00
脑外伤（用激素治疗）	1.6

表 27-3　受不同因素影响的校正系数

因素	校正系数
体温（＞37℃，每升高 1℃）	+10%
年龄≥70 岁	−10%
营养不良	+10%

能量摄入量是影响营养治疗效果和临床结局的重要因素，能量缺乏或摄入不足可造成不同程度的蛋白质消耗，影响器官的结构和功能，从而影响患者预后。由于不同疾病、年龄、运动等原因，

静息能量消耗（resting energy expenditure，REE）差异较大，使用公式进行估算可能无法正确估计患者的基础消耗。如内分泌紊乱、腺体（甲状腺、肾上腺）分泌异常、应激状态（发热、创伤、心理应激状态）、睡眠、临床护理、药物、疾病状态、神经递质和细胞因子及环境等多种因素的影响，都会使估计值与实际需求之间存在很大的偏差。对于处在不同疾病阶段的同一个患者，由公式估计出来的能量消耗量相对来说是一个定量，将估计值作为营养治疗的依据必定会有问题。如果对患者进行一段时间的能量代谢监测，可以定量地反映出患者代谢亢进或代谢减退，随时调整营养治疗方案，满足患者的实际代谢需求。因此，在进行营养治疗时应尽可能按实际测量的能量消耗供给营养底物，以达到既能维持能量平衡又不会导致过度供给的目的。精准测定静息能量消耗是精准营养治疗的基础，近年来国内外多个营养治疗指南均推荐使用间接测热法测量机体静息能量消耗值。临床上大多数情况下无法直接测量患者的能量消耗值，此时可采用体重公式计算法估算机体的能量需要量。目前认为，25～30kcal/（kg·d）能满足大多数非肥胖患者围手术期能量需求。而肥胖患者应根据其理想体重进行计算，推荐的能量摄入量为目标需要量的 70%～80%，10～15kcal/（kg·d）。

术后早期营养治疗的作用在于保持内环境的稳定，供给机体基础的能量与营养底物，降低应激反应。此时应给予低能量供应，由少到多逐渐增加，一般能量供应为 20～25kcal/（kg·d），不宜超过 30kcal/（kg·d）。

（二）蛋白质

摄入足量蛋白质是机体正常运作和修复损伤的前提，而机体蛋白质的需要量取决于代谢应激因素和蛋白质消耗程度，围手术期患者要经受饥饿和手术创伤所造成的应激反应，体内分解代谢水平增高，此时蛋白质需要量将高于正常状态。过去认为充足的蛋白质供应量是每天 1.2～1.5g/（kg·d），但近期的研究结果表明蛋白质供应量提高至每天 1.5～2.0g/（kg·d）能达到更理想的治疗效果，尤其是手术创伤大的患者蛋白质需求量更高。

此外，过去术后多使用通用型氨基酸，但研究发现对于手术创伤患者，一些特定氨基酸的缺乏往往更为严重。有研究者发现患者分解代谢的结果是肌肉中谷氨酰胺和谷氨酸的含量迅速下降，当给予高氮量的氨基酸注射液后，两者血浆浓度得以恢复。另外，外科手术后患者血浆中苯丙氨酸和酪氨酸的比例（Phe/Tyr）是分解代谢的一个指标，术后该指标往往会升高，原因可能是肝苯丙氨酸羟化酶活性降低。通过将氮平衡和单一氨基酸水平进行对比后发现，赖氨酸水平同负氮平衡程度呈正相关，结论提示赖氨酸可能是影响创伤后蛋白质合成的一个重要因素。分解代谢阶段中，因尿液中含量最丰富的氨基酸是甘氨酸，其余氨基酸如丙氨酸、苏氨酸、丝氨酸等排出量也显著增加。因此对于术后患者，应重点补充上述氨基酸。

（三）脂类

在创伤、手术状态下，患者能量消耗增加，尤其是当长期处于创伤或饥饿状态下时，脂类成为机体供能的主要物质。加上一些手术要求患者术前或术后禁食，不仅增加能量需求，同时也使得必需脂肪酸无法摄取。当必需脂肪酸缺乏时，患者表现出皮肤的鳞屑状改变、脱毛、溃疡等症状，婴儿的表现则以湿疹性皮炎更为突出。对于术后患者最主要的影响是伤口愈合不良。同时脂类对于患者氨基酸的吸收和储存有极其重要的意义。围手术期营养治疗中的脂肪供能仍不宜多于总热量的 50%，过量脂肪易造成高脂血症。在临床中，有学者认为脂肪乳剂的剂量应控制在 0.8～1.5g/（kg·d）并主张甘油三酯血浆含量应保证在 4～5mmol/L，因为血浆中甘油三酯水平过高可能会导致急性胰腺炎的发生。

另外值得一提的是，有循证医学证据表明 ω-3 的不饱和脂肪酸可以降低血液中炎症因子 C 反应蛋白、TNF-α 和 IL-6 的水平；一项基于 RCT 的 Meta 分析发现，肠内营养或肠外营养中添加 ω-3 多不饱和脂肪酸可以有效减轻结直肠癌患者的术后并发症发生率。

（四）碳水化合物

围手术期营养治疗过程中，碳水化合物作为能量的重要来源，它和脂肪一样对于患者氨基酸的吸收和储存有极其重要的意义。碳水化合物可以减少对内源性脂肪动员的依赖，减少脂肪分解和抑制糖异生途径，并增加蛋白质的利用率。由于机体的糖原储备有限（禁食 24 小时后耗竭），因此每日提供的碳水化合物不应低于 120g。但是过量的葡萄糖摄入易导致肝脏脂肪浸润，同时葡萄糖的呼吸商较脂肪、蛋白质高，过多摄入会增加通气需求，加重原有呼吸系统疾病患者的负担。

此外，由于创伤感染和大手术后往往出现胰岛素抵抗，从而出现应激性高血糖，故膳食供应中应增加复合糖类的摄入，减少单糖、双糖的摄入。而肠外营养中应用葡萄糖时应配比一定比例的胰岛素，将血糖稳定在一定水平内。

（五）维生素

围手术期患者的营养治疗过程中，由于营养摄入受限，机体消耗增加等因素，可能造成维生素缺乏。水溶性维生素在体内无储备，长时间禁食患者易缺乏，应常规补充；脂溶性维生素在体内有一定的储备，短期禁食者暂不提供，一般不会导致缺乏，但若长期、持续过量提供则可导致蓄积中毒。在无明显维生素缺乏的状态下，补充量一般不超过中国居民膳食营养素参考摄入量。处于应激、手术、创伤状态的患者，水溶性维生素的消耗和需要量有所增加。

在肠外营养中，因脂肪乳剂中脂肪或油脂多为不饱和脂肪酸，因此维生素 E 的用量应多一些，以保护不饱和脂肪酸免被氧化而消耗。创伤、手术状态下，维生素 A 消耗增加，维生素 K 也易缺乏。长期使用肠外营养治疗的患者，常出现骨骼疼痛，电解质排出过多，软骨瘤，高血钙，钙负平衡，血清和尿磷升高或正常，血清 25（OH）维生素 D 升高或正常，血清甲状腺素下降或正常等症状。这些症状在每天给予维生素 D 300～400IU，1 个月后即可缓解。维生素 B_6 缺乏时，可引起皮炎、皮脂溢出，精神状态发生变化或神经病态，每天供给 5mg 维生素 B_6 可预防这些症状的出现。维生素 K 是合成凝血因子的重要成分，通常维生素 K 来自食物和肠道内细菌，长期禁食患者肠道内细菌产生的维生素 K 远远不能满足机体需求，需额外补充。

（六）免疫营养素

围手术期营养治疗的另一个热点问题是免疫营养素。免疫营养是在常规营养支持治疗的基础上，应用特异性免疫营养物质，改善患者的营养状况，调节机体炎症反应，维持机体免疫功能。免疫营养素具有改善营养和调节免疫的双重功能。常用的免疫营养素包括：ω-3 多不饱和脂肪酸、谷氨酰胺、精氨酸、核苷酸等。一项系统评价中，与正常饮食和等氮对照营养相比，术前使用免疫营养可显著减少术后感染性并发症的发生；在术后住院时长方面，免疫配方与正常饮食相比显著降低，与标准配方相比有下降趋势，且有一定的成本-效益优势。一项 RCT 研究显示，相对于标准 EN 制剂，结、直肠癌患者术前使用免疫调节型 EN 制剂可显著降低切口出血、伤口感染和肺部感染的发生率，并改善患者营养状况。目前尚缺乏足够的有关术前使用含特殊免疫营养配方优于标准型配方的证据。一项包括 83 项 RCT 研究、含 7116 例患者的系统评价证实了围手术期使用含免疫营养的 EN 配方有助于降低术后并发症和术后住院天数。一项纳入 21 个随机对照试验的 Meta 分析表明：围手术期免疫肠内营养对消化道择期手术可降低术后并发症、术后感染并发症，减少术后住院天数。另一项研究则证实：术后谷氨酰胺强化的肠外营养可降低感染并发症相关死亡率，缩短住院天数。目前认为，大多数患者能从围手术期免疫增强型肠内营养支持中获益，围手术期免疫增强型肠内营养支持能减少术后感染并发症发生，缩短住院时间，但对死亡率无明显影响。

四、围手术期营养治疗的实施方式

临床上，围手术期营养治疗实施最重要的是严格掌握适应证、合理选择营养治疗的途径、精确计算各种营养底物的需要量及规范的营养治疗操作。合理的围手术期营养治疗途径和方法的选择应根据疾病性质及患者的状态而定。

肠内营养是一种简便、安全、有效的营养支持方法，与肠外营养相比，它具有比较符合生理状态、能维持肠道结构和功能的完整、费用低、使用和监护简便、并发症较少及在摄入相同热量和氮量情况下节氮作用更明显等诸多优点。因此，对于具有围手术期营养指征的患者，只要胃肠道功能正常或具有部分胃肠道功能，应首选肠内营养。

（一）口服营养补充

口服营养补充是肠内营养支持的一种方式，主要应用于能够进食但又无法摄入足够食物和水分以满足机体需要的患者，如果患者吞咽功能正常、具有一定消化与吸收能力，均可以考虑通过口服营养补充给予一定量宏量营养素和微量营养素。口服营养补充的形式多种多样，可通过饮食指导增加高热量、高蛋白营养物质；改变进食方式（如增加餐次）；加入富含营养饮品（牛奶、果汁、奶昔等）以及使用专门的特殊医学用途配方食品。典型的口服营养补充是由三大营养物质（蛋白质、糖类、脂肪）和微营养物质（维生素、矿物质）组成的配方营养补充剂。它可以是粉状半固体配方，也可以是营养素-能量浓缩型液体配方。口服营养补充的目标是对于营养不良或存在营养风险又无法通过进食摄入足够营养物质的患者，通过口服营养补充改善患者食物和液体的整体摄入状况最终改善患者的临床结局。

（二）管饲

对于口服营养补充无法实现目标需要量或无法经口进食的患者，先选择通过管饲进行肠内营养。鼻胃管更符合生理，置管技术简单，方便早期开始营养治疗，绝大多数患者都能适用、耐受，只有当胃喂养难以耐受或患者有高吸入风险时才转换为幽门后置管。小肠内喂养管的放置需要较高的技术，可能导致喂养开始的延误。鼻胃管或鼻肠管留置超过 4 周会发生一系列并发症，包括鼻部糜烂、鼻窦炎、食管溃疡或梗阻等。因此，对于需要长期喂养的患者最好根据需要选择通过内镜、影像引导或手术行胃造瘘或空肠造瘘置管。

（三）肠外营养

凡是需要进行围手术期营养治疗但不能或者不宜接受肠内营养治疗的患者均为肠外营养的适应证。此外，临床上许多患者虽然能够接受肠内营养，但由于疾病等原因，通过肠内营养无法满足机体对能量及蛋白质的目标需要量，需要补充或联合应用肠外营养。“全合一”是围手术期患者肠外营养的推荐模式，每日输注时间应大于 14 小时，并建议使用输液泵控制速度，不应该单瓶输注脂肪乳或氨基酸。建议标准配方为：热量 25～30kcal/（kg·d），其中 30%～50%由脂肪供能。0.15～0.2g/（kg·d）氮摄入已能够满足机体需要（热氮比约为 120∶1），并添加常规剂量的矿物质与微量营养素。

五、围手术期营养治疗的实施原则

无论何种手术，都会对机体组织造成不同程度的损伤，一般都可能有失血、发热、物质代谢紊乱、消化吸收功能降低等情况发生，甚至还可能有感染等并发症。营养治疗的目的就在于尽快改善患者的营养状态，促进机体恢复，最大限度地减少并发症的发生。营养治疗原则上以肠内营养为主，膳食多从要素营养制剂开始，经普通流食、半流食、软食逐渐过渡至普食。通常采用少食多餐的供给方式，必要时可由肠外营养补充。

（一）胃肠道手术

传统观点认为术后患者需禁食 2～3 天，胃肠减压同时进行肠外营养支持，待患者排气、肠道功能初步恢复后才能经口摄食。许多临床对照研究发现，术后早期经口摄食的患者，其胃肠道功能恢复较应用传统治疗方法者更好；即使对于持续胃肠道功能不全的患者，进行肠外营养的同时给予适当途径的肠内营养才是最可取的营养治疗方式。目前许多国家肠外肠内营养学会发表的营养指南都提到了术后早期肠内营养。

胃、小肠手术患者术后经口摄食时应先给予少量清流质饮食，然后视病情改为普通流食，5～6天后改为少渣半流食、半流食，一般术后10天左右即可供应软食。直肠和肛门术后也应先给予清流食，2～3天后可使用少渣、易消化的要素型制剂，以减少粪便形成，1周后可食用少渣半流食、软食。阑尾切除术后也可给予要素型制剂和少渣的半流食、软食，以减少粪便形成、减小粪便体积，避免排便时用力导致伤口迸裂；拆线后可应用富含蔬菜、水果的普食，以保证膳食纤维的摄入量，防止便秘时腹压增高导致伤口崩裂。

（二）肝胆手术

肝胆术后患者的营养治疗与胃肠道术后相似，此外应注意采用低脂、高蛋白的半流食，减轻肝胆代谢负担。因门静脉高压行脾切除术后的患者，由于存在肝功能障碍和食管胃底静脉曲张，一般要限制膳食中脂肪及粗纤维的含量，烹调时要将食物切碎、做烂，尽量避免食用带有骨、刺的食物及粗糙、干硬的食物。

（三）口腔、咽喉手术

一般仅在术后一餐时禁食，下一餐时即可供给冷流质饮食，1～2 天改为少渣半流食。注意食物温度要低，以免引起伤口出血。患者术后1周左右可供给软食。

（四）其他部位手术

创伤小的手术一般不引起或很少引起全身反应，患者在术后即可进食。创伤大的手术或全身麻醉的患者，多伴有短时间的消化吸收功能障碍，一般进食较少，需进行肠外营养补充。随着机体的恢复，逐步改为肠内营养。对于颅脑损伤和昏迷的患者应给予管饲营养支持。慢性消耗性疾病患者（如恶性肿瘤）往往存在不同程度的营养不良，应给予高优质蛋白膳食。对于严重贫血、低血容量性休克、急性化脓性感染造成大量蛋白质丢失者，还应及时输血或血浆代用品。

六、围手术期营养治疗的监测

为了保证营养治疗的效果，同时及时发现营养治疗相关并发症，在围手术期营养治疗过程中需要对患者进行监测、评估，根据病情变化和出现的并发症随时调整营养配方。临床上通常采用简便易得的数据来进行评定，如查体指标：体重、BMI、上臂围、皮褶厚度等；实验室检查：白蛋白、前白蛋白、转铁蛋白含量等；其他生化指标可协助了解原因状态，并提示可能的原因相关并发症，如肝肾功能、血脂、电解质等；体温、尿量、引流量、入量的记录对于液体量的计算有重要意义。根据营养状况，动态调整个体化营养方案，包括：能量，蛋白质，电解质，液体量，肠内、肠外营养的过渡以及肠内营养制剂的量及制剂类型的调整等。除代谢性并发症外，肠内、肠外营养相关其他并发症也是营养治疗过程中需要监测的重要内容，及时处理相关并发症才能保证营养治疗方案的顺利实施。

第四节　加速康复外科与围手术期营养支持

在过去的十几年内，采用多种模式促进手术患者尽早康复成为学界的重要转变。加速康复外科（enhanced recovery after surgery，ERAS）则是现代营养外科治疗中发展最快的学科之一。它早期的倡导者及实践者是丹麦外科医生 Kehlet，他早在 1997 年就率先提出了此概念，并在许多种手术患者中积极探索其临床可行性及优越性，取得了很大的成功，其中最为成功的应用是结直肠外科领域。2010 年欧洲成立了欧洲的加速康复外科学会，并于 2014 年发布了胃癌胃切除术加速康复外科的指南。2005 年，黎介寿院士首次将加速康复外科概念引进到中国，并将其意译为“加速康复外科”。

一、加速康复外科的概念与意义

加速康复外科是指通过应用一系列有循证医学证据的优化围手术期处理措施，减少手术患者的生理和心理的应激反应，从而达到快速康复的目的。但缩短患者术后住院时间并非加速康复外科追求的主要目标，术后住院时间与术后康复的速度直接相关，也与某些客观环境有关，如患者的家庭情况、患者所在地区的社区医疗条件。临床上不应简单认为加速康复外科就是为了减少住院时间，不可因治疗措施的改变而增加并发症的发病率，不可因住院时间缩短而增加返院率。加速康复外科的精髓是通过一系列围手术期具体措施，维护机体正常生理功能、减少机体瘦组织群的消耗，最大限度地减少手术应激对机体所造成的损害，减少并发症和病死率，缩短住院时间，节省医疗费用。

目前，加速康复外科已在国内诸多外科领域均获得了很好的研究与推广，临床研究表明加速康复外科以患者为中心，以循证医学为依据，外科、麻醉、护理、营养、理疗等诸多学科参与，完成手术前、手术中、手术后诸多流程的优化；可以减缓外科应激，减少手术并发症，减少治疗费用，缩短住院时间，并且提高了患者的满意度。良好而完善的组织实施是保证加速康复外科成功的重要前提。同样它也依赖于下列一些重要围手术期治疗方法的综合与良好整合，营养治疗是其中重要的部分。

二、加速康复外科的围手术期营养管理

加速康复外科中围手术期营养管理对于加速康复外科的顺利实施十分重要，它包括以下几个方面：将营养管理融入患者的整体管理；避免长时间术前禁食；术后尽早重新建立经口喂养；一旦营养风险较高，早期开始营养治疗；代谢控制（如血糖）；减少加重应激相关分解代谢或影响胃肠功能的因素；早期活动以促进蛋白质合成和肌肉功能恢复。

（一）重视营养风险筛查与评估

首先需要正确评估患者营养状况，以便筛选出有营养风险或营养不良的患者，针对性给予营养治疗。目前主要的筛查工具包括营养风险筛查法（如 NRS 2002）、围手术期营养筛查工具（perioperative nutrition screen，PONS）、主观全面评定（SGA）等。其中 NRS 2002 评分是基于 128 个随机对照临床研究，综合分析患者营养状况、疾病严重程度及年龄因素，客观反映营养风险，是简便、易于推广的一种评价工具。NRS 2002 被欧洲国家推荐为住院患者营养风险评估的首选工具，美国和中国等多个学会也认同其作用。中华医学会肠外肠内营养学分会推荐 NRS 2002 评分作为住院患者营养风险筛查工具。国内外研究结果均证实：NRS 2002 评分≥3 分的患者并发症发生率明显增高，需要术前给予营养治疗。PONS 是针对围手术期患者特定的营养风险筛查方法，简单实用，易于操作，耗时＜5 分钟。美国加速康复协会（ASER）推荐使用 PONS 进行临床围手术期营养风险筛查。早期 SGA 用于手术患者的术前营养筛查和术后感染可能性预测，现已广泛应用于各类临床患者，具有无创性、易操作性和可重复性等特点，且灵敏度和特异度均较高。美国肠外肠内营养学会（ASPEN）和欧洲肠外肠内营养学会（ESPEN）推荐使用。

（二）术前营养管理

当机体处于应激状态时，蛋白质需要量显著升高，用于肝脏急性期蛋白质合成。这些合成的蛋白质参与免疫调节和伤口愈合。术前营养支持强调蛋白质补充。有利于术后恢复。肿瘤患者也需要

充足的蛋白质维持基础的合成代谢。有研究结果表明：每餐中摄入25～35g蛋白质可最大限度地刺激肌肉蛋白的合成。因此，建议非肿瘤患者术前每餐保证≥18g的蛋白质摄入，肿瘤患者术前每餐≥25g的蛋白质摄入以达到每天蛋白质需要量。对于低危营养风险的患者，推荐术前进食高蛋白质食物（如鸡蛋、鱼、瘦肉、奶制品）和含碳水化合物的饮食。摄入目标能量为25～30kcal/（kg·d）和蛋白质量为1.5g/（kg·d）。对于高危营养风险的患者，由于这类患者本身可能存在厌食、进食量少或消化道不全梗阻等，蛋白质摄入目标量至少为1.2g/（kg·d）。由于这类患者多数不能通过正常的食物获得充分的营养补充，除高蛋白质食物以外，推荐术前使用高蛋白口服营养补充或免疫营养，建议每日保证3次口服营养补充，且每日口服营养补充的热量至少为400～600kcal。当患者不能通过口服营养补充的方式补充营养时，应放置肠内营养管给予肠内营养；如果肠内营养仍达不到蛋白质和（或）能量要求（小于推荐摄入量的50%）时，建议术前行肠外营养支持改善营养状况。

指南推荐存在营养不良的患者术前使用口服营养补充≥7天。术前需肠外营养支持的患者推荐营养治疗时间为7～14天。为避免严重营养不良患者发生再喂养综合征等并发症，肠外营养能量应逐渐增加。对于重度营养不良患者，术前进行10～14天的营养治疗是有益的，部分中度营养不良患者可酌情延长至4周。

对于胃肠道功能基本正常的患者，建议使用整蛋白型肠内营养。对于胃肠道功能受损或吸收障碍的患者，可使用水解蛋白配方（氨基酸型和短肽型）的营养制剂：如肠内营养耐受困难时，可加上部分肠外营养。待胃肠道功能逐渐恢复后，过渡到含有膳食纤维的整蛋白型肠内营养。

对于肿瘤患者，推荐在围手术期应用免疫营养，即在标准营养配方中加入免疫营养物，如谷氨酰胺、精氨酸、核苷酸、ω-3多不饱和脂肪酸等进行营养治疗。已有的循证医学研究结果表明，免疫营养可以改善消化道肿瘤患者的营养状况，有利于提高机体免疫力，控制急性炎症反应，保护肠黏膜屏障功能，降低并发症发生率。

（三）围手术期禁食

术前12小时内禁止摄食和饮水，在结直肠术前还需行口服泻药和灌肠等机械性肠道准备，这是过去公认的术前“常规”，其目的是确保患者麻醉时胃排空，预防麻醉后呕吐引起吸入性肺炎和防止肠内容物影响手术操作。生理损伤和应激状态（意外创伤、烧伤、脓毒血症和择期手术），能导致以糖耐量减低和胰岛素抵抗为特征的代谢综合征。而术前过早地禁食水，增加了患者的不适感受，包括口渴、饥饿、头痛和焦虑等，易导致低血糖，并增加术中和术后补液量，加重应激反应和内稳态失衡，使术后胰岛素抵抗持续3周之久。胰岛素抵抗是延长术后住院时间的独立影响因子。此外，术前过早的禁食水使得机体蛋白质分解提前，增加机体自身组织消耗，不利于术后康复。缩短术前禁食时间有助于缓解患者术前的不适感受，减轻应激反应。患者术前进食一定量的糖类既可缓解术前禁食引起的焦虑和饥渴感，限制术中补液量、减轻术后胰岛素抵抗程度，又可减少麻醉时的误吸风险及术后消化系统症状的发生率。我们一般不要求对需胃肠道手术患者术前长时间禁食或改变饮食，除非存在胃潴留。

正常情况下胃排空固体食物需要6小时，排空液体需要2小时。因此，术前短时（2小时以内）禁食，不仅不会增加术中反流、误吸或术后并发症的风险，而且能减轻术后胰岛素敏感性，节省蛋白质的分解、消耗。对于术前不存在胃肠梗阻及胃瘫的患者，推荐在术前10小时口服12.5%碳水化合物饮品800ml，术前2小时口服12.5%碳水化合物饮品400ml。ESPEN指南推荐，对于大多数患者，术前推荐采用口服途径增加糖类负荷。对于极少数由于各种原因不能进食或术前禁水的患者，可以采用静脉途径。

（四）术前肠道准备

肠道准备并不能增加腹腔镜手术的术野暴露，不能节约手术时间，也不能降低术后感染或吻合口瘘的发生率。《结直肠手术应用加速康复外科中国专家共识（2015 版）》指出：肠道准备对结肠手术患者无益处，还可能增加术后发生肠吻合口瘘的危险。肠道准备不但会给患者带来不适，还会导致肠道细菌移位、电解质紊乱和酸碱平衡失调。术前机体丢失液体过多，会造成轻度脱水，血清渗透浓度、磷酸盐和尿素升高，加大术中和术后的静脉补液量，增加术后腹腔感染和吻合口瘘的发生率。加速康复外科认为，胃肠道手术患者一般不需要常规口服渗透性泻药（如甘露醇）及清洁灌肠。术前不常规进行肠道准备，有利于减少液体及电解质丢失，维持水及电解质平衡，且不增加术后腹腔内感染及吻合口瘘的发生率。

（五）术后营养管理

手术后排气与排便是患者恢复进食的评判依据已成为多年来的常规。其目的在于通过严格禁食避免术后腹胀、呕吐，预防术后消化道瘘。长期禁食带来的后果包括胃肠道功能恢复延迟、长期静脉营养导致住院费用增加及相关并发症、肠黏膜屏障功能受损导致肠源性感染增加、延长住院时间等。而有的研究表明，胃、小肠在术后 6～24 小时就已恢复蠕动，且在胃肠道功能恢复前，患者已经可以耐受经口进食，这是术后早期进食的理论依据。术后早期恢复经口进食是安全的。术后早期经口进食能够减少术后并发症、缩短住院时间、降低住院费用。对于胃肠道等手术术后 24 小时内恢复肠内营养能够减少术后病死率，并且不增加术后吻合口瘘和恶心、呕吐发生率。

术后早期蛋白质摄入应足量。蛋白质摄入量不足将会导致瘦组织群的丢失，阻碍机体功能的恢复。对于≥65 岁的患者，无论是否给予足量的热量，只要给予蛋白质就能帮助维持机体的瘦组织群，减少因热量供给不足而引起虚弱的风险。因此，除外存在肠道功能障碍、肠缺血或肠梗阻的患者，多数患者都推荐在手术当天通过膳食或口服营养补充摄入高蛋白质营养。推荐应用成品营养制剂，传统的“清流质”和“全流质”不能够提供充足的营养和蛋白质，不推荐常规应用。另外，术后足量的蛋白质摄入比足量的热量摄入更重要。

患者在术后接受营养治疗时。摄入能量的目标量为 25～30kcal/（kg・d），摄入蛋白质的目标量是 1.5～2.0g/（kg・d）。当患者口服营养能够摄入＞50%的营养目标量时，首选口服营养补充和蛋白粉辅助营养治疗（2～3 次/天），以此满足蛋白质及能量需要量；当经口摄入＜50%营养目标量时，需要通过管饲肠内营养进行营养支持；如果口服和管饲肠内营养仍无法达到 50%的蛋白质或热量的需要量＞7 天时，则应启动肠外营养。当术后 5～7 天内经口服和（或）肠内营养无法满足能量需求时，预计营养治疗持续时间＞7 天才应启动肠外营养。该原则对于营养状况良好的患者同样适用。若出现喂养不耐受（如恶心呕吐、腹胀腹痛、肛门排气排便明显减少、鼻胃管引流量明显增多、胃残余量＞500ml、腹部影像学异常等）表现，则需要考虑终止或减少肠内营养。对于营养不良的患者，术后营养治疗应当持续实施 4 周或更长时间。具体持续时间应根据手术情况和患者营养不良的程度决定。

（六）肠内营养管的使用

术后胃管留置的目的是观察吻合口有无出血，但其不能降低术后吻合口瘘的发病率。近年大量临床研究结果证实，胃癌患者择期行腹部手术后取消预防性留置胃管是安全的，尤其是在结直肠手术方面已经有了较肯定的结论。术后放置胃管可增加患者口咽部的不良反应和肺部感染的风险，增加误吸的可能，延误经口进食的时间。对所有接受上消化道和胰腺大手术患者，管饲应考虑放置鼻空肠管或行空肠造口术。由于肠道耐受性有限，增加输注速率要谨慎、个体化，建议以较慢的输注速率开始管饲（如 10～20ml/h）。

（七）出院后营养管理

多数外科手术患者术后经口摄入量都不充足，尤其是消化道相关手术，该问题在出院后更加凸显。食欲减退、持续恶心、阿片类药物引起的便秘以及缺乏饮食恢复指导是手术患者术后恢复的障碍，老年患者尤其明显。而对于处于康复期的患者，摄入1.2～1.5倍的静息能量消耗量才能保证良好的合成代谢。既往的研究结果显示：使用口服营养补充可缩短住院时间，节省医疗费用。因此，应当密切关注术后患者的饮食摄入。如果患者术后体重明显减轻，建议增加能量和蛋白质的摄入量以满足康复需要。口服营养补充强化蛋白质补充应作为手术患者出院后饮食计划的主要内容。建议对于行4级手术或有严重营养不良风险的患者，均应给予4～8周以上时间的口服营养补充。对于严重营养不良的患者以及术后住院时间长或ICU住院时间较长的患者，术后应用口服营养补充 3～6个月。

ERAS围手术期全程营养管理涉及患者诊断与治疗的各个环节，其实施贯穿于术前、术后及出院后，强调口服优先、蛋白质优先、足量供给，提倡建立由外科医师、麻醉医师、营养师、护师（士）、心理专家共同组成的营养管理团队。临床实践中需要注重营养筛查，及时评估，既遵循循证医学证据，同时结合患者的实际情况，制定个性化的营养治疗方案，促进患者快速康复。

（吴　艳）

第二十八章　恶性肿瘤的营养支持

肿瘤是机体在各种致瘤因素作用下，局部组织的细胞在基因水平上失去对其生长的正常调控，导致异常增生而形成的新生物，一般表现为局部肿块。根据其生物学特性及对机体危害性的不同，一般分为良性肿瘤和恶性肿瘤两大类。

恶性肿瘤是全球范围内的重大健康挑战，对人类健康和生活造成了严重影响。根据世界卫生组织的数据，2022 年全球恶性肿瘤新增 19 976 499 人，较 2020 年增加了近 70 万人，其中发病率最高的恶性肿瘤是肺癌，其次是乳腺癌、结直肠癌、前列腺癌、胃癌、肝癌。2022 年我国恶性肿瘤新增 4 824 703 人，其中发病率最高的恶性肿瘤是肺癌，其次是结直肠癌、甲状腺癌、肝癌、乳腺癌、胃癌。虽然近年来肿瘤的治疗方法和手段有了很大的发展和进步，但肿瘤治疗的效果仍未达到令人满意的程度。临床上，恶性肿瘤患者常伴有体重下降和营养不良，而体重下降和营养不良又反过来对抗肿瘤治疗效果产生不良影响。近年来，越来越多的研究和临床证据表明，营养治疗是恶性肿瘤多学科综合治疗必不可缺的一部分，合理有效的营养支持对大部分营养不良的肿瘤患者有着非常积极的意义。

第一节　恶性肿瘤患者代谢特点

肿瘤患者营养不良的一个重要原因是营养物质代谢异常。机体能量消耗改变、碳水化合物代谢异常、骨骼肌及内脏蛋白消耗、脂肪动员增加及水电解质失衡等均是恶性肿瘤患者营养物质代谢的特征，也是导致营养不良的重要原因。

（一）碳水化合物代谢变化

正常细胞生长主要依赖于线粒体内三羧酸循环将葡萄糖转化为能量 ATP，而肿瘤细胞即使是在氧气充足的条件下，仍然是主要依赖糖的无氧酵解从微环境中摄取大量葡萄糖来满足其快速增殖的需求。这即 1956 年德国科学家瓦尔堡（Warburg）提出的著名的“Warburg 效应”。肿瘤组织 ^{18}F-氟代脱氧葡萄糖正电子发射断层扫描（FDG-PET）显示，肿瘤中葡萄糖代谢发生了较大的改变，葡萄糖摄入量增多无疑可以作为癌症发生的标志。

肿瘤细胞从线粒体有氧代谢转变为糖酵解涉及很多机制，如糖酵解相关酶的上调，线粒体突变抑制自身功能，电子传递复合物多个位点缺陷影响呼吸链功能，线粒体丙酮酸利用率降低，三羧酸循环受损，原癌基因激活，肿瘤抑制因子突变或缺失，对肿瘤缺氧微环境的适应等。有研究认为肿瘤细胞通过糖酵解获取能量，可能与线粒体功能异常及糖代谢相关的一些酶变化有关，如延胡索酸水合酶（fumarate hydratase，FH）、细胞色素 c 氧化酶（cytochrome c oxidase，COX）、磷酸果糖激酶-2（PFK-2）、琥珀酸脱氢酶（succinate dehydrogenase，SDH）等，这些酶类会促进糖酵解，使机体产生大量乳酸堆积，通过乳酸循环，在肝脏内再次合成葡萄糖，再次被糖酵解为肿瘤细胞供能。此外，肿瘤细胞过度表达葡萄糖转运蛋白（GLUT1 和 GLUT3）、癌基因 Src 和 Ras 过表达、抑癌基因 p53 突变及 PI3/Akt/mTOR 通路的改变也参与了糖酵解的过程。

与非肿瘤患者相比，肿瘤患者静息能量消耗增加，这可能是肿瘤患者线粒体 DNA（mitochondrial DNA，mtDNA）基因表达发生改变，线粒体膜解偶联蛋白表达增高，导致 ATP 产热增加和过多的能量消耗。

（二）蛋白质代谢变化

蛋白质分解增加是恶性肿瘤患者蛋白质代谢的重要特征。正常结构蛋白特别是骨骼肌分解代谢加快、内脏蛋白消耗增加，引起肌肉萎缩和机体瘦组织减少；肿瘤患者肝脏白蛋白合成下降，导致低白蛋白血症。骨骼肌是肿瘤患者内源性氮丢失的主要场所，由于骨骼肌约占正常成人体重的40%，是瘦组织群的主要成分，因此，骨骼肌蛋白消耗增加是导致肿瘤恶病质的主要原因。

恶性肿瘤患者的蛋白质消耗与单纯性饥饿所致的蛋白质丢失不同，机体蛋白质的分解可以为肿瘤代谢所利用。单纯饥饿、感染性疾病和肿瘤恶病质营养不良三者相比，后两者所引起的代谢方式的改变更具有相似性：单纯饥饿引发的体重丢失的主要原因只是脂肪组织的减少，而感染性疾病和肿瘤恶病质患者的体重丢失主要是由于骨骼肌降解和脂肪组织减少，在恶病质情况下，骨骼肌蛋白的分解代谢明显增强，使骨骼肌总量降低。

目前的研究发现，肿瘤患者蛋白质分解增加至少有三条独立的机制：

（1）溶酶体蛋白酶途径：血浆蛋白或激素、外来抗原通过吞噬作用进入细胞内形成吞噬小体，吞噬小体再与溶酶体结合，经溶酶体酶使蛋白质分解，通常认为该系统参与细胞外蛋白质和细胞表面受体的水解。

（2）钙依赖的蛋白酶途径：参与组织损伤、坏死和细胞自溶。

（3）ATP-泛素-蛋白酶体途径。其中ATP-泛素-蛋白酶体途径与上述骨骼肌蛋白水解密切相关。这种加剧的细胞内蛋白水解使患者表现出明显的体重丢失，即使没有明显体重丢失的恶性肿瘤患者，这种形式的蛋白质水解也同样存在。因为在肿瘤生长早期，蛋白质水解就已经被激活并一直存在，当患者出现体重丢失时，这种作用已经存在了相当长的一段时间，而蛋白质合成的速率可能略微增加或保持不变。此外，细胞因子 TNF-α、IL-1、IL-6、IFN-γ 以及蛋白质降解诱导因子等在恶性肿瘤患者蛋白质代谢中也起着十分重要的作用。

（三）脂肪代谢变化

恶性肿瘤患者的脂肪代谢改变主要表现为内源性脂肪水解和脂肪酸氧化增强，内源性甘油三酯转化率增加，外源性甘油三酯水解减弱，血浆游离脂肪酸浓度升高。脂肪组织的大量分解和脂肪酸氧化增加导致机体脂肪储备下降，这也是肿瘤患者体重丢失的原因之一。正常机体满足代谢主要是靠摄取外源性脂肪酸，而有研究发现，肿瘤患者脂肪代谢的改变在肿瘤发生的早期已经存在，肿瘤患者在体重丢失发生前游离脂肪酸已经增加，即使给予外源性营养支持，也不能抑制体内脂肪的持续分解和氧化。事实上，脂肪酸是荷瘤状态下机体利用的主要能源物质，脂肪分解增加时，部分由脂肪分解而来的脂肪酸再酯化为甘油三酯，表现为甘油三酯和脂肪酸循环增强，该循环过程需要消耗能量，导致机体的能量消耗增加。此外，恶性肿瘤患者血浆游离脂肪酸浓度增加，这与内源性脂肪水解增强、脂肪酸氧化增加有关。

目前肿瘤患者脂肪代谢紊乱的机制尚未完全阐明，可能机制包括：①肾上腺髓质受刺激引起血儿茶酚胺水平升高和胰岛素阻抗；②肿瘤本身或髓样组织产生并释放的瘦素（leptin）、脂联素（adiponectin）、TNF-α、IL-6、IL-8 及肿瘤代谢性炎症因子（如 IL-6、IL-8、TNF-α）所致；③脂肪酸合成酶（fatty acid synthase，FASN）、乙酰辅酶A羧化酶（acetyl-CoA carboxylase，ACC）、肉毒碱棕榈酰基转移酶1A（carnitine palmitoyl transferase 1A，CPT1A）、ATP-柠檬酸裂解酶（ATP-citrate lyase，ACL）、羟甲基戊二酰辅酶A（HMG-CoA）还原酶、激素敏感性脂肪酶（hormone-sensitive triglyceride lipase，HSL）等脂肪酶的表达异常也可能影响脂肪组织的代谢水平。另外，脂代谢的异常还跟脂肪分解通路受体 ADRB1 的表达增加相关。因此，干预肿瘤脂肪代谢通路可能成为抗肿瘤治疗领域的新靶点。

（四）水、电解质代谢变化

低钠血症、低钾血症、高钙血症以及肿瘤溶解综合征是肿瘤患者常见的水和电解质代谢紊乱。

恶性肿瘤患者放化疗时多伴有胃肠道反应，表现为食欲减退、恶心呕吐、腹泻等，这是导致肿瘤患者水和电解代谢紊乱的原因之一。晚期肿瘤患者约 10%会发生高钙血症，过度骨吸收是高钙血症的重要原因。肿瘤细胞在治疗时或者自发的作用下可短期快速溶解，大量细胞内容物及其代谢产物进入血液循环中，引发严重的代谢紊乱，即肿瘤溶解综合征（tumor lysis syndrome，TLS），其主要临床表现为高尿酸血症、高钾血症、高磷血症及低钙血症等代谢异常，少数严重者还可出现急性肾衰竭、心律失常、弥散性血管内凝血等并发症，常常出现疲乏、抽搐、惊厥、嗜睡、昏迷、少尿、代谢性酸中毒等症状。

第二节　恶性肿瘤患者的膳食指导

恶性肿瘤是一种严重危害人类健康和生命的疾病，其发病原因尚未明确，主要包括内在因素和外在因素。内在因素包括遗传、内分泌、免疫缺陷和基因突变等；外在因素包括环境、饮食、生活方式和饮食习惯等。全面均衡地摄入人体必需的营养素是保证人体物质代谢与能量代谢的基本条件，营养摄入不足、过多或不平衡都有害健康。目前，流行病学研究、实验研究和临床研究都表明肿瘤与许多膳食因素和生活方式密切相关，膳食因素在肿瘤的发生、发展过程中起了相当重要的作用。

（一）膳食、营养因素与肿瘤

1. 膳食碳水化合物　有研究发现膳食碳水化合物的摄入与恶性肿瘤的罹患风险密切相关。食用大量可消化的碳水化合物（如淀粉等）者发生结、直肠癌的危险是低摄入量者的 2 倍，精制淀粉类食物由于升糖指数高，食用较多精制淀粉类食物时，容易导致血糖快速上升，刺激体内胰岛素大量释放，继而血糖又急剧下降，这种血糖的升降除了易令进食者肥胖、体内脂肪含量增加和胆固醇积聚外，更易影响胰岛素样生长因子（insulin-like growth factor，IGF）的分泌，而 IGF 的高表达可能与某些肿瘤的发生有关。也有观察发现含淀粉较多的饮食可以使胰腺癌的发病率升高，尤其是存在胰岛素抵抗的女性中发病率明显升高，可能是肥胖、静坐不动的生活方式和高糖饮食增加了体内胰岛素水平，长期高胰岛素水平增加了胰腺癌细胞增殖的能力，从而导致胰腺癌的发生。此外，高糖饮食也与肺癌、肝癌、胆管癌的发生呈正相关。

相对于精制淀粉，已有不少研究证明碳水化合物中的膳食纤维可预防恶性肿瘤，特别是结肠癌的发生。由于膳食纤维的特殊理化性质，它可以结合胆汁酸，稀释其他致癌物质的浓度，缓冲这些致癌物质对肠道黏膜的作用；膳食纤维还可以促进肠蠕动，促使有害物质排出，减少有害物质在肠内停留的时间，降低了有害物质对肠道的作用。此外，有研究发现，在青少年时期经常摄入膳食纤维、植物脂肪、植物蛋白、坚果具有良好的远期效果。

因此，最好是选择结构较复杂、消化吸收过程较长的碳水化合物类食物食用。消化吸收快、升糖指数较高的淀粉类食物有精制米、白吐司、马铃薯食品或面粉等；升糖指数较低的全谷类食物有糙米、五谷米或全麦食品等，后者可维持较长时间提供能量，并稳定血糖水平。

2. 膳食蛋白质　膳食蛋白质摄入过高或过低均可能与恶性肿瘤的发生有关，但对不同组织肿瘤的影响不一样。流行病学调查结果表明：膳食蛋白质摄入过低可增加食管癌、胃癌和肝癌的危险性；但是，动物蛋白质和总蛋白质摄入量过高与乳腺癌、结肠癌、直肠癌、胰腺癌及子宫内膜癌的发生相关。

就膳食蛋白质的来源来讲，红肉类（畜类）蛋白质有增加恶性肿瘤发病率的倾向，而白肉类（鱼、禽类）蛋白质无此明显倾向。大豆类蛋白质，包括大豆制品有利于减少恶性肿瘤的发生。这些现象提示，不仅蛋白质的摄入量与恶性肿瘤的发生有关，蛋白质的质，如氨基酸的组成以及共同存在的其他成分也与恶性肿瘤的发生有关。

3. 膳食脂类 高脂肪、高胆固醇饮食与恶性肿瘤的发生也密切相关。摄入过多的饱和脂肪酸可使子宫内膜癌的发病风险升高，研究发现，摄入的膳食总脂肪每增加 10%，子宫内膜癌的发病风险增加 5%；摄入的饱和脂肪酸每增加 10g/1000kcal，子宫内膜癌的发病风险增加 17%；而单不饱和脂肪酸的摄入与子宫内膜癌的发病风险呈负相关。

流行病学调查证明，高脂肪饮食地区，如北美洲、西欧地区结肠癌的发病率较高，而在脂肪摄入较低的亚洲和非洲，结肠癌的发病率明显较低。此外，每天饮食脂肪摄入多于 120g 的人群大肠癌的发病率高于每天脂肪摄入少于 40g 人群的 10～15 倍。研究表明，肠癌的发病是由于高脂肪促进胆汁分泌，胆汁中的初级胆汁酸（尤其是牛磺胆酸和鹅脱氧胆酸）在肠道厌氧细菌（特别是腐败梭状芽孢杆菌）的作用下，牛磺胆酸经水解脱羟转为脱氧胆酸，鹅脱氧胆酸水解脱羟转为石胆酸，脱氧胆酸和石胆酸均为促癌物质，进入上皮细胞后激活蛋白激酶 C，诱发细胞分裂、增生和突变。

在我国，乳腺癌的发病率呈逐年上升趋势，每年有 30 余万女性被诊断出乳腺癌。研究发现，原发性乳腺癌的发病危险因素很多，其中与膳食有关的因素占首位，能量摄入 40%来源于脂肪的女性比能量摄入 20%来源于脂肪的女性罹患乳腺癌的风险更高。其机制可能是由于高脂肪膳食导致血液中催乳素和雌激素浓度增高，人体内环境发生变化，促进和诱导乳腺肿瘤的发生。此外，膳食中摄入过多饱和脂肪酸和反式脂肪酸也与卵巢癌、胃癌、前列腺癌、肺癌的发病风险相关。

鱼油中主要含有二十碳五烯酸（EPA）和二十二碳六烯酸（DHA），EPA 和 DHA 均为 ω-3 脂肪酸。动物实验发现 EPA 和 DHA 有延迟和减少由化学致癌剂引起的乳腺癌、结肠癌、前列腺癌和胰腺癌或移植瘤发生的作用。对于 ω-3 脂肪酸抑制肿瘤的机制，目前认为主要是由于 EPA 与花生四烯酸竞争环氧化酶和脂氧化酶，抑制花生四烯酸合成前列腺素 E_2，从而改变前列腺素（PG）及白三烯（LT）的代谢平衡；前列腺素 E_2 可抑制自然杀伤细胞的活性，减弱机体的防癌能力，而 EPA 和 DHA 在环氧化酶和脂氧化酶作用下合成前列腺素 E_3 等，可抑制过度的炎症反应。

4. 益生菌、益生元 益生菌是一种含活性微生物的生物制剂，能调节宿主肠道细菌丛的平衡。益生元能选择性地刺激肠道某一种或几种细菌的生长和（或）活性，从而调节肠道微生态细菌的比例，使少数有益菌成为优势菌。益生菌和益生元可能通过调节肠道菌群-免疫轴，在肿瘤预防或辅助治疗中发挥积极作用。此外，一些益生菌菌株可以减少肿瘤患者术后炎症的发生率，并且口服益生菌也能缓解化疗或放疗相关性腹泻。

5. 植物化学物 近年来，人们发现，果蔬等植物性食物中除了早先发现的抗氧化、抗癌营养素如维生素 C、维生素 E、叶酸、硒、锌等以外，还包括一些具有一定生物活性的物质，又称为植物化学物。这些物质是近年防癌研究的热点。J.Dwyer 归纳了可食植物中有防癌作用的植物化学物，见表 28-1。

表 28-1 一些植物化合物及其功能作用

化学名	主要食物来源	作用
有机硫化物	十字花科蔬菜（西蓝花、甘蓝、白菜、卷心菜、菜花、萝卜）	阻断Ⅱ相代谢酶，从而减少恶性肿瘤的发生
多酚化合物	绿茶、黄豆、洋葱、柑橘类水果、苹果、大蒜、甘草、亚麻籽	抗氧化剂，清除自由基，阻断致癌物，抑制癌变
类黄酮及异黄酮类化合物	大豆、水果（柑橘类、苹果）、蔬菜（茄科、葫芦科、十字花科）、葡萄酒、绿茶	弱抗雌激素作用，抑制雌激素相关恶性肿瘤的发生，抗氧化剂
萜类化合物	大蒜、柑橘类水果、香料、黄豆和甘草	降低胆固醇，抑制肿瘤的发生发展
类胡萝卜素	深黄与深绿色蔬菜和水果（番茄、胡萝卜）	抗氧化剂，消灭自由基，防止癌细胞增殖

6. 烟酒 酒精性饮料包括传统酿造的高度白酒、葡萄酒、米酒、啤酒以及低酒精度的饮料，其中主要成分是乙醇。世界卫生组织认为长期过量饮酒与口腔癌、喉癌及食管癌有密切关系。长期过量饮酒会造成肝功能损伤，发生酒精性肝硬化，进而发生肝细胞肝癌。酒精致癌的机制，可能与

其造成消化道黏膜损伤，使致癌物容易被吸收，并能抑制人体的免疫功能，造成人体营养缺乏有关。

有研究指出，饮酒与吸烟之间有协同诱癌作用，吸烟的人若同时又过量饮酒能增加口腔癌、喉癌、食管癌及呼吸道恶性肿瘤发生的危险性。因此，健康的生活方式提倡戒烟限酒。

（二）恶性肿瘤患者的一般膳食原则

1. 恶性肿瘤患者膳食指导应遵循的原则 ①合理膳食，适当运动。②保持适宜的、相对稳定的体重。③食物的选择应多样化。④适当多摄入富含蛋白质的食物。⑤多吃蔬菜、水果和其他植物性食物。⑥多吃富含矿物质和维生素的食物。⑦限制精制糖摄入。⑧肿瘤患者抗肿瘤治疗期和康复期膳食摄入不足，在经膳食指导仍不能满足目标需要量时，建议给予肠内、肠外营养支持治疗。

2. 恶性肿瘤患者膳食指导主要措施 包括：①保持每天适量谷类和薯类食物的摄入，建议成年人每天摄入谷类200～300g，薯类50～100g；在胃肠道功能正常的情况下，注意粗细搭配。②每日蔬菜摄入量为300～500g，深色蔬菜一般富含维生素、植物化学物和膳食纤维，推荐每天占总体蔬菜摄入量的1/2以上；每日水果摄入量为200～350g，水果多种多样，包括仁果、浆果、核果、柑橘类、瓜果及热带水果等，推荐吃新鲜水果。③每天鱼、禽、肉、蛋摄入量为120～200g，其中每天1个鸡蛋，每周至少2次水产品；限制烧烤（火烧、炭烧）、腌制和煎炸的动物性食物。④奶类、大豆和坚果是蛋白质和钙的良好来源，推荐每天应摄入300～500g的奶类及奶制品，大豆和坚果类25～35g。⑤推荐成年人平均每天烹调油不超过25～30g。烹调油包括各种动植物油，植物油如花生油、大豆油、菜籽油、葵花籽油等，动物油如猪油、牛油、黄油等；烹调油也要多样化，应经常更换种类，以满足人体对各种脂肪酸的需要。⑥食盐摄入量每日不超过5g，除了食盐外，也需要控制隐形高盐食品的摄入。⑦避免体重过低或过重，BMI控制在18.5～23.9kg/m^2。⑧每日坚持适当的体力活动。⑨避免食用过烫的食物和汤水类。⑩戒烟限酒。

（三）抗肿瘤治疗后常见副作用的膳食原则

1. 味觉和嗅觉改变 尝试食用与平时不同的食物或饮料；如果吃饭时对金属味道敏感，可以改用陶瓷或塑料餐具；使用酸味调料（如柠檬水、橘子汁、醋、酸菜等）来调整口味；咀嚼柠檬片、薄荷糖、口香糖可有助于去除饭后嘴里的不愉快味道（如伴有腹泻，应避免使用口香糖）；使用多种调料给食物提味，如葱、姜、咖喱、芥末、薄荷、辣椒酱、番茄酱等；食物里适量加糖可以使味道更好，同时能降低咸味、苦味或酸味；通过刷牙和使用漱口水保持口腔的清洁，以改善对食物的味觉；吃饭前用淡茶水、盐水或碳酸氢钠水漱口，可以帮助清除口腔里的异味；吃一些冷藏或恢复至室温的食物，可以减少影响食欲的味道；夏天应多吃香瓜、葡萄、橘子或西瓜，冷藏后的味道会更好；多吃新鲜的蔬菜，少吃罐头和冷冻食品。

2. 放射性口腔黏膜炎、口腔溃疡 建议食用质软、清淡和温热或偏凉的食物，必要时用搅拌机搅碎食物使之容易吞咽，也可用匀浆、肉汤、炖菜汤或沙司、卤汁、砂锅菜混合干粮一起吃；避免食用过冷、过热、辛辣刺激或粗糙生硬的食物，如烤面包、粗硬的麦片、烧饼、膳食纤维多的水果和蔬菜、酸味的果汁、咸菜、胡椒面、辣椒粉、丁香、咖喱等，细嚼慢咽；注意补充B族维生素、维生素C和谷氨酰胺；利用吸管吸吮液体食物，避开溃疡面；定期漱口有助于预防感染，促进口腔或喉咙溃疡的愈合；避免酒精、咖啡因和烟草；如果患者经口摄入无法达到目标需要量，建议使用管饲肠内营养。

3. 食欲下降 对食欲缺乏的患者可选用开胃的食物，如山楂、酸梅汤、酸奶等；建议患者少食多餐，每1～2个小时吃一顿餐，避免每日仅进食3餐；避免在吃饭的同时喝汤水，除非需要帮助吞咽或治疗口干，以避免早期饱腹感；进餐时尽量有好心情，可以通过使用漂亮的餐具、播放喜欢的音乐、看电视、访问朋友等方法使吃饭变得更快乐；准备一些高蛋白、高热量的食物，如煮鸡蛋、嫩豆腐、鱼肉、瘦肉泥、酱牛肉、山楂酱、奶酪、吐司面包等患者喜欢的食物；进食不足时应口服补充肠内营养制剂；此外，可请医生开一些改善食欲的药物及帮助缓解便秘、恶心、疼痛或其他不适症状的药物。

4. 恶心呕吐 应注意一天吃6～8顿小餐代替三顿大餐，避免饥饿与过饱；在白天有限的时间多吃干的食物，如饼干、面包片、豆腐干等；吃清淡、容易消化的食物，如鸡蛋面、咸饼干、烤面包、鲜榨果汁等；避免味重的食物，如酱油、咖喱、胡椒等；可以吃凉的原味的食物代替热的辛辣刺激的食物；避免过甜、油腻或油炸食物，如甜点心、炸薯片、面包圈等；细嚼慢咽，吃饭后如果感觉疲劳，斜躺着休息至少1个小时；注意水分与电解质的补充，小口多次喝水预防脱水，每次呕吐以后应额外增加半杯至一杯水，白开水、果汁等清淡或凉的饮料可能比热的或冰镇饮料容易耐受，吃固体食物前后30～60分钟小口喝水；请医生开预防或止吐的药，呕吐停止后再吃食物，如清淡饮料、面包、饼干、果酱、点心等；选择良好的进餐环境，避免进餐的房间过热或有油烟等异味；患者应保持口腔卫生，吃饭前后应漱口；患者接受放化疗治疗期间，如果5～7天经口食物摄入达不到目标能量的60%，建议口服补充肠内营养制剂；患者出现严重恶心呕吐时，在接受放化疗前2小时内应避免进食，以防止呕吐。

5. 口腔干燥或唾液黏稠 应该在白天多喝水并多吃多汁的食物，最好是凉的或室温状态，可以用搅拌机加工蔬菜汁和水果汁饮用；饮食中可增加一些滋阴生津的食物，如藕汁、梨汁、橙汁、酸梅汤、无花果、罗汉果等；按时刷牙和漱口，有助于保持口腔清洁，预防感染，避免商业漱口水和酒精、酸饮料，因为它们可让口腔更干或刺激口腔黏膜；使用吸管喝水；充分咀嚼食物，可以吃一些烹调得很软很嫩的鸡肉和鱼肉、稀粥、土豆泥、米面糊，避免摄入能粘到口腔和牙床上的食物；固体食物应制成细软、有助于吞咽的形态，如果冻、肉泥冻、布丁等，或者和汤类等一起进食；远离含咖啡因的饮品，如咖啡、茶、可乐和巧克力；可以使用喷雾加湿器使患者房间的空气潮湿，尤其在晚间睡眠的时候，注意保持加湿器清洁，避免传播细菌。

6. 吞咽困难 严重吞咽困难的患者，建议选择质软、细碎且营养价值丰富的食物，如水蒸蛋、肉糜、豆腐，加以肉汁、肉汤勾芡烹调可帮助吞咽，果蔬需打碎成匀浆饮用；可酌情使用增稠剂，改善食物形状以帮助吞咽；如果吃饭时发生咳嗽或哽噎，应警惕是否发生吸入性肺炎；为帮助吞咽困难的患者摄入能量达标，建议口服补充或管饲营养制剂。

7. 肠道放疗导致放射性肠炎的患者 急性期应尽量避免油腻食物（如油炸丸子、炸薯条等），高纤维食物（如玉米、大麦、豆类、芹菜等），产气多的果蔬（如洋葱、大蒜、青葱、韭菜、甜瓜等），刺激性食物（如干辣椒、胡椒等）及碳酸饮料等；可摄入含膳食纤维较少的蔬菜如冬瓜、去皮番茄、煮熟的莴苣、土豆等。

8. 腹泻 对于腹泻患者，应注意吃易消化、低渣、清淡的软食，注意水分及电解质的补充；避免坚硬、粗糙、油腻、刺激、过甜的食物，如坚果、全麦、豆子、干果、粗糙的蔬菜水果、油炸食品、肥肉、鸡皮、甜点心、辣椒、胡椒等；白天少量多次饮水预防脱水，多饮温和、清淡、不含碳酸的液体，每次腹泻后记得喝一杯水；少食多餐，腹泻停止后再慢慢开始吃含膳食纤维的食物；奶制品可能会加重腹泻，可酌情尝试低脂、无乳糖配方以及酸奶；口服营养补充推荐低脂短肽型配方，对于严重腹泻的患者需要暂时禁食，通过肠外营养支持补充营养。

9. 便秘 每天多饮水，注意饮食补充膳食纤维、益生菌等，此外应增加活动量；饮食调整效果不好的患者可以使用纤维素制剂或通便药。

10. 一些放化疗副作用 可能在治疗结束后几个小时或几天就消失了，如果副作用持续导致食物摄入明显减少超过1周，应及时给予营养支持。

第三节　放、化疗患者的营养支持

营养不良是肿瘤患者的常见临床表现，也是接受放化疗治疗患者最常见的并发症之一。营养不良会对恶性肿瘤患者放化疗的疗效和反应造成不良的影响，包括降低肿瘤细胞的放射敏感性、影响放化疗摆位的精确性、增加放化疗不良反应、降低放化疗耐受性、延长总住院时间，从而降低放化疗疗效和影响患者的生存质量。营养治疗作为临床治疗的基础手段之一，国内外大量循证医学证据表明，合理、有效地提供营养支持，并不会增加肿瘤复发率或转移率、降低生存率，反而明显提高了肿瘤患者营养和免疫状况，减少了并发症和感染的发生，提高患者救治率、降低病死率，降低药占比及医疗支出，对大部分营养不良肿瘤患者具有积极意义。因此，对恶性肿瘤放疗患者进行规范、有效的营养治疗具有重要的意义。

恶性肿瘤患者的营养治疗应遵循三阶梯治疗策略：①营养风险筛查与评估、营养教育与膳食指导要贯穿于恶性肿瘤诊疗的全过程；②需要营养治疗的患者，经营养教育与膳食指导后经口进食仍不能满足机体需求，推荐肠内营养，首选口服营养补充，因进食障碍等原因而摄入不足时可考虑管饲喂养；③需要营养治疗的患者，如果经口进食+肠内营养仍不能满足机体需要或肠内营养不可行，推荐肠外营养。

（一）放、化疗对肿瘤患者营养状况的影响

1. 放疗的影响　放疗不仅杀死肿瘤细胞，也常常损伤正常细胞，引起消化道黏膜炎、疼痛、吞咽障碍、口干、味觉异常、食欲减退等不良反应。放疗对机体营养状况的影响主要和照射部位及累计照射剂量有关，照射部位的细胞增殖速度越快，组织细胞的氧供越丰富，对放疗的敏感性就越强。胃、小肠、结肠、肝脏对放射线的耐受较差，同等照射剂量下较早出现放射损伤，4500～5400Gy的照射剂量即可造成急性小肠损害，严重的可发生放射性肠炎。和消化道相关的放疗副作用对营养的影响最大，如头颈部、食管放疗的患者常伴随剂量加大而出现放射性口腔和咽喉黏膜炎，约60%的患者出现吞咽功能障碍，患者很长时间只能进流食。使用主观营养评定（SGA）调查发现，放疗患者治疗开始时营养不良发生率为 31%，治疗结束后增加到 43%，其中放疗对头颈部肿瘤患者营养状况的影响最大，开始时为 24%，治疗结束后变为 88%。此外，盆腔放疗易导致广泛的肠黏膜损伤，引起放射性大肠炎和小肠炎，易出现消化吸收不良和腹痛、腹泻等症状。

2. 化疗的影响　化疗药物不仅杀死肿瘤细胞，也可损伤快速生长的正常细胞。除了对骨髓的抑制作用外，化疗药物还可能造成口腔炎、咽喉炎、胃肠道黏膜炎、胃溃疡和肝功能损害，表现为恶心、呕吐、味觉和嗅觉改变、厌食、腹泻、便秘，甚至便血，严重影响患者的摄食和吸收，导致或加重营养不良。化疗副作用和化疗药物种类、给药途径及个人的耐受性有十分密切的关系，多数不良反应在化疗开始后几个小时或几天内开始发生，在化疗结束后几小时至几天消失，延迟反应可能在治疗结束后 1 个月至几个月发生，常见于黏膜炎、味觉改变等。并且，开始化疗的患者营养不良的发生率并不高，但随着化疗次数的增加不良反应发生率也逐渐增加。国内对化疗患者的膳食调查表明，能经口进食的患者，除蛋白质摄入量较多外，脂肪、矿物质、维生素摄入不足，大多数化疗患者热量摄入不能满足机体需要和额外消耗。

（二）接受放、化疗前患者的营养治疗

放、化疗前是指患者确定需要接受放、化疗但尚未开始治疗的这一段时间，临床医师需要根据患者营养筛查和营养评估的结果决定患者是否需要营养治疗。对于营养状况良好的患者[患者提供的患者主观整体营养状况评估（patient-generated subjective global assessment，PG-SGA）= 0～1 分]，可以直接进行放、化疗；对于可疑营养不良的患者（PG-SGA= 2～4 分），在给予患者营养教育的同时实施放、化疗；对于中度营养不良的患者（PG-SGA= 4～8 分），在营养治疗的同时实施放、化疗；对于重度营养不良的患者（PG-SGA≥9 分），需要先进行营养治疗 1～2 周然后重新评估，如果患者仍然属于重度营养不良，需要多学科讨论营养不良的原因并给予相应指导和营养治疗后再评估，如果再次评估 PG-SGA 评分降到 9 分以下，可在营养治疗的同时实施放、化疗（图 28-1）。

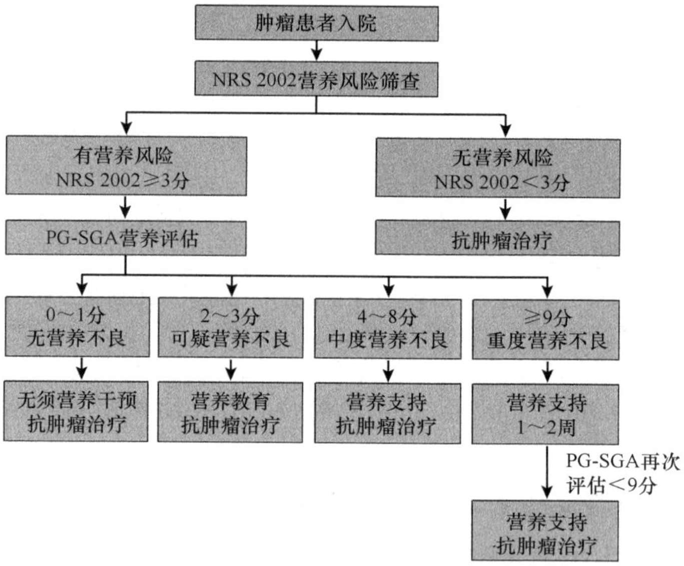

图 28-1　接受放化疗前患者的营养治疗

对于中-重度营养不良的患者（PG-SGA≥4 分的患者），单纯的营养教育可能无法达到改善营养状况的效果，这类患者需要给予人工营养。人工营养首先要确定选择哪种营养治疗途径，由于患者尚未开始放、化疗，还没有放、化疗并发症的发生，因此患者营养治疗途径的选择和一般肿瘤患者无差异，从五阶梯治疗原则的第二阶梯启动，然后依次向上晋级选择全肠内营养、部分肠内营养+部分肠外营养、全肠外营养。当下一阶梯不能满足 60%目标能量需求 3～5 天时，应该选择向上晋级一个阶梯。

如果放、化疗前患者需要接受肠内营养治疗，一个有效、安全、方便的肠内营养通路至关重要。肠内营养通路包括口服营养补充和管饲营养。口服营养补充更接近患者自然的进食过程，患者具有良好的依从性，是放、化疗前患者首选的肠内营养治疗通路。当口服营养补充不能满足目标需要量时，应选择管饲营养。在放、化疗前营养通路的选择上，除遵循一般原则外，还需要将放疗部位、放疗目的及预期治疗影响等因素作为重要的考量因素。在放、化疗前是否需要常规预先置入营养管，目前还存在争议。对于绝大多数恶性肿瘤患者来说，放、化疗前常规预先置入营养管在改善患者营养状况和提高治疗疗效方面并没有优势，反而增加了患者的负担。但对于特殊部位的肿瘤或者在特殊的疾病状态下，如头颈部肿瘤或食管癌患者预期将发生严重放射性口腔或食管黏膜炎，可以考虑在放、化疗前给予患者预防性置入肠内营养管，以保证患者在治疗过程中的良好营养状况和放、化疗的顺利进行。

放、化疗前患者营养治疗目标能量的确定推荐参考间接能量测定法所获得的基础代谢能量水平，并结合患者的活动强度和疾病应激状况进行判断。如果无法进行个体化的总能量消耗测量，建议每天给予 25～30kcal/kg 的能量。非荷瘤状态下三大营养物质的供能比例为：碳水化合物 50%～55%、脂肪 25%～30%、蛋白质 15%～20%。对于恶性肿瘤放、化疗前的患者，建议适当减少碳水化合物在总能量中的供能比例，提高蛋白质和脂肪的供能比例。对于普通的放、化疗前患者，推荐的目标蛋白质量为 1.2～1.5g/（kg·d），但对于特殊患者人群如并发肿瘤恶病质的患者，由于骨骼肌质量的持续下降，蛋白质及能量的负平衡，应进一步提高蛋白质的摄入量，可达到 2.0g/（kg·d）。同时，高剂量蛋白质供给时，要考虑患者的肝肾功能并定期监测。

对于放、化疗前患者通常不常规推荐肠外营养，除非无法保证充足的口服营养及肠内营养，如消化道出血、肠梗阻、严重腹泻、顽固性呕吐等。肠外营养的通路主要包括周围静脉通路和中心静脉通路。肠外营养通路的选择应首先考虑肠外营养的预计持续时间和输注营养液的渗透压。周围静脉导管适用于短期肠外营养小于 2 周和营养液渗透压低于 900mOsm/L 的患者。中心静脉导管适用于肠外营养超过 2 周和营养液渗透压高于 900mOsm/L 的患者。除此之外，由于患者即将接受放化疗，因此肠外营养通路尤其是穿刺部位的选择上，应尽可能避开后续放、化疗的照射野，以减少放、化疗过程中和放、化疗后皮肤不良反应对肠外营养管的影响。

（三）放、化疗期间患者的营养治疗

在放、化疗期间，急性放射损伤是影响患者营养物质摄入和营养状况的重要因素，是患者营养不良的危险因素。因此建议对患者进行 PG-SGA 评分和急性放射损伤分级[美国肿瘤放射治疗协作组（Radiation Therapy Oncology Group，RTOG）]的综合评估之后再进行合理规范的营养治疗。当患者的 PG-SGA 评分或 RTOG 急性放射损伤分级达到治疗路径中相应的分数或分级时，应选择对应的治疗路径。在放化疗期间，患者的营养状况和放射性损伤分级会不断发生变化，需要每周至少进行 1 次评价，以便及时调整治疗方案和路径（图 28-2）。

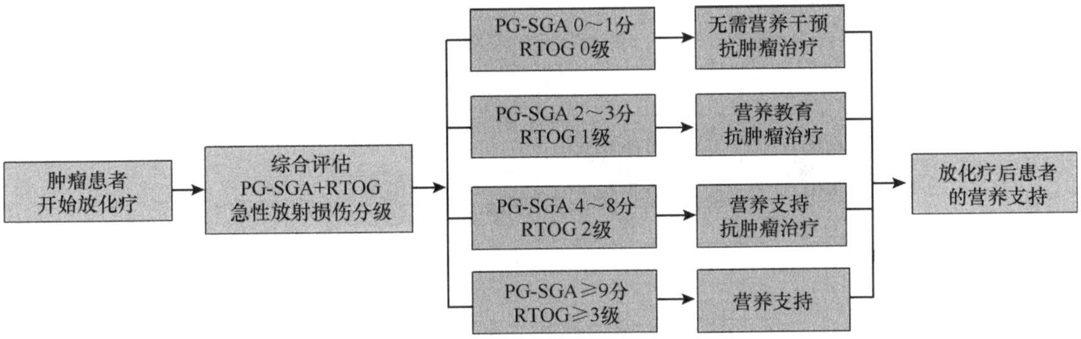

图 28-2　放化疗期间患者的营养治疗

和放、化疗前患者一样，口服营养补充仍是放、化疗期间患者的首选营养治疗方式。头颈部肿瘤、食管癌放、化疗患者，口服营养补充可以有效地增强饮食摄入和增加患者体重。局部晚期鼻咽癌患者预防性使用口服营养补充不仅可以改善患者的营养不良，同时还可以提高患者对同步放、化疗的耐受性。对于口服营养补充不能满足目标营养需求时应进行管饲营养，鼻胃管（nasogastric tube，NGT）和经皮内镜下胃造口术（PEG）/经皮内镜下空肠造口术（PEJ）是管饲的主要方法，两者在肠内营养的疗效上没有明显差异。相较于 NGT，PEG/PEJ 费用较高，一定程度上会影响患者的吞咽功能，影响放、化疗后患者正常饮食的恢复。因此，肿瘤放、化疗患者应首选 NGT，当 NGT 无法满足肿瘤患者营养需求或预计需长期肠内营养时才应考虑 PEG/PEJ。对于头颈部肿瘤或颈段食管癌患者，由于其解剖位置的特殊性，放疗和化疗容易引发放射性口腔黏膜炎，导致患者需要长期肠内营养支持。此外，鼻胃管（NGT）的使用可能会对鼻咽部、口腔及食管黏膜造成损伤。因此，对于这类患者，优先考虑 PEG 或 PEJ 进行营养支持可能更为合适。

放、化疗过程中患者营养治疗的能量与蛋白质供给随着放、化疗的进行而不断变化。通常在放、化疗中的 1～3 周，由于肿瘤负荷减少和高代谢状态的抑制，能量需求呈逐渐下降的趋势；而在放、化疗的第 4 周后，随着放、化疗不良反应的发生，能量需求则逐渐增加。因此，放、化疗期间患者的目标能量摄入量需要根据肿瘤负荷、应激状态和急性放射损伤个体化给予并进行动态调整。放、化疗对肿瘤患者蛋白质代谢具有负面影响，蛋白质对正常组织的放射性损伤修复也具有重要作用。因此，在肿瘤放、化疗过程中，尤其是发生放射性损伤后，高蛋白营养[≥2.0g/（kg · d）]有助于缓解放射性损伤程度，加快损伤修复并改善营养状况，但最佳的目标蛋白质量仍不清楚。另外，如果给予患者高蛋白营养，需要定期检测患者肝脏和肾脏功能情况。

放、化疗期间并不常规推荐使用肠外营养，但患者在放、化疗过程中发生严重放射性黏膜炎或者放射性肠炎时，或者肠内营养不充分或不可实施时，应联合部分肠外营养或全肠外营养，以增加能量及蛋白质的摄入量，减少或避免负氮平衡和喂养不足的发生。对于 NRS 2002 评分≥5 分的高营养风险肿瘤患者，如果肠内营养在 48～72 小时无法达到目标能量和蛋白质需要量的 60%时，推荐早期给予肠外营养治疗；而对于 NRS 2002 评分<5 分的低营养风险肿瘤患者，如果肠内营养未能达到目标能量和蛋白质需要量的 60%超过 7 天时，才启动补充性肠外营养治疗。

患者长期饥饿或者由全肠外营养向肠内营养过渡的过程一定要遵循循序渐进的原则，密切观察，预防再喂养综合征的发生。再喂养前，应注意纠正并监测已经存在的水、电解质代谢紊乱。再喂养的初始阶段能量从 10～15kcal/（kg·d）起始，蛋白质从 0.8～1.2g/（kg·d）起始，在 5～7 天内逐步、缓慢地递增，直至达到目标能量和目标蛋白质量。

（四）放、化疗后患者的营养治疗

营养评估是放、化疗后患者营养治疗的重要前提，有利于评价放、化疗中营养治疗的效果，及时发现和解决患者放、化疗后由于急性放射损伤所致的各种营养问题（图 28-3）。

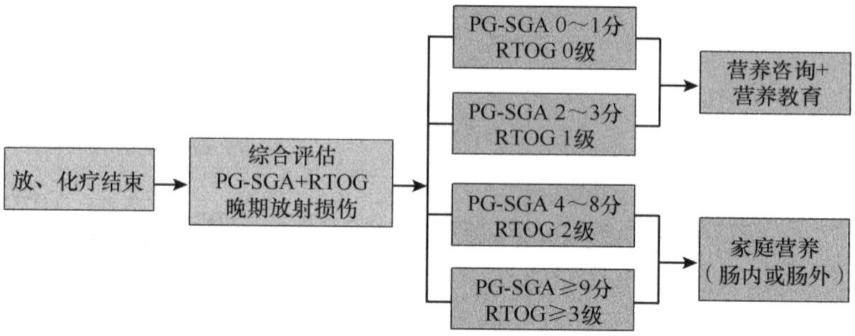

图 28-3 放化疗后患者的营养治疗

肿瘤患者放、化疗结束后，如因肿瘤未完全消退，或远期并发症（如吞咽功能障碍、食管纤维化和狭窄）导致经口摄入营养不足，仍需定期评估。评估内容需要综合评估 PG-SGA 评分和 RTOG 急性放射损伤分级标准。除此之外，还需要重点评估患者营养摄入量、体重变化、握力、血红蛋白、白蛋白、前白蛋白、白细胞、淋巴细胞等指标。营养评估形式包括电话、应用程序如 APP、门诊随诊、家访等，其中 APP 随访是目前受患者及医务人员青睐的形式，也可通过微信进行咨询。放、化疗结束后的营养管理团队可以通过 APP 发布各种科普文章及营养活动通知等。评估间隔时间应根据患者的临床情况决定，开始营养治疗后 1 个月内 1～2 周随访 1 次，1 个月以后 1～3 个月随访 1 次。

肿瘤患者放、化疗结束后如需进行家庭营养治疗，需要专人记录家庭营养患者的基本资料，包括联系方式、营养筛查及评估、营养治疗方案、营养监测及随访记录等。口服营养补充是放、化疗结束后患者家庭营养最主要的方式，是对患者经口摄入营养不足的重要补充。部分恶性肿瘤放、化疗患者出院后仍需继续管饲肠内营养，对于营养管的管理成为家庭营养的重要内容。患者家庭营养治疗要求营养师或者营养医师为患者选择和建立适宜的营养途径、制定营养方案、指导照护者监测营养并发症并对营养过程进行管理，以保证家庭营养治疗的有效性和安全性。

第四节　肿瘤恶病质的营养支持

（一）肿瘤恶病质及其发病机制

恶病质（cachexia）是营养不良的特殊形式，目前较为公认的恶病质定义是：以持续性骨骼肌消耗为特征，伴或不伴有脂肪组织丢失，常规营养治疗不能完全缓解，最终可导致进展性功能损伤的多因素综合征。恶病质常伴发于多种慢性疾病，包括恶性肿瘤、慢性阻塞性肺疾病、慢性心力衰竭、慢性肾衰竭、肝功能不全和风湿性关节炎等。其中，肿瘤恶病质（cancer cachexia）发病率最高，是各种晚期恶性肿瘤的常见并发症，其以骨骼、内脏的肌肉消耗为特征，伴有食欲减退、厌食、饱胀感、体重下降、肌肉萎缩、乏力、贫血、水肿、低蛋白血症等多种临床表现。

肿瘤患者糖类代谢异常主要表现为葡萄糖储存减少，葡萄糖消耗增加，肝脏糖异生活性增强，机体组织对胰岛素不敏感。正常情况下乳酸循环（Cori cycle）仅占葡萄糖转化的 20%，而在肿瘤恶病质患者中却增加至 50%并可以清除 60%的乳酸。研究表明 Cori cycle 活性增强和体重消耗之间有关联。有研究认为，肿瘤的存在诱导胰岛素抵抗的发生，导致葡萄糖储存减少，外周组织对葡萄糖氧化显著减少，葡萄糖消耗增加、体重减轻，这些改变与恶病质综合征的发生有关。

肿瘤恶病质以脂肪的消耗为特征，是由脂解作用增强而导致。恶性肿瘤患者甘油和必需脂肪酸（essential fatty acid，EFA）更新速度加快，在体重下降之前就很明显，禁食期间体重消耗的肿瘤患者，血清甘油三酯的浓度要比体重稳定的患者更高，进一步证明了脂解作用的增强。

肿瘤恶病质患者由于肌肉蛋白分解增加、合成减少，从而使全身蛋白质总量减少。骨骼肌的蛋白质分解代谢主要有三种水解通路：①溶酶体系统参与细胞外蛋白质和细胞表面受体的水解；②细胞内钙离子调节的钙激活蛋白酶参与组织损伤、坏死和细胞自溶；③泛素依赖的蛋白质水解通路。在这三种蛋白质水解通路中，泛素依赖的蛋白质水解通路可能是导致肿瘤恶病质骨骼肌消耗的一个重要原因。此外，血浆胰岛素浓度下降和骨骼肌对胰岛素的敏感性降低，氨基酸供给不足和必需氨基酸缺乏等都会导致蛋白质合成减少。

（二）肿瘤恶病质的诊断和分期

肿瘤恶病质诊断需满足以下至少一条：①非自愿体重减轻，6 个月内体重减轻＞5%；②体重指数（body mass index，BMI）＜18.5kg/m^2 和 6 个月内任意程度的体重减轻＞2%；③四肢骨骼肌指数符合肌少症标准（男性＜7.26kg/m^2，女性＜5.45kg/m^2）和任意程度的体重减轻＞2%；以上症状均需伴有摄食减少或系统性炎症。

进展期恶性肿瘤 60%～80%可出现恶病质，约 20%肿瘤患者死于恶病质。当患者的体重丢失超过稳定体重的 30%时，死亡开始出现。恶病质是可被早期发现并进行有效干预的，而当其发展至晚期时，抗肿瘤治疗及营养治疗均很难见效。因此，肿瘤恶病质的分期以及早期营养干预对于恶性肿瘤患者的生存具有重要意义。

目前比较公认的分期标准为：①恶病质前期，表现为厌食和代谢改变，6 个月内无意识体重减轻≤5%；②恶病质期，6 个月内无意识体重减轻＞5%（排除单纯饥饿）或 BMI＜18.5kg/m^2，6 个月内体重减轻＞2%或四肢骨骼肌指数符合肌少症诊断标准（男性＜7.26kg/m^2，女性＜5.45kg/m^2），体重减轻＞2%；③恶病质难治期，肿瘤持续进展，对治疗无反应；分解代谢活跃，体重持续减轻无法纠正。需要注意的是，并非每个患者都经历整个过程。在恶病质前期，早期的临床和代谢症状，如厌食、乏力、胰岛素抵抗等往往出现，而患者体重下降通常低于恶病质诊断标准。肿瘤的类型和分期、系统炎症、食物摄入、抗肿瘤治疗效果是影响病程进展的常见因素。

（三）肿瘤恶病质的分级

长期以来，肿瘤恶病质没有有效的评估工具，临床和实验工作者常常利用营养不良的评估工具，如 PG-SGA、MNA、MST、MUST、GLIM 等对恶病质进行简单的评估，但这些评估工具在肿瘤恶病质的评估中都存在不同程度的局限性，不能很好地指导临床治疗。目前认为，一种客观的、准确的肿瘤恶病质评估工具应包含以下五个方面：机体储存的消耗、骨骼肌质量和力量的改变、厌食或食物摄入减少情况、分解代谢程度、身体和心理影响。基于此，CASCO（the Cachexia Score）提出了最新的恶病质评估工具，通过数字评分将恶病质分为四级：轻度（0～25 分）、中度（26～50 分）、重度（51～75 分）、终末期（76～100 分）。CASCO 的评分体系由五个部分组成：其中身体体重损失及构成占 40%，遗传性代谢疾病占 20%，身体表现占 15%，食欲减退占 15%，生活质量占10%。CASCO评分方法包含了恶病质评估所需要的五个方面，是一种理想的评估工具，对指导恶病质的临床治疗有一定积极意义，但其一些评分指标如IL-2、IL-6等并不属于临床常规检查，而且各部分分值的分布也缺乏有力的证明，另外其具体实施的复杂性也限制了它的应用。

随后Bozzetti等人根据大量患者数据分析，给出了恶病质营养不良的分级系统：SCRINIO分级法则。根据体重丢失程度和是否具有上述症状，可以将恶病质患者分为4个等级，见图28-4。该法则在欧美已经逐渐被接受，并且是恶病质营养不良分级和采取相应后续措施的理论依据。

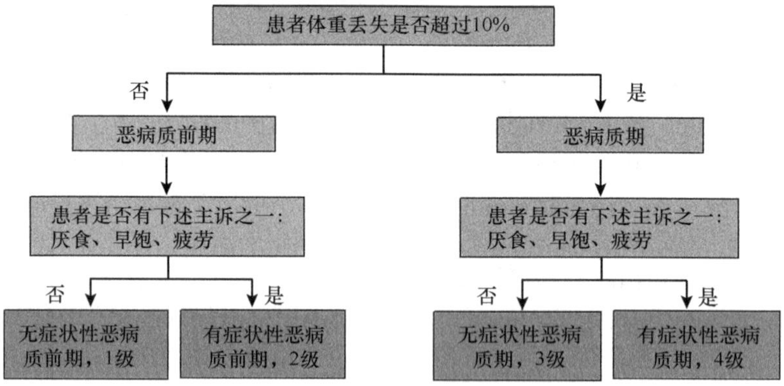

图28-4 SCRINIO分级法则

（四）肿瘤恶病质的治疗

从临床结局来看，营养干预可提高恶病质患者生存质量，甚至延长患者生存期。恶病质难治期的患者体力活动往往严重受限，预期生存期常常低于3个月，营养干预可能无法完全逆转其体重减轻及代谢异常，并且患者可能无法承受营养支持治疗，但适当的营养摄入仍可能提高患者生存质量，并给患者及家属带来心理安慰。恶病质营养干预的最终目标是逆转患者体重减轻和肌肉丢失，而对难治性恶病质患者则主要是减轻恶病质相关症状、提高整体生存质量。

1. 营养咨询和饮食指导 由专业营养医师或营养师（配合临床医师）进行密切随访（包括关注营养状况、营养咨询和饮食指导）可能提高患者生存质量，甚至延长患者的生存期。经过营养咨询和饮食指导增加能量和蛋白质的摄入是有效的，能显著改善肿瘤患者的营养状况。由专业营养医师或营养师为晚期肿瘤、食欲减退和（或）体重下降的晚期肿瘤患者进行评估和咨询，目的是为患者及家属提供实用和安全的营养建议，提供关于摄入高蛋白、高热量、高营养型食物的指导，以及修正任何未经证实的或极端的饮食建议。

2. 肠内营养 是经胃肠道提供代谢需要的营养物质及其他各种营养素的营养支持方式，途径包括口服及管饲。以下3种情况建议给予肠内营养从而提高或维持营养状况：①摄入不足导致的体重减轻；②预计7天不能进食；③超过7天进食量不足每日推荐量的60%。另外，对于无法治愈的患者，在患者同意的前提下，建议给予肠内营养以减轻症状，提高生存质量，甚至可以延长患者生存期。但是当存在系统性炎症时，单纯通过肠内营养恢复体重比较困难。对于进展期恶性肿瘤患者，单纯营养干预不能带来生存获益，但当针对代谢异常治疗时，可能会有积极的结果。

3. 肠外营养 有营养不良的肿瘤患者，在进行抗肿瘤治疗的同时，若无法实施肠内营养，建议给予全肠外营养或补充性肠外营养。短期肠外营养可针对性地提供给部分患者，如患有可逆性肠梗阻、短肠综合征或其他导致吸收不良的疾病。在避免再喂养综合征的情况下，补充性肠外营养可能使患者获益。

4. 特殊营养素的应用

（1）谷氨酰胺：是血液中最丰富的氨基酸之一，在维持黏膜完整性方面起着至关重要的作用，还可以通过其合成代谢作用和促进基质形成来促进伤口愈合。早期的一项随机对照研究，给Ⅳ期肿瘤患者补充β-羟基-β-甲丁酸盐（HMB）（3g/d）、精氨酸（14g/d）和谷氨酰胺（14g/d）持续4周，体重及瘦体重相比对照组显著增加，且体重在24周时仍能继续保持。由Rathmacher等发表的一篇报道指出，针对罹患HIV/AIDS、肿瘤并伴随体重减轻的患者，每天补充含有3g HMB、14g精氨酸与14g谷氨酰胺的混合制剂，相比对照组，治疗组患者感觉乏力减轻，红细胞计数、血红蛋白、淋巴细胞计数显著增高，未见异常反应。然而，另外的部分研究未能获得与上述一致的结果。上述研究结论不一致考虑有以下几个原因：①研究对象虽然都是恶病质患者，但是基础疾病不同，因此接受的基础治疗多种多样；②不同的研究使用的谷氨酰胺剂量和持续时间不同。因此，关于谷氨酰胺在恶病质患者的治疗中是否具有积极作用，有待进一步研究。

（2）不饱和脂肪酸：炎症反应促进恶病质的发生发展，尤其在体重减轻的恶性肿瘤患者中，炎症进程非常强烈，炎症状态所介导的高分解代谢大量消耗了患者摄入的营养物质。ω-3多不饱和脂肪酸是一种长链、多不饱和脂肪酸，作为一种免疫营养素，用于改善放、化疗中患者的营养状况并调节放、化疗患者的全身炎症反应。

（3）支链氨基酸（BCAA）：能抑制蛋白质分解，同时促进蛋白质合成，具有改善食欲缺乏的效果。Hunter DC等报道9例腹腔腺癌患者分别先后给予普通全肠外静脉（含BCAA 19%）或富含BCAA（含BCAA 50%）的全肠外静脉，结果显示酪氨酸氧化下降（提示蛋白质利用改善）、蛋白质及白蛋白合成增加，说明BCAA对肿瘤恶病质有明显的正效应。

（4）*L*-肉碱：Gramingnano G等对12名进展期肿瘤患者每天给予肉碱6g连续4周，发现*L*-肉碱可能改善恶病质患者的食欲、瘦体重和疲劳症状。Cruciani RA等在27例肉碱缺乏的进展期肿瘤患者中的研究发现，添加*L*-肉碱可改善肿瘤患者的疲倦、睡眠和抑郁症状。

第五节　肿瘤患者的营养教育

营养教育是肿瘤患者营养治疗的重要组成部分，是营养治疗的基础。肿瘤患者的营养教育遵循一般人群营养教育的基本原则，但更具针对性，其内容比一般人群的营养教育更加丰富。营养教育不仅仅是传授饮食、营养知识，更加重要的是改变患者不良的饮食行为，养成正确的饮食、营养习惯，达到改善营养不良，维持体重，减少或减轻放、化疗期间不良反应的目的。

1. 回答患者及其家属提出的问题　积极回答患者、家属及照护人员的问题，为他们答疑解惑，澄清认识误区，传播科学知识，引导合理营养，是肿瘤患者营养教育最基本、最重要的内容，是肿瘤患者五阶梯营养治疗的第一阶梯，是促进肿瘤患者顺利康复的有效措施。

2. 告知患者及其家属营养诊断的目的　营养师或营养医师需诊断患者有无营养不良及营养不良的严重程度，了解患者是否合并代谢紊乱，告知患者营养治疗的必要性，保证营养治疗的及时性、合理性，同时避免了营养制剂的不合理使用，减轻了患者的经济负担。

3. 完成患者的饮食、营养与功能评价　膳食调查、营养状况评估及功能评价都是肿瘤患者营养诊断的核心内容。膳食调查反映饮食摄入现状；PG-SGA反映患者机体营养状况，即饮食导致的营养后果；功能评估反映饮食、营养对机体生理、心理功能的影响。

4. 查看患者的实验室及仪器检查结果　营养筛查与评估只能获得能量不足的营养不良诊断，不能诊断其他如蛋白质缺乏、维生素缺乏、矿物质缺乏等类型营养不良，也难以分析营养不良的原因、是否合并器官功能障碍、是否存在代谢紊乱等。因此，营养师或营养医师必须结合患者的实验室检查、仪器检查对患者进行综合评估。

5. 提出饮食、营养建议　在肿瘤患者及其家属中，营养误区的数量往往超过其他任何疾病，其中最为常见的包括忌口、偏饮偏食、迷信素食以及过度依赖保健品。这些误区常常导致患者出现营养不良、生活质量下降以及生存时间缩短等问题。因此，破除这些营养误区，向患者及其家属传授科学的营养知识，并为他们提供合理的饮食及营养建议，对于患者的营养治疗以及抗肿瘤治疗都具有至关重要的意义。

6. 告知患者及其家属放、化疗期间可能出现的并发症及相应的营养干预措施 肿瘤患者开始放、化疗后，可能出现食欲下降、恶心呕吐、腹胀、腹泻、放射性口腔黏膜炎、放射性肠炎等并发症，营养师或营养医师需告知患者及其家属放、化疗对营养状况的影响，营养状况对放、化疗疗效和耐受性的影响及针对不同并发症如何科学合理营养等方面的内容。

7. 规划并实施营养随访 放、化疗后患者的营养教育对于患者出院后体重、营养状况的维持具有重要意义。营养教育的内容要点包括放、化疗后患者和家属如何进行自我营养监测；常见的可能影响营养状况的远期放、化疗并发症的预防与处理；带肠内营养管或肠外营养管出院患者的护理等。营养教育是一个长期的过程，是一个养成的过程，营养教育成功与否的关键部分是能否进行定期的营养随访。

（杨　歌　杨坤禹）

第二十九章　危重症患者的营养支持

危重症患者通常处于一种强烈且失衡的免疫炎症反应和代谢应激状态。在这种强烈应激的初期，机体的代谢处于亢进状态，失衡明显。此时，无论是分解代谢还是合成代谢都可能增加，但往往处于失衡状态。单纯依靠营养支持并不能改善重症患者的营养状态，反而可能因为提供的营养底物超出了机体的利用能力，从而加重器官的代谢负担和炎症损伤。危重症患者的营养治疗策略是在支持的基础上强调给予治疗性的营养底物补充：一方面围绕传统的葡萄糖、蛋白质、脂肪三大营养物质，探究最佳的实施方式，以满足人体生理需求；同时根据重症患者的病理生理及生化改变，补充所需的促炎或抗炎介质的营养底物，减轻受体组织分解，精准地“补不足”。另一方面针对机体在应激状态下所引发的免疫代谢失衡、炎症反应过度进行代谢调理和营养治疗，有目的地限制某些底物的供给。

因此，我们强调传统的“营养支持”应提升为“营养治疗”。营养治疗是危重症医疗中的核心环节之一。早期进行营养治疗，能够减轻症状及减少并发症的发生，缩短重症监护病房住院时间，有效改善患者预后。应该指出，营养治疗并不能完全阻止和逆转重症患者严重应激的分解代谢状态和人体组成改变，但合理的营养治疗，可减少净蛋白的分解及促进蛋白质合成，改善潜在的和已发生的营养不良状态，防治并发症。

第一节　危重症患者代谢特点和一般治疗原则

许多危重症患者存在明显的应激过程，在最初阶段以代谢减少为特征的“退潮期”后，分解代谢激素如胰高血糖素、儿茶酚胺和肾上腺皮质激素分泌增加，出现胰岛素抵抗，以及细胞因子、氧自由基和其他局部介质增加等。危重症患者的代谢变化常伴随全身炎症反应综合征（SIRS）。当这种反应过于剧烈或持续时间较长时，就可能导致葡萄糖、脂肪和蛋白质代谢严重失调，出现代谢亢进和分解代谢增加，其中糖代谢变化尤为突出，机体会产生不同程度的胰岛素抵抗现象，表现为糖利用率下降，出现高糖血症，而任何程度的高糖血症都可能使感染性并发症的发生率升高，从而导致疾病的复发或加重。

危重症患者常常无法自主进食，机体组织必须消耗自身能量储备以满足能量需要。但不同于饥饿所致的自身消耗，营养治疗只能通过减轻负能量-蛋白质平衡，起到一定的补偿作用，不能扭转机体分解代谢状态。因此，对于危重症患者，营养治疗的目的是提供细胞、酶等代谢所需要的能量与营养底物，维持组织器官结构与功能。只有在恢复阶段，才能够逆转负氮平衡。此外，某些特殊物质可能有助于调节代谢紊乱与免疫功能、增强机体抗病能力，改善预后。危重病患者营养治疗应遵循以下原则。

1. 尽早治疗　复苏早期、血流动力学尚未稳定或存在严重的代谢性酸中毒阶段，均不是开始营养治疗的安全时机。此外，还需考虑不同原发疾病、不同阶段的代谢改变与器官功能的特点：在严重肝功能障碍、肝性脑病、严重氮质血症、严重高血糖未得到有效控制等情况下，营养治疗很难有效实施。此时维持水、电解质平衡最为重要。

在避开炎症早期的代谢抑制阶段后，尽早对危重症患者进行肠内营养治疗，可阻断营养不良与免疫功能低下的恶性循环，避免因肠道细菌移位所致的严重感染及多器官功能障碍综合征的发生，并有助于改善肠黏膜结构和功能，维持肠道完整性，预防应激性溃疡。

2. 宁缺毋滥，合理供给 在营养治疗开始时，营养供给应恰如其分，供给原则应是“量入为出，宁少毋过”。营养供给过多则增加患者的代谢负担，加重病情；供给过少则对已处于危重状态的患者“雪上加霜”。

合理的能量供给是实现重症患者有效营养治疗的保障。应激早期，合并有全身炎症反应的急性重症患者，能量供给在20～25kcal/（kg·d）被认为是大多数重症患者能够接受并可实现的能量供给目标，即所谓“允许性低热量喂养”。其目的在于避免营养治疗相关并发症，如高血糖、高碳酸血症、瘀胆与脂肪沉积等。值得注意的是，对于危重症患者，营养供给时应考虑到危重机体的器官功能、代谢状态及其对补充营养底物的代谢、利用能力。在肝、肾功能受损情况下，营养底物的代谢与排泄均受到限制，供给量超过机体代谢负荷，将加重代谢紊乱与脏器功能损害。危重症患者的营养治疗应充分考虑到受损器官的耐受能力。

对于病程较长、合并感染和创伤的重症患者，病情稳定后的能量补充则需要适当地增加，目标喂养可达30～35kcal/（kg·d），否则将难以纠正患者的低蛋白血症。

3. 全面支持，控制应激性高血糖 主动补充外源性胰岛素，控制血糖在正常水平；另外，还需主动补充维生素、微量元素等。应激性高血糖是危重症患者普遍存在的代谢问题，任何形式的营养治疗均应配合使用胰岛素控制血糖，严格控制血糖水平可明显改善重症患者的预后，使机械通气时间、住在ICU时间、多器官功能障碍综合征发生率及病死率明显下降。

第二节 危重症患者营养治疗时机和路径

营养治疗作为危重症患者临床治疗的重要手段之一，在患者的疾病预后中发挥着重要的作用。国内外肠内肠外营养相关指南均推荐，若重症患者胃肠道功能良好，推荐早期启动肠内营养。早期肠内营养是危重症患者首选的喂养方式，不仅能改善患者的营养状况，同时能保持患者肠黏膜结构和功能的完整性，促进疾病的康复。

（一）营养治疗开始时机

对于危重症患者，生命体征稳定（血流动力学、呼吸功能稳定，包括药物、呼吸机等治疗措施控制下）的情况下，如果胃肠道功能良好，推荐早期肠内营养。

危重症患者（如大手术后、重症急性胰腺炎、重度创伤、APACHE Ⅱ评分＞10住院患者）应激期的代谢反应可导致机体瘦体重（lean body mass，LBM）急剧消耗，引起内脏功能受损、修复功能与免疫功能显著下降。严重应激后机体代谢率明显增高，体重丢失平均0.5～1.0kg/d，发生营养不良（体重丢失≥10%）。多个临床研究证明，早期营养治疗（入住ICU后24～48小时内）有助于改善危重症患者的临床结局。对重症颅脑损伤患者早期营养治疗可能提高生存率、减少致残率，延迟营养治疗将导致危重症患者迅速出现营养不良并难以纠正。营养治疗不足及能量蛋白质负平衡，将直接导致营养不良发生，并与感染相关，影响ICU患者预后。因此，对于预计连续5～7天经口摄食无法达到营养目标量的危重症患者，应当给予营养治疗。对于严重营养不良患者或入院前一直处于饥饿状态的患者，需谨慎且渐进地重新引入营养治疗，以免发生再喂养综合征。

综上所述，营养治疗应遵循以下时机：水、电解质与酸碱平衡紊乱基本纠正；休克复苏后，循环及呼吸功能趋于稳定；无大出血；血糖平稳或在胰岛素控制下趋于平稳；经初步处理或血液净化治疗后，肝、肾衰竭趋于稳定。

（二）营养治疗的路径

根据营养素补充途径，临床营养治疗分为肠内营养（enteral nutrition，EN）治疗和肠外营养（parenteral nutrition，PN）治疗两种路径。

1. EN 治疗　有助于维持肠道完整性、调节应激和全身免疫反应、减轻疾病严重程度及改善预后。与延迟 EN 治疗相比，早期 EN 治疗能降低危重症患者的病死率和感染发生率。在危重症患者中，与营养低风险的患者相比，营养高风险的患者从早期 EN 治疗中获益更大，包括更低的院内感染率、并发症发生率和病死率。

（1）适应证：对于血流动力学稳定[平均动脉压（mean arterial pressure，MAP）≥65mmHg，去甲肾上腺素≤1μg/（kg · min）并在减量中]且无 EN 禁忌证的患者，入住 ICU 后 24～48 小时应酌情尽早启动 EN。在血流动力学不稳定、不可控的休克患者中，将 EN 引入严重低灌注的肠道会增加肠内喂养不耐受和非闭塞性肠/肠系膜缺血的风险。危重症患者复苏优先，经充分复苏和（或）使用稳定的升压药剂量、持续平均动脉压≥65mmHg 后，重新开始 EN 治疗。

当患者出现以下情况时应延迟 EN：未控制的低氧血症和酸中毒、未控制的胃肠道出血、明显肠缺血（闭塞性或非闭塞性）、肠梗阻（机械性肠梗阻）、腹腔间隔室综合征、胃残余量（gastric residual volume，GRV）＞500ml/6h 或不能实现可靠的远端喂养通路的高输出瘘管。

（2）EN 途径：包括口服营养补充、鼻胃管、鼻空肠管、经皮内镜下胃造口术（PEG）和经皮内镜下空肠造口术（PEJ）等。

1）口服营养补充途径：对于能够经口进食且存在营养不良或营养不良风险的危重症患者，每日在饮食基础上给予口服营养补充且达到能量和蛋白质目标量，可明显改善患者的营养状况和临床结局。因此，对于存在营养不良或营养不良风险且可以经口进食的危重症患者，每日至少口服补充 400kcal 能量和 30g 蛋白质。

2）鼻胃管途径：鼻胃管是最常用的肠内营养途径，是 2～3 周肠内营养的首选管饲途径，常用于胃肠功能正常但不能口服、经短时间管饲即可过渡到口服饮食的患者。优点是简单、易行。缺点是反流、误吸、鼻窦炎、上呼吸道感染的发生率增加。

3）经鼻空肠管途径：优点在于因导管通过幽门进入十二指肠或空肠，使反流与误吸的发生率降低，患者对肠内营养的耐受性增加。重症患者往往存在胃肠动力障碍，肠内营养时容易出现胃潴留、呕吐和误吸，对不耐受经胃营养或有反流和误吸高风险的危重症患者选择经空肠营养。

4）PEG 途径：是指在纤维胃镜引导下行经皮胃造口，将营养管置入胃腔。优点是去除了鼻管，减少了鼻咽与上呼吸道的感染并发症，可长期留置营养管。PEG 适用于因昏迷、食管梗阻等长时间不能进食，但胃排空良好的重症患者。

5）PEJ 途径：是指在内镜引导下行经皮胃造口，并在内镜引导下，将营养管置入空肠上段，可以在空肠营养的同时行胃腔减压，可长期留置。其优点除减少了鼻咽与上呼吸道的感染并发症外，减少了反流与误吸风险，并在喂养的同时可行胃十二指肠减压。尤其适合于有误吸风险、胃动力障碍、十二指肠淤滞等需要胃十二指肠减压的重症患者。

对于危重症患者，建议盲法留置鼻胃管或鼻肠管；对于置管失败或置管困难的患者，建议在内镜引导下放置；对于无法耐受内镜引导置管的患者，可选择超声或 X 线引导下放置鼻胃管或鼻肠管；对于接受腹部外科手术需进行肠内营养治疗的患者，建议在术中建立肠内营养通路；对于预计需要肠内营养支持超过 4 周的危重症患者，建议通过 PEG 或 PEJ 给予营养支持。

（3）EN 制剂：肠内营养制剂是一类不需消化或只需经过化学消化吸收的营养物质，通过胃肠道途径（口服或管饲）进入患者体内提供营养支持，其营养成分组成主要包括糖类、脂肪类、氮源、维生素、矿物质、纤维素等，动植物提取物为其原材料的主要来源。常规肠内营养制剂的能量密度在 0.9～1.5kcal/ml 范围内，氮源、糖类和脂肪类提供能量的比例分别为 14%～17%、54.5%～75% 和 9%～31.5%。根据剂型分类，有粉剂、乳剂和混悬剂 3 种剂型，各种剂型的给药方式不同，应根据患者具体情况选择适宜的制剂。对于胃肠道功能正常的危重症患者，选择整蛋白型肠内营养制剂；对于克罗恩病、短肠综合征和急、慢性胰腺炎等胃肠道功能低下的危重症患者，应给予短肽型肠内营养制剂。根据不同疾病的营养需求，对肿瘤、糖尿病、烧伤、创伤、肺部疾病等患者应根据疾病特点选择疾病特异型肠内营养制剂。

（4）EN 的实施：①建议危重症患者以低剂量起始喂养（10～20kcal/h 或 500kcal/d），之后根据肠内营养耐受情况循序渐进调整速度和浓度，5～7 天逐渐达到目标喂养量；对于因喂养不耐受导致入住 ICU 7～10 天仍未达到 60%目标喂养量的患者，建议给予补充性肠外营养。②对于危重症患者，使用持续输注 EN，而不是间歇性单次大量输注 EN。③肠内营养制剂输注需注意温度，适当提高营养液温度（38～42℃）能有效减少肠内营养胃肠道反应的发生。④所有接受 EN 的机械通气患者应将床头抬高 30°～45°以减少误吸。⑤对于血糖大于 10mmol/L 的患者，推荐选用低血糖指数配方肠内营养制剂，并使用胰岛素泵控制血糖。

（5）EN 耐受性评估：推荐采用急性胃肠功能损伤（急性胃肠损伤）标准对患者进行胃肠功能评估：急性胃肠损伤Ⅰ级为存在胃肠道功能障碍和衰竭的风险，急性胃肠损伤Ⅱ级为胃肠功能障碍，急性胃肠损伤Ⅲ级为胃肠功能衰竭，急性胃肠损伤Ⅳ级为胃肠功能衰竭伴有远隔器官功能障碍。当急性胃肠损伤为Ⅰ～Ⅲ级时，患者仍然存在胃肠功能，应积极或尝试启动 EN；若为急性胃肠损伤Ⅳ级应暂缓 EN；EN 过程中应对急性胃肠损伤实施动态评估。

（6）EN 监测：注意监测患者临床表现、胃残余量、误吸风险、输入管道、液体出入量以及相关化验如血糖、电解质、肝肾功能等，评价肠内营养过程中患者的耐受性和治疗效果。

2. PN 治疗 PN 是指通过胃肠道以外的途径（即静脉途径）为患者提供全面、充足的机体所需的各种营养物质，以达到预防或纠正营养不足的目的，增强患者对严重创伤的耐受力，促进患者康复的治疗方法。

（1）适应证：对于低营养风险的患者（3 分≤NRS 2002 评分＜5 分或 NUTRIC 评分＜6 分），EN 支持治疗 7 天后仍未能达到 60%目标喂养量时，应给予补充性 PN；对于营养风险较高的患者（NRS 2002 评分≥5 分或 NUTRIC 评分≥6 分），若 48～72 小时内 EN 无法满足目标能量及蛋白质供给量的 60%时，建议给予补充性 PN；对于胃肠功能严重障碍且不能使用 EN 的重度营养不良患者，建议尽早启动 PN，以降低或避免喂养不足，改善临床结局。

全肠外营养（total parenteral nutrition，TPN）的适应证包括：胃肠道功能障碍的重症患者；由于手术或解剖问题胃肠道禁止使用肠内营养的重症患者；存在尚未控制的腹部疾病，如腹腔感染、肠梗阻、肠瘘等。对于肠内营养禁忌的重症患者，如不及时有效地给予 PN，其死亡的风险将增加 3 倍。

存在胃肠道功能障碍，仅能接受部分肠内营养的重症患者，应采用 EN 和 PN 相结合的营养治疗方式。小剂量 EN 能够预防肠黏膜绒毛功能丧失，保护肠黏膜功能。一旦患者胃肠道条件允许，应逐渐减少 PN，增加 EN 直至能够经口摄食。

（2）PN 输注途径：输注途径可分为外周静脉置管（peripheral venous catheter，PVC）和中心静脉置管（central venous catheter，CVC）。PN 输注途径的选择详见本书第十二章第三节肠外营养的实施方法。

外周静脉指浅表静脉，通常指上肢静脉，成人下肢静脉血栓静脉炎风险高，故不适合 PN。通过 PVC 给予肠外营养具有静脉入路容易、护理方便、不存在中心静脉置管风险和较为经济等优点。外周肠外营养适用于较低渗透浓度（通常建议≤900mOsm/L）营养液的短期治疗，高渗营养液易引起血栓性静脉炎。此外，PN 超过 14 天者，通常应行 CVC。若单纯以 PN 输注为目的，通常不采用静脉输液港。常用的中心静脉通路是锁骨下静脉和颈内静脉，股静脉发生血栓栓塞和感染并发症风险高，一般不推荐用于 PN。

（3）PN 输注方式：与单瓶输注相比较，“全合一”PN 中各种营养成分充分混合，使之达到合理的配比，更加符合病理生理需求，并且能够减少代谢性并发症的发生，降低相关感染风险，有利于机体的合成代谢需要。能量物质和氨基酸同时输注，可避免氨基酸作为能源物质被消耗。

（4）PN 配方

1）葡萄糖、脂肪乳剂是 PN 处方中主要的供能物质，一般建议脂肪供给为 1.0～1.5g/（kg·d），葡萄糖为 3.0～5.0g/（kg·d），糖脂比通常为 60∶40 或 70∶30，重症患者可达 50∶50。危重症患者常合并应激性高血糖，与应激状态下葡萄糖氧化代谢障碍、糖异生增强及胰岛素抵抗、外周组织糖利用障碍有关，尤其急性期早期（入住ICU后1～3天内），过多葡萄糖摄入可加重糖代谢紊乱与器官功能损害。因此，危重症患者急性期需适当降低糖脂比，避免葡萄糖摄入过多而加重糖代谢紊乱，并在监测血糖的情况下应用胰岛素控制血糖。PN时还需注意控制葡萄糖输注速率，一般为2～2.5mg/（kg·min），葡萄糖输注速度＞4mg/（kg·min）时，增加机体氧化代谢的负担，易造成肝脏脂肪变性。

2）氨基酸作为机体的氮源，建议以足量的非蛋白热量供给为基础，避免浪费；推荐使用不含亚硫酸盐类抗氧化剂的复方氨基酸制剂以减少肝损害。

3）与大豆油长链脂肪乳剂相比，中/长链脂肪乳剂可改善脂代谢、减轻免疫抑制反应；结构脂肪乳剂可均衡代谢，保护肝功能；鱼油脂肪乳剂可调控机体炎症反应，改善器官功能；橄榄油脂肪乳剂可减轻脂质过氧化；多种油脂肪乳剂（SMOF）可优化脂肪酸配方，利于临床获益。

4）危重症患者肠道无法进行喂养时，PN添加Gln双肽可维护肠黏膜屏障功能和免疫功能，减少感染性并发症。但合并严重器官功能障碍的患者，尤其是脓毒症休克或合并肝、肾功能不全者，补充Gln易增加重症患者的病死率，不建议补充Gln双肽。

5）需要PN的危重症患者，添加ω-3多不饱和脂肪酸有助于调控炎症反应，降低感染发生率，缩短住院时间。

（5）PN监测：每日准确记录液体出入量，监测血电解质、肝肾功能、血气分析、氮平衡、血糖、人体成分分析等，进行综合评估。

（三）肠内营养治疗常见并发症及管理

在临床实践中，危重症患者实施肠内营养时，极易发生腹泻、腹胀、误吸、高水平胃残余量（gastric residual volume，GRV）和上消化道出血等并发症。如何科学、规范地预防和管理肠内营养治疗期间常见的并发症十分重要。

1. 腹泻 是肠内营养治疗期间常见的并发症之一，是指患者每日排便次数超过3次，含水量在80%以上且不成形。低蛋白血症、抗菌药物的不合理应用、肠内营养制剂的种类、肠内营养的剂量及供给速度、机械通气等均为诱导危重症患者肠内营养相关性腹泻的独立危险因素。肠内营养并发腹泻往往会引起喂养中断，给危重患者维持肠内营养带来挑战；此外，腹泻的发生会引起电解质紊乱、大便失禁、压疮等临床问题，增加患者的医疗负担。因此，采用合理的方法对肠内营养并发腹泻进行评估是避免肠内营养中断的关键。Hart腹泻计分法对判断腹泻是否发生具有重要意义，但仍需更多的临床证据。

肠内营养并发腹泻的患者的防治原则主要包括：①患者腹泻时，护士应报告医师，并与医师共同做出是否需要停止肠内营养的临床决策，不能习惯性地停止肠内营养。如果肠内营养作为腹泻的原始原因，可以改变肠内营养制剂的输注速度、调整肠内营养制剂的配方或调整肠内营养制剂的温度。②对于危重症患者，推荐采用肠内营养输注泵匀速输送的方式进行营养制剂喂养。肠内营养输注泵持续性营养输注可减少危重症患者血糖波动，更有利于维持血糖的稳定性，并减少肠内营养并发症的发生风险。③对于危重症患者，尤其喂养相关性腹泻者，实施肠内营养时推荐将营养液温度调节至接近体温；对于老年腹泻患者，营养液的温度应维持于38～42℃为宜。④建议使用酵母菌或益生菌来预防或减轻由肠道菌群移位引起的腹泻。⑤肠内营养制剂中添加可溶性膳食纤维（20g/L）可降低腹泻的发生率并减轻腹泻。⑥需记录肠内营养制剂开启的日期与时间。打开但未使用的营养制剂，放入冰箱2～6℃储存，需在24小时内用完；正在使用的营养液，有效期不超过24小时；切勿使用过期的营养制剂。⑦肠内营养混悬液的pH值、黏度、渗透压、矿物质成分等通常保持在稳定状态。为维持营养液的理化性质，避免变质沉淀，应避免在成品的肠内营养混悬液中再添加水分或有色物质。

2. 腹胀 患者主诉腹部有胀气感，体格检查可见腹部膨隆，叩诊呈鼓音或腹围较鼻饲前增加且腹部触诊较硬、移动度降低、紧张度增高。可采用测量腹围值和腹部深、浅触诊方法对腹胀进行评估：腹围测量采用 150cm 软尺，测量的起点是受试者的肚脐，用防水铅笔在受试者的腰部做标记，并在每次呼气时在相同的地方测量腰围；用浅触诊和深触诊评估腹胀时，通过施加足够的压力，使浅触诊形成 1～2cm 的凹陷，深触诊形成 2.5～7.5cm 的凹陷。如果腹部柔软、活动、不紧张，则认为没有腹胀；腹部坚硬则认为腹胀。

肠内营养并发腹胀的患者的干预措施主要包括：①患者出现呕吐或腹胀，推荐使用甲氧氯普胺及床头抬高 30°～45°。②益生菌能够改善危重症患者肠内营养的胃肠功能和营养状况，减少腹泻、腹胀、呕吐、便秘的发生率，缩短达到目标喂养量的时间，改善患者白蛋白、血红蛋白水平。③患者腹胀、便秘或顽固性便秘，可使用比沙可啶等刺激性缓泻药；胃排空延迟时，可使用甲氧氯普胺，以预防或治疗腹胀。④采用缓慢加温鼻饲法可以有效控制鼻饲液的温度及注入量，可预防腹胀的发生。⑤对于危重症机械通气患者进行肠内营养治疗时，推荐早期滋养型喂养以减少腹胀的发生。⑥当重症胰腺炎患者早期肠内营养期间出现腹胀时，应减慢输注递增速度，给予腹部按摩、肛管排气等干预措施。⑦其他预防胃肠道胀气的方法有向胃肠道提供额外的水分或补充纤维素。额外的水分可以通过使用浓度较低的肠内营养制剂或通过鼻饲管间断给予温水等方式实现补给，纤维素可促进正常排便。

3. 误吸 危重症患者由于疾病原因需置入各种管道（如胃管、人工气道类导管等），人为地破坏了患者的吞咽功能。误吸是指患者在进食或非进食时，在吞咽过程中有数量不等的液体或固体的食物、分泌物、血液等进入声门以下呼吸道的过程。误吸高风险的因素包括高龄（＞70 岁）、鼻胃管喂养期间、机械通气期间、吞咽功能障碍、意识丧失/下降、声门或贲门关闭功能遭到破坏、合并神经系统疾病或精神类疾病、使用镇静或肌松药物、院内外转运等。发生误吸后，吸入性肺炎的风险会增加 12 倍，因此，早期识别肠内营养患者发生误吸的危险因素，对提前实施针对性预防措施、防止误吸的发生至关重要。推荐采用 ICU 误吸风险评估量表对住院的肠内营养患者进行评估。

肠内营养预防误吸发生的措施主要包括：①体位管理是防止误吸的重要措施，对接受肠内营养治疗的危重症患者采取半卧位（床头抬高 30°～45°）来预防误吸。②对于误吸高风险的危重症患者，建议采用幽门后喂养或小肠喂养。③对于机械通气患者，建议根据患者的胃肠耐受性动态调整肠内营养的剂量和速率来避免胃扩张，进而减少误吸的风险。④对于误吸高风险的危重症患者，推荐每 4 小时监测 1 次胃残余量（gastric residual volume，GRV），有条件的情况下，可采用床边胃超声监测评估 GRV。若监测结果显示 GRV＞250ml，则宜暂停胃肠喂养 2～8 小时后再进行喂养；若下一次监测仍＞250ml，应考虑使用幽门后喂养，而不是首先暂停肠内营养，除非有肠缺血或怀疑肠道梗阻。⑤对于误吸高风险的危重症患者，建议使用促胃肠动力药，如甲氧氯普胺、红霉素；或止吐药，如甲氧氯普胺；或抗反流药物，如枸橼酸莫沙必利片，来防止误吸。⑥对于误吸高风险的脑卒中患者，建议使用血管紧张素转化酶抑制剂促进咳嗽和吞咽反射，进而减少误吸。⑦在病情允许的情况下，尽可能降低患者的镇静、镇痛水平，并尽量减少危重症患者外出诊断检查的程序。

4. 高水平 GRV 当患者连续 2 次监测 GRV＞250ml 或 GRV 监测值超过前 2 小时喂养量的 50%时，即可视为高水平的 GRV。推荐每 4 小时使用注射器抽吸法或胃超声监测法对误吸高风险的危重症患者进行 GRV 监测。目前较常用的 GRV 监测方法有抽吸法和超声法等：注射器抽吸法操作简便、节约时间，是目前常用的无创测量方法，但容易污染营养制剂，且受患者卧位影响；胃超声因其操作简单、无创等优势，且床旁超声监测 GRV 在保证准确性的同时可维护肠内营养的持续性，成为肠内营养实施过程的新兴指导技术。注射器抽吸法监测 GRV 流程见图 29-1。

对于高水平 GRV 的危重症肠内营养治疗患者，推荐使用促胃肠动力药物，必要时更换喂养途径，可选择幽门后喂养。促胃肠动力药物包括多巴胺受体拮抗剂（甲氧氯普胺、多潘立酮）、运动激动剂（红霉素）、血清素-3 与血清素-4 受体激动剂的混合物（西沙必利），其中红霉素通过鼻饲或者静脉注射方式可以有效改善动力问题。

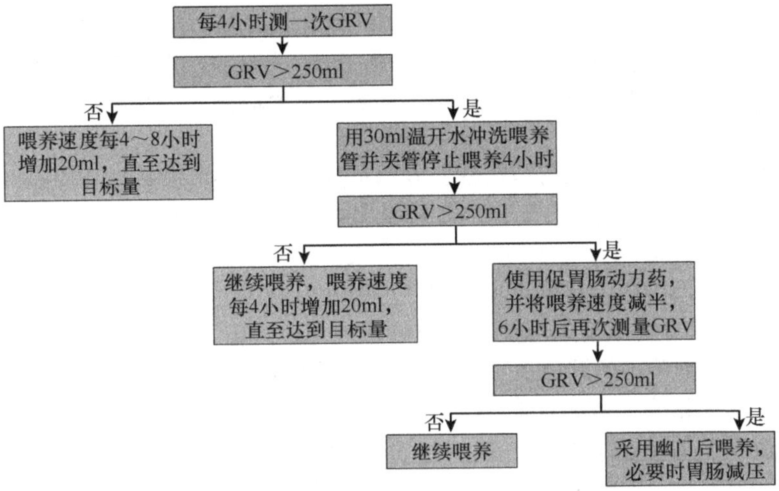

图 29-1 注射器抽吸法监测 GRV 流程

（四）肠外营养治疗常见并发症及管理

1. 导管相关并发症 常发生在中心静脉置管过程中，也有少数是长期应用、导管护理不当或拔管操作所致，受通路种类、操作经验、治疗持续时间、管路护理质量和患者的基础疾病状态等因素影响。导管相关并发症分为机械性并发症、感染并发症和血栓栓塞并发症。

（1）机械性并发症常发生在中心静脉置管的穿刺过程中，不同穿刺部位并发症种类和发生率不尽相同。穿刺前纠正患者的凝血功能异常，选择合适体位，采用超声静脉定位，穿刺时先用细针头定位，插管时采用 J 形弯曲导丝引导技术等，有助于减少并发症的发生。

（2）中心静脉导管相关感染是 PN 时最常见、最严重的并发症，包括全身感染和局部感染。全身感染是导管所致菌血症或脓毒血症，患者可出现寒战、高热、呼吸急促、低血压等，严重者可出现意识模糊。实验室检查见血中白细胞、中性粒细胞等感染指标升高。如果临床上表现为菌血症但无明显感染部位时，应怀疑导管相关感染的存在。

局部感染是发生在导管局部皮肤或周围组织的感染、腔隙感染或隧道感染。预防导管相关感染最重要的措施是在穿刺置管、PN 配制、给药和导管护理时严格遵守无菌原则，一般不需预防使用抗菌药物，没有感染证据时也不必定期更换导管。明确发生导管相关感染的患者必须拔除导管，并送导管尖端渗液、导管出口渗液和经导管抽出的血样做培养。

多数情况下，拔管后患者症状很快好转，不需使用抗菌药物。若患者症状持续且感染指标呈上升趋势，则需开始抗感染治疗。抗菌药物的选择应针对可能的致病性微生物及当地的病原菌耐药情况，随后根据细菌培养及药敏结果指导调整。当患者无感染症状而怀疑导管相关感染时，可暂不拔管，但应停止输液，经导管抽取血样送细菌培养，并用高浓度抗菌药物封管，根据细菌培养结果决定是否继续保留和使用导管。

（3）随着 PN 时间延长，导管相关的静脉血栓形成发生率逐渐增高。导管相关的静脉血栓形成常见于锁骨下静脉和上肢静脉，血栓形成后可逐渐增大并脱落，造成血栓栓塞，严重血栓栓塞可导致患者死亡。抗凝治疗可减少导管相关静脉血栓形成的发生率和血栓栓塞的风险，低分子量肝素和华法林均有预防作用，但 PN 中加入无效。已有血栓形成的患者可进行溶栓治疗。

导管阻塞常因导管内血栓形成或药物、无机盐沉淀所致，经外周静脉穿刺的中心静脉导管通路的发生率高于其他中心静脉通路。可使用溶栓药冲洗，必要时更换导管。

2. 代谢性并发症 肠外营养中各组分供给不足或过量，均会引起代谢性问题。机体营养物质代谢紊乱可能导致一些临床急症或进一步发展为脏器功能损害。在临床实践中，必须积极营养监测，根据患者的代谢需求调整营养方案。

（1）脂肪超载综合征是由脂肪乳剂输注速度和（或）剂量超过机体的脂肪廓清能力，导致的以血甘油三酯（triacylglycerol，TG）升高为特征的综合征。发病机制涉及脂肪乳的性质、用量和患者的功能状态，包括氧化应激、炎症反应、免疫应答、植物固醇、脂肪廓清、脂质体、血小板、内皮细胞等。

临床表现为肝脾大、黄疸、低蛋白血症、发热、急性呼吸窘迫综合征、代谢性酸中毒、血小板减少、出血、弥散性血管内凝血等。防治的关键是了解不同来源脂肪乳剂的特性，避免过量、过速使用，评估患者的脂肪廓清能力，密切监测血 TG 水平，一旦发生立即停用，并对症处理。

（2）再喂养综合征是指严重营养不良患者体内磷含量减少，开始营养支持后，特别是过快、过量摄入能量底物后，ATP 合成增加可能导致血磷浓度迅速降低，磷补充不足时更易发生。除低磷血症外，还可合并低镁血症、低钾血症、维生素缺乏、液体潴留。临床可表现为危及生命的心律失常，神经精神改变（如谵妄、癫痫发作等），严重低磷引起呼吸肌无力、通气不足甚至呼吸衰竭。

如不能及时诊断和处理，再喂养综合征的发生率和死亡率较高。防治再喂养综合征的第一步是识别高危患者，危险因素主要包括：营养不良的严重程度、过快的营养支持、未及时补充电解质和维生素或合并致电解质和维生素吸收不良的疾病等。在 PN 开始前，尽量纠正电解质缺乏（特别是钾、镁、磷），补充维生素 B_1，能量摄入应从目标量的 50%开始，逐步加量。

（3）肠外营养相关性肝脏疾病（parenteral nutrition-associated liver disease，PNALD）是长期 TPN 的常见并发症，包括肝脏脂肪变性和肝脏胆汁淤积等。肝脏脂肪变性表现为血转氨酶升高（超过正常上限 1.5 倍）、血胆红素轻度升高和肝脏增大（超声提示回声增强）。目前认为主要由过度喂养特别是葡萄糖过量引起，过量的葡萄糖进入体内后不能被完全利用，转化为脂肪沉积于肝内，引起脂肪肝，尤其易发生于原有肝脏疾病或其他伴发疾病（如脓毒血症、中重度营养不良、短肠综合征、因放化疗肠道损伤）的患者。

早期的肝脏脂肪变性是可逆的，发生在门静脉周围，但可进展为整个小叶的脂肪性肝炎，伴有不同程度的胆汁淤积和纤维化，可能发展为肝硬化和肝衰竭，是肠外营养最严重的并发症之一，在新生儿和儿童常见，应尽可能预防或减少其发生。对于长期 TPN 且已有肝酶升高的患者，可选择周期性输注（每次间隔 6～8 小时）以减少脂肪变性的发生。尽早启动 EN 供给，预防细菌过度生长，口服熊去氧胆酸逆转严重胆汁淤积，选择合适的脂肪乳剂，提供适宜的氨基酸和牛磺酸。

（4）长期 TPN 时肠道处于休息状态，肠道激素的分泌受抑制，胆囊运动减少，胆汁成分改变，导致胆汁淤积和胆囊扩张，进一步可发展为胆石症和胆囊炎。给予胆囊收缩素或少量 EN 供给可刺激胆囊收缩，防治胆汁淤积。

（5）长期 TPN 可能破坏肠黏膜的正常结构，肠黏膜上皮萎缩、变稀，皱褶变平，肠壁变薄，肠通透性改变，肠屏障功能减退，肠道细菌移位引起肠源性感染。应尽早改用 EN，补充谷氨酰胺。

第三节　危重症患者营养需求

（一）能量需求

应根据静息能量消耗（resting energy expenditure，REE）确立营养治疗的目标能量。建议使用间接测热法（测定人体消耗的氧气量和生成的二氧化碳量）来确定危重症患者的能量消耗，并指导能量供给；但是在国内的大多数机构，因实用性及成本问题受到限制，间接测热法目前尚未普及，可使用预测公式估算患者的能量消耗，建议一般危重症患者能量供应目标为 25～30kcal/（kg·d），并根据营养状况、疾病状况和胃肠道耐受性进行个体化调整；此外，经过强力容量复苏的危重患者或存在明显液体潴留时，临床医生应使用干体重或正常体重来计算目标能量，并且应每周重新评估目标能量≥1 次。与间接测热法相比，预测公式法的优势是简便，但使用预测公式估算危重症患者的能量消耗可能与间接测热法测值差异很大。

急性危重症患者首个 72 小时因存在内生性热量（500～1400kcal/d），早期全热量喂养+内生性热量将导致过度喂养。同时，早期全热量喂养会增加再喂养综合征的发生风险。ICU 入院患者早期即给予目标值喂养可能并无获益，在某些情况下可能还会造成不良后果，因此无论能量目标值为多少，应遵循循序渐进加强 ICU 患者营养的原则：急性疾病早期（前 3 天）应用低热量营养支持治疗（低于目标能量的 70%）；3 天后，如果患者没有出现胃肠功能不耐受，能量摄入可逐步提高至目标能量的 80%～100%。

危重症患者接受营养支持治疗时，应注意各种营养物质的能量供应比例。碳水化合物补充量一般占非蛋白质热量的 50%～60%，糖脂比例应维持在 60∶40～50∶50。ICU 患者肠内营养给予碳水化合物或肠外营养给予葡萄糖的量不应超过 5mg/（kg·min），静脉内脂质（包括非营养性脂质来源）不应超过 1.5g/（kg·d），并应监测患者的耐受性。

（二）蛋白质

对于 ICU 患者，蛋白质是伤口愈合、免疫功能支持和低体重维持最重要的常量营养素，并能够减轻 ICU 获得性衰弱和促进患者康复。建议危重症患者蛋白质供应目标为 1.2～2.0g/（kg·d），根据营养状况、疾病状况和胃肠道耐受性进行个体化调整。例如，处于高消耗状态的危重症患者（如严重创伤和烧伤患者），蛋白质供给目标可高达 2.5g/（kg·d）；严重肾脏疾病[肾小球滤过率＜30ml/（min·1.73m^2）]尚未接受透析的患者需要限制蛋白质的摄入。

（三）脂肪

对于危重症患者适当提高脂肪供能比有利于改善患者营养状况。接受肠内营养治疗的 ICU 患者，应结合疾病状态及胃肠道耐受能力，选择适宜脂肪供能比的制剂；接受肠外营养治疗的 ICU 患者，脂肪供能比例可适当增加但一般不超过非蛋白质热量的 50%，可根据患者的疾病状态和脂代谢情况进行动态调节。

ICU 患者可考虑在药理范围内补充 ω-3 脂肪酸（如鱼油）。ω-3 多不饱和脂肪酸可以竞争性抑制 ω-6 多不饱和脂肪酸代谢中间产物的合成，降低炎症反应，促进巨噬细胞的吞噬功能，改善免疫功能。ω-3 多不饱和脂肪酸还可影响细胞膜的完整性、稳定性，减少细胞因子的产生与释放，有助于维持危重疾病状态下血流动力学稳定。ω-3 多不饱和脂肪酸在调控手术创伤、感染、危重症患者的免疫和炎症反应，降低感染并发症、病死率等方面具有较好的效果。推荐对急性呼吸窘迫综合征、创伤与腹部感染的重症患者，营养支持时可添加药理剂量的 ω-3 多不饱和脂肪酸，其药理剂量为 0.1～0.2g/（kg·d）。

（四）微量营养素

微量营养素是指体内的微量元素和维生素，其含量非常少，但是是人体新陈代谢所必需的物质。由于危重症患者摄入减少、疾病应激合并营养物质的生物利用度下降等原因，微量营养素的缺乏风险增加。危重症患者应常规监测微量元素和维生素水平，对缺乏者及时给予强化补充。入院时已经存在低磷血症、低钾血症的危重症患者，需注意纠正电解质紊乱和补充维生素 B_1、维生素 B_2、维生素 B_6 和维生素 C，预防再喂养综合征。呼吸衰竭患者常见低磷血症，应密切监测血磷水平，必要时补充磷酸盐，当血磷水平低于 0.32mmol/L 时须静脉补充。

（五）谷氨酰胺

谷氨酰胺是肠黏膜细胞、淋巴细胞、肾小管细胞等快速生长细胞的能量底物，对维护肠道黏膜结构和功能的完整性及调节机体免疫功能起着十分重要的作用。应激状态下，血浆、肌肉谷氨酰胺水平明显下降，补充外源性谷氨酰胺，可促进蛋白质合成，改善机体应激时的免疫抑制状态，减轻氧化应激损害，调控细胞因子、炎症介质的产生与释放，改善患者临床结局。

接受肠外营养的危重症患者应早期补充药理剂量的谷氨酰胺，静脉补充谷氨酰胺有助于降低急性胰腺炎、多发性创伤、急性腹膜炎和外科大手术后感染性并发症的发生率。危重症患者补充谷氨酰胺的同时应监测肝肾功能并限制谷氨酰胺的剂量[≤0.5g/（kg·d）]。

（六）精氨酸

精氨酸是非必需氨基酸，但在应激状态下，精氨酸成为条件必需氨基酸，参与蛋白质合成，在氮的代谢、机体激素分泌、免疫调控、胶原合成、循环调节、肠黏膜屏障维护等方面发挥重要作用，推荐剂量为 0.2～0.3g/（kg·d）。但精氨酸作为一氧化氮合成的底物，可通过合成一氧化氮，促进感染、炎症状况下血管舒张、氧化应激损害增加，对机体产生不利影响，因此严重感染患者不宜补充精氨酸。

（七）微生态制剂

微生态制剂是在微生态学理论指导下生产的一类能够调节肠道微生态失衡，保持微生态平衡，提高宿主（人、动植物）健康水平或增进健康状态的生理性活菌（微生物）制品，也包括这些菌体的代谢产物及促进这些生理菌群生长繁殖的物质制品。近年来被逐渐用于研究改善肠道功能，常用的微生态制剂包括益生菌、益生元及合生元。

危重症患者肠道微生态失衡的防治原则主要包括：①积极治疗原发病，纠正可能的诱发因素，并减少使用、慎用引起肠道微生态失衡的药物（制酸剂、免疫抑制剂、抗生素等），防止肠道微生态失衡的发生。②调整机体的免疫功能和营养不良状态。对不能进食的患者，肠内营养对保持肠道微生态平衡十分重要，尽可能减少肠外营养。③合理应用微生态制剂，可以单独应用活菌制剂（推荐数种活菌联合应用）或益生元制剂，也可两种联合应用。④微生态制剂联合肠内营养可以有效抑制肠道内的有害菌群，纠正肠道微生态失衡，改善胃肠道功能并促进胃肠道营养吸收。

（八）液体管理

有效的液体管理在改善危重症患者预后方面有着重要意义。建议平衡营养支持治疗和液体负荷量之间的关系，根据具体病情给予个体化方案，可适当减少液体量（如每日 20～25ml/kg 液体目标摄入量）。

（杨　歌）

第三十章　创伤、烧伤患者的营养支持

第一节　创伤患者的营养特点

一、创伤的病理生理概述

创伤（trauma）是指由物理性、化学性或生物性的致伤因子所造成的机体组织连续性破坏和功能障碍。创伤是导致伤残与死亡最主要的原因之一，因创伤导致死亡的人数在过去 30 年出现成倍增长趋势。创伤可能是突发性的，如意外事故或自然灾害引起的伤害；也可能是慢性的，如长期暴露在有害环境下导致的损害。创伤可以涉及各种不同类型的组织，包括皮肤、肌肉、骨骼、内脏器官等。创伤可以分为开放性创伤和闭合性创伤两类：开放性创伤涉及皮肤或黏膜的破裂，使外部环境与身体内部组织发生直接接触，如切割伤、撕裂伤、枪伤等；闭合性创伤通常没有明显的皮肤或黏膜破裂，但可以导致内部组织的损伤，如骨折、挫伤、脑震荡等。创伤的严重程度可以从轻微的擦伤、挫伤到严重的多系统损伤，甚至危及生命。失控的全身炎症反应、严重感染或脓毒症、多器官功能障碍甚至衰竭是严重创伤的常见并发症，致死率高。

机体针对创伤会产生系统性应答反应，目的是维持内环境及血流动力学稳定，促进组织修复。应答反应的程度与创伤的原因、类型及伤情有关；严重创伤所产生的系统性应答反应可导致高分解代谢和一些严重后果。系统性应答反应一般包括免疫炎症反应、神经-内分泌反应、代谢反应。

（一）免疫炎症反应

创伤的病理生理过程极为复杂，尤其体现在免疫炎症反应的动态变化方面。创伤导致的局部损伤使局部微环境的免疫细胞（如中性粒细胞、淋巴细胞、巨噬细胞）产生、释放种类繁多的促炎介质与抗炎介质，这既能起到抵御外来感染而避免组织的进一步损害，又能促进坏死组织的吸收及组织新生。如果局部的免疫炎症反应不足以控制创伤所致的打击，则需要更多的炎症介质参与全身的调控，进而有效控制病情。受到严重创伤时，一方面促炎介质大量持续释放，并占据明显优势，随着众多受体介导和细胞活性物质生成，效应细胞的反应可逐级放大，呈瀑布效应，导致内皮细胞损伤、微循环渗透性增加、氧化应激、缺血再灌注损伤、微循环障碍等，机体呈现全身炎症反应综合征（SIRS）状态；另一方面，抗炎介质不断大量释放，通过级联放大效应诱导免疫抑制，机体呈现代偿性抗炎反应综合征（CARS），如抗炎介质进展为失控状态，出现抗炎反应的持续时间延长、反应程度加剧，从而导致严重全身抗炎反应综合征（SARS），随即可导致严重免疫抑制、免疫麻痹，这是促炎与抗炎失衡的又一极端表现，此时患者处于各类病原微生物易感期，稍有不慎就会并发全身感染，或者使原有感染加重。总之，在生理反应状态下，促炎与抗炎处于动态平衡，免疫炎症反应相对稳定，避免过度炎症反应或免疫抑制，减轻创伤对机体的进一步打击。在病理反应状态下，促炎与抗炎间的动态平衡被打破，天然及获得性免疫功能紊乱，多器官功能障碍发生的时机及严重程度则与这两种相关的免疫炎症反应的动态平衡密切相关。

创伤后如感染、手术等作为“二次打击”会导致更为严重的炎症-抗炎动态失衡，通过级联放大效应形成恶性循环，引起更为严重、更加难以控制的临床并发症。在经历炎症和抗炎反应紊乱状态后，有些患者可能表现出持续性蛋白分解代谢的营养不良状态，以及伤口愈合不良反复感染，即分解代谢综合征。这些患者多存在持续性低水平炎症反应与免疫抑制，使预后具有不确定性。

当前对创伤后免疫炎症反应的研究工作也已扩展到基因层面，基因的过度表达和免疫应答介质的产生及增加被认为是导致免疫炎症反应紊乱的关键原因。

（二）神经-内分泌反应

神经-内分泌反应是机体在遭受创伤时产生的一种重要的应激性反应。创伤后局部组织释放细胞介质并参与神经痛觉反射，传入神经即将这些来自创伤部位的信号传递至下丘脑，机体可通过激活下丘脑-垂体-外周腺体（如肾上腺、甲状腺、性腺等），使糖皮质激素、甲状腺激素等分泌增加，睾丸素、雌激素及黄体生成素等分泌减少，从而介导经典的内分泌反应；创伤后出现的疼痛、发热和低血容量是对交感神经系统的强力刺激，交感神经系统的兴奋刺激肾上腺髓质，血中儿茶酚胺浓度升高，使心率、血压升高；创伤后发生的血浆渗透压和体液张力的改变刺激肾素-血管紧张素-醛固酮和抗利尿激素分泌，体内电解质及水分代谢也发生改变。糖皮质激素还可抑制胰岛素分泌，加强胰高血糖素作用，进一步促进血糖升高。此外，糖皮质激素升高还可影响甲状腺素的分泌，且能抑制 T_4 在外周转化为活性更高的 T_3。体内儿茶酚胺水平升高可阻止胰岛素分泌，促进胰高血糖素和促肾上腺皮质激素分泌。总之，神经-内分泌反应能加速能量供给，保护心、脑、肺等重要器官，降低过度炎症反应、抑制生殖等非必要的能量消耗，减少尿量、促进外周血管收缩以维持血流动力学。

（三）代谢反应

创伤后代谢紊乱具有显著的时相性，即代谢低下的消落期和代谢活动增强的起涨期，此现象最早由 Cuthbertson 和 Tilstone 提出。

1. 消落期 创伤初期为消落期，代谢特点为心排血量、组织灌注均下降，总耗氧量下降及代谢率降低。在消落期，体内物质代谢减少，器官和组织细胞功能处于抑制状态，此期主要通过交感-肾上腺轴维持压力-流量间的关系以保证心血管系统功能。消落期持续时间取决于创伤程度及血流动力学重建速度，从极短暂到数小时至数天。

2. 起涨期 随着抗休克成功和血容量恢复，机体由抑制状态转向高代谢状态，进入起涨期。此阶段的代谢特点为心排量及能量消耗均增加，机体呈高代谢状态，分解代谢和合成代谢均增强。起涨期根据代谢的主导状态可分为分解代谢期及合成代谢期。

（1）分解代谢期：在涨潮期的早期，分解代谢超过合成代谢，其结果是骨骼肌等减少，脂肪组织动员增加，氮丢失加速，体重下降，严重时可出现营养不良。此期常迁延直到创面愈合。

（2）合成代谢期：在涨潮期的后期，机体将逐步进入以合成代谢超过分解代谢的恢复期，氮由负平衡转为正平衡，营养状况逐步改善，氮由负平衡转为正平衡，体脂累积，体重恢复正常。此阶段可延续到患者恢复正常后的较长一段时间。

二、创伤患者的营养代谢特点

创伤后机体启动适应性反应和防御性反应，这些反应起到了全身总动员的作用，包括神经-内分泌反应、免疫炎症反应、各组织器官的代谢改变。创伤患者一方面是能量需求增加，另一方面是食欲减退、摄入减少，多种因素相互作用的结果是分解代谢增强，体内脂肪和瘦组织群消耗明显。而当饥饿（半饥饿）和应激状态持续存在时，则势必影响患者的营养状况及预后。

（一）碳水化合物代谢

创伤后肝脏糖原分解与糖异生增强，机体处于高血糖状态，血糖升高幅度与应激程度相平行。创伤初期肝脏糖原分解增强，而人体储备糖原有限，仅能提供伤后数小时的能量。随后机体在激素

（儿茶酚胺、糖皮质激素）作用下脂肪及蛋白质分解代谢增加，使外周组织释放的氨基酸（主要为升糖氨基酸）、甘油、乳酸和丙酮酸浓度升高，这些都是糖异生的前体物质。胰高血糖素是升高血糖的主要激素，在其作用下糖异生明显增强。

胰岛 β 细胞在创伤初期受到抑制，血胰岛素低水平与高血糖状态不相对应。其后胰岛素分泌增加，然而创伤时胰岛素抵抗使得机体对血糖利用发生障碍，葡萄糖摄取氧化受阻，导致严重创伤患者处于细胞外高血糖和细胞内低能量的状态。因此，外源性输入过多的葡萄糖不但无法被组织利用，反而会加重患者脂肪肝的风险。创伤后胰岛素抵抗机制尚不完全清楚，目前推测可能与儿茶酚胺抑制胰岛素受体及胰岛 β 细胞的分泌或与肾脏清除胰岛素增加等因素有关。

（二）脂肪代谢

创伤后儿茶酚胺类、糖皮质激素、甲状腺激素等神经内分泌因子分泌增加，激活激素敏感的甘油三酯脂肪酶，从而将甘油三酯水解为游离脂肪酸和甘油，其中儿茶酚胺类对脂解有急性刺激作用。而应激性高血糖时，外源性胰岛素的使用会阻碍肝脏中 CPT-1 基因的转录，从而降低脂肪氧化水平并增加脂肪蓄积。皮质醇类激素的分泌增加可促进甘油三酯-游离脂肪酸循环，这种循环属于无效循环。

创伤后各种炎症介质，如各种细胞因子、前列腺素、白烯酸、白细胞介素以及一氧化氮（NO）等，都具有影响脂代谢的作用。TNF-α 是创伤应激后最早出现的炎症因子，其可诱导 IL-1 和 IL-6 等炎性细胞因子的产生和释放。TNF-α 可复制出创伤后高代谢模型，通过激活组织脂肪酶活性增加甘油三酯的水解，还使甘油和游离脂肪酸的转换率增加。TNF-α 和 IL-1 可降低线粒体乙酰辅酶 A 合成酶的活性，阻止脂肪酸进入线粒体，从而降低脂肪酸氧化，IL-6 可促进脂解作用，增加肝脏脂肪合成，增加血浆甘油三酯水平。

（三）蛋白质代谢

创伤后骨骼肌进行性消耗，尿中 3-甲基组氨酸和尿氮排出量增加，氮的丢失量不仅与创伤的严重程度相关，还取决于原先的营养状况和患者年龄。严重创伤时的分解代谢显著，氮的更新加速，而合成率仅轻度增加，负氮平衡明显。创伤后骨骼肌释放氨基酸量增加，但自创伤部位流出的氨基酸组成并不代表肌肉蛋白质的组成，如丙氨酸和谷氨酰胺占释放氨基酸量的 50%～60%，而各自仅占肌肉蛋白质的 6%左右；此外，支链氨基酸约占释放氨基酸量的 6%，但其几乎占肌肉蛋白质量的 15%。曾有学者对此推测，认为支链氨基酸作为 α-酮戊二酸的氨基供体，可生成相应的支链酮酸和谷氨酸，酮酸可转化为骨骼肌三羧酸循环的中间体或经血液循环输出；谷氨酸则成为合成谷氨酰胺的前体或作为合成丙氨酸的氨基供体。这些连锁反应可解释手术、创伤时谷氨酰胺和丙氨酸的合成和释放均增加，而支链氨基酸释放减少的现象。

虽然自创伤部位释放的丙氨酸和谷氨酰胺量增加，但由于手术、创伤后肠黏膜及肾脏对谷氨酰胺的消耗亦增加；故可表现为血谷氨酰胺水平的下降，该过程受升高的糖皮质激素调节。丙氨酸作为氮源和糖异生前体物质被肝脏用于合成葡萄糖和急性相蛋白质。因此，谷氨酰胺和丙氨酸是将氮自骨骼肌流向各内脏器官，并参与代谢的重要物质，其代谢途径有利于尿素和氨的生成并排出体外。

（四）微量营养素代谢

微量营养素对机体的代谢和创面修复起着重要作用。创伤后由于直接丢失、摄入不足、代谢增加等原因，机体常表现为微量营养素缺乏。机体为了促进创面愈合、维持正常的生理功能、促进蛋白质合成及改善免疫功能，对微量元素的需求增加。创面愈合相关微量营养素功能、食物来源、缺失时症状及相关实验室检查详见表 30-1。

表 30-1 创面愈合相关微量营养素

营养素	功能	食物来源	缺乏症状	实验室检查
维生素 A	协助糖蛋白合成，增强组织再生；胶原合成及交联的辅因子	肝脏、乳制品、蛋黄、胡萝卜、土豆、南瓜、杏、桃、深绿色蔬菜	夜盲症、角膜干燥症、免疫功能下降、生长发育受阻、皮肤问题（干燥、粗糙、脱屑）	血清维生素 A 含量
硫胺素（维生素 B_1）	胶原交联的辅因子	谷类食物（特别是麸皮）、豆类和豆制品、坚果、瘦肉、家禽、鱼和海鲜	脚气病、厌食、胃肠道功能紊乱、易疲劳、周围神经病变、高乳酸血症、心脏增大、光敏感、视力减退、视神经炎	血清或 24 小时尿硫胺素含量
核黄素（维生素 B_2）	胶原交联的辅因子	西蓝花、菠菜、芦笋、芜菁、瘦肉、家禽、鱼、蛋清、乳制品、谷物	唇裂、口角炎、舌炎、阴囊炎、生长缓慢或停滞、畏光	红细胞谷胱甘肽还原酶活性
吡哆醇/吡哆醛/吡哆胺（维生素 B_6）	激活蛋白合成的辅酶	鸡、鱼类、动物内脏、猪肉、香蕉、鸡蛋、大豆、燕麦、花生、核桃	易怒、抑郁、口腔炎、舌炎、唇裂、鼻唇沟皮脂腺溢液、贫血（正色素小细胞或铁幼粒细胞贫血）	血清维生素 B_6 含量、血红蛋白含量及红细胞指标
钴胺素（维生素 B_{12}）	蛋白质和 DNA 合成的辅酶	猪肉、鱼类、贝类、家禽、鸡蛋	巨幼细胞贫血、白细胞减少、血小板减少、食欲缺乏、消瘦、易疲劳、舌炎、胃酸缺乏	血清钴胺素含量
维生素 C	促进胶原形成及交联、抗氧化、促进组织再生	柑橘类水果、绿色蔬菜、土豆	坏血病、贫血、出血倾向、毛细血管脆弱性增加、胶原纤维受损、厌食、牙龈炎、易疲劳、肌肉退行性变、风湿性下肢痛	血清维生素 C 含量
维生素 D	调节Ⅰ型胶原等结构蛋白的合成	蛋黄、乳制品、鱼类	骨质疏松	血清 25 羟基维生素 D 含量
维生素 E	抗氧化剂，有助于维持细胞膜的完整性	小麦胚芽、大米胚芽、植物油、深绿色多叶蔬菜、坚果、豆类	血小板聚集增多、红细胞寿命缩短、溶血性贫血、神经系统异常、血肌酐降低和尿肌酐升高	血清维生素 E 含量
维生素 K	参与凝血过程（创面愈合的先决条件）	绿叶蔬菜、乳制品、肉类、蛋类、谷物、水果	出血倾向	血浆维生素K含量、凝血酶原时间（PT）及国际标准化比值（INR）
镁	蛋白质和胶原合成相关酶类的辅因子	未经研磨的谷物、坚果、豆类、绿色蔬菜、香蕉	恶心、肌肉无力、易怒、精神错乱	血清镁含量
钙	胶原酶的辅因子	乳制品、豆腐、沙丁鱼、牡蛎、羽衣甘蓝、绿色蔬菜	骨质疏松	血清钙含量
铜	促进胶原的交联和弹性蛋白合成、清除自由基	全麦面包、谷物、贝类（尤其是牡蛎）、内脏、家禽、豆类、深绿色叶菜	骨质疏松、糖耐量减低、贫血、中性粒细胞减少、头发变白、皮肤苍白	血浆铜或铜蓝蛋白含量
铁	参与胶原及血红蛋白合成	蛋黄、红肉、深绿色蔬菜、谷物、豆类、干果	贫血、唇裂、舌炎、舌萎缩、脱发、指甲改变（变薄、变脆、出现凹陷）、劳力性呼吸困难、心脏增大	血清铁蛋白、血红蛋白、血细胞比容
硒	减少细胞内过氧化氢含量，从而保护质膜脂质免受氧化损伤	海鲜、肾脏、肝脏、猪肉、谷物	生长迟缓、肌肉疼痛和无力、心肌病	血清或血浆中的硒含量
锌	蛋白质合成、细胞复制和胶原形成相关酶系统的辅因子	牡蛎、肝脏、青豆、猪肉	脱发、皮炎、生长迟缓、性成熟延迟、睾丸萎缩、抑郁、腹泻、食欲下降、嗅觉和味觉敏感度下降、暗适应能力下降	血清或血浆中的锌含量

第二节 烧伤患者的营养特点

烧伤（burn）是由热力、化学物质、放射线或电接触等所导致的皮肤或其他组织的损伤，是一种特殊类型的创伤。烧伤的分型一般根据损伤深度（Ⅰ度、浅Ⅱ度、深Ⅱ度和Ⅲ度）和总体表面积（TBSA）受累的百分比进行分类。烧伤的并发症包括呼吸道损伤、感染、瘢痕、皮肤挛缩等。严重烧伤患者可因休克、脓毒症、急性呼吸窘迫、全身炎症反应和多器官功能障碍综合征等原因导致死亡。

介导烧伤应激反应的介质主要有：①神经内分泌因子，如儿茶酚胺、皮质醇、胰高血糖素等；②炎症介质，如 TNF、IL-1、IL-6、血小板活化因子、PGE_2、TXB_2 等。烧伤后由于坏死组织、微生物及其毒素刺激，机体组织细胞生成多种炎症介质。适量的炎症介质对于烧伤修复是必要的，但过量的介质对烧伤后全身代谢营养可产生有害作用。与一般创伤类似，炎症介质和神经内分泌因子相互之间呈现错综复杂的协同、拮抗或连锁反应的关系。

烧伤患者的系统性应答反应变化与一般创伤又不完全等同。烧伤患者的代谢率远远超出一般创伤患者，故将烧伤后的高代谢称为超高代谢。受累面积小于 20% TBSA 的浅度烧伤，其代谢反应轻；大面积或严重烧伤后机体以显著高动力循环状态和严重高代谢为特征。烧伤患者静息代谢率的增加随着烧伤严重程度而上升，可超过正常人的 1.5～2.5 倍，且与烧伤严重程度和烧伤面积成正比。Wilmore 等通过临床研究发现，当烧伤面积小于 50%时，静息能量消耗随烧伤面积呈线性上升。但当烧伤面积大于 50%时，患者的静息能量消耗随烧伤面积增加的幅度减少，这提示烧伤后代谢的增加有相对限度。代谢率随烧伤后时间的不同而变化，不同烧伤面积的代谢率高峰出现时间也有差异，一般烧伤患者的代谢率在伤后 6～10 天达到高峰。烧伤患者高代谢的原因尚未完全明确，目前认为与下列因素相关：创面的水分蒸发、高热、感染、儿茶酚胺分泌增加等。

烧伤除了局部损伤外，其开放的创面和坏死组织会引起体液、蛋白质、微量营养素的丢失，严重者可导致急性缺失综合征。大面积或严重烧伤，早期存在一个暂时性的毛细血管通透性急剧增加期。大量胶体（血浆蛋白）、晶体和水分由血管内转移至组织间隙，引发水肿、有效血容量下降，导致毛细血管渗漏综合征。

烧伤应激表现为严重高分解代谢，能量消耗增加，蛋白质消耗，高血糖伴胰岛素抵抗，脂肪分解，血浆蛋白变化等，常伴水、电解质、微量元素及维生素消耗及代谢紊乱，并可持续较长时间。烧伤后高代谢是机体保护机制之一，适度高代谢有利于机体修复，然而过度高代谢反而加剧机体损耗，导致机体组织丢失及抵抗力下降，影响患者预后。

烧伤后三大营养物质的代谢与一般创伤类似。严重烧伤后糖代谢变化的主要特征是应激性血糖升高。患者因高代谢消耗大量能量，肝糖原分解及糖异生显著增强。烧伤初期的血糖增高源自肝糖原的分解，稍后期系糖异生及胰岛素抵抗。烧伤后蛋白质的更新率、分解代谢及合成代谢率均增加，分解代谢的速度大于合成代谢，其结果是患者出现严重的负氮平衡，并伴有钾、钙、磷、镁、锌等微量营养素的丢失。自烧伤后 2～3 天起，尿氮排出量增加，持续数天至数周。正常成人每天尿氮排出量约 10g，轻中度烧伤患者的尿氮排出量为 10～20g，重度烧伤时可达 20～30g。烧伤患者尿氮的排出量受烧伤程度、手术、感染及全身营养状况等因素的影响。除尿氮排出外，创面失氮量亦很可观，粗略估计自创面丢失的量约为尿氮排出量的 1/3。烧伤患者的粪氮排出基本同正常人，每天为 1.5～2g。烧伤后机体所丢失的氮来自全身的组织群，主要来自骨骼肌。影响蛋白质合成的因素有神经内分泌的变化和营养底物的补充是否合理及足够。脂肪代谢受多种神经内分泌因子调节，儿茶酚胺、甲状腺素、胰高血糖素及糖皮质激素均可促进脂肪分解；胰岛素和前列腺素则可抑制脂解。烧伤后血浆游离脂肪酸和甘油水平升高，其原因除脂肪分解增强外，血浆蛋白质水平的降低限制了脂肪酸转运入细胞也是重要因素之一。中、短链脂肪酸可自由出入线粒体，而长链脂肪酸则必须先与辅酶A结合为脂酰-辅酶A，然后在以卡尼汀为载体的膜运载系统帮助下进入线粒体。由于烧伤后肝脏合成的卡尼汀减少，而卡尼汀经尿排出和经创面渗出则大量增加。严重烧伤患者可能出现卡尼汀水平下降，引起长链脂肪酸氧化利用受阻。严重烧伤患者一天脂肪丢失量可达600g以上。脂肪总量减少一半对人体没有明显危害，但过度的脂肪分解和卡尼汀缺乏则容易导致烧伤患者发生脂肪肝，损害肝功能。

烧伤患者水、电解质代谢变化较一般创伤显著。大量水钠潴留于组织间隙或自创面丢失，导致血容量下降、血液浓缩、血黏度增加等一系列血流动力学改变。血清钠、氯、碳酸氢根离子都可下降，尿钠及氯降低，尿量减少。钾经由尿和创面丢失也相当可观，但由于细胞内钾释放，血清钾可正常或稍低。另外在烧伤治疗中，许多治疗措施可影响水、电解质代谢，如热风器和空气悬浮床、溶质性利尿、高浓度肠内营养制剂等。

第三节　创伤和烧伤患者的营养治疗

一、营养状态评估

目前临床上对于患者营养状况的检测指标可分为一般生理营养指标、实验室诊断指标和能量消耗测定三类，而近年来出现的一些直接针对糖、脂肪、蛋白质等能量物质代谢状况和人体组分物质测定的新技术方法目前在临床上尚未普及或有待完善。

（一）常规检测方法

临床上常根据患者体重、上臂测量、肌酐、身高指数和24小时氮平衡等一般生理营养指标，先对患者身体的营养代谢状况进行简单评估。继而可通过实验室诊断指标为烧伤代谢紊乱的临床诊断提供有力支持，包括直接测定血液中糖、脂肪、蛋白质、电解质、微量元素及其代谢产物水平的一类指标，常用的如血酮体、游离脂肪酸、血浆甘油三酯、血清胆固醇、血浆脂蛋白、血清蛋白质、血浆纤维结合蛋白等。三甲基组氨酸是一种只存在于肌肉肌动蛋白和肌凝蛋白中的氨基酸，由肌肉分解释放后不再参与骨骼肌细胞新蛋白质的合成而由尿中排出，其尿排量可作为肌蛋白分解的标志。而酪氨酸存在于肌细胞所有蛋白质中，其释放量可间接反映骨骼肌总蛋白质降解率。另一类实验室诊断指标则直接测定血或尿中分解代谢激素及细胞因子水平，由于烧伤后代谢紊乱主要由该类物质所介导，可据此判断机体代谢状况，此类指标主要有儿茶酚胺、皮质醇、胰岛素、胰高血糖素、胰岛素/胰高血糖素、血小板活化因子、前列腺素（PGE_2）、白三烯B_4、白细胞介素（如IL-1、IL-6）、肿瘤坏死因子（TNF）等。

创伤及烧伤后机体高代谢，能量消耗也相应增加，通过测定机体能量消耗，既可反映机体代谢状况，又可为合理的营养支持提供依据。能量消耗通常以静息能量消耗（REE）来表示，测定能量消耗的方法有直接测热法、双标记水法、心率监测法、红外线温度记录法、热稀释肺动脉导管法、间接测热法及公式估算等。目前临床常用的是间接测热法及公式估算。间接测热法是通过测定氧耗量、二氧化碳排量及尿氮排量而实现的。国内外用于估算热能需要量的公式常见的有Harris-Benedict公式、Curreri公式、Davies公式、Wilmore公式、Wolf-Burke公式等。

（二）检测方法新进展

已经出现的多种理化测量手段可用于人体各种成分的测定。双能X射线吸收成像技术可检测脂肪、矿物质、瘦体组织，多频生物电阻抗分析法可检测总体水及各间隙水，这两种方法结合可更准确地测量脂肪、瘦体组织、蛋白质、骨性和非骨性矿物质、细胞外液及细胞内液等。近年来逐渐出现一些新方法应用于活体内蛋白质代谢研究。同位素氨基酸示踪技术常使用 C13、N15 标记亮氨酸、苯丙氨酸、谷氨酰胺、赖氨酸等，以静脉弹丸式或持续给药的方式，通过计算标记氨基酸的消逝率进而评估机体总蛋白或器官组织特异性蛋白质的代谢状况。在对器官组织特异性蛋白质的代谢研究上需要对标记氨基酸有所选择，骨骼肌、心脏和脂肪组织常以苯丙氨酸为标志物，而肝脏组织蛋白质的代谢研究就以亮氨酸为最佳标志物。该方法优点是简便快速，且可以同时得到蛋白质合成与降解的代谢状况；缺点是必须进行多次肌肉、皮肤、脂肪等组织活检，同时外源性氨基酸的使用本身也会在一定程度上干扰机体氨基酸的代谢状况。另外分子生物学方法（如聚合酶链式反应、蛋白印迹等）对代谢途径信号通路关键分子进行研究，可在一定程度上对临床代谢状况的评估起到指导作用。

二、营养治疗

创伤和烧伤由于其疾病突发的特殊性，多数患者伤前并无明显营养风险。然而严重的创伤及烧伤病程中存在顽固的高分解代谢，加之创面渗出、感染、后期手术等使患者机体过度消耗，最终导致机体处于营养不良状态，严重影响患者治疗效果及预后。因此及时的营养治疗是必不可少的。对于创伤或烧伤的患者营养治疗的目的是通过肠内、肠外途径合理提供完全营养素或补充缺乏的营养素，预防或纠正营养不良，维持器官、组织和细胞代谢和功能，增强患者对创伤的耐受力，减少并发症并促进康复。

（一）营养治疗的指征

1. 适应证

（1）预计患者在严重创伤和（或）烧伤后连续 5～7 天不能正常进食。

（2）已存在营养不良。

（3）存在营养风险：①6 个月内体重下降大于体重的 10%～15%；②BMI＜18.5kg/m^2；③血清白蛋白小于 30g/L。

2. 禁忌证

（1）休克和内环境紊乱。

（2）肠梗阻、肠麻痹、肠缺血或血流动力学不稳定者，禁用肠内营养。

（二）营养素

1. 水、电解质　在不能饮食、无额外丢失的情况下，一般创伤患者的水和电解质的每天供给量可按正常需要量提供（表 30-2）；但在某些临床状况下，需视病情和检测结果随时调整入水量（表 30-3）。

表 30-2　水及部分电解质的正常需要量

水及部分电解质	需要量
水	30～45ml/（kg · d）
钠	1～3mmol/（kg · d）
氯	1～3mmol/（kg · d）
钾	1～1.5mmol/（kg · d）
磷	0.2～0.5mmol/（kg · d）
镁	0.05～0.1mmol/（kg · d）
钙	0.05～0.1mmol/（kg · d）

表 30-3　水及部分电解质的异常情况下的需要量

异常情况	每天增加水量（L）
体温每升高 1℃	0.1～0.3
过度通气	0.5
在干燥的环境中过度通气	1.0～1.5
中等出汗	0.5
显著出汗、高热	1.0～1.5
创面和体腔持续暴露 5 小时	0.5～3

烧伤患者因创面蒸发而丢失大量水分，需及时予以补充。烧伤早期，创面丢失水分约为正常皮肤散失量的 4 倍。创面失水量可按 Samdell's 公式计算：失水量（ml/h）=（25+烧伤面积%）×体表面积（m^2）。行气管切开术的患者，水分丢失量也会额外增加。

当患者能进食且输液量减少后，每天食物含水量及饮水量应达 3500ml 左右，同时保证尿量。对有额外电解质和无机物质丢失的患者，应视病情调整补充量。

（1）钠：大面积烧伤患者的尿钠丢失量较大，摄入不足可致血钠水平低下。高渗性脱水、严重的全身性感染时可能发生高钠血症。临床可根据血清钠浓度调整补钠量。

（2）钾：烧伤患者经尿及创面丢失较多钾。一旦发生低血钾或尿量大于 1000ml/d 时，应及时补钾。钾的代谢与氮的代谢密切相关，氮钾同时补充才能促进氮的有效利用。钾与氮的比例以（5～6mmol）∶1g 较为合适。

（3）镁：在体内储存量很大，一般不易缺乏。长时间不能正常饮食的患者可能发生镁的缺乏，对此类患者每天可补充 0.3～0.4mmol/kg。

（4）磷：参与细胞组成和能量代谢，与合成代谢密切相关。严重创伤或烧伤患者的每天需要量为 0.6～1.0mmol/kg。

2. 总能量的计算　最经典的计算方法是按 Harris-Benedict 公式计算基础能量消耗值（BEE），又称基础代谢率（BMR），以此估计患者的基本需要量，所得单位为 kcal/d（1kcal=4.184kJ）。

$$\text{BEE（男）}=66.47+(13.75\times \text{BW})+(5\times H)-(6.76\times A)$$

$$\text{BEE（女）}=65.51+(9.56\times \text{BW})+(1.85\times H)-(4.68\times A)$$

式中，BW 为体重（kg）；H 为身高（cm）；A 为年龄（岁）。

按 Harris-Benedict 公式计算所得 BEE 是指人体处于安静状态，不受活动、环境温度、食物及精神等因素影响时的能量代谢率，不完全代表患者处于各种临床状态下的能量消耗。如在长期禁食状态下能量消耗将减少 10%～15%，而当存在发热、应激、活动等各种因素时，能量消耗增加，称为实际能量消耗（actual energy expenditure，AEE），可根据下列公式计算：

$$\text{AEE}=\text{BMR}\times\text{AF}\times\text{IF}\times\text{TF}$$

式中，AF（activity factor）为活动因素，完全卧床时为 1.1，卧床+活动为 1.2，止常活动为 1.3；IF（injury factor）为创伤因素，中等以上手术为 1.1，骨折为 1.2，败血症为 1.3，腹膜炎为 1.4，多发性创伤为 1.5，多发性创伤+败血症为 1.6，烧伤面积在 30%～50%为 1.7，烧伤面积在 50%～70%为 1.8，烧伤面积在 70%～90%为 2.0；TF（thermal factor）为发热因素，在正常体温 37℃的基础上，体温每升高 1℃，系数增加 0.1。

与上述预测公式相比，应用间接测热法所测得的能量消耗值更接近实际需要，即由计算机控制代谢监测系统，通过测定机体在单位时间内所消耗的氧（VO_2）量和产生的二氧化碳（VCO_2）量，计算出呼吸商（RQ）和能量消耗，分析出三大营养物质分别占能量消耗的比例，可为合理的营养支持提供参考依据。

对于一般创伤和烧伤患者，最为简易地计算供给总能量的方法是按每天 104.6～167.4kJ（25～

40kcal）/kg 计算。由于严重烧伤患者大多存在超高代谢，对能量的需求也大大增加，其供给量应随烧伤总面积（TBSA）和代谢率增高而相应增加。常用的估算公式如下：

（1）Currei's 公式：

成人（kcal/d）= 25kcal/kg×体重（kg）+40kcal/kg×TBSA%

儿童（kcal/d）= X×体重（kg）+25kcal/kg×TBSA%

式中，X 表示 1 岁为 418.4kJ（100kcal）/kg，随着年龄的增长而逐渐递减，至 15 岁为 104.6kJ（25kcal）/kg。该公式目前应用较普遍，缺点是估计大面积烧伤患者的所需能量时，所得值偏高。

（2）目前与我国实际情况较符合的是第三军医大学烧伤营养公式：

热能需要量（kcal/d）=1000×体表面积（m^2）+25kcal/kg×TBSA%

体表面积简化式：体表面积（m^2）=[身高（m）−0.6]×1.5

该公式可简化为：TBSA＜30%，热能需要量为 167.4kJ（40kcal）/（kg·d）；TBSA 为 30%～70%，热能需要量为 209kJ（40kcal）/（kg·d）；TBSA＞70%，热能需要量为 251kJ（60kcal）/（kg·d）。

3. 总能量分配

（1）碳水化合物：对于烧伤和创伤患者，碳水化合物输入量占总能量的 50%～60%，成人输入量不应超过 7g/（kg·d），儿童为 8～15（kg·d）。烧伤患者的营养需求高，在控制血糖治疗过程中经常需要短时间内输入胰岛素（每 4～10g 葡萄糖加入 1 单位胰岛素）。近年来的证据表明，血糖控制和胰岛素治疗只适用于烧伤之外的其他类型重症患者。但也有研究显示，控制葡萄糖输入量在 5～8mmol/L 可促进创面移植皮片成活并降低感染的发生。但关于烧伤患者的血糖控制策略正在研究中，结论尚不成熟。二甲双胍可通过多种机制降低血糖，其可作为胰岛素的替代选择，但要注意预防乳酸酸中毒。

（2）蛋白质及脂肪：蛋白质占总能量消耗的 12%～15%，蛋白质主要作用为提供氮源以供组织细胞更新修复及创口愈合，而并非供能。正常成人蛋白质摄入需要量为 1.0～1.5g/（kg·d），在较大的应激或创伤后，机体对蛋白质的需求量增加至 2.0g/（kg·d）。烧伤患者蛋白质需要量大大增加，Sutherland 提出烧伤患者蛋白质需要量公式：成人（g）=1×体重+3×烧伤面积（%），儿童（g）=3×体重+1×烧伤面积（%）。足够能量的营养治疗可缓解体内蛋白质的净分解过程；高蛋白营养治疗虽然可以改善负氮平衡，但不能有效增加蛋白质合成，反而会加重肾负担。因此，为防止或纠正负氮平衡，每补充 418.2～627.3kJ 能量的同时，应补充 1g 氮。

谷氨酰胺是淋巴细胞和肠细胞的有益基质，能够有效防止肠道菌群移位，改善胃肠黏膜屏障功能，减少患者感染等并发症，缩短住院时间，降低病死率。但目前仍很难得出精确的谷氨酰胺剂量、给药途径或用药时间。有研究表明，针对严重烧伤患者可给予谷氨酰胺 0.5g/（kg·d）的治疗剂量，使用时间应超过 3 天。鸟氨酸-α-酮戊二酸（OKG）为谷氨酰胺的前体，可作为谷氨酰胺的替代品，在烧伤急性期使用可以促进创面愈合，减少肠源性感染，改善负氮平衡。建议 OKG 的成人用量为每次 10g，每日 2～3 次。精氨酸是应激状态下体内不可缺少的氨基酸，影响应激后的蛋白质代谢，参与蛋白质合成，是在创伤、烧伤等代谢应激或病理状态下必须补充的重要免疫营养素。国内烧伤营养治疗推荐精氨酸剂量为 0.3～0.4g/（kg·d）。

脂肪占总能量消耗的 25%～30%。脂肪的特点是能量密度高，脂肪补给可以减少体内蛋白质的消耗，有利于脂溶性维生素吸收，还能提供必需脂肪酸。通常成人的脂肪摄入需要量为 1～2g/（kg·d），在严重烧伤时可增至 3～4g/（kg·d），过量的脂肪可导致高脂血症。近年来鱼油脂肪乳（富含 ω-3 脂肪酸）受到越来越多的关注，其维护机体免疫稳态的作用已得到证实。近年体外研究显示，ω-3 脂肪酸能减轻烧伤后炎症介质的产生及释放，降低肾组织 TNF-α 的表达，从而保护肾功能。

4. 微量营养素 关于维生素需要量，临床主要对维生素 B、维生素 C、维生素 E 和维生素 D 进行了研究。额外的硫胺素（维生素 B_1）摄入有利于乳酸和丙酮酸代谢。在烧伤患者中增加维生素 C、维生素 E 用量（较推荐日摄入量增高 1.5～3 倍）可以减少氧化应激反应，促进创面愈合。

维生素 D 缺乏将导致骨质疏松的发生，维生素 D 的标准摄入量对于严重创伤和烧伤患者来说是明显不够的。研究表明，每日摄入 400U 维生素 D_3 不能改善骨密度，应加大摄入量。在整个急性反应期间，维生素 C 的需要量也应增加至 0.5～1.0g/d。近年来的人体和动物研究显示，在烧伤早期使用高剂量 0.66mg/（kg·d）维生素 C 可以稳定内皮细胞，从而可将毛细血管渗漏和复苏液体需要量降低约 30%。铜、硒、锌 3 种微量元素在免疫反应和创伤愈合中均十分重要，其随着创面渗出而大量流失，补充微量元素的时间长短取决于烧伤总面积，20%～40% TBSA 补充 7～8 天，40%～60% TBSA 补充 2 周，大于 60% TBSA 则需补充 30 天。早期补充微量元素，可减少脂质过氧化反应，改善抗氧化反应，增强免疫力，降低感染发生率，促进创面愈合并缩短 ICU 住院时间。由于铜和锌在小肠吸收中存在竞争，故仅靠肠内营养是远远不够的，还需通过其他途径补充。

（三）营养治疗方式的选择

营养治疗方式包括肠内途径和肠外途径。临床实践已证实肠内营养治疗不仅是安全、经济和有效的手段，而且其在维护消化道结构及功能方面明显优于肠外营养。严重创伤和烧伤患者肠道组织水肿、肠道通透性增加，肠黏膜缺血、缺氧，导致肠道组织结构受损、修复能力降低、胃肠道功能紊乱，另外肠道菌群移位可引起肠源性感染。肠内营养通过有效肠道神经系统刺激，维持肠黏膜厚度、绒毛高度，改善肠道血运、促进肠黏膜的修复，从而有效减轻肠黏膜受损及胃肠道应激反应，增强肠道屏障功能，减少内毒素的吸收和细菌移位的发生。在有营养支持适应证的前提下，只要患者胃肠道有功能且可利用，应当首选肠内途径。严重创伤、烧伤患者由于受持续的应激反应或各种并发症的影响，能量需求较大，当肠内途径不能满足需求的 60%时应及时启动肠外途径。总之创伤和烧伤营养治疗中应鼓励患者以肠内营养为主，肠外营养为辅，必要时联合应用。

（殷中伟）

第三十一章 器官移植患者营养支持

第一节 概 述

器官移植（organ transplantation）代表着现代医学领域中最卓越的进步之一，为终末期疾病患者提供了生存的曙光。在这个领域，移植手术被普遍认为是那些病情极其严重患者迎来新生的唯一途径。全球范围内，医学专业人士已在临床实践中取得了卓越的成就，涵盖了多个器官的移植手术，包括肾脏、心脏、肝脏、脾脏、胰腺、肾上腺、胰岛、肺部、睾丸、关节等。

虽然我国器官移植起步较晚，但在几代移植外科医生的坚持努力下，中国的器官捐献和移植工作取得了令人瞩目的进展。首次肾移植手术于1960年在北京大学第一医院成功进行，1972年中山大学附属第一医院则成功完成了我国首例活体肾移植手术，为中国的器官移植事业奠定了基石。

这一历史性时刻标志着中国器官移植事业的开篇。通过医学界的共同努力，我国已经建立起一支经验丰富的器官移植团队。这不仅展示了我国医疗领域在技术水平上的显著提高，也为广大患者提供了更多拯救生命的机会。在这个过程中，移植外科医生们的不懈努力功不可没，他们在技术创新和手术实践中持续推动着我国器官移植领域的发展。随着时间的推移，中国的器官移植事业必将在全球医学领域占据更为重要的地位。

随着社会对器官捐献的推动，越来越多的患者得以从移植手术中受益。这一趋势在2015～2018年间尤为显著，死者器官移植年增长率在 20%左右，呈现出令人振奋的发展态势。在具体数据方面，2018年我国进行的20 201例实体器官移植在全球范围内排名第二。这标志着我国在器官移植数量方面取得了显著的成就，为患者提供了更多的生存机会。然而，这一成功不仅仅体现在数量上，更在于我国器官移植医疗质量的不断提高。长期生存率已达到国际先进水平，显示出我国在手术技术和医疗管理方面的优越性。在技术层面，肝移植领域的创新技术也值得关注。非缺血性肝移植等技术的发展，使得我国在国际上占据先导地位。这些创新不仅提高了手术的成功率，同时也降低了术后并发症的风险，为患者的康复提供了更为有力的支持。总体而言，肝移植和营养学的交叉领域在我国取得了令人瞩目的进展。这不仅仅是在数量上的增长，更是在医疗质量和技术创新方面的全面提升。这为患者提供了更好的治疗选择，展现出我国在医学领域的卓越实力。

第二节 营养状态的评估

一、营养风险筛查与评估

（一）器官移植与营养的现状

营养支持对器官移植患者的康复至关重要，对于各种营养异常的情况起到抵制作用。移植候选者在移植术前和术后通常会面临营养异常的情况。这种营养不良往往伴随着终末期器官衰竭，不仅增加了移植后感染的风险，还可能降低生存率，受者通常会伴随相应器官衰竭和相关症状，存在营养不良。此外，术后使用免疫抑制药物来预防排斥反应也可能导致营养物质代谢异常。在为移植受者提供营养支持时，必须全面考虑患者的营养状况、免疫抑制方案、感染的存在、移植器官的功能、其他器官功能、伤口愈合、代谢和手术并发症等方面。为了制定更为有效的个体化营养支持方案，必须根据患者的具体情况进行详细评估。这种综合性的考虑有助于最大程度地提高患者的移植成功率和生存质量。

精准化的营养支持确实需要对患者进行系统的营养风险筛查，以了解患者是否存在确定性的营养不足或潜在的营养风险。这有助于制定个体化的营养支持方案，以满足患者的具体需求。以下是一些常见的步骤和建议：

1. 营养风险筛查 对于所有移植候选者，进行营养风险筛查是至关重要的。这可以通过使用专业的营养筛查工具来完成，如 NRS、MUST、MNA 等。这些工具能够帮助医疗团队确定患者是否存在潜在的营养问题。

2. 个体化的营养支持方案 根据营养风险筛查的结果，制定个体化的营养支持计划。这可能涉及特定的膳食调整、口服营养补充剂、静脉或肠外营养支持等。对于移植患者，特别是不同器官的移植，可能需要考虑不同的营养需求和方案。

3. 定期的营养评估 营养支持的过程中，定期评估患者的营养状态是必要的。这有助于监测患者的营养状况是否改善或恶化，从而及时调整营养方案。评估可以包括体重变化、血液生化指标、肌肉质量等。

4. 跨学科合作 营养支持的制定和实施需要跨学科的合作，包括营养师、移植外科医生、内科医生等。各个专业的意见和建议共同作用，有助于更全面地理解和满足患者的营养需求。

5. 教育患者和家属 移植患者及其家属需要了解营养支持的重要性，以便积极参与并配合治疗计划。教育可以包括膳食建议、药物与营养的相互作用等方面。

通过以上的步骤，可以更好地实现对移植患者的精准化营养支持，提高手术成功率和患者的生存质量。

（二）营养风险筛查

营养风险是指患者当前或潜在的与营养因素相关的风险，可能导致患者在治疗过程中面临不良的临床结局，包括生存率、病死率、感染性并发症、住院时间、住院费用、成本/效益比以及生活质量。

为评估移植等待名单上患者的营养状况，营养风险筛查工具成为有效的初始措施。这些工具主要对可能面临营养不良风险升高的患者进行分层，确定哪些患者需要立即进行营养干预。在临床实践和研究中，常用的营养不良筛查和评估工具包括营养风险指数（NRI）、营养不良通用筛查工具（MUST）。

1. NRI 是一种简便的工具，可评估血清白蛋白水平以及当前和正常体重，但在液体超负荷患者中可能存在偏倚，如肾脏、肝脏和心脏病患者。对于肝病患者，血清白蛋白水平可能因肝脏合成减少而降低。此外，血清白蛋白水平通常反映炎症而非营养状况，因此不被视为有效的营养评估参数。

2. MUST 根据严重程度筛查营养风险，考虑 BMI、体重减轻和急性疾病的存在。相对于其他工具如 NRS 2002 和 SGA，MUST 在识别终末期肾病和肝病患者的营养不良风险方面显示出低敏感性，因此其他评估工具可能更优于 MUST。

（三）营养风险评估

营养评估和营养筛查在患者营养管理中起着不同但互补的作用。营养评估通常是一个更为综合和深入的过程，旨在全面了解患者的营养状况和相关因素。它涉及收集详细的营养历史、进行体格检查、评估实验室数据等，以便医护人员能够深入了解患者的营养状态、摄入情况、代谢需求和潜在的营养风险因素。通过营养评估，医护人员可以制定个性化的营养治疗方案，以满足患者的特定需求和目标。

营养评估的内容包括：①人体测量，测量患者的身高体重、计算患者 BMI；测量患者肌肉的力量（比如呼吸功能、手的握力），测量患者上肢臂围、皮褶厚度；②临床症状体征，营养不良，代谢综合征，免疫抑制剂应用相关代谢紊乱等；③实验室检查，患者的免疫功能状态、氮平衡和蛋白质营养状况与淋巴细胞计数、肌酐微量元素、尿素氮、前白蛋白和白蛋白等指标密切相关；④既往病史及用药史；⑤膳食情况。上述综合评价内容不仅可以作为判断是否存在营养不良、其严重程度及具体原因的重要指标，还可为后续的营养干预措施提供科学依据。

营养评估的黄金标准是 SGA，它涵盖多个方面的综合考量，包括饮食摄入/变化、体重波动、胃肠道症状及其频率、功能能力、疾病状态，以及通过体格检查来寻找肌肉和脂肪的消耗以及液体超负荷的迹象。在病史方面，特别关注体重的变化、进食习惯的改变、存在的消化症状、患者疾病状态下的代谢需求以及活动能力的变化等方面。而身体评估主要包括皮下脂肪的减少、肌肉的损耗、踝部水肿、骶部水肿以及腹水等方面。评估完成后，患者被分为三个类别：营养良好、中度营养不良或严重营养不良。与其他标准不同，SGA 区分了营养不良、恶病质和肌少症。

SGA 是一种经过有效研究的诊断工具，特别是在手术患者中，它可以估计营养不良的严重程度。近期的一项多中心队列研究对不同的营养指标进行了评估，以预测住院率和再入院率。在年龄、性别和诊断等因素的控制下，通过 SGA 确定的严重营养不良患者以及手握力受损的患者显示出更长的住院时间和再入院时间（增加 30 天）。相较于 SGA，AND/ASPEN 共识标准的一个潜在优势在于其客观性，而后者则完全依赖于访谈者的技能，即从患者或患者家属那里收集信息，然后解释这些信息并基于专业知识提供患者的诊断。

二、器官移植围手术期营养代谢特点

器官移植围手术期营养代谢特点详情见各节内容。

（一）营养不良

由于不同脏器功能衰竭所引发的营养障碍原因可能各不相同，器官移植受体营养不良的成因多种多样。例如，脏器功能衰竭及其治疗所使用的药物常导致患者出现食欲差、味觉障碍、恶心、呕吐、摄食困难和腹泻等症状，从而影响营养物质的吸收和利用，或导致营养物质的丢失。同时，慢性疾病患者可能由于抑郁症状而减少食欲，而一些脏器功能衰竭患者需要特殊的饮食控制，如限制蛋白质、碳水化合物、脂肪、电解质、矿物质和水的摄入，这可能导致营养物质的摄入不足。此外，手术可能诱发高分解代谢状态，也可能导致营养物质消耗过大。总体而言，器官移植受体经历了摄入不足、吸收不足、代谢紊乱和高度消耗，这些因素共同促成了营养不良的发生。

在接受器官移植的患者中，营养不良的发生率相当显著。Hasse 等研究团队的报告指出，在 1224 例肝移植患者中，仅有 25%的患者属于营养正常群体，60%的患者呈现中度营养不良，而 15%的患者则处于重度营养不良状态。终末期肾病患者中，44%存在中、重度蛋白质能量营养不良，表现为脂肪、肌肉、转铁蛋白消耗及体重减轻，其中血液透析和腹膜透析患者占比超过 50%。这一现象凸显了在器官移植受体中营养状况的普遍不良，强调了对这一特殊人群的全面关注和个体化的营养管理的重要性。

充足的营养对于器官移植患者的康复至关重要，因为营养不良可能会影响免疫功能、对感染的防御和延缓伤口愈合。从而导致了术后并发症、感染率和死亡率的上升，同时也延长了患者在重症监护室或住院的时间。一系列研究深入探讨了不同器官移植患者的营养状况与术后结果的关系。

1. 肺移植 一般认为营养不良可能对移植后的生存率产生负面影响，但并非始终如此。具体而言，对于囊性纤维化患者，尚未证实移植前的营养不良与移植后的生存率有直接关联。从理论上讲，移植后呼吸功的减少可能导致体重增加，进而混淆了移植前营养不良与生存率之间的关系。因此，囊性纤维化患者和低 BMI 患者并不一定会增加移植后手术结果不佳的风险。相反，与正常体重或超重的候选者相比，接受肺移植且 BMI 大于 30 的患者可能面临原发性移植物功能障碍和移植后死亡风险的增加。此外，Madill 等通过 BMI 将患者分为不同组别，发现低 BMI 组（＜$17kg/m^2$）的患者术后 90 天病死率明显增加。而 Ploch 等的研究则强调了肺移植患者营养不良组在重症监护室停留时间较营养正常组延长 5 天的结果。肺移植患者在等待手术时，BMI＜$18kg/m^2$ 的情况下，生存率仅为 21%，强调了这类患者在手术前需要迅速接受营养支持。

2. 肾移植 需要肾移植的患者的营养不良发生率各不相同，具体取决于患者的年龄、性别、透析持续时间、透析类型、是否存在其他合并症以及所选的营养评估参数。肌少症作为肌肉质量减少的标志物，在肾移植受者中普遍存在（34%）；然而，尚未发现肌少症与排斥反应、感染、移植物功能、住院时间或死亡率之间存在一致的关联。相反，在肾移植受者＞60 岁中，骨骼肌指数低（＜$42cm^2/m^2$，未根据性别进行调整）与住院时间延长、伤口并发症增加和移植物/患者存活率降低有关，但仅限于男性患者。肌骨脂肪增生症（肌肉脂肪浸润，表示肌肉质量差）与肾脏受者的移植后死亡率独立相关。

3. 胰腺移植 关于营养不良或肌少症对胰腺移植人群移植后结局影响的研究有限。在一项研究中，对 43 名患者进行观察发现，移植物存活的患者腰大肌指数明显低于移植物丢失的患者；此外，肌肉体积与急性排斥反应的发生无关，但与排斥反应的程度相关。在另一相似规模的研究中，27%接受胰腺移植的患者被认为患有肌少症。肌内脂肪水平升高表明肌肉质量较差，与移植物存活率下降和术后手术并发症相关；然而，腰大肌指数并不能预测术后不良结局。此外，Becker 等的研究指出，胰肾联合移植的患者，当白蛋白水平低于 35g/L 时，面临明显增加的移植肾衰竭、移植胰腺功能衰竭和巨细胞病毒感染的风险。这一情况伴随着生存率下降的趋势。

4. 肝移植 Muller 等学者发现肝移植患者体细胞总量的丢失与术后死亡率相关。此外，Harrison 等指出，肝移植患者中营养不良者占比达到 79%，而这一群体的细菌感染率为 32%，术后 6 个月生存率为 87%，与营养正常组相比存在显著差异。

5. 心脏移植 评估候选者时应使用多维度的营养评估工具（NRI、SGA、MUST 和 GLIM），以确定其营养状况，因为晚期心力衰竭患者中水肿较为普遍。体液潴留和水肿可能偏离通常用于诊断营养不良的标准，如体重变化和人体测量。心脏移植受者移植前的营养不良与感染并发症、院内死亡率、脓毒症和需要透析的急性肾损伤的发生率增加相关。对这些患者进行营养补充可能降低院内死亡率和脓毒症的发生率。此外，这些患者在移植后的前 3 个月内体重减轻与较差的 5 年生存率相关。这些数据结果支持对存在营养风险的患者及时开始术前营养支持的做法。此外，骨髓移植方面也受到了广泛关注。Frazier 的研究发现，心脏移植患者中营养不良者的死亡率明显增高，而骨髓移植患者术后早期病死率也呈现显著增加的趋势。这些研究成果凸显了营养状况在移植手术后的重要性，并提醒我们在临床实践中应该更加重视患者的营养支持和管理。

6. 小肠移植 围手术期的营养支持在移植的成功中扮演着重要的角色。作为主要吸收营养物质的器官，小肠供体经历了缺血再灌注、淋巴回流中断、去神经以及排斥反应等刺激，需要漫长的时间恢复功能。在恢复肠功能之前，全胃肠外营养（TPN）是维持患者主要营养需求的主要手段。随着移植肠功能逐渐康复，患者逐步过渡到肠内营养支持，最终能够通过口服普通饮食来维持生存。

综合而言，器官移植患者中营养不良不仅与术后并发症、感染和死亡率增加相关，还明显延长了在重症监护室的滞留时间，增加了气管切开率、呼吸机支持通气时间、血液制品的使用，以及总体住院费用。因此，专业的营养支持在器官移植前、术后及康复过程中至关重要。ESPEN 指南也强调，维持良好的营养状态是影响器官移植后患者康复的关键因素之一。

（二）代谢综合征

在过去几十年中，Reaven 及其他研究小组详细阐述了代谢综合征的概念，该综合征由不同程度的肥胖、血脂异常、高血压和胰岛素抵抗组成。与普通人群相比，代谢综合征在心血管不良事件的流行病学中具有显著意义。在肾脏疾病和尿毒症患者中，几乎普遍表现出代谢综合征的部分或全部特征，特别是在移植前。尿毒症的先决条件包括高血压引发的动脉粥样硬化环境和生理性应激透析，同时伴随免疫抑制药物和类固醇的应用，形成最终的代谢综合征成分。

类似地，终末期心脏病患者，尤其是那些伴随有缺血性心脏病、糖尿病和肥胖症的患者，也表现出代谢综合征的特征，这些特征在移植后阶段仍然存在。心脏移植成功后，与代谢综合征相关的冠状动脉疾病的加速发展成为患者长期生存的主要挑战。然而，心脏同种异体移植后的血管疾病可能在没有明显危险因素的情况下发生，并且可能代表一种免疫驱动的血管增生。

尽管最近的数据表明透析患者存在逆向心血管流行病学趋势，但肾移植患者因营养过剩、高血压和血脂异常而致心血管预后显著恶化。越来越多的证据表明，在同种异体肾移植后的第一年出现代谢综合征会加重移植结果，并增加心血管事件的风险。肥胖、身体组成的改变（如脂肪过多和血脂异常）以及高血压也与心脏移植死亡率的增加有关。肝移植方面，14%～43%的患者可能出现高脂血症，尤其是Ⅰb 型高脂血症。这是由激素导致肝脏增加极低密度脂蛋白（VLDL）的分泌，而环孢素 A 能够减少 VLDL 胆固醇的摄入，导致细胞内胆固醇积聚，降低肝细胞 LDL 受体的调节。相比之下，他克莫司对器官移植患者的脂肪代谢影响较小。Snell 等人通过观察以他克莫司为主要免疫抑制剂的肝移植患者发现，术后胆固醇和甘油三酯无明显变化。此外，所有实体器官移植受者都需要接受免疫抑制治疗，这进一步加剧了代谢综合征的发展。

免疫抑制治疗，如钙调磷酸酶抑制剂（环孢素和他克莫司）、西罗莫司和糖皮质激素，可能导致进一步的代谢紊乱，使先前的尿毒症状态以及肝脏和心脏衰竭的代谢环境更为复杂。目前，移植医生对移植前代谢综合征、移植后身体成分的不利变化以及免疫抑制剂的使用可能增加心血管风险等问题非常关注。

近年来，作为移植受者的肥胖问题，尤其是在肾移植患者中与不良预后相关的风险因素，日益受到关注。超过 20%的肾移植患者在手术成功后发展为肥胖，其 BMI 超过 28kg/m^2 与死亡率的增加存在一定关联。在考虑代谢综合征对预后的不利影响时，移植受者所面临的最主要营养挑战即为体重过度增加。此外，感染也常见于肥胖的心脏移植受者和肝移植受者。尽管最初的印象可能相反，但极少有数据支持在移植前实施减肥方案能够带来更好的结果。在移植后，体重的持续增加通常呈进行性，并与移植后代谢综合征的其他特征密切相关，且受到使用的糖皮质激素剂量以及采用更快速糖皮质激素停药方案的严重影响。

（三）免疫抑制剂应用相关代谢紊乱

器官移植后，免疫抑制剂的应用成为确保器官与宿主身体协调共存的不可或缺的治疗手段。免疫抑制剂通过阻断免疫系统的活性，确保移植器官在宿主体内无受到排斥的威胁。营养支持本身并不会引发排斥反应。然而，常见的免疫抑制剂，如激素、硫唑嘌呤、霉酚酸酯、他克莫司、环孢素等，作用于 T 淋巴细胞，使其失去活性，进而抑制排斥反应。虽然营养支持能为淋巴细胞提供能量，促进增殖，但在免疫抑制剂的作用下，营养支持的“免疫增强”效果并不明显。此外，所谓的营养支持的“免疫增强”是指对多种免疫细胞和免疫因子的促进。除了 T 淋巴细胞外，还包括肝巨噬细胞、肺巨噬细胞等。这种调节不仅与排斥反应无关，还有助于提升受体的基础免疫水平，即所谓的免疫增强作用，有助于维持机体的免疫功能。

在器官移植手术后，使用大剂量皮质激素作为免疫抑制治疗可能会增加蛋白质分解代谢。即便患者每天摄入 2.0g/kg 的蛋白质，也难以避免负氮平衡的发生。研究表明，尽管肝移植后患者早期蛋白质摄入量达到 1.2g/kg，机体仍然处于负氮平衡状态。肾脏移植患者中，蛋白质分解率与皮质激素用量呈正相关，因此需要通过高蛋白饮食以实现正氮平衡。尽管他克莫司的使用减少了患者对皮质激素的依赖，但在发生排斥反应时，临床仍会考虑使用大剂量激素冲击治疗，该方案会显著增强蛋白质分解代谢效应。

此外，免疫抑制剂会导致骨质疏松症、高血糖、高血压和高血脂。因此，在进行营养支持时，需要进行相应的营养成分剂量调整，以及药物干预。比如在高血糖时减少葡萄糖的摄入，增加胰岛素的剂量，存在高血脂风险时，加入肉毒碱，通过针对性处理，减少和控制免疫抑制剂引起的并发症。

第三节　肝移植的营养支持治疗

随着肝移植医学技术的不断进步，肝移植已经成为治疗终末期肝疾病患者的重要手段，为他们重新获得生的机会。在肝移植的整个过程中，从手术前到手术中再到术后的各个阶段，科学合理的营养支持都扮演着至关重要的角色。

一、肝移植受体营养代谢特点

（一）慢性肝病患者营养代谢特点

对于患有慢性肝疾病的个体而言，长期受损的肝功能不仅影响整体健康，更直接影响机体的代谢平衡，使肝脏功能长期处于减退状态。在糖代谢方面，肝糖原的耗竭增加导致糖异生代偿性增加，但由于葡萄糖糖化速率降低，肝脏葡萄糖生成率也下降。此外，胰岛素抵抗会影响骨骼肌代谢情况。在蛋白质代谢方面，机体易出现氨基酸代谢失衡，血浆中支链氨基酸水平下降，而芳香族氨基酸水平明显上升，导致肝脏合成蛋白质功能受损，引起大量氮丢失和内脏蛋白消耗，表现为负氮平衡和蛋白质与能量营养不良，进而使机体陷入慢性消耗状态，通常表现为消瘦、贫血、慢性疼痛等症状。在脂肪代谢方面，慢性肝病患者血浆中必需脂肪酸和多不饱和脂肪酸水平降低，这种降低与肝病的营养状况和疾病严重程度密切相关。

（二）急性肝病患者营养代谢特点

对于急性肝病患者而言，由于肝细胞功能的严重受损和随之而来的多器官功能障碍综合征（MODS），其代谢表现出一系列特征。首先，在糖代谢方面，肝脏葡萄糖生成能力减弱，乳酸的清除也受损。同时，由于蛋白质分解代谢增加，导致血液中氨基酸和氨水平升高。这种情况下，大量的肝糖原耗尽，肝脏的糖异生能力下降，同时由于胰岛素分泌增加和降解减少，出现高胰岛素血症，最终可能导致低血糖。此外，全身葡萄糖清除率减少 50%，胰岛素敏感性明显降低，同时胰高血糖素水平升高。在蛋白质代谢方面，由于肝脏功能受损，氨基酸模式发生改变，支链氨基酸减少，而色氨酸、芳香族氨基酸以及含硫氨基酸增加。至于脂肪代谢，急性肝病患者的内脏组织不再提取脂肪，而是释放游离脂肪酸，导致其生酮作用减少。

（三）肝移植供肝及移植术后营养代谢特点

供体肝脏和肝移植后的个体在热缺血、冷缺血以及灌注保存等环节中承受一定的生理压力，这些过程将直接影响其本身肝脏代谢功能。此外，移植手术后，机体处于应激状态，进一步引发对三大营养素（糖、脂肪、蛋白质）代谢的显著变化。

在糖代谢方面，肝糖原被迅速分解，导致肝脏糖原储存减少，机体糖耐量下降。同时，由于肝脏糖异生作用的增强需要一定的时间，未能完全代偿之前，机体容易出现低血糖现象。此外，移植后机体处于应激状态，儿茶酚胺及胰高血糖素浓度增加，而肝脏对胰岛素等的灭活作用下降。因此，大量葡萄糖的输入可能导致高血糖和胰岛素抵抗现象。

在蛋白质代谢方面，肝脏合成蛋白质的能力减弱，血浆中支链氨基酸水平下降，而芳香族氨基酸水平明显上升，使支链氨基酸/芳香族氨基酸比值减少，从而导致体内大量氮的丢失、内脏蛋白的损耗，使机体处于消耗状态。此外，由于机体处于应激状态，肌肉组织被大量分解以供能，产生的氨在体内积聚。同时，肝脏对毒素的处理能力尚未恢复，血氨的升高可能诱发肝性脑病。此外，移植术后为了控制排斥反应，常使用大剂量的皮质激素。由于皮质激素的用量与机体蛋白质分解率呈正相关，进一步加重了负氮平衡，导致机体蛋白质进一步分解。

在脂肪代谢方面，机体应激状态下脂肪动员增加，脂肪分解以提供能量，导致血中甘油三酯、游离脂肪酸以及酮体的生成增加。与此同时，肝脏脂蛋白合成功能下降，肝内甘油三酯、游离脂肪酸难以运出，导致脂肪积聚而出现肝脏脂肪浸润。这些变化在肝移植后的体内都发挥着关键的作用。

二、营养治疗原则

对肝移植患者而言，常伴随肌少症、营养不良、肝性脑病以及腹水等一系列健康问题。对于这些患者，及时进行营养风险筛查与评估[详见本书第六章第一节“营养风险筛查表 2002”]，尤其在术前进行营养干预、纠正营养不良、优化蛋白质状态显得至关重要。无论是在肝移植术前、术后，还是在长期康复过程中，营养治疗都能积极影响患者的健康状况。

在术后，适度的营养补充有助于纠正负氮平衡，降低并发症的发生率，促进患者更快地康复。特别对于儿童患者而言，无论是在手术前还是手术后，都应当适度增加能量和蛋白质的摄入，以纠正负氮平衡的倾向，确保满足其生长发育的能量需求。

三、术前营养支持

术前营养支持的目的是使受体的能量和蛋白质摄入量达标，改善其营养状况，纠正微量营养素缺乏和电解质紊乱，有助于控制肝性脑病，纠正腹水，提高手术耐受性并改善临床预后。对于非自主体重显著丢失、极低营养摄入状态等重度营养不良患者应进一步监测肝肾功能、血糖、血脂及电解质等代谢指标，防止进行营养支持治疗后相关并发症产生。

（一）营养供给量

1. 能量　首选间接测热法测定静息能量消耗量，无法满足情况下可以采用拇指法则进行计算。一般情况下能量摄入应为 30～35kcal/（kg·d）或为 1.3 倍静息能量消耗量[126～147kJ/（kg·d）]，对于具体患者应该综合其年龄、活动情况以及疾病程度等进行调整。对于 BMI＞30kg/m^2 的肥胖患者，建议通过生活方式干预减重 5%～10%，目标能量摄入为 25kcal/（kg·d），目标蛋白摄入量增至 2.0～2.5g/（kg·d），可通过肠内途径或肠外途径实施。

2. 蛋白质　蛋白质摄入范围为 1.2～1.5g/（kg·d），当出现肝性脑病时，蛋白质摄入可降至 0.5g/（kg·d），然后逐步增加至 1.0g/（kg·d），同时适度提高支链氨基酸的摄入。针对存在肝性脑病的患者，推荐选择植物蛋白，剂量为 1.0～1.5g/（kg·d），或者支链氨基酸制剂，剂量为 0.25g/（kg·d），并在此基础上添加膳食纤维和肠道益生菌等。对于处于移植等待期的儿童患者，建议采用富含支链氨基酸的饮食，有助于提高其体细胞质量。

3. 脂肪　应占总能量的 30%～35%，注意若采取静脉营养时，脂肪注射液可选用鱼油脂肪乳注射液。

4. 碳水化合物　应占总能量的 50%～55%，优先选择低聚糖和多聚糖，密切监测血糖情况。

5. 维生素和微量元素　其他各种维生素和微量元素的摄入量应根据具体情况确定。

6. 液体　对于并发大量腹水的患者，应控制钠的摄入量至 80～120mmol/d，对于严重稀释性低钠血症患者，水的摄入量应限制至 1000ml/d。

（二）供给途径

对于术前准备的患者，多属于高营养风险、中重度营养不良状态，应首选经口进食，避免过长时间的空腹，建议每日进食4～6餐，在术前给予全营养、高蛋白、高维生素、低脂肪饮食、低胆固醇饮食。

如果患者不能正常耐受口服，可考虑使用胃空肠营养管行肠内营养（宜选用低脂型全营养制剂）。当肠内营养无法满足需求时，可以联合肠外营养。对于胃肠功能严重障碍、消化道出血的患者可采用全静脉营养。

（三）其他注意事项

对于术前24小时患者，因手术原因需禁食处理，在术前6小时禁食固体食物，禁饮可缩短至术前2小时，可饮用不超过400ml的12.5%碳水化合物清流质，辅以低脂肪和适量蛋白质饮食，该措施有助于减缓患者胰岛素抵抗，缓解饥饿感，降低其手术前、手术中的营养耗竭。

四、术后营养支持

移植术后患者早期主要存在排异、感染以及外科并发症等难题。此时进行营养支持的主要目的在于提供充足的营养物质，减轻分解代谢，促进伤口愈合，监测和处理水、电解质紊乱，控制血糖，同时补充消耗的营养储存，调节免疫反应，减轻组织损伤，促进移植器官的功能恢复等。

（一）营养供给量

术后早期（术后24～48小时）内患者静息代谢率有所增加，但代谢模式以脂肪氧化供能为主，然而过量的能量摄入可能会加重移植肝脏的负担。所以不建议此时能量供给过高，以补充脂肪乳及白蛋白为主。

（1）能量：每日目标能量摄入量为 30～35kcal/（kg・d）[126～147kJ/（kg・d）]，为避免过度喂养，采用间接测热法更为合理。

（2）蛋白质：每日蛋白质需求为 1.2～1.5g/（kg・d），同时可适量添加支链氨基酸等调节肝脏蛋白质代谢功能。

（3）糖类占非蛋白质能量的50%～70%。

（4）脂肪应占到非蛋白质能量的30%～50%。

（5）维生素和微量元素。

（6）电解质和液体。

（7）其他：移植后应使用益生菌制剂，以维持肠道微生态平衡，降低肠源性感染发生率。同时应提供足量的维生素A和铁、铜、镁等促进伤口愈合。

在术后中期（术后2～7天），可根据患者具体情况，逐渐增加患者营养支持，以满足患者当下的营养需求。

在术后晚期（术后1～2周），在原有基础上应注重饮食的均衡性，注意维生素以及矿物质的添加，可有效地保持骨骼情况以及预防并发症的发生。如维生素D、钙、铁等。

（二）供给途径

为了提升患者的免疫力，降低术后感染的风险，推荐在肝移植后12～24小时内，开始逐步引入正常食物或进行肠内营养补充。推荐只要患者胃肠道有消化吸收功能，就应优先考虑肠内营养。值得一提的是，在整个支持过程中，使用肠内营养的目的更多在于利用患者胃肠道达到维持内脏器官等各种生理功能的稳定而非完全满足患者的营养物质和能量需求。实施术后早期肠内营养的患者，其病毒感染的发生率较低，且具有更优越的氮平衡，同时也显著减少了患者的并发症，并有助于患者肠道黏膜的保护。在患者无法自行进食时，选用管饲的方式以保持足够的营养支持，具体方案的敲定应综合患者意愿、病情、有无胃反流及消化道梗阻、预计肠内营养持续时间等因素。对于出现严重腹胀、腹泻、消化性溃疡或腹腔出血等无法实施肠内营养的情况，须转向全肠外营养方式，肠外营养应作为不能通过口服或肠内营养充分喂养的患者的二线治疗方案，以规避因肠道问题而带来的营养吸收不良风险，并能缩短机械通气的时间及在重症监护病房（ICU）的住院时长。

（三）具体病例

现有一患者，男性，50 岁，体重 60kg，身高 176cm，由于终末期肝病已完成肝移植手术 1 小时，余无特殊，请您根据患者情况制定该患者的具体营养支持方案。

针对上述患者，体重 60kg，在术后早期阶段，目标能量摄入量即为每天 1800～2100kcal，蛋白质需求量为每天 72～90g，糖类占到总能量的 50%～70%即约为 1200kcal，脂肪占到总能量的 30%～50%即约为 800kcal。在此基础上，还应适量添加支链氨基酸、肠内配方奶、益生菌预防感染。补充维生素及矿物质以维持骨骼健康。增加叶酸、维生素 B_{12} 等 B 族维生素保护神经系统功能。增加膳食纤维预防便秘。同时注意监测患者的营养情况及并发症情况。术后中期阶段，根据具体情况，逐渐增加患者的营养供给。在术后晚期阶段，应逐渐恢复患者饮食的均衡性，增加蔬菜、水果、谷类食物等。

五、术后长期营养支持

长期的术后营养治疗至关重要，其主要目的在于预防与营养不良相关的慢性并发症，如肌少症、肥胖症、代谢综合征、高脂血症、高血压、糖尿病及骨质疏松症等。特别是在进行肝脏移植术后，更应关注于减少肌肉减少性肥胖及代谢综合征的风险，积极利用营养支持措施来促进患者早日、迅速地恢复整体蛋白质水平及肌肉功能。同时应注意及时对患者进行营养风险筛查，评估营养状态，进一步调整饮食及生活方式。

（一）营养供给量

1. 能量　每日目标能量摄入量为（1.2～1.3）×BEE 或 25～30kcal/（kg·d）[104.6～125.5kJ/（kg·d）]，为避免过度喂养，采用间接测热法更为合理。

2. 蛋白质　蛋白质需求为 0.8～1.2g/（kg·d）。

3. 电解质和液体　为避免移植术后水钠潴留以及高血压，建议控制钠含量为每天 2～4g。同时由于电解质和无机物质改变，磷和镁易于耗竭，故应及时补充。钙的供给量应在 1000～1500mg/d。此外，还应注意监测血钾水平，预防相关并发症。

4. 其他　由于移植术后患者存在排斥反应，需要长期服用免疫抑制剂进行治疗，故应合理评估其与营养制剂间相互作用，力求做到两者的平衡。同时也可合理运用生长激素、谷氨酰胺、精氨酸等特殊营养物质，以促进患者营养状态及免疫功能的恢复。

（二）营养监测

移植术后患者的长期营养监测有助于早期筛查患者当下营养风险，进一步评估其营养状态，避免相关并发症发生，同时能进一步辅助其营养团队进一步制定营养方案。其主要评估监测内容应包括膳食调查、体格测量、实验室检查、人体成分分析、体能测试和营养综合评估量表等多层面监测。

第四节 肾移植的营养支持治疗

肾移植患者术前、术后以及围手术期的营养支持治疗是保证患者健康，减少术后并发症，延长生命和提高生活质量的关键一环，重视肾移植患者整个病程的营养支持，并根据不同时期的营养代谢特点采取一定的药物和营养治疗策略，有利于预防和减少手术或免疫抑制剂引起的并发症，显得尤为重要。

在肾移植手术前，患者通常处于肾衰竭的阶段，伴随一系列代谢紊乱过程，包括低蛋白血症、高脂血症、钙磷代谢紊乱和贫血等。营养不良是肾衰竭的常见并发症，同时也是导致肾功能进一步恶化以及增加心血管事件风险的因素。我国肾移植前患者营养不良的患病率估计在30%～67%。患者在肾移植前常常处于营养不良状态，并且往往未能在手术后得到有效的康复。此外，术后存在肾功能恢复不全的可能性，再加上免疫抑制剂和其他相关药物的影响，这些因素常常未能引起患者、家属以及医务人员的足够重视。肾移植后，营养不良的发生率高达28%～42%，这对术后病情的康复、进展以及预后都产生了巨大的影响。因此，在整个移植过程中贯彻营养治疗，包括手术前、围手术期和术后长期，对于改善肾移植预后、减轻患者负担以及降低医疗支出具有重要的意义。同时，我们迫切需要关注肾移植后的营养代谢特点以及肾功能的变化，以便根据患者的具体情况调整相应的营养策略。这种综合的关注对于确保肾移植患者的全面康复至关重要。

肾移植已经成为目前治疗肾脏终末期病变患者的首选方案，而随着手术技术的不断提高和免疫抑制剂的改进，肾移植手术患者的生存率和成功率大大提升。但由于肾脏终末期病变导致的患者营养不良与代谢紊乱，大大增加了移植术后患者的感染率、并发症发生率与死亡率，因此术后的营养支持治疗越来越受到重视。肾移植营养治疗的目的是供给营养支持和避免增加新生肾的负担，促使新生肾尽早恢复功能。

一、肾移植受体营养代谢特点

（一）肾移植前

1. 蛋白质代谢 慢性肾病患者因低蛋白饮食易导致蛋白质摄入减少，蛋白尿及慢性失血导致蛋白质丢失严重，出现贫血、低蛋白血症和负氮平衡等一系列问题。同时，非必需氨基酸与必需氨基酸的比例失衡，进一步影响蛋白质合成并加重氮质血症。

2. 糖类代谢 在接受肾移植的患者中，有70%存在糖类代谢紊乱的情况，其主要特征为体内胰高血糖素、胰岛素以及生长激素的升高。这种代谢紊乱可能对患者的整体健康产生影响，因此在肾移植后的管理中，需要特别关注并采取相应的措施来维护患者的糖代谢平衡。这一认识对于制定个性化的营养支持和药物治疗计划至关重要，以确保患者在移植后能够维持良好的糖类代谢状态。

3. 脂肪代谢 慢性肾病患者往往伴随着多种代谢紊乱，其中包括血浆中非酯化脂肪酸含量的增加和合成甘油三酯的增多。同时，血浆中脂蛋白酶的活性下降，导致血液中甘油三酯水平升高，从而引发高脂血症的发生。

4. 水电解质代谢 慢性肾病患者很可能会出现水、电解质紊乱和酸碱平衡失调。比如慢性肾衰竭患者，由于肾小管分泌氢离子障碍或肾小管碳酸氢根离子的重吸收能力下降，可引起阴离子间隙正常的高氯血症性代谢性酸中毒，导致出现食欲缺乏，呕吐，虚弱等症状；同时可以出现不同程度的水钠潴留，表现为皮下水肿或体腔积液等；肾脏排钾不足出现高钾血症或应用利尿剂导致的低钾血症；也可出现低钙血症或高磷血症等。这是因为肾脏在维持体内水分、电解质和酸碱平衡中扮演着关键的角色，而慢性肾病可能导致这些调节功能受损。

5. 透析相关营养物质丢失 在接受透析治疗的患者中，常常会发生各种营养素的流失，包括但不限于蛋白质、氨基酸、水溶性维生素以及多种矿物质。

（二）肾移植后

1. 移植后肾功能的复苏　肾移植手术后，移植的肾脏往往在术后的 1～60 分钟内即可开始排尿，这代表着移植肾脏的生理功能逐渐恢复。为促进这一过程，根据患者具体情况，及时提供足够的热量、蛋白质、糖类等营养物质是至关重要的，这有助于支持移植肾的恢复并促进整体机体的康复。

2. 术后早期应激的影响　由于手术应激、糖皮质激素的使用等原因，常常导致术后患者血糖升高，因此，应注意术后早期检测和及时处理。

3. 免疫抑制剂对机体代谢的影响　肾移植术后，由于免疫抑制剂的长期使用，对机体代谢会产生不同程度的影响，并且会引起血压升高，血钙、血镁降低，血钾、血钙、胆固醇及尿酸、血糖增高等，引起肝功能损害、白细胞减少等一系列不同程度的不良反应。

4. 排斥反应下的代谢障碍　在肾移植手术后，免疫排斥反应是一项常见挑战，包括超急排斥反应、急性排斥反应以及慢性排斥反应。急性排斥反应尤其常见。排斥反应的临床症状为高血压、蛋白尿，可有进行性的肾功能减退，类似肾病综合征。这些排斥反应可能引发复发性肾炎，对移植肾功能造成损害，因此需要密切监测和及时处理。

5. 特殊病理生理状态下代谢紊乱

（1）多尿期：一些患者在手术后的短时间内可能经历多尿现象，尿量可高达每小时 1000ml，这可能导致脱水及水电解质紊乱等问题。

（2）少尿期或无尿期：在手术后的早期阶段，一些患者可能会出现少尿或无尿的情况，这种状况可能持续数天至一个月不等。这表明移植肾在功能上尚未完全恢复。在这种情况下，通常会采取血液透析治疗来维持体液和电解质的平衡，同时等待移植肾功能逐渐恢复。与术前接受透析治疗时相似，此时患者的代谢变化也需要密切关注和管理。

二、营养治疗原则

由于患者在移植前后经历肾功能的快速变化，因此必须根据患者的具体情况及时调整营养供给策略。

1. 热量　肾移植患者身体处于创伤应激状态，对营养结构的变化更为敏感。为避免过度氧耗、加重心肺负担以及对肝功能的不利影响，肾移植患者不宜摄入过多热量。通常在肾移植初期，推荐热量供给至 1500kcal，待患者身体状况改善后，逐周递增至 40～50kcal/（kg・d）。

2. 蛋白质　蛋白质的摄入主要旨在纠正由蛋白质减少引起的蛋白质营养不良和负氮平衡，有助于机体的肾功能恢复和康复。建议初期供给 0.8g/（kg・d）的优质高生物价蛋白质，随着肾功能的逐渐恢复，逐渐增加至（1.5～2.0）g/（kg・d）的高蛋白质供给水平。如患者需要血液透析，可先供给（1.0～1.5）g/（kg・d），直至血尿素氮降至 17.85mmol/L 以下，血肌酐降至 442μmol/L 时，然后再增加至高蛋白供给。

3. 糖类　由于肾移植患者需要使用大量糖皮质激素来克服排斥反应，容易引发高血糖和继发性糖尿病，因此糖类在总热量中的占比不宜过高。一般国内建议糖类占总热量的 50%～60%。

4. 脂肪　使用糖皮质激素和环孢素 A 可能导致患者出现高脂血症、血胆固醇增高以及心血管病风险上升，因此有必要限制脂肪的摄入。脂肪中胆固醇含量应控制在日均 30mg 以下，并增加对不饱和脂肪酸的摄入。

5. 维生素及矿物质　在肾移植患者术后的第五天到第六天内，由于尿量较少，需要限制钾的摄入。随着尿量增多，每日钠的供给量也应逐渐增加，根据具体情况可供给 45～80mmol（1.035～1.84g）。肾移植患者由于长时间肾衰竭和术后大量使用糖皮质激素，每日钙的供给量建议在 800～

1200mg。维生素则根据患者的需求进行适量供给。

6. 液体量 肾移植患者术后需要关注液体的平衡，确保足够水分摄入的同时应避免对心脏造成过大负担，导致心力衰竭。术后少尿时，每日液体限制在600ml。当患者尿量逐渐增至600～900ml时，表示移植肾已经恢复产生尿液的功能，此时可以逐渐增加液体供给，维持体内液体平衡（表31-1）。

表31-1 营养素需要推荐量表

营养素	推荐量	理由
热量	初期1500kcal/d，可按恢复情况调整至40～50kcal/（kg·d）	术后恢复需要充足热量，同时要满足术后动态变化的热量需要
蛋白质	初期0.8g/（kg·d），恢复良好可逐渐加至1.5～2.0g/（kg·d）	纠正蛋白质营养不良和负氮平衡
糖类	占总热量的50%～60%	需要限制糖热量的占比
脂肪	多摄入不饱和脂肪酸，胆固醇含量在30mg/d以下	减小动脉硬化风险
维生素及矿物质	初期钾供给每天40mmol（1.56g/d），一般不超过50mmol/d（约1.95g/d）。尿量稳定增多时每天供给钠45mmol（1.035g）	随肾功能和尿量情况及时调整，满足体内正常生理活动和肾功能恢复需要
液体量	少尿时补液限制在600ml，随尿量变化调整	维持体内液体平衡

三、术前营养支持

术前的营养支持对于移植患者的生存和术后恢复具有重要意义，由于移植供体缺乏的问题，待移植患者在长时间的等待中，患者的营养情况会出现不同程度的恶化趋势。因此，术前营养治疗的主要目的是确保待移植患者的营养状态，其次是对终末期肾病的对症治疗。在术前期间，常见的饮食原则侧重于口服进食，采用少食多餐的方式。对于那些存在胃肠功能不全或极度营养不良的患者，也可以考虑应用肠外营养治疗。在等待器官移植的过程中，患者的生理和营养状况通常呈下降趋势。

在进行术前营养支持时，需根据患者的具体情况制订个性化的饮食计划，确保满足其能量和营养需求。此外，密切监测患者的生理指标和营养状态变化，及时调整营养支持方案，以确保患者在手术前达到最佳的生理和营养状态。这样的术前准备有助于提高手术的成功率，减少术后并发症的风险，为患者的康复创造更有利的条件。

营养支持途径一般可以分为口服、管饲肠内营养和肠外营养。术前最佳的营养支持途径是经口饮食。若患者不能经口进行充足的营养供给，可优先考虑管饲肠内营养。

营养供给见表31-2。

表31-2 术前营养素需要推荐量表

营养素	推荐量	理由
热量	30～35kcal/（kg·d）	维持机体充足热量需要
蛋白质	0.4g/（kg·d）	优质低蛋白饮食，维持基本需要
脂肪	占总热量35%	减少脂肪占比，多用不饱和脂肪酸
糖类	占总能量的60%～70%	控制糖类热量占比
维生素和矿物质	适当补充	利于机体恢复

1. 能量 应给予充足的能量供给，以1800～2000kcal为宜。推荐REE测定；或按拇指法则，30～50kcal/kg，维持性透析为35kcal/kg，根据患者情况酌情调整。对于接受透析治疗的患者，由于存在营养物质的丢失，建议适当提高热量供给，总热量应保持在每千克体重35kcal以上。

2. 蛋白质 建议提供高生物价、低蛋白饮食，每日摄入30g蛋白质，其中优质蛋白应占50%

以上，主要来源包括乳类、蛋类、鱼类和瘦肉类等。这有助于满足患者的蛋白质需求，维持身体组织的正常功能。透析患者适当提高，比如维持性腹膜透析患者，有残余肾功能为 0.8～1.0g/kg，无残余肾功能为 1.0～1.2g/kg。

3. 脂肪 适量摄取脂肪，强调低脂饮食，脂肪一般占总能量的 35%。特别推荐增加不饱和脂肪酸的摄入，同时降低胆固醇的摄入，有助于维持良好的心血管健康。

4. 糖类 糖类是主要的能量来源，建议确保足够的糖类摄入，一般占总能量的 60%。这对维持体能和脑功能至关重要。合并糖尿病的慢性肾脏病终末期患者，应增加碳水比例，需选择低血糖指数的食物，尤其是低血糖指数的低蛋白主食。

5. 维生素及矿物质 建议适度补充维生素，并根据患者的尿量情况限制钾和钠的摄入。在多尿时，应适当增加钾的摄入。及时根据检查结果进行调整，以确保患者得到全面的营养支持。慢性肾脏病患者往往存在高钾血症，注意少食高钾蔬菜和水果，比如紫菜、香菇、木耳、盐腌制的菜、香蕉、奇异果、哈密瓜等。

6. 液体 摄水量是个体化的，需要根据患者情况酌情调整。但“量入为出”的标准是统一的，对于每个患者应先评估其排水量，才能制定其入量。

术前营养监测与评估一般包括两种：客观营养状态评估和主观营养状态评估。其中，客观营养状态评估的指标包括体重、躯体测量、血浆蛋白水平、氮平衡和免疫功能状态等一系列指标。其中体重是应用最广泛的指标，也可以用体重指数（BMI）代替。

四、术后早期营养支持

肾移植后，大多数患者的肾功能逐步恢复，也能逐渐过渡到正常饮食。因此，在术后的早期阶段，重点是维持机体的正常内环境、水电解质平衡，只有在出现营养适应证时才需要考虑进行营养支持。

器官移植术后早期营养素需要推荐量见表 31-3。

表 31-3 器官移植术后早期营养素需要推荐量表

营养素	推荐量	理由
热量	（1.3～1.5）×BEE	1. 低体重患者给予上限 BEE，超重患者给予下限 BEE 2. 间接能量测定仪测定更为合理
蛋白质	1.5～2.0g/（kg·d）	1. 创伤应激和大剂量激素使蛋白质分解代谢增加 2. 伤口愈合和预防感染需要足够的蛋白质 3. 外科引流、瘘、创面和透析等额外丢失需额外补充
脂肪	占非蛋白热量的 30%～50%	1. 只有在严重高血糖，而胰岛素又不能控制时，才推荐增加脂肪供能 2. 器官移植术后患者脂肪氧化能力降低 3. 慢性恢复期高血脂会导致血管病变 4. 鱼油能诱导长期免疫耐受，但可能增加免疫抑制
糖类	占非蛋白热量的 50%～70%	1. 激素、免疫抑制剂、感染导致血糖升高 2. 需要 TPN 支持的高糖血症或糖尿病的患者，营养支持开始时，葡萄糖＜200g/袋，血糖正常后每天增加葡萄糖 50g 3. 恢复饮食后适当限制糖类摄入
液体	1ml/kcal，根据出量调整	1. 监测尿液、引流液、创面渗出等液体丢失 2. 低钠血症或水潴留的患者应限制水摄入

1. 肠外营养支持 如果术后出现排斥反应，需要进行肠外营养支持，此时应根据病情以及监测的血尿素氮、肌酐、电解质等指标来调整适当的热量和各种营养素的补给。

（1）对于移植后肾功能受损的患者，建议采用较低的氮热量比（1∶300）。

（2）可以使用 20%脂肪乳剂以限制液体输注量。

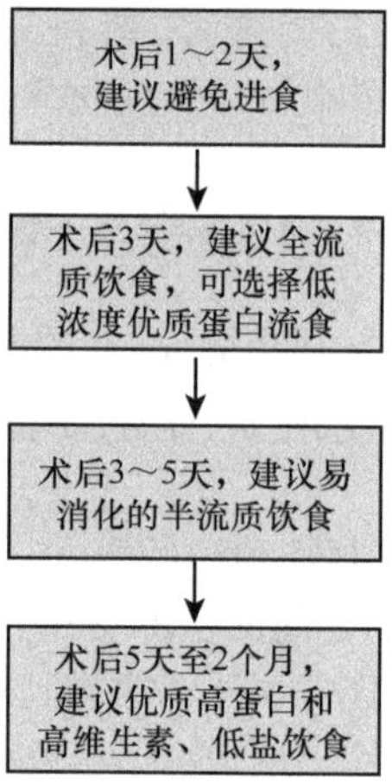

图 31-1　肠内营养支持流程图

（3）在发生消化道出血时，肠外营养支持需要增加脂肪乳剂的供热比例。

（4）对于肝肾功能同时受损的患者，应采用较低的氮热量比、低容量，并提供足够必需氨基酸。

（5）对于重度肝损害伴随黄疸的患者，建议减少脂肪乳剂的使用量，更多地采用糖类来提供能量。

2. 肠内营养支持　肾移植患者在术后可以通过口服途径进行肠内营养补充，因为他们的消化道功能通常是正常的。根据患者的肾功能恢复情况，应调整饮食内容。术后的分期调整一般如下（图 31-1）。

（1）在肾移植手术后的第 1～2 天，建议患者避免进食。由于手术麻醉等原因，肠道蠕动仍未完全恢复正常，进食可能引起腹胀。

（2）术后第 3 天，患者通常已经康复到能够排气，可以开始口服营养，可以选择低浓度的优质蛋白流食。建议采用全流质饮食，每天少量多次进食。流质饮食的能量应保证在每天 500kcal 以上，蛋白质摄入量推荐为每天 24g，优先选择优质蛋白来源。鉴于患者目前肾功能尚未完全恢复，因此需要适度限制蛋白质的摄入量。此外，饮食中应尽量减少单糖、蔗糖及其制品的摄入。这一建议的背景是患者通常在此阶段接受较高剂量的激素治疗，而这可能导致高血糖的发生。因此，调整饮食结构以控制这些因素对于患者的健康管理至关重要。建议选择复合糖类作为主要能量来源。在这一时期，患者可能处于多尿阶段，因此水和电解质的摄入无须过分限制。

（3）术后第 3～5 天，大多数患者的肾功能已经逐渐恢复到正常水平。在这个阶段，可以考虑过渡到易消化、不刺激、质地柔软的半流质饮食。这种饮食选择旨在提供足够的营养支持，同时确保食物对消化系统的负担较小。每天的能量摄入应保持在 1500～1700kcal，蛋白质摄入为 55～60g，食盐摄入为 4～5g。

（4）术后第 5～7 天，直至 2～3 个月，患者的食欲通常逐渐好转。在这一时期，建议尽早提供富含优质高蛋白和高维生素、低盐的饮食。根据患者的食欲和体重情况，建议每天摄入 35～50kcal/（kg·d）的能量，蛋白质摄入为 1.5～2.5g/（kg·d）。为了促进患者的健康和康复，建议饮食中增加富含维生素的新鲜蔬菜和水果。一般来说，每日水果摄入量不应超过 250g/（kg·d）。这有助于提供足够的营养素，支持患者的免疫系统和整体健康。为了预防免疫抑制药物可能引起的高脂血症，并减少移植肾血管和全身血管的粥样硬化风险，建议增加高纤维食物的摄入量。此外，食物纤维可能会影响钙的吸收，因此需要注意摄入足够的钙，并加强户外活动以促进钙的吸收。这些措施将有助于患者的全面康复和生活质量的提升。

五、术后长期营养支持

手术后的 2～6 个月内，患者进入了长期的营养治疗阶段。在这一时期，患者的肾功能相对正常，病情趋于稳定，很少发生排斥反应、感染等并发症。患者能够逐渐恢复到正常的日常工作状态。为了确保患者的全面康复，营养治疗应该充分考虑患者的病情状况以及其日常工作的劳动强度，并根据免疫抑制剂的应用标准进行科学规范。

在这一阶段，个体化的营养治疗方案至关重要，以满足患者特定的营养需求。这包括针对肾功能正常的特殊要求，以及避免与免疫抑制剂相互作用的食物和营养素。通过科学合理的饮食安排，可以帮助维持患者的身体状况，并促进其免疫系统的平衡。

术后恢复期若无明显排异和感染时，蛋白质可按每天 1.3～1.5g/kg 供给；能量根据标准体重计算：

（1）体重低于标准体重 10%～20%时，每天按 35～45kcal/kg 提供能量。

（2）体重等于标准体重时，通常每天按 30kcal/kg 左右提供能量。

（3）体重大于或等于标准体重 10%时应限制能量摄入，通常每天按 0.10MJ/kg 提供能量（表 31-4）。

表 31-4 器官移植术后长期营养素需要量表

营养素	推荐	理由
糖类	限制简单糖，多用复合糖	减少糖尿病风险
蛋白质	限制摄入	限制蛋白质摄入，保护肾功能
脂类	限制脂类摄入	易发生高脂血症
维生素及矿物质	根据尿量调整，低盐，补钙	尿量少时，需减少盐摄入，同时环孢素 A 可抑制肠钙吸收
其他	1. 饮食卫生 2. 忌用提高免疫力食物 3. 饮食习惯改变 4. 限制高嘌呤食物	患者此时免疫力降低，但是提高免疫可增强排斥风险。同时使用的环孢素 A 可增加痛风风险，需要调整饮食结构

在术后的饮食管理中，以下是一些建议，以确保移植患者获得合理而个体化的营养支持。

1. 糖类 强调对简单糖的严格限制，特别是对单糖和双糖的使用要尽量避免，以减少糖尿病的风险。复合糖类食物是更为理想的选择，可提供持续的能量，同时避免副作用。

2. 蛋白质 在术后 3～6 个月内，对植物蛋白的摄入需要限制。建议避免摄入豆类及其制品以及高蛋白质的面制品。对于肝肾功能稳定、健康状况良好的患者，可以在术后 3～6 个月后逐渐引入少量豆类制品，每天限制在 50g 以下。

3. 脂类 免疫抑制剂可能引起高脂血症，增加动脉硬化的风险。因此，必须限制高脂食物的摄入，降低食物中胆固醇占比。选择低脂饮食有助于维护心血管健康。

4. 维生素及矿物质 在术后半年内，建议采用低盐饮食，以支持高血压的康复。随后的饮食中，钠的摄入应根据水肿、高血压和尿量等因素进行调整。对于健康状况良好的患者，饮食也应以淡味食物为主，每天食盐摄入量控制在 6～8g。由于免疫抑制剂可能影响肠钙吸收，推荐增加其他富含钙的食物摄入，并通过户外活动促进钙的吸收。

5. 饮食习惯改变 免疫抑制剂的使用会使机体免疫功能下降，因此需特别注意饮食卫生安全，同时药物的不良反应和食物与药物之间的相互作用也需要重视。食物应加热充分，容器应定期消毒，尽量少摄入提高免疫功能的食物和保健品。术后推荐少量多餐，多食蔬菜，戒烟戒酒。环孢素 A 可能增加痛风风险，故应限制高嘌呤类食品的摄入。长期使用类固醇激素易导致消化性溃疡，因此需避免摄入刺激性食物。

第五节 心脏移植的营养支持治疗

一、心脏移植受体营养代谢特点

（一）心脏移植前

在心脏移植患者中，术前充血性心力衰竭可能导致多种营养相关问题。这包括心肌能量代谢障碍、水及电解质紊乱、营养素代谢紊乱及利用障碍等代谢变化、长时间肺部淤血造成氧需求增加，以及胃肠道充血和肝功能障碍引发的消化和吸收困难。这些因素合并可能导致患者出现严重的营养不良，甚至恶病质。此外，肥胖也是值得关注的一个营养因素。因此，在术前阶段和移植后的恢复期间，重点需要关注营养支持，以帮助患者应对这些挑战，促进其康复和健康。心脏移植患者营养代谢的特点包括代谢产物累积、氧耗量增加、胃肠道充血和肝功能障碍。这些营养代谢特点的引发原因如下。

1. 代谢产物累积 慢性心脏病患者常由于充血性心力衰竭导致代谢产物在体内累积。

2. 氧耗量增加 由于血液循环动力不足，肺部长时间血液淤滞，导致机体氧耗量增加。

3. 胃肠道充血 由于慢性心脏病患者的循环动力不足，导致肠道循环血液淤积，患者食欲不佳，且消化能力不足。

4. 肝功能障碍 由于患者常存在心功能不全，肝门静脉系统血液淤滞，导致肝脏功能障碍，消化吸收不佳，合成功能下降。

（二）心脏移植后

心脏移植术后，由于心脏移植手术进行过程中通常会导致胃肠低血流量和低灌注，导致术中消化道血液供应不足，损伤患者胃肠功能。同时，低心排血量、低蛋白症状以及电解质代谢紊乱等综合征也可能引起患者的胃肠功能进一步减退。免疫抑制剂的使用还可能导致患者发生代谢和水、电解质紊乱，药物和营养素之间的相互作用也越来越受到关注。

（三）心脏移植术后并发症

心脏移植患者在手术后容易出现右心功能不全，在手术早期大量使用免疫抑制剂可能导致肝肾功能不佳，同时大量使用的免疫抑制药物和摄入的营养素之间可能存在相互作用。这些复杂情况使得心脏移植后可能出现一系列并发症，需要在营养治疗时综合考虑这些问题并调整治疗策略。因此，在制定营养方案时，应当特别注重对术后并发症的预防和处理，以确保患者获得足够的营养支持，促进康复和维护身体健康。围手术期出现的并发症包括右心衰竭、肾功能不全、排斥反应和感染。

1. 右心衰竭 在心脏移植后的中期，右心衰竭是一个常见的并发症。这一状况通常由于肺动脉压升高，引发了严重的右心衰竭，成为围手术期的主要致命原因之一。建议当收缩期肺动脉压为50mmHg或更高、跨肺梯度为15mmHg或更大或肺血管阻力大于3Wood单位时，应使用吸入（一氧化氮或前列环素）或静脉注射（硝酸甘油或硝普钠）血管活性剂进行肺血管扩张剂攻击。同时，收缩压应保持在85mmHg以上。尽管心脏移植后数周内充盈压下降，但移植后平均肺动脉压升高是长期死亡率的独立预后因素。

2. 肾功能不全 在心脏移植的早期阶段，肾功能不全是相当普遍的现象。与同种心脏移植患者相比，这一群体本身通常就伴有肾功能不全，而且体外循环和移植手术过程中可能会对肾功能造成进一步的损伤。此外，免疫抑制药物环孢素A及他克莫司都被发现具有一定程度的肾毒性。虽然没有单一的药物治疗，但心脏移植患者可能会受益于术后急性肾损伤的早期预测和识别以及多模式术的实施。具体措施可能包括推迟钙调磷酸酶抑制剂、提供左心室和右心室支持（正性肌力药物、肺血管扩张剂、循环支持）以及尽量减少肾淤血。

3. 排斥反应 处于非特异性免疫抑制状态，同种移植受者普遍存在免疫抑制不足和过度抑制的风险。免疫抑制不足可能导致移植物排斥反应，甚至导致移植失败，而过度免疫抑制可能导致机体免疫力降低，增加感染的风险。一般来说，在同种脏器移植术后的早期阶段，可能会发生排斥反应，但随着时间的推移，其强度逐渐减弱。因此，医疗团队需要在免疫抑制水平上进行精细调节，以平衡排斥和感染的风险，并确保患者获得最佳的移植结果和长期健康。

4. 感染 手术后大量使用免疫抑制剂可能导致患者免疫功能下降，从而增加感染的风险。感染的来源多种多样，包括细菌、真菌、病毒和原虫等。感染可以影响身体的任何器官，尤其是肺部感染和泌尿系统感染更为常见。建议对所有患者护理采取标准预防措施，包括手部卫生、个人防护设备以防可能接触传染性物质，呼吸卫生，充分的环境清洁，患者护理设备和器械的充分处理和消毒，以及安全注射做法。

二、营养治疗原则

在心脏移植术前，必须重视心脏移植患者的营养状况，维持患者正常体重和机体状态，以提高心脏功能。为减轻心脏负担，需要在饮食中限制钠盐的摄入。同时，应适度增加维生素的补充，以维护心肌功能。如果肠内营养支持效果不佳，可考虑给予肠外营养支持。

术后，心脏移植患者容易出现右心功能不全的情况。尽管肠外营养在一定程度上受到限制，但目前临床上更倾向于采用经济、有效且安全的肠内营养方式。这种选择是出于对患者术后病情特点的综合考虑，以最大程度地支持患者康复和减轻手术后的并发症。

药物-营养素相互作用可显著影响免疫抑制治疗的疗效。饮食结构改变、消化不彻底和药物与营养素之间的相互作用都可能会导致免疫抑制药物的药代动力学发生变化，导致其过量对机体产生毒性或者因血液中药物浓度不足而导致器官排斥反应。

患者本身血液循环功能下降，导致胃肠道淤血和水肿，影响了食物的消化和吸收。因此，患者需要改变饮食习惯，建议选择细软易消化的饮食，如流质、半流质饮食。每次进食过多会引起胃扩张和横膈上升，心脏活动会受到限制，因此建议采用少食多餐的方式进食。同时，根据患者的血电解质和利尿情况，及时调整饮食中钠、钾等电解质和液体量的供给。

三、术前营养支持

针对心脏移植患者，我们着重遵循少量多餐、限制盐摄入、预防水肿、维护正常胃肠功能的原则，以降低心脏负荷并保护心脏功能。

1. 能量和蛋白质摄入　根据患者的体重，首选间接测热法，每日热量摄入应控制在（20～25）kcal/（kg·d），蛋白质摄入量为1.2～1.5g/kg，同时应根据患者活动受限情况及病情严重程度灵活调整。

2. 盐摄入限制　每日钠盐摄入量应限制在2～3g。同时根据检查结果，随时调整饮食中钾的供给。

3. 维生素补充　主要针对维生素 B_1、叶酸、维生素C，其他维生素也可适度补充。

4. 液体量　由于心脏移植患者多存在心功能不全情况，每日液体量应低于1000ml以保证心脏功能。

5. 饮食选择　采用细软易消化的饮食，必要时可考虑使用流质、半流质和软食。食物少量多次供给。

针对心脏移植术前患者，首选经口进食，少量多餐，以减少心脏的负荷，保护心脏功能。在患者摄入食物困难的情况下，建议早期启动肠内营养，同时由于大多数心脏术后患者血流动力学不稳定，可以考虑给予肠外营养支持，间断性地输入少量血浆和白蛋白，提高血浆胶体渗透压，从而达到利尿和消除水肿的效果。

四、围手术期营养支持

心脏移植手术后，患者常面临消化道灌注不良的挑战。这会影响消化系统的正常功能，可能导致患者出现食欲减退、消化不良、腹泻等消化系统问题。因此，在围手术期，监测和支持消化道功能的重要性不言而喻。通过调整营养支持方案，确保患者获得足够的营养和能量，以及维持体液和电解质的平衡，可以有助于减轻这些消化系统相关的挑战，促进患者的康复和健康。

1. 能量和蛋白质摄入　推荐使用间接测热法，每日热量摄入应控制在25～30kcal/（kg·d），蛋白质摄入量为1.2～2.0g/kg，需要注意的是，对于肥胖患者而言，体重计算为标准体重+0.4×（实际体重–标准体重）。

2. 脂肪管理 由于代谢功能下降，患者通常伴随着高脂血症的情况。为了有效控制移植物动脉硬化的进展速度，采用低脂饮食是一项关键的策略。这种饮食方案旨在限制饮食中的脂质摄入，特别是饱和脂肪，从而降低血液中的胆固醇水平。此外，推荐限制胆固醇的摄入，并增加不饱和脂肪酸的摄取，这有助于维持良好的脂质平衡，提供身体所需的健康脂肪。

3. 维生素和矿物质补充 心脏移植手术后，患者常因活动减少、免疫抑制剂使用以及持续的利尿治疗而面临更严重的骨质流失，可能导致骨质疏松症的发生。为了预防和管理这一情况，饮食中应增加钙和维生素 D 的摄入量，并鼓励进行更多的户外活动。钙和维生素 D 对于骨骼健康至关重要，可以帮助维持骨密度和骨质强度。当出现骨质疏松症时，适度减少激素的使用可能是必要的，同时考虑药物治疗，如降钙素等。另外，需要密切关注钾和钠的摄入量，以降低水、电解质紊乱的风险。

4. 药物治疗 手术后广泛使用糖皮质激素可能刺激胃酸和胃蛋白酶原的分泌，同时抑制胃肠黏膜上皮的黏液分泌，进而削弱胃肠道的自我保护机制。鉴于这种情况，根据患者病情的严重程度，考虑采用奥美拉唑等药物来减少胃酸的分泌，以加强对胃黏膜的保护。这种措施有助于维持胃肠道的黏膜完整性，减轻由糖皮质激素引起的消化系统不良反应。此外，由于移植后胃肠功能受损，可以使用复合消化酶增强消化能力，促进养分的吸收。在胃肠动力方面，西沙比利的应用能够提升胃肠道的运动活力，有助于促进食物在消化道的正常推移。在选择和调整这些辅助措施时，应根据患者的具体胃肠功能状态进行合理的个体化设计，以确保最佳的营养和消化支持效果。

5. 益生菌补充 肠道的正常菌群不仅在个体的消化功能中发挥着重要作用，而且与机体神经功能、免疫功能和内环境稳态等密切相关。因此，在关注患者的整体健康时，保护肠道正常菌群的重要性不可忽视。为实现这一目标，可以考虑采用双歧三联活菌等方法，以维持肠道菌群的平衡和多样性。

6. 饮食习惯管理 总体原则：低脂、低糖、低胆固醇、高维生素和适量优质蛋白，清淡饮食。为了促进康复并确保身体的营养需要得到满足，建议避免摄入具有强刺激性的食物，而选择易于消化的食物。保持饮食的规律性也是至关重要的，逐渐增加食物摄入量至正常水平。这种逐步增加的方法有助于减少胃肠道的不适反应，并有助于身体逐渐适应食物的摄入。注意术后高血压患者应控制每日摄入盐量不超过 2g，无高血压的患者每日摄入盐量应不超过 6g。注意避免进食豆类（豆制品）、高嘌呤食物、高胆固醇食物、凉拌、油炸、烧烤及腌制类食品。

7. 液体量 心脏移植术后早期，由于药物及各种营养制剂的使用，患者心、肾、肝功能均存在不同程度损伤，为了减少心脏负荷，应控制每日液体量低于 1000ml，同时在考虑液体摄入和补液时，需要综合考虑患者术后的心功能状态以及尿量情况。

8. 营养途径选择 对于心脏移植后患者应常规评估其胃肠功能，若无特殊，应在术后早期（0～24 小时）进行肠内营养，同时建议在术后 4～8 天内在此基础上增加肠外营养，有助于降低院内感染率、机械通气时间以及抗菌药物使用率，对于术后肠内营养能量不达标患者，且能量低于目标能量 60%的患者，其肠外营养时间应根据患者具体情况灵活调整。

五、术后长期营养支持

心脏移植手术在长期恢复良好的情况下，通常对胃肠功能影响较小。一旦患者恢复到能够稳定维持自身各脏器功能的程度，就可以开始逐渐恢复饮食。因此，术后肠外营养支持的需要是极其短暂的，而肠内营养的使用也仅需根据患者的康复进展情况进行适当支持，通常情况下很少需要长期维持。然而，在出现严重并发症，如胃肠道感染等情况时，仍需考虑长期实施肠内营养支持甚至肠外营养支持的可能性。此外，注意对患者的健康宣教，培养良好的饮食习惯，注意进行定期的营养评估监测，调整营养支持方案。

对于术后长期的患者，由于长期应用免疫抑制剂等药物，其体内存在相关代谢紊乱，针对此，应进行合理的营养监测。

1. 常规监测 主要包括体重监测、体格监测、体能评估、临床症状、实验室检查及体液平衡几大部分。①体重监测能敏感地反映患者营养状态的改变；②体格监测能进一步反映患者目前身体功能状态，应注意关注其肌肉和脂肪含量的变化；③体能评估在于评估患者握力及日常步速，反映其心肺功能情况；④应该时刻监测患者是否存在不良反应，如腹胀、腹泻、恶心、呕吐及梗阻等情况；⑤实验室检查一般包括血常规、电解质、凝血功能、肝肾功能、动脉血气、炎症指标参数、营养状态等相关检查；⑥在术后长期监测中应记录患者液体出入量，进一步帮助评估患者营养状态。

2. 特殊监测 主要包括人体成分检测、肌酐-身高指数、氮平衡及能量代谢测定几部分。①人体成分检测可直接反映患者的肌肉、脂肪与细胞外液等人体成分情况，能预示患者是否肥胖或者营养不良；②肌酐-身高指数的下降，可提示患者存在营养不良情况，反映其体内处于蛋白质消耗，骨骼肌含量下降，肌酐减少的状态；③氮平衡的测定能进一步判断患者目前营养支持手段是否有效，其氮平衡是否被纠正，有无必要进一步调整方案；④能量代谢测定是营养监测中十分重要的指标，能进一步确定宏量营养素的需要量及比例，是制定个体化营养支持方案的基础。

（顾劲扬）

第三十二章 儿科疾病的营养支持

营养不仅构成生命的基础，更在儿童生长、发育及疾病恢复中扮演着关键角色。良好的营养状态可增强儿童的免疫力，抵抗疾病，加速康复。相反，营养不良或不适当的营养支持可能导致疾病恶化，延长恢复时间，甚至影响儿童的长期健康和发展。本章节将探讨儿童时期几种常见且最具挑战性的健康问题，包括小儿腹泻、儿童蛋白质-能量营养不良、儿童肥胖症、儿童糖尿病以及遗传性代谢疾病，并重点讨论营养干预在疾病管理中的作用。针对儿科患者的特点，合理的营养干预不仅仅是治疗支持手段，更是综合治疗的基础环节。本章探讨营养支持的重要性、基本原则和实施策略，旨在根据儿童的具体疾病状态和营养需求，制定个性化的营养支持方案，以及如何实施这些计划以确保最佳的健康结果。

第一节 小儿腹泻

一、概　　述

（一）定义

小儿腹泻（infantile diarrhea）是一组由多种病原体、多因素引起的以大便次数增多和性状改变（呈稀便、水样便、黏液便或脓血便）为主要特征的儿科消化系统疾病。小儿腹泻是导致儿童患病和死亡的主要原因之一，也是儿童营养不良的重要原因。

（二）流行病学

小儿腹泻是儿童消化系统最常见的疾病，为世界性公共卫生问题。据世界卫生组织统计，该疾病的全球年发病例数和年致死例数分别高达 17 亿及 52.5 万，是 5 岁以下儿童死亡的第二大原因。在我国，腹泻病发病率为 0.17～0.70 次/人年，5 岁以下儿童则为 2.50～3.38 次/人年。近年来，随着我国儿童保健工作的逐步完善，目前我国小儿腹泻的病死率已降至 1%以下。但随着卫生和生活环境的改善，非感染性腹泻尤其是过敏性腹泻有逐年增加的趋势。

儿童急性感染性腹泻的病因多为病毒感染，以轮状病毒、诺如病毒最为常见，细菌病原包括大肠埃希菌属、弯曲菌属、沙门菌属以及志贺菌属等。我国小儿腹泻调查结果显示，每年有 2 个发病季节高峰，一个高峰为 6～8 月份，主要病原菌为致泻性大肠埃希菌和痢疾杆菌；另一高峰为 10～12 月份，主要病原为轮状病毒，称为秋季腹泻。

（三）危险因素与病因

6 个月至 2 岁的婴幼儿容易发生腹泻，主要影响因素如下。

1. 消化系统发育尚未成熟　胃酸和消化酶分泌较少，消化酶的活性较低，生长发育处于第一个高峰期，对营养物质需求量大，胃肠道负担较重。且婴幼儿食品含有较多液体，摄入量较多，易发生消化道功能紊乱。

2. 病毒和细菌感染　夏季腹泻主要病原菌是致泻性大肠杆菌与痢疾杆菌；秋季腹泻主要病原菌是轮状病毒。

3. 喂养不当　人工喂养腹泻率明显高于母乳喂养。母乳含有很强的对抗肠道感染的因子，如大量的 sIgA、乳铁蛋白、巨噬细胞、粒细胞、溶菌酶、溶酶体等。这些抑菌物质在人工喂养的加工制备过程中被破坏，同时制作过程中食物和餐具极易受到污染。添加辅食的时间过早，量过多，均容易引起腹泻。

4. 其他 过敏，包括对牛奶过敏，麦类食物中谷蛋白过敏；气候变化（过冷、过热、温差变化过快），先天性氯化物腹泻，肾上腺生殖器综合征等均可导致腹泻。

二、临床特征及诊断与代谢特点

（一）临床特征

持续时间少于 7 天的腹泻称为急性腹泻。急性腹泻如不能彻底治愈或小儿本身营养状况差，可发展为迁延性腹泻（病程为 2 周至 2 个月）或慢性腹泻（病程超过 2 个月）。

1. 轻型腹泻 以胃肠道症状为主，无脱水及明显全身中毒症状。小儿主要表现为食欲减退，偶有溢乳或呕吐，大便次数增加但量不多，味酸稀薄，呈黄色或黄绿色，常见白色或黄白色奶瓣和泡沫，可有少量黏液。

2. 中型腹泻 胃肠道症状较重，并出现轻、中度脱水和（或）有全身中毒症状。

3. 重型腹泻 胃肠道症状重，重度脱水和（或）有明显的全身中毒症状，包括发热或体温不升、烦躁、精神萎靡、嗜睡、面色苍白、意识模糊甚至昏迷、休克等。可呕吐咖啡渣样液体，腹泻次数和量均增加，大便呈黄绿色、黄色或微黄色，蛋花汤样或水样，可有少量黏液。可出现明显的水、电解质紊乱症状，以脱水、酸中毒、低钾血症为主，还可能由于输液导致血钙、血镁浓度下降，出现震颤、手足搐搦或惊厥等症状。

（二）临床诊断

可根据临床表现和大便性状做出临床诊断。

1. 根据大便性状和次数判断 根据家长和看护者对患儿大便形状改变（呈稀水便、糊状便、黏液脓血便）和大便次数比平时增多的主诉可做出腹泻诊断。

2. 根据病程分类 急性腹泻病病程≤2 周；迁延性腹泻病病程为 2 周至 2 个月；慢性腹泻病病程＞2 个月。

3. 明确病因及脱水和电解质紊乱的评估 根据大便性状和镜检所见，结合发病季节、年龄以及流行情况可初步估计病因，病原学检查可协助明确致病源。需同时完善血气分析和血生化，评估有无脱水及其程度、性质，以及有无酸碱失衡和电解质紊乱。脱水程度评估见表 32-1。

表 32-1 脱水程度评估

评估指标	轻度脱水	中度脱水	重度脱水
丢失体重	≤5%	5%～10%	≥10%
精神状态	稍差	萎靡或烦躁	嗜睡、昏迷
皮肤弹性	尚可	差	极差（捏起皮肤回弹时间≥2s）
黏膜	稍干燥	干燥	明显干燥
前囟、眼窝	稍有凹陷	凹陷	明显凹陷
肢端	尚温暖	稍凉	凉或发绀
尿量	稍少	明显减少	无尿
脉搏	正常	增快	明显增快且弱
血压	正常	正常或稍降	降低、休克

（三）代谢特点

（1）腹泻对蛋白质-能量营养不良的影响已被广泛认可。腹泻可引起明显的生长发育障碍，对儿童的营养状态造成严重影响。在腹泻期间，虽然大量营养素的吸收受阻，但研究显示，在正常饮食条件下，仍有80%～95%碳水化合物、70%的脂肪和75%的氮能被有效吸收。因此，即使在腹泻期间，持续进食对于维持营养状态也是非常有益的。已有研究证实，持续进食并不会加重腹泻或增加脱水风险，反而有助于通过促进黏膜修复改善吸收不良的问题。

（2）腹泻可能破坏肠道内的乳糖酶，导致乳糖不耐受，进一步影响脂肪、蛋白质及其他营养素的吸收。急性感染性腹泻期间，机体可能会失去大量水分和排出大量的氮、脂肪、碳水化合物，以及各种电解质、微量元素和维生素，每日能量损失可达500～600kcal。此外，由于感染和发热导致的代谢增加，机体对能量和蛋白质的需求量也相应增加。

（3）患儿的营养状况会显著影响腹泻的预后。若患儿腹泻期间已存在蛋白质-能量营养不良，其症状可能会加重，病程延长，恢复缓慢。相反，若患儿营养状况良好，腹泻通常表现为自限性，并可能迅速恢复。

因此，腹泻与营养不良之间存在复杂的相互影响和因果关系，可能形成恶性循环，最终可能导致患儿体重增长停滞、免疫功能降低、反复感染，严重影响患儿的体格和认知发展。

三、营养治疗原则及膳食建议

腹泻的营养治疗的关键问题在于正确经口补液纠正脱水，随后给予恰当饮食。对寻求医疗评估的有症状和脱水患儿的治疗应包括两个周期：补液期和维持期。补液期应重点纠正体液不足，获得临床体液平衡；维持期应确保持续的适当饮食和液体摄入。在两个周期内均应不断纠正体液的过量丢失。

（一）营养治疗原则

婴幼儿腹泻营养治疗目的是纠正水和电解质紊乱，改善营养不良状态。原则上，治疗应以缓解症状和尽早恢复正常饮食为目标，能量和营养素的提供应遵循“少量多餐”的原则。

（二）营养治疗方案

1. 补液治疗 补液方式分为口服补液、静脉补液和鼻饲管补液。

（1）口服补液：推荐使用世界卫生组织推荐的低渗口服补液盐Ⅲ（ORS Ⅲ），配方见表32-2。患儿腹泻症状较轻时以调整饮食为主，必要时口服补液盐补液预防脱水。口服补液盐补液是预防和治疗轻度、中度脱水的首选方法。

（2）患儿自腹泻开始就应口服足够的液体以预防脱水，可予ORS III或米汤加盐溶液[每500ml加食盐1.75g（约为1/2啤酒瓶盖）]。每次稀便后补充一定量的液体（＜6个月50ml，6个月至2岁100ml，2～10岁150ml，10岁以上儿童按需饮用），直至腹泻停止。

表32-2 ORS Ⅲ配方

成分	含量（g/袋）
重量	5.125
氯化钠	0.65
枸橼酸钠	0.725
氯化钾	0.375
无水葡萄糖	3.375

注：配制用法，每袋加温水250ml

（3）轻至中度脱水：口服补液用量（ml）=体重（kg）×（50～75），4 小时内分次服完。4 小时后再次评估脱水情况。以下情况提示口服补液可能失败，需调整补液方案：①频繁、大量腹泻[>10～20ml/（kg·h）]；②频繁、严重呕吐；③口服补液服用量不足，脱水未纠正；④严重腹胀。

（4）静脉补液：适用于重度脱水及不能耐受口服补液的中度脱水、休克或意识改变、口服补液脱水无改善或程度加重、肠梗阻等患儿。静脉补液的成分、量和滴注持续时间须根据脱水程度和性质决定。补液原则为“先浓后淡，先盐后糖，先快后慢，见尿补钾”。

（5）鼻饲管补液：推荐应用于无静脉输液条件、无严重呕吐的脱水患儿，液体选择 ORS Ⅲ，初始速度为 20ml/（kg·h），如患儿反复呕吐或腹胀，应放慢管饲速度。每 1～2 小时评估脱水情况。

2. 调整饮食方案　急性感染性腹泻期间，口服或静脉补液开始后应尽早给予适宜饮食，应采取循序渐进的原则，先采取低乳糖、低蛋白、低脂肪饮食，最好采用易消化食物，以利于吸收利用，并适当补充微量元素与维生素。不推荐高糖、高脂和高粗纤维食物。急性腹泻治愈后，应额外补充疾病导致的营养素缺失。

（1）对伴有呕吐的患儿，轻者不禁食，重者可短暂禁食，一般不超过 8 小时，呕吐好转时，可由少到多，由稀到稠，逐步恢复到正常饮食。给予与年龄匹配的饮食，婴幼儿母乳喂养者继续母乳喂养，配方奶喂养者伴有乳糖不耐受时可选择低乳糖或无乳糖配方。6 个月以上者，以流食和半流食为主，可选用菜粥或烂面条等，但应由少到多喂养；可加不含山梨醇的新鲜水果汁或水果补钾；避免给患儿喂食含粗纤维的蔬菜和水果以及高糖食物。年龄较大的儿童，无须严格限制饮食。尽可能保证热量供给。

（2）要素型肠内营养制剂：适用于慢性腹泻、肠黏膜损伤、吸收不良综合征，年龄在 3 岁以上的患儿。

（3）肠外营养支持治疗：用于少数重症病例，不能耐受口服营养物质或肠道无法满足需要时、伴有重度营养不良及低蛋白血症者。好转后改为口服。

3. 特殊情况的营养治疗

（1）糖源性腹泻：以乳糖不耐受最多见。治疗宜采用去双糖饮食，可采用低（去）乳糖配方乳或豆基蛋白配方乳。

（2）过敏性腹泻：以牛乳过敏较常见。避免食用过敏食物，或采用口服脱敏喂养法，不限制已经耐受的食物。婴儿通常能耐受深度水解蛋白配方乳，如仍不耐受，可采用氨基酸为基础的配方乳或全要素饮食。

（三）膳食建议

1. 宜用食物

（1）继续喂养母乳或使用适宜配方奶。
（2）主食宜选用米汤、粥、清汤面、米粉等。
（3）蔬菜应选用去皮的番茄、冬瓜、黄瓜、土豆、西葫芦等含膳食纤维少的品种。
（4）补充果汁。
（5）对肠黏膜受损较重的患儿，可选用适合患儿的全营养制剂。

2. 忌（少）用食物

（1）高脂膳食：脂肪不易消化，会增加消化道负担，而且脂肪本身有润肠作用，使腹泻增加。
（2）高纤维食物：刺激消化道蠕动加快，同时增加粪便体积和大便次数。
（3）辛辣刺激性食物：此类食物可刺激消化道黏膜，导致腹泻加重。
（4）纯糖类食物：在肠道内易发酵，刺激肠道，不宜多用，应用米汤或粉糊代替。

第二节　儿童蛋白质-能量营养不良

一、概　　述

（一）定义

蛋白质-能量营养不良（protein-energy malnutrition，PEM）是各种营养素缺乏的一种临床综合征。因机体缺乏能量和（或）蛋白质，不能维持机体正常代谢，表现为自身组织的消耗、体重减轻，严重者出现各系统功能障碍，多见于 3 岁以下婴幼儿。

（二）流行病学

蛋白质-能量营养不良是发展中国家常见的营养缺乏病。轻度至中度蛋白质-能量营养不良的临床表现不易显现，主要表现为婴幼儿的生长迟缓和体形偏瘦。重度蛋白质-能量营养不良则表现为明显的消瘦、水肿、智力发育迟缓和较高死亡率。

根据联合国儿童基金会、世界卫生组织及世界银行 2023 年发布的《全球营养不良估计》统计，尽管发育迟缓的全球比例有所下降，仍有大量儿童受到影响，特别是在亚洲和非洲地区。具体数据如下：自 2000 年以来，全球儿童发育迟缓率持续下降。然而，截至 2022 年，超过 1/5 的 5 岁以下儿童（约 1.481 亿）仍受到发育迟缓的影响，至少 4500 万儿童在某个时间点表现为消瘦。其中，5 岁以下发育迟缓儿童有超过半数生活在亚洲，2/5 生活在非洲，而受消瘦影响的儿童，70%位于亚洲，1/4 以上分布在非洲。

我国已在减少营养不良方面取得显著成果，特别是在农村儿童中。据 2020 年《中国居民营养与慢性病状况报告》统计，我国 6 岁以下儿童的生长迟缓率和低体重率均已分别降至 7%以下和 5%以下。农村地区 6 岁以下儿童的生长迟缓率从 2015 年的 11.3%下降至 5.8%，6～17 岁儿童和青少年的生长迟缓率也从 4.7%下降至 2.2%。

（三）危险因素与病因

1. 原发性蛋白质-能量营养不良　是因食物中蛋白质和（或）能量摄入量不能满足身体的生理需要而引起的。

（1）饮食不当和摄入不足，如婴儿期母乳不足，而未及时采用合理的混合喂养；奶粉配制过于稀释；辅食添加不当；骤然断奶，婴儿不能适应或拒绝新的食品。

（2）不良饮食习惯，如偏食、素食倾向、长期单一淀粉样食品消费等。

2. 继发性蛋白质-能量营养不良　多与疾病有关，主要由患病后食欲降低、吸收不良、分解代谢亢进、消耗增加、合成代谢障碍所致。多见于消化道感染（如迁延性腹泻、慢性痢疾、严重寄生虫感染等），肠吸收不良综合征，消化道先天性畸形（如唇裂、腭裂、先天性肥厚性幽门狭窄和短肠综合征等），慢性消耗性疾病（如结核、肝炎、长期发热、恶性肿瘤）等。

二、临床特征及诊断与代谢特点

（一）临床特征及诊断

1. 消瘦型　以能量不足为主，表现为生长发育缓慢或停滞，明显消瘦，体重减轻，皮下脂肪减少或消失，肌肉萎缩，皮肤干燥，毛发细黄无光泽，常有腹泻、脱水、全身抵抗力低下，易发生感染，但无水肿。

2. 水肿型　以蛋白质缺乏为主，水肿为其特征。与消瘦型不同，本型皮下脂肪不减甚至增多，外观呈虚胖，严重时出现下肢或全身凹陷性水肿。皮肤干燥、脱屑或大片色素沉着，色素沉着部位与糙皮病不同，多在易受刺激部位而非阳光暴露部位。头发脆，易折断和脱落，可呈灰色，指甲脆弱有横沟。表情淡漠，肝大常见。

3. 消瘦-水肿型 兼有以上两型特征，体重下降明显又有水肿。

（二）临床诊断

1. 病史 详细询问喂养史和饮食史，估算出一日蛋白质和能量的摄入量，对诊断有重要价值。

2. 临床表现 蛋白质-能量营养不良患者临床上有体重下降、皮下脂肪减少、全身各系统功能紊乱的症状和体征。

3. 体格测量 体格测量的指标是评价儿童生长与营养状态的一种简单的测量方法。参考国家卫生行业标准，对儿童进行体重、身高和BMI的评估。

（1）7岁以下儿童：参考我国卫生行业标准《7岁以下儿童生长标准》（WS/T 423—2022）依据儿童的年龄别体重、年龄别身长/身高、身长/身高别体重以及年龄别BMI进行儿童营养状况评价。具体评价标准见表32-3。

表32-3 7岁以下儿童营养状况标准差评价方法

标准差法	评价指标			
	年龄别体重	年龄别身长/身高	身长/身高别体重	年龄别BMI
≥+3 SD	—	—	重度肥胖	重度肥胖
+2 SD≤·<+3 SD	—	—	肥胖	肥胖
+1 SD≤·<+2 SD	—	—	超重	超重
−1 SD≤·<+1 SD	—	—	—	—
−2 SD≤·<−1 SD	—	—	—	—
−3 SD≤·<−2 SD	低体重	生长迟缓	消瘦	消瘦
<−3 SD	重度低体重	重度生长迟缓	重度消瘦	重度消瘦

引自：中华人民共和国卫生行业标准.WS/T 423-2022.7岁以下儿童生长标准

（2）7岁以上儿童：参考我国卫生行业标准《学龄儿童青少年营养不良筛查》（WS/T 456—2014）依据儿童青少年的年龄别身高和年龄别BMI进行营养不良判断。

1）生长迟缓：使用6～18岁男女学龄儿童青少年分年龄身高筛查生长迟缓界值范围进行生长迟缓判断。凡身高小于或等于相应性别、年龄组“生长迟缓”界值范围者为生长迟缓。

2）消瘦：使用6～18岁男女学龄儿童青少年分年BMI筛查消瘦界值范围进行消瘦判断。凡BMI小于或等于相应性别、年龄组“中重度消瘦”界值范围者为中重度消瘦；凡BMI处于相应性别、年龄组“轻度消瘦”界值范围者为轻度消瘦。

4. 实验室检查 蛋白质缺乏患者的血清白蛋白和总蛋白值明显下降，同时血清前白蛋白、血清转铁蛋白和结合蛋白如甲状腺素结合前白蛋白、血浆铜蓝蛋白、视黄醇结合蛋白等也减低。一般情况下其血糖、血胆固醇和血尿素氮、肌酐水平也下降。伴贫血时，血红蛋白和红细胞计数也减少。在肾功能正常时，24小时尿肌酐可作为受体组织状况评价的指标，尿肌酐/身高指数是评价肌蛋白消耗的指标。免疫指标异常主要有淋巴细胞总数减少，皮肤延迟超敏反应低下或无反应等现象。

5. 综合评价 PEM是个复杂的临床综合征，目前尚无简单可靠的方法对各类型，尤其是亚临床类型进行诊断，大多数需要根据主要临床症状、人体测量参数和实验室检查数据进行综合评价。

（三）代谢特点

1. 蛋白质 摄入蛋白质不足或消耗增加，机体内蛋白质代谢处于负平衡，当血清总蛋白浓度＜40g/L，白蛋白＜20g/L 时会出现低蛋白性水肿。

2. 糖类 由于食物不足或消耗增加，故机体血糖浓度偏低，轻者症状不明显，重者会出现昏迷甚至猝死。

3. 脂肪 机体动员脂肪以维持必要的能量消耗，导致血清胆固醇降低。

4. 水、电解质代谢 低蛋白血症导致水肿；蛋白质-能量营养不良时 ATP 合成减少可影响细胞膜上钠泵的转运，使钠在细胞内潴留，故蛋白质-能量营养不良患儿细胞外液一般为低渗状态，易出现低渗性脱水、酸中毒、低血钾、低血钙和低血镁。

三、营养治疗原则及膳食建议

（一）营养治疗原则

PEM 在儿科是一种常见的营养不良状态，通常由蛋白质和能量的严重缺乏而致。为了维持氮平衡并支持健康地生长，必须确保足够的蛋白质和能量摄入。动物源食品如乳制品、蛋、肉类含有完整的必需氨基酸，适合婴幼儿的营养需要。治疗蛋白质-能量营养不良时，需要根据患儿的营养状态、消化功能和食物耐受性来调整饮食，并选择合适的营养补充方式。

1. 口服营养 当胃肠功能良好时，优先考虑通过食物调整进行治疗，必要时进行口服营养补充。

2. 管饲营养 若患者无法正常进食但胃肠功能尚可，可采用管饲。

3. 静脉营养支持 对于肠内喂养不足或胃肠功能严重受损的情况，提供静脉营养。

（二）营养需求

1. 能量 充足的能量不仅能保证生长发育，而且包括修复过程的需要，充足的能量供应才能保证摄入的蛋白质被充分利用，促进体内蛋白质平衡，促进组织蛋白质合成和减少组成蛋白质的氨基酸氧化分解。因此，应保证儿童足够的能量摄入，保证其总的进食量。

（1）轻度营养不良儿童：起始能量供给为 80～100kcal/（kg·d），逐渐增加至正常需求。

（2）中至重度营养不良儿童：起始能量为 40～60kcal/（kg·d），逐渐增加到 120～150kcal/（kg·d），随后根据体重恢复情况调整至正常供给。

2. 蛋白质 起始摄入为 1.5～2.0g/（kg·d），根据耐受性和恢复情况，逐步增加至 3.0～4.5g/（kg·d）。通过多样化饮食逐渐增加食物的质量和种类，以巩固治疗效果。

3. 维生素和矿物质 补充铁、叶酸、维生素 B_2 等造血原料以防止营养性小细胞性贫血。有水肿的患儿，应适当限制钠盐的摄入。

（三）膳食建议

1. 蛋白质类食物 优选低脂乳制品、配方乳、豆浆、鸡蛋黄、鱼粉、肉泥等易消化吸收的高蛋白食品。

2. 脂肪类 在保证基本脂肪需求的同时，适量添加植物油和少量奶油以提供必需脂肪酸和能量。

3. 碳水化合物类 提供易消化的碳水化合物源，如米汤、小米汤、面糊、藕粉、粥、糕点等，以保证能量供应。

4. 维生素和矿物质 可用鲜果汁、蔬菜汁补充必要的维生素和矿物质。对于腹泻患儿，可以额外通过补充剂提供必需的维生素和矿物质。

第三节　儿童肥胖症

一、概　　述

儿童和青少年肥胖是与生活行为密切相关的慢性疾病，已成为全球性的公共卫生问题。其治疗需要一种包括运动处方、行为矫正和营养教育在内的综合性策略。

（一）定义

肥胖是由多种因素引起体内脂肪过度积累，对健康造成危害的慢性代谢性疾病，可分为原发性肥胖（又称单纯性肥胖）和继发性肥胖。

1. 原发性肥胖　指无特定病因的肥胖症。占肥胖症人数的 95%以上，肥胖儿童中原发性肥胖所占比例更高。其病因普遍认为是能量摄入和消耗之间的不平衡，受遗传、环境及行为因素的影响。可发生于个体发育的各阶段。

2. 继发性肥胖　指继发于神经-内分泌-代谢紊乱基础上的肥胖或遗传性疾病导致的肥胖，其一般都有明确的原发病，常由下丘脑病变、垂体病变、甲状腺功能减退症、皮质醇增多症胰岛病变、性腺功能减退症或某些遗传性疾病等引起。

（二）流行病学

近五十年来，全球 5～19 岁儿童和青少年的肥胖率显著上升。2016 年数据显示，全球该年龄段男孩和女孩的肥胖率分别为 7.8%和 5.6%。预计到 2030 年，全球肥胖儿童将超过 2.54 亿，将有 42 个国家的肥胖儿童人数超过 100 万，其中我国居首位，其次为印度、美国、印度尼西亚和巴西。近年来，我国城乡儿童超重和肥胖的比例急剧上升，《中国居民营养与慢性病状况报告（2020 年）》显示，6 岁以下儿童的超重率和肥胖率分别为 6.8%和 3.6%，而 6～17 岁儿童和青少年的超重率和肥胖率分别为 11.1%和 7.9%。

儿童期肥胖与多种健康并发症密切相关，包括代谢紊乱（如空腹血糖升高、葡萄糖耐受异常、2 型糖尿病、代谢综合征和脂肪肝）、冠心病、哮喘、阻塞性睡眠呼吸暂停综合征、骨科并发症及心理健康问题（包括抑郁和自卑感）。此外，儿童肥胖往往持续到青春期甚至成年期，影响整个生命历程。

（三）危险因素与病因

引起单纯性肥胖的原因较多，主要包括如下原因。

1. 过高的高能量密度食物摄入　长期摄入高脂、高糖的超加工食物是肥胖的主要原因，能量的摄入超过消耗而转成脂肪储存于体内，出现肥胖。

2. 活动量不足　现代生活方式导致儿童体力活动减少，加剧能量过剩。超重或肥胖的儿童由于体重的负担而不愿活动，又会加速肥胖的进展，形成恶性循环。

3. 进食量过大　部分患儿虽然膳食模式合理，也因摄入过多而导致肥胖，多由婴儿期喂养不当造成。

4. 遗传因素　严重肥胖症患儿多有家族史，双亲肥胖的儿童发生肥胖的可能性约为 80%，远大于双亲正常者 14%的发病率。因此，肥胖的发生有一定的遗传因素，但遗传因素对肥胖的作用机制和方式尚未有定论。

5. 胎内因素　孕期母亲饮食不当可能导致新生儿体重过重，影响患儿儿童期至成人期健康。

6. 心理社会因素　情绪、社交环境等也可影响饮食行为和体重。

二、临床特征及诊断与代谢特点

（一）临床特征

单纯性肥胖是由遗传因素和环境因素共同作用引起的，其中遗传因素的影响相对较小，而环境因素起主导作用。家庭生活方式和个人行为模式，如过量能量摄入和缺乏体力活动，是儿童肥胖的主要危险因素。

1. 常见体征

（1）体重和 BMI：体重超过理想体重 20%，或 BMI 达到肥胖诊断标准。

（2）体格发育：体型肥胖，皮下脂肪均匀分布，主要集中在面部、颈部、肩部、胸部、背部、腹部和臀部，腹部脂肪下垂明显，四肢肥大，尤其是上臂和大腿。少数肥胖儿可有扁平足与膝外翻。

（3）生殖器官发育：与同龄儿童相比可能有早熟或延迟的趋势。女童外生殖器发育大多正常，胸部脂肪多，要与乳房发育相鉴别。男童会阴部脂肪堆积，阴茎被埋入，显得很小。

（4）智力发育：通常与同龄儿童相当。

2. 常见症状

（1）有氧能力损伤：包括耐力下降、最大氧耗量减少、最大心率增快、静息时通气量增加、二氧化碳产出增多以及做功量增高。

（2）活动情况：进行体力活动时心跳加快，出现气短、易疲劳等症状。

（3）进食习惯：食欲旺盛，偏好高糖、高脂肪和油炸食物。

（4）心理状态：自我评价低，可能因体型问题感到压抑，社交互动中易受到负面评价，如被取绰号或歧视，可能导致自信心下降和社交孤立。青春期因苦恼于肥胖的体型或急于减肥造成心理损伤，甚至发展为神经性厌食。

（5）其他：肥胖女孩的月经初潮往往早于体重正常的同龄女孩。

（二）临床诊断

诊断儿童肥胖症可以参考以下方面。

1. 既往史

（1）营养史：偏食或过食，常食用高能量、高脂肪食物。

（2）喂养史：婴儿期可能存在过度喂养，使用高能量配方奶，过早引入辅食。

（3）行为习惯：饮食过量，缺乏体力活动，行为上的占有欲表现明显。

2. 症状体征 体重持续增加，全身脂肪分布广泛。

3. 诊断标准 目前国内外儿童青少年肥胖筛查标准并不统一，但多采用同年龄别、性别体重指数水平的百分位数值进行判断。

（1）国际上主要标准有 3 种：

1）2006 年世界卫生组织制定的学龄儿童青少年生长参照标准，适用于 6 岁以下儿童。

2）2000 年国际肥胖工作组（International Obesity Task Force，IOTF）制定的全球儿童超重和肥胖标准，适用于 2～18 岁儿童。

3）2000 年美国疾病预防控制中心（Centers for Disease Control and Prevention，CDC）制定的年龄别、性别 BMI 标准，适用于 2～20 岁儿童。

（2）我国的标准主要有两种：

1）2022 年国家卫生健康委员会发布的《7 岁以下儿童生长标准》（WS/T 423—2022）依据儿童的身长/身高别体重以及年龄别 BMI 进行儿童肥胖诊断，适用于 7 岁以下儿童。具体评价标准见表 32-3。

2）2018 年国家卫生健康委员会发布的《学龄儿童青少年超重与肥胖筛查》（WS/T 586—2018）

以同性别、同年龄 BMI 的 P95 为参考点确定儿童青少年肥胖筛查界值（18 岁时男女肥胖界值点 BMI 为 28.0kg/m²），该标准适用于 6～18 岁儿童青少年“超重”和“肥胖”的筛查，可作为人群体重状况评价和个体肥胖筛查的参考依据。具体评价标准见表 32-4。

表 32-4　中国 6～18 学龄儿童青少年性别年龄别 BMI 筛选超重、肥胖界值（单位：kg/m²）

年龄（岁）	男生		女生	
6.0～	16.4	17.7	16.2	17.5
6.5～	16.7	18.1	16.5	18.0
7.0～	17.0	18.7	16.8	18.5
7.5～	17.4	19.2	17.2	19.0
8.0～	17.8	19.7	17.6	19.4
8.5～	18.1	20.3	18.1	19.9
9.0～	18.5	20.8	18.5	20.4
9.5～	18.9	21.4	19.0	21.0
10.0～	19.2	21.9	19.5	21.5
10.5～	19.6	22.5	20.0	22.1
11.0～	19.9	23.0	20.5	22.7
11.5～	20.3	23.6	21.1	23.3
12.0～	20.7	24.1	21.5	23.9
12.5～	21.0	24.7	21.9	24.5
13.0～	21.4	25.2	22.2	25.0
13.5～	21.9	25.7	22.6	25.6
14.0～	22.3	26.1	22.8	25.9
14.5～	22.6	26.4	23.0	26.3
15.0～	22.9	26.6	23.2	26.6
15.5～	23.1	26.9	23.4	26.9
16.0～	23.3	27.1	23.6	27.1
16.5～	23.5	27.4	23.7	27.4
17.0～	23.7	27.6	23.8	27.6
17.5～	23.8	27.8	23.9	27.8
18.0～	24.0	28.0	24.0	28.0

引自：中华人民共和国卫生行业标准. WS/T 586—2018. 学龄儿童青少年超重与肥胖筛查

（三）代谢特点

1. 能量摄取与消耗不平衡　儿童肥胖的最基本特征是能量摄入超过身体的能量需求。这可能是由高热量食物的摄入增多（特别是富含精制糖和脂肪的食物），以及日常活动量减少，体力消耗降低所致。过剩的能量在较长时间内以脂肪的形式储存起来。

2. 碳水化合物　肥胖儿童通常显示出对碳水化合物的代谢异常，特别是胰岛素抵抗现象的出现。胰岛素抵抗导致体内胰岛素效率下降，从而可能导致血糖水平升高和胰岛素分泌增加。可能发生糖耐量异常和 2 型糖尿病。

3. 脂肪　肥胖儿童的脂肪组织增加，脂肪代谢也因此受到影响。常有特征性的血浆 LDL-C 和水平升高，而 HDL-C 水平降低存在不同程度的脂肪代谢紊乱，表现为脂肪合成过多、血脂含量升高，对脂类的代谢能力减弱等。这些脂质代谢问题增加了心血管疾病的风险。

4. 蛋白质　蛋白质代谢基本正常。但嘌呤代谢异常，血尿酸增加，易患高尿酸血症或痛风、高血压、冠心病、动脉粥样硬化等疾病。

5. 维生素和矿物质不足 尽管肥胖儿童可能总体上摄入过多的能量，但常存在某些关键的维生素和矿物质缺乏，形成所谓的“隐性饥饿”。

三、营养治疗原则及膳食建议

营养治疗的主要目标是促进健康的生长发育，增强有氧能力，提高整体健康水平，同时控制脂肪增长在正常范围内。远期目标是养成科学、正确和良好的饮食生活习惯，保持身心健康发育，培养没有心血管疾病危险因素的健康儿童。

（一）营养预防

1. 从胎儿期开始预防 妊娠前的准备和营养保护与胎儿的正常发育密切相关，对预防新生儿及其后期肥胖也至关重要。应控制妊娠后期的进食量，避免婴儿出生时体重过大。

2. 提倡母乳喂养 母乳是预防儿童期肥胖的有效方式，推荐尽可能长时间母乳喂养。

3. 正确喂养和进食方式 避免过早或过量添加辅食和过早断乳，这些都可能增加儿童患肥胖的风险。应注重食物的多样化和搭配，控制进食量，限制高能量、高蛋白和高脂肪食品的摄入，并从幼儿期开始培养良好的饮食习惯，如少食多餐、定时定量、细嚼慢咽，同时控制零食的摄入。

（二）营养治疗原则

1. 营养治疗禁忌 在儿童期，不应实施严格的减肥或减重措施。禁忌包括严禁短期快速减重、饥饿或变相饥饿疗法、药物减重和手术去脂。这不仅是技术问题，更是道德问题。营养治疗和营养健康教育在儿童肥胖的防治过程中有着至关重要的作用。

2. 营养治疗理念 以体重控制而非减少体重为治疗基本原则，促进健康的生长发育和脂肪适度增长。结合运动处方、行为矫正和适当的饮食限制，调整膳食结构，而不是过分限制食物摄入。

（三）具体营养策略

1. 限制能量摄入 饮食治疗方案根据肥胖程度来制定，通常使用递减法。如体重超过理想体重30%以下者，每日可按125～250kcal递减。体重超过理想体重30%以上者，每日可按250～500kcal递减。对于年龄小且刚发生的轻度或中度肥胖患儿比当前能量摄入略低即可。对5岁以下的肥胖儿童，建议每日能量控制在600～800kcal，5岁以上儿童则控制在800～1200kcal。

2. 能量分配 蛋白质供能占20%～25%，脂肪供能占25%～30%，碳水化合物供能占45%～55%。

3. 增加膳食纤维 膳食纤维有利于脂肪代谢，增加饱腹感，改善便秘。来源以粗粮、蔬菜和水果为主。应限制高糖水果的摄入。

4. 碳水化合物 以淀粉类食物为主，减少精制糖的摄入，适当增加粗粮比例至20%～25%。

5. 蛋白质 推荐低脂肉类如鱼肉、虾、鸡肉等，以及大豆蛋白和乳制品。

6. 脂肪 优选多不饱和脂肪酸食物，限制高饱和脂肪酸和胆固醇含量食品。烹饪油选择调和油或植物油，每日摄入不超过20ml。

7. 少量多餐，定时定量，细嚼慢咽 尽量避免能量过多地集中在一餐，以减少肥胖风险。

（四）膳食建议

1. 宜用食物

（1）含膳食纤维丰富的食物，如粗粮、绿叶蔬菜、低糖水果等。

（2）豆类及豆制品，低脂奶制品，瘦肉类、水产品。

（3）富含矿物质和维生素丰富的食物。

2. 忌（少）用食物

（1）高脂肪、高胆固醇食品，如动物内脏、肥肉、油炸食品。

（2）高糖食品如甜食、零食。

第四节　儿童糖尿病

一、概　　述

医学营养治疗（MNT）是糖尿病综合治疗中的重要组成部分，包括膳食、运动和健康教育的干预措施。结合儿童糖尿病临床治疗，医学营养治疗能够显著提高患儿的血糖控制、饮食质量和营养素摄入，预防和改善肥胖，增强体质，并提高生活质量。

（一）定义

儿童糖尿病指的是 15 岁以前发生的糖尿病。传统上被称为“儿童糖尿病”的术语已逐渐被淘汰，因为不同类型的糖尿病在病因、临床表现、治疗和预防策略上存在显著差异。主要分类包括以下几个方面。

1. 1 型糖尿病　由遗传因素和环境因素触发的自身免疫反应引起，导致胰岛 β 细胞受损及破坏，从而产生胰岛素绝对不足，亦称为胰岛素依赖型糖尿病（insulin-dependent diabetes mellitus，IDDM）。

2. 2 型糖尿病　是一类胰岛 β 细胞分泌胰岛素相对不足或（和）靶细胞对胰岛素不敏感，即胰岛素拮抗所致的糖尿病，又称非胰岛素依赖型糖尿病。

3. 其他类型　包括遗传缺陷引起的胰岛 β 细胞功能异常、内分泌疾病、药物或化学物诱导的糖尿病，以及感染引起的糖尿病等。

（二）流行病学

儿童糖尿病已成为一种全球流行病，其日益增加的发病率构成了一个重大的全球公共卫生挑战。从 1990 年到 2019 年，全球儿童糖尿病病例增加了 39.4%。在我国，儿童糖尿病发病率显著上升，1 型糖尿病是主要形式，占所有儿童糖尿病病例的 85%～90%。“中国 1 型糖尿病研究”数据显示，2010～2013 年，中国全年龄组人群的 1 型糖尿病发病率为 1.01/10 万人年，其中 0～14 岁组的发病率为 1.93/10 万人年，15～29 岁组为 1.28/10 万人年，发病率高峰在 10～14 岁组。近 20 年来，中国 15 岁以下的 1 型糖尿病发病率增长了近 4 倍。随着儿童肥胖率的增加及生活方式的变化，我国儿童青少年的糖尿病总体发病率呈现明显的逐年上升趋势，尤其是 2 型糖尿病。1995～2010 年间，中国 14 个临床中心记录的儿童青少年 2 型糖尿病患病率每 5 年分别从 4.7/10 万上升至 7.1/10 万和 10.1/10 万，显示出 2 型糖尿病增长速度超过了 1 型糖尿病。

二、临床特征及诊断与代谢特点

（一）临床特征及诊断

1 型糖尿病儿童起病较急，多数患者常因感染、饮食不当或情绪激惹的诱发起病。表现为多尿、多饮、易饿多食和体重减轻，俗称“三多一少”。但多数儿童多饮、多尿不易被发现而很快发展为脱水及酮症酸中毒。

糖尿病儿童可以突发恶心、呕吐、厌食或腹痛、腿痛等症状，应考虑酮症酸中毒的可能，应尽早诊断。

体格检查糖尿病时除消瘦外一般无阳性体征。学龄儿童可发生夜间遗尿，部分儿童食欲正常或减低，体重减轻很快、消瘦、乏力及精神萎靡。

1. 1 型糖尿病

（1）临床特征

1）起病年龄：大多数患者 20 岁以前起病，20 岁以前发病的患者中约 80%是 1 型糖尿病。

2）起病方式：起病较急，多数患者的口干、多饮和多尿、体重下降等“三多一少”症状较为典型，有部分患者直接表现为脱水、循环衰竭或昏迷等酮症酸中毒的症状。

3）治疗方式：依赖胰岛素治疗。

（2）诊断：1 型糖尿病的诊断主要基于临床表现，并且胰岛 β 细胞破坏所致的依赖胰岛素治疗是诊断 1 型糖尿病的“金标准”。一般在临床上年轻起病、发病较急、“三多一少”症状明显，且伴有酮症或酮症酸中毒者，应立即考虑 1 型糖尿病的可能性，并优先实施胰岛素治疗。同时，定期观察患者对胰岛素治疗的依赖程度及胰岛功能衰竭的速度，并与其他类型的糖尿病相鉴别。

2. 2 型糖尿病

（1）临床特征：本病临床表现轻重不一，轻者仅有肥胖，往往在体检时发现高血糖或尿糖阳性，重者可出现酮症，甚至酮症酸中毒。患儿一般有家族史、体型肥胖、起病隐匿、症状不明显、发病年龄较大、无须使用胰岛素治疗或存在和胰岛素抵抗相关的并发症，如黑棘皮病、高血压、血脂异常、多囊卵巢综合征、脂肪肝等。

（2）诊断：初步诊断后，应根据成人糖尿病的诊断标准进行确诊。由于儿童肥胖率的提高，1 型糖尿病患儿可能表现出肥胖症状，而 2 型糖尿病患儿可能出现自身抗体阳性和酮症，使得两者的区分更加复杂。对于诊断困难的情况，建议进行持续的临床随访，并在 1 年或 5 年后重新评估以确定最终诊断。2 型糖尿病与 1 型糖尿病主要通过临床特征进行鉴别（表 32-5），此外，还需要与单基因糖尿病相鉴别。

表 32-5　儿童及青少年 1 型糖尿病、2 型糖尿病和单基因糖尿病的临床特点

糖尿病类型	遗传学	发病年龄	起病缓急	自身免疫	酮症	肥胖发生率	黑棘皮	在所有儿童糖尿病中比例	家族史
1 型糖尿病	多基因	6 个月至年轻的成人	常急性、迅速发病	是	常见	同一般人群	无	通常在 90%	2%～4%
2 型糖尿病	多基因	通常在青春期（或更迟）	差异较大	否	不常见	高	有	多数国家＜10%	80%
单基因糖尿病	单基因	除葡萄糖激酶突变和新生儿糖尿病，通常在青春期后	差异较大	否	在新生儿糖尿病中常见，其他类型中少见	同一般人群	无	1%～4%	90%

引自：《中华糖尿病杂志》2021 年 13 卷 4 期 P315-409：中国 2 型糖尿病防治指南（2020 年版）

（二）代谢特点

1. 1 型糖尿病

（1）胰岛素缺乏：1 型糖尿病主要是胰岛和胰岛 β 细胞数量明显减少，胰岛呈纤维化并萎缩。胰岛素绝对缺乏，进餐后无胰岛素分泌高峰，餐后血糖升高，血糖水平超过肾阈值从尿中排出而出现多尿和多饮。

（2）能量代谢紊乱：脂肪和蛋白质分解增加，酮体产生增多，出现酮血症、酸中毒和脱水，体内能量丢失导致体重下降。糖尿病时反调节激素（如胰高血糖素、肾上腺素、糖皮质激素及生长激素等）增多，加重了代谢紊乱，出现高血糖、高血脂和高酮血症，同时伴脱水，引起血浆渗透压增高，导致意识障碍甚至昏迷。在没有胰岛素的情况下，1 型糖尿病患儿迅速消瘦并最终死于糖尿病酮症酸中毒（DKA）。

2. 2 型糖尿病

（1）胰岛素抵抗：体细胞对胰岛素的反应减弱，导致胰岛素效用不足，血糖控制不佳。

（2）代谢特征：可能伴有其他代谢综合征特征，如高血压、血脂异常等。

三、营养治疗原则及膳食建议

糖尿病儿童诊断明确后，医师与营养师应尽快与患儿及其父母建立联系，详细了解患儿的饮食习惯、能量摄入和营养状况。随后，基于这些信息及药物治疗方案制订个性化的营养和饮食计划，动态调整以适应患儿的变化需求。营养教育应涵盖患儿及其照护者，包括父母和其他家庭成员，注重年龄、文化背景和教育水平，以促进积极地参与和知识吸收。此外，儿童糖尿病的管理需要跨学科合作，包括内分泌、营养、药学、护理等多个学科，并需要家庭、学校、社会的共同参与。

营养治疗目标：①提供适合糖尿病儿童的平衡膳食，维持或达到理想体重，确保正常生长发育；②控制血糖及其他代谢指标达到或接近正常水平，减少各种急、慢性并发症的风险；③构建良好的膳食模式，配合适当的学习和生活方式调整。

（一）营养治疗原则

1. 能量摄入　糖尿病儿童能量摄入应遵循“总量控制”原则，同时应注意保持平衡膳食。按下列公式推荐的能量需求计算公式为：

每天总能量（kcal）=1000+[年龄×（70～100）]（1kcal=4.18kJ）

（1）根据年龄调整公式中的系数：<3 岁为 100，3～6 岁为 90，7～10 岁为 80，大于 10 岁为 70。此外，应根据糖尿病儿童的营养情况、体力活动量及应激状况等因素调整为个体化的能量推荐值，而不是一味地严格控制。

（2）每日总能量摄入量按如下分配：碳水化合物占 50%～55%，脂肪占 25%～35%，蛋白占 15%～20%。对超重或肥胖的患儿，在健康膳食的基础上减少能量摄入，制订个性化的营养减重计划，但能量摄入量不应低于 800kcal。不同年龄段推荐每日营养素摄入量见表 32-6。

表 32-6　不同年龄段儿童推荐每日营养素摄入量

年龄（岁）	总能量（kcal）	碳水化合物（g）	脂肪（g）	蛋白质（g）
1～3 岁	1000～1300	120～180	30～50	35～45
4～8 岁	1400～1600	170～220	40～60	45～60
9～13 岁	1600～1800	200～250	50～70	60～70
14～18 岁	1800～2000	220～280	55～80	70～80

引自：《中华糖尿病杂志》2018 年 10 卷 9 期 P569-577：儿童青少年糖尿病营养治疗专家共识（2018 版）

2. 蛋白质　是儿童期生长发育必不可少的营养成分，糖尿病患儿要保证有足够的蛋白质以满足生长发育的需要。推荐的蛋白质供能比为 15%～20%，建议优质蛋白占总蛋白的 1/3～1/2，包括鱼肉、瘦肉、禽肉和奶制品在内的动物蛋白和植物蛋白如大豆及其制品等。当糖尿病儿童出现持续性微量白蛋白尿时可低于推荐蛋白摄入量，但必须保证正常生长发育，推荐蛋白摄入量为 0.8g/（kg·d）。当肾小球滤过率<60ml/（min·1.73m^2）时，则可采用低蛋白饮食治疗，限制蛋白摄入量为 0.6g/（kg·d）。若由于低蛋白饮食而出现营养不良时，可考虑补充复方 α-酮酸制剂。复方 α-酮酸制剂配合低蛋白饮食治疗主要有改善蛋白质代谢紊乱、减轻氮质血症的作用，成人应用剂量为 0.12g/（kg·d），尚无儿童明确应用剂量。

3. 脂肪　脂肪的种类和数量对糖尿病儿童的脂代谢情况影响显著。推荐单不饱和脂肪酸取代部分饱和脂肪酸供能，宜占总能量的 10%～20%；多不饱和脂肪酸的摄入量不超过摄入总能量的

10%；限制饱和脂肪酸及反式脂肪酸的摄入，摄入量不应超过供能比的 10%，尽量减少反式脂肪酸的摄入；每日胆固醇摄入量不超过 300mg。推荐每周 1～2 次 80～120g 鱼的摄入以提供 ω-3 多不饱和脂肪酸。若出现高脂血症，则需限制饱和脂肪酸摄入占全天总能量的 7%以下，胆固醇摄入量小于 200mg/d，同时增加 ω-3 多不饱和脂肪酸和膳食纤维的摄入。

4. 碳水化合物 碳水化合物的种类和数量是影响血糖的决定性因素，推荐每日碳水化合物供能比为 50%～55%。合适比例的碳水化合物对提高胰岛素敏感性和改善葡萄糖耐量有一定的作用。但是并没有最佳的碳水化合物推荐摄入量，应进行个体化设定建议。相比于碳水化合物的摄入量，儿童青少年患者应更注重碳水化合物的质量，碳水化合物来自低血糖生成指数、富含膳食纤维的食物，应限制精制糖的摄入。膳食纤维可以延缓碳水化合物的消化和吸收，改善糖脂类代谢，并且高膳食纤维食物可以增加饱腹感，因此鼓励摄入各种富含纤维的食物，特别是富含可溶性纤维的蔬菜、水果、豆类、薯类、全谷类食物。注意水果中糖含量较高，食用时要慎重，可以选择对血糖影响较小的水果，并且注意摄入的量和时机。推荐糖尿病儿童的膳食纤维摄入量应达到并超过健康儿童的推荐摄入量，具体推荐量为 14g/1000kcal（＞1 岁），每日最低摄入量为（年龄+5）g。蔗糖摄入量不应超过总能量的 10%。

5. 维生素和矿物质 是食物的重要组成部分。糖尿病患者容易发生 B 族维生素、维生素 C、维生素 D 以及钙、镁、硒、锌、铁等多种微量营养素的不足或缺乏。糖尿病患者的推荐摄入量参照正常人群的推荐标准，通常情况下，通过合理的食物搭配即可满足营养代谢需要。目前没有明显的证据表明对糖尿病患者（相比一般人群）补充其他维生素或矿物质可以获益或者不具有潜在风险。除非营养评价显示明显缺乏某种维生素，否则并不主张额外补充，应从均衡膳食中获取每日必需的维生素和矿物质。

6. 无糖食品和甜味剂 无糖食品是指将食物中的蔗糖以甜味剂替代，而甜味剂分为营养性甜味剂（可产生能量）及非营养性甜味剂（无能量）两大类。营养性甜味剂主要有山梨醇（能量为 3kcal/g）、甘露醇（能量为 2kcal/g）、木糖醇（能量为 1kcal/g）。非营养性甜味剂有甜菊糖、糖精、阿斯巴甜、甜蜜素等，甜菊糖是一种可替代蔗糖的非营养性天然甜味剂，可以给糖尿病儿童在控制总摄入能量方面提供更多灵活选择，但每日摄入量不应超过 4mg/kg。由中华医学会糖尿病学分会、中国医师协会内分泌代谢科医师分会、中华医学会内分泌学分会和中华医学会儿科学分会共同修订的《中国 1 型糖尿病诊治指南（2021 版）》中指出：不推荐儿童糖尿病患者长期食用非营养性甜味剂，鼓励饮水替代含糖饮料或甜味剂饮料。无充分证据证明非营养性甜味剂的健康益处，相反，它可能增加癌症风险和心血管事件风险。

（二）饮食计划

为有效管理儿童糖尿病，饮食应定时、定量，根据患儿的日常活动安排和胰岛素治疗需求进行餐次和加餐的规划。糖尿病患儿应注意饮食中主副食品的数量，以保持食品类型和数量的一致性，避免随意更改饮食导致血糖波动，特别是 1 型糖尿病患儿，由于胰岛素治疗的需要，易发生低血糖，因此应规划适量适时地加餐以预防低血糖发生。

1. 餐次和能量分配

（1）日常餐次：一般患儿每日以六餐为宜，早、中、晚三餐摄入的能量应分别占全天总热能的 25%、25%、30%，日间两次加餐各占 5%，睡前加餐应占 10%。

（2）活动前加餐：糖尿病患儿正处于生长发育期，年龄阶段运动量较大，如需大运动量活动建议在活动前适当摄入低血糖指数的小食，如全谷类饼干，以预防运动引起的低血糖。

2. 食物交换份 鼓励使用食物交换份法来管理食物摄入，以维持血糖平稳。每日摄入量的分配应根据患儿的能量需求和活动水平灵活调整，确保饮食多样性和营养均衡。此法是我国应用比较广泛的糖尿病饮食管理方法，其基于食物来源、性质分成四大类（八小类），同类食物所含的碳水化合物、蛋白质、脂肪相近，每个食物交换份的能量约为 90kcal，关于食物交换份的具体介绍见成人糖尿病章节。

（1）食物交换份法的一般步骤

1）根据每天所需的能量计算每日所需的食物交换份总数。

2）按推荐的碳水化合物、蛋白质和脂肪比例分配营养素份额。

3）确定四大类（八小类）食物的交换份数。

4）确定食物份数的三餐分配，一般按照早、中、晚分别为食物量的 1/5、2/5、2/5 或均为 1/3 分配，可从每餐留取部分食物交换份作为加餐。每餐营养均衡，尽量做到每餐均含有碳水化合物、蛋白质、脂肪、纤维素等营养物质。

5）最后将食物份数换算为具体食物重量，制定饮食计划。

（2）食物交换份法举例　一名 11 岁糖尿病儿童的饮食计划如下。

1）确定每日所需能量 1800kcal，计算所需的食物总交换份数：1800÷90=20 份。

2）三大营养素的份数：碳水化合物份数=20×（50%～55%）=10～11 份，脂肪份数=20×（25%～35%）= 5～7 份，蛋白质份数=20×（15%～20%）=3～4 份。本例以碳水化合物 11 份（供能比 55%），脂肪 5 份（供能比 25%），蛋白质 4 份（供能比 20%）进行后续的食物种类分配举例。

3）各类食物交换份数如下。

11 份碳水化合物分配：谷薯类 9 份，蔬菜类 1 份，水果类 1 份。

5 份脂肪分配：油脂类 2 份，肉蛋类 3 份。

4 份蛋白质分配：大豆类 2 份，奶类 1 份，肉蛋类 1 份。

4）三餐食物分配见表 32-7。

表 32-7　11 岁糖尿病儿童三餐食物分配份数

餐次（食物份数）	食物种类（食物份数）	食物重量（g）
早餐（4）	谷薯类（2）	50
	奶类（1）	160
	肉蛋类（1）	50
午餐（7.5）	谷薯类（3.5）	87.5
	蔬菜类（0.5）	250
	大豆类（1）	25
	肉蛋类（1.5）	75
	油脂类（1）	10
加餐（1）	水果（1）	200
晚餐（7.5）	谷薯类（3.5）	87.5
	蔬菜类（0.5）	250
	大豆类（1）	25
	肉蛋类（1.5）	75
	油脂类（1）	10

（三）膳食建议

1. 宜用食物

（1）主食类：优先选择全谷物、杂粮、杂豆类、薯类（注意控制总量）。

（2）优质蛋白类：大豆类及制品，牛奶，瘦肉（牛、羊、猪），鸡胸肉，各类海鱼及其他海产品。

（3）蔬菜：推荐多样化的新鲜蔬菜，尤其是低血糖指数蔬菜。

（4）水果：选择低血糖指数水果，在病情稳定时两餐之间食用，注意控制总量。

2. 忌（少）用食物 含糖零食、甜饮料、动物内脏、肥肉和油炸食品等高脂高糖食品。

第五节 遗传性代谢病

一、概　　述

（一）定义

遗传性代谢病（inherited metabolic disease，IMD），又称为先天代谢异常（inborn errors of metabolism，IEM），这一概念由 Archibald Garrod 于 1908 年提出。遗传性代谢病是一类由单一基因突变引起的生化代谢异常疾病。发病机制是由于基因变异导致编码的酶、辅酶、受体或载体等蛋白质功能缺陷，导致机体生化代谢紊乱，引起底物和（或）旁路代谢产物异常蓄积，代谢产物缺乏或能量供应不足，导致器官组织损伤，并表现为一系列临床症状。

（二）分类

遗传性代谢病种类繁多，其中常见的有 500～600 种，单病种的患病率较低，属罕见病，但总体发病率不低，约为活产婴儿的 1/500。

（三）病因及发病机制

遗传性代谢病发病机制涉及编码关键代谢酶的基因突变，这些酶负责处理氨基酸、糖类等底物，转化存储能量为可用能量，或处理代谢废物。每个特定酶的功能受到特定基因的调控，任何基因的突变都可能导致酶的功能丧失，阻断代谢途径，引发疾病。在此基础上，底物及其衍生物可能在体内积聚，缺乏最终代谢产物，增加旁路代谢产物，造成代谢紊乱（图 32-1）。大多数疾病是由单一酶缺陷引起的，但也有少数疾病是多种酶缺陷综合作用的结果。

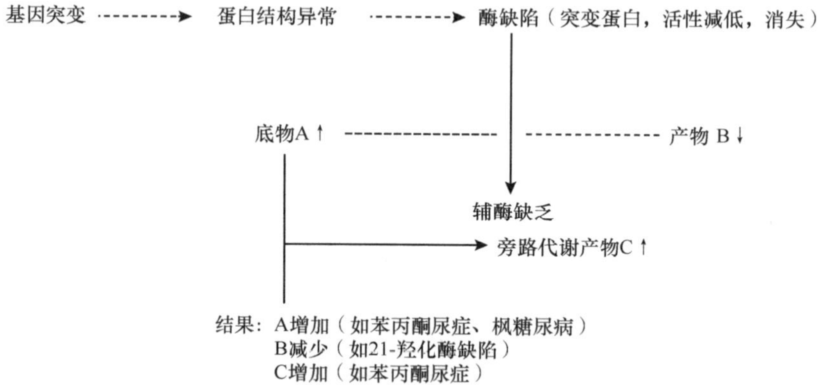

图 32-1　遗传性代谢病发病机制

（四）遗传性代谢病的新生儿筛查

新生儿遗传性代谢病筛查（以下简称新生儿筛查）是指在新生儿出生后数天内采集干血斑，利用实验室技术筛查遗传性代谢病，旨在临床症状出现前给予及时诊治，避免患儿机体各器官受到不可逆的损害。随着我国经济发展及检测技术的不断进步，尤其是近年来串联质谱技术在新生儿筛查中的应用，筛查病种范围已从最初的苯丙酮尿症和先天性甲状腺功能减退症拓展到 40 余种。

1. 筛查疾病诊断原则

（1）在新生儿筛查的疾病中，有些疾病可能会在出生后即可发病，甚至病情较危重，因此需要尽快进行确诊和治疗。如果在召回过程中发现新生儿已经出现症状或筛查指标明显异常，就需要立即进行复查并直接进行确诊程序，并开始相关实验室检测和治疗，以免延误病情。对于尚未出现症状的新生儿，如果筛查指标轻度增高，可以进行血液复查，若再次检测结果异常，则需要进行确诊和治疗程序。

（2）对于新生儿筛查阳性者，根据不同疾病选择相关的生化检测，包括血常规、尿常规、甲状腺功能、电解质、血气分析、肾上腺皮质激素、睾酮、促肾上腺皮质激素、肝肾功能、血糖、血脂、血氨、乳酸、肌酸激酶、血氨基酸、血游离肉碱、血酰基肉碱、尿有机酸、同型半胱氨酸、甲胎蛋白等。

（3）筛查阳性者经上述检测提示相应遗传性代谢病，建议进行鉴别诊断和基因诊断，明确相关基因的致病性变异位点。

（4）特异性生化指标显著异常者，即使没有基因检测结果，或基因检测未明确致病性变异位点，仍可诊断。

2. 疾病治疗原则

（1）筛查阳性新生儿一旦确诊，需要尽快治疗，治疗越早，疗效越好。

（2）治疗原则为降低体内与疾病相关代谢途径的前体物质及其旁路代谢产物，同时补充缺乏的产物，以减轻这些病理生理改变对机体造成的损害。

（3）治疗方法因疾病类型和严重程度而异，包括饮食治疗、药物治疗、透析治疗、器官及细胞移植治疗、康复治疗等。

（4）对于新生儿筛查疾病特异性指标显著异常情况，如先天性肾上腺皮质增生症（congenital adrenal hyperplasia，CAH）、原发性肉碱缺乏症（primary carnitine deficiency，PCD）、枫糖尿病、甲基丙二酸血症（methylmalonic acidemia，MMA）、丙酸血症（propionic acidemia，PA）、异戊酸血症（isovaleric acidemia，IVA）、极长链酰基辅酶A脱氢酶缺乏症（very long chain acyl-CoA dehydrogenase deficiency，VLCADD）等疾病，病情发展往往较快，在进行相关实验室检测的同时，应立即进行治疗。

（5）需要饮食治疗的遗传性代谢病，治疗过程中要根据疾病特点定期监测血氨基酸和肉碱浓度，以避免这些物质含量过低或过高对机体造成危害。

（6）大部分新生儿筛查确诊的遗传性代谢病需要终身治疗，治疗过程中需要定期随访，监测体格、智力发育水平和代谢状况。

（五）医学营养治疗

在1934年，A. Folling首次在若干智力低下儿童的尿液中检测到苯丙酮酸，并利用三氯化铁测试显示了特有的蓝绿色反应，表明血液中的苯丙氨酸含量异常升高。这一发现引发了对苯丙酮尿症的深入研究。到了1950年，K. Bickel通过限制饮食中的苯丙氨酸含量，有效降低了患者血液中的苯丙氨酸水平，为遗传性代谢病的饮食治疗开启了新篇章。

1. 治疗目的　医学营养治疗旨在维持患者的代谢生化平衡，预防和纠正代谢紊乱，减少代谢危象的发作，并防止脑损伤及其他器官损害。此外，医学营养治疗还支持健康的生长和智力发展，通常需要调整饮食结构。

2. 治疗方法　提供合理营养的同时，限制或补充一种或多种营养要素或食物成分。主要包括以下四个方面。

（1）控制底物蓄积：适用于氨基酸代谢病、有机酸代谢病、糖类代谢病、高脂血症等。通过限制饮食中的特定底物，减少其体内蓄积及相关毒性。

（2）控制内生毒性物质的产生

1）在急性期，通过停止口喂并输注10%葡萄糖溶液，减少体内蛋白分解，常见于氨基酸代谢病和尿素循环障碍。

2）在恢复期，避免饥饿状态引起的蛋白质分解，促进蛋白质合成，同时避免高脂肪负荷，适用于脂肪酸氧化障碍。

（3）加快底物和毒性物质排除：使用甜菜碱治疗同型半胱氨酸尿症，肉碱或甘氨酸治疗有机酸血症，肝豆状核变性的驱铜治疗等。

（4）替代治疗和营养补充：纠正产物不足。

1）提供辅酶和大剂量维生素（如 B 族维生素、维生素 C、维生素 D、生物素、辅酶 Q_{10}、烟酸）等，以支持代谢和减少毒性。

2）使用精氨酸治疗高氨血症；皮质激素治疗先天性肾上腺皮质增生症等。

3. 限制饮食的副作用 饮食中严格限制某些营养素的摄入可满足机体对该营养物质的正常需求，同时控制其潜在毒性，达到平衡。然而，这种限制可能导致营养不足和其他健康风险。例如，避免奶制品的摄入对于治疗半乳糖血症至关重要，但可能导致钙缺乏和骨质疏松症的风险。限制蛋白质和脂肪的摄入也可能与缺铁性贫血、B 族维生素缺乏和必需脂肪酸缺乏的发生有关。

4. 营养支持的调整 医学营养治疗对涉及蛋白质、碳水化合物或脂肪代谢过程的遗传性代谢病有较好疗效。用于治疗遗传性代谢病的医用食品在限制正常饮食的情况下，通过提供全面的宏观营养素和微量营养素来维持患儿的正常生长发育，需要在经验丰富的专家指导下使用，以保证安全性和有效性。

在某些遗传性代谢病的治疗中，维生素和辅因子可能发挥着重要作用。在表 32-8 中列出的一些遗传性代谢病的饮食治疗中，补充辅因子可以作为治疗的有益补充。而对于某些遗传性代谢病，辅因子治疗可能是主要的治疗手段。

表 32-8 医用食品可治疗的遗传性代谢病

遗传性代谢病	须改变或限制的营养素	有反应的维生素及辅因子	其他治疗
苯丙酮尿症（PKU）	苯丙氨酸	＜1%的患者是由于生物蝶呤合成缺陷，需补充生物蝶呤；对另外 20%～40%的 PKU 患儿，二盐酸沙丙蝶呤可降低血液中苯丙氨酸浓度	补充酪氨酸及大量中性氨基酸
酪氨酸血症Ⅰ型	苯丙氨酸、酪氨酸、甲硫氨酸	无	尼替西农
酪氨酸血症Ⅱ型	苯丙氨酸、酪氨酸	无	
枫糖尿病	亮氨酸、异亮氨酸、缬氨酸	维生素 B_1 治疗在一些病例中有反应	调整缬氨酸和异亮氨酸水平，确保亮氨酸水平保持在正常范围内
异戊酸血症	亮氨酸	无	补充肉碱和甘氨酸
甲基丙二酸血症	异亮氨酸、缬氨酸、甲硫氨酸、苏氨酸	一些病例由于维生素 B_{12} 缺乏造成	补充维生素 B_{12}
丙酸血症	异亮氨酸、缬氨酸、苏氨酸	生物素可能有治疗作用	补充维生素 B_{12}
高胱氨酸尿症	甲硫氨酸	部分患者对维生素 B_6 治疗有反应	补充叶酸、甜菜碱（转化同型半胱氨酸为甲硫氨酸）
鸟氨酸氨甲酰基转移酶缺乏	蛋白质	无	补充瓜氨酸、苯甲酸、乙酸苯酯、苯基丁酸
瓜氨酸血症	蛋白质	无	补充精氨酸、苯甲酸、乙酸苯酯、苯基丁酸
戊二酸尿症Ⅰ型	赖氨酸、色氨酸	维生素 B_2 可能有治疗作用	补充维生素 B_2
长链脂肪酸氧化障碍	长链脂肪酸	避免禁食	补充中链甘油三酯

引自：《儿童营养学》/罗纳德·E.克雷曼（Ronald E. Kleinman），弗兰克·R. 格里尔（Frank R. Greer）主编，申昆玲主译. —北京：科学出版社，2022.9

二、氨基酸代谢病

（一）苯丙酮尿症

苯丙酮尿症（phenylketonuria，PKU）是一种常见的常染色体隐性遗传性代谢病，是主要由芳香族氨基酸苯丙氨酸代谢障碍导致的疾病。该疾病是基因缺陷导致苯丙氨酸羟化酶（phenylalanine hydroxylase，PAH）或其辅酶四氢生物蝶呤（tetrahydrobiopterin，BH4）缺乏，从而引起高苯丙氨酸血症（hyperphenylalaninemia，HPA）。苯丙氨酸及其中间代谢产物的蓄积可能损害中枢神经系统，未经治疗会导致严重的智力障碍和神经精神异常。

苯丙氨酸是人体必需氨基酸，食物中的苯丙氨酸被人体吸收后一部分用于蛋白质的合成，另一部分在肝脏中通过 PAH 的作用转化为酪氨酸，用于合成甲状腺激素、黑色素、多巴胺、肾上腺素以及多种神经递质。仅有少量的苯丙氨酸在苯丙氨酸转氨酶的作用下转变为苯丙酮酸。当 PAH 基因变异或者 BH4 代谢途径中的相关基因变异时，会导致 PAH 酶活性的缺失与降低，使得苯丙氨酸不能转化为酪氨酸，酪氨酸及其代谢产物减少，苯丙氨酸在体内积聚，引发 HPA。血液中苯丙氨酸含量增加，影响中枢神经系统的发育。同时，次要代谢途径增强，导致苯丙酮酸、苯乙酸和苯乳酸的生成增加，并从尿液中大量排出。苯乳酸使患儿的尿液具有特殊的鼠尿臭味。

苯丙酮尿症的全球发病率存在地域差异，如爱尔兰约为 1/4500，北欧约为 1/10 000，而日本约为 1/143 000。我国的平均发病率约为 1/11 800。

1. 临床表现 新生儿期多无明显临床症状，但在出生 3～4 个月逐渐出现典型症状，1 岁时症状更为明显。由于黑色素合成不足，患儿的毛发和虹膜颜色逐渐变浅，呈现黄色或棕黄色，皮肤也变得白皙。尿液和汗液中含有大量的苯乳酸，导致特殊的鼠尿臭味。随着年龄的增长，患儿逐渐表现出智力发育迟缓，以认知发育障碍为主，同时可能伴有小头畸形、癫痫发作，以及行为和性格异常，如多动、自残、攻击性行为、孤独症、自卑、忧郁等神经系统表现。在婴儿期还常伴有呕吐、湿疹等症状。

（1）智力障碍：未经过治疗的患儿在 4～9 个月开始有明显的智力发育迟缓，尤其是语言发育障碍。约 60%的患儿出现智力严重低下（智商低于 50）。

（2）神经精神症状：约 1/4 的患儿会出现癫痫发作，常在出生后 18 个月以前发生，尤其是在智力严重低下者中更为常见。患儿可能表现出烦躁、易激惹、哭闹、兴奋、多动、攻击性行为等。BH4 缺乏型苯丙酮尿症患儿的神经系统症状早期出现且较为严重，常伴有肌张力减低、嗜睡和惊厥，智力明显下降。未经治疗者在幼儿期常会导致死亡。

（3）外观：约 90%的患儿在出生后皮肤和毛发逐渐变为浅淡色，虹膜色素变浅。约有 1/3 患儿皮肤干燥，常有湿疹，甚至持续多年。

（4）特殊气味：由于代谢产物苯乳酸的浓度增加，身体和尿液可能有特殊的发霉样（鼠尿）气味。

2. 新生儿筛查 我国自 1981 年起开展了苯丙酮尿症新生儿筛查研究，并于 1996 年将苯丙酮尿症新生儿筛查纳入《中华人民共和国母婴保健法》。目前中国的新生儿苯丙酮尿症筛查覆盖率已达到 98%，这使得患儿在临床症状出现前就能被筛查出，实现早期诊断和早期治疗，从而避免智力发育迟缓的发生。具体方法：采集出生 72 小时（哺乳 6～8 次以上）的新生儿足跟血，制成专用干血滤纸片，采用荧光法或串联质谱法测定血液 Phe 浓度进行 HPA 筛查。筛查结果显示血液 Phe 浓度＞120μmol/L，或苯丙氨酸与酪氨酸比值（Phe/Tyr）＞2.0 时为阳性，需召回复查，如果复查结果仍为阳性则需进行进一步的鉴别诊断；注意若蛋白质摄入不足可导致假阴性，有上述情况时判断需谨慎，有必要进行复查。

3. 确诊标准

（1）临床表现：头发黄，皮肤白，鼠尿味，精神运动发育落后。新生儿筛查诊断的患儿可无临床表现。

（2）血液检测：血液 Phe 浓度＞360μmol/L 及 Phe/Tyr＞2.0。

（3）尿液及酶活性检测：尿蝶呤谱正常，血二氢蝶啶还原酶活性正常。

（4）BH4 负荷试验：在多数经典 PKU 患者中，BH4 负荷试验血 Phe 浓度下降不明显，部分患者 BH4 负荷试验血 Phe 可减低 30%以上，为 BH4 反应型的 PAH 缺乏症。

（5）基因检测：检测到 PAH 基因变异。若 PAH 基因只检测到一个，但符合上述其他诊断标准，则也可以进行确诊。

4. 治疗原则 营养治疗是苯丙酮尿症最主要的治疗方法，其核心是通过限制苯丙氨酸的摄入来调控血液中的苯丙氨酸浓度，以维持在正常水平，并同时确保患者获得足够的能量和各种营养素，以支持其正常生长和发育。定期监测苯丙酮尿症患者的苯丙氨酸和酪氨酸浓度，以及苯丙氨酸、氨基酸、维生素、矿物质和必需脂肪酸的摄入量（通过记录连续 3 天的饮食摄入情况）是必要的。特别对于摄入氨基酸混合物不足的患者，监测尤为重要。饮食治疗有望逆转苯丙酮尿症的所有临床表现，但对于已发生的认知功能障碍则无法逆转。

（1）低苯丙氨酸饮食：苯丙酮尿症的治疗主要依赖于低苯丙氨酸饮食。在保证蛋白质摄入满足生长发育和体内代谢需求的前提下，限制苯丙氨酸的摄入，以防止血中苯丙氨酸过高。早期诊断和治疗对于患者的智力发育至关重要。及早治疗可使患儿的智力发育接近正常，而 6 个月后开始治疗的患者则智力发育大多受损。开始治疗时间在 4～5 岁的患者，虽然智力发育一般无法改善，但可减轻癫痫发作和行为异常。饮食治疗应有系统的计划，包括定期监测血中苯丙氨酸水平，以及提供经特殊配方处理的低苯丙氨酸食品，同时补充其他低蛋白质食物和适量的乳制品来满足苯丙氨酸需求。保证每日苯丙氨酸的供应量为 30mg/kg 之内，以确保血中苯丙氨酸浓度控制在 30～100mg/L。

低苯丙氨酸饮食可能出现的不良反应有低血糖、低蛋白血症、大细胞性贫血，以致生长发育落后，或糙皮病样皮疹、腹泻等症状，应该予以一定的重视。饮食疗法不应过早停用，一般应维持至 8～10 岁。如能延长到青春期，效果更为理想。

（2）增加酪氨酸摄入量：苯丙酮尿症患儿由于食物中丙氨酸的摄入量受到限制，会导致体内酪氨酸缺乏，因此，膳食中如直接提供酪氨酸，苯丙氨酸的需要量将减少 50%。

（3）充足的能量和营养素：限制苯丙氨酸摄入的同时，应保证充足的能量和营养素，以满足生长发育的需要。增加蛋白质的摄入量，去除苯丙氨酸后，从出生到 4 岁蛋白质需要量为膳食营养素参考摄入量的 120%～140%，4 岁以上为膳食营养素参考摄入量的 120%～140%。不含苯丙氨酸的特殊医学用途配方食品适口性差，影响饮食依从性。患儿所需的苯丙氨酸可通过少量天然蛋白质来提供。极少数患者可能需要补充酪氨酸（表 32-9）。

表 32-9 苯丙酮尿症患者不同年龄段苯丙氨酸、酪氨酸和蛋白质推荐摄入量

年龄	苯丙氨酸（mg/d）	酪氨酸（mg/d）	蛋白质[g/（kg·d）]
0～3 月龄	130～430	1100～1300	2.5～3.0
3～6 月龄	135～400	1400～2100	2.0～3.0
6～9 月龄	145～370	2500～3000	2.0～2.5
9～12 月龄	135～330	2500～3000	2.0～2.5
1～4 岁	200～320	2800～3500	1.5～2.1
4 岁以上至成人	200～1100	4000～6000	同年龄推荐摄入量的 120%～140%

（二）枫糖尿病

枫糖尿病（maple syrup urine disease，MSUD）是一种罕见的常染色体隐性遗传病，由支链氨基酸代谢障碍引起。该病涉及支链酮酸脱氢酶复合体（branched chain keto acid dehydrogenase complex，BCKAD）功能缺陷，导致支链氨基酸如亮氨酸、异亮氨酸、缬氨酸的酮酸衍生物氧化脱羧作用受阻，进而在体内聚集大量支链氨基酸及其相应酮酸衍生物，引发一系列神经系统损伤表现。因患儿尿液中含有大量的支链酮酸衍生物，具有香甜的枫糖气味而得名。

支链酮酸脱氢酶复合体由 4 种蛋白组成：支链 α-酮酸脱羧酶 E1α、支链 α-酮酸脱羧酶 E1β、二氢硫辛胺支链转酰基酶 E2 和硫辛酰胺脱氢酶 E3，分别由 BCKDHA、BCKDHB、DBT 和 DLD 基因编码。任何这些基因的致病变异都可引发 MSUD。根据蛋白缺陷的类型不同，MSUD 又可分为 E1α 缺陷的 MSUD ⅠA 型、E1β 缺陷的 MSUD ⅠB 型、E2 缺陷的 MSUD Ⅱ型和 E3 缺陷的 MSUD Ⅲ型。

MSUD 于 1954 年首次报道，其全球发病率存在种族和地域差异，如美国为 1/180 000，澳大利亚为 1/250 000，德国为 1/177 978，日本为 1/500 000，中国台湾为 1/100 000，中国大陆为 1/139 000。

1. 临床表现 根据临床症状起病时间、疾病严重程度、生化特征、残留酶活性及对维生素 B_1 治疗反应性，可分为 5 种类型，其中以经典型和中间型最常见。

（1）经典型：占比约 75%。新生儿初始表现正常。症状通常在出生后 12 小时开始显现，在耵聍中即出现枫糖浆气味。生后 12～24 小时在尿液和汗液中有特殊的枫糖味；2～3 天患儿可能表现出酮尿、易激惹和喂养困难等症状。4～5 天，患儿可能出现严重的代谢紊乱和神经系统症状，表现为哺乳困难、阵发性呕吐、拒食、嗜睡、呼吸暂停、惊厥发作、肌张力增高以及典型的"击剑"样和"蹬车"样动作。如果不及时治疗，患儿可能在生后 7～10 天内因严重的代谢紊乱进展至昏迷甚至中枢神经系统呼吸衰竭，可能导致死亡。

（2）中间型：可在任何年龄段出现，其症状相对于经典型轻微，表现为生长迟缓、发育迟缓、喂养困难、易激惹。在应激状态下可能出现严重的代谢紊乱和神经系统症状。

（3）间歇型：常在感染或手术等应激情况下发作，表现为间歇性发作，患者早期生长发育可能正常，但发作时可见共济失调和酮症酸中毒等症状，严重时可致死。间歇期支链氨基酸水平正常，发作期可见与经典型相似的氨基酸水平升高。

（4）硫胺反应型：与中间型相似，可能表现为轻微的智力发育滞后和无明显的神经系统症状。使用维生素 B_1 治疗后，可明显改善临床表现和生化指标。

（5）脂酰胺脱氢酶缺陷型：罕见，表现较为轻微，但常伴有严重的乳酸血症，并可能出现生长发育延迟、肌张力低下等神经系统损伤表现。

除上述神经系统损伤表现外，MSUD 还可表现为贫血、四肢皮炎、脱发、厌食、骨质疏松等。少数患者表现出多动、抑郁和焦虑。通过新生儿筛查早期诊断和早期干预治疗的 MSUD 患者可无典型的临床表现。

2. 诊断 诊断依据包括典型的神经系统损伤和尿枫糖气味等临床表现，结合尿有机酸分析及血氨基酸分析显示支链氨基酸及其酮酸衍生物增多，特别是通过血浆氨基酸分析仪检测异亮氨酸浓度＞5μmol/L 的诊断依据。BCKAD 酶活性测定及 4 种基因（BCKDHA、BCKDHB、DBT 和 DLD）的变异分析，有助于明确诊断。随着新生儿筛查技术的成熟，采用串联质谱技术（MS/MS）对血液氨基酸谱进行分析，以亮氨酸（含异亮氨酸）和缬氨酸水平作为主要指标，亮氨酸/苯丙氨酸、缬氨酸/苯丙氨酸比值作为次要指标，筛查阳性者应进一步通过尿有机酸、血浆氨基酸及基因分析进行确诊。

3. 营养治疗原则 营养管理旨在减少毒性代谢产物并维持血浆中支链氨基酸的浓度在目标范围内，尤其是亮氨酸浓度。在婴儿快速生长期（生后 0～10 个月），*L*-亮氨酸、异亮氨酸和缬氨酸需要量通常分别为 50～90mg/（kg · d）、30～60mg/（kg · d）和 20～50mg/（kg · d）。1 岁以后亮氨酸需要量逐渐降低，成人亮氨酸需要量为 5～15mg/（kg · d），而异亮氨酸及缬氨酸需要量变化不大。对于 MSUD 妊娠期妇女，应在整个妊娠期使血浆亮氨酸的水平维持在 75～300μmol/L，血浆异亮氨酸和缬氨酸水平维持在 200～400μmol/L，以保证胎儿的正常生长及大脑和智力功能的发展。

（1）饮食治疗：需终身维持。使用特殊医学用途配方食品来限制支链氨基酸的摄入。同时，提供足够的能量和液体以维持代谢平衡。并补充缬氨酸和异亮氨酸以促进合成代谢。

（2）监测：出生后6～12个月每1～2周测定血浆氨基酸浓度。根据结果调整个体的亮氨酸、缬氨酸和异亮氨酸摄入量。随着患者年龄的增长和代谢稳定性的提高，可以适当减少监测频率。对于小于3月龄的患者每周测1次；3～12月龄的患者每2周至1个月检测1次，随后每个月检测1次。稳定后则每3～6个月检测1次。对于5岁以下儿童血浆亮氨酸浓度应维持在75～200μmol/L，而5岁以上的患者则应维持在75～300μmol/L。血浆缬氨酸和异亮氨酸浓度应维持在200～400μmol/L。

三、有机酸代谢病

有机酸代谢病是一组由于特定酶缺陷引起的代谢障碍，这些酶参与氨基酸和脂肪酸的代谢过程。这种酶的缺陷导致有机酸的积累，对肾脏造成负担，并可能影响全身多个系统，严重时甚至可能致命。目前已识别超过30种不同类型的有机酸代谢病，常见的包括异戊酸血症、甲基丙二酸血症、丙酸血症等。现以常见甲基丙二酸血症为例说明有机酸代谢病的医学营养治疗。

甲基丙二酸血症（methylmalonic acidemia，MMA）又称甲基丙二酸尿症（methylmalonic aciduria），是我国最常见的常染色体隐性遗传的有机酸代谢病。该病是主要由甲基丙二酮酸辅酶A变位酶（methylmalonyl CoA mutase，MCM）或其辅酶维生素B_{12}代谢缺陷所致。根据酶缺陷的类型，MMA可分为MCM缺陷型（Mut型）和维生素B_{12}代谢障碍型（cbl型）。Mut型按MCM酶活性的完全或部分缺失进一步分为Mut0和Mut-亚型；cbl型包括cblA、cblB、cblC、cblD、cblf等亚型。根据血同型半胱氨酸水平，MMA可分为单纯型和合并型。相关基因包括MMACHC、MUT、MMAA、MMAB、MCEE、MMADHC等，有时其他基因的变异也可能导致不典型MMA或与其他罕见疾病相关的MMA。

MMA的全球患病率因地区而异，国外报道的患病率为1/169 000～1/50 000。我国尚无确切数据报道，根据新生儿串联质谱筛查结果估算出生患病率约为1/28 000，但北方某些地区发病率可高于1/10 000。

1. 临床表现 MMA的临床表现因年龄而异。早期发病通常表现为急性代谢紊乱和严重脑病症状。主要临床表现包括消化系统症状（如呕吐、喂养困难、肝大）和神经系统症状（如运动障碍、意识障碍、抽搐等）。新生儿期通常在出生后数小时至一周内表现为急性脑病样症状，包括呕吐、肌张力减退、脱水、严重的酸中毒、高乳酸血症、高氨血症、昏迷和惊厥，病死率较高。儿童期病发通常在1岁以内，首次危象常因感染、饥饿、疲劳或接种疫苗等应激因素触发，未及时治疗可能导致智力和运动发育的严重延迟。

2. 诊断 结合临床表现、实验室检查及基因检测综合判断。

（1）临床诊断：血氨基酸、酯酰肉碱谱分析示丙酰肉碱C3增高，C3/C0值增高，C3/乙酰肉碱C2值增高，或伴有游离肉碱C0降低；尿有机酸分析示甲基丙二酸和甲基枸橼酸显著增高，即可进行临床诊断。

（2）合并型MMA：血同型半胱氨酸浓度增高则高度提示合并型MMA。

（3）基因诊断：选择包括MMACHC、MUT、MMAA、MMAB、MCEE、MMADHC等基因panel或全外显子测序等高通量测序分析，检出两个致病等位基因变异可确诊。

（4）维生素B_{12}治疗有效性评估：通过肌内注射维生素B_{12}（首选羟钴胺）1mg，每天1次，连续7天。根据治疗前后血C3/C2值及尿甲基丙二酸水平变化程度，可将MMA分为维生素B_{12}治疗有效型和B_{12}治疗无效型。若临床症状好转，血液C3/C2值及尿甲基丙二酸下降50%以上，判断为维生素B_{12}有效型。有些患者对维生素B_{12}部分有效，血液C3/C2及尿液甲基丙二酸有所降低（＜50%）。

3. 营养治疗原则

（1）蛋白质限制：限制含甲基丙二酸前体氨基酸的天然蛋白质摄入，补充去除异亮氨酸、缬氨酸、甲硫氨酸、苏氨酸的特殊医学用途配方奶粉。

（2）饮食调整：根据患者年龄和耐受情况制定个性化饮食方案，并严密监控患者的临床表现和生化指标，防止蛋白质合成限制导致的代谢失调和生长发育受限。

（3）急性期的治疗：以补液、纠正酸中毒为主，必要时进行腹腔透析或血液透析，同时保证高热量供给以减少机体蛋白分解。

四、碳水化合物代谢病

碳水化合物代谢障碍包括半乳糖血症、糖原贮积症、果糖-1，6-二磷酸酶缺乏症、遗传性果糖不耐受等。这些疾病的表现、临床病程和结局各有不同，但除部分糖原贮积症有特异性的酶替代治疗外，其余主要依靠饮食治疗。

（一）半乳糖血症

半乳糖血症（galactosemia，GAL）是一种由于半乳糖代谢通路中酶缺陷所引发的常染色体隐性遗传性代谢病。根据酶缺陷的类型将 GAL 分为三型：半乳糖-1-磷酸尿苷转移酶缺乏型（galactose-1-phosphate uridyl transferase [GALT]deficiency）、半乳糖激酶缺乏型（galactokinase [GALK] deficiency）和尿苷二磷酸-半乳糖-4-表异构酶缺乏型（uridine diphosphate galactose-4-epimerase [GALE] deficiency）。其中，GALK 引发的半乳糖血症比较常见，也被称为经典型半乳糖血症。经典型半乳糖血症为常染色体隐性遗传病，由 GALT 基因的致病变异所致。GALT 基因位于 9p13。

人体内半乳糖主要通过 Leloir 途径（莱洛伊尔途径）进行代谢，半乳糖在 GALK、GALT 以及 GALE 依次作用下生成 1-磷酸葡萄糖，进而参与糖酵解途径为机体提供能量。当 Leloir 途径中的酶发生缺陷时，半乳糖通过焦磷酸酶旁路、半乳糖醇及半乳糖酸等途径进行代谢，但旁路代谢途径不能完全代偿 Leloir 途径，使得半乳糖及其旁路代谢产物堆积，引起半乳糖血症。

根据美国全国新生儿筛查结果，经典型半乳糖血症的发病率为 1/48 000。我国浙江省新生儿筛查数据显示，半乳糖血症总体患病率为 1/189 857，其中经典型半乳糖血症的发病率为 1/759 428。

1. 临床表现　经典型半乳糖血症患儿常在围生期发病，新生儿摄取母乳或含乳糖配方奶粉数天后，患儿可能出现腹泻、呕吐、低血糖、肝功能损伤、出血、黄疸和白内障等严重并发症。如果未及时治疗，可能会导致败血症、休克和死亡。存活至婴儿期的患儿，如果继续摄取乳糖，可能会出现严重的脑损伤。半乳糖代谢的中间产物半乳糖-1-磷酸及半乳糖醇具有细胞毒性，可能导致患儿智力发育迟缓、生长延迟、共济失调、失明以及女性患者的卵巢功能障碍等远期并发症。

2. 诊断　主要依赖临床表现和辅助检查，若基因检测发现致病突变或酶学检测发现酶活性显著下降可确诊。

（1）一般实验室检查：常规实验室检查项目缺乏特异性，生化检测可见转氨酶升高、胆红素升高、低血糖、乳酸增高等，可能伴有凝血功能障碍，血气分析可见不同程度的代谢性酸中毒。

（2）代谢产物检测：尿液气相色谱-质谱有机酸分析可检测到半乳糖醇、半乳糖酸等升高。血液中可检测到半乳糖或 1-磷酸半乳糖的量增多；血浆氨基酸分析可见多种氨基酸含量升高，主要包括瓜氨酸、甲硫氨酸、苯丙氨酸、酪氨酸、鸟氨酸等。

（3）酶学检测：外周血红细胞、白细胞、皮肤成纤维细胞或肝活检组织等进行 GALT 酶活性检测，患者的酶活性显著降低。

（4）基因检测：可通过桑格（Sanger）测序法或二代测序法检测 GALT 基因的突变。

3. 营养治疗原则

（1）限制半乳糖：典型半乳糖血症长期治疗的主要目标是最大限度地减少饮食中半乳糖的摄

入。对于 Duarte 型半乳糖血症患儿，GALT 活性虽降低（约为正常水平的 25%），但未完全丧失，这类患者可能对饮食中的半乳糖有一定的耐受性。而对于半乳糖激酶（GALK）缺乏的患者，需终身严格限制半乳糖摄入，以预防白内障的发生。对于疑似半乳糖血症的婴儿，有必要立即采取饮食干预，停止摄入乳及乳制品可以最大程度地减少饮食中半乳糖的摄入。大多数坚持此饮食的患儿在儿童期健康且智力正常。

1）在婴儿期，对疑似半乳糖血症的患儿应立即实施饮食干预，停用母乳或基于牛奶的配方奶粉，改为豆基配方奶粉。不建议使用无乳糖婴儿配方，因其对半乳糖血症患者的安全性未获充分验证。

2）随着婴儿年龄增长开始辅食，应尽量减少含乳糖及半乳糖的食物。除去乳制品如牛奶、黄油、奶油和乳酪之外，还应避免使用脱脂奶粉、乳清和酪蛋白。然而，乳酸盐、乳酸和乳清蛋白不含乳糖，因此可安全食用。此外，水果、豆类和某些硬质乳酪中半乳糖含量较低，通常无须严格限制。

（2）补钙：在婴儿期，豆基配方乳粉可提供足够的钙。随着儿童年龄的增长和配方奶粉摄入的减少，必须通过饮食评估确保钙的补充，以满足日常推荐摄入量。

（3）其他营养素需求：半乳糖血症患者对能量、蛋白质、维生素和微量营养素的需求与正常个体相似，应根据个体差异调整饮食计划以确保充足的营养摄入。

（二）糖原贮积症

糖原贮积症（glycogen storage disease，GSD），是一组由参与糖原合成或分解的酶的先天性缺陷致使糖原在组织内过多沉积而引起的糖原代谢障碍性疾病，属于碳水化合物代谢与转运异常疾病。发病率为 1/25 000～1/20 000。自 1929 年 Edgar von Gierke 首次描述 GSD 以来，已识别出至少 16 种类型，涵盖多种酶缺陷形式。每种类型的临床表现有所不同，某些类型伴随特异性的生化异常。基因检测是确诊及分类 GSD 的标准方法。目前，只有 GSD Ⅱ型（庞贝病）可通过特异性酶替代治疗，其余类型暂无特效药物，主要依靠饮食和营养干预改善患者症状及生活质量。本节将重点介绍 GSD Ⅰ型和Ⅱ型的病理机制、临床表现及医学营养治疗。

1. 分型

（1）GSD Ⅰ型

1）GSD Ⅰa 型：通常由 *G6PC* 基因突变引起，导致肝脏中葡萄糖-6-磷酸酶活性缺失。在中国人群中，最常见的 G6PC 基因突变为 c.648G>T 和 c.248G>A。

2）GSD Ⅰb 型：由 *SLC37A4* 基因突变引起，导致葡萄糖-6-磷酸转移酶缺陷。患者可能表现为粒细胞减少和功能缺陷，以及 GSD Ⅰa 型的典型症状。中国人群中最常见的突变为 c.572C>T 和 c.446G>A。

（2）GSD Ⅱ型：导致 α-1,4-葡萄糖苷酶功能缺陷，引发糖原在溶酶体和胞质中的堆积，影响心肌和骨骼肌等多个器官。根据发病年龄、受累器官、严重程度和病情进展情况可分为婴儿型和晚发型。婴儿型表现为全身性肌无力、运动发育迟缓，多在生后一年内因心肺功能衰竭死亡。晚发型表现为慢性近端肌力减退和呼吸功能不全，主要死亡原因为呼吸衰竭。

2. 诊断 需要结合临床表现、实验室检查及基因检测综合判断。

（1）GSD Ⅰ型：对于所有身高增长缓慢伴肝脏明显增大的患者均应考虑 GSD Ⅰ型的可能。典型生化改变包括空腹低血糖、高乳酸血症、高脂血症和高尿酸血症等。GSD Ⅰb 型患者还可有反复或持续性白细胞和中性粒细胞减少。发现 *G6PT1* 或 *SLC37A4* 基因 2 个等位基因致病突变有确诊意义。

（2）GSD Ⅱ型：对于 1 岁前起病、肌无力、心脏扩大、心肌肥厚、血清 CK 升高的患者，应考虑婴儿型 GSD Ⅱ型。所有缓慢进展的肌无力患者均应考虑晚发型 GSD Ⅱ型的可能。肌肉活检病理检查可见胞质内大量空泡，PAS 染色糖原聚集，SBB 染色脂滴成分正常，酸性磷酸酶活性增高。

外周血白细胞或皮肤成纤维细胞培养 GAA 酶活性明显降低有确诊意义。发现 GAA 基因 2 个等位基因致病突变也有确诊意义。

3. 营养治疗原则　GSD 分型较多，并无特异性治疗方法。营养管理的目的是预防和治疗低血糖。GSD 患者可选择玉米淀粉，该淀粉需要 2～6 小时才能被缓慢消化。多次喂食生玉米淀粉和夜间持续喂食婴儿乳粉有助于维持血糖水平。

（1）GSD Ⅰ 型：使用生玉米淀粉能够改善 GSD Ⅰ 型患儿的生长发育。大量生玉米淀粉可能会导致腹泻、胀气和额外的体重增加。推荐婴幼儿每 3～4 小时进食 1.6g/（kg · d）生玉米淀粉。儿童、青少年和成人每 4～6 小时进食 1.7～2.5g/（kg · d）生玉米淀粉。对于无法消化玉米淀粉的婴幼儿，可选择母乳或不含乳糖的麦芽糊精配方。6 个月后，可逐渐以生玉米淀粉替代麦芽糊精。应避免摄入糖、水果、果汁、高果糖玉米糖浆及山梨醇。对于婴幼儿，可以选择豆基配方，并视情况增加维生素和矿物质的补充。

（2）GSD Ⅱ 型：高蛋白、低碳水化合物饮食，结合运动疗法可能有利于成年发病型患者。对于年龄较大的儿童、青少年及成人，高蛋白低碳水化合物饮食可能更为有益。

五、脂肪氧化障碍

脂肪酸代谢障碍是一组与脂肪酸线粒体内氧化代谢有关的疾病的总称，其主要特征是由脂肪酸在线粒体进行 β 氧化过程中的酶缺陷或转运蛋白功能障碍所引起。常见疾病包括原发性肉碱缺乏症（PCD）、多种酰基辅酶 A 脱氢酶缺乏症（MADD）、短链酰基辅酶 A 脱氢酶缺乏症（SCADD）、中链酰基辅酶 A 脱氢酶缺乏症（MCADD）及极长链酰基辅酶 A 脱氢酶缺乏症（VLCADD）等。这类疾病主要病理机制为能量代谢障碍、继发的低血糖、高氨血症，酮体代谢障碍合并酮体过度蓄积中毒。应激因素如过度饥饿、劳累、感染及手术等易导致急性代谢紊乱。

（一）长链 3-羟酰基辅酶 A 脱氢酶缺乏症

长链 3-羟酰基辅酶 A 脱氢酶缺乏症（long chain 3-hydroxyacyl-CoA dehydrogenase deficiency，LCHADD）是一种脂肪氧化缺陷的线粒体疾病，是由编码长链 3-羟酰基辅酶 A 脱氢酶（LCHAD）的基因突变导致的常染色体隐性遗传病。LCHAD 是线粒体脂肪酸 β 氧化中重要的多酶复合体线粒体三功能蛋白酶复合体（mitochondrial trifunctional protein，MTP）的 3 种酶的组成之一。该复合体包括长链烯酰辅酶 A 水合酶（LCEH）和长链 3-羟酰基辅酶 A 脱氢酶（LCHAD）活性的 4 个 α-亚基（HADHA 基因编码）及发挥长链 3-酮酯酰辅酶 A 硫解酶（LCKAT）活性的 4 个 β 亚基（HADHB 基因编码）。LCHADD 的发病率具有地域差异，欧洲波罗的海地区较高，我国约为 1∶250 000。

1. 临床表现　LCHADD 可根据 LCHAD 基因突变种类分为孤立型和伴 MTP 缺乏的 LCHADD。

（1）孤立型 LCHADD：常见症状表现为婴儿期低酮性低血糖、肝功能异常、乳酸酸中毒、心肌病，部分患者伴有生长迟缓，肌张力低下或心肌病，少数可有胆汁淤积或肝硬化。幼儿期患者可有喂养困难，发作性代谢紊乱，发作性横纹肌溶解。多数患者儿童期会有视网膜病变，周围神经病是一种较少见的长期病并发症。

（2）伴 MTP 缺乏的 LCHADD：表现可能包括新生儿猝死，肝功能异常，心肌病，周围神经病变，视网膜病变等，临床表现复杂，呈不均一性。

2. 诊断　特征性诊断依据是渐进性和不可逆的视网膜病变和外周神经病变。串联质谱检查可检测长链脂肪酸代谢中间产物，豆蔻羟酰基肉碱（C14-OH）、棕榈羟酰基肉碱（C16-OH）、棕榈羟烯酰基肉碱（C16∶1-OH）、油酸羟酰基肉碱（C18∶OH）和油酸羟烯酰基肉碱（C18∶1-OH）升高，其中 C18-OH、C18∶1-OH、C16-OH 及 C16∶1-OH 增高是 LCHAD 诊断的重要指标。

3. 营养治疗原则　治疗原则是保证足够热量摄入、补充中链甘油三酯（MCT）和限制不饱和脂肪酸摄入。

（1）避免空腹：以防低血糖和代谢紊乱，应保持定时进食。婴幼儿及儿童的喂食间隔应根据年龄适当调整，成人建议间隔4～12小时进食一次，运用生玉米淀粉可在夜间或体力活动期间延长葡萄糖释放，从而增强对空腹的耐受性，并减少因空腹引起的心脏和肝脏能量负担。

（2）补充MCT：MCT主要由中链长度的脂肪酸组成，其代谢不依赖于MTP的催化，碳原子10以下的脂肪酸可以直接穿过线粒体膜，经过线粒体脂肪酸β氧化过程生成乙酰辅酶A及酮体为机体供能。这种特性使得MCT成为一种有效的能量来源，尤其在长链脂肪酸氧化受阻的情况下。

（3）补充左卡尼汀：有助于维持血液中游离肉碱的稳定水平，从而支持正常的心脏功能，特别是在低肉碱血症显著时，补充左卡尼汀可缓解心功能症状，通过促进长链脂肪酸进入线粒体，帮助其参与β氧化过程，从而支持能量产生和维持代谢平衡。

（二）中链酰基辅酶A脱氢酶缺乏症

中链酰基辅酶A脱氢酶缺乏症（medium chain acyl-CoA dehydrogenase deficiency，MCADD）是一种遗传性脂肪酸氧化障碍性疾病，由于中链酰基辅酶A脱氢酶的功能缺陷导致中链脂肪酸的β氧化受阻，进而减少能量生成，并导致毒性代谢中间产物的积累。MCADD是由编码中链酰基辅酶A脱氢酶的ACADM基因突变引起的，属于常染色体隐性遗传性代谢病，首次报道于1983年。随着串联质谱技术的发展和应用，许多国家和地区已将该病列入新生儿疾病检查项目。该病的患病率因地域和种族差异而不同。欧洲白种人患病率较高，亚洲患病率较低，我国约为0.66/100 000。

1. 临床表现 MCADD患者多在出生后3个月至3岁出现症状，少部分在新生儿期或成年期发病，也有一些患者无症状。症状通常有诱因，如长时间饥饿或感染性疾病。早期发病的症状常包括嗜睡、呕吐，有时伴随抽搐和窒息，严重时可能导致昏迷或死亡。急性发作期的典型表现为低血糖，伴随尿酮体阴性，这通常有助于诊断。约50%的患儿伴有肝脏肿大，肝活检显示大量脂质堆积；部分患儿可能发生脑水肿，心脏损害相对罕见。

成年期发病的MCADD患者临床表现多样，可能涉及多器官损伤，包括肌肉、肝脏、神经系统或心血管系统。呕吐是最常见的症状，肝脏肿大相对较少见。部分患者在妊娠期出现急性脂肪肝，约1/3的患者出现横纹肌溶解，伴随肌酸激酶显著增高和肌红蛋白尿。

MCADD患者的病死率较高，儿童期的患者中约25%死亡，成年期急性发病的病死率更高，可达50%。在发作间歇期，患者的临床表现通常正常。大约1/3的急性发作后的幸存者可能出现后遗症，包括生长发育迟缓、智力障碍、语言发育缺陷等。

2. 诊断 MCADD无特异性的临床表现。对于原因不明的肝脏肿大、肌无力、低酮性低血糖，以及运动、智力发育迟缓的患者需要怀疑脂肪酸氧化病的可能。血酰基肉碱谱C8.C8/C10值增高，是诊断的关键指标。ACADM基因突变检测，可进一步明确诊断。

3. 营养治疗原则 MCADD的营养治疗原则包括避免饥饿、对急性发作期的积极对症处理，以及其他辅助措施。

（1）避免饥饿：对于MCADD患者，避免长时间空腹至关重要。患儿可耐受的最长饥饿时间为：6个月至1岁为8小时，1～2岁为10小时，2岁以上可达12小时。婴儿期需频繁喂养，幼儿期可在睡前给予生玉米淀粉（1.5～2g/kg）以确保夜间充足的葡萄糖供应；年长患儿可正常饮食，脂肪摄入占总热量的30%～35%，碳水化合物占50%～55%，蛋白质占10%～15%。

（2）急性期处理：纠正低血糖和补充足量液体与电解质是关键。低血糖应立即给予0.5～1g/kg的葡萄糖溶液静脉注射，随后持续维持葡萄糖溶液静脉滴注，并同时补充适量电解质，血糖水平应维持在5mmol/L以上。

（3）肉碱补充：虽然肉碱治疗的效果尚不明确，但在急性发病期间或血游离肉碱水平降低时，可以补充肉碱，剂量为50～100mg/（kg·d）。

（吴远珏）

第三十三章　妇产科疾病的营养支持

本章节致力于探讨育龄及孕期女性在面对特定疾病时的营养需求和管理策略。孕期是女性生命中一个尤须关注营养的阶段。良好的孕期营养不仅对胎儿的正常生长发育至关重要，还对母亲及后代的长期健康有着重要影响。本章节内容涵盖多囊卵巢综合征、妊娠剧吐、妊娠期高血糖和妊娠期高血压疾病四个方面。每部分在疾病基本情况介绍的基础上，结合最新研究和临床指南，为临床医生和营养师提供具体的建议和实践指导，以实现针对性的营养支持。

第一节　多囊卵巢综合征

一、概　　述

多囊卵巢综合征（polycystic ovary syndrome，PCOS）是影响女性从青春期到绝经后生命周期的常见妇科内分泌疾病之一，也是导致育龄女性月经失调的主要病因之一，与女性健康密切相关。罹患 PCOS 不仅会增加女性慢性排卵障碍、不孕、高雄激素血症、超重或肥胖、高胰岛素血症、代谢综合征等病理生理异常风险，还会增加女性焦虑、抑郁等心理疾病的风险。即使 PCOS 女性成功受孕，其妊娠后流产、早产的风险也会增加，且妊娠糖尿病（GDM）、妊娠期高血压疾病等并发症的风险也明显上升，并可能影响后代的长期健康。目前，全球有 7%～12%的女性被诊断为 PCOS，而在生育年龄的女性中，该比例高达 15%～20%。我国的 PCOS 流行具有“三高一低”特征，即发病率高、高雄激素血症患者比率高、继发代谢综合征比率高，但对其关注程度较低，严重影响女性及其后代的健康。目前，PCOS 的病因尚不明确且发病机制复杂、临床表现异质性大，这给有效预防和治疗 PCOS 带来了巨大的挑战。国内外专家普遍认为，生活方式改善与干预是 PCOS 的首选基础治疗方法，尤其是对合并超重或肥胖的 PCOS 患者来说，营养治疗在 PCOS 的防治中发挥了极其重要的作用。

（一）定义

PCOS 是一种以高雄激素血症、排卵障碍和卵巢多囊样改变为主要特征，集生殖、代谢及心理障碍于一体的生殖内分泌代谢性疾病。

（二）病因及主要危险因素

尽管针对 PCOS 的病因已有大量研究，但其确切病因仍未明确，仍需进一步探索。目前普遍认为，PCOS 的发生是遗传因素、环境因素以及其他多种因素共同作用的结果。研究表明，饮食结构、生活方式、精神心理因素以及生活质量在 PCOS 的发生和发展中起着重要作用。

二、临床表现与相关检查

（一）临床表现

PCOS 多起病于青春期、生育期。在临床上以雄激素过高、持续无排卵、卵巢多囊改变为特征，常伴有胰岛素抵抗、肥胖等；中老年患者则以长期的代谢障碍导致的高血压、糖尿病心血管疾病等为主。临床上 PCOS 患者常见表现如下。

1. 月经失调 患者的初潮年龄多为正常，但常在初潮后即出现月经失调，主要表现为月经稀发、经量少或闭经。少数患者表现为月经过多或不规则出血。

2. 不孕 PCOS 患者常由于持续的无排卵状态，导致不孕。异常的激素环境可影响卵细胞的质量、子宫内膜的容受性，甚至胚胎的早期发育，因此，即使成功怀孕也易发生流产。

3. 多毛、痤疮 在高雄激素的影响下，PCOS 女性呈现不同程度的多毛，阴毛呈男性型分布、浓密，发生率为 17%～18%。过多的雄激素转化为活性更强的双氢睾酮后，刺激皮脂腺分泌过盛，可出现痤疮。另外，还可有阴蒂肥大、乳腺萎缩等表现。极少数病例有男性化体征，如声音低沉、喉结突出。

4. 肥胖 40%～60%的 PCOS 患者 BMI≥25kg/m^2，且常呈腹部肥胖型（腰围/臀围≥0.80）。35%～60%的肥胖者伴有无排卵和多囊卵巢，其可能与外周组织雄烯二酮转化的雌酮过多等有关。内脏器官间也出现脂肪堆积，易导致代谢异常、心血管疾病等远期合并症。

5. 黑棘皮病 PCOS 伴胰岛素抵抗患者可出现黑棘皮病（acanthosis nigricans），表现为局部皮肤或大或小的天鹅绒样、角化过度、灰棕色病变，常分布在颈后、腋下、外阴、腹股沟等皮肤皱褶处。

（二）相关检查

1. 基本信息 包括患者年龄、就诊的主要原因，并关注患者现有需求特别是生育需求，进一步评估 PCOS 患者的远期需求，以利于制定长期管理方案。

2. 现病史

（1）月经状况：在常规月经史的基础上着重询问月经异常的具体情况以及既往及近期检查结果与治疗史。月经异常的判断标准建议参照 2023 年版《多囊卵巢综合征评估和管理国际循证指南推荐建议》。月经异常的定义如下：在初潮后的第一年，月经周期的变化通常被视为正常的青春过渡期现象。然而，如果初潮后 1～3 年期间，月经周期短于 21 天或长于 45 天；或者从月经初潮起算 3 年至围绝经期，月经周期短于 21 天或长于 35 天，或者一年内月经周期少于 8 次；或者在初潮后的任何时间出现超过 90 天的月经周期；或者年龄超过 15 岁仍未来过月经（原发性闭经），或者乳房发育后 3 年仍无月经来潮，这些情况均可被视为月经异常。

（2）与高雄激素血症相关的临床表现及高雄激素血症的进展变化：如多毛、痤疮、脂溢性皮炎、脱发等症状及发生的时间，注意高雄激素相关临床表现各类评分及实验室指标的变化趋势。无论临床症状严重与否，应重视患者表达的对多毛、痤疮等相关问题的不满，以及可能由此产生的负面心理影响。

（3）其他相关情况：注意询问是否使用影响排卵的药品（如类固醇激素、镇静药、抗抑郁药、抗癫痫药）；生活环境中是否存在内分泌干扰物如双酚 A，有机污染物如多氯联苯等；是否缺乏运动，是否有体重、饮食和生活习惯的变化等。

（4）情绪及心理问询：注意评估患者是否有因不孕、外形改变等导致的抑郁、焦虑、自卑、性功能降低等问题，推荐使用焦虑抑郁量表、多囊卵巢综合征生活质量问卷修订版（modified polycystic ovary syndrome health related quality of life questionnaire，MPCOSQ）、女性性功能指数（female sexual function index，FSFI）评分量表等进行筛查评估。

（5）既往用药：现病史中各种异常的治疗情况，如有用药，需明确药物的种类及剂量。

3. 婚育史及避孕史 在常规婚育史基础上还需询问患者的生育计划及需求，如有不孕，需询问不孕年限及诊疗情况。

4. 既往史和手术史 了解全身健康状况，注意有无心血管疾病及血糖异常史，以及治疗措施与疗效。一方面评估疾病发展阶段，另一方面初步评估由其他疾病引起月经异常或生化/临床高雄激素血症的可能性。

5. 家族史和药物过敏史 询问患者家属中有无高血压、肥胖、糖尿病、肾上腺疾病、先天性或遗传性疾病、体毛过多等相关疾病，女性亲属需询问月经周期、生育状况、有无妇科肿瘤病史、有无 PCOS 阳性家族史等。

（三）体格检查

1. 一般情况　注意患者生长发育情况和营养状况。身高、血压、腰围、臀围、体重及 BMI 均不可忽视。PCOS 合并肥胖（BMI≥28kg/m^2）比例较高，且以腰围≥85cm 的腹型肥胖为主。

2. 全身检查　注意查找异常体征，如甲状腺、心肺情况、乳房有无挤压溢乳等。

3. 高雄激素血症相关临床表现　最常见的表现是痤疮和多毛，此外可伴脂溢性皮炎、毛孔增大、黑棘皮症、女性雄激素性脱发、声音低沉等。如存在高雄激素血症的体征，应评估严重程度，注意随访，记录变化趋势。

（1）痤疮：按照皮损性质的不同将痤疮分为三度、四级。轻度（Ⅰ级）：粉刺为主，非炎性，小于 30 个；中度（Ⅱ级）：炎性丘疹，30～50 个；中度（Ⅲ级）：出现脓疱，50～100 个；重度（Ⅳ级）：有结节、囊肿，大于 100 个。与高雄激素相关的痤疮皮损常分布于面下 1/3 中部位置，也可累及颈部、前胸和上背部，部分月经前期加重。

（2）多毛症：主要为男性样的末端终毛生长过多，主要分布于身体中线位置。根据改良 Ferriman-Gallwey 评分（简称 mF-G 评分），对全身 9 个部位进行评估，中国女性的评分≥4 分将被诊断为多毛，或者上唇、下腹及大腿内侧 3 个部位总和评分≥2 分亦可诊断。乳晕、脐部周围可见粗毛则高度怀疑多毛症可能。特别注意，如果患者对体毛采取过治疗措施，将会影响对多毛症的评估结果。

（3）雄激素性脱发（androgenetic alopecia，AGA）：一般出现在青春期或青春后期，是一种伴有进行性毛囊微小化的最常见的脱发类型。女性 AGA 常见病变部位为头顶部与发际缘之间。Ludwig 视觉评分将 AGA 分为 3 级：Ⅰ级（轻度脱发），主要影响头顶冠状区域，前额发际线保留 1～3cm 宽；Ⅱ级（中度脱发），头顶冠状区域的头发在Ⅰ级的基础上更为稀疏；Ⅲ级（重度脱发），头顶冠状区域的头发全部脱落（图 33-1）。

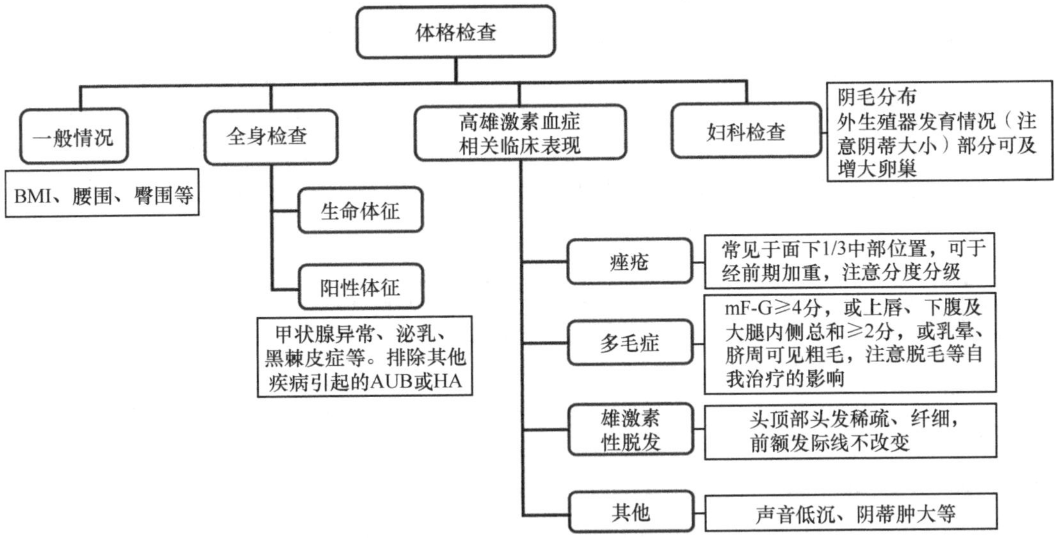

图 33-1　体格检查流程图

AUB：异常子宫出血；HA：高雄激素血症；mF-G：Ferriman-Gallwey 评分

4. 妇科检查　妇科检查包括评估第二性征、阴毛分布、外生殖器（阴蒂大小）和盆腔的双合诊检查，注意生殖器官发育情况。部分患者可触及增大的卵巢，具体体格检查详见图 33-1。

（四）辅助检查

1. 盆腔超声 超声检查对于已有月经异常和高雄激素血症或相关表现的患者的诊断为非必需的。检查前需停服性激素类药物。以下特征提示多囊卵巢形态（polycystic ovary morphology，PCOM），又称卵巢多囊样改变，一侧或双侧卵巢内≥12 个直径为 2～9mm 的卵泡（2023 年版《多囊卵巢综合征评估和管理国际循证指南推荐建议》使用包含 8MHz 探头的经阴道超声要求一侧或双侧卵巢内≥20 个直径为 2～9mm 的卵泡），和（或）卵巢体积≥10cm^3（ml）[卵巢体积的计算公式：0.5×横径（cm）×长径（cm）×前后径（cm）]。有黄体的稀发排卵患者或卵泡直径＞1cm 的患者应考虑在下个周期复查。此外，还需要注意子宫内膜回声情况、血流信号以及厚度是否不均等，排除子宫内膜增生、子宫内膜癌等病变。青春期女性月经初潮后 8 年内 PCOM 较为常见，故此年龄段不建议使用盆腔超声诊断 PCOS。

2. 实验室检查

（1）高雄激素血症：缺乏相关表现时高雄激素血症的生化检查对 PCOS 的诊断有重要意义。高雄激素血症的评估包括何种激素的测定，数值标准如何，目前尚无国际统一共识，因睾酮测定方法方便，常为临床所应用。睾酮的测定包括游离睾酮和总睾酮的测定，计算生物有效性睾酮。PCOS 患者表现如下：血清总睾酮正常或轻度升高，一般不超过正常范围上限的 2 倍；也可有硫酸脱氢表雄酮（dehydroepiandrosterone sulfate，DHEA-S）轻度升高或正常，雄烯二酮水平升高。有条件者可以检测总睾酮和性激素结合球蛋白（sex hormone binding globulin，SHBG）后计算游离雄激素指数（free androgen index，FAI），游离雄激素指数=总睾酮（nmol/L）×100/性激素结合球蛋白（nmol/L），正常范围为 0.7～6.4（仅供参考），可作为首选检查内容。如高雄激素临床表现的严重程度与血清总睾酮水平不成正比，应注意排除其他原因引起的高雄激素血症。

（2）其他生殖内分泌相关激素水平的评估：血清催乳素（prolactin，PRL）水平轻度增高的患者占 PCOS 患者的 20%～35%。黄体生成素（luteinizing hormone，LH）/卵泡刺激素（follicle-stimulating hormone，FSH）值≥2 常见于非肥胖型 PCOS 患者。血清抗米勒管激素（anti-Müllerian hormone，AMH）水平在 PCOS 患者中常明显增高，但正常值无统一标准。

（3）代谢水平的评估：首选检查为口服葡萄糖耐量试验，详见表 33-1。检测患者空腹血糖、空腹胰岛素（fasting insulin，FINS），以及餐后 30 分钟、1 小时、2 小时的血糖和胰岛素水平，计算稳态模型评估胰岛素抵抗指数（homeostasis model assessment insulin-resistance，HOMA-IR），稳态模型评估胰岛素抵抗指数=空腹血糖（mmol/L）×空腹胰岛素（IU/L）÷22.5，评估患者胰岛素抵抗情况。此外，还可对患者的肝肾功能进行检查以及测定血脂指标来评估代谢。条件允许的情况下可进行人体成分分析。

表 33-1 代谢状态评估

指标	空腹血糖水平（mmol/L）	口服 75g 葡萄糖后 2 小时血糖水平（mmol/L）
正常糖耐量	＜6.1	＜7.8
空腹血糖受损	≥6.1 且＜7.0	＜7.8
糖耐量减低	＜7.0	≥7.8
糖尿病	≥7.0	≥11.1

（4）其他内分泌激素的测定：病情需要的患者可酌情检测胰岛素释放试验、肾上腺皮质激素释放激素（adreno-cortico-tropic-hormone，ACTH）、17α-羟孕酮、甲状腺功能、皮质醇等。

（五）心理健康相关筛查

应重视 PCOS 患者的心理健康，包括生活质量、焦虑/抑郁、进食障碍和饮食紊乱、身体形象和性心理功能等方面。可选用相应的筛查工具如多囊卵巢综合征生活质量问卷修订版等进行测试，并对发现的问题及时进行干预。

三、诊 断 标 准

2023 年《中国多囊卵巢综合征诊治路径专家共识》中关于 PCOS 的诊断标准分为成人诊断标准和青春期诊断标准两大类，具体如下：

1. 成人诊断标准　没有沿用 2018 年《多囊卵巢综合征中国诊疗指南》并去掉疑似 PCOS 这一概念。新的共识沿用鹿特丹标准，即：①月经异常如稀发排卵或无排卵；②高雄激素血症的临床表现和（或）高雄激素血症；③PCOM 符合上述其中 2 条，排除其他引起排卵障碍的疾病（包括甲状腺功能异常、卵巢功能早衰、下丘脑-垂体闭经、高催乳素血症等），以及引起高雄激素血症的疾病（如库欣综合征、非经典型肾上腺生殖器综合征、分泌雄激素的内分泌肿瘤等），即可诊断。如果患者已出现高雄激素血症和稀发排卵或无排卵，超声检查不是一项必需检查的项目。

2. 青春期诊断标准　对于青春期女性，PCOM 在月经初潮 8 年内的女性中较为常见，此期不建议根据超声检查出 PCOM 来诊断 PCOS。诊断青春期 PCOS 的必要条件是高雄激素血症和（或）高雄激素血症相关临床表现和月经不规律以及排卵障碍。排除其他导致排卵障碍及雄激素过多的疾病。

"PCOS 高风险"人群也要引起重视，其指的是不符合诊断标准但存在 PCOS 特征的青春期人群，建议在初潮后 8 年或之前对这类人群进行再次评估，尽早予以干预治疗，见图 33-2。

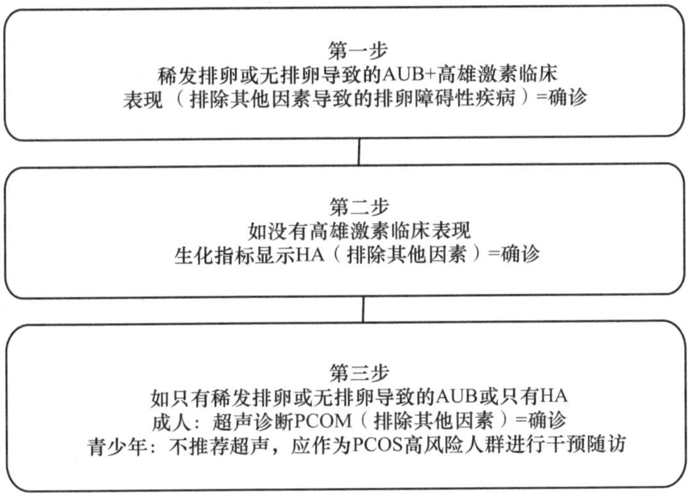

图 33-2　PCOS 的诊断流程

AUB：异常子宫出血；HA：高雄激素血症；PCOM：多囊卵巢形态；PCOS：多囊卵巢综合征

四、多囊卵巢综合征的营养代谢特点和治疗原则

（一）营养代谢特点

1. 糖代谢异常　患者糖代谢调节的风险显著高于同年龄及 BMI 匹配的女性，主要表现为餐后血糖升高和胰岛素抵抗。流行病学调查研究显示，PCOS 患者中糖代谢异常的发生率约为 35%，胰岛素抵抗的发生率为 40%～50%，2 型糖尿病的发生率约为 10%。

2. 脂代谢异常　PCOS 患者中肥胖的发生率高达 30%～60%，其中腹型肥胖（腰围增加）最为常见。同时，统计数据表明，超过一半的 PCOS 患者存在脂代谢异常，主要表现为甘油三酯和低密度脂蛋白升高，肥胖患者的症状尤为突出。因此，临床上应高度重视并采取相应的治疗措施，以提高患者的生活质量。

（二）治疗原则

PCOS 的治疗应根据患者的治疗需求、生育状况、症状及其严重程度以及病因等因素实施个体化治疗。改善生活方式和生活方式干预已成为 PCOS 治疗的普遍共识，被国内外指南推荐为首选的基础治疗，尤其适用于合并超重或肥胖的 PCOS 患者。即使患者的临床症状或体征得到缓解，仍应关注长期风险，建议开展多学科合作，制定系统的长期管理计划。

1. 无生育需求患者的治疗 对于无生育需求的患者，应重视基础和综合治疗，根据患者的诉求及代谢紊乱程度采取个体化治疗。首先应以健康生活方式指导为主，必要时可结合药物治疗及其他辅助治疗。

（1）调整生活方式：国内外指南均建议 PCOS 患者进行生活方式干预，包括合理运动、饮食控制和行为干预等综合策略。对于肥胖型 PCOS 患者，已被证实体重的减轻对治疗有效。体重减轻 5%～10%后，患者的排卵、月经周期和胰岛素抵抗等方面通常会有所改善。但要注意减重应循序渐进，一般建议在 6 个月内完成减重目标。

1）饮食控制：目前没有足够证据表明某种特殊饮食类型优于其他类型，所有 PCOS 患者应遵循健康均衡饮食的基本原则。饮食控制应侧重于总能量摄入的控制及膳食结构的合理化。建议食用低血糖指数食物，多摄入不饱和脂肪酸，同时丰富维生素、矿物质及膳食纤维的摄入，并改善不良饮食习惯。合并超重或肥胖的患者可将能量摄入量限制在标准摄入量的 70%～80%（即减少 2100～3100kJ/d 或 5000～6300kJ/d），综合考虑体重、代谢率、活动量等因素制定饮食方案，同时避免过度限制和营养不均衡。

2）合理运动：为了预防体重增加并维持健康，建议 18～64 岁的成年人每周进行至少 150 分钟的中等强度运动；身体素质允许者可以进行每周至少 75 分钟的高强度运动，或两者有效组合。运动应包括每周至少 2 天的非连续肌肉力量增强活动。推荐青少年患者每天至少进行 60 分钟的中等至高强度体能运动，每周至少进行 3 次增强肌肉力量的活动。若目标是适度减脂、预防体重反弹及获得更多健康益处，则建议每周进行至少 250 分钟的中等强度运动，或 150 分钟的高强度运动，或两者的有效组合。每周至少 2 天应进行大肌群参与的非连续肌肉力量增强活动，并避免久坐。

（2）心理因素调整：在诊疗过程中，应加强与患者的沟通，关注其身心健康，保护患者隐私，并提供积极的引导。必要时，可转诊至心理医学科或相关学科进行进一步的干预治疗。

2. 有生育计划患者的治疗

（1）基础治疗：对于有生育计划但尚未确诊为不孕症或生育计划不迫切的患者，应遵循一般 PCOS 患者的治疗建议。在症状改善后，可以期待自然妊娠或促排卵治疗。对于具有高雄激素症状或高雄激素血症的患者，推荐连续使用复方口服避孕药（combined oral contraceptives，COC）进行抗雄激素治疗 3～6 个月，以减少 PCOS 患者妊娠期并发症（如妊娠期糖尿病、妊娠期高血压等）和不良妊娠结局（如流产或早产）。

（2）不孕症的治疗：不孕患者应判断是否存在其他不孕因素，如男方因素、输卵管因素等。排除上述因素后再针对性地进行单纯无排卵性不孕的治疗。

（3）随访与预防远期并发症：应对患者进行长期生活方式干预、预防代谢失调、调整月经周期，定期复查相关并发症的检查指标，可考虑 6~24 个月评估 1 次以便于及时调整管理策略，将疾病治疗与预防并发症相融合。

（三）营养治疗原则

PCOS 患者通常摄入能量过高，高血糖生成指数食物摄入过高，脂类、碳水化合物摄入量过多，蛋白质构成比相对不足，此饮食结构可能是导致 PCOS 患者代谢紊乱及肥胖患病率较高的直接原因，因此，能量限制及饮食结构调整应该成为 PCOS 重要的临床营养干预手段之一。根据 PCOS 患者是否超重/肥胖，其营养治疗原则不同。

1. 无超重/肥胖的患者　在保障食物多样、膳食平衡的基础上可通过适当调整膳食结构的方式进行饮食治疗，具体如下。

（1）控制碳水化合物摄入：中国营养学会在普通人每日膳食推荐量中提出碳水化合物应占成人每日摄入总能量的 55%～65%。已有研究表明，无糖尿病的 PCOS 患者若摄入碳水化合物供能比为 44%的饮食可减轻胰岛素抵抗并预防 PCOS 患者发展为糖尿病。此外，低血糖指数饮食可更明显降低胰岛素抵抗，改善脂代谢，也明显改善月经周期和生活质量，因此，PCOS 患者应适当控制碳水化合物摄入并尽量选择低血糖指数食品。

（2）控制脂肪：研究显示，患者在发生 PCOS 之前已存在糖脂代谢动力学异常，低脂饮食是 PCOS 早期干预的靶点。PCOS 患者应减少脂肪摄入，少吃肥肉、奶油、人工奶油、全脂乳。SUFA 可以加剧胰岛素抵抗及破坏脂代谢平衡，其供热比应小于总热量的 10%。饮食中高水平的 ω-6 多不饱和脂肪酸和高的 ω-6/ω-3 比例与 PCOS 患者高雄激素有关；补充长链 ω-3 多不饱和脂肪酸可明显减少生物活性的雄激素浓度。因此，建议 PCOS 患者适当提高 ω-3 多不饱和脂肪酸摄入比例。

（3）适量蛋白质：根据膳食营养素参考摄入量的推荐，可接受的蛋白质摄入量范围占总能量摄入的 15%～20%，以植物蛋白、乳清蛋白为主。短期内适量增加蛋白质摄入有助于改善胰岛素敏感性、增加肝糖原分解并有利于控制体重。也有研究认为高蛋白膳食可明显改善抑郁和增强自尊。

2. 超重/肥胖的 PCOS 患者　首要任务是控制体重。限制总能量摄入即可减轻 PCOS 患者体重，并降低血睾酮和低密度脂蛋白胆固醇水平。对于超重或肥胖的 PCOS 患者限制总能量摄入较单纯调节营养素比例更为关键。有研究表明，限能量平衡膳食可改善肥胖 PCOS 女性的代谢及激素水平，每日饮食总能量中减 500～1000kcal，即在 6～12 个月减少 7%～10%的原体重。可采用以下两种方式进行体重控制，具体如下。

（1）低能量饮食：指每天摄入能量为 840～1260kcal 或 10～12kcal/（kg · d）。限能量摄入基础上的高蛋白/低碳水化合物饮食（蛋白质 30%、碳水化合物 40%、脂肪 30%）和低蛋白/高碳水化合物饮食（蛋白质 15%、碳水化合物 55%、脂肪 30%），均能降低体重和雄激素水平，前者还可增加胰岛素敏感性、减轻胰岛素抵抗。

（2）限能量平衡饮食（calorie restricted diet，CRD）：在减轻体重时，应以 CRD 为首选方案。在进行减重干预的同时补充维生素 D 和钙可增强减重效果。

1）蛋白质：应适当提高蛋白质供给量比例，如 1.2～1.5g/（kg · d），或 15%～20%。使用大豆蛋白来部分替代酪蛋白可增加 CRD 减重效果。

2）脂肪：脂肪供能比例应与正常膳食（20%～30%）一致。减少饱和脂肪并可适当增加富含 ω-3 系列多不饱和脂肪酸的食物或补充鱼油制剂。

3）碳水化合物：供能应占总能量的 40%～50%，增加蔬菜、水果、燕麦等富含膳食纤维的食物，保证膳食纤维的摄入量达到 25～30g/d。

4）微量营养素：考虑到在减重的过程中因进食减少，维生素和微量元素可能会缺乏，应注意补充复合维生素和微量元素制剂。

第二节　妊娠剧吐

妊娠期恶心呕吐（nausea and vomiting of pregnancy，NVP）是妊娠期非常常见的一种现象，发生率高达 35%～91%。通常于妊娠 5～6 周开始出现，8～10 周达高峰，16～20 周缓解。但是，有 15%～20%的孕妇会持续到妊娠晚期才缓解，甚至有 5%的孕妇会持续至分娩。恶心呕吐的孕妇中通常有 0.3%～1.0%发展为妊娠剧吐（hyperemesis gravidarum，HG）。妊娠剧吐是妊娠期恶心呕吐发展到极其严重程度时的状况。它在给孕妇的生活质量带来不良影响的同时，还可能威胁母胎健康甚至生命安全。值得注意的是，在我国由于患者及家属对孕早期用药安全性的顾虑等因素的影响，该病用药可接受程度较低，当疾病进一步发展时往往使治疗更加棘手，因此，针对该病的非药物治疗特别是规范化的营养支持显得尤为重要。

一、概　　述

全球范围内妊娠剧吐的发病率在 1.1%左右。妊娠剧吐严重者可导致孕妇肾前性急性肾衰竭、韦尼克综合征甚至孕妇死亡，最近几年还有脾撕裂、食管破裂、气胸和急性肾小管坏死等严重并发症。同时，妊娠剧吐还会对孕妇的心理和经济状况产生不良影响。更重要的是，越来越多的证据表明，妊娠剧吐可能对后代的近远期健康产生不良影响。具体对母亲和后代的影响详见表 33-2。

表 33-2　妊娠剧吐潜在不良后果汇总

孕产妇		胎儿/儿童结局
生理/代谢	社会心理/经济	
死亡	焦虑、抑郁和社会孤立	胎儿/新生儿死亡
体重减轻	无法工作和丧失收入	早产
电解质紊乱和低血压	记忆力减退和思维混乱	胎龄小
微量营养素缺乏，包括贫血	人际关系破裂	出生体重不足
食管撕裂	不愿再次受孕	终止妊娠
肌肉无力和疲劳	考虑终止妊娠	孤独症谱系障碍
韦尼克脑病	对医护人员缺乏信任	神经发育障碍
便秘	创伤后应激障碍	过敏、乳糖不耐症
肝胆功能障碍		慢性呼吸道和耳部感染
肾衰竭		
产后问题：产后抑郁、产后恢复期延长、母乳喂养困难、抑郁、偏头痛、胃食管反流、蛀牙、长期恶心		

妊娠期恶心呕吐专用量表（PUQE）可用于临床评估早孕期的恶心呕吐程度。它包括 24 小时内恶心持续时间、呕吐发作次数、干呕发作次数 3 个问题。PUQE 总分≤6 分为轻度，7～12 分为中度，≥13 分为重度，详见表 33-3。但是，PUQE 没有体现出与生活质量有关的问题，而且可能会忽视导致妊娠剧吐需要治疗的其他症状，如摄入不良等问题。妊娠剧吐水平预测（HELP）评分表（表 33-4）则是在 PUQE 的基础上增加了体重减轻和饮食能力等问题，可以更准确地评估妊娠剧吐的严重程度。但是，目前 HELP 评分在中国人群中尚缺乏验证。

表 33-3　改良妊娠期恶心呕吐专用量表（PUQE）

从受孕开始，下列哪种情况与你符合？				
1. 平均一天，你觉得恶心或恶心的时间有多长？				
一点也不（1 分）	1 小时或更少（2 分）	2～3 小时（3 分）	4～6 小时（4 分）	6 小时以上（5 分）
2. 平均一天，你会每天呕吐几次？				
7 次或以上（5 分）	5～6 次（4 分）	3～4 次（3 分）	1～2 次（2 分）	没有吐（1 分）
3. 平均一天中，你有多少次干呕或干胀？				
0 次（1 分）	1～2 次（2 分）	3～4 次（3 分）	5～6 次（4 分）	7 次或以上（5 分）
*总分（1～3 项总分）：≤6 分为轻度；7～12 分为中度；≥13 分为重度				

表 33-4　妊娠剧吐水平预测（HELP）评分表

条目	0 分	1 分/回答	2 分/回答	3 分/回答	4 分/回答	5 分/回答
大部分时间的恶心程度	无	轻度（1 分）	2 分	中度（3 分）	4 分	重度（5 分）
平均呕吐次数（次/天）	0	1～2	3～5	6～8	9～12	≥13
反胃/干呕次数（次/天）	0	1～2	3～5	6～8	9～12	≥13
小便/排尿	无变化	因静脉注射更频繁/色浅	次数略少，颜色正常	每 8 小时一次/略呈深黄色	少于每 8 小时一次/颜色较深	稀少、发黑、带血或恶臭
进食/饮水后恶心呕吐严重程度（服药 1 小时后或未服药）	无或不服药	轻度（1 分）	2 分	中度（3 分）	4 分	重度（5 分）
因症状无法工作/自理的小时数（每天）	0	1～2（时间略少）	3～4（部分时间工作）	5～7（只能做少量工作）	8～10（无法照顾家庭）	≥11（无法照顾自己）
一直在忍受恶心、呕吐和反胃	正常	疲惫但心情尚好	略差于正常	可以忍受但有困难	十分艰难（情绪化）	差劲(烦躁、抑郁)
能吃/喝的总量（中杯/大杯～2 杯/500ml）	无变化，无体重降低	共约 3 餐和 6 杯以上水	共约两餐和少量水	1 餐和几杯水（或只喝水或只吃食物）	很少，<1 餐/极少喝水（或频繁静脉注射）	无法进食/需全胃肠外营养/鼻饲
抗恶心/呕吐药物耐受性	不服药	总是有效	几乎总是有效	有时有效	很少有效	无效/需静脉或皮下泵
与上周相比，症状变化	很好	更好	几乎没有变化	差	更差	非常差
最近 7 天的体重下降情况（%）	0%	1%	2%	3%	4%	≥5%
治疗药物数量（Rx）*	0	1	2	3	4	≥5

*Rx：指处方药种类数，非剂量（如联合使用多西拉敏、维生素 B6、昂丹司琼等计为 3 种）

注：每栏总分 =（答案对应分值）×（该条目权重），≤19 分为无/轻度；20～32 分为中度；33～60 分为重度。体重减轻计算：体重减轻（%）=（损失量/孕前体重）×100（体重减轻计算供家庭使用）

（一）定义、诊断及排除诊断

目前妊娠剧吐尚无公认的统一定义和诊断标准，通常采用排除性诊断方法。妊娠剧吐是指排除其他原因的持续性妊娠期呕吐且伴有“三联症”：体重减轻超过妊娠前 5%、脱水、电解质失衡。因此，对妊娠剧吐者应仔细询问患者病史，排除胃肠道疾病、泌尿系统疾病、生殖道疾病、代谢性疾病、神经失调、妊娠相关疾病等，极少数的妊娠剧吐可能与激素受体作用紊乱导致的孟德尔疾病和线粒体疾病等有关。同时，几乎所有的妊娠剧吐均发生于孕 9 周以前，这对鉴别诊断尤为重要。当患者首次出现恶心、呕吐的时间在妊娠 9 周之后时，则需与其他疾病相鉴别。

此外，妊娠剧吐患者可出现体重下降，下降幅度常超过发病前的 5%，甚至出现明显消瘦、极度疲乏、口唇干裂、皮肤干燥、眼球凹陷、电解质紊乱及新陈代谢障碍等症状。对于妊娠期恶心呕吐患者，还可进一步借助辅助检查发现端倪。

1. 尿液检查　饥饿状态下机体动员脂肪组织供给能量，使脂肪代谢的中间产物酮体聚积，致使尿酮体阳性，因此，酮尿症常作为妊娠剧吐患者饥饿状态的指标。在国内外许多指南中尿酮检查还作为妊娠剧吐的辅助诊断、静脉输液、入院和出院依据。但是，最新的关于妊娠剧吐生物标志物的荟萃分析研究发现，酮尿症与妊娠剧吐的存在和其严重程度无相关性，不推荐依据酮尿诊断妊娠剧吐。2018 年美国妇产科协会（ACOG）指南亦不再将酮尿症作为诊断妊娠剧吐和评估严重程度的依据。尿检时还应注意有无蛋白尿及管型尿，行中段尿细菌培养以排除泌尿系统感染。

2. 血常规　恶心呕吐导致机体脱水，严重时出现血液浓缩，表现为血红蛋白水平和红细胞比容升高（血红蛋白＞150g/L、血细胞比容＞45%）。

3. 动脉血气分析　二氧化碳结合力下降＜22mol/L。

4. 生化指标　钾、钠、氯水平降低，呈代谢性低氯性碱中毒。50%妊娠剧吐患者存在肝功能异常，肝酶水平升高（通常不超过正常上限值的4倍或300U/L），主要表现为丙氨酸氨基转移酶（ALT）升高，胆红素水平升高（但不超过4mg/ml），黄疸少见。血浆淀粉酶和脂肪酶水平升高（可达正常值的5倍）；肾功能不全可出现尿素氮、肌酐水平升高。

5. 眼底检查 严重者可出现视神经炎及视网膜出血。对于重度持续性恶心呕吐患者，超声检查可帮助识别多胎妊娠、葡萄胎等诱发因素；实验室检测可协助鉴别诊断并评估病情的严重程度。

（二）病因及危险因素

妊娠期剧吐的病因尚不清楚，目前多种理论被提出，其中，激素刺激理论被广泛认可。神经心理因素、营养不良、幽门螺杆菌感染等也可能是重要的病因。

1. 内分泌因素 鉴于早孕反应出现与消失的时间与孕妇血绒毛膜促性腺激素（hCG）水平上升与下降的时间一致，加之葡萄胎、多胎妊娠孕妇血hCG水平明显升高，剧烈呕吐发生率也高，提示妊娠剧吐可能与hCG水平升高有关。此外，甲状腺功能改变也可能增加妊娠剧吐的风险，60%的妊娠剧吐患者可伴发短暂的甲状腺功能亢进，呕吐的严重程度与游离甲状腺激素呈显著相关性。

2. 神经、心理因素 妊娠早期大脑皮质的兴奋性升高而皮质下中枢的抑制性降低，从而使丘脑下部的自主神经功能紊乱，易发生妊娠剧吐。同时，在精神压力大、情绪紧张、对妊娠恐惧或厌烦、情绪不稳定、生活不安定、社会地位低下和经济条件差的孕妇中该病的发病率高。可能与大脑皮质及皮质下中枢功能失调，导致下丘脑自主神经系统功能紊乱有关。但是，心理疾病是否为妊娠剧吐的诱发因素或并发症，目前仍存在争议。

3. 营养不良 目前认为微量元素的缺乏可能是妊娠剧吐的原因之一。许多研究证实，妊娠剧吐孕妇体内维生素 B_6 缺乏。由于妊娠期蛋白质代谢改变，磷酸吡哆胺辅酶的需要量增加，导致孕妇体内缺乏维生素 B_6。也有研究证实妊娠剧吐患者存在维生素 B_1、维生素 B_2、维生素A等营养素缺乏。

4. 幽门螺杆菌感染 幽门螺杆菌感染引起的胃炎，主要表现为恶心、呕吐。妊娠剧吐孕妇呕吐症状也可能与感染幽门螺杆菌有关。

最近还有研究发现，特定基因的变异如编码胎盘蛋白或激素受体基因（如GDF15、IGFBP7、PGR、GFRAL）可能是导致妊娠剧吐的原因，但现在将其确定为妊娠剧吐的确切原因还为时过早。

妊娠剧吐的发病风险因素主要包括胎盘质量增加（如妊娠晚期或多胎妊娠）的女性更容易发病，此外，晕车病史、偏头痛、家族遗传史或既往妊娠剧吐史也会显著增加患病风险。一项研究发现，在一次妊娠中呕吐严重的女性中，约2/3在下次受孕时仍有相似的症状。有妊娠剧吐女性的女儿和姐妹更可能有同样的问题。

二、妊娠剧吐营养代谢特点及营养治疗

（一）妊娠剧吐营养代谢特点

（1）孕妇进食总数量减少，甚至有些不能进食，导致人体处于饥饿状态，引起能量摄入不足使得体内脂肪动员以供给能量。随着脂肪氧化增多，体内酮体积累，尿中出现酮体，易发生代谢性酸中毒。

（2）进食不足，加之呕吐导致患者丢失大量电解质，极易出现电解质紊乱。

（3）机体对部分营养素需求增加，孕妇除了维持自身所需能量外，还要负担胎儿的生长发育以及胎盘和母体组织增长所需要的能量。

（4）妊娠期间，为了排出母体和胎儿代谢所产生的含氮或其他废物，导致肾脏代谢负担加重。肾小球滤过率增加，而肾小管重吸收能力不能相应增高，导致部分孕妇尿中葡萄糖、氨基酸、水溶性维生素的排出量增加。

（二）妊娠剧吐营养治疗

妊娠剧吐患者临床表现多为良性，经过积极正确的治疗，病情很快改善并随着妊娠进展而自然消退，总体母儿预后良好。妊娠剧吐的治疗方案应根据症状的严重程度来制定，重点在于缓解症状、维持水、电解质平衡和营养，以防止孕妇和胎儿出现严重并发症。妊娠剧吐治疗可大致分为一般处理及心理支持、药物治疗、非药物治疗以及营养治疗。营养支持对妊娠剧吐孕妇和胎儿的健康至关重要，其主要目的是获得与正常进食孕妇相同的理想体重增长率。由于持续呕吐导致口服摄入不良和液体丢失，与电解质紊乱、营养不良、胎儿生长受限、低出生体重和微量元素缺乏有关，营养干预应以液体复苏和电解质稳定为中心，随后进行营养补充和症状管理，以支持足够的胎儿生长。

2022 年，有学者在 *The American Journal of Gastroenterology* 杂志上首次提出了一个分阶段的治疗方案，其中就包括妊娠剧吐的治疗。该方法改编自 2018 年美国妇产科医师学会（ACOG）有关妊娠期恶心呕吐治疗的指南。对上述治疗无反应或反应不足的患者，以及症状严重的患者，通常需要更高级的营养支持疗法，如肠内营养或肠外营养。图 33-3 进一步扩展了美国妇产科医师学会对妊娠期恶心呕吐患者的治疗指南，明确了妊娠剧吐患者适用肠内营养支持或肠外营养支持的指征。

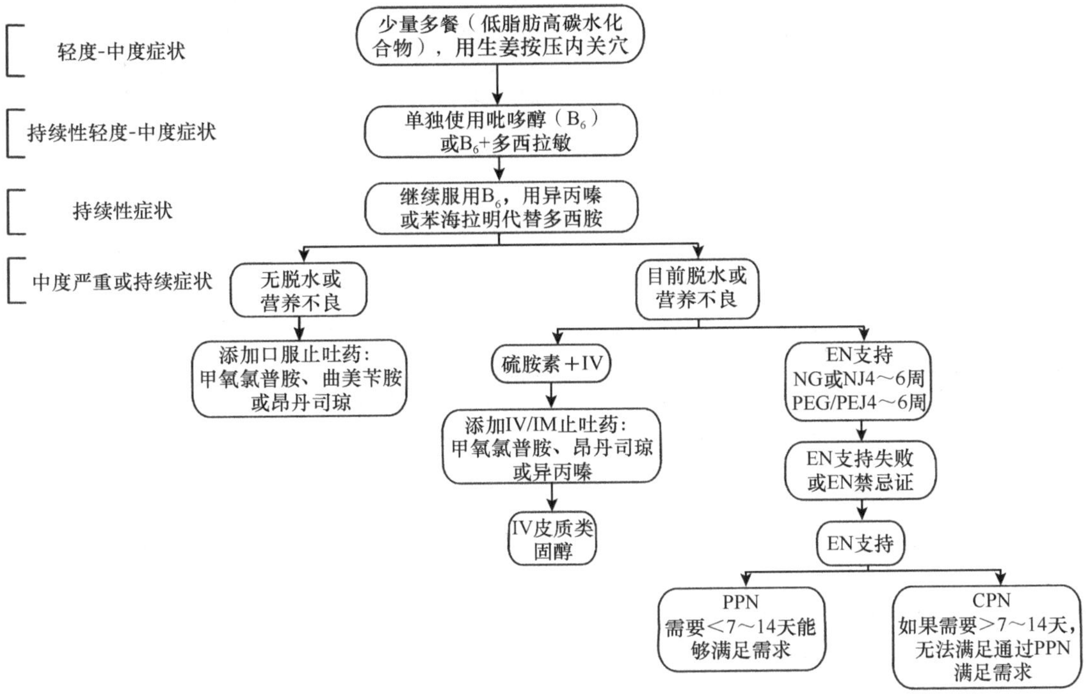

图 33-3 妊娠剧吐的治疗和营养支持算法

CPN，中央静脉营养；EN，肠内营养；IM，肌内注射；IV，静脉注射；NG，鼻胃管；NJ，鼻空肠管；PEG，经皮内镜胃造口术；PEJ，经皮内镜空肠造口术；PPN，外周静脉营养

表 33-5 总结了每种治疗的治疗选项、典型剂量和潜在副作用。经上述治疗后，患者症状仍无好转，或患者体液紊乱被纠正后，处于稳定期，应尽早给予营养支持。

1. 肠内营养 妊娠剧吐患者的胃肠道功能正常，是肠内营养治疗的一个绝对适应证。肠内营养可以通过多种途径进行，包括经鼻胃管、经鼻空肠管、经内镜胃造口（PEG）或经内镜空肠造口。理想情况下，经鼻胃管途径应该是妊娠剧吐中肠内营养支持的一线治疗。这样可以绕过消化头期、维护肠道完整性以及避免肠外营养引起的感染和血栓栓塞风险。根据孕妇的需要量特点，肠内营养需强化乳清蛋白粉、维生素组件、微量元素组件等，补充孕妇日常生理功能所需的能量及营养素，添加应激状态下肠道必需的谷氨酰胺，保护和修复由于剧烈呕吐引起的胃黏膜损伤。与其他肠内营养途径相比，经鼻胃管的放置通常更可取，因为相比经鼻空肠管，它需要较少的放射线，并且比经皮内镜下胃（空肠）造口术（PEG/J）导管的侵入性小。胃肠导管的缺陷则包括导管意外脱落或呕吐（占 54%），以及长时间使用时的不适（占 44%）。对于需要长期营养支持或不能耐受胃肠导管的患者，有经验的内镜医生可以安全地放置 PEG/J 导管。

表 33-5 治疗妊娠期恶心和呕吐以及妊娠剧吐的疗法总结

治疗	剂量	不良反应影响	作用机制
非药物疗法			
生姜	250mg qid	胃酸反流	未知
内关穴按摩	不适用	无	未知
药物治疗			
维生素 B_6（吡哆醇）	10～25mg，q6～8h 最大剂量：200mg/d	镇静和神经病变（感觉减退）	未知
硫胺素	每日 100mg		
多西拉敏	12.5～25mg q8h	镇静、头晕、口干和便秘	H_1 受体拮抗剂
吡哆醇/多西拉敏复方制剂	开始 1 片 QHS 最大剂量：20mg/20mg bid	镇静、头晕、口干和便秘	H_1 受体拮抗剂
苯海拉明	25～50mg q8h	镇静、头晕、口干和便秘	H_1 受体拮抗剂
异丙嗪	12.5～25mg q8h	镇静、头晕、光敏感性、癫痫发作和肌张力障碍	H_1、D_2 和 M_1 受体拮抗剂
曲美苄胺	300mg q6～8h	镇静、口干和帕金森病	D_2 受体拮抗剂
甲氧氯普胺	5～10mg q8h	肌张力障碍、镇静、腹泻和易怒	D_2 受体拮抗剂；$5HT_4$ 受体激动剂；$5HT_3$ 受体拮抗剂
昂丹司琼	4～8mg q8h	便秘、头痛和 Q—T 延长	$5HT_3$ 受体拮抗剂
甲泼尼龙	16mg q8h，连用 3 天，最多 6 周	失眠、体重增加和水肿	CTZ

注：qid，每日 4 次；q6h，每 6 小时一次；q8h，每 8 小时一次；QHS，每晚睡前服用 1 次；bid，每日两次；5HT，5-羟色胺；D，多巴胺；H，组胺；M，毒蕈碱；CTZ，化学感受器触发区

2. 肠外营养 如果存在禁忌证或营养支持无效，应考虑使用肠外营养。如果患者严重营养不良且明显低于孕前体重（＞5%），可及时采取全静脉营养，作为向营养支持的过渡。由于潜在的严重并发症，肠外营养只能在肠内营养治疗无效时作为最后的支持治疗。对于不能耐受经口营养或管饲营养而出现脱水体征者，需给予静脉补液治疗或补充性肠外营养支持。肠功能严重障碍或者严重妊娠反应者，应酌情考虑静脉供给营养素，包括葡萄糖氯化钠溶液、维生素 C、维生素 B_6 和氯化钾，同时给予肌内注射维生素 B_1。补充色氨酸，氨基酸中的色氨酸能促进肝细胞合成蛋白，而且是神经递质 5-羟色胺（5-HT）的前体。补充色氨酸和加糖可以选择性地提高脑组织中色氨酸含量，使 5-HT 水平上升，从而缓解患者紧张情绪。

3. 营养支持给药途径 一旦恶心和呕吐停止，电解质稳定，可以尝试经胃或空肠喂养。虽然经鼻胃喂养是首选途径，但在行 PEG/J 和（或）肠外营养之前，应考虑经鼻空肠喂养，特别是对于耐受性差的患者。如果预计肠内营养支持的时间需要 4～6 周，那么可以考虑使用 PEG/J 导管。与经鼻肠管相比，这些管道反流和吸入的风险较低；但是，它们更具侵入性，可能导致导管部位感染、导管脱位，以及置管过程中需要镇静药物。尽管两者都有各自的风险和益处，但最终的选择依据临床严重程度、营养需求评估结果和需求的持续时间。外周静脉营养由于渗透压的限制，必须使用较低的葡萄糖和氨基酸浓度，因而需要较大的体积以确保营养充足。中心静脉营养则能够在较小的浓缩体积中提供全面的能量和蛋白质需求。经皮插入的中心导管是最常用的中心通路导管，因为

它们可以使用 2～12 周，并且在床边插入相对简单。相比之下，隧道式导管或植入式导管则需要在介入放射学或手术室中插入。尽管经皮插入的中心导管是中心静脉营养输注中最常见的设备，但它们具有更高的细菌血症和血栓形成风险，并且会干扰换药和洗浴。妊娠与导管相关血栓栓塞的风险增加相关联，这进一步增加了全静脉营养的风险。

4. 肠内营养和肠外营养支持的监测 对于接受肠内营养和肠外营养支持的患者进行监测是营养支持疗法的动态组成部分。对于营养不良、再饮食风险、对干预的耐受性、血糖控制、孕妇体重增加以及胎儿生长的密切评估，都是营养监测计划的基本组成部分。如果确定存在再饮食风险，建议在开始营养支持疗法之前检查血清钾、磷和镁，并在为期 3 天的最短时间间隔内重复实验室检测。在开始营养支持疗法之前和启动后的每 4 小时应监测生命体征。如果电解质严重缺乏，应暂停营养支持疗法，直到这些问题得以纠正。肠内营养和肠外营养应从不超过 10～20kcal/kg 的水平开始，并按照每 1～2 天的目标营养需求的 33%缓慢增加。通常会假设所有妊娠剧吐患者都存在再饮食综合征的风险，并相应进行监测。

长期肠内营养通常不需要进行广泛的实验室监测；然而，对于长期肠外营养患者，建议每两周检测一次基本代谢指标、镁、磷、肝功能指标、血浆蛋白和全血细胞计数。此外，微量元素、维生素以及磷脂脂肪酸谱（如三烯酸与四烯酸比值）应在治疗开始时进行基线检测，并每 3 个月复查一次。口服摄入和耐受性应进行定期监测，以评估肠内营养和肠外营养措施的适当性。一旦口服摄入达到估计卡路里、蛋白质和液体需求的 75%，就可以停止营养支持疗法。症状缓解后，可出院继续随访治疗。然而，对于生命体征或精神状态不稳定、体重持续下降以及难治性的病例，应使其继续住院治疗，并做进一步评估。妊娠剧吐者复诊时间应根据患者具体情况而定，建议开始每周复诊一次，呕吐缓解后可改为 2～3 周复诊一次。复诊时重点评估孕妇膳食中碳水化合物的摄入量、体重变化及血尿化验指标（重点关注尿酮体、血电解质及肝肾功能指标）。

（1）能量：用于估计妊娠能量需求的预测方程复杂程度不一。有些考虑了年龄、身高、体重和活动水平，而其他的则是简单地基于体重的预测。虽然单纯的妊娠剧吐不会增加能量需求，但在有压力时，预测方程可能会低估总能量消耗。因此，频繁监测子宫内胎儿生长和母体生长对确定个性化能量供应至关重要。

（2）蛋白质：孕期蛋白质摄入不足可能会导致胎儿生长和发育不良，而蛋白质摄入过多与胎儿死亡以及后代患有胰岛素抵抗、高血压和较高成年 BMI 等长期负面影响相关。妊娠期蛋白质需求范围为 1.10～1.52g/（kg · d）。没有数据表明妊娠剧吐需要增加蛋白质需求。但是患者在夜里比较饥饿的情况下可能需要增加额外的蛋白质。

（3）碳水化合物：健康妊娠建议的最低碳水化合物摄入量为 175g/d；然而，在代谢压力较大或怀有多胎的情况下，这一摄入量可能不足以满足需求。碳水化合物摄入不足，是妊娠剧吐的一个显著危险因素，可能导致酮血症或酮尿，对胚胎发生和后代的行为及智力发育产生负面影响。

（4）脂肪：在健康妊娠或孕吐期间，目前没有关于总脂肪摄入的正式建议，但我们建议将总卡路里摄入的 20%～35%作为一个良好的起点。在妊娠期间，对大多数膳食脂肪的目标也缺乏明确的建议。但是推荐每天摄入 300mg 的 ω-3 多不饱和脂肪酸，这可以通过在正常饮食的基础上补充每天 200mg 的 ω-3 多不饱和脂肪酸来实现。

（5）液体：妊娠期早、中期每天水的推荐摄入量分别为 1500ml 和 1700ml，其余来自食物中的水分。在孕吐期间保持足够的液体摄入可能特别具有挑战性，因为持续呕吐会导致液体丢失。脱水与羊水量减少有关，这可能导致胎儿畸形、脐带压迫和胎儿死亡。

（6）维生素和矿物质：在妊娠期间，大部分维生素和矿物质的需求都会增加，具体推荐摄入量可参考《中国居民膳食营养素参考摄入量（2023 版）》执行。观察到孕吐患者大多数营养素的建议摄入量不到每日推荐的 50%。如果孕吐患者需要进行全营养支持，标准的成人配方的复合维生素和微量元素不足以满足 100%的妊娠需求。如果发现存在缺乏，可能需要在全营养支持之外额外补充铁、维生素 D、钙、镁、铬和碘。电解质和大量矿物质的常规实验室监测应在基线期间每天完成，直到稳定，然后每周监测 1～2 次以适应家庭全营养支持处方。维生素和微量元素的监测应在基线期间进行，然后每 3 个月进行一次。严重呕吐和口服摄入不足可能导致硫胺素（维生素 B_1）储备迅速耗尽，随后可能出现韦尼克脑病的风险。为防止再灌注综合征，在启动热量支持之前应同时补充硫胺素，可以通过口服补充剂、含葡萄糖的静脉输液、肠外营养和（或）肠内营养等提供热量来源。在开始热量支持之前，应给予 100mg 的硫胺素，然后至少持续 7 天每天给予 100mg。在口服摄入足够之前，应继续每天给予 50mg 的硫胺素以进行维持。

第三节　妊娠期高血糖

一、概　　述

2022 年最新发布的《妊娠期高血糖诊治指南》将 2014 年版指南中妊娠合并糖尿病的概念更新为妊娠期高血糖。妊娠期高血糖是指妊娠期不同类型的糖代谢异常，具体包括孕前糖尿病合并妊娠（pregestational diabetes mellitus，PGDM）、糖尿病前期和妊娠糖尿病（gestational diabetes mellitus，GDM）。随着我国糖尿病患病人数的快速增长以及生育政策调整后高龄产妇的增加，妊娠糖尿病已经成为妊娠期最常见的妊娠并发症，妊娠期高血糖规范管理可以降低高血糖相关的母儿近期、远期并发症，并成为全生命周期理念下预防糖尿病的关键环节。

（一）妊娠期高血糖分类

1. PGDM　根据其糖尿病类型分别诊断为 1 型糖尿病合并妊娠或 2 型糖尿病合并妊娠。孕前未确诊、孕期发现血糖升高达到以下任何一项标准应诊断为 PGDM。

（1）FPG≥7.0mmol/L（空腹 8 小时以上但不适宜空腹过久）。

（2）伴有典型的高血糖或高血糖危象症状，同时任意血糖≥11.1mmol/L。

（3）HbA1c≥6.5%。

其中，妊娠期 OGTT-2 小时血糖≥11.1mmol/L，《美国糖尿病学会：糖尿病诊疗标准》和我国《妊娠合并糖尿病诊治指南（2014）》均建议诊断为 PGDM。然而，最新的研究发现亚洲人群的糖代谢特点与欧美人群存在差异，产后随诊发现，单纯依据妊娠期 OGTT-2 小时血糖≥11.1mmol/L 诊断的 PGDM，在产后 6 周至 1 年进行 OGTT 检查时，仅 10.7%达到糖尿病的诊断标准，因而在我国，妊娠期 OGTT-2 小时血糖≥11.1mmol/L 诊断为 PGDM 尚缺乏循证医学证据支持，新的指南建议该类孕妇妊娠期按照 GDM 管理，产后行 OGTT 检查以进一步明确诊断。

2. 糖尿病前期　包括空腹血糖受损（IFG）和糖耐量减低（IGT）。推荐所有首次产前检查的孕妇进行空腹血糖（FPG）筛查以排除孕前漏诊的糖尿病，FPG≥5.6mmol/L 可诊断为空腹血糖受损。

3. GDM　指妊娠期发生的糖代谢异常，不包含孕前已经存在的 1 型糖尿病或 2 型糖尿病。妊娠期产前检查发现血糖升高的程度已经达到非孕期糖尿病的标准，应诊断为 PGDM 而非 GDM。妊娠期高血糖的孕妇中 90%以上为 GDM，糖尿病合并妊娠者不足 10%。新指南首次将 GDM 分为 A1 型和 A2 型，其中经过营养管理和运动指导可将血糖控制理想者定义为 A1 型 GDM；需要加用降糖药物才能将血糖控制理想者定义为 A2 型 GDM。

目前，我国通常是在妊娠 24～28 周行 75g OGTT 检查来诊断 GDM。空腹、口服葡萄糖后 1 小时、2 小时的血糖阈值分别为 5.1mmol/L、10.0mmol/L、8.5mmol/L，任何一个时间点血糖值达到或超过上述标准即诊断为 GDM。准备进行 OGTT 检查前连续 3 天正常饮食，即每日进食碳水化合物不少于 150g，检查前一晚需禁食 8～10 小时。但不应空腹时间过长而导致清晨反应性高血糖，从而影响诊断。检查期间应静坐、禁烟。检查时 5 分钟内口服含 75g 葡萄糖（无水葡萄糖粉）的液体 300ml，分别抽取服糖前、服糖后 1 小时、2 小时的静脉血（从开始饮用葡萄糖水计算时间），放入含有氟化钠的试管中，采用葡萄糖氧化酶法测定血浆葡萄糖水平。值得注意的是，OGTT 检查应于清晨 9 点前抽取空腹血，时间较晚可能影响检验结果。早孕期及中孕早期 FPG 伴随孕周增加逐渐下降，因而早孕期 FPG≥5.1mmol/L 不作为 GDM 的诊断标准，但这些孕妇为 GDM 发生的高危人群，应予以关注，强化健康生活方式宣教。建议此类孕妇在妊娠 24～28 周直接行 OGTT 检查，也可以复查 FPG，FPG≥5.1mmol/L 可诊断为 GDM；FPG＜5.1mmol/L 时则行 75g OGTT 检查。

（二）妊娠高血糖的高危因素

首次产前检查需要排查妊娠高血糖的高危因素，主要包括以下几个方面。

（1）孕妇因素：年龄≥35 岁，妊娠前超重或肥胖，且有糖耐量异常史、多囊卵巢综合征史。

（2）糖尿病家族史。

（3）妊娠分娩史：不明原因的死胎、死产、流产史、巨大儿分娩史、胎儿畸形和羊水过多史、GDM 史。

（4）本次妊娠因素：妊娠期发现胎儿大于孕周、羊水过多；反复出现念珠菌病者。

（5）近年来还有研究提示，孕育男性胎儿等也是 GDM 的危险因素。

（三）临床表现

和普通人群一样，妊娠期高血糖也可能有三多症状（多饮、多食、多尿），同时可能会有外阴、阴道念珠菌感染反复发作。如孕妇体重＞90kg，本次妊娠并发羊水过多或巨大胎儿者，应警惕合并糖尿病的可能。但大多数妊娠糖尿病患者无明显的临床表现。

二、妊娠期高血糖的营养代谢特点和营养治疗原则

（一）妊娠期高血糖营养代谢特点

1. 糖代谢变化　在妊娠早中期，随着孕周的增加，胎儿对营养素物质需求量增加，通过胎盘从母体获取葡萄糖是胎儿能量的主要来源，孕妇血浆葡萄糖随妊娠进展而降低，空腹血糖约降低 10%。这是因为：①胎儿从母体获取葡萄糖增加；②妊娠期肾血浆流量及肾小球滤过率均增加，但肾小管对糖的再吸收率没有相应增加，导致部分孕妇自尿中排糖量增加；③雌激素和孕激素增加母体对葡萄糖的利用。因此，空腹时孕妇清除葡萄糖的能力较非妊娠期增强。孕妇的空腹血糖较非孕妇低，这也是孕妇长时间空腹易发生酮症的病理基础。到妊娠中晚期，孕妇体内拮抗胰岛素的物质增加，如肿瘤坏死因子，瘦素，胎盘生乳素，雌激素、孕酮、皮质醇和胎盘胰岛素酶等使孕妇对胰岛素的敏感性随孕周的增加而下降，为维持正常糖代谢水平，胰岛素需求量必须相应增加。对于胰岛素分泌受限的孕妇，妊娠期不能代偿这一生理变化而使血糖升高，使原有糖尿病加重或出现 GDM。

2. 身体代谢变化　妊娠期，母体和胎儿对营养物质的需求增加，而部分孕妇长期摄入高能量、高脂肪、低膳食纤维的膳食，引起某些维生素和矿物质摄入不足，导致组织对营养物质的储存不足。

（二）妊娠期高血糖营养治疗原则

1. 合理营养

（1）控制总能量：妊娠期高血糖孕妇应控制每日总能量摄入，妊娠早期不低于 1600kcal/d（1kcal=4.184kJ），妊娠中晚期以 1800～2200kcal/d 为宜；伴孕前肥胖者应适当减少能量摄入，但妊娠早期不低于 1600kcal/d，妊娠中晚期适当增加。根据孕前 BMI 和妊娠期体重增长速度指导每日摄入的总能量，制定个体化、合理的膳食方案。控制能量摄入有助于维持血糖水平和妊娠期适宜

的体重增长，同时有助于降低巨大儿的风险；但过分限制能量摄入（少于 1500kcal/d）会发生酮症，对孕妇和胎儿都会产生不利影响。妊娠中晚期可根据不同情况增加能量摄入。目前，有关妊娠期高血糖孕妇适宜能量摄入水平的研究仍然有限，对于妊娠期高血糖孕妇的膳食指导主要依据膳食参考摄入量。国际糖尿病联盟和美国内分泌协会等不建议孕前超重和肥胖的妊娠合并糖尿病孕妇在整个妊娠期过度限制能量和减重，对于孕前肥胖的妇女，应减少 30%的热量摄入，且摄入量不应低于 1600～1800kcal/d。妊娠期高血糖孕妇每天的餐次安排为 3 次正餐和 2～3 次加餐，早、中、晚三餐的能量应分别控制在每日摄入总能量的 10%～15%、30%、30%，每次加餐的能量可以占 5%～10%。

（2）碳水化合物：在我国，碳水化合物是饮食中能量供应的最主要来源。碳水化合物摄入不足可能导致酮症的发生，因此，每日碳水化合物的摄入不应低于 175g，且碳水化合物摄入量占总热量的 50%～60%为宜。碳水化合物的摄入主要分在 3 次正餐和 2～3 次加餐中。应优先选择多样化、血糖指数较低、对血糖影响较小的食物。其中，血糖指数超过 70 的食物被认为是高血糖指数食物，而低于 55 的食物被认为是低血糖指数食物。低血糖指数的碳水化合物有助于降低妊娠期体重过度增长的风险，并能够改善葡萄糖耐量、减轻妊娠导致的胰岛素抵抗、减少 GDM 孕妇胰岛素的使用、降低 GDM 孕妇分娩巨大儿的风险，有助于改善 GDM 孕妇的结局。肥胖孕妇可以适当减少碳水化合物的摄入量占总能量的比例。此外，推荐每日摄入 25～30g 膳食纤维。

（3）蛋白质：不应低于 70g；充足的蛋白质摄入可以满足孕妇妊娠期生理调节及胎儿生长、发育所需，每日蛋白质摄入量不应低于 70g，蛋白质提供的能量占总能量的 15%～20%，以满足孕妇妊娠期生理调节及胎儿生长发育之需。值得注意的是，越来越多的研究发现，过高的蛋白质摄入也会影响母婴健康。

（4）脂肪：脂肪提供的热量占总热量的 20%～30%。脂类：应适当限制高饱和脂肪酸含量食物的比例，如动物油脂、红肉类、椰奶、全脂奶制品等，减少油炸食品的摄入量，饱和脂肪酸摄入量不应超过总能量摄入的 7%；单不饱和脂肪酸，如橄榄油、山茶油等，应占脂肪供能的 1/3 以上；应减少或限制反式脂肪酸的摄入量以降低低密度脂蛋白胆固醇、增加高密度脂蛋白胆固醇的水平。

（5）维生素和矿物质：妊娠各期维生素和矿物质的推荐摄入量可参考《中国居民膳食营养素参考摄入量（2023 版）》来执行，过多或过少都会损害母婴健康。

（6）膳食纤维：是不产生能量的多糖，水果中的果胶，海带、紫菜中的藻胶，某些豆类中的胍胶和魔芋粉等具有控制餐后血糖上升程度、改善葡萄糖耐量和降低血胆固醇的作用。膳食纤维还有助于降低妊娠期便秘、GDM 和子痫前期的发生风险，推荐膳食纤维每日摄入量为 25～30g。

考虑不同食物种类中所含营养素成分有所不同，为了便于操作，指南根据每日热量推荐食物种类，各类食物的推荐摄入量见表 33-6。

表 33-6　妊娠期高血糖孕妇每日各类食物的推荐摄入量[kcal（份）]

食物种类	推荐每日能量摄入总量及食物交换份			
	1600kcal	1800kcal	2000kcal	2200kcal
谷薯类	800（9）	900（10）	920（10）	1000（11）
蔬菜类	90（1）	90（1）	140（1.5）	200（2）
水果类	90（1）	90（1）	90（1）	100（1）
奶制品	180（2）	270（3）	270（3）	270（3）
肉蛋豆类	270（3）	270（3）	360（4）	360（4）
油、坚果类	170（2）	180（2）	220（2.5）	270（3）
合计	1600（18）	1800（20）	2000（22）	2200（24）

2. 少量多餐、定时定量　餐次安排在 GDM 的饮食中发挥非常重要的作用，每日 5～6 餐，定

时定量地进食能够有效控制血糖，早、午、晚三餐能量为每日总能量的10%～15%、30%、30%，每次加餐能量占5%～10%。

3. 调整进餐顺序　可以先喝蔬菜清汤，再吃蔬菜，接着再吃肉蛋豆类，最后吃谷薯类，细嚼慢咽。

4. 食物选择

（1）谷薯类是碳水化合物、植物蛋白质、矿物质的主要来源。主要包括米、面、玉米、小米、荞麦、燕麦等细粮和粗粮；山药、土豆等薯类。在食物选择中要粗细搭配，谷薯搭配，可以每日50～100g粗粮，100～200g薯类。

（2）果蔬是维生素、矿物质和膳食纤维的主要来源，可以每日500g蔬菜，尤以绿叶菜为好，不少于50%，多选择含糖量为3%以下的蔬菜，如大白菜、圆白菜、菠菜、油菜、油麦菜、韭菜、芹菜、莴笋、西葫芦、番茄、冬瓜、苦瓜、黄瓜、茄子、丝瓜、芥蓝、苋菜、龙须菜、绿豆芽、鲜蘑菇、水浸海带等。若餐后2小时血糖控制在10mmol/L以下，可每日选择100～200g水果。

（3）肉蛋奶类是优质蛋白、矿物质和脂肪的主要来源。多选择精瘦肉、家禽类、鱼虾、鸡蛋、牛奶、豆制品等。可每日保证1个鸡蛋、100g瘦肉、2盒牛奶、1杯豆浆。

（4）少选择高能量、高糖、高脂肪、高钠、低纤维食物。

5. 保持适宜的孕期增重　妊娠期高血糖孕妇应根据孕前BMI制定科学的妊娠期增重目标，建议孕前正常体重孕妇妊娠期增重 8.0～14.0kg，孕前超重和肥胖孕妇妊娠期增重应减少。我国不同孕前BMI孕妇的推荐妊娠期增重目标见表33-7。

表 33-7　我国不同孕前 BMI 孕妇的推荐妊娠期增重目标

妊娠前BMI分类（kg/m^2）	总增长范围（kg）	妊娠早期增长（kg）	妊娠中晚期周体重增长[kg，中位数（范围）]
低体重（＜18.5）	11.0～16.0	≤2.0	0.46（0.37～0.56）
正常体重（18.5～24.0）	8.0～14.0	≤2.0	0.37（0.26～0.48）
超重（24.0～28.0）	7.0～11.0	≤2.0	0.30（0.22～0.37）
肥胖（≥28.0）	≤9.0	≤2.0	≤0.30

注：BMI表示体重指数

（三）运动指导与管理

1. 妊娠前和妊娠期的规律运动可明显降低正常体重孕妇，尤其是超重和肥胖孕妇的GDM发生风险；规律运动可提高GDM的血糖达标率，减少母儿不良结局。妊娠早期开始每周规律进行自行车运动，可使超重和肥胖孕妇GDM的发生风险显著下降，下降幅度高达46.8%，并可有效控制超重和肥胖孕妇妊娠期体重增长、减轻其妊娠期胰岛素抵抗程度。另有荟萃分析指出，对于妊娠前BMI正常的孕妇，运动也可显著降低GDM的发生风险。规律运动可提高GDM的血糖达标率，减少母儿不良结局。GDM孕妇接受规范的饮食指导后，规律运动的孕妇中需要胰岛素治疗者的数量明显降低，而对于BMI＞25.0kg/m^2的GDM孕妇，饮食联合运动治疗可以使需要胰岛素治疗的比例显著降低，胰岛素治疗的起始时间明显延迟以及胰岛素治疗的药物剂量显著减少。同时，妊娠中晚期规律运动，可显著降低GDM孕妇巨大儿及剖宫产术的发生率。

2. 有氧运动及抗阻力运动均是妊娠期可接受的运动形式。无运动禁忌证的孕妇，1周中至少5天，每天进行30分钟中等强度的运动。孕妇运动时心率达到40%～59%心率范围（计算方法为220–年龄）提示运动达中等强度水平。妊娠前无规律运动的孕妇，妊娠期运动时应由低强度开始，循序渐进。其中，运动的禁忌证包括严重心脏或呼吸系统疾病、宫颈功能不全、多胎妊娠（三胎及以上）、前置胎盘（妊娠28周后）、持续阴道流血、先兆早产、胎膜早破、妊娠期高血压疾病控制不理想（包括妊娠合并慢性高血压者血压水平控制不理想及重度子痫前期者病情控制不理想）、重度贫血、甲状腺疾病控制不理想、胎儿生长受限等。此外，当孕妇妊娠期运动出现以下情况时，应停止运动：阴道流血、规律并有痛觉的宫缩、阴道流液、呼吸困难、头晕、头痛、胸痛、肌肉无力影响平衡等。

3. 妊娠期使用胰岛素治疗者，运动时要做好低血糖的防范。有氧运动及抗阻力运动均是妊娠期可接受的运动形式。妊娠期进行有氧运动结合抗阻力运动的混合运动模式比单独进行有氧运动更能改善妊娠结局。推荐的运动形式包括步行、快走、游泳、固定式自行车运动、瑜伽、慢跑和力量训练。妊娠期应避免引起静脉回流减少和低血压的体位，如仰卧位运动。妊娠期应避免的运动形式还包括易引起摔倒、外伤或者碰撞的运动，如接触性运动（如冰球、拳击、足球和篮球等）和一些高风险运动（如滑雪、冲浪、越野自行车、骑马等）。妊娠期间，尤其是妊娠早期，还应避免引起母体体温过高的运动，如高温瑜伽或普拉提。潜水和跳伞等运动在妊娠期间也应当避免。需要注意的是，如果孕妇在平躺运动时感到头晕、恶心或不适，应调整运动体位，避免采用仰卧位。运动期间，孕妇应该有充足的水分供给，穿宽松的衣物，并避免在高温和高湿度环境中运动。当孕妇在运动过程中出现任何不适时，都应停止运动并就医。此外，对于需要使用胰岛素治疗的孕妇，需警惕运动引起的低血糖，应注意避免低血糖反应和延迟性低血糖。避免清晨空腹未注射胰岛素之前进行运动。血糖水平＜3.3mmol/L 或＞13.9mmol/L 的孕妇，应停止运动并检测尿酮体。

（四）降糖药物治疗

GDM 孕妇饮食加运动管理血糖不达标，或调整饮食后出现饥饿性酮症、增加热量摄入血糖又超过妊娠期控制标准者，应及时加用胰岛素治疗并根据孕期血糖监测的结果制定胰岛素治疗方案。妊娠中、晚期胰岛素需要量有不同程度的增加；妊娠 32～36 周达到高峰，妊娠 36 周后用量可能会有所下降，因此，妊娠期胰岛素的用量应根据血糖情况调整。需要注意的是，妊娠期胰岛素的添加必须在营养管理和运动指导的基础上进行。

第四节　妊娠期高血压疾病

一、概　　述

妊娠期高血压疾病（hypertensive disorder of pregnancy，HDP）是妊娠与血压升高并存的一组疾病，包括妊娠期高血压（gestational hypertension）、先兆子痫（preeclampsia）、子痫，以及慢性高血压并发子痫前期和慢性高血压合并妊娠。通常，妊娠期高血压疾病的发病率在 5%～12%。妊娠期高血压疾病严重影响母婴健康，是孕产妇和围产儿病死率升高的主要原因。妊娠期高血压疾病的治疗目的是预防子痫和重度子痫前期的发生，降低母儿围生期并发症发生率和死亡率，改善围产结局。营养因素与妊娠期高血压疾病的发生发展密切相关。营养治疗在妊娠期高血压疾病的诊治中发挥重要作用，对于保障母胎安全与健康尤为重要。

1. 病因　本病至今病因不明，因本病在胎盘娩出后常很快缓解或自愈，有学者称为“胎盘病”，但很多学者认为是母体、胎盘、胎儿等众多因素作用的结果。其中，营养缺乏也可能是重要的病因之一。已发现多种营养失衡，如以白蛋白减少为主的低蛋白血症，以及钙、镁、锌、硒等缺乏与先兆子痫发生发展有关。有研究发现，饮食中钙摄入不足者，血清钙下降，可导致血管平滑肌细胞收缩。硒可防止机体受脂质过氧化物的损害，提高机体的免疫功能，避免血管壁损伤。锌在核酸和蛋白质的合成中有重要作用。维生素 E 和维生素 C 均为抗氧化剂，可抑制磷脂过氧化作用，减轻内皮细胞的损伤。这些都会影响本病的发生发展，但需要更多的证据证实。

2. 高危因素　流行病学调查发现孕妇年龄≥40 岁；子痫前期病史；抗磷脂抗体阳性；高血压、慢性肾炎、糖尿病；初次产检时 BMI≥35kg/m^2；子痫前期家族史（母亲或姐妹有子痫前期病史）；本次妊娠为多胎妊娠、首次受孕、妊娠间隔时间≥10 年以及孕早期收缩压≥130mmHg 或舒张压≥

80mmHg 等均与本病发生密切相关。

二、疾病分类与临床表现

妊娠期高血压疾病分类及临床表现如表 33-8 所示。

表 33-8 妊娠期高血压疾病与临床表现分类

分类		临床表现
妊娠期高血压		BP≥140/90mmHg，于产后 12 周内恢复正常；尿蛋白（－）；产后方可确诊。少数患者伴有上腹部不适或血小板减少
子痫前期	轻度	BP≥140/90mmHg；妊娠 20 周后出现，蛋白尿多，为 0.3g/24h，或随机尿蛋白（+）；可伴有上腹部不适、头痛等症状
	重度	BP≥160/110mmHg；蛋白尿多，为 2.0g/24h 或随机蛋白尿≥（++）；血肌酐＞106μmol/L；血小板呈持续性下降并低于 $100 \times 10^9/L$；微血管病性溶血（乳酸脱氢酶水平升高）；血清谷丙转氨酶或谷草转氨酶升高；持续性头痛或其他脑神经或视觉障碍；持续性上腹部不适
子痫		子痫前期基础上发生不能用其他原因解释的抽搐
慢性高血压并发子痫前期		慢性高血压孕妇妊娠前期无蛋白尿，妊娠后出现蛋白尿≥0.3g/24h；或妊娠前有蛋白尿，妊娠后蛋白尿明显增加或血压进一步升高或出现血小板减少＜$100 \times 10^9/L$
慢性高血压合并妊娠		BP＞140/90mmHg，孕前或孕 20 周以前或孕 20 周后首次诊断高血压并持续到产后 12 周后

三、诊断与鉴别诊断

（一）诊断

1. 病史 注意排查各种风险因素，询问孕妇显现或隐匿的基础疾病，如妊娠前有无高血压、肾脏疾病、糖尿病及自身免疫病等病史或表现；有无妊娠期高血压疾病史及家族史或遗传史；了解孕妇的既往病理妊娠史；了解此次妊娠后孕妇的高血压、蛋白尿等症状出现的时间和严重程度，了解产前检查状况；了解孕妇的一般情况，包括体重、此次妊娠的情况和饮食、生活环境。对于过低体重者要加以重视。

2. 高血压

（1）血压的测量方法：测量血压前，被测者至少安静休息 5 分钟。测量取坐位或卧位。注意肢体放松，袖带大小合适。通常测量右上肢血压，袖带应与心脏处于同一水平（Ⅱ-2A），必要时测量两臂了解血压的增高情况。

（2）高血压的定义：妊娠期的高血压定义为，同一手臂至少 2 次测量的收缩压≥140mmHg 和（或）舒张压≥90mmHg。对首次发现血压升高者，应间隔 4 小时或以上复测血压，如 2 次测量均为收缩压≥140mmHg 和（或）舒张压≥90mmHg 诊断为高血压。值得注意的是，治疗妊娠期高血压，目标血压从 140/90mmHg 降为舒张压为 85mmHg。对严重高血压孕妇，即收缩压≥160mmHg 和（或）舒张压≥110mmHg 者，间隔数分钟重复测定后即可以诊断。收缩压≥160mmHg 和（或）舒张压≥110mmHg，为重度高血压，如急性发作、持续＞15 分钟为持续性重度高血压，也称为高血压急症。对于“白大衣高血压”、隐匿性高血压及短暂性或一过性高血压等各种表现形式的高血压，都需要进行动态监测、评估及管理；若血压较基础血压升高 30/15mmHg，但＜140/90mmHg 时，虽不作为高血压的诊断依据但需要密切随访，还要注意血压升高幅度的变化及相对性高血压的问题。要了解血压的整体变化，对于“白大衣高血压”、隐匿性高血压及短暂性或一过性高血压，还有相对性高血压这几类人群应注意动态血压变化，提倡家庭血压监测和有条件者行 24 小时动态血压监测。

3. 蛋白尿 所有孕妇每次产前检查时均应检测尿蛋白或尿常规。尿常规检查应选用清洁中段尿。可疑子痫前期孕妇应检测 24 小时尿蛋白定量，尿蛋白≥0.3g/24h 或尿蛋白/肌酐值≥0.3，或随机尿蛋白≥（+）定义为蛋白尿。注意留取清洁中段尿，排除尿少导致的尿比重增高。应注意蛋白尿的进展变化，注意排查蛋白尿与孕妇肾脏疾病和自身免疫病的关系。

4. 早期识别 子痫前期-子痫存在多因素发病，也使临床表现呈现多样性和复杂性，个体的首发症状表现不一。需注意单项血压升高或单项蛋白尿、胎儿生长受限及血小板下降，都可能是子痫前期的首发症状，也有部分孕妇发病时并无高血压或蛋白尿。子痫发作前期，有以头痛或视力障碍为首发表现者，也有仅表现为上腹部疼痛者，有反射亢进表现者，有头痛或视力障碍与上腹部疼痛都存在者。也有部分孕妇仅存在实验室检查指标异常，如血小板计数<100×10^9/L、转氨酶水平异常（如谷丙转氨酶≥70U/L）、血肌酐水平>106μmol/L、低蛋白血症等。注意临床表现存在渐进性或迅速发展性，甚至可在2～3天内迅速恶化。

5. 实验室检查

（1）妊娠期出现高血压时：应注意进行以下常规检查和必要时的复查。包括血常规、尿常规、肝功能、血脂、肾功能、凝血功能、心电图、产科超声检查，尤其是对于妊娠20周后才开始进行产前检查的孕妇，应注意了解和排除孕妇的基础疾病和慢性高血压，注意血脂、血糖水平，甲状腺功能、凝血功能等的检查或复查，注意动态血压监测，注意眼底改变或超声心动图检查。

（2）出现子痫前期及子痫时：根据病情发展和诊治需要，在上述检查基础上，应酌情增加以下检查项目，并根据病情动态调整治疗和检查方案。具体包括：自身免疫病相关检查，高凝状态检查，血电解质检测，眼底检查，超声等影像学检查（用于评估肝、肾等重要器官功能及胸腹水情况），动脉血气分析，心脏彩超及心功能检测，胎儿生长发育的超声监测，以及必要时进行的头颅CT或MRI检查。

（二）鉴别诊断

当出现早发子痫前期或妊娠20周前出现了类似子痫前期的临床表现时，需要及时与自身免疫病、血栓性血小板减少性紫癜（TTP）、肾脏疾病、滋养细胞疾病、溶血性尿毒症综合征相鉴别；不伴有蛋白尿的妊娠期高血压更易表现为血小板减少和肝功能受损；伴有蛋白尿的妊娠期高血压注意与肾脏疾病、自身免疫疾病相鉴别；如产后病情不缓解，应注意是否有溶血性尿毒症综合征；注意子痫及可逆性后部脑病综合征（PRES）与癫痫、其他原因的脑动脉缺血或梗死、颅内出血等情况的鉴别。

四、营养代谢特点

1. 糖 正常妊娠时由于胎盘激素的影响，存在胰岛素受体对胰岛素敏感性降低；胎盘亦有降解胰岛素酶存在的情况，机体为克服胰岛素抵抗而产生代偿性高胰岛素血症。随着孕周的增加，胰岛素抵抗程度加重，在孕16～26周增加的程度最为明显，在妊娠高血压综合征的发生发展中具有重要的生理作用。大量研究表明，胰岛素抵抗对原发性高血压的发病起重要作用。Joffe等通过对3689例孕20周初产妇的研究说明，患妊娠糖尿病的孕妇在孕期中发展为妊高征的危险性增加。高胰岛素血症、胰岛素抵抗可能通过以下几个方面导致妊高征的发生：①高胰岛素血症导致一氧化氮生成下降；②高胰岛素血症可通过抑制前列环素（PGI_2）、前列腺素E（PGE_2）的产生来增加外周血管阻力和升高血压；③胰岛素抵抗存在脂代谢紊乱，同时人体内血浆脂蛋白的水平又影响前列腺素的生成；④胰岛素抵抗伴随脂代谢增强，血游离脂肪酸水平升高。

2. 脂类 妊娠高血压疾病时，孕妇体内甘油三酯和低密度脂蛋白胆固醇升高，高密度脂蛋白胆固醇下降，TC/TG值<1。过多的低密度脂蛋白胆固醇沉积在血管壁上，导致动脉血管弹性降低，血压升高。另外，孕妇体内过氧化脂质升高，对细胞膜正常结构功能造成损害，引起胎盘血管动脉粥样硬化。

3. 蛋白质 低蛋白血症是妊娠高血压疾病的主要诱发因素。另外，甲硫氨酸和牛磺酸可通过影响血压调节机制，使尿钠排出增加，抑制钠盐对血压的影响。大豆蛋白可以降低血胆固醇水平，保护血管壁。

4. 碳水化合物　对于妊娠高血压疾病患者，碳水化合物仍是主要供能物质。妊娠晚期，胎儿生长发育需要能量较多，孕妇的摄入量也应增加。足够的碳水化合物可以保证能量供给，节约蛋白质。但过量则会引起孕妇能量过剩，体内脂肪堆积，肥胖，加重血压升高。

5. 矿物质

（1）钙：一般认为，缺钙会使机体血压升高，妊娠高血压疾病的发生与缺钙有关。妊娠期间，钙消耗量增加，母体易缺钙，孕期补钙，可使妊娠高血压发生率下降。

（2）钠：可促进动脉壁对血浆中某些血管收缩物质致敏，血管收缩；高钠水平时，管壁结合钠量增加，吸收水分也增加，管腔缩小；另外，钠可使血管平滑肌细胞膜对钙离子的通透性增加；细胞内钙离子增高，加强血管平滑肌收缩，血压升高。但长期低盐膳食又可引起低钠血症，导致产后循环衰竭。

（3）锌：在核酸和蛋白质的合成中发挥重要作用，参与体内多种酶的代谢。早孕时低锌易引起分娩异常和乏力性产后出血。正常妊娠时，由于胎儿发育的需要，大量的锌自母体输送给胎儿，孕母血锌浓度降低。通常情况下，先兆子痫患者血清锌的含量显著低于正常孕妇。

（4）硒：是谷胱甘肽过氧化酶的重要组成部分，此酶可防止机体受脂质过氧化物（LPO）的损害并提高机体免疫功能，维持细胞膜的完整性，从而改善脂质过氧化物对血管壁的损伤，而且血硒下降时，前列环素合成减少，血栓素增加，导致血管收缩，血小板聚集。研究表明，正常妊娠时硒的需要量增加，孕妇血硒含量下降，妊高征妇女体内缺硒，随病情的进展而加重。每日补充硒元素50μg，可预防妊高征的发生。

五、营养治疗原则

1. 限制钠盐摄入　对轻度高血压者及无水肿者，每日食盐摄入量为3～5g；中度高血压，每日1～2g食盐；重度高血压者，应给予严格的无盐膳食。也可选用低钠盐。

2. 矿物质　应摄入充足的钾、镁、钙、锌和硒等。蔬菜、水果中含有丰富的钾；粗粮、豆制品、坚果类、绿叶蔬菜、肉类、海产品是镁的良好来源；奶制品和豆制品是钙的主要来源，其含量和吸收率均高；贝壳类海产品、坚果和肝脏等是锌的良好来源。

3. 蛋白质　补充适量的蛋白质，每日 1～1.5g/kg，可多选用豆制品、脱脂奶、酸奶、鱼虾、鸡鸭、瘦肉等。如高血压并发肾功能不全，则应限制植物蛋白质的摄入，给予富含优质蛋白的动物类食品。

4. 脂肪　脂肪摄入量占总能量的25%以下，饱和脂肪酸摄入量应占总能量的6%～10%，多不饱和脂肪酸及单不饱和脂肪酸摄入量应占总能量的 8%～10%。烹调方式多选择蒸、煮、炖、凉拌等烹饪方法。胆固醇每日摄入量应限制在 300mg 以下，少选择动物内脏、鱼子、鱿鱼等含胆固醇高的食品。

5. 碳水化合物　应占总能量的 50%～60%。主食除白米面外，还要多选择各种杂粮及豆类，如小米、玉米、燕麦、高粱、芸豆、红豆、绿豆等，它们含有丰富的膳食纤维。少选择葡萄糖、果糖、蔗糖及各类甜点心，以及含糖饮料。

6. 维生素及膳食纤维　孕期补充维生素E和维生素C可预防和中断内皮细胞的损伤及先兆子痫的发展。多选择杂豆、粗粮、坚果、蔬菜和水果，它们富含多种维生素及膳食纤维。

7. 禁食腌制食品　除严格控制食盐摄入外，还要控制其他钠盐的食物来源，如酱油、咸蛋、咸鱼、腊肉、咸菜、酱菜、火腿肠等。

（熊　婷）

第三十四章　老年疾病的营养支持

第一节　老年人生理特点及全程营养管理

一、老年人生理特点

随着年龄的增长，老年人各系统都出现生理性变化与衰退，其中与老年人营养管理最密切的是人体成分、消化系统及营养素代谢需求方面的变化。

老年人的人体组成与中青年相比有很大差异，年龄每增长 10 岁，瘦体重（LBM）约减少 6.3%，瘦体重的减少反映了人体内脏器官的减重。70～80 岁健康男性的骨骼肌减少近 50%，70 岁后，人体肝脏重量可减轻约 18%，肾脏减轻 9%，肺减轻 11%。在 90 岁时，男性骨密度损失 12%，女性损失 25%。此外，与中青年人相比，老年人的体脂（total body fat，TBF）可增加 35%。其中，腹部及臀部脂肪的增加较为显著，而面部、前臂及小腿的脂肪减少。成年人总体水量占体重的比例在男性约为 60%，成年女性约为 50%，老年人均有所下降，老年男性总体水量约占体重的 52%，老年女性约占 42%。体液容量减少主要是细胞内液减少和血容量减少，组织间隙液容量变化不大。老年人的血容量可减少 20%～30%。细胞内液减少直接与肌肉组织减少、细胞体积缩小有关。

消化系统不仅包括口腔到肛门一条消化管，还包括肝、胆、胰腺等器官。老年人消化系统逐渐衰退，对营养素的消化与吸收能力降低。各器官的生理特点如下。

1. 口腔　牙齿组织退变，骨质疏松，牙釉质和牙本质磨损脱落，牙齿松动，牙龈萎缩，导致老年人机械性（咀嚼）消化功能明显减退。老年人黏膜萎缩变薄，舌乳头萎缩，味蕾减少，舌肌萎缩，运动能力下降，唾液腺分泌量减少，容易口干及味觉减退。

2. 食管　老年人食管上括约肌静息压力和收缩压力均降低，吸气时空气易进入胃里导致腹胀，食物易反流至咽以下的气管导致吸入性肺炎。食管体部的蠕动能力减退，收缩幅度减少，部分老年人出现第三蠕动波，食管下括约肌松弛不完全，这些均不利于食物入胃。

3. 胃　老年人胃黏膜萎缩，腺体分泌胃酸功能减退，血管扭曲变形以致血液供应减少，胃松弛无力，胃蠕动能力减退，胃排空延迟，消化功能减弱。

4. 小肠　老年人小肠黏膜表面积减少，小肠黏膜萎缩，小肠绒毛变短、变宽，小肠黏膜中几种主要酶（如淀粉酶、蛋白酶、蔗糖酶及乳糖酶）的活性降低，故老年人容易出现消化不良，乳糖酶的减少与缺失使奶及乳制品的利用受限。老年人对脂溶性维生素 D 的吸收下降，水溶性的维生素 B_1、维生素 B_{12}、维生素 C 吸收保持正常，铁的吸收在健康老人无低胃酸者无改变，但锌和钙的吸收随增龄而减少。

5. 结肠　老年人结肠组织中的隐窝细胞生长率高于年轻人，老年人消化道结缔组织退化，肠道结构削弱，肠管弹力下降，当肠腔内压力升高，或肠腔外有牵拉时即可形成结肠憩室。增龄影响了结肠的神经肌肉解剖或功能改变，致结肠运动缓慢，故老年人容易出现便秘。

6. 肝　是人体重要的代谢器官，对营养素的吸收和转化起着重要的作用。老年人的肝脏体积缩小，重量下降，70 岁以上尤为明显。老年人的肝脏一般有如下组织学的改变：①实质细胞减少，实质细胞体积、核的体积和核染色多呈变性，使肝脏重量减轻；②有巨大实质细胞，有巨大、深染、不规则的异形核；③在巨大的核中有多个核仁，核内有大的包涵体；④有双核细胞，有清晰的核周围带。尽管老年人肝脏存在上述变化，但在一般情况下仍可维持一定功能。然而，在应激状态下，其代偿能力和解毒能力明显不如年轻人，尤其在营养不良时，进行营养支持更需着重保护肝脏。在日常治疗中，应谨慎评估所有药物对肝脏的影响，以确保肝脏不受损害并能正常承担营养代谢的需求。

7. 胆囊 老年人易患胆石症、胆囊炎，这些疾病影响老年人对食物品种及烹调方式的选择。

8. 胰腺 老年人胰腺萎缩，纤维化与钙化，腺泡细胞内仅含少量酶原颗粒，胰管多伴有狭窄，由于胰管阻塞可出现胰组织炎症、水肿及坏死，形成胰腺假囊肿。以上病理改变不可逆，最终可导致胰腺内、外分泌功能丧失。

二、老年人营养代谢特点

随着年龄的增长，老年人对各种营养素的代谢与需求也呈现不同的变化，具体生理特点如下。

1. 能量代谢与需求 与成年人相比，老年人能量代谢有两大特点：一是基础代谢率（BMR）降低。据研究，从 20～90 岁，随着年龄的增长，每增加 10 岁，BMR 下降 2%～3%，60 岁以上 BMR 约为青年时期的 90%。二是活动量减少，加上 BMR 下降等，总体来讲，老年人总能量消耗量是下降的。低能量摄入的营养管理更符合老年人的代谢特点，能量的基础分配比例：碳水化合物占 55%～60%，脂肪占 20%～25%，蛋白质占 15%～20%。

2. 脂肪代谢与需求 随着年龄的增长，老年人血清中低密度脂蛋白（LDL）水平增高，胆固醇浓度增高，女性尤为显著。20～70 岁血清胆固醇浓度上升 0.3%～0.5%，饥饿时脂肪动员速度较慢，胆固醇中胆固醇酸的增加较游离胆固醇明显。脂蛋白中，与动脉硬化有关的 β-脂蛋白（颗粒较大又较不稳定）也增高。血中甘油三酯增高较明显，其与胆固醇沉积于血管壁的量关系密切。

由于老年人脂质代谢异常，一些常见老年慢性疾病又多与脂质代谢异常有关，因此，老年人脂肪供给较青年人严格：一是脂肪供给量不应超过供给总能量的 25%，高限不超过 30%。但低于总能量的 20%会影响脂溶性维生素的吸收和必需脂肪酸的供给；二是调节脂肪类型，多不饱和脂肪酸及单不饱和脂肪酸的供给要充足，尽量减少饱和脂肪酸的摄入，即饱和脂肪酸/不饱和脂肪酸的比例约为 1∶2。增加不饱和脂肪酸摄入的同时，应增加维生素 E 的摄入，否则过氧化脂质生成增加，同样会促使动脉粥样硬化的发生。另外，老年人应适当限制胆固醇摄入，每天摄入量不高于 300mg，对血清胆固醇增高者，每天摄入量不高于 200mg。动物油除鱼油外均含较多饱和脂肪酸；植物油除椰子油外，以含不饱和脂肪酸为主。因此老年人应采用植物油烹调。

由于脂蛋白酶和核蛋白脂肪酶的活性降低，对采用肠外营养支持输注脂肪乳的老年人，应定期检测血脂，根据血脂水平调整脂肪乳剂用量。注意输注速度，持续 18～20 小时的输注可以达到较好的血浆廓清和耐受。若血清甘油三酯水平高于 3mmol/L 时应慎用脂肪乳剂，休克未获纠正或氧供不足情况下不宜应用脂肪乳剂。中链甘油三酯（medium-chain triglyceride，MCT）在膳食供给中意义重大，尤其对消化吸收不良者及术后患者等。其代谢特点：一是在肠道中分解快而完全，且吸收迅速，无胆汁时亦是如此；二是不经过淋巴系统而经门静脉系统从肠道运出；三是氧化快而完全；四是在机体中不蓄积，降低血浆中游离脂肪酸的含量，从而减少了胆固醇的合成；五是中链脂肪酸的吸收不需脂肪酶、甘油三酯再合成便能吸收；六是运输时不需与其他脂类物质形成乳糜微粒，也不易与蛋白质结合。

3. 蛋白质代谢与需求 老年人蛋白质的吸收率及利用率均较青壮年时期降低，白蛋白的转化率、合成率及异化量均降低，半衰期亦延长。血中氨基酸模式改变，必需氨基酸含量下降，具有特殊功能的蛋白质含量亦下降。蛋白质解毒和适应代谢酶的诱导时间延长。临床往往发现老年人血清总蛋白量及白蛋白降低，球蛋白与白蛋白比例上升。某些氮平衡实验结果亦显示，足以使年轻人保持正氮平衡的蛋白质供给量却导致老年人呈负氮平衡。随着年龄的增长，体内核酸总量逐渐减少。在老年人中，脱氧核糖核酸（DNA）与核蛋白复合物中的蛋白质结合更加紧密，从而抑制基因的表达和遗传特性。

目前主张老年人蛋白质供应量一定要充足，以维持其正氮平衡和肌肉状况，尤其强调应供给必需氨基酸齐全的高生物价蛋白质，主张基础供给量为1.0～1.5g/（kg·d），提供总能量的10%～20%。但是对于肾小球滤过率（GFR）降低的患者，蛋白质供给过量会增加肾脏负担，为谨慎起见，供给老年患者蛋白质的量应按老年患者肾功能改变的情况作相应调整。一般来说，动物蛋白如奶蛋白、卵蛋白、瘦肉蛋白都是完全蛋白质，含人体所需要的一切必需氨基酸，植物蛋白除大豆蛋白外，生物价均较低，但掺杂食用可提高其生物价。因此要求老年人一定要杂食，并给一定量的动物蛋白。高生物价蛋白供给应占总蛋白质量的50%。在低能量供给时或能量供给不足时，老年人往往需要更高的蛋白质摄入量，以达到正氮平衡。

谷氨酰胺是肠道黏膜细胞的重要能源物质，能增加蛋白质合成、减少肌肉分解、增强免疫功能和促进伤口愈合。添加谷氨酰胺双肽的肠外营养，能减轻老年外科患者术后肠黏膜屏障的损害和内毒素血症，减少感染并发症，缩短术后住院时间，并有较好的安全性。临床推荐剂量为0.35g/（kg·d）。

4. 碳水化合物代谢与需求 老年人对碳水化合物的代谢率下降，其摄入量亦应相应下降，目前建议每日葡萄糖的基础供给量为2～4g/kg，碳水化合物供给量以占总能量的50%～55%为宜。老年人正常状态下空腹血糖水平可能在正常范围，但糖耐量随着年龄的增长却逐渐下降，其转化为脂肪储存起来的能力亦相应减弱。碳水化合物供给过多，易使内源性甘油三酯生成增多，尤其是单糖供给过多更易发生高甘油三酯及高胆固醇血症，而且可导致其他营养素不足等。单糖及低聚糖分子量低，因此在同等质量下渗透压较高，而多糖分子量较大，渗透压相对较低。老年人的胃肠黏膜对高渗膳食的耐受性较差，因此建议适当增加多糖的摄入。此外，多糖的摄入还有助于降低血清甘油三酯水平。膳食纤维有利于促进或刺激肠道蠕动，并有调节血糖和血脂的作用，但供给过量又可能影响微量营养素的吸收和利用，一般要求每日供给量为25～30g/d。肠内营养的碳水化合物应主要为单糖（葡萄糖）和部分多糖，但不应含乳糖，中国人对乳糖不易耐受，易发生腹泻。

5. 水、电解质代谢与需求 老年人体内的水分总量相对减少，主要为细胞内液的减少。老年人水的储备力减退，因此老年人在应激情况下容易发生脱水，特别是在腹泻、发热、出汗时更明显。发生脱水后易发生水、电解质的不平衡。当发生水和电解质缺少或过多时，由不正常恢复到正常所需的时间比年轻人为长，这种恢复能力下降的程度与肾功能减退有关。老年人易发生水、电解质失衡，主要因素有：①老年人尿浓缩能力减退，当摄入水分不足时易发生脱水；②老年人对轻度脱水状态缺乏敏感性；③老年人心功能不全、肾功能不全易发生水钠潴留；④老年人易发生抗利尿激素分泌过多综合征，引起低钠血症；⑤老年人精神不正常时，过度饮水，可引起水中毒；⑥老年人也可因神经性厌食、呕吐、滥用利尿剂及泻剂等多种因素而造成低钠血症。老年人水平衡较为脆弱，因此要注意监测其每日进出，水的补给量不应超过35ml/（kg·d），应根据患者的具体情况，如排出量及心肾功能等予以调整。肠内营养与肠外营养的供求量相似，总供水量（ml）与能量（kcal）供给比为1∶1即可。

6. 维生素代谢与需求 大多数维生素不能在人体内合成和大量储存，必须依靠食物或营养液供给。老年人由于胃肠功能的衰退，进食量的减少及饮食习惯的改变，容易造成维生素的摄入量及利用不足，故一般认为老年人每日维生素需要量及供给量应高于青壮年人。但如摄入量过多又易中毒并影响其他维生素的吸收与利用，尤其是脂溶性维生素更易如此。例如，维生素E摄入过量则阻抑维生素K发挥作用。在老年患者进行肠内营养支持时，一般商品营养液中的维生素含量大多能满足老年患者的需要，个别商品营养液中可能相应缺少某种维生素，则可另在配制肠内营养液时适当加入。

三、老年人全程营养管理

人体衰老是不可逆转的发展过程。随着年龄的增加，老年人器官功能逐渐衰退，更容易出现多病共存和多重用药问题，需要全程营养管理。老年人根据自身健康状况，以居家养老为基础，社区服务为依托，养老机构为补充，必要时由医院提供兜底保障。家庭、社区、养老机构及医院都应该为老年人提供力所能及的营养管理。

结合老年人消化系统、营养素代谢需求方面的特点，日常生活中老年人的饮食应注重粗细搭配，在适合老年人咀嚼功能的前提下，要兼顾食物的色、香、味、形。要注意烹调的方法，以蒸、煮、炖为主，避免油腻、腌制、煎炸食物。宜选择的食物有：柔软的米面及其制品、馒头、麦片、花卷、稠粥、面条、馄饨；细软的蔬菜、水果、豆制品、鸡蛋、牛奶等；适量的鱼虾、瘦肉、禽类。进食时，老年患者应先完成餐前准备，如佩戴眼镜、义齿、洗手、漱口等，并处于比较舒服的进食体位。适当增加进餐次数，保证充足的食物摄入，提高膳食质量。同时，积极治疗糖尿病、高血压等原发病。也可服用药膳，一举两得。

“筛查、评定、诊断、干预、监测”是中华医学会肠外肠内营养学分会 2023 年更新指南所推荐的全程营养管理的 5 个关键步骤。营养筛查和评估（详见第二篇“营养风险筛查与营养评估”）是“全程营养管理”的第一步。老年人群营养风险和营养不良的检出率高、疾病负担重。近年的调查显示，我国老年人群营养风险整体较高，48.4%的老年人群营养状况不佳。2021 年公布的《中国老年住院患者营养状态的多中心调查研究》纳入了我国 10 184 例≥65 岁的老年住院患者，结果显示存在营养风险者高达 46.42%，且随着年龄的增加呈明显增加趋势。中国健康与养老追踪调查（CHARLS）研究结果发现我国社区老年人营养不良的患病率高达 12.6%，在住院患者中老年患者（≥65 岁）比例已超过 40%，高龄老人（≥80 岁）是 10%，重症医学科老年人的比例已超过 50%。大量研究证实，存在营养风险和营养不良的老年患者可通过全程营养管理得到获益。规范化的全程营养管理理念，正被更多的学者和医务工作者理解和重视。近年来我国发布了多项有关老年患者的全程营养管理指南或共识，如《中国老年患者肠外肠内营养应用指南（2022）》《老年患者营养诊疗专家共识（2023）》《老年人肌少症防控干预中国专家共识（2023）》《营养不良老年人非药物干预临床实践指南（2023）》等，分别针对不同疾病状态的老年患者给予了全程营养管理建议，为推动我国老年医学领域全程营养管理的规范化诊疗工作发挥了重要作用。

从家庭、社区、门诊、住院等诊疗各个阶段给予“全程”营养管理。《老年人营养不良防控干预中国专家共识（2022）》建议：社区、居家老年人应至少每 6 个月进行 1 次营养筛查；养老院中状态稳定的老年人应每 3 个月进行 1 次营养筛查；所有年龄≥65 岁、预计生存期＞3 个月的老年住院患者均应例行在入院后 24 小时内完成营养风险筛查。建议对老年患者定期进行营养风险筛查，可使用营养筛查工具，如微型营养评定简表（MNA-SF）或营养风险筛查 2002（NRS 2002），并在筛查发现营养不良或营养风险后进一步行营养评估（详见第二篇“营养风险筛查与营养评估”）。

老年人全程营养管理中的“诊断”是对营养状况作出诊断，主要是营养不良的诊断（详见第八章“营养诊断”）。

营养不良的规范治疗应遵循五阶梯治疗原则，首选营养教育，然后依次向上选择口服营养补充、全肠内营养、部分肠外营养、全肠外营养。当下一阶梯无法满足 60%目标能量需求 3～5 天时，应选择上一阶梯（详见第九章“临床营养治疗”）。国外家庭营养管理（HNA）始于 20 世纪 70 年代，在 80、90 年代迅速发展和普及，许多欧美发达国家相继将家庭肠内营养纳入医疗保险范围。我国家庭营养管理起步于 21 世纪初，家庭营养管理不仅可改善患者生理功能、满足其心理需求，还可促进医疗资源的优化配置。例如，对于进食不足目标需要量的 60%且持续超过 7 天的老年人，如果养老机构无法提供口服营养补充、肠内营养治疗或肠外营养治疗，应将其转诊至定点合作医院进行医学营养治疗。老年人住院期间，营养管理应综合考虑基础疾病、手术、创伤等多方面因素，由专业营养师进行指导与治疗。老年外科患者的围手术期营养治疗强调细化营养管理流程，包含术前优化营养储备、术后早期给予肠内营养、出院继续营养治疗。医学营养治疗中，还应重点关注能量和蛋白质摄入达标问题，以满足老年患者不同阶段的营养代谢需求。入院积极进行营养筛查和评估、遵循个体化原则进行阶梯营养治疗，并关注社区营养和家庭营养，从而实现从院内到院外的全程营养管理。不同疾病对老年患者营养状况的影响和营养治疗的需求不尽相同，临床医生在制定营养干预方案时应充分考量各种营养相关因素，选择合理的营养干预方式和营养制剂，以实现“精准营养”的目标。疾病特异性肠内营养制剂在基于标准的整蛋白型肠内营养制剂基础上，根据不同疾病营养代谢特点，通过调整营养素比例、添加药理营养素、补充微营养素等方法进行代谢调理，能对特定疾病发挥一定治疗作用。

第二节　老年人的肠内肠外营养支持治疗

针对老年人的营养支持治疗，包括方案的制定和具体实施细节，需要专业的营养支持团队进行全程管理。

一、营养支持团队

营养支持团队的存在能提高营养支持的PDCAAS，尤其在降低营养支持并发症、降低住院患者的医疗费用、减少住院时间等方面发挥重要作用。针对老年患者，营养支持团队应由老年医学专家牵头组建和管理，营养（医）师、临床药师、物理康复师和护士作为团队的主要成员，外科、口腔科、神经科、心理医学科等临床专科的医师为管理团队提供技术支持和保障。营养支持团队的主要工作目标是为老年患者提供合理的营养支持，包括：①识别是否存在营养不良或营养风险；②制定合理的营养支持治疗方案；③提供安全、合理、有效的营养支持治疗；④监测和评价营养支持的效果。

营养支持团队不仅需要多学科人员构成，最好还能建立多学科诊疗机制。推荐由老年医学专科医师牵头，建立包括临床专科护士、营养师、药师及各专科医师等在内的营养支持团队和多学科诊疗。多学科诊疗可采用线上或线下模式，优先推荐使用线上模式，因线上模式开展受时空制约较小，参与度更高，开展起来更加方便。

二、确定能量、蛋白质/氨基酸及其他营养素的摄入目标

1. 能量　能量的消耗量决定了能量的推荐摄入量，老年住院患者的能量需求测定有多种方式，静息能量消耗（REE）目前被认为是人体能量消耗测定的金标准。不同BMI住院患者的REE并不相同：BMI低于21kg/m^{2}的患者平均REE为21.4kcal/（kg·d），而BMI高于21kg/m^{2}的患者平均REE为18.4kcal/（kg·d）。因老年人REE存在较大的个体化差异，能量消耗应采用间接能量测定仪进行实时测定（测量耗氧量或二氧化碳产生量），而不单纯使用公式进行估算或预测。国内外多个指南认为，一般老年患者可将20~30kcal/（kg·d）作为目标量，具体实践中先以20kcal/（kg·d）作为最低目标，在此基础上尽量增加能量摄入，但能量摄入不应高于30kcal/（kg·d）。该范围的能量摄入能够改善患者的长期预后，减少病死率。

2. 脂肪　是主要供能物质之一，还能提供必需脂肪酸，所以脂肪既是人体的“燃料”又是人体的“材料”。中国居民老年膳食指南认为老年人摄入总脂肪的量应该占总能量的20%～30%，一般老年患者长期应用优化脂肪酸配方的肠内营养制剂，如含较高中链脂肪酸、ω-3脂肪酸的制剂有助于改善脂代谢。而部分肠道吸收不良、严重胰腺外分泌不足或严重高脂血症的患者，则可以考虑选择低脂肪比例的肠内营养制剂（脂肪供能＜5%），对于危重症和肿瘤患者适当提高脂肪供能比有利于改善患者的营养状况。接受肠外营养治疗的老年患者可考虑适当增加脂肪供能，减少葡萄糖的输注，更有益于改善患者的临床结局。将肠外营养中脂肪的供能比提升至40%～50%，既能满足患者的能量需求，又可避免因脂肪供能过多导致的血糖紊乱、呼吸衰竭及肝肾功能损害等风险。《欧

洲肠外肠内营养学会（ESPEN）肠内营养指南》认为，高血糖伴有心脏及肾功能损害的患者，可能需要使用脂肪含量更高的肠外营养配方，其比例可达到总能量的 50%以上。国内外多个研究和指南认为，在肠外营养配方中减少部分 ω-6 脂肪乳，而增加药理剂量 ω-3 脂肪酸（如鱼油脂肪乳），可减少炎症因子水平，减少感染率、全身炎症反应综合征的发生率以及住院时间。老年人口服鱼油补充剂其发生不良反应和严重不良反应的风险较低，具有较高的临床安全性。除 ω-6 及 ω-3 脂肪酸外，ω-9 脂肪酸被认为是非单纯免疫中性的脂肪酸，该类脂肪酸主要存在于橄榄油中，其既不诱发炎症反应也不降低炎症因子的水平，被认为对人体免疫系统干扰较小甚至无干扰，国内外多个研究和指南推荐其用于接受肠外营养治疗的患者。

3. 蛋白质/氨基酸　是人体主要的“材料”营养物质。对于老年患者，一般认为肾脏功能正常的老年患者每日需达到 1.2～1.5g/kg 的蛋白质目标摄入量，并且增加简单的锻炼活动能够得到更显著的临床获益。欧盟主导的跨国 PROT-AGE 研究为寻求老年人最佳的蛋白质摄入量进行了广泛的循证分析和讨论，建议在安全和耐受允许的情况下，至少每日摄入 1.0～1.2g/kg 的蛋白质；锻炼或活动情况正常的老年人建议摄入更多的蛋白质（≥1.2g/kg）；患有急性疾病或慢性疾病的老年人则需要增加到每日 1.2～1.5g/kg 的蛋白质。患有严重肾脏疾病[肾小球滤过率（GFR）＜30ml/（min·1.73m^2）]且未接受透析的老年患者需要限制蛋白质的摄入。国内建议老年患者的蛋白质每日摄入量应达到 1.0～1.5g/kg，同时推荐增加一定的身体锻炼和活动量。但以上蛋白质的膳食推荐量可能还是低估了患者的蛋白质需求量，所以在条件允许的前提下应尽量使日均蛋白质摄入量达到 1.5g/kg 以上。至于蛋白质种类的选择，含乳清蛋白的肠内营养制剂比只含酪蛋白的肠内营养制剂更容易满足老年人的蛋白质需求，因为乳清蛋白的吸收速率约为酪蛋白的 2 倍。因肠外营养制剂中多是以氨基酸作为氮源，氨基酸的平均分子量为 110，氨基酸进行脱水缩合组成多肽时会脱去一个水分子，所以相同质量的氨基酸并不等同于相同质量的蛋白质，在接受完全肠外营养支持的患者中，氨基酸的每日目标摄入量应比蛋白质高约 20%，应达到 1.2～1.8g/kg。

4. 谷氨酰胺　是功能性氨基酸类药物。老年人各器官衰老，代偿能力较差，对谷氨酰胺的需求增加，缺乏谷氨酰胺可致肠黏膜结构及功能受损、免疫功能低下和蛋白质代谢紊乱。肠内营养或肠外营养配方中添加谷氨酰胺，可改善危重症和大手术后老年患者营养代谢，维护肠屏障功能和免疫功能，减少肠道菌群异位和感染等严重并发症的发生。但对于存在多器官功能衰竭或需要升压药支持的血流动力学不稳定的休克患者，过高剂量的谷氨酰胺[＞0.5g/（kg·d）]反而可能增加病死率。老年人群的肾脏功能随着年龄的增长而下降，故谷氨酰胺的补充必须考虑到其耐受剂量，因谷氨酰胺可能导致老年人血清尿素氮和肌酐升高，以及肾小球滤过率降低，虽未达到具有显著临床意义的程度，但提示应对患者肾脏功能进行监测以及将剂量限制在 0.5g/（kg·d）以下。

5. 微量营养素　由于老年危重患者摄入减少、疾病应激合并营养物质的生物利用度下降等原因，微量营养素的缺乏风险增加，应常规补充。

6. 微生态制剂　近年来被逐渐用于研究改善肠道功能，常用的微生态制剂包括益生菌、益生元以及合生元，可视患者情况予以补充。

三、营养风险筛查与营养评估

国内外多个指南推荐使用营养风险筛查 2002（NRS 2002）作为住院患者的营养风险筛查工具，该工具也适用于老年住院患者。此外，微型营养评定简表（MNA-SF）通过评估病史、体重变化、进食状况及简单体格检查等 6 项指标，能够快速判断患者是否存在营养不良或营养风险，并指导临床尽早进行营养干预，以改善患者的临床结局。随着年龄的增加，营养不良和营养不良风险发生率均显著增加，是否存在营养风险与年龄、BMI、死亡率、感染并发症、住院时间和总住院费用等不良临床结局均显著相关。

营养评估是解释和扩展在营养筛查过程中得到的资料，由营养专业人员分析和评价临床信息，综合判断医疗和营养摄入史、消化吸收能力、体格检查、人体测量和体成分分析、生化指标、临床表现等营养相关问题得出疾病相关的营养诊断。

2016 年 ASPEN 和 ESPEN 等就如何进行营养不良的诊断达成了初步共识，其认为营养不良的诊断应基于营养筛查为前提，其中患者近期体重下降是最重要的指标。2018 年 ASPEN 与 ESPEN 等共同制定的营养不良评定标准（GLIM），在识别老年患者的营养不良方面具有较高的实用性。另外，预后营养指数（PNI）和老年营养风险指数（GNRI）相较于 GLIM 亦表现出较好的适用性，GNRI 可能更加适用于老年人的营养评估。

营养不良是属于老年患者综合问题中的重要指标，除评估营养不良相关指标外，还应包括老年人常见的躯体功能状态、精神心理状态、衰弱及肌少症评估、疼痛、共病、多重用药、社会支持、睡眠障碍、视力、听力、口腔、味觉等多重综合因素，以上均对营养不良的发生及治疗效果产生影响。

四、肠内营养治疗

老年患者在接受营养支持治疗前，应纠正低血容量以及酸中毒、低钠、低钾等水、电解质及酸碱平衡紊乱等情况。根据年龄，营养风险，是否禁食，原发病及同一疾病的不同病程，是否伴有其他心、肺、肾疾病情况，选择合适的营养支持途径、适宜的能量和营养物质目标，制定个体化的营养支持方案。在营养支持过程中应密切监测，评价营养支持治疗的效果及重要脏器的功能状态，及时调整营养治疗方案。

口服营养补充是存在营养风险或营养不足、常规饮食不能满足机体需求（少于目标量的 60%）的老年患者首选的营养干预方式。口服营养补充具有简单、方便、价格较低的特点，特别是能满足老年患者口服进食的心理愿望。对于多数情况下，建议口服营养补充使用全营养制剂，包括肠内营养制剂或特殊医学用途配方食品（FSMP）。口服营养补充既可以在饮食中代替部分食物，也可作为加餐以增加摄入，且每日提供 400～600kcal 能量，餐间分次口服被认为是口服营养补充标准的营养干预疗法。对老年患者应用口服营养补充的随机对照研究进行荟萃分析，发现口服营养补充组可显著降低老年患者 6 个月再住院率。

补充高蛋白口服营养补充具有临床、营养和功能方面的益处，包括减少并发症和再住院率、提高握力（握力降低与老年患者术后并发症发生率相关）和增加总能量及蛋白质的摄入量。高蛋白含量的口服营养补充也能显著改善肌少症老年患者的肌力和生活质量。对老年住院患者使用高 β-羟基-β-甲基丁酸盐复合物（HMB，能促进肌肉组织蛋白合成）后，90 天死亡率显著降低，患者营养状况（根据主观全面评估，SGA 分级）得到改善，并出现显著的体重增加。老年患者在应用口服营养补充后，生活质量显著提高，并发症减少，并在卫生经济学等方面表现出明显获益。然而，长期使用口服营养补充的依从性常因口味问题受到较大影响，影响口服营养补充总体评价的相关因素依次为口感、香味、外观、饮后口感、风味强度、口腔包裹感、甜度、厚度等，其中口感是主要因素。尽管国外已开发出蔬菜、水果、巧克力、草莓、咖啡等十余种口味的口服营养补充制剂，但与天然饮食相比，其口感仍有较大差距。此外，国外医药或食品公司开发的口服营养补充制剂口味较为单调。未来，提升口服营养补充制剂的口味和口感，有望改善各年龄层患者的使用体验，造福更多需要接受口服营养补充的患者。

肠内营养是胃肠道功能正常的老年患者首选的营养支持手段，老年患者肠内营养的适应证、禁忌证和成年人一致。标准整蛋白肠内营养配方制剂适合大多数老年患者的需要，氨基酸和短肽类的肠内营养制剂则适合少部分胃肠功能不全（如重症胰腺炎、炎症性肠病等）的老年患者，高能量密度配方有利于实现老年患者营养补充的充足性。乳清蛋白比酪蛋白更能促进老年人蛋白质合成，并减弱蛋白质合成抵抗，且提供更多的必需氨基酸。选用优化脂肪酸配比的制剂，以中链甘油三酯、单不饱和脂肪酸为主要脂肪来源，既可快速供能，又可减轻肝脏的代谢负担，减少脂质过氧化，长期应用有益于降低心血管疾病发生的风险。膳食纤维可改善长期接受管饲肠内营养老年患者的肠道功能，减少腹泻和便秘发生；《中国居民膳食指南（2022）》推荐膳食纤维每日摄入量为25g/d，最新的荟萃分析结果显示，长期足量膳食纤维的摄入可以改善临床结局。

管饲肠内营养可保证老年患者的能量和营养素供给，改善营养状态。对于不同途径的选择原则包括以下几个方面内容：①满足肠内营养需要；②置管方式尽量简单、方便；③尽量减少对患者损害；④舒适和有利于长期带管。鼻胃管是最常使用的肠内营养途径，对于仅需要2～3周的肠内营养，首选经鼻胃管饲；抬高患者头部和上半身30°～45°可以减少吸入性肺炎的发生。对于接受腹部大手术需要进行肠内营养的患者，建议在术中放置空肠喂养管或鼻胃管。对于接受近端胃肠道吻合的患者，空肠喂养管留置在吻合口远端能减少对胃肠吻合口的影响，有利于进行早期肠内营养。研究证实在营养素获取量、营养状态改善、导管移位和重置等方面，经皮内镜下胃造口（PEG）优于鼻胃管；少数研究观察到放置PEG的患者生存质量改善，但死亡率并无差异，但PEG喂养患者吸入性肺炎的发生率低于鼻胃管。因此，如果患者需要超过4周的肠内营养治疗，在没有禁忌证和征得患者或家属同意的前提下，应考虑经PEG给予肠内营养；熟练的内镜操作技术可以减少PEG并发症的发生。

以前的观点认为：只有肠道不能耐受或无法进行肠内营养时，才考虑选用肠外营养。但肠内营养与肠外营养并不是水火不容，两者也并不是二选一的关系，近年来的观点认为肠内营养与肠外营养相辅相成，两者结合可能会使患者获得更好的营养治疗效果。当肠内营养无法满足患者的营养目标需求量（≤60%）时，可使用肠外营养补充患者的营养缺口，即补充性肠外营养（SPN）。ESPEN指南也对SPN进行了推荐。

五、肠外营养治疗

肠外营养适用于胃肠道功能严重障碍的老年患者，常见于严重腹腔感染、重症胰腺炎、肠梗阻、重度炎症性肠病、高位肠瘘、短肠综合征、肠道缺血等疾病。胃肠道具备基本消化吸收功能但不能使用，可见于难治性的呕吐或腹泻、严重的精神或心理障碍等。全肠外营养（TPN）是上述疾病老年患者获得营养素和维持生命的唯一手段。SPN是指肠内营养不足时，部分能量和蛋白质需求由肠外营养来补充的混合营养支持治疗方式。SPN的优点就是在肠内营养维护肠屏障功能的基础上，通过肠外营养满足患者对能量和蛋白质的需求，促进机体蛋白质合成，快速纠正营养不足或维持营养状态，以达到改善临床结局的目标。肠内营养的能量供给少于目标量的60%时，会直接影响老年患者营养状态和器官功能，继而导致并发症增加，此种情况下，SPN就凸显出其较快提高能量和蛋白质供给的优点，进而促进机体蛋白质合成代谢，维护组织细胞器官的功能，促进自我修复。

营养状态良好的老年患者，通常可以耐受一段时间（如7天）的摄入不足，鉴于肠外营养的并发症较多，过早给予肠外营养可能得不偿失。NRS 2002评分在3～4分的低营养风险患者给予肠外营养支持，临床受益不明显；而对于≥5分的高营养风险患者给予肠外营养支持，其感染和非感染性并发症均显著降低；≥6分危重患者，其肠外营养支持的疗效也明显优于5分以下的患者。因此，病情程度和营养状态的不同决定了SPN的启动时间，合理应用才能获得改善临床结局的目标。

具体实践中，入院时营养状态正常的老年患者，肠内营养不能满足60%以上营养需求，建议7天后启动SPN。合并中等以上营养不良的老年患者，入院后72小时不能正常进食或通过肠内营养获得足够营养素的60%以上者，建议启动SPN。

老年患者的肠外营养配方应根据机体代谢特点而定，能量和蛋白质供给总量应包括肠内营养的摄入量，营养素尽可能选择对肝肾等功能影响较少的制剂，并给予足量的必需营养物质以满足机体代谢需要。“全合一”是将患者所需的全部营养素混合后输注的方法，具有符合生理、促进机体蛋白质合成、降低单个营养素浓度和渗透压，并可减少肝、肾等器官代谢负荷和降低代谢并发症的发生率等优点。与单瓶输注比较，“全合一”模式可减少治疗相关不良事件发生率。工业化多腔袋有减少处方和配置差错、减少杂质和微生物污染、节省人力资源和使用方便等优点，多腔袋对比自配型可显著减少血流感染的发生率（$P<0.01$）。多腔袋是一种标准化的肠外营养解决方案，对于病情较为稳定和需要短期肠外营养治疗的外科患者，能够保障安全，改善临床便利性，使营养治疗效果最大化。

给予腹部手术后患者静脉滴注多种维生素，可增加术后患者的抗氧化应激能力，减轻全身炎症反应，促进伤口愈合。抗氧化微营养素（抗氧化维生素和微量元素）能明显降低重症患者的总死亡率和感染并发症发生率，有降低机械通气时间的趋势，但对 ICU 时间、住院时间无明显影响。接受肠外营养治疗的老年患者，应补充常规剂量的多种维生素；危重症患者建议按 2 倍剂量补充，以预防韦尼克脑病和再喂养综合征的发生。国内最新指南建议多种微量元素制剂中锰的补充量为 55μg/d，铜摄入量为 0.3～0.5mg/d，铬摄入量为 0.14～0.87μg/d，可根据实际情况补充微量元素制剂。

经外周静脉肠外营养治疗（PPN）对于住院患者特别是围手术期患者是安全、有效的。PPN 的适应证包括：①短期肠外营养治疗；②能量和氮量不高的 SPN；③无法行中心静脉途径的肠外营养。一般认为经 PPN 的肠外营养液最终渗透压不宜超过 900mOsm/L，同时氨基酸浓度不宜超过 3%，葡萄糖浓度不宜超过 10%，多个指南建议经 PPN 途径，营养液渗透压可达 850～900mOsm/L。

与颈内静脉和股静脉相比，锁骨下静脉穿刺途径虽然机械性并发症较高，但导管相关感染和血栓并发症显著减少。与中心静脉置管比较，经外周静脉穿刺的中心静脉导管（PICC）的并发症更少，成功率更高。近年来，随着超声技术在深静脉穿刺中的广泛应用，在 PICC 置管中将穿刺部位由肘下血管改为肘上的肱静脉，明显减少了机械性静脉炎的发生。

六、肠外营养、肠内营养的监测与并发症处理

有再喂养综合征风险的老年患者，往往缺乏钾、磷、镁、维生素 B_1 等，同时合并有水钠潴留，给予肠内营养前需要纠正。给予营养治疗时，应该遵循循序渐进的原则，最初给予总需要量的 25%，3～5 天逐渐达到目标量，同时密切监测水电解质变化。胃食管反流导致吸入性肺炎的高危因素包括意识障碍、未达到足够的体位角度、镇静、危重症、呕吐以及胃潴留。其中，胃残余量的监测与吸入性肺炎的预防有一定的相关性。有研究发现，当喂养后 4 小时胃残余量大于 250ml 且合并有以上一项危险因素时，或大于 200ml 且有以上两项危险因素时，就应当考虑调整肠内营养方法，包括插管位置改变、输注速度下调、换用 PEG、减少肠内营养用量并加用 SPN 或停用肠内营养改为 TPN 等。

老年患者肠外营养并发症发生率较年轻人高，碳水化合物输注速度大于 4～5mg/（kg · min），超出其氧化速度，会引起高血糖、脂肪堆积及肝脏脂肪浸润，应用肠外营养时血糖控制目标为 6.1～8.3mmol/L。导管相关感染也是肠外营养需要面临的一大问题，局部或全身预防性应用抗生素在预防导管相关感染方面并无优势。对于拔除的静脉导管不做常规细菌培养，只有在怀疑发生导管相关血源性感染时才进行，应同时经皮及经导管抽取静脉血进行细菌定量培养。肠外营养相关性肝病的发生也是一大威胁，其因素包括肠外营养配方、营养不良、必需脂肪酸的缺乏、脂肪酸的摄入种类、植物甾醇直接入血、过量能量摄入、氨基酸摄入不平衡、过量脂肪摄入、胆碱的缺乏、肠道细菌过度生长、内毒素血症、肉碱的不足以及缺少肠内营养维持肠道黏膜屏障等。

七、老年常见疾病营养支持治疗

（一）心脏功能衰竭

目前尚缺乏有关心脏功能不全合并营养不良患者进行肠外营养或肠内营养支持的高质量临床

研究，但是营养咨询干预对于改善老年心力衰竭患者的预后是有效的。在常规治疗中应用肠内营养不仅可以改善患者的营养状况和心功能，还可以改善患者的免疫功能，从而降低炎症因子水平。治疗时间越长，患者心功能和炎症因子的改善越明显。心力衰竭患者接受心室辅助装置治疗，在围手术期应用肠外营养不仅安全且耐受性良好，高能量密度肠内营养配方有助于液体管理。

（二）慢性阻塞性肺疾病

慢性阻塞性肺疾病（COPD）门诊患者营养不良发生率为 25%，而住院患者中超过 50%，急性呼吸衰竭则超过 60%，其中非机械通气患者为 43%，而机械通气患者比例高达 74%，机械通气 6 天以上患者 88%存在营养不良。COPD 患者普遍存在营养摄入不足的现象，从而影响 COPD 的发展和转归。对低体重 COPD 患者予以营养干预，可以显著改善患者的体重、上臂围、最大吸气呼气压力（MIP）。由于碳水化合物有更高的呼吸商，高碳水化合物摄入会增加 COPD 患者的氧耗，加重患者症状，降低营养支持的依从性。增加脂肪供能比的肠内营养可显著改善营养状况和呼吸功能，补充 ω-3 脂肪酸有利于改善老年急性 COPD 呼吸功能和预后。为增加肌肉和促进蛋白质合成推荐蛋白质至少摄入 1.5g/（kg·d）。高膳食纤维摄入人群的 COPD 患病率更低，且 COPD 患者中膳食纤维摄入量高的患者肺功能更好。

衰弱状态和痰液影响味觉等原因导致 COPD 患者常存在食欲不佳，而急性期患者可能因为呼吸、咀嚼、吞咽困难等原因导致食欲不佳的症状更为显著。肠内营养应为首选营养支持方法，如 2 天后肠内营养供给达不到目标量（60%），则需要予以 SPN。一项随机对照比较了间接测热法制定能量供给和接受 25kcal/（kg·d）能量供给对住院时间和死亡率的影响，发现通过间接测热法确定的严格能量供给能降低 50%以上的住院时间和医院死亡率。因此，测量能量消耗并严格制定能量供给方案可能获得更佳效果。对重症期患者，热量补充的安全起点是 8～10kcal/（kg·d）；对稳定的患者，在 1 周后达到 25～30kcal/（kg·d）目标量。肠外营养规避了胃排空和误吸等高脂肠内营养所带来的风险，处方中可采用 35%～65%的脂质作为非蛋白能量来源，氨基酸建议为 1.3～1.5g/kg，同时补充维生素和微量元素。营养干预过程中会增加氧消耗和二氧化碳的产生，可能加重 COPD 患者呼吸困难症状并增加脱机困难，应避免过度喂养。

（三）阿尔茨海默病

营养治疗可以改善阿尔茨海默病（AD）患者营养状态和全身情况，而口服营养补充有利于 AD 患者的营养管理，增加能量和营养物质的摄入。研究发现对 BMI 在 25kg/m^2 的 AD 患者予以为期 3 周至 1 年的口服营养补充，热量在 125～680kcal/d，结果提示口服营养补充有较好的耐受性，有助于体重升高及 BMI 提高。相对于饮食咨询和指导，口服营养补充更适合于早期和中度痴呆的老年患者，可保证足够的能量和营养素供给，促进体重增加和防止营养不良的发生及发展。

对于 AD 患者的管饲肠内营养，目前非常有争议。对于各个病程阶段的 AD 患者，若出现一些临床并发症（如肺炎、脑卒中或手术后）等，在不违背患者意愿的情况下，可应用管饲肠内营养以改善摄入减少的营养风险。建议在 AD 患者病情波动或紧急情况下，如肺炎、气道水肿等，短期应用管饲，有营养治疗指征的 AD 患者，如不能耐受管饲或存在肠内营养禁忌，则用肠外营养，不建议在 AD 的终末期应用肠外营养或肠内营养治疗。

（四）糖尿病

通过生活方式改变联合限制能量、摄入适度减轻体重对超重或肥胖的成年 2 型糖尿病患者有益。但是考虑到住院老年患者普遍存在营养不良风险和多重共患病，老年糖尿病患者更适宜保持体重稳定，而不需要严格限制能量摄入。任何要减轻体重的措施都可能导致去脂体重减轻（主要是骨骼肌重量减轻），甚至增加日常活动能力减少的风险。糖尿病患者接受肠内营养和肠外营养支持的适应证与非糖尿病患者一致，但应更加关注患者的血糖监测和治疗，如患者的饮食习惯、疾病代谢状况、预期治疗目标等。

老年糖尿病患者蛋白质摄入量应为每日 1.0～1.3g/kg，如合并肾功能不全，可以减少蛋白质摄入量至低于每日 0.8g/kg；适度地增加脂肪供能比例，有助于减少糖异生和糖原消耗，避免高血糖引起的各种代谢并发症。过度限制碳水化合物摄入可能导致总能量摄入不足，应该尽量保持体重的稳定，无须严格限制碳水化合物。适度的膳食纤维摄入，能够延缓血糖和胰岛素的升高，改善患者的血脂谱从而降低心血管疾病的风险。

“糖尿病适用型”肠内营养制剂有利于血糖控制，使得喂养后血糖较使用标准整蛋白肠内营养制剂的患者平均降低 1.03mmol/L，血糖曲线下面积也有显著减少。对老年糖尿病患者采用糖尿病专用肠内营养制剂（无果糖、富含抗性淀粉和单不饱和脂肪酸）进行研究，发现其能够改善血糖控制并减少心血管风险，有助于预防糖尿病相关的并发症发生。高能量糖尿病适用肠内营养制剂对营养不足的老年糖尿病患者有助于增加能量摄入和血糖控制，改善营养指标。

（五）围手术期

对于营养状况良好或低度营养风险老年患者，术前营养支持并无益处。ESPEN 指南推荐对重度营养不良患者予以 7～14 天的术前营养支持，并建议推迟手术时间。加拿大肿瘤协会的研究结果显示，非急症的老年结肠肿瘤患者在确诊后即使推迟 6 周进行手术，最终的病死率或总体生存率也不会受到影响。

术前因重度营养不良而接受营养支持的患者，尽管从术前营养支持中获益，但需要接受大手术，尤其是重大、复杂手术，往往不能耐受长时间营养缺乏，手术后需要继续接受营养支持。对于严重营养不良由于各种原因术前未进行营养支持的患者，进行术后营养支持可有效地降低并发症发生率和病死率，缩短住院时间。大部分手术患者如果在手术后 7 天内能够自主进食（＞60%能量目标需要量），与接受营养支持者相比其临床结局无显著差别；相反，无法进食超过 10 天且无营养支持的患者其病死率、住院时间均明显增加。术后足量（60%能量和蛋白质目标需要量）和术后早期（48 小时内）营养支持能明显降低术后住院时间和费用。含有 ω-3 脂肪酸、精氨酸和 RNA 的免疫调节配方进行围手术期营养补充，可以减少术后并发症发生率和缩短住院时间。

肠内营养相比肠外营养可进一步改善老年术后患者的临床结局，口服营养补充是首选的肠内营养方法。围手术期营养不良老年患者凡是需要进行围手术期营养支持但又不能或不宜接受肠内营养均为肠外营养的适应证；由于疾病等原因肠内营养无法提供机体目标量的 60%时仍需要给予 SPN，能使患者获益。随着肠内营养耐受性增加，肠外营养需要量降低，当肠内营养提供的能量和蛋白质＞60%目标需要量时即可停用肠外营养。手术后早期实施肠内营养，不仅能为机体提供必要的营养底物，更重要的是能够有效降低机体的高分解代谢反应和胰岛素抵抗，减少炎症因子的释放，维护肠黏膜屏障功能及免疫功能，从而防止肠道细菌移位。研究表明，术后 24 小时内开始进食的患者，与禁食患者相比，其吻合口破裂、误吸等并发症的发生率不仅不会增加，反而在临床结局上能够显著获益。

（六）吞咽障碍

营养治疗方案主要取决于患者现阶段营养状况和吞咽功能，也应当考虑原发病的严重程度、认知功能及依从性等方面。吞咽功能评估评级可明确咀嚼、吞咽能力弱化的程度和阶段，多使用才藤氏吞咽障碍七级评分法。在全阶段吞咽障碍治疗中，临床营养师应协助康复治疗师制定“代偿性方法”，并配制标准化“训练饮食”协助康复训练。增加食物黏稠度可以延长食物进入咽喉的时间，有助于改善吞咽障碍患者的营养状态。短期的肠内营养支持，可选用鼻胃管，长期（≥4 周）的肠内营养，应采用 PEG 行管饲。

（七）压疮

对于经口进食配合良好的老年压疮患者，首先推荐专业营养师指导下的饮食干预，如仍然摄入不足目标量的 60%，可给予口服营养补充。高蛋白的口服营养补充可以显著降低住院患者压疮发生率，对于压疮的愈合也显示出有一定作用。对有罹患压疮高风险住院患者予肠内营养，可降低压疮发生率并减少住院费用；而对于压疮患者应用肠内营养，可改善预后和降低总住院费用。相对于普通肠内营养制剂，富含精氨酸、维生素 C 和锌的特殊营养素对于压疮患者的伤口愈合有一定的促进作用。

（八）衰弱综合征

富含亮氨酸的营养补充可以改善虚弱老年人的肌肉量以及腿部的活动能力。综合干预包括运动、营养和认知功能干预等可以改善衰弱。在衰弱老年人中阻力训练的同时给予蛋白质的补充可以改善体力活动。所以，增加能量和蛋白质摄入有助于改善衰弱老年人的营养状态，但不一定能改善功能状态和死亡率；富含必需氨基酸的营养补充可能有助于改善腿部肌肉和活动能力。衰弱老年人应该进行联合营养和运动综合干预。

（九）肌少症

充足的蛋白质供给和合理的摄入模式，可改善老年人肌肉蛋白质的合成抵抗，有效维持肌肉质量及功能，有助于减缓肌少症的发生、改善健康和临床结局。高蛋白质摄入可减少 40%机体瘦组织的丢失；而增加 20%蛋白质摄入，老年人会降低约 32%发生衰弱的风险。亮氨酸在刺激肌肉蛋白合成中有重要作用，摄入含有亮氨酸比例较高的蛋白质，协同其他营养物质可逆转老年人机体肌肉质量和功能的下降。

乳清蛋白富含亮氨酸，消化吸收快，在静息或运动后都比大豆蛋白或酪蛋白更能促进肌肉合成，老年肌少症的营养配方中乳清蛋白的比例应占 60%或以上。补充维生素 D 可改善骨骼肌力量，老年患者补充维生素 D 对骨骼肌力量的作用更为明显。补充 ω-3 多不饱和脂肪酸也可增加老年人的握力和蛋白质的合成率；口服营养补充可使营养不良的老年肌少症骨骼肌力量和肌肉量得到改善。

（十）终末期老年患者

终末期老年患者无食欲或不能进食是生命终结过程中的一种表现，没有证据证明营养支持能延长终末期患者的生命或提高生活质量。过于积极的营养支持并不能使这类患者得到改善，反而会使一些不良反应的发生率增加，如误吸、感染和液体过负荷，还会增加医疗费用，而适量进食可以使患者感到舒适并得到心理上的安慰。对于终末期患者，和缓照护是重要的，支持患者饮水和进食，应将尊重患者的自主选择权放在首位，不建议过于积极的营养干预，可根据患者的喜好，提供软而易消化的食物，也不必过于限制盐、糖及脂肪的摄入。

第三节　老年重症患者的营养支持治疗

我国老年人群营养风险整体较高，近一半的老年人群营养状况不佳，而老年重症患者营养不良的风险进一步增加。

一、进行营养风险评估、进食吞咽能力评估和胃肠道功能评估

在对老年重症患者实施营养治疗前，应进行营养风险评估。微型营养评定（MNA）是当前最

常用的评估量表。而微型营养评定简表（MNA-SF）则衍生于MNA的6项评估条目，包括在无法获得BMI时用小腿围替代等（表34-1）。与ESPEN最新诊断标准相比，MNA-SF对胃肠道肿瘤患者营养不良的诊断敏感度为94.1%，特异度为63.7%。NRS 2002（表34-2）包含了营养不良的评估和疾病严重程度的评估，在住院患者中，NRS 2002的敏感度为39%～70%，特异度为83%～93%。危重症营养风险评分量表（NUTRIC，表34-3）是专为识别可能从营养干预中获益的重症患者设计的量表，也具有较好的预测效能。

老年患者往往合并存在吞咽障碍。目前吞咽障碍筛查工具包括饮食评估工具（EAT-10）、容积-黏度吞咽测试（V-VST）等，确诊则需行内镜吞咽评估（FEES）。在因急性病住院的老年患者中，EAT-10与MNA有很好的相关性，并且与患者住院时间延长和病死率增加相关。

老年重症患者往往存在急性胃肠功能障碍，胃肠功能损伤严重程度与误吸的发生风险呈正相关，是死亡风险增加的独立预测因素，建议在实施肠内营养前使用急性胃肠损伤分级系统（表34-4）评估老年重症患者的胃肠功能。

表34-1　微型营养评定简表（MNA-SF）内容

内容	评分（分）			
	0	1	2	3
近3个月是否因食欲减退、消化不良、咀嚼或吞咽困难而减少食量	食量严重减少	食量中度减少	无	—
近3个月体重丢失	＞3kg	不知道	1～3kg	无
活动能力	卧床	能活动但不愿活动	外出活动	—
近3个月罹患心理创伤或急性疾病	是	—	否	—
神经精神疾病	严重痴呆或抑郁	轻度痴呆	无	—
BMI（kg/m^2）	BMI＜19	19≤BMI＜21	21≤BMI＜23	BMI≥23
如果无法得到BMI，测量CC	CC＜31cm	—	—	CC≥31cm

注：—示无相关内容；CC. 小腿围；MNA-SF≥12分，营养状况正常；8分≤MNA-SF≤11分，存在营养不良风险；MNA-SF＜8分，存在营养不良

表34-2　营养风险筛查2002（NRS 2002）内容

内容	评分（分）
A. 营养状态	
正常营养状态	0
3个月内体重减轻＞5%或最近1个星期进食量减少25%～50%	1
2个月内体重减轻＞5%或BMI在18.5～20.5kg/m^2或最近1个星期进食量减少50%～75%	2
1个月内体重减轻＞5%（或3个月内减轻＞15%）或BMI＜18.5kg/m^2或最近1个星期进食量减少75%～100%	3
B. 疾病评分	
骨盆骨折或者慢性病患者，特别是合并急性并发症时：肝硬化、慢性阻塞性肺疾病、长期血液透析、糖尿病、肿瘤	1
腹部大型手术、脑卒中、重症肺炎、血液系统肿瘤	2
颅脑损伤、骨髓抑制、APACHEⅡ＞10分的入住ICU患者	3
C. 年龄	
＜70岁	0
≥70岁	1

注：BMI.体重指数，ICU.重症监护病房，APACHE.急性生理和慢性健康状况评分；NRS 2002评分=A+B+C，A、B、C每项只取最高分，不累加；评分≥3分，提示患者存在营养风险

表 34-3　危重症营养风险评分量表（NUTRIC）内容

内容	范围	评分（分）
年龄（岁）	＜50	0
	50～75	1
	≥75	2
APACHE Ⅱ评分	＜15	0
	15～19	1
	20～27	2
	≥28	3
SOFA 评分	＜6	0
	6～9	1
	≥10	2
合并症（个）	0～1	0
	≥2	1
入住 ICU 前住院时间（天）	0～1	0
	＞1	1
IL-6（ng/L）	＜400	0
	≥400	1

注：SOFA，序贯器官功能衰竭评分；IL-6，白细胞介素-6；NUTRIC 评分≥6 分，存在高营养风险

表 34-4　急性胃肠损伤分级系统内容

分级	界定标准
Ⅰ级	有明确病因，胃肠道功能部分受损
Ⅱ级	胃肠道消化和吸收功能障碍，不能完全满足机体对营养物质和水的需求，但尚未影响患者全身状况
Ⅲ级	胃肠功能丧失，给予干预处理后，胃肠功能仍未恢复，全身状况未改善
Ⅳ级	急性胃肠损伤进展至直接危及生命的状态，患者全身状况急剧恶化，伴远隔器官功能障碍

二、确定能量、蛋白质/氨基酸及其他营养素的摄入目标

老年患者的能量及营养素摄入原则可参考本章第一节。在此基础上，针对老年重症患者的营养摄入目标，需要注意事项如下。

1. 能量　针对老年重症患者，间接热量测定依然是目标热量的“金标准”，但其测量需要特殊设备，对于重症老年患者进行检测实际操作起来较普通患者更难以实现。因此，可通过预测公式计算法制定目标热量。老年人的基础代谢率随年龄的增长而下降，一般情况下的基础代谢率接近于 83.7kJ/（kg · d）[20kcal/（kg · d）]。患者能量需求应根据疾病种类和病程不同而有差异，急性期适当减少，康复期适当增加，生理活动或疾病状态下总代谢率是基础代谢率的 1.2～1.8 倍，因此，老年重症患者需要的总热量可达 104.6～125.5kJ/（kg · d）[25～30kcal/（kg · d）]。ASPEN 则认为重症患者高能量摄入和低能量摄入对临床结局并无显著影响，建议在入住 ICU 的前 7～10 天给予 12～25kcal/（kg · d）（平均能量摄入范围）。研究发现肠外营养治疗老年人全身炎症反应综合征时以基础能量消耗的 1.2 倍或 105kJ/（kg · d）[约 25kcal/（kg · d）]供应热能更为合理。

2. 脂肪　老年重症胰腺炎患者肠外营养处方中应用 ω-3 多不饱和脂肪酸 2 周，能改善患者肠黏膜屏障功能，提高机体营养水平。此外，ω-3 多不饱和脂肪酸可降低老年重症肺炎患者机体炎症反应，提高免疫功能，缩短病程。围手术期给予含有 ω-3 脂肪酸、精氨酸和核苷酸的免疫调节配方肠内营养，可降低术后感染性并发症发生率和缩短住院时间。一项荟萃分析显示，免疫调节配方

（ω-3 脂肪酸、γ-亚麻酸和抗氧化剂）可显著降低老年重症患者机械通气时间和死亡风险。

3. 蛋白质/氨基酸 目前的临床干预研究数据还不足以明确老年患者对于蛋白质的需求量，但是已有文献推荐，在急慢性疾病的情况下可以给予 1.2～1.5g/（kg・d）的蛋白质，而在烧伤及脓毒症等重症情况下则可以给予 2.0g/（kg・d）以上的蛋白质。在感染、手术、创伤失血等急性创伤打击的情况下，老年重症患者极容易出现低蛋白血症，引起的组织水肿尤其是肠壁水肿会进一步使老年人更容易发生肠道不耐受，此时可通过输注人血白蛋白或者补充氨基酸等含氮底物以促进蛋白质的合成，改善肠道功能。重症患者给予大剂量蛋白质[≥2.2g/（kg・d）]对比常规剂量蛋白质[≤1.2g/（kg・d）]对患者临床结局并无显著改善；对于伴有急性肾损伤和较高器官衰竭评分的患者，补充大剂量蛋白质还可能导致不良结局。

4. 谷氨酰胺 老年重症患者强化补充谷氨酰胺可改善其免疫功能及营养状态，降低炎症反应。老年重症患者强化补充谷氨酰胺可增强机体抗氧化应激的能力，但多器官衰竭的重症患者早期服用过高剂量谷氨酰胺[＞0.5g/（kg・d）]并不能改善临床结局，反而会增加患者死亡率，重症患者补充谷氨酰胺可减少医院感染的发生，但不能降低死亡率和住院时间。因此，老年术后患者接受营养治疗时适当补充谷氨酰胺可减少感染并发症，同时应监测患者的肝肾功能并限制谷氨酰胺的剂量[≤0.5g/（kg・d）]。

5. 微量营养素 老年重症患者应常规监测维生素和矿物质（常量元素及微量元素）水平，对缺乏者应给予强化补充。入院时已存在低磷血症、低钾血症的老年重症患者，需注意纠正电解质紊乱和补充维生素 B_1、维生素 B_2、维生素 B_6 和维生素 C，预防再喂养综合征。呼吸衰竭患者，常见低磷血症，应严密监测血磷水平，必要时补充磷酸盐，当血磷水平低于 0.32mmol/L 时须予静脉补充。维生素 D 严重缺乏者，重症发生风险更高。

6. 微生态制剂 重症患者肠道功能障碍的基础是微生态的失调，使致病菌大量繁殖或共生菌明显减少，失去了正常情况下的拮抗共生状态。重症患者微生态失调，肠道机械、生物、化学及免疫屏障受到损害，导致细菌或毒素易位，激发严重的全身性炎症反应，并形成恶性循环，加重病情。微生态制剂可以保护肠道屏障，减少病原菌过度生长，减少细菌易位和内源性感染。微生态制剂联合肠内营养可以抑制肠道内的有害菌群，纠正肠道微生态失衡，改善胃肠道功能，促进胃肠道营养吸收。酪酸梭菌活菌胶囊、双歧杆菌三联活菌制剂、双歧杆菌乳杆菌嗜热链球菌三联活菌片、枯草杆菌肠球菌二联活菌胶囊等益生菌可改善重症患者预后。《肠道微生态制剂老年人临床应用中国专家共识（2019）》推荐重症患者可使用酪酸梭菌活菌胶囊（0.4g，3 次/天）、双歧杆菌三联活菌制剂（420～840mg，2 次/天）、双歧杆菌乳杆菌嗜热链球菌三联活菌片（1～2g，3 次/天）及枯草杆菌肠球菌二联活菌胶囊（0.5g，3 次/天）联合双歧杆菌乳杆菌嗜热链球菌三联活菌片（2g，3 次/天）1 周，疗程推荐为 1～2 周。

7. 液体管理 是重症患者管理核心内容之一，液体治疗不足可能导致患者心排出量减少，引发有效循环血量减少，造成重要脏器灌注不足；但过度的液体治疗可造成循环超负荷、心力衰竭以及组织水肿。老年重症患者可能无法耐受快速大量的液体复苏，需要平衡营养支持治疗和液体负荷量之间的关系，根据具体病情个体化供给，可适当减少液体量（如每日 20～25ml/kg 液体目标摄入量）。高热、大量出汗、进食及饮水不足等会导致尿量减少（＜800ml/d）、尿液赤黄，提示脱水，可能伴随电解质及矿物质的大量丢失，须及时采取措施。

三、建立营养支持多学科团队

不同的重症老年患者，如多器官功能衰竭、重症胰腺炎、脑卒中、肿瘤恶病质等患者，需组建多学科团队会诊决定其营养支持治疗方案。针对重症老年患者的营养支持多学科团队应由重症医学专家牵头组建和管理。

四、重症老年患者口服营养补充治疗

老年患者口服营养补充可参考本章第二节。老年重症患者口服营养补充有助于增加能量及蛋白质摄入，降低压疮发生率及死亡率。然而有证据显示，经口进食不能达到最佳的能量摄入，常低于需求值的 60%。虽然经口进食发生再喂养综合征的风险低于人工营养支持治疗的患者，但口服进食仍需警惕再喂养综合征发生。老年重症患者经口饮食摄入不足的原因包括食欲下降、味觉和嗅觉改变、胃肠道损伤和精神因素（谵妄等）。拔管后吞咽困难是老年重症患者的另一大问题，虽然经口饮食非常重要，但有报道称非机械通气 ICU 患者口服营养补充的处方率很低，仅有不到 50%进食不足的患者接受口服营养补充。

五、重症老年患者肠内营养治疗

肠内营养制剂给药途径主要有口服、鼻胃管、胃造口、鼻口肠管和空肠造口等，在不能口服的情况下，短期营养可通过鼻胃管和鼻口肠管供给，长期营养支持更适用于经皮胃造口和空肠造口患者。鼻胃管是最常用的肠内营养途径，是 2～3 周肠内营养的首选管饲途径。对于预计需要肠内营养超过 4 周或不能耐受鼻胃管的老年患者，ESPEN 推荐行 PEG。对于重症患者，建议盲法留置鼻胃/鼻肠管；对于置管失败或置管困难的患者，建议在内镜引导下放置；对于无法耐受内镜引导置管的患者，可选择超声或 X 线引导下放置鼻胃/鼻肠管；对于接受腹部外科手术需进行肠内营养治疗的患者，建议在术中建立肠内营养通路。

肠内营养制剂输注需注意温度，适当提高营养液温度（39℃）能有效减少肠内营养胃肠道反应的发生。国内《重症患者早期肠内营养临床实践专家共识》建议重症患者以低剂量起始喂养（10～20kcal/h 或 500kcal/d），老年患者后续喂养上调速度可根据肠内营养耐受情况谨慎调整，5～7 天逐渐达到目标喂养量。

老年重症患者进行肠内营养治疗时常见以下并发症，对于各种常见并发症的预防管理如下。

1. 胃肠道常见并发症 主要包括腹泻、便秘、恶心、呕吐、胃潴留、上消化道出血等。低蛋白血症、抗生素的使用、肠内营养剂量及供给速度、肠内营养时间、机械通气均为诱导老年重症患者肠内营养相关性腹泻的独立危险因素。老年人的乳糖酶分泌量减少，易出现乳糖不耐受，导致腹泻，因此建议老年患者应选择不含乳糖的制剂。老年重症患者可选用益生菌以降低肠内营养相关性腹泻的发生率。适当提高胃肠营养液的温度，可以延迟老年重症患者腹泻的发生。老年重症患者肠内营养可添加膳食纤维以预防腹胀。相比顿服营养液，老年重症患者肠内营养中应用持续加热推泵的输注方式，可改善患者的营养状况及免疫功能，减轻炎症反应及胃肠道功能障碍的发生率，维持脏器功能稳定，提高临床治疗有效率。

2. 感染并发症 肠内营养的感染并发症主要是指营养液的反流或误吸所引起的吸入性肺炎。反流和误吸是肠内营养应用中最危险的并发症，患者体位、鼻饲液注入方式、持续应用镇静药物和气囊压力是机械通气老年患者肠内营养误吸的危险因素。建议采用 B 超监测肠内营养老年重症患者的胃残余量，如果胃残余量较大（＞250ml），应考虑调整肠内营养方式，如改变置管位置、降低喂养频率、换用喂养途径或停用肠内营养。建议重症患者留置鼻胃管喂养喂饲时将床头抬高 30°～45°，以降低反流及误吸的发生率。对于有极高误吸风险的严重吞咽困难患者可行幽门后肠内营养，如经鼻肠管等。幽门后喂养可有效改善患者营养状况，降低胃潴留、反流、误吸等肠内营养并发症的发生，还可降低老年重症患者呼吸机相关性肺炎的发生率。

3. 代谢并发症 主要为高血糖和水电解质、酸碱平衡紊乱。不合理地大量鼻饲高渗营养液会引起高血糖，如果输注的速度过快还会导致非酮症 HHS。输注标准的整蛋白型肠内营养制剂时，出现高血糖，可配合相应的胰岛素治疗，并调整营养液的输注速度。

4. 机械并发症 阻塞和脱出是肠内营养治疗常见的机械性并发症。营养管阻塞主要与营养管的材质、内径口细、置管时间较长、营养液浓度高、滴速慢及未及时冲洗管道有关，由于喂药时碾磨不细及注水不够也可能导致营养管的阻塞。胃管的脱出主要与患者意识障碍或躁动、鼻饲管未有效安全固定、护理不当等因素有关，内径较细的营养管更容易因咳嗽或呕吐而脱出。

六、重症老年患者肠外营养治疗

全静脉营养混合液在临床上应用广泛，全静脉营养混合液是将患者所需的各种营养素混合在同一容器中输注，具有符合生理、降低单个营养素浓度和渗透压、减少肝肾等器官代谢负荷和降低代谢并发症的发生率等优点。建议老年患者的肠外营养应用全静脉营养混合液将患者所需的各种营养素混合后输注。

周围静脉是老年患者 SPN 短期应用的首选。高渗透压（＞900mOsm/L）或需要长期接受肠外营养（＞14 天）者建议通过中心静脉输注，经皮穿刺中心静脉置管适合重症患者，锁骨下静脉途径是首选，但使用时间不建议超过 30 天；PICC 穿刺风险低且较少发生感染并发症，应作为老年患者肠外营养输注的主要途径。建议根据患者营养需求和治疗情况确定输注速度，持续输注速度应保持在 40～150ml/h，间歇输注速度可高达 200～300ml/h。

老年重症患者存在严重胃肠道功能障碍或有肠内营养禁忌证时，建议给予 TPN。《中国老年患者肠外肠内营养应用指南》建议，对于老年重症患者，肠外营养的启动时间应为：低营养风险（NRS 2002 评分≤3 分或 NUTRIC 评分≤5 分），术后 7 天肠内营养未能达到 60%目标喂养量时；高营养风险者（NRS 2002 评分≥5 分或 NUTRIC 评分≥6 分），进入 ICU 后 72 小时后肠内营养仍未达到目标量时。ASPEN 认为 ICU 入院早期提供 SPN 并未表现出显著临床益处，因此不推荐在 ICU 入院前 7 天启动 SPN。ESPEN 建议对于在 ICU 的第 1 周不能耐受全剂量肠内营养的患者，应启动肠外营养的个体化评估。在未尝试所有优化肠内营养耐受性措施前不应启动肠外营养。

老年重症患者进行肠外营养治疗时常见以下并发症，对于各种常见并发症的预防管理如下。

1. 代谢并发症 肠外营养治疗相关的代谢并发症包括急性代谢并发症（高血糖、低血糖、高脂血症、高钙血症，水电解质和酸碱平衡紊乱）和慢性代谢并发症（肝脏脂肪变性、肝脏胆汁淤积等）。老年患者碳水化合物输注速度大于 5mg/（kg·min）时，超出了体内的氧化速度，会引起高血糖、脂肪堆积及肝脏脂肪浸润。老年重症患者的高血糖状态在血流动力学稳定且无皮下水肿的情况下，可采用胰岛素泵持续皮下注射速效胰岛素类似物，以更好地控制血糖、减轻炎症反应及改善预后。TPN 引发高脂血症主要是给予的脂肪量超过机体清除脂质的能力所致，主要表现为高甘油三酯血症。当机体清除脂质的能力降低时更容易发生高脂血症，这种情况见于重症疾病、尿毒症、糖尿病、肝肾功能损害患者和家族性高脂血症患者。

2. 导管相关并发症 包括气胸、空气栓塞、导管异位等。锁骨下静脉或颈内静脉穿刺置管时容易发生导管相关并发症，因此应注意操作规范。

3. 再喂养综合征 老年人尤其是营养不良的老年人，多病共存现象普遍，生理储备减少，是发生再喂养综合征的高危人群。《中国老年患者肠外肠内营养应用指南（2020）》建议对有再喂养综合征风险的老年患者，给予营养治疗前应常规监测患者电解质及代谢物水平，纠正机体水电解质紊乱和补充维生素 B_1，应用营养支持的同时注意监测代谢指标。ESPEN 指南建议在 ICU 住院的第 1 周内对所有重症患者循序渐进地给予人工营养，可能有助于减少再喂养综合征的发生。《维生素制剂临床应用专家共识（2015）》建议对有再喂养综合征发生风险的患者，在开始营养治疗前，应检查电解质水平，纠正电解质紊乱，经验性补充钾、磷、镁和多种维生素，营养治疗开始前至少 30 分钟静脉注射维生素 B_1 200～300mg，营养治疗 1～3 天每日静脉注射或口服维生素 B_1 200～300mg；营养治疗全程应按照 2 倍于常规剂量补充多种维生素。

4. 感染 肠外营养是导管相关性血流感染的危险因素之一。老年患者加用谷氨酰胺加强治疗可以显著降低多器官功能障碍综合征中心静脉导管相关血行感染的发生率。感染风险高的重症老年患者肠外营养配方中给予鱼油可以降低感染率和全身炎症反应综合征发生率。

七、老年重症患者出院后的营养干预

重症患者出院后的营养支持治疗有助于患者康复，但相关研究有限，有关老年重症患者的研究更少。有很大一部分从 ICU 转出的患者能量和蛋白质摄入不能达到预测需求量。目前尚无研究评估老年重症患者出院后的营养摄入情况，但在急性疾病中的相关研究支持前述观点：经口进食达不到最佳摄入量时，应给予和鼓励患者接受口服营养补充。ESPEN 建议存在营养不良或有营养不良风险的老年人出院后予以口服营养补充，以改善饮食摄入量和体重，并降低功能下降的风险。营养支持治疗和理疗相结合有益于老年人机体和肌肉功能改善，并有助于老年重症患者的康复。

（徐秋梅　李挥力）

参 考 文 献

蔡威，2012. 临床营养学[M]. 上海：复旦大学出版社.

陈娇莲，卓紫虹，周小戈，等，2022. 我国临床营养学科研究的发展脉络与展望[J]. 现代医院，22（2）：245-248.

陈永兴，陆相朋，杨艳玲，等，2022. 糖原累积病的饮食与营养干预[J]. 中国实用儿科杂志，37（10）：736-739.

程改平，秦伟，刘婧，等，2021.《KDOQI 慢性肾脏病营养临床实践指南 2020 更新版》解读[J]. 中国全科医学，24（11）：1325-1332，1307.

党佳佳，闫晓晋，马宁，等，2022. 儿童青少年超重肥胖评价方法及 SPSS 和 SAS 实现[J]. 中华预防医学杂志，56（1）：75-81.

多囊卵巢综合征诊治路径专家共识编写组，李蓉，段洁，等，2023. 多囊卵巢综合征诊治路径专家共识[J]. 中华生殖与避孕杂志，43（4）：337-345.

方鹤松，2012. 小儿腹泻病诊断及治疗的进展[J]. 中国社区医师，28（23）：9-10.

丰利芳，巩纯秀，韩连书，2022. 遗传代谢病的饮食治疗[J]. 中华实用儿科临床杂志，37（11）：870-874.

顾景范，杜寿玢，郭长江，2009. 现代临床营养学[M]. 2 版. 北京：科学出版社.

归崎峰，杨云梅，张发明，2019. 肠道微生态制剂老年人临床应用中国专家共识（2019）[J]. 中华危重症医学杂志（电子版），12（2）：73-79.

国家卫生健康委，2021. 中国居民营养与慢性病状况报告-2020 年[M]. 北京：人民卫生出版社.

胡雯，马向华，2021. 临床营养学[M]. 北京：科学出版社.

贾雪琦，洪莉，2022. 遗传代谢病住院患儿的营养管理 [J]. 中国实用儿科杂志，37（10）：724-727.

焦广宇，蒋卓勤，2010. 临床营养学[M]. 3 版. 北京：人民卫生出版社.

李昱剑，阚璇，2022. 儿童遗传代谢病的研究进展[J]. 中国当代儿科杂志，24（3）：326-331.

林善锬，谌贻璞，钱家麒，等，2005. 慢性肾脏病蛋白营养治疗共识[J]. 实用糖尿病杂志，1(5): 143-145.

刘枫，2011. 急慢性肾小球肾炎、肾病综合征的饮食防治[J]. 中国社区医师，27（6）：27.

刘正才，杨西胜，2019. 脓毒症营养支持治疗策略[J]. 中华消化外科杂志，（10）：920-923.

马方，2011. 中国临床营养的现状与发展[J]. 中国实用内科杂志，31（3）：170-171.

邱文娟，杜陶子，夏瑜，2023. 儿童遗传代谢病急性期的营养管理[J]. 临床儿科杂志，41（6）：401-405.

孙秀发，凌文华，2016. 临床营养学[M]. 3 版. 北京：科学出版社.

吴国豪，2006. 实用临床营养学[M]. 上海：复旦大学出版社.

于健春，2021. 临床营养学[M]. 北京：人民卫生出版社.

张扬，全淑燕，曾力楠，等，2018. 全球现有儿童腹泻临床实践指南的循证评价[J]. 中国药房，29（8）：1109-1116.

张尧，2020. 遗传代谢病治疗进展[J]. 中国儿童保健杂志，28（7）：721-724.

郑锐丹，张文，2023. 苯丙酮尿症的诊断和治疗[J]. 中华全科医师杂志，22（6）：569-574.

中国超重/肥胖医学营养治疗专家共识编写委员会，2016. 中国超重/肥胖医学营养治疗专家共识（2016 年版）[J]. 糖尿病天地（临床），10(9): 395-398.

中国老年医学学会营养与食品安全分会，2024. 老年人营养不良多学科决策模式中国专家共识（2023）[J]. 中华老年多器官疾病杂志，23（1）：1-13.

中国老年医学学会营养与食品安全分会，中国循证医学中心，《中国循证医学杂志》编辑委员会，等，2017. 老年患者家庭营养管理中国专家共识（2017 版）[J]. 中国循证医学杂志，17（11）：1251-1259.

中国人民解放军医学会儿科分会肾脏病学组，2013. 急性肾小球肾炎的循证诊治指南[J]. 临床儿科杂志，31（6）：561-564.

中国医疗保健国际交流促进会营养与代谢管理分会，中国营养学会临床营养分会，中华医学会糖尿病学分会，等，2021. 中国超重/肥胖医学营养治疗指南（2021）[J]. 中国医学前沿杂志（电子版），13（11）：1-55.

中国医疗保健国际交流促进会营养与代谢管理分会，中国营养学会临床营养分会，中华医学会糖尿病学分会，等，2022. 中国糖尿病医学营养治疗指南（2022 版）[J]. 中华糖尿病杂志，14（9）：881-933.

中国医师协会，2011. 临床诊疗指南-临床营养科分册：试行[M]. 北京：人民军医出版社.

中国医师协会风湿免疫科医师分会风湿病相关肺血管/间质病学组，国家风湿病数据中心，2018. 2018 中国结缔组织病相关间质性肺病诊断和治疗专家共识[J]. 中华内科杂志，57（8）：558-565.

中国医师协会肾脏内科医师分会，中国中西医结合学会肾脏疾病专业委员会营养治疗指南专家协作组，2021. 中国慢性肾脏病营养治疗临床实践指南（2021 版）[J]. 中华医学杂志，101（8）：539-559.

中国中西医结合学会儿科专业委员会消化学组，2022. 中西医结合防治小儿腹泻专家共识[J]. 世界中医药，17（21）：2979-2984，2991.

中华人民共和国国家卫生健康委员会，2021. 糖原贮积病（Ⅰ型和Ⅱ型）诊疗指南（2019）[J]. 中国实用乡村医生杂志，28（3）：8-10.

中华医学会肠外肠内营养学分会，2018. 多种微量元素制剂临床应用专家共识[J]. 中华外科杂志，56（3）：168-176.

中华医学会肠外肠内营养学分会老年营养支持学组，2020. 中国老年患者肠外肠内营养应用指南（2020）[J]. 中华老年医学杂志，39（2）：119-132.

中华医学会儿科学分会消化学组，《中华儿科杂志》编辑委员会，2016. 中国儿童急性感染性腹泻病临床实践指南[J]. 中华儿科杂志，54（7）：483-488.

中华医学会妇产科学分会产科学组，中华医学会围产医学分会，中国妇幼保健协会妊娠合并糖尿病专业委员会，2022. 妊娠期高血糖诊治指南（2022）[第一部分][J]. 中华妇产科杂志，57（1）：3-12.

中华医学会妇产科学分会产科学组，中华医学会围产医学分会，中国妇幼保健协会妊娠合并糖尿病专业委员会，2022. 妊娠期高血糖诊治指南（2022）[第二部分][J]. 中华妇产科杂志，57（2）：81-90.

中华医学会妇产科学分会妊娠期高血压疾病学组，2020. 妊娠期高血压疾病诊治指南（2020）[J]. 中华妇产科杂志，55（4）：227-238.

中华医学会呼吸病学分会，中国医师协会呼吸医师分会，2023. 间质性肺疾病多学科讨论规范中国专家共识[J]. 中华结核和呼吸杂志，46（12）：1176-1188.

中华医学会内分泌学分会，2022. 中国成人糖尿病肾脏疾病医学营养治疗专家共识[J]. 中华内分泌代谢杂志，11（38）：927-936.

中华医学会糖尿病学分会，2021. 中国 2 型糖尿病防治指南（2020 年版）[J]. 国际内分泌代谢杂志，41（5）：482-548.

中华医学会糖尿病学分会，中国医师协会内分泌代谢科医师分会，中华医学会内分泌学分会，等，2022. 中国 1 型糖尿病诊治指南（2021 版）[J]. 中华糖尿病杂志，14（11）：1143-1250.

中华预防医学会出生缺陷预防与控制专业委员会新生儿遗传代谢病筛查学组，2023. 新生儿筛查遗传代谢病诊治规范专家共识[J]. 中华新生儿科杂志（中英文），38（7）：385-394.

周芸，2017. 临床营养学[M]. 4 版. 北京：人民卫生出版社.

《儿童青少年糖尿病营养治疗专家共识（2018 版）》编写委员会，2018. 儿童青少年糖尿病营养治疗专家共识（2018 版）[J]. 中华糖尿病杂志，10（9）：569-577.

Abarca-Gómez L，Abdeen Z A，Hamid Z A，et al，2017. Worldwide trends in body-mass index，underweight，overweight，and obesity from 1975 to 2016：a pooled analysis of 2416 population-based measurement studies in 128・9 million children，adolescents，and adults[J]. The Lancet，390（10113）：2627-2642.

Abenavoli L，Maurizi V，Boccuto L，et al，2022. Nutritional support in acute liver failure[J]. Diseases，10（4）：108.

Adiamah A，Skořepa P，Weimann A，et al，2019. The impact of preoperative immune modulating nutrition on outcomes in patients undergoing surgery for gastrointestinal cancer：a systematic review and meta-analysis[J]. Annals of Surgery，270（2）：247-256.

American Association for the Study of Liver Diseases，European Association for the Study of the Liver，2014. Hepatic encephalopathy in chronic liver disease：2014 practice guideline by the European Association for the Study of the Liver and the American Association for the Study of Liver Diseases[J]. Journal of Hepatology，61（3）：642-659.

Ando K，Motojima S，Doi T，et al，2013. Effect of glucocorticoid monotherapy on pulmonary function and survival in Japanese patients with *Scleroderma*-related interstitial lung disease[J]. Respiratory Investigation，51（2）：69-75.

Angeli P，Bernardi M，Villanueva C，et al，2018. EASL Clinical Practice Guidelines for the management of patients with decompensated cirrhosis[J]. Journal of Hepatology，69（2）：406-460.

Annema C，De Smet S，Castle E M，et al，2023. European society of organ transplantation（ESOT）consensus statement on prehabilitation for solid organ transplantation candidates[J]. Transplant International，36：11564.

Antar R，Wong P，Ghali P，2012. A meta-analysis of nutritional supplementation for management of hospitalized alcoholic hepatitis[J]. Canadian Journal of Gastroenterology = Journal Canadien de Gastroenterologie，26（7）：463-467.

Auerbach M，Gafter-Gvili A，MacDougall I C，2020. Intravenous iron：a framework for changing the management of iron deficiency[J]. The Lancet Haematology，7（4）：e342-e350.

Berlana D，2022. Parenteral nutrition overview[J]. Nutrients，14（21）：4480.

Berná G，Romero-Gomez M，2020. The role of nutrition in non-alcoholic fatty liver disease：pathophysiology and management[J]. Liver

International, 40 (Suppl 1) : 102-108.

Bischoff S C, Bernal W, Dasarathy S, et al, 2020. ESPEN practical guideline: Clinical nutrition in liver disease[J]. Clinical Nutrition, 39 (12) : 3533-3562.

Cano N, Fiaccadori E, Tesinsky P, et al, 2006. ESPEN guidelines on enteral nutrition: adult renal failure[J]. Clinical Nutrition, 25 (2) : 295-310.

Chan W, 2021. Chronic kidney disease and nutrition support[J]. Nutrition in Clinical Practice, 36 (2) : 312-330.

Chao A, Waitzberg D, de Jesus R P, et al, 2016. Malnutrition and nutritional support in alcoholic liver disease: a review[J]. Current Gastroenterology Reports, 18 (12) : 65.

Chapple L A, Gan M, Louis R, et al, 2020. Nutrition-related outcomes and dietary intake in non-mechanically ventilated critically ill adult patients: a pilot observational descriptive study[J]. Australian Critical Care, 33 (3) : 300-308.

Corriero A, Gadaleta R M, Puntillo F, et al, 2022. The central role of the gut in intensive care[J]. Critical Care, 26 (1) : 379.

Crabb D W, Im G Y, Szabo G, et al, 2020. Diagnosis and treatment of alcohol-associated liver diseases: 2019 practice guidance from the American association for the study of liver diseases[J]. Hepatology, 71 (1) : 306-333.

Dabke K, Hendrick G, Devkota S, 2019. The gut microbiome and metabolic syndrome[J]. The Journal of Clinical Investigation, 129 (10) : 4050-4057.

Dasarathy S, 2016. Nutrition and alcoholic liver disease: effects of alcoholism on nutrition, effects of nutrition on alcoholic liver disease, and nutritional therapies for alcoholic liver disease[J]. Clinics in Liver Disease, 20 (3) : 535-550.

de Vos W M, Tilg H, Van Hul M, et al, 2022. Gut microbiome and health: mechanistic insights[J]. Gut, 71 (5) : 1020-1032.

Doley J, 2022. Enteral nutrition overview[J]. Nutrients, 14 (11) : 2180.

Donnino M W, Andersen L W, Chase M, et al, 2016. Randomized, double-blind, placebo-controlled trial of thiamine as a metabolic resuscitator in septic shock: a pilot study[J]. Critical Care Medicine, 44 (2) : 360-367.

Druml W, 2005. Nutritional management of acute renal failure[J]. Journal of Renal Nutrition, 15 (1) : 63-70.

Elkins J R, Oxentenko A S, Nguyen L A B, 2022. Hyperemesis gravidarum and nutritional support[J]. American Journal of Gastroenterology, 117 (10S) : 2-9.

European Association for the Study of the Live, 2018. EASL Clinical Practice Guidelines: Management of alcohol-related liver disease[J]. Journal of Hepatology, 69 (1) : 154-181.

Fan Y, Pedersen O, 2021. Gut microbiota in human metabolic health and disease[J]. Nature Reviews Microbiology, 19 (1) : 55-71.

Fiaccadori E, Sabatino A, Barazzoni R, et al, 2021. ESPEN guideline on clinical nutrition in hospitalized patients with acute or chronic kidney disease[J]. Clinical Nutrition, 40 (4) : 1644-1668.

Fischer A, Antoniou K M, Brown K K, et al, 2015. An official European respiratory society/American thoracic society research statement: interstitial pneumonia with autoimmune features[J]. European Respiratory Journal, 46 (4) : 976-987.

Floege J, Barbour S J, Cattran D C, et al, 2019. Management and treatment of glomerular diseases (part 1) : conclusions from a kidney disease: improving global outcomes (KDIGO) controversies conference[J]. Kidney International, 95 (2) : 268-280.

Frankel A H, Kazempour-Ardebili S, Bedi R, et al, 2018. Management of adults with diabetes on the haemodialysis unit: summary of guidance from the joint British diabetes societies and the renal association[J]. Diabetic Medicine, 35 (8) : 1018-1026.

Friedman A N, 2004. High-protein diets: potential effects on the kidney in renal health and disease[J]. American Journal of Kidney Diseases, 44 (6) : 950-962.

Fu J F, Liang L, Gong C X, et al, 2013. Status and trends of diabetes in Chinese children: analysis of data from 14 medical centers[J]. World Journal of Pediatrics, 9 (2) : 127-134.

Fu Y, Zhang Y H, Soladoye O P, et al, 2020. Maillard reaction products derived from food protein-derived peptides: insights into flavor and bioactivity[J]. Critical Reviews in Food Science and Nutrition, 60 (20) : 3429-3442.

Furci F, Cicero N, Allegra A, et al, 2023. Microbiota, diet and acute leukaemia: tips and tricks on their possible connections[J]. Nutrients, 15 (19) : 4253.

Ganesan M V, Annigeri R A, Shankar B, et al, 2009. The protein equivalent of nitrogen appearance in critically ill acute renal failure patients undergoing continuous renal replacement therapy[J]. Journal of Renal Nutrition, 19 (2) : 161-166.

Ghorbani Z, Hajizadeh M, Hekmatdoost A, 2016. Dietary supplementation in patients with alcoholic liver disease: a review on current evidence[J]. Hepatobiliary & Pancreatic Diseases International, 15 (4) : 348-360.

Griffith C M, Schenker S, 2006. The role of nutritional therapy in alcoholic liver disease[J]. Alcohol Research & Health, 29 (4) : 296-306.

Gümüş E，Özen H，2023. Glycogen storage diseases：an update[J]. World Journal of Gastroenterology，29（25）：3932-3963.

Gunsar F，Raimondo M L，Jones S，et al，2006. Nutritional status and prognosis in cirrhotic patients[J]. Alimentary Pharmacology & Therapeutics，24（4）：563-572.

Hahn D，Hodson E M，Fouque D，2018. Low protein diets for non-diabetic adults with chronic kidney disease[J]. Cochrane Database of Systematic Reviews，10（10）：CD001892.

Hannah W B，Derks T G J，Drumm M L，et al，2023. Glycogen storage diseases[J]. Nature Reviews Disease Primers，9：46.

Harnois D M，2010. Diagnosis and management of autoimmune hepatitis[J]. Yearbook of Gastroenterology，2010：257-258.

He J，Mills K T，Appel L J，et al，2016. Urinary sodium and potassium excretion and CKD progression[J]. Journal of the American Society of Nephrology，27（4）：1202-1212.

He Q R，Tang Y F，Huang J，et al，2021. The value of KL-6 in the diagnosis and assessment of interstitial lung disease[J]. American Journal of Translational Research，13（8）：9216-9223.

Hesdorffer C S，Longo D L，2015. Drug-induced megaloblastic *Anemia*[J]. New England Journal of Medicine，373（17）：1649-1658.

Heyland D K，Patel J，Compher C，et al，2023. The effect of higher protein dosing in critically ill patients with high nutritional risk（EFFORT protein）：an international，multicentre，pragmatic，registry-based randomised trial[J]. Lancet，401（10376）：568-576.

Hirschfield G M，Beuers U，Corpechot C，et al，2017. EASL Clinical Practice Guidelines：the diagnosis and management of patients with primary biliary cholangitis[J]. Journal of Hepatology，67（1）：145-172.

Ikizler T A，Burrowes J D，Byham-Gray L D，et al，2020. KDOQI clinical practice guideline for nutrition in CKD：2020 update[J]. American Journal of Kidney Diseases，76（3 Suppl 1）：S1-S107.

Iwasa M，Iwata K，Hara N，et al，2013. Nutrition therapy using a multidisciplinary team improves survival rates in patients with liver cirrhosis[J]. Nutrition，29（11/12）：1418-1421.

Jamioł-Milc D，Gudan A N，Kaźmierczak-Siedlecka K，et al，2023. Nutritional support for liver diseases[J]. Nutrients，15（16）：3640.

Jebeile H，Kelly A S，O'Malley G，et al，2022. Obesity in children and adolescents：epidemiology，causes，assessment，and management[J]. The Lancet Diabetes & Endocrinology，10（5）：351-365.

Jiang Z，Tang Y，Yang L C，et al，2018. Effect of restricted protein diet supplemented with keto analogues in end-stage renal disease：a systematic review and meta-analysis[J]. International Urology and Nephrology，50（4）：687-694.

Johnson D W，Atai E，Chan M，et al，2013. KHA-CARI guideline：early chronic kidney disease：detection，prevention and management[J]. Nephrology，18（5）：340-350.

Jude E B，Ling S F，Allcock R，et al，2021. Vitamin D deficiency is associated with higher hospitalization risk from COVID-19：a retrospective case-control study[J]. The Journal of Clinical Endocrinology and Metabolism，106（11）：e4708-e4715.

Kalaitzakis E，Simrén M，Olsson R，et al，2006. Gastrointestinal symptoms in patients with liver cirrhosis：associations with nutritional status and health-related quality of life[J]. Scandinavian Journal of Gastroenterology，41（12）：1464-1472.

Kamran U，Towey J，Khanna A，et al，2020. Nutrition in alcohol-related liver disease：physiopathology and management[J]. World Journal of Gastroenterology，26（22）：2916-2930.

Kazankov K，Jørgensen S M D，Thomsen K L，et al，2019. The role of macrophages in nonalcoholic fatty liver disease and nonalcoholic steatohepatitis[J]. Nature Reviews Gastroenterology & Hepatology，16（3）：145-159.

Keir G J，Maher T M，Ming D，et al，2014. Rituximab in severe，treatment-refractory interstitial lung disease[J]. Respirology，19（3）：353-359.

Kidney Disease：Improving Global Outcomes Glomerular Diseases Work Group，2021. KDIGO 2021 clinical practice guideline for the management of glomerular diseases[J]. Kidney International，100（4S）：S1-S276.

Kim G，Kang S H，Kim M Y，et al，2017. Prognostic value of sarcopenia in patients with liver cirrhosis：a systematic review and meta-analysis[J]. PLoS One，12（10）：e0186990.

Kleinman R E，Greer F R，2022. 儿童营养学[M]. 申昆玲，主译. 北京：科学出版社.

Kolodziejczyk A A，Zheng D P，Elinav E，2019. Diet-microbiota interactions and personalized nutrition[J]. Nature Reviews Microbiology，17（12）：742-753.

Koziolek M，Alcaro S，Augustijns P，et al，2019. The mechanisms of pharmacokinetic food-drug interactions-A perspective from the UNGAP group[J]. European Journal of Pharmaceutical Sciences，134：31-59.

Kumar S，Kelly A S，2017. Review of childhood obesity from epidemiology，etiology，and comorbidities to clinical assessment and treatment[J]. Mayo Clinic Proceedings，92（2）：251-265.

Li Y T, Li H X, Zhang D, 2019. Timing of continuous renal replacement therapy in patients with septic AKI: a systematic review and meta-analysis[J]. Medicine, 98 (33): e16800.

Lieber C S, 2003. Relationships between nutrition, alcohol use, and liver disease[J]. Alcohol Research & Health, 27 (3): 220-231.

Lister N B, Baur L A, Felix J F, et al, 2023. Child and adolescent obesity[J]. Nature Reviews Disease Primers, 9 (1): 24.

Liu S Y, Tsai I T, Hsu Y C, 2021. Alcohol-related liver disease: basic mechanisms and clinical perspectives[J]. International Journal of Molecular Sciences, 22 (10): 5170.

Lleo A, Wang G Q, Gershwin M E, et al, 2020. Primary biliary cholangitis[J]. The Lancet, 396 (10266): 1915-1926.

Llibre-Nieto G, Lira A, Vergara M, et al, 2021. Micronutrient deficiencies in patients with decompensated liver cirrhosis[J]. Nutrients, 13 (4): 1249.

Lo R C, Kim H, 2017. Histopathological evaluation of liver fibrosis and cirrhosis regression [J]. Clinical and Molecular Hepatology, 23(4): 302-307.

Lorden H, Engelken J, Sprang K, et al, 2023. Malnutrition in solid organ transplant patients: a review of the literature[J]. Clinical Transplantation, 37 (11): e15138.

MacGibbon K W, Kim S, Mullin P M, et al, 2021. HyperEmesis level prediction (HELP score) identifies patients with indicators of severe disease: a validation study[J]. Geburtshilfe und Frauenheilkunde, 81 (1): 90-98.

Magee L A, Brown M A, Hall D R, et al, 2022. The 2021 International Society for the Study of Hypertension in Pregnancy classification, diagnosis & management recommendations for international practice[J]. Pregnancy Hypertension, 27: 148-169.

Malekahmadi M, Pahlavani N, Firouzi S, et al, 2022. Effect of enteral immunomodulatory nutrition formula on mortality and critical care parameters in critically ill patients: a systematic review with meta-analysis[J]. Nursing in Critical Care, 27 (6): 838-848.

Marchesini G, Bianchi G, Merli M, et al, 2003. Nutritional supplementation with branched-chain amino acids in advanced cirrhosis: a double-blind, randomized trial[J]. Gastroenterology, 124 (7): 1792-1801.

Maslin K, Dean C, 2022. Nutritional consequences and management of hyperemesis gravidarum: a narrative review[J]. Nutrition Research Reviews, 35 (2): 308-318.

Mehta S, Sharma B S, Gulati S, et al, 2020. A prospective, randomized, interventional study of oral iron supplementation comparing daily dose with alternate day regimen using hepcidin as a biomarker in iron deficiency anemia[J]. Journal of the Association of Physicians of India, 68 (5): 39-41.

Merli M, 2020. Nutrition in cirrhosis: dos and don'ts[J]. Journal of Hepatology, 73 (6): 1563-1565.

Merli M, Berzigotti A, Zelber-Sagi S, et al, 2019. EASL Clinical Practice Guidelines on nutrition in chronic liver disease[J]. Journal of Hepatology, 70 (1): 172-193.

Moore L W, Byham-Gray L D, Scott Parrott J, et al, 2013. The mean dietary protein intake at different stages of chronic kidney disease is higher than current guidelines[J]. Kidney International, 83 (4): 724-732.

Moreira J L S, Barbosa S M B, Meneses P L G M, et al, 2023. Gastroenterological manifestations of immunoglobulin G subclass 4-related disease-epidemiology, clinical manifestations, diagnosis and treatment[J]. Life, 13 (8): 1725.

Moretti D, Goede J S, Zeder C, et al, 2015. Oral iron supplements increase hepcidin and decrease iron absorption from daily or twice-daily doses in iron-depleted young women[J]. Blood, 126 (17): 1981-1989.

Morgan M Y, Madden A M, Soulsby C T, et al, 2006. Derivation and validation of a new global method for assessing nutritional status in patients with cirrhosis[J]. Hepatology, 44 (4): 823-835.

Moromizato T, Litonjua A A, Braun A B, et al, 2014. Association of low serum 25-hydroxyvitamin D levels and sepsis in the critically ill[J]. Critical Care Medicine, 42 (1): 97-107.

Mouchel P L, Bérard E, Tavitian S, et al, 2023. Vitamin C and D supplementation in acute myeloid leukemia[J]. Blood Advances, 7(22): 6886-6897.

Nathan S D, du Bois R M, Albera C, et al, 2015. Validation of test performance characteristics and minimal clinically important difference of the 6-minute walk test in patients with idiopathic pulmonary fibrosis[J]. Respiratory Medicine, 109 (7): 914-922.

Navarro V J, Khan I, Björnsson E, et al, 2017. Liver injury from herbal and dietary supplements[J]. Hepatology, 65 (1): 363-373.

Nightingale J, 2010. Nutrition support teams: how they work, are set up and maintained[J]. Frontline Gastroenterology, 1 (3): 171-177.

Nishikawa H, Nishiguchi S, 2016. Sarcopenia and sarcopenic obesity are prognostic factors for overall survival in patients with cirrhosis[J]. Internal Medicine, 55 (8): 855-856.

No authors listed, 2000. Clinical practice guidelines for nutrition in chronic renal failure. K/DOQI, National Kidney Foundation[J]. American

Journal of Kidney Diseases, 35（6 Suppl 2）: S17-S104.
Oshima T, Deutz N E, Doig G, et al, 2016. Protein-energy nutrition in the ICU is the power couple: a hypothesis forming analysis[J]. Clinical Nutrition, 35（4）: 968-974.
Pironi L, Boeykens K, Bozzetti F, et al, 2020. ESPEN guideline on home parenteral nutrition[J]. Clinical Nutrition, 39（6）: 1645-1666.
Plauth M, Bernal W, Dasarathy S, et al, 2019. ESPEN guideline on clinical nutrition in liver disease[J]. Clinical Nutrition, 38（2）: 485-521.
Reynolds A, Mann J, Cummings J, et al, 2019. Carbohydrate quality and human health: a series of systematic reviews and meta-analyses[J]. The Lancet, 393（10170）: 434-445.
Ross K M, Ferrecchia I A, Dahlberg K R, et al, 2020. Dietary management of the glycogen storage diseases: evolution of treatment and ongoing controversies[J]. Advances in Nutrition, 11（2）: 439-446.
Ruiz-Margáin A, Macías-Rodríguez R U, Flores-García N C, et al, 2024. Assessing nutrition status, sarcopenia, and frailty in adult transplant recipients[J]. Nutrition in Clinical Practice, 39（1）: 14-26.
Sam J, Nguyen G C, 2009. Protein-calorie malnutrition as a prognostic indicator of mortality among patients hospitalized with cirrhosis and portal hypertension[J]. Liver International, 29（9）: 1396-1402.
Sánchez-Rodríguez D, Marco E, Ronquillo-Moreno N, et al, 2019. ASPEN-AND-ESPEN: a postacute-carc comparison of the basic definition of malnutrition from the American society of parenteral and enteral nutrition and academy of nutrition and dietetics with the European society for clinical nutrition and metabolism definition[J]. Clinical Nutrition, 38（1）: 297-302.
Scott T, 2018. The anti-anxiety food solution: how the foods you eat can help you calm your anxious mind, improve your mood, & end cravings[M]. Oakland: New Harbinger Publications.
Singal A K, Bataller R, Ahn J, et al, 2018. ACG Clinical Guideline: Alcoholic Liver Disease [J]. The American Journal of Gastroenterology, 113（2）: 175-194.
Singer P, Blaser A R, Berger M M, et al, 2019. ESPEN guideline on clinical nutrition in the intensive care unit[J]. Clinical Nutrition, 38（1）: 48-79.
Singer P, De Waele E, Sanchez C, et al, 2021. TICACOS international: a multi-center, randomized, prospective controlled study comparing tight calorie control versus Liberal calorie administration study[J]. Clinical Nutrition, 40（2）: 380-387.
Smith A, Baumgartner K, Bositis C, 2019. Cirrhosis: Diagnosis and Management [J]. American family physician, 100（12）: 759-770.
Smith G I, Shankaran M, Yoshino M, et al, 2020. Insulin resistance drives hepatic *de novo* lipogenesis in nonalcoholic fatty liver disease[J]. The Journal of Clinical Investigation, 130（3）: 1453-1460.
Stoffel N U, Cercamondi C I, Brittenham G, et al, 2017. Iron absorption from oral iron supplements given on consecutive versus alternate days and as single morning doses versus twice-daily split dosing in iron-depleted women: two open-label, randomised controlled trials[J]. The Lancet Haematology, 4（11）: e524-e533.
Stoffel N U, Zeder C, Brittenham G M, et al, 2020. Iron absorption from supplements is greater with alternate day than with consecutive day dosing in iron-deficient anemic women[J]. Haematologica, 105（5）: 1232-1239.
Styskel B, Natarajan Y, Kanwal F, 2018. Nutrition in Alcoholic Liver Disease: An Update [J]. Clin Liver Dis, 23（1）: 99-114.
Sun A, Wu W, Soladoye O P, et al, 2022. Maillard reaction of food-derived peptides as a potential route to generate meat flavor compounds: a review[J]. Food Research International, 151: 110823.
Tadokoro T, Morishita A, Himoto T, et al, 2023. Nutritional support for alcoholic liver disease[J]. Nutrients, 15（6）: 1360.
Tilg H, Adolph T E, Dudek M, et al, 2021. Non-alcoholic fatty liver disease: the interplay between metabolism, microbes and immunity[J]. Nature Metabolism, 3（12）: 1596-1607.
Torrez M, Chabot-Richards D, Babu D, et al, 2022. How I investigate acquired megaloblastic *Anemia*[J]. International Journal of Laboratory Hematology, 44（2）: 236-247.
Toshikuni N, 2014. Nutrition and exercise in the management of liver cirrhosis[J]. World Journal of Gastroenterology, 20（23）: 7286.
Traub J, Reiss L, Aliwa B, et al, 2021. Malnutrition in Patients with Liver Cirrhosis [J]. Nutrients, 13（2）: 540.
Trieu J A, Bilal M, Lewis B, et al, 2018. Adherence to appropriate nutrition in acute alcoholic hepatitis is low[J]. Annals of Hepatology, 17（5）: 752-755.
Trivedi P J, Bowlus C L, Yimam K K, et al, 2022. Epidemiology, natural history, and outcomes of primary sclerosing cholangitis: a systematic review of population-based studies[J]. Clinical Gastroenterology and Hepatology, 20（8）: 1687-1700. e4.
Trivedi P J, Hirschfield G M, 2021. Recent advances in clinical practice: epidemiology of autoimmune liver diseases[J]. Gut, 70（10）: 1989-2003.

Tsiaousi E T, Hatzitolios A I, Trygonis S K, et al, 2008. Malnutrition in end stage liver disease: recommendations and nutritional support[J]. Journal of Gastroenterology and Hepatology, 23（4）: 527-533.

Tsochatzis E A, Bosch J, Burroughs A K, 2014. Liver cirrhosis[J]. Lancet, 383（9930）: 1749-1761.

Turner A, Glinton K E, Sutton V R, 2022. Advancements in therapeutics for inborn errors of metabolism[J]. Current Opinion in Pediatrics, 34（6）: 559-564.

Valdes A M, Walter J, Segal E, et al, 2018. Role of the gut microbiota in nutrition and health[J]. BMJ, 361: k2179.

Vega M R W, Cerminara D, Desloovere A, et al, 2023. Nutritional management of children with acute kidney injury-clinical practice recommendations from the Pediatric Renal Nutrition Taskforce[J]. Pediatric Nephrology, 38（11）: 3559-3580.

Vernon H J, 2015. Inborn errors of metabolism: advances in diagnosis and therapy[J]. JAMA Pediatrics, 169（8）: 778-782.

Volkert D, Beck A M, Cederholm T, et al, 2022. ESPEN practical guideline: Clinical nutrition and hydration in geriatrics[J]. Clinical Nutrition, 41（4）: 958-989.

Vuong M, González Aragón C, Montarroyos S S, 2023. Common food and drug interactions[J]. Pediatrics in Review, 44（2）: 68-80.

Weissenborn K, 2019. Hepatic Encephalopathy: Definition, Clinical Grading and Diagnostic Principles [J]. Drugs, 79（Suppl 1）: 5-9.

Wright M, Southcott E, MacLaughlin H, et al, 2019. Clinical practice guideline on undernutrition in chronic kidney disease[J]. BMC Nephrology, 20（1）: 370.

Ye X J, Ji Y B, Ma B W, et al, 2018. Comparison of three common nutritional screening tools with the new European society for clinical nutrition and metabolism（ESPEN）criteria for malnutrition among patients with geriatric gastrointestinal cancer: a prospective study in China[J]. BMJ Open, 8（4）: e019750.

Zeltzer S M, Taylor D O, Tang W H W, 2015. Long-term dietary habits and interventions in solid-organ transplantation[J]. The Journal of Heart and Lung Transplantation, 34（11）: 1357-1365.

Zhang K X, Kan C X, Han F, et al, 2023. Global, regional, and national epidemiology of diabetes in children from 1990 to 2019[J]. JAMA Pediatrics, 177（8）: 837-846.

Zhang L X, Wang F, Wang L, et al, 2012. Prevalence of chronic kidney disease in China: a cross-sectional survey[J]. Lancet, 379（9818）: 815-822.

Zhu M W, Yang X, Xiu D R, et al, 2019. Effect of oral nutritional supplementation on the post-discharge nutritional status and quality of life of gastrointestinal cancer patients after surgery: a multi-center study[J]. Asia Pacific Journal of Clinical Nutrition, 28（3）: 450-456.

Zmora N, Suez J, Elinav E, 2019. You are what you eat: diet, health and the gut microbiota[J]. Nature Reviews Gastroenterology & Hepatology, 16（1）: 35-56.

Zuo X Z, Ye X L, Sun F Y, et al, 2015. Glucose absorption in nephropathy patients receiving continuous ambulatory peritoneal dialysis[J]. Asia Pacific Journal of Clinical Nutrition, 24（3）: 394-402.